U0256900

常规护理技术与应用

任庆华　刘海霞　程丽萍　主编

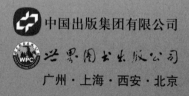

中国出版集团有限公司

世界图书出版公司

广州·上海·西安·北京

图书在版编目（CIP）数据

常规护理技术与应用 / 任庆华, 刘海霞, 程丽萍主编.-- 广州：世界图书出版广东有限公司, 2023.5

ISBN 978-7-5192-9109-9

Ⅰ.①常… Ⅱ.①任… ②刘… ③程… Ⅲ.①护理学 Ⅳ.①R47

中国版本图书馆 CIP 数据核字（2021）第 230138 号

书　　名	常规护理技术与应用
	CHANGGUI HULI JISHU YU YINGYONG
主　　编	任庆华　刘海霞　程丽萍
责任编辑	曹桔方
装帧设计	天顿设计
责任技编	刘上锦
出版发行	世界图书出版有限公司　世界图书出版广东有限公司
地　　址	广州市新港西路大江冲 25 号
邮　　编	510300
电　　话	020-84460408
网　　址	http://www.gdst.com.cn
邮　　箱	wpc_gdst@163.com
经　　销	各地新华书店
印　　刷	三河市天润建兴印务有限公司
开　　本	787mm×1092mm　1/16
印　　张	34.75
字　　数	886 千字
版　　次	2023 年 5 月第 1 版　2023 年 5 月第 1 次印刷
国际书号	ISBN 978-7-5192-9109-9
定　　价	288.00 元

编 委 会

前　　言

　　随着我国护理事业的改革和医学模式的转变,护理工作由单一的疾病护理转变为"以病人为中心"的整体护理。护理模式、护理观念不断更新,临床护理的内涵和外延均在发生变化,这就对临床护理人员的技术和综合素质要求越来越高。本书旨在为临床护理人员提供最新的专业理论和专业指导,帮助护理人员掌握基本理论知识和临床护理技能,提高护理质量。

　　本书将基础护理知识及专科护理技术融为一体,以护理学理论为基础,结合临床实践,系统地介绍了常见疾病的护理技术知识,尤其对急诊科各种应急处理进行了重点阐述。本书涵盖了全科护理的常用护理技术,指导临床护理工作,有利于提高工作效率和工作质量,体现了全科医学的全病种服务、全病程服务、全面性服务和全方位服务的特点。本书内容丰富,是一本实用性、科学性、知识性、专业性和可操作性较强的参考书,可作为临床医护工作者的参考用书。

　　由于编写经验不足,若有不足之处,希望广大读者批评指正,以期再版时予以改进、提高,使之逐步完善。

目　　录

第一章 内科护理

第一节 支气管扩张

支气管扩张是指近端中等大小支气管由于管壁的肌肉和弹性成分的破坏,导致其管腔形成异常、不可逆性的扩张、变形。本病多数为获得性,多见于儿童和青年。大多继发于急、慢性呼吸道感染和支气管阻塞后,患者多有童年麻疹、百日咳或支气管肺炎等病史。临床特点为慢性咳嗽、咳大量脓痰和(或)反复咯血。近年来,随着卫生条件的改善和营养的加强,抗菌药物的早期应用,以及麻疹、百日咳疫苗预防接种的普及,由儿童期感染引起的支气管扩张已明显减少。

一、病因与发病机制

(一)支气管-肺组织感染和阻塞

婴幼儿百日咳、麻疹、支气管肺炎是支气管-肺组织感染所致支气管扩张最常见的原因。由于儿童支气管管腔较细狭,管壁较薄弱,易阻塞,反复感染可引起支气管壁各层组织,尤其是平滑肌和弹性纤维遭到破坏,削弱了管壁的支撑作用。在咳嗽时管腔内压力增高,呼吸时胸腔内压的牵引,逐渐形成支气管扩张。支气管周围纤维增生、广泛胸膜增厚和肺不张等牵拉管壁,也是引起支气管扩张的重要因素。此外,肿瘤、异物吸入或管外肿大的淋巴结压迫,也可导致远端支气管-肺组织感染而致支气管扩张。总之,感染可引起支气管阻塞,阻塞又加重感染,两者互为因果,促使支气管扩张的发生和发展。

(二)支气管先天性发育缺损和遗传因素

临床较少见,如 Kartagener 综合征(支气管扩张伴鼻窦炎、内脏转位)、与遗传因素有关的肺囊性纤维化和遗传性 α_1-抗胰蛋白酶缺乏症。

(三)机体免疫功能失调

类风湿性关节炎、系统性红斑狼疮、溃疡性结肠炎、Crohn 病、支气管哮喘和泛细支气管炎等疾病可伴有支气管扩张,提示支气管扩张可能与机体免疫功能失调有关。

二、病理和病理生理

支气管-肺组织感染引起的支气管扩张多见于两肺下叶,且以左肺下叶和舌叶最为常见。可能是由于左下叶支气管细长、与主支气管夹角大且受心脏血管压迫而引流不畅有关。因左舌叶支气管开口接近下叶背段,易受下叶感染累及,故左下叶与舌叶支气管常同时发生扩张。下叶感染时易累及左舌叶。上叶支气管扩张一般以尖、后段常见,多为结核所致,由于引流通畅,一般以咯血多见,而少有脓性痰,故也称为"干性支气管扩张"。右肺中叶支气管细长,周围有多簇淋巴结,可因非特异性或结核性淋巴结肿大而压迫支气管,引起右中叶不张,称中叶综合征,也是支气管扩张的好发部位。

支气管扩张依其形状改变可分为柱状和囊状两种,亦常混合存在。显微镜下的改变为支气管管壁增厚、支气管黏膜表面溃疡形成,柱状纤毛上皮鳞状化或萎缩,杯状细胞和黏液腺增生;受累管壁的结构,包括软骨、肌肉和弹性组织破坏并被纤维组织替代;支气管管腔扩大,内聚稠厚脓性分泌物,其远端的外周气道被分泌物阻塞或被纤维组织闭塞。支气管扩张易发生反复感染,炎症可蔓延到邻近肺实质,引起不同程度的肺炎、小脓肿或肺小叶不张,以及伴有慢性支气管炎的病理改变。炎症可致支气管壁血管增多,或支气管动脉和肺动脉的终末支扩张与吻合,形成血管瘤,可出现反复大量咯血。

支气管扩张的呼吸功能改变取决于病变的范围和性质。病变局限者,肺功能测定可在正常范围。柱状扩张对呼吸功能的影响较轻微,囊状扩张病变范围较大时,可并发阻塞性肺气肿及支气管周围肺纤维化,表现为以阻塞性为主的混合性通气功能障碍,引起低氧血症和高碳酸血症。少数患者病情进一步发展,出现肺动脉高压、并发肺源性心脏病。

三、临床表现

支气管扩张可发生于任何年龄,但以青少年为多见。大多数患者在幼年曾有麻疹、百日咳或支气管肺炎迁延不愈病史,一些支气管扩张患者可能伴有慢性鼻窦炎或家族性免疫缺陷病史。

(一)症状

典型的症状为慢性咳嗽、大量脓痰和(或)反复咯血。其表现轻重与支气管病变及感染程度有关。

1.慢性咳嗽、大量脓痰

痰量与体位改变有关,晨起或夜间卧床转动体位时咳嗽、咳痰量增加。这是由于支气管扩张部位分泌物积储,改变体位时分泌物刺激支气管黏膜引起咳嗽和排痰。病情严重程度可用痰量估计:每天少于10mL为轻度,每天在10~150mL为中度,每天多于150mL为重度。感染急性发作时,黄绿色脓痰明显增多,每日可达数百毫升。如有厌氧菌感染,痰与呼吸有臭味。感染时痰液静置于玻璃瓶内有分层特征:上层为泡沫,泡沫下为脓性成分,中层为黏液,底层为坏死组织沉淀物。引起感染的常见病原体为铜绿假单胞菌、金黄色葡萄球菌、流感嗜血杆菌、肺炎链球菌和卡他莫拉菌。

2.反复咯血

半数以上患者有程度不等的反复咯血,可为血痰或大量咯血,咯血量与病情严重程度、病变范围可不一致。发生在上叶的"干性支气管扩张",反复咯血为唯一症状。

3.反复肺部感染

其特点是同一肺段反复发生肺炎并迁延不愈,出现发热、咳嗽加剧、痰量增多、胸闷、胸痛等症状。一旦大量脓痰排出后,全身症状明显改善。反复继发感染可有全身中毒症状,如发热、食欲下降、乏力、消瘦、贫血等,严重时伴气促、发绀。

(二)体征

轻症或干性支气管扩张体征可不明显。病变典型者可于下胸部、背部的病变部位闻及固定、持久的粗湿啰音,呼吸音减低,严重者可伴哮鸣音,部分慢性患者伴有杵状指(趾)。出现肺气肿、肺心病等并发症时有相应体征。

四、辅助检查

(一)影像学检查

①胸部平片:早期轻症患者常无异常,偶见一侧或双侧下肺纹理增多或增粗,典型者可见多个不规则的蜂窝状透亮阴影或沿支气管的卷发状阴影,感染时阴影内可有平面。②CT 扫描:高分辨 CT(HRCT)诊断的敏感性和特异性均可达到 90%,现已成为支气管扩张的主要诊断方法。特征性表现为管壁增厚的柱状扩张或成串成簇的囊样改变。③支气管造影:是确诊支气管扩张的主要依据。可确定支气管扩张的部位、性质、范围和病变的程度,为外科决定手术指征和切除范围提供依据。但由于这一技术为创伤性检查,现已被 CT 取代。

(二)其他检查

纤维支气管镜有助于鉴别管腔内异物,肿瘤或其他阻塞性因素引起的支气管扩张,还可进行活检、局部灌洗等检查。肺功能测定可以证实由弥散性支气管扩张或相关的阻塞性肺病导致的气流受限。痰涂片及痰培养可指导抗生素治疗。急性感染时血常规白细胞及中性粒细胞增高。血清免疫球蛋白和补体检查有助于发现免疫缺陷病引起的呼吸道反复感染所致的支气管扩张。

五、诊断要点

根据反复发作的咳嗽、咳脓性痰、咯血的病史和体征,以及儿童时期诱发支气管扩张的呼吸道感染史,结合 X 线、CT 检查,临床可做出诊断。如要进一步明确病变部位和范围,可做支气管造影。

六、治疗要点

治疗原则是防治呼吸道反复感染,保持呼吸道引流通畅,必要时手术治疗。

(一)清除痰液,畅通呼吸道

包括稀释脓性痰和体位引流,必要时还可经纤维支气管镜吸痰。

1.稀释脓性痰

可选用祛痰药或生理盐水 20mL 加 α-糜蛋白酶 5mg,超声雾化吸入,使痰液变稀,易于排出。支气管痉挛可影响痰液排出，如无咯血，可选用支气管舒张剂，如口服氨茶碱 0.1g，每天 3～4 次，或其他茶碱类药物。必要时可加用 β_2-受体激动剂或抗胆碱药物喷雾吸入。

2.体位引流

有助于排除积痰，减少继发感染和全身中毒症状。对痰多、黏稠而不易排出者，有时其作用强于抗生素治疗。

3.纤维支气管镜吸痰

体位引流无效时，可经纤支镜吸痰及用生理盐水冲洗稀释痰液，也可局部滴入抗生素。必要时在支气管内滴入 1/1000 肾上腺素消除黏膜水肿，减轻阻塞，有利痰液排出。

（二）控制感染

控制感染是支气管扩张急性感染期治疗的主要措施。根据痰液细菌培养和药敏试验结果，选用有效抗菌药物。一般轻症者可口服阿莫西林或氨苄西林，或第一、二代头孢菌素，氟喹诺酮类或磺胺类抗菌药。重症者，尤其是假单胞属细菌感染者，常需第三代头孢菌素加氨基糖苷类药联合静脉用药。如有厌氧菌混合感染者加用甲硝唑（灭滴灵）或替硝唑。

（三）咯血的处理

如咯血达中等量（100mL）以上，经内科治疗无效者，可行支气管动脉造影，根据出血小动脉的定位，注入吸收性明胶海绵或聚乙烯醇栓，或导入钢圈行栓塞止血。

（四）手术治疗

病灶范围较局限，全身情况较好，经内科治疗后仍有反复大咯血或感染，可根据病变范围做肺段或肺叶切除术，但术前须明确出血部位。如病变范围广泛或伴有严重心、肺功能障碍者不宜手术治疗。

七、护理评估

（一）健康史

(1)了解患者有无儿童时期诱发支气管扩张的呼吸道感染史或其他先天因素。

(2)了解患者患病的年龄、发生时间、诱因，主要症状的性质、严重程度和持续时间、加剧因素等。

(3)询问患者咳嗽的时间、节律，观察患者痰液的颜色、性状、量和气味及有无肉眼可见的异常物质等。

(4)详细询问患者有无咯血，评估患者咯血的量。

(5)了解患者有关的检查和治疗经过，是否按医嘱进行治疗，是否掌握有关的治疗方法。

（二）心理社会评估

支气管扩张的患者多数为青年、幼年期发病，其病程之长，反复发作，使患者产生焦虑、悲观的心理，呼吸困难，反复咯血等症状又使患者感到恐惧，因此应了解患者的心理状态及应对方式；了解患者是否知道疾病的过程、性质以及防治和预后的认知程度；评估患者的家庭成员的文化背景、经济收入及对患者的关心、支持程度。

八、护理问题

(一)清理呼吸道无效
与痰液黏稠、量多、无效咳嗽引起痰液不易排出有关。

(二)有窒息的危险
与痰多、黏稠、大咯血而不能及时排出有关。

(三)营养失调;低于机体需要量
与慢性感染导致机体消耗增加、咯血有关。

(四)焦虑
与疾病迁延不愈、不能正常生活工作有关。

九、计划与实施

(一)目标
(1)患者能正确咳嗽、使用胸部叩击等措施,达到有效的咳嗽、咳痰。

(2)患者能保持呼吸道通畅,及时排出痰液和气道内的血液,不发生窒息的危险。

(3)患者能认识到增加营养物质摄入的重要性,并能接受医护人员对饮食的合理化建议。

(4)患者能表达其焦虑情绪,焦虑减轻,能配合治疗和康复。

(二)实施与护理
1.生活护理

患者居室应经常通风换气,换气时注意保护患者避免受凉。室内温湿度适宜,温度保持在22～24℃,相对湿度保持在50%～60%,保持气道湿润,利于纤毛运动,维护气道正常的廓清功能。因患者慢性长期咳嗽和咳大量脓性痰,机体消耗大,故应进食营养丰富的饮食,特别是供给优质蛋白,如:蛋、奶、鱼、虾、瘦肉等。加强口腔护理,大量咳痰的患者,口腔内残有痰液,易发生口腔感染及口腔异味,因此,应嘱患者随时漱口,保持口腔清洁。

2.心理护理

应为患者提供一个良好的休息环境,多巡视、关心患者,建立良好的护患关系,取得患者的信任,告知患者通过避免诱因,合理用药可以控制病情的继续进展,缓解症状;相反,焦虑会加重病情。教育患者家属尽可能地陪伴患者,给予患者积极、有效的安慰、支持和鼓励。

3.治疗配合

(1)病情观察:慢性咳嗽、咳大量脓性痰、反复咯血、反复肺部感染是支气管扩张的主要临床表现,痰量在体位改变时,如起床时或就寝后最多每日可达400mL,痰液经放置数小时后可分三层,上层为泡沫,中层为黏液,下层为脓性物和坏死组织,当伴有厌氧菌感染时,可有恶臭味。有50%～70%支气管扩张患者有咯血症状,其咯血量差异较大,可自血痰到大咯血,应注意观察,及时发现患者有无窒息的征兆。

(2)体位引流。

①应根据病变的部位和解剖关系确定正确的体位。通过调整患者的体位,将患肺置于高

位,引流支气管开口向下,以利于淤积在支气管内的脓液随重力作用流入大支气管和气管而排出。病变位于上叶者,取坐位或健侧卧位。病变位于中叶者,取仰卧位稍左侧。病变位于舌叶者,取仰卧位稍向右侧。病变位于下叶尖段者,取俯卧位。②体位引流每日 2～4 次,每次15～20 分钟,两餐之间进行。如痰液黏稠可在引流前行雾化吸入,并在引流时用手轻叩患者背部,使附于支气管壁的痰栓脱落,促进引流效果。

②引流过程中注意观察患者的反应,如发现面色苍白、出冷汗、头晕、脉率增快、血压下降及有大咯血等,应立即停止引流,并采取相应措施。

(3)咯血的护理:根据咯血量临床分为痰中带血、少量咯血(<100mL/d)、中等量咯血(100～500mL/d)或大量咯血(>500mL/d,或 1 次 300～500mL)。

①咯血量少者适当卧床休息,取患侧卧位,以利体位压迫止血。进食少量温凉流质饮食。

②中等或大量咯血时,应严格卧床休息,应用止血药物,必要时可经纤维支气管镜止血,或插入球囊导管压迫止血。

③大量咯血时,患者取侧卧或头低足高位,预防其窒息,并暂禁食。咯血停止后进软食,忌用咖啡、浓茶等刺激性食品。备好抢救物品及各种抢救药物。

④观察再咯血征象,如患者突感胸闷、气急、心慌、头晕、咽喉部发痒、口有腥味并烦躁、发绀、神色紧张、面色苍白、冷汗、突然坐起,甚至抽搐、昏迷、尿失禁等,提示再咯血的可能。应立即置患者于头低足高侧卧位,通知医生并准备抢救。大咯血时可因血块堵塞大气管而致窒息或肺不张,故须立即将口腔血块吸出,抽吸同时辅以轻拍背部,使气管内的血液尽快进入口腔。

4.用药护理

合并严重感染时可根据细菌药敏选用抗生素,用法用量应遵医嘱,并及时观察药物过敏反应、毒副作用。局部用药,如进行雾化吸入,及时协助患者排出痰液。咯血患者常规留置套管针,建立有效的静脉通路。大咯血时遵医嘱应用止血药,如垂体后叶素,用药过程中注意观察止血效果和不良反应,如发现患者出现惊慌、面色苍白、腹痛等,除通知医生外立即减慢滴速。及时给予氧气吸入,备好抢救物品。如:吸引器、简易呼吸器、气管插管、呼吸机、急救药品等。

5.健康教育

(1)患有其他慢性感染性病灶如慢性扁桃体炎、鼻窦炎、龋齿等患者,应劝其积极治疗,以防复发。

(2)指导患者有效咳嗽进行体位排痰,可指导患者将以往确定的病变肺叶和肺段置于高位,引流支气管开口向下,使痰液顺体位流至气管,嘱患者深呼吸数次,然后用力咳嗽将痰液咳出,如此反复进行。

(3)指导患者和其家属了解疾病的发生、发展和治疗、护理过程及感染、咯血等症状的监测。

(4)嘱患者戒烟,注意保暖,预防感冒,并加强体育锻炼,增强机体免疫力和抗病能力。

(5)建立良好的生活习惯,养成良好的心态,防止疾病的进一步发展。

第二节 慢性阻塞性肺疾病

慢性阻塞性肺疾病(COPD)是一组以气流受限为特征的肺部疾病,气流受限不完全可逆,呈进行性发展。COPD是一种慢性气道阻塞性疾病的统称,主要指具有不可逆性气道阻塞的慢性支气管炎和肺气肿两种疾病。患者在急性发作期过后,临床症状虽有所缓解,但其肺功能仍在继续恶化,并且由于自身防御和免疫功能的降低以及外界各种有害因素的影响,经常反复发作,而逐渐产生各种心肺并发症。

COPD是呼吸系统疾病中的常见病和多发病,患病率和病死率均居高不下。因肺功能进行性减退,严重影响患者的劳动力和生活质量,给家庭和社会造成巨大的负担,有研究表明,至2020年COPD将成为世界疾病经济负担的第五位。

一、病因与发病机制

确切的病因不清楚,但认为与肺部对香烟烟雾等有害气体或有害颗粒的异常炎症反应有关。这些反应存在个体易感因素和环境因素的互相作用。

(一)吸烟

吸烟为重要的发病因素,吸烟者慢性支气管炎的患病率比不吸烟者高2~8倍,烟龄越长,吸烟量越大,COPD患病率越高。烟草中含焦油、尼古丁和氢氰酸等化学物质,可损伤气道上皮细胞和纤毛运动,促使支气管黏液腺和杯状细胞增生肥大,黏液分泌增多,气道净化能力下降。还可使氧自由基产生增多,诱导中性粒细胞释放蛋白酶,破坏肺弹力纤维,诱发肺气肿形成。

(二)职业粉尘和化学物质

接触职业粉尘及化学物质,如烟雾、变应原、工业废气及室内空气污染等,浓度过高或时间过长时,均可能产生与吸烟类似的COPD。

(三)空气污染

大气中的有害气体如二氧化硫、二氧化氮、氯气等可损伤气道黏膜上皮,使纤毛清除功能下降,黏液分泌增加,为细菌感染增加条件。

(四)感染因素

感染亦是COPD发生发展的重要因素之一。病毒感染以流感病毒、鼻病毒、腺病毒和呼吸道合胞病毒为常见。细菌感染常继发于病毒感染,常见病原体为肺炎链球菌、流感嗜血杆菌、卡他莫拉菌和葡萄球菌等。这些感染因素造成气管、支气管黏膜的损伤和慢性炎症。

(五)蛋白酶-抗蛋白酶失衡

蛋白水解酶对组织有损伤、破坏作用;抗蛋白酶对弹性蛋白酶等多种蛋白酶具有抑制功能,其中α-抗胰蛋白酶(at-AT)是活性最强的一种。蛋白酶增多或抗蛋白酶不足均可导致组织结构破坏并产生肺气肿。吸入有害气体、有害物质可以导致蛋白酶产生增多或活性增强,而抗蛋白酶产生减少或灭活加快;同时氧化应激、吸烟等危险因素也可以降低抗蛋白酶的活性。先天性 α-抗胰蛋白酶缺乏,多见北欧血统的个体,我国尚未见正式报道。

(六)氧化应激

有许多研究表明 COPD 患者的氧化应激增加。氧化物主要有超氧阴离子(具有很强的氧化性和还原性,过量生成可致组织损伤,在体内主要通过超氧歧化酶清除)、羟根(OH)、次氯酸(HCl−)和一氧化氮(NO)等。氧化物可直接作用并破坏许多生化大分子如蛋白质、脂质和核酸等,导致细胞功能障碍或细胞死亡,还可以破坏细胞外基质;引起蛋白酶-抗蛋白酶失衡;促进炎症反应,如激活转录因子,参与多种炎症因子的转录,如 IL−8、TNF−α、NO 诱导合成酶和环氧化物诱导酶等。

(七)炎症机制

气道、肺实质及肺血管的慢性炎症是 COPD 的特征性改变,中性粒细胞、巨噬细胞、T 淋巴细胞等炎症细胞均参与了 COPD 发病过程。中性粒细胞的活化和聚集是 COPD 炎症过程的一个重要环节,通过释放中性粒细胞弹性蛋白酶、中性粒细胞组织蛋白酶 G、中性粒细胞蛋白酶 3 和基质金属蛋白酶引起慢性黏液高分泌状态并破坏肺实质。

(八)其他

如自主神经功能失调、营养不良、气温变化等都有可能参与 COPD 的发生、发展。

二、临床表现

(一)症状

起病缓慢、病程较长。主要症状有:

1.慢性咳嗽

咳嗽时间持续在 3 周以上,随病程发展可终身不愈。常晨间咳嗽明显,夜间有阵咳或排痰。

2.咳痰

一般为白色黏液或浆液性泡沫性痰,偶可带血丝,清晨排痰较多。急性发作期痰量增多,可有脓性痰。

3.气短或呼吸困难

早期在劳动时出现,后逐渐加重,以致在日常活动甚至休息时也感到气短,是 COPD 的标志性症状。

4.喘息和胸闷

部分患者特别是重度患者或急性加重时支气管痉挛而出现喘息。

5.其他

晚期患者有体重下降、食欲减退等。

(二)体征

早期体征可无异常,随疾病进展出现以下体征:

1.视诊

胸廓前后径增大,肋间隙增宽,剑突下胸骨下角增宽,称为桶状胸。部分患者呼吸变浅,频率增快,严重者可有缩唇呼吸等。

2.触诊

双侧语颤减弱。

3.叩诊

肺部过清音,心浊音界缩小,肺下界和肝浊音界下降。

4.听诊

两肺呼吸音减弱,呼气延长,部分患者可闻及湿性啰音和(或)干性啰音。

(三)并发症

1.慢性呼吸衰竭

常在COPD急性加重时发生,其症状明显加重,发生低氧血症和(或)高碳酸血症,可具有缺氧和二氧化碳潴留的临床表现。

2.自发性气胸

如有突然加重的呼吸困难,并伴有明显的发绀,患侧肺部叩诊为鼓音,听诊呼吸音减弱或消失,应考虑并发自发性气胸,通过X线检查可以确诊。

3.慢性肺源性心脏病

由于COPD肺病变引起肺血管床减少及缺氧致肺动脉痉挛、血管重塑,导致肺动脉高压、右心室肥厚扩大,最终发生右心功能不全。

三、辅助检查

(一)肺功能检查

这是判断气流受限的主要客观指标,对COPD诊断、严重程度评价、疾病进展、预后及治疗反应等有重要意义。吸入支气管舒张药后第一秒用力呼气容积占用力肺活量百分比(FEV_1/FVC)<70%及FEV_1<80%预计值者,可确定为不能完全可逆的气流受限。肺总量(TLC)、功能残气量(FRC)和残气量(RV)增高,肺活量(VC)减低,表明肺过度充气,有参考价值。由于TLC增加不及RV增高程度明显,故RV/TLC增高大于40%有临床意义。

(二)胸部影像学检查

X线胸片改变对COPD诊断特异性不高,早期可无变化,以后可出现肺纹理增粗、紊乱等非特异性改变,也可出现肺气肿改变。高分辨胸部CT检查对有疑问病例的鉴别诊断有一定意义。

(三)血气检查

对确定发生低氧血症、高碳酸血症、酸碱平衡失调以及判断呼吸衰竭的类型有重要价值。

(四)其他

COPD合并细菌感染时,外周血白细胞增高,核左移。痰培养可能查出病原菌,常见病原菌为肺炎链球菌、流感嗜血杆菌、卡他莫拉菌、肺炎克雷伯杆菌等。

四、诊断要点

(一)诊断依据

主要根据吸烟等高危因素史、临床症状、体征及肺功能检查等综合分析确定诊断。不完全可逆的气流受限是 COPD 诊断的必备条件。

（二）临床分级

根据 FEV_1/FVC、FEV_1 预计值和症状可对 COPD 的严重程度做出分级（表 1-1）。

表 1-1　COPD 的临床严重程度分级

分级	临床特征
Ⅰ级（轻度）	$FEV_1/FVC<70\%$ $FEV_1≥80\%$预计值 伴或不伴有慢性症状（咳嗽、咳痰）
Ⅱ级（中度）	$FEV_1/FVC<70\%$ $50\%≤FEV_1<80\%$预计值 常伴有慢性症状（咳嗽、咳痰、活动后呼吸困难）
Ⅲ级（重度）	$FEV_1/FVC<70\%$ $30\%≤FEV_1<50\%$预计值 多伴有慢性症状（咳嗽、咳痰、呼吸困难），反复出现急性加重
Ⅳ级（极重度）	$FEV_1/FVC<70\%$ $FEV_1<30\%$预计值或 $FEV_1<50\%$预计值 伴慢性呼吸衰竭，可合并肺心病及右心功能不全或衰竭

（三）COPD 病程分期

①急性加重期：指在慢性阻塞性肺疾病过程中，短期内咳嗽、咳痰、气短和（或）喘息加重，痰量增多，呈脓性或黏液脓性，可伴发热等症状；②稳定期：指患者咳嗽、咳痰、气短等症状稳定或症状较轻。

五、治疗要点

（一）稳定期治疗

1.祛除病因

教育和劝导患者戒烟；因职业或环境粉尘、刺激性气体所致者，应脱离污染环境。接种流感疫苗和肺炎疫苗可预防流感和呼吸道细菌感染，避免它们引发的急性加重。

2.药物治疗

主要是支气管舒张药，如 $β_2$-肾上腺素受体激动剂、抗胆碱能药、茶碱类和祛痰药、糖皮质激素，以平喘、祛痰，改善呼吸困难症状，促进痰液排泄。某些中药具有调理机体状况的作用，可予辨证施治。

3.非药物治疗

（1）长期家庭氧疗（LTOT）：长期氧疗对 COPD 合并慢性呼吸衰竭患者的血流动力学、呼吸生理、运动耐力和精神状态产生有益影响，可改善患者生活质量，提高生存率。

①氧疗指征（具有以下任何一项）：a.静息时，$PaO_2≤55mmHg$ 或 $SaO_2<88\%$，有或无高碳酸血症。b.$56mmHg≤PaO_2<60mmHg$，$SaO_2<89\%$伴下述之一：继发红细胞增多（红细胞

压积＞55％);肺动脉高压(平均肺动脉压≥25mmHg);右心功能不全导致水肿。

②氧疗方法:一般采用鼻导管吸氧,氧流量为 $1.0\sim2.0L/min$,吸氧时间＞15h/d,使患者在静息状态下,达到 $PaO_2\geq60mmHg$ 和(或)使 SaO_2 升至 90% 以上。

(2)康复治疗:康复治疗适用于中度以上 COPD 患者。其中呼吸生理治疗包括正确咳嗽、排痰方法和缩唇呼吸等;肌肉训练包括全身性运动及呼吸肌锻炼,如步行、踏车、腹式呼吸锻炼等;科学的营养支持与加强健康教育亦为康复治疗的重要方面。

(二)急性加重期治疗

最多见的急性加重原因是细菌或病毒感染。根据病情严重程度决定患者是门诊或住院治疗。治疗原则为抗感染、平喘、祛痰、低流量持续吸氧。

六、护理评估

(一)健康史

(1)了解患者患病的年龄、发生时间、诱因,主要症状的性质、严重程度和持续时间、加剧因素等。

(2)询问患者有无接触变应原,是否长期在污染的空气、自动或被动吸烟环境或拥挤的环境中生活、工作。

(3)详细询问患者吸烟史和过敏史,包括吸烟的种类、年限、每天的数量,或已停止吸烟的时间。

(4)询问患者日常的活动量和活动耐力,有无运动后胸闷、气急。

(5)了解患者有关的检查和治疗经过,是否按医嘱进行治疗,是否掌握有关的治疗方法。

(二)心理社会评估

COPD 是慢性过程,病情反复发作,对日常生活、工作造成很大的影响,应了解患者的心理状态及应对方式;是否对疾病的发生发展有所认识,对吸烟的危害性和采取有效戒烟措施的态度;评估患者家庭成员对患者病情的了解和关心、支持程度。

七、护理问题

(一)气体交换受损
与呼吸道阻塞、呼吸面积减少引起的通气换气功能障碍有关。

(二)清理呼吸道无效
与呼吸道炎症、阻塞、痰液过多而黏稠有关。

(三)营养失调
与呼吸困难、疲乏等引起患者食欲下降、摄入不足、能量需求增加有关。

(四)活动无耐力
与日常活动时供氧不足、疲乏有关。

(五)睡眠形态紊乱
与呼吸困难、不能平卧有关。

（六）焦虑情绪

与呼吸困难影响生活、工作和害怕窒息有关。

八、计划与实施

（一）目标

(1)患者的呼吸频率、节律和形态正常,呼吸困难得以缓解。

(2)患者能正确进行有效咳嗽、使用胸部叩击等措施,达到有效的咳嗽、咳痰。

(3)患者能认识到增加营养物质摄入的重要性。

(4)患者焦虑减轻,表现为平静、合作。

(5)患者能增加活动量,完成日常生活自理。

(6)患者能得到充足的睡眠。

（二）实施与护理

1.生活护理

(1)急性发作期:有发热、喘息时应卧床休息,取舒适坐位或半卧位,衣服要宽松,被褥要松软、暖和,以减轻对呼吸运动的限制。保持室内空气的新鲜与流通,室内禁止吸烟。

(2)饮食护理:对心、肝、肾功能正常的患者,应给以充足的水分和热量。每日饮水量应在1500mL以上。充足的水分有利于维持呼吸道黏膜的湿润,使痰的黏稠度降低,易于咳出。适当增加蛋白质、热量和维生素的摄入。COPD患者在饮食方面需采用低糖类、高蛋白、高纤维食物,同时避免食用产气食物。少食多餐,每餐不要吃得过饱,少食可以避免腹胀和呼吸短促。

2.心理护理

COPD患者因长期患病,影响工作和日常生活,出现焦虑、抑郁、紧张、恐惧、悲观失望等不良情绪,针对病情及心理特征及时给予精神安慰,心理疏导,做好患者家人及亲友工作,鼓励他们在任何情况下,都要给予患者精神安慰,调动各种社会关系给予精神及物质关怀,介绍类似疾病治疗成功的病例,强调坚持康复锻炼的重要性,以取得主动配合,树立战胜疾病的信心。

3.治疗配合

(1)病情观察:患者急性发作期常有明显咳嗽、咳痰及痰量增多,合并感染时痰的颜色由白色黏痰变为黄色脓性痰。发绀加重常为原发病加重的表现。重症发绀患者应注意观察其神志、呼吸、心率、血压及心肺体征的变化,应用心电监护仪,定时监测心率、心律、血氧饱和度、呼吸频率、节律及血压变化,发现异常及时通知医生处理。

(2)对症护理:主要为咳嗽、咳痰的护理,发作期的患者呼吸道分泌物增多、黏稠,咳痰困难,严重时可因痰堵引起窒息。因此,护士应通过为患者实施胸部物理疗法,帮助患者清除积痰,控制感染,提高治疗效果。

胸部物理疗法包括:深呼吸和有效咳嗽、胸部叩击、体位引流、吸入疗法。

①深呼吸和有效咳嗽:鼓励和指导患者行有效咳嗽,这是一项重要的护理。通过深呼吸和有效咳嗽,可及时排出呼吸道内分泌物。指导患者2～4小时定时进行数次随意的深呼吸,在吸气末屏气片刻后暴发性咳嗽,促使分泌物从远端气道随气流移向大气道。

②胸部叩击：通过叩击震动背部，间接地使附在肺泡周围及支气管壁的痰液松动脱落。方法为五指并拢，向掌心微弯曲，呈空心掌，腕部放松，迅速而规律地叩击胸部。叩击顺序从肺底到肺尖，从肺外侧到内侧，每一肺叶叩击 1～3 分钟。叩击同时鼓励患者深呼吸和咳嗽、咳痰。叩击时间 15～20 分钟为宜，每日 2～3 次，餐前进行。叩击时应询问病患者感受，观察面色、呼吸、咳嗽、排痰情况，检查肺部呼吸音及啰音的变化。

③体位引流：按病灶部位，协助患者取适当体位，使病灶部位开口向下，利用重力，及有效咳嗽或胸部叩击将分泌物排出体外。引流多在早餐前 1 小时、晚餐前及睡前进行，每次 10～15 分钟，引流间期防止头晕或意外危险，观察引流效果，注意神志、呼吸及有无发绀。

④吸入疗法：利用雾化器将祛痰平喘药加入湿化液中，使液体分散成极细的颗粒，吸入呼吸道以增强吸入气体的湿度，达到湿润气道黏膜，稀释气道痰液的作用，常用的祛痰平喘药：沐舒坦、异丙托溴铵。在湿化过程中气道内黏稠的痰液和分泌物可因湿化而膨胀，如不及时吸出，有可能导致或加重气道狭窄甚至气道阻塞。在吸入疗法过程中，应密切观察病情，协助患者翻身、拍背，以促进痰液排出。

（3）氧疗过程中的护理：COPD 急性发作期，大多伴有呼吸衰竭、低氧血症及 CO_2 潴留。Ⅱ型呼吸衰竭患者按需吸氧，根据缺氧程度适当调节氧流量，呼吸衰竭患者给予低流量吸氧，以免抑制呼吸。但应避免长时间高浓度吸氧，以防氧中毒。用氧前应向患者家属做好解释工作，讲明用氧的目的、注意事项，嘱患者不要擅自调节氧流量或停止吸氧，以免加重病情。在吸氧治疗中应监测患者的心率、血压、呼吸频率及血气指标的变化，了解氧疗效果。注意勿使吸氧管打折，鼻腔干燥时可用棉签蘸水湿润鼻黏膜。

（4）呼吸功能锻炼：COPD 患者急性症状控制后应尽早进行呼吸功能锻炼，教会患者及其家属呼吸功能锻炼方法，督促实施并提供有关咨询材料。可以选用下述呼吸方法的一种或两种交替进行。

①腹式呼吸锻炼：由于气流受限，肺过度充气，膈肌下降，活动减弱，呼吸类型改变，通过呼吸肌锻炼，使浅快呼吸变为深慢的有效呼吸，利用腹肌帮助膈肌运动，调整呼吸频率，呼气时间延长，以提高潮气容积，减少无效腔，增加肺泡通气量，改变气体分布，降低呼吸功耗，缓解气促症状。方法：患者取立位，体弱者也可取坐位或仰卧位，上身肌群放松做深呼吸，一手放于腹部，一手放于胸前，吸气时尽力挺腹，呼气时腹部内陷，也可用手加压腹部，尽量将气呼出，一般吸气 3～5 秒，呼气 6～10 秒。吸气与呼气时间比为 1∶2 或 1∶3。用鼻吸气，用口呼气要求缓呼深吸，不可用力，每分钟呼吸速度保持在 7～8 次，开始每日 2 次，每次 10～15 分钟，熟练后可增加次数和时间，使之成为自然的呼吸习惯。

②缩唇呼吸法：通过缩唇徐徐呼气，可延缓吸气气流压力的下降，提高气道内压，避免胸内压增加对气道的动态压迫，使等压点移向中央气道，防止小气道的过早闭合，使肺内残气更易于排出，有助于下一吸气进入更多新鲜的空气，增强肺泡换气，改善缺氧。方法为：用鼻吸气，缩唇做吹口哨样缓慢呼气，在不感到费力的情况下，自动调节呼吸频率、呼吸深度和缩唇程度，以能使距离口唇 30cm 处与唇等高点水平的蜡烛火焰随气流倾斜又不致熄灭为宜。每天 3 次，每次 30 分钟。

4.用药护理

按医嘱用抗生素、止咳、祛痰药物，掌握药物的疗效和不良反应，不滥用药物。

(1)祛痰止咳药物应用护理。

①祛痰药:通过促进气道黏膜纤毛上皮运动,加速痰液的排出;能增加呼吸道腺体分泌,稀释痰液,使痰液黏稠度降低,以利咳出。

②黏液溶解剂:通过降低痰液黏稠度,使痰液易于排出。

③镇咳药:直接作用于咳嗽中枢。

④其他还有中药化痰制剂。用药观察:观察用药后痰液是否变稀、容易咳出。及时协助患者排痰。注意事项:对呼吸储备功能减弱的老年人或痰量较多者,应以祛痰为主,协助排痰,不应选用强烈镇咳药物,以免抑制呼吸中枢及加重呼吸道阻塞和炎症,导致病情恶化。

(2)解痉平喘药物应用护理:解痉平喘药物可解除支气管痉挛,使通气功能有所改善,也有利于痰液排出。常用有:

①M胆碱受体阻滞药。

②β_2-肾上腺素能受体激活药。

③茶碱类。用药观察:用药后注意患者咳嗽是否减轻,气喘是否消失。β_2-受体兴奋药常同时有心悸、心率加快、肌肉震颤等不良反应,用药一段时间后症状可减轻,如症状明显应酌情减量。茶碱引起的不良反应与其血药浓度水平密切相关,个体差异较大,常有恶心、呕吐、头痛、失眠,严重者心动过速、精神失常、昏迷等,应严格掌握用药浓度及滴速。

5.健康教育

(1)告诉患者及其家属应避免烟尘吸入,气候骤变时注意预防感冒,避免受凉以及与上感患者的接触。

(2)加强体育锻炼,要根据每个人的病情、体质及年龄等情况量力而行、循序渐进,天气良好时到户外活动,如散步、慢跑、打太极拳等,以不感到疲劳为宜,增加患者呼吸道对外界的免疫能力。

(3)教会患者学会自我监测病情变化,尽早治疗呼吸道感染,可在家中配备常用药物及掌握其使用方法。

(4)重视营养的摄入,改善全身营养状况,提高机体免疫力。

(5)严重低氧血症患者坚持长期家庭氧疗,可明显提高生活质量和劳动能力,延长生命。每天吸氧10～15小时,氧流量1～2L/min,并指导患者家属及患者氧疗的目的及注意事项。

第三节 原发性支气管肺癌

原发性支气管肺癌简称肺癌,起源于支气管黏膜或腺体,常有区域性淋巴转移和血行转移,是当前世界各地最常见的恶性肿瘤之一。全世界每年约有98.9万人死于肺癌。在我国,肺癌死亡列癌症死亡患者病因的第三位,城市占第一位,农村占第四位。

一、病因及发病机制

迄今尚未明确。一般认为与下列因素有关:

（一）吸烟

国内外的调查资料均证明 80％～90％的男性肺癌患者与吸烟有关，女性 19.3％～40％。吸烟者肺癌的病死率比不吸烟者高 10～13 倍。已证明烟草中含有各种致癌物质，其中苯并（a）芘是致癌的主要物质。

（二）职业致癌因子

目前已确认的致人类肺癌的职业因素有：石棉、砷、二氯甲醚、镍冶炼、铬及其化合物、煤烟、焦油和石油中的多环芳烃、烟草的加热产物等。

（三）空气污染

室内用煤、烹调油加热时所产生的油烟雾、被动吸烟均与肺癌有关。室外环境污染也与肺癌有关，主要原因是工业废气、汽车废气、公路沥青等污染大气后被人体吸入致病。

（四）电离辐射

大剂量电离辐射可引起肺癌。

（五）饮食与营养

维生素 A 及其衍生物 β-胡萝卜素能够抑制化学致癌物诱发的肿瘤。此外，病毒感染、真菌毒素（黄曲霉菌）、机体免疫功能低下、内分泌失调及家族遗传等因素对肺癌的发生可能也起一定的作用。

二、分类

（一）按解剖学部位分类

1.中央型肺癌

发生在段支气管以上至主支气管的癌肿约占 3/4，以鳞状上皮细胞癌和小细胞未分化癌较多见。

2.周围型肺癌

发生在段支气管以下的癌肿，约占 1/4，以腺癌较为多见。

（二）按组织学分类

1.鳞状上皮细胞癌（简称鳞癌）

鳞癌最常见，多见于老年男性，与吸烟关系密切。中央型肺癌多见，易引起支气管狭窄，导致肺不张或阻塞性肺炎。鳞癌生长缓慢，转移晚，手术切除机会多，5 年生存率较高，但放射和化学药物治疗不如小细胞未分化癌敏感。

2.小细胞未分化癌（简称小细胞癌）

小细胞癌是肺癌中恶性程度最高的一种，患病年龄较轻，常在 40～50 岁，多有吸烟史。小细胞癌侵袭力较强，远处转移早，常转移到脑、肝、骨、肾上腺等脏器。本型肺癌对放疗和化疗比较敏感。

3.大细胞未分化癌（简称大细胞癌）

大细胞癌可发生在肺门附近或肺边缘的支气管，恶性程度较高，大细胞癌较小细胞癌转移晚，手术切除机会较多。

4.腺癌

女性多见,与吸烟关系不大。腺癌血管丰富,故局部浸润和血行转移较早。

三、临床表现

(一)原发肿瘤引起的症状

(1)咳嗽:为肺癌早期常见的症状,阵发性刺激性干咳或少量黏液痰,继发感染时,痰量增多,呈黏液脓性。肿瘤增大引起支气管狭窄时,咳嗽加重,为持续性高音调金属音。

(2)咯血:约 1/3 患者以咯血为首发症状,表现为间断或持续性痰中带血,若癌肿侵蚀大血管则有大咯血。

(3)胸闷、气急、喘鸣:肿瘤阻塞或压迫,使支气管狭窄引起胸闷、气急,并可闻及局限性喘鸣音。

(4)发热、体重下降等。

(二)肿瘤压迫和转移引起的症状

1.胸痛

约 30% 的肿瘤直接侵犯胸膜、肋骨和胸壁,出现持续、固定、剧烈的胸痛。

2.呼吸困难

肿瘤压迫大气道,可出现吸气性呼吸困难。

3.吞咽困难

为肿瘤侵犯或压迫食管引起,还可引起支气管-食管瘘,导致肺部感染。

4.声音嘶哑

肿瘤直接压迫或转移至纵隔淋巴结,肿大后压迫喉返神经所致(多见左侧)。

5.上腔静脉阻塞综合征

肿瘤侵犯纵隔、压迫上腔静脉,使头部静脉回流受阻,出现头面部、颈部和上肢水肿,以及胸前部淤血和静脉曲张,并有头痛、头昏或眩晕等。

6.霍纳(Horner)综合征

位于肺尖部的肿瘤侵犯颈部交感神经节,引起病侧眼睑下垂、瞳孔缩小、眼球内陷,同侧额部与胸壁无汗或少汗;压迫臂丛神经可引起同侧肩关节、上肢内侧疼痛和感觉异常,夜间尤甚。

(三)肺癌远处转移引起的症状

转移至脑、肝、骨、淋巴结,出现头痛、复视,黄疸、肝区疼痛、腹水,局部骨质疼痛和压痛,以锁骨上淋巴结肿大等。

(四)肺癌的肺外表现(伴癌综合征)

肿瘤分泌促性激素、促肾上腺皮质激素样物质、抗利尿激素,主要表现有肥大性肺性骨关节病、神经肌肉综合征、高钙血症等。

四、实验室及其他检查

(一)胸部影像学检查

这是诊断肺癌的重要方法之一,可通过透视、正侧位胸部 X 线摄片、体层摄片、电子计算机体层扫描(CT)、磁共振(MRI)、支气管或血管造影等检查,了解肿瘤的部位和大小,为诊断治疗提供依据。

(二)痰脱落细胞检查

这是简单有效的早期诊断方法之一。方法是清晨留取患者由深部咳出的新鲜痰送验,标本送验以 3~4 次为宜。

(三)纤支镜检查

可直接观察肿瘤的病理改变,对可疑组织进行病理检查。这是早期诊断的方法之一,此检查对肺癌的诊断具有重要意义。

(四)其他

如胸水癌细胞检查、淋巴结活检等。

五、诊断要点

(1)长期吸烟或从事某些职业(如石棉)的人群,年龄在 40~45 岁,尤其是男性患者,出现咳嗽、咯血等症状。

(2)胸部听诊闻及局限性、持续存在的哮鸣音。

(3)X 线胸片显示肺癌的征象。

(4)痰及肺组织活检找到癌细胞。

六、治疗要点

肺癌的治疗原则是根据患者状况、肿瘤的病理类型、病变的范围,选择最佳治疗方案。

(一)手术治疗

此为治疗肺癌首选方法。具体见外科相应内容。

(二)化学药物治疗(简称化疗)

小细胞未分化癌对化疗最敏感,腺癌化疗效果最差。多采用间歇、短程、联合用药。常用药物有环磷酰胺(CTX)、异环磷酰胺(IFO)、甲氨蝶呤(MTX)、长春新碱(VCR)、阿霉素(ADR)、顺铂(DDP)等。

(三)放射治疗(简称放疗)

放疗分为根治性和姑息性两种。根治性治疗用于病灶局限、因解剖原因不宜手术或不愿意手术者。姑息性放疗目的在于抑制肿瘤的发展,延迟肿瘤扩散和缓解症状,对控制骨转移性疼痛、骨髓压迫、上腔静脉压迫综合征、支气管阻塞及脑转移引起的症状有肯定的疗效。小细胞未分化癌对放疗最敏感。鳞癌对放疗不敏感。

(四)疼痛处理

依据 WHO 三阶梯用药方案,即疼痛由轻到重,分别选择非甾体类抗炎药、弱阿片类药物、强阿片类药物。24 小时内定时给药,首选口服用药。

(五)其他生物缓解调解剂(BRM)

如小剂量干扰素、集落刺激因子、转移因子等可增强机体对化疗、放疗的耐受性,提高疗效。

七、护理评估

(一)致病因素

在询问肺癌患者的健康史时,应重点注意:

(1)患者的年龄、性别,以 40 岁以上的男性为重点。

(2)患者的吸烟史,应包括吸烟时间、吸烟量及有无戒烟。

(3)患者是否经常暴露在危险因子中,如石棉、无机砷化合物、铬、镍等化学物质及患者的居住环境是否污染严重。

(4)患者是否患有慢性支气管炎或其他呼吸系统慢性疾病。

(二)身体状况

1.由原发肿瘤引起的症状

(1)咳嗽:为最常见的早期症状,多为刺激性干咳或少量黏痰,继发感染时痰量增多。

(2)咯血:多为痰中带血或间断血痰。

(3)呼吸困难:肿瘤引起支气管狭窄或阻塞,或转移至胸膜,产生大量胸腔积液。

(4)喘鸣:肿瘤引起支气管部分阻塞,约 2% 患者出现局限性喘鸣。

(5)体重下降:肿瘤发展到晚期,患者表现为消瘦或呈恶病质。

(6)发热:癌肿坏死可引起发热,多为低热,但多数发热是由于肿瘤引起的继发感染所致,抗生素效果不佳。

2.肿瘤局部扩散引起的症状

(1)胸痛:侵犯胸膜、肋骨和胸壁。

(2)呼吸困难:肿瘤压迫大气道,可出现吸气性呼吸困难。

(3)咽下困难:癌肿侵犯或压迫食管引起咽下困难。

(4)声音嘶哑:癌肿直接压迫或转移至纵隔淋巴结肿大后压迫喉返神经所致。

(5)上腔静脉阻塞综合征:癌肿侵犯纵隔,压迫上腔静脉所致。

(6)Horner 综合征:位于肺尖部的肺癌称上沟癌,压迫颈部交感神经,可引起病侧眼睑下垂、瞳孔缩小、眼球内陷,同侧额部与胸壁无汗或少汗,即为 Horner 综合征。

3.由癌肿远处转移引起的症状

(1)肺癌转移至脑、中枢神经系统——颅高压,头痛、呕吐、脑疝。

(2)转移至骨骼——疼痛及压痛。

(3)转移至肝——肝大、肝区痛、黄疸、腹水、厌食。

(4)肺癌转移至淋巴结——淋巴结肿大。

4.癌肿作用于其他系统引起的肺外表现(副癌综合征)

(1)肥大性肺性骨关节病杵状指(趾)。

(2)男性乳房发育:分泌促性腺激素所致。

(3)Cushing 综合征:分泌促肾上腺皮质激素样物所致。

(4)稀释性低钠血症:分泌抗利尿激素所致。

(5)神经肌肉综合征:肌力下降(重症肌无力)、小脑运动失调、眼球震颤、精神错乱。

(6)高钙血症:肺癌可因转移而致骨骼破坏,或由异源性甲状旁腺样激素引起。

八、护理诊断/医护合作解决的问题

(一)焦虑、抑郁

与对肿瘤、手术及预后担心有关。

(二)营养失调:低于机体需要量

与肿瘤导致消耗增加、食欲下降等有关。

(三)疼痛

与胸部手术有关。

(四)气体交换受损

与肺组织切除、通气/血流比例失调有关。

(五)清理呼吸道无效

与术后疼痛、咳嗽无力、分泌物多等有关。

(六)躯体移动障碍

与疼痛、神经肌肉的损伤、体位受限有关。

(七)体液过多或体液过少

与术后补液过多、过快或补液过少有关。

(八)潜在的并发症

呼吸功能不全、肺水肿、肺栓塞、心律不齐等。

九、护理目标

(一)术前

(1)患者无呼吸道感染。

(2)以良好的生理和心理状况接受手术。

(二)术后

(1)患者保持呼吸道畅通。

(2)疼痛减轻,增进舒适。

(3)维持循环稳定。

(4)早期进行功能锻炼。

(5)无术后并发症出现。

(6)主动配合手术的治疗和护理。

十、护理措施

(一)生活护理

维持良好的进食环境及口腔清洁以增进食欲。提供高蛋白、高热量、高维生素食物,鼓励患者摄取足够的水分,必要时遵医嘱给予白蛋白等静脉输入。

(二)治疗配合及病情观察

1.术前护理

(1)改善肺功能,预防术后感染:鼓励患者戒烟,指导患者有效咳嗽,深呼吸,必要时采用支气管镜吸痰。鼓励患者摄取足够的水分以稀释痰液。肺部感染者遵医嘱使用抗生素。注意口腔卫生,若有龋齿或上呼吸道感染应先治疗。

(2)术前指导。

①指导患者练习腹式深呼吸、有效咳嗽。

②指导患者练习床上大、小便。

③教会患者使用深吸气训练器。

④指导患者进行腿部运动避免血栓形成。

⑤介绍胸腔闭式引流的相关知识。

⑥告知患者术后第1~2天要经常被叫醒做各种运动,尽量利用短暂时间间隔休息。

2.术后护理

(1)术后即刻护理。

①评估患者麻醉恢复情况:开胸手术患者采用全麻,术后回到病房后注意患者的意识状态,未清醒的患者采取去枕平卧或头偏向一侧,以防止呕吐、误吸。

②密切观察生命体征:监测患者的体温、血压、脉搏、呼吸情况。胸部手术后常会引起呼吸功能及循环功能不良的情况。观察患者有无收缩压降低、脉搏增快、呼吸困难、发绀等情况。术后2~3小时,每15分钟测量生命体征1次,脉搏和血压稳定后改为30分钟至1小时测量1次。

③评估伤口及引流情况:检查伤口敷料,注意有无出血现象。敷料保持完整与密闭,检查有无出血现象,检查伤口附近皮肤有无皮下气肿现象。正确固定胸腔闭式引流装置,观察引流是否通畅。

④给氧,观察患者的血氧饱和度及血气分析。

(2)术后一般护理。

①维持生命体征平稳:术后24~36小时会有血压的波动,密切注意血压变化,注意有无呼吸困难征象。

②保持呼吸道通畅,防止肺不张及肺部感染。气管插管拔除前,及时吸痰,保持呼吸道通畅。术后第1天每1~2小时鼓励患者深呼吸、吹气球、深吸气训练器,促使肺膨胀。鼓励患者咳嗽、咳痰,促进痰液排出。拔除胸腔闭式引流管后,鼓励患者尽早下床活动。

③合适体位:麻醉未清醒予去枕平卧位,头侧向一边。生命体征平稳予半卧位。肺叶切除者,取侧卧位或仰卧位,但病情较重者或呼吸功能较差者,避免健侧卧位。全肺切除者,仰卧位或1/4侧卧位,避免完全侧卧位。若有血痰或支气管瘘者,取患侧卧位并通知医生。避免垂头仰卧位。每1~2小时更换体位1次,加强皮肤护理。

④减轻疼痛,增进舒适:倾听患者诉说,评估疼痛。协助患者采取舒适的卧位。妥善固定引流管。遵医嘱使用镇痛药。使用镇痛泵者注意观察效果及不良反应,观察呼吸、血压的变

化。非药物措施减轻疼痛。

⑤维持体液平衡,补充营养:严格控制输液的量及速度。全肺切除者记录 24 小时出入液量。术后 6 小时可试饮水。术后第 1 天予清淡流食、半流食;第 2 天给予普食,高蛋白、高热量、丰富维生素、易消化饮食。

⑥活动与休息:鼓励患者早期下床活动。促进手臂和肩膀的运动。

⑦做好胸膜腔闭式引流的护理。按照胸腔闭式引流常规进行护理。定时挤压胸管,维持引流管通畅。全肺切除术后胸管一般处于钳闭状态。可酌情放出适量的气体和液体。术后 24～72 小时无气体引流出,引流液＜50mL/24h,拍胸片肺复张良好,可拔管。

⑧术后并发症的观察:肺癌术后常见的并发症有肺不张及肺炎、张力性气胸、支气管胸膜瘘、肺水肿等。术后密切观察患者有无呼吸困难、发热等情况。较大范围肺不张时,气管及心脏向患侧移位,张力性气胸移向对侧。支气管胸膜瘘常发生于术后 7 天以后,患者有发热、刺激性咳嗽、脓性痰。全肺切除术后静脉输液速度不宜过快,以每分钟 2mL 为宜,以免引起肺水肿。

3.化疗患者的护理

(1)护士应了解药物的作用与毒副作用,并对患者做详细的说明。

(2)安全用药,选择合适的静脉,注射过程中严禁药物外渗。

(3)密切观察和发现药物的不良反应,及时给予处理。

①评估患者应用化疗药物后机体是否产生毒性反应,严重程度如何。

②恶心呕吐的护理:患者出现恶心呕吐时,嘱患者家属不要紧张,以免增加患者的心理负担,减慢药物滴注速度,并遵医嘱给予止吐药物,以减轻药物反应;化疗期间进食较清淡的饮食,少食多餐,避免过热、粗糙的刺激性食物,化疗前后 2 小时内避免进食;患者感恶心时,嘱患者做深呼吸,或饮少量略带酸性的饮料,有助于抑制恶心反射;如化疗明显影响进食,出现口干、皮肤干燥等脱水表现,应静脉补充水电解质及营养。

③骨髓抑制的护理:检测患者的白细胞,当白细胞总数降至 $3.5×10^9/L$ 或以下时应及时通知医生;当白细胞总数降至 $1.0×10^9/L$ 时,遵医嘱使用抗生素预防感染,并嘱患者注意预防感冒,做好保护性隔离。

④口腔护理:应用化疗药物后患者唾液腺分泌减少,易致牙周病和口腔真菌感染,嘱患者不要进食较硬的食物,用软毛牙刷刷牙,并用盐水漱口。

⑤其他不良反应:对患者化疗后产生脱发,向患者解释,停药后毛发可以再生,消除患者的顾虑;色素沉着等反应影响患者做好解释和安慰工作。

(三)心理护理

加强与患者的沟通,耐心倾听患者诉说。向其介绍手术医生及护理的技术力量,介绍手术的相关知识,讲解术后可能出现的不适、并发症及应对方法。动员患者家属给予患者心理和经济上的支持。介绍成功病例鼓励其与之交谈。

(四)健康教育

(1)给予患者及其家属心理上的支持,使之正确认识肺癌,增强治疗的信心,维持生命质量。

（2）督促患者坚持化疗，告知患者出现呼吸困难、疼痛加重时及时就医。

（3）指导患者加强营养，合理安排活动，避免呼吸道感染以调整机体免疫力，增强抗病能力。

十一、护理评价

（1）患者顺利地接受各项检查和治疗。

（2）维持呼吸道的通畅。

（3）术侧手臂活动恢复正常范围。

（4）获得足够的营养和水分。

（5）无术后并发症出现。

（6）患者及其家属获得精神支持。

第四节　心力衰竭

一、概述

心力衰竭是由于各种心脏疾病导致心功能不全的临床综合征。心力衰竭通常伴有肺循环和（或）体循环的充血，故又称之为充血性心力衰竭。

心功能不全分为无症状和有症状两个阶段，无症状阶段是有心室功能障碍的客观指标如射血分数降低，但无充血性心力衰竭的临床症状，如果不积极治疗，将会发展成有症状的心功能不全。

（一）临床类型

1.发展速度分类

按其发展速度可分为急性和慢性两种，以慢性居多。急性心力衰竭常因急性的严重心肌损害或突然心脏负荷加重，使心排血量在短时间内急剧下降，甚至丧失排血功能。临床以急性左心衰竭为常见，表现为急性肺水肿、心源性休克。

慢性心力衰竭病程中常有代偿性心脏扩大、心肌肥厚和其他代偿机制参与的缓慢的发展过程。

2.发生部位分类

按其发生的部位可分为左心、右心和全心衰竭。左心衰竭临床上较常见，是指左心室代偿功能不全而发生的，以肺循环淤血为特征的心力衰竭。

右心衰竭是以体循环淤血为主要特征的心力衰竭，临床上多见于肺源性心脏病、先天性心脏病、高血压、冠心病等。

全心衰竭常是左心衰竭使肺动脉压力增高，加重右心负荷，长此以往，右心功能下降、衰竭，即表现出全心功能衰竭症状。

3.功能障碍分类

按有无舒缩功能障碍又可分为收缩性和舒张性心力衰竭。收缩性心力衰竭是指心肌收缩力下降,心排出量不能满足机体代谢的需要,器官、组织血液灌注不足,同时出现肺循环和(或)体循环淤血表现。

舒张性心力衰竭见于心肌收缩力没有明显降低,可使心排血量正常维持,心室舒张功能障碍以致左心室充盈压增高,使肺静脉回流受阻,而导致肺循环淤血。

(二)心力衰竭分期

心力衰竭的分期可以从临床上分清心力衰竭的不同时期,从预防着手,在疾病源头上给予干预,减少和延缓心力衰竭的发生,减少心力衰竭的发展和死亡。

心力衰竭分期分为四期。

A期:心力衰竭高危期,无器质性心脏、心肌病变或心力衰竭症状,如患者有高血压、代谢综合征、心绞痛,服用心肌毒性药物等,均可发展为心力衰竭的高危因素。

B期:有器质性心脏病如心脏扩大、心肌肥厚、射血分数降低,但无心力衰竭症状。

C期:有器质性心脏,病程中有过心力衰竭的症状。

D期:需要特殊干预治疗的难治性心力衰竭。

心力衰竭的分期在病程中是不能逆转的,只能停留在某一期或向前发展,只有在A期对高危因素进行有效治疗,才能减少发生心力衰竭,在B期进行有效干预,可以延缓发展到有临床症状心力衰竭。

(三)心脏功能分级

(1)根据患者主观症状和活动能力,心功能分为四级。

Ⅰ级:患者表现为体力活动不受限制,一般活动不出现疲乏、心悸、心绞痛或呼吸困难等症状。

Ⅱ级:患者表现为体力活动轻度受限制,休息时无自觉症状,但日常活动可引起气急、心悸、心绞痛或呼吸困难等症状。

Ⅲ级:患者表现为体力活动明显受限制,稍事活动可气急、心悸等症状,有脏器轻度淤血体征。

Ⅳ级:患者表现为体力活动重度受限制,休息状态也气急、心悸等症状,体力活动后加重,有脏器重度淤血体征。

此分级方法多年来在临床应用,优点是简便易行,缺点是仅凭患者主观感觉,常有患者症状与客观检查有差距,患者个体之间差异比较大。

(2)根据客观评价指标,心功能分为A、B、C、D级。

A级:无心血管疾病的客观依据。

B级:有轻度心血管疾病的客观依据。

C级:有中度心血管疾病的客观依据。

D级:有重度心血管疾病的客观依据。

此分级方法对于轻、中、重度的标准没有具体的规定,需要临床医生主观判断。但结合第一个根据患者主观症状和活动能力进行分级的方案,是能弥补第一分级方案的主观症状与客观指标分离情况的。如患者心脏超声检查提示轻度主动脉瓣狭窄,但没有体力活动受限制的情况,联合分级定为Ⅰ级B级。又如患者体力活动时有心悸、气急症状,但休息症状缓解,心脏超声检查提示左心室射血分数(LVEF)<35%,联合分级定为Ⅱ级C级。

(3)6分钟步行试验:要求患者6分钟之内在平直走廊尽可能地快走,测定其所步行的距离,若6分钟步行距离<150m,表明为重度心功能不全,150~425m为中度心功能不全,426~550m为轻度心功能不全。

此试验简单易行、安全、方便,用于评定慢性心力衰竭患者的运动耐力,评价心脏储备能力,也常用于评价心力衰竭治疗的效果。

二、慢性心力衰竭

慢性心力衰竭(CHF)是大多数心血管疾病的最终归宿,也是最主要的死亡原因。我国过去以风湿性心瓣膜病为主,但近年来其所占比例已趋下降,而高血压、冠心病的比例呈明显上升势态,扩张型心肌病近年来有上升的趋势。

(一)病因和诱因

1.基本病因

导致慢性心衰的主要原因有两个,一为原发性心肌损害,二为心脏负荷长期过重。

(1)原发性心肌损害:包括缺血性心肌损害、心肌炎和心肌病、心肌代谢障碍性疾病(如糖尿病心肌病)等。其中最常见的是冠心病心肌缺血和(或)心肌梗死。

(2)心脏负荷过重:其中最常见的是高血压。

①前负荷(容量负荷)过重:如二尖瓣、主动脉瓣关闭不全,房间隔缺损、室间隔缺损脉、导管未闭,全身血循环加快如甲状腺功能亢进症、贫血等。

②后负荷(压力负荷)过重:如高血压、主动脉瓣狭窄、肺动脉瓣狭窄、肺动脉高压等。

2.诱因

对于有基础心脏病的患者,其心力衰竭症状可由一些增加心脏负荷的因素所诱发或加重,在临床工作中需要控制和避免这些诱因。常见的诱因有:

(1)感染:以呼吸道感染最常见、最重要。其次为心内膜感染、全身感染等。

(2)心律失常:以心房颤动最常见,也最重要。其他如频发期前收缩、阵发性心动过速、严重缓慢心律失常等均可诱发。

(3)血容量增加:如输液、输血过多过快。

(4)过度体力劳累或情绪激动。

(5)治疗不当:不恰当停用利尿药物或降压药。

(6)原有心脏病变加重或并发其他疾病:如冠心病发生心肌梗死,合并甲状腺功能亢进、中重度贫血、肺栓塞等。

(二)发病机制

在心脏负荷加重初期,心脏的代偿可使心功能在一定时间内维持在相对正常的水平。当代偿调节作用超过一定限度时,出现失代偿的临床表现。主要的代偿机制有:

1.Frank－Starling 机制(拉伸机制)

Frank－Starling 机制目的是增加心肌收缩力。当心排血量下降时,心室舒张末期充盈压增高,随心室充盈压增高,心肌纤维长度增加,拉得越长,心肌收缩力越强,可增加心排血量。但当左心室舒张末压＞18mmHg 时,心肌的弹性机制被破坏,心室代偿功能消失,心排血量不但不增加,反而下降。临床上出现肺循环淤血和低心排血量的表现。当右心室失代偿时,即出现体循环淤血表现。

2.心肌肥厚

当心脏后负荷增高时,常以心肌肥厚作为主要的代偿机制。心肌肥厚使心肌收缩力增强,克服后负荷阻力,使心排血量在一定时间内维持正常,但长期心肌肥厚与扩大使其处于能量饥饿状态,产生相对缺血、缺氧,导致心肌细胞坏死、纤维化。

3.心室重塑

当心输出量降低时,肾素-血管紧张素-醛固酮系统(RAAS)激活,交感-肾上腺素系统活性增高,增加心肌收缩力,增加心率。但长期神经内分泌的活性增高导致心脏前、后负荷增加,进一步加重心肌坏死和纤维化,导致心室重构,出现不可逆损伤。因此需要在早期拮抗神经内分泌系统的激活,以延缓心室重塑。

(三)临床表现

临床上以左心功能不全最常见,单纯右心功能不全较少见。

1.左心衰竭

以肺循环淤血和心排血量下降为主要表现。

(1)症状

①肺淤血

a.呼吸困难:劳力性呼吸困难是左心功能不全最早出现的症状,也是左心衰竭的典型表现。其开始多在较重的体力活动时出现,休息后可缓解;随病情进展,肺淤血加重,在较轻的体力活动时也出现呼吸困难,并可出现夜间阵发性呼吸困难,患者入睡后突然因憋气而惊醒,被迫取坐位,呼吸深快,重者可伴哮喘,称之为心源性哮喘,进一步发展出现急性肺水肿。

b.咳嗽、咳痰和咯血:常发生在夜间或卧位时,坐位或立位时咳嗽可减轻或消失。痰呈白色泡沫状,有时痰中带血丝,当肺淤血加重或肺水肿时,可咳粉红色泡沫痰。

②心排血量下降:如乏力、头晕、嗜睡或失眠、心悸、少尿等。主要是因为左心收缩力下降,心排血量降低,肺、肾、脑等脏器组织血液灌注不足所致。

(2)体征

①心脏体征:除基础心脏病的体征外,心脏检查可见左心室增大、心率增快、第一心音减弱、肺动脉瓣区第二心音亢进,并可闻及舒张期奔马律。

②肺部体征:两肺底闻及湿性啰音,并可随体位改变而移动,有时伴有哮鸣音等。

2.右心衰竭

单纯右心衰竭以肺源性疾病引起的为主,以体循环静脉系统淤血为主要表现。

(1)症状:胃肠道及肝脏淤血可出现腹胀、食欲缺乏、恶心、呕吐等,肾淤血使肾血流量减少,出现尿少、夜尿增加等。

（2）体征。

①颈静脉怒张：它是右心衰竭的早期表现，当患者半卧位或坐位时，可见到充盈的颈静脉，称为颈静脉怒张。当压迫肝脏时，可见颈静脉怒张和充盈更加明显，称为肝颈静脉返流征阳性。两者的表现均提示颈静脉压增高。

②肝大：它是由于肝脏慢性淤血所致。

③水肿：它是右心功能不全较晚期表现，特点是首先出现在身体下垂部位，呈对称性、凹陷性水肿。对于能起床的患者，其先从足背、踝关节附近开始；对于卧床的患者，先从腰骶部开始，随病情加重而蔓延至全身，甚至出现胸水、腹水。胸水一般出现在右侧，腹水多发生在晚期，与心源性肝硬化有关。

④心脏体征：由于右室扩张导致三尖瓣相对关闭不全，在三尖瓣区可听到收缩期吹风样杂音。

3.全心衰竭

左、右心衰竭表现同时存在。当右心衰竭时，右心室排血量下降，常可使左心衰竭时肺淤血表现减轻，呼吸困难等症状可减轻。

4.功能分级

通过评估患者的心功能分级，可恰当安排患者的活动。按美国纽约心脏病学会（NYHA）分级方案，心功能分为如下四级：

Ⅰ级：体力活动不受限，日常生活不引起乏力、心悸、呼吸困难或心绞痛。

Ⅱ级：体力活动轻度受限，休息时无不适，但平时一般活动下可出现乏力、心悸、呼吸困难或心绞痛，休息后缓解。

Ⅲ级：体力活动明显受限，休息时无症状，小于日常活动即可引起上述症状。休息较长时间方可缓解。

Ⅳ级：不能从事任何活动，休息时也有心功能不全症状，活动时加重。

（四）实验室和其他检查

1.X 线检查

左心衰竭患者主要表现为左心室增大、肺门阴影增大、肺纹理增粗等肺淤血性表现。Kerley B 线是在肺野外侧清晰可见的水平线状阴影，是肺小叶间隔内积液的表现，是慢性肺淤血的特征性表现；右心功能不全者常有右心室增大、肺动脉段膨出，偶伴有右侧胸腔积液征。

2.超声心动图

客观，应用广泛。

（1）可提供各心腔大小变化、心瓣膜结构及功能情况。

（2）测定心功能：①收缩功能：射血分数（EF 值），正常 EF 值＞50％，运动时至少增加 5％。如低于此值，为收缩功能不全。②舒张功能：心动周期中，舒张早期心室充盈最大值为 E 峰，舒张晚期心室充盈最大值为 A 峰，正常人 E/A 值＞1.2，舒张功能不全时，E/A 降低。

3.心电图

心力衰竭本身无特异性心电图变化，但有助于心脏基本病变的诊断，如提示心房、心室肥大以及心肌劳损，心肌缺血等。

4.有创性血流动力学检查

对急性重症患者必要时采用床旁漂浮导管,经静脉插管到肺小动脉,测定各部位的压力。常用心脏指数(CI)及肺小动脉楔压(PCWP)反映左心功能,正常时CI>2.5L/(min·m²),PCWP<12mmHg。

(五)诊断要点

慢性心力衰竭的诊断主要依据有:肺淤血、体循环淤血的临床表现,原有心脏病的体征,实验室及其他检查指标。诊断应包括病因诊断、病理解剖和病理生理诊断及心功能分级。

(六)治疗要点

慢性心力衰竭的治疗必须采取综合治疗措施,并达到以下目的:缓解心力衰竭症状;提高运动耐量,改善生活质量;防止心肌损害进一步加重;降低病死率。

1.病因治疗

(1)基本病因的治疗:大多数心力衰竭的病因明确,如控制高血压,应用药物、介入或手术治疗改善冠状动脉粥样硬化性心脏病心肌缺血,积极治疗甲亢、贫血,手术治疗心瓣膜病。

(2)消除诱因:心力衰竭常有诱发因素,应积极寻找。如应积极选用适当的抗生素治疗呼吸道感染,应尽早复律或用药物控制房颤过快的心室率。

2.减轻心脏负荷

(1)休息:控制体力活动,避免精神刺激。但不建议长期卧床,根据病情轻重不同,鼓励心衰患者主动活动。

(2)控制钠盐摄入:心衰患者血容量增加,且体内水钠潴留,因此减少钠盐的摄入有利于减轻水肿等症状。

(3)利尿剂的应用:利尿剂是心力衰竭治疗中最常用的药物。利尿剂可抑制钠水重吸收而消除水肿,减轻肺淤血。利尿剂有排钾和保钾两大类。保钾类常与排钾类合用,避免发生低血钾。常用药物见表1-2。

表1-2 常用利尿剂的剂量和作用

种类	药物	作用强度	每天剂量(mg)
排钾类	氢氯噻嗪(双克)	中效	25～100 口服
	呋塞米(速尿)	强效	20～100 口服/静脉注射
保钾类	螺内酯(安体舒通)	弱	25～100 口服
	氨苯蝶啶	弱	100～300 口服

(4)血管扩张剂的应用:血管扩张剂通过扩张容量血管和外周阻力血管而减轻心脏前、后负荷。常用血管扩张剂有以扩张静脉为主的硝酸甘油、硝酸异山梨醇酯(消心痛),以扩张小动脉为主的哌唑嗪,同时扩张静脉和小动脉的硝普钠。

3.增加心脏收缩力

(1)洋地黄类药物:起到正性肌力作用和负性频率作用,是最常用的强心药物。

①常用洋地黄制剂有:a.地高辛,自开始即使用维持量给药,减少洋地黄中毒,适用于中度心力衰竭的维持治疗。b.毛花苷丙(西地兰),静脉注射用制剂,起效快,注射后10分钟起效,

每次 0.2～0.4mg，稀释后缓慢静脉注射，适用于急性心衰或慢性心衰加重时。

②适应证：中重度收缩性心功能不全的患者、伴心房颤动且心室率快的患者最适宜。

③禁忌证：对洋地黄过量或中毒者绝对禁忌；对预激综合征伴心房颤动、二度或三度房室传导阻滞、病态窦房结综合征、肥厚性梗阻型心肌病患者慎用或不用；对急性心肌梗死心功能不全者，在最初 24 小时内一般不主张用洋地黄制剂。

(2)非洋地黄类正性肌力药物：如肾上腺素能受体兴奋剂如多巴胺及多巴酚丁胺，磷酸二酯酶抑制剂如氨力农和米力农。

4.延缓心室重塑、降低远期病死率

(1)血管紧张素转换酶抑制剂（ACEI）：ACEI 是治疗心衰药物的基石，临床试验证明，ACEI 通过抑制 RAAS，除可以扩张血管，减轻心脏负荷外，更重要的是可以限制心室重塑，降低远期病死率。常用药物有卡托普利、苯那普利、培哚普利等。

(2)β-受体阻滞剂：亦被认为是心衰药物治疗中的另一基石药物，通过抑制交感神经兴奋，长期服用可改善心室重塑，降低病死率。但因存在负性肌力作用，只用于病情稳定的心功能不全患者，心功能Ⅳ级患者不用。常用药物如普萘洛尔、阿替洛尔、美托洛尔等。禁用于支气管哮喘、心动过缓、二度及以上的房室传导阻滞。

(3)血管紧张素受体阻滞剂：阻断 RAAS 的作用与 ACEI 相同，当心衰患者因 ACEI 引起干咳不能耐受时，可改用 ARBS，如氯沙坦、缬沙坦等。

(4)醛固酮受体拮抗剂：常用的是螺内酯，临床研究证明小剂量的螺内酯可阻断醛固酮效应，抑制心室重塑，改善远期预后。避免高血钾。

(七)护理诊断

1.气体交换受损

与左心衰竭致肺循环淤血有关。

2.体液过多

与右心衰竭致体循环淤血、水钠潴留有关。

3.活动无耐力

与心排血量下降有关。

4.潜在并发症

洋地黄中毒、高血钾或低血钾。

(八)护理措施

1.休息

休息可减少组织耗氧量，降低血压、心率，减少静脉回流，从而减轻心脏负荷，休息的方式与时间根据心功能的情况而定（表 1-3）。对卧床休息患者，需加强床旁护理，将患者所需物品如茶杯、餐具、眼镜等放置于其触手可及之处，以减少其体力的消耗。患者病情缓解后应尽早做肢体被动或主动运动，鼓励患者早下床。长期卧床易导致静脉血栓形成、便秘、体位性低血压等。

2.饮食

(1)患者应少食多餐，不易过饱。低热量饮食可降低基础代谢率，减轻心脏负担，但时间不宜过长。

（2）限制钠盐摄入，每日量应低于 5g。除钠盐外，其他含钠多的食品如发酵面食、腌腊制品、海产品、罐头、味精、啤酒、碳酸饮料等也应限制。

（3）适当控制液体摄入量，重度心衰患者需要量出为入，即第二日进液量应低于前一天出量加 500mL。

（4）根据患者血钾水平，调整含钾食物的摄入，如患者高血钾，则应限制含钾高的蔬菜、水果（香蕉、橙子、菠菜等）的摄入。

表 1-3　不同心功能情况患者的活动安排

心功能	活动和休息安排
Ⅰ级	可照常活动，但应增加午睡时间和注意适当的休息
Ⅱ级	适当限制体力活动，增加午休时间，可从事轻的工作和日常家务劳动
Ⅲ级	应严格限制体力劳动及活动，多卧床休息
Ⅳ级	应绝对卧床休息并抬高床头，生活由他人照顾

3.遵医嘱合理用药，观察药物疗效和不良反应

（1）ACEI：观察患者有无刺激性咳嗽、低血压、肾功能恶化、高血钾等表现，一旦出现低血压，遵医嘱首先停用其他血管扩张剂，采取相应的升压措施。

（2）利尿剂：①应注意记录 24 小时出入液量，观察水肿和呼吸困难变化。②监测血钾变化情况。低血钾时，患者可出现乏力、腹胀、心悸、肠鸣音减弱等；高血钾时，心电图会出现高尖 T 波。③利尿剂不应在夜间使用（紧急情况除外），以免影响休息。

（3）β-受体阻滞剂：评估患者是否存在支气管哮喘、心动过缓、二度及以上的房室传导阻滞等禁忌状态，观察有无出现心动过缓、血压降低、心衰加重的表现。

（4）洋地黄类药物：治疗量和中毒量接近，容易中毒。

①避免中毒：a.给药前后观察心率、节律、脉搏。若脉搏＜60 次/分，或节律改变，或心率变慢后又变快，可能为洋地黄中毒，暂停给药，通知医生。b.准确给药，西地兰稀释后缓慢静推，静推时观察心电监护心率和节律变化。c.电解质紊乱、低血钾、低血镁、急性心肌梗死、急性心肌炎、严重缺氧、肾功能衰竭等可增加洋地黄中毒的危险，更应谨慎。

②观察洋地黄的中毒表现：a.胃肠道反应，如食欲缺乏、恶心、呕吐、腹胀等。b.心律失常，以室性早搏二联律最常见，其他如室上性心动过速伴房室传导阻滞、窦性心动过缓、房室传导阻滞等。c.神经系统症状，如头痛、头晕、视力模糊、黄绿视等。

③一旦发生洋地黄中毒：a.立即停用洋地黄制剂。b.停用氢氯噻嗪等排钾利尿剂。c.低血钾者可口服或静脉滴注补充钾盐，静脉补钾浓度不能超过 0.3%。d.纠正心律失常，可给予利多卡因或苯妥英钠治疗室性心律失常，皮下或静脉注射阿托品治疗缓慢性心律失常。

5.预防便秘、压疮、感染

（1）长期卧床患者注意预防便秘，定期排便，排便前给予开塞露或舌下含服硝酸甘油，避免用力解大便时加重心脏负荷，导致心衰加重。

（2）2 小时翻身 1 次，观察骶尾部、坐骨结节部位水肿皮肤的颜色变化，使用便器时避免拖、拽，保持床单清洁干燥。

（3）心衰患者因肺淤血使呼吸道分泌物增加及免疫力下降，易发生呼吸道感染，而呼吸道感染又可诱发和加重心力衰竭，所以一定要预防和及时发现上呼吸道感染。

（九）保健指导

（1）指导患者积极治疗原发病，避免诱发因素，这是非常重要的。

（2）根据心功能合理安排活动与休息，活动以不出现心悸、呼吸困难为原则，坚持合理饮食，以清淡、易消化、营养丰富为原则，戒烟、酒。

（3）严格遵医嘱服药，不随意增减或撤换药物。学会自我监视病情，如自测血压、脉搏，注意夜间平卧时有无气急、咳嗽等，如有异常，及时就医。

三、急性心力衰竭

急性心力衰竭是指心肌遭受急性损害或心脏负荷突然增加，使心排血量急剧下降，导致组织灌注不足和急性淤血的综合征。以急性左侧心力衰竭最常见，多表现为急性肺水肿或心源性休克。

（一）病因及发病机制

急性广泛心肌梗死、高血压急症、严重心律失常、输液过多过快等原因。使心脏收缩力突然严重减弱，心排血量急剧减少或左心室瓣膜性急性反流，左心室舒张末压迅速升高，肺静脉回流不畅，导致肺静脉压快速升高，肺毛细血管压随之升高，使血管内液体渗入到肺间质和肺泡内，形成急性肺水肿。

（二）临床表现

突发严重呼吸困难为特征性表现，呼吸频率为 30～40/min，患者被迫采取坐位，两腿下垂，双臂支撑以助呼吸，极度烦躁不安、大汗淋漓、口唇发绀、面色苍白。同时频繁咳嗽、咳大量粉红色泡沫痰。病情极重者可以出现意识模糊。

早期血压可以升高，随病情不缓解血压可降低直至休克；听诊可见心音较弱，心率增快，心尖部可闻及舒张期奔马律；两肺满布湿啰音和哮鸣音。

（三）治疗要点

1.体位

置患者于两腿下垂坐位或半卧位。

2.吸氧

吸入高流量（6～8L/min）氧气，加入 30％～50％乙醇湿化。对病情严重患者可采用呼吸机持续加压面罩吸氧或双水平气道加压吸氧，以增加肺泡内的压力，促进气体交换，对抗组织液向肺泡内渗透。

3.镇静

吗啡 3～10mg 皮下注射或静脉注射，必要时每 15 分钟重复 1 次，可重复 2～3 次。老年患者须酌情减量或肌内注射。伴颅内出血、神志障碍、慢性肺部疾病时禁用。

4.快速利尿

呋塞米 20～40mg 静脉注射，在 2 分钟内推注完，每 4 小时可重复 1 次。呋塞米不仅有利尿作用,还有静脉扩张作用,利于肺水肿的缓解。

5.血管扩张药

血管扩张药应用过程中,要严密监测血压,用量要根据血压进行调整,收缩压一般维持在100mmHg 左右,对原有高血压的患者血压降低幅度不超过 80mmHg 为度。

(1)硝普钠应用:硝普钠缓慢静脉滴注,扩张小动脉和小静脉,初始用药剂量为 $0.3\mu g/$(kg·min),根据血压变化逐渐调整剂量,最大剂量为 $5\mu g/$(kg·min),一般维持量 $50\sim$ $100\mu g/min$。因本药含有氰化物,用药时间不宜连续超过 24 小时。

(2)硝酸甘油应用:硝酸甘油扩张小静脉,降低回心血量。初始用药剂量为 $10\mu g/min$,然后每 10 分钟调整 1 次,每次增加初始用药剂量为 $5\sim10\mu g$。

(3)酚妥拉明应用:酚妥拉明可扩张小动脉及毛细血管。静脉用药以 $0.1mg/min$ 开始,每 $5\sim10$ 分钟调整 1 次,增至最大用药剂量为 $1.5\sim2.0mg/min$。

6.洋地黄类药物

可应用毛花苷 C $0.4\sim0.8mg$ 缓慢静脉注射,2 小时后可酌情再给 $0.2\sim0.4mg$。近期使用过洋地黄药物的患者,应注意洋地黄中毒。对于急性心肌梗死患者在 24 小时内不宜使用,重度二尖瓣狭窄患者禁用。

7.平喘

氨茶碱可以解除支气管痉挛,并有一定的正性肌力及扩血管利尿作用。氨茶碱 0.25mg加入 100mL 液体内静脉滴注,但应警惕氨茶碱过量,肝肾功能减退患者,老年人应减量。

(四)护理措施

1.保证休息

立即协助患者取半卧位或坐位休息,双腿下垂,以减少回心血量,减轻心脏前负荷。注意加强皮肤护理,防止因被迫体位而发生的皮肤损伤。

2.吸氧

一般吸氧流量为 $6\sim8L/min$,加入 $30\%\sim50\%$ 乙醇湿化,使肺泡内的泡沫表面张力降低破裂,增加气体交换的面积,改善通气。要观察呼吸情况,随时评估呼吸困难改善的程度。

3.饮食

给予高营养、高热量、少盐、易消化清淡饮食,少量多餐,避免食用产气食物。

4.病情观察

(1)病情早期观察:注意早期心力衰竭表现,一旦出现劳力性呼吸困难或夜间阵发性呼吸困难、心率增快、失眠、烦躁、尿量减少等症状,应及时与医生联系,并加强观察。如迅速发生极度烦躁不安、大汗淋漓、口唇发绀等表现,同时胸闷、咳嗽、呼吸困难、发绀、咳大量白色或粉红色泡沫痰,应警惕急性肺水肿发生,立即配合抢救。

(2)保持呼吸道通畅:严密观察患者呼吸频率、深度,观察患者的咳嗽情况,痰液的性质和量,协助患者咳嗽、排痰,保持呼吸道通畅。

(3)防止心源性休克:观察患者意识、精神状态,观察患者血压、心率的变化及皮肤颜色、温度变化。

(4)防止病情发展:观察患者肺部啰音的变化,监测血气分析结果。控制静脉输液速度,一般为每分钟 $20\sim30$ivgit。准确记录 24 小时出入液量。

（5）心理护理：患者常伴有濒死感，焦虑和恐惧，应加强床旁监护，给予安慰及心理支持，以增加战胜疾病信心。医护人员抢救时要保持镇静，表现出忙而不乱，操作熟练，以增加患者的信任和安全感。避免在患者面前议论病情，以免引起误会，加剧患者的恐惧。必要时可留患者亲属陪伴患者。

（6）用药护理：应用吗啡时注意有无呼吸抑制、心动过缓；用利尿药要准确记录尿量，注意水、电解质和酸碱平衡情况；用血管扩张药时要注意输液速度、监测血压变化；用硝普钠应现用现配，避光静脉滴注，有条件者可用输液泵控制滴速；洋地黄制剂静脉使用时要稀释，推注速度宜缓慢，同时观察心电图变化。

第五节　心律失常

一、窦性心律失常

源于窦房结的心脏激动为窦性心律。其心电图表现为：①窦性 P 波在 Ⅰ、Ⅱ、aVF 导联直立，aVR 倒置；②P-R 间期 0.12～0.20 秒。同一导联的 P-P 间期差值＜0.12 秒；③频率为 60～100 次/分。窦性心律的频率因年龄、性别、体力活动等不同有显著的差异。由于窦房结冲动形成过快、过慢、不规则或窦房结冲动传导障碍所致的心律失常称为窦性心律失常。

（一）窦性心动过速、窦性心动过缓

1.心电图特征

心电图表现符合窦性心律特征，如成年人窦性心律的频率＞100 次/分，称为窦性心动过速（图 1-1）；心率＜60 次/分，称为窦性心动过缓（图 1-2），常同时伴窦性心律不齐（不同 P-P 间期差异＞0.12 秒）。

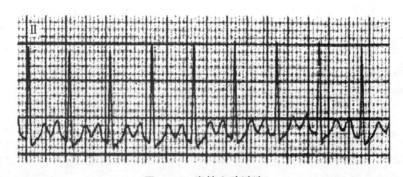

图 1-1　窦性心动过速

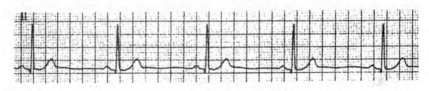

图 1-2　窦性心动过缓

2.病因

窦性心动过速可见于健康人吸烟、饮茶或咖啡、饮酒、体力活动及情绪激动时。某些病理状态如发热、贫血、甲状腺功能亢进、休克、心肌缺血、充血性心力衰竭以及应用肾上腺素、阿托品等药物时,亦可出现窦性心动过速。窦性心动过缓常见于健康青年人、运动员及睡眠状态。其他原因如颅内出血、甲状腺功能减退、低温、严重缺氧、阻塞性黄疸,以及应用胺碘酮等抗心律失常药物。窦房结病变及急性下壁心肌梗死亦常伴发窦性心动过缓。

3.临床表现

窦性心动过速可无症状或有心悸感。窦性心动过缓一般也无症状,但心率过慢时可出现胸闷、头晕、晕厥等心排血量不足表现。

4.治疗

窦性心动过速应先针对病因治疗,同时去除诱因。如治疗甲状腺功能亢进、充血性心力衰竭等。必要时给予β-受体阻滞剂或非二氢吡啶类钙通道拮抗剂,以减慢心率。

无症状的窦性心动过缓无须治疗。如因心率过慢出现心排血量不足症状时,可应用阿托品或异丙肾上腺素等药物治疗,但长期应用易产生严重不良反应,宜考虑心脏起搏治疗。

(二)病态窦房结综合征

病态窦房结综合征简称病窦综合征,是指由于窦房结病变导致其功能减退,产生多种心律失常的综合表现。患者可出现一种以上的心律失常。主要特征为窦性心动过缓,当伴快速性心动过速时称心动过缓-心动过速综合征(简称慢-快综合征)。

1.病因

(1)诸多病变如冠心病、心肌病、心肌淀粉样变、风心病或外科手术损伤等原因均可损害窦房结,导致窦房结起搏及传导功能受损。

(2)窦房结周围神经及心房肌的病变,窦房结动脉供血减少亦是其病因。

2.心电图特征

①持续而显著的窦性心动过缓,心率在50次/分以下,并非由药物引起,且用阿托品不易纠正;②窦性停搏(较长时间内无P波与QRS波群出现,长的P-P间期与基本的窦性P-P间期无倍数关系)或窦房传导阻滞;③窦房传导阻滞及房室传导阻滞并存;④慢-快综合征;⑤交界性逸搏心律(图1-3)。

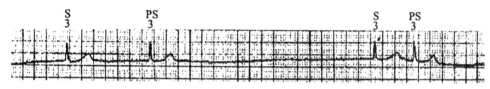

图1-3　病态窦房结综合征(夜间出现的窦性停搏及交界性逸搏)

3.临床表现

患者可出现与心动过缓相关的脑、心、肾等重要脏器供血不足表现,如发作性头晕、黑蒙、乏力、胸痛、心悸等,严重者可发生晕厥,甚至发生阿-斯综合征。

4.治疗

治疗原则为:无症状者无须治疗,但要定期随访。对于有症状的病窦综合征患者应行起搏治疗。慢-快综合征心动过速发作者,单独应用抗心律失常药物可能加重心动过缓,应先起搏治疗后再应用抗心律失常药物治疗。

二、期前收缩

根据异位起搏点部位的不同,期前收缩可分为房性、房室交界区性和室性期前收缩。期前收缩起源于一个异位起搏点,称为单源性,起源于多个异位起搏点,称为多源性。

临床上将偶尔出现期前收缩称偶发性期前收缩,但期前收缩每分钟>5个称频发性期前收缩。如每一个窦性搏动后出现一个期前收缩,称为二联律;每两个窦性搏动后出现一个期前收缩,称为三联律;每一个窦性搏动后出现两个期前收缩,称为成对期前收缩。

(一)病因

各种器质性心脏病如冠心病、心肌炎、心肌病、风湿性心脏病、二尖瓣脱垂等可引起期前收缩。电解质紊乱、应用某些药物亦可引起期前收缩。另外,健康人在过度劳累、情绪激动、大量吸烟、饮酒、饮浓茶、进食咖啡因等可引起期前收缩。

(二)心电图特征

1.房性期前收缩

P波提早出现,其形态与窦性P波不同,P-R间期>0.12秒,QRS波群形态与正常窦性心律的QRS波群相同,期前收缩后有不完全代偿间歇(图1-4)。

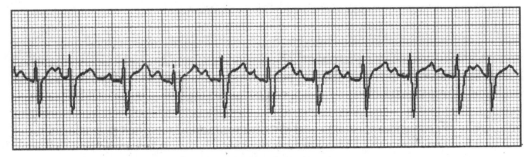

图1-4 房性期前收缩

2.房室交界性期前收缩

提前出现的QRS波群,其形态与窦性心律相同;P波为逆行型(在Ⅱ、Ⅲ、aVF导联中倒置)出现在QRS波群前,P-R间期<0.12秒。或出现在QRS波后,R-P间期<0.20秒。也可出现在QRS波之中。期前收缩后大多有完全代偿间歇。

3.室性期前收缩

QRS波群提前出现,形态宽大畸形,QRS时限>0.12秒,与前一个P波无相关;T波常与QRS波群的主波方向相反;期前收缩后有完全代偿间歇(图1-5)。

(三)临床表现

偶发期前收缩大多无症状,可有心悸或感到1次心搏加重或有心搏暂停感。频发期前收缩使心排血量降低,引起乏力、头晕、胸闷等。

脉搏检查可有脉搏不齐,有时期前收缩本身的脉搏减弱。听诊呈心律失常,期前收缩的第一心音常增强,第二心音相对减弱甚至消失。

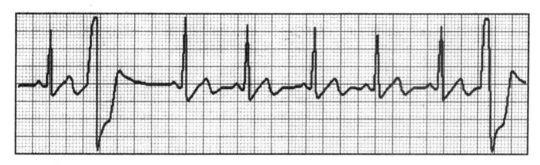

图 1-5 室性期前收缩

（四）治疗原则

1.病因治疗

积极治疗病因,消除诱因。如改善心肌供血,控制炎症,纠正电解质紊乱,防止情绪紧张和过度疲劳。

2.对症治疗

偶发期前收缩无重要临床意义,不需特殊治疗,亦可用小量镇静药或β-受体阻滞药;对症状明显、呈联律的期前收缩需应用抗心律失常药物治疗,如频发房性、交界区性期前收缩常选用维拉帕米、β-受体阻滞药等;室性期前收缩常选用利多卡因、美西律、胺碘酮等;洋地黄中毒引起的室性期前收缩应立即停用洋地黄,并给予钾盐和苯妥英钠治疗。

三、阵发性心动过速

阵发性心动过速是指阵发性、快速而规则的异位心律,由 3 个以上包括 3 个连续发生的期前收缩形成。根据异位起搏点部位的不同,可分为房性、交界区性和室性心动过速三种,房性与交界区性心动过速有时难以区别,故统称为室上性心动过速,简称室上速。阵发性室性心动过速简称室速。

（一）病因

1.室上速病因

室上速常见于无器质性心脏病的正常人,也可见于各种心脏病患者,如冠心病、高血压、风心病、甲状腺功能亢进、洋地黄中毒等患者。

2.室速病因

室速多见于器质性心脏病患者,最常见于冠心病急性心肌梗死,其他如心肌病、心肌炎、风湿性心脏病、电解质紊乱、洋地黄中毒、Q-T 延长综合征、药物中毒等。

（二）心电图特征

1.室上速心电图特征

连续 3 次或以上快而规则的房性或交界区性期前收缩(QRS 波群形态正常),频率为 150～250/分,P 波为逆行性(Ⅱ、Ⅲ、aVF 导联倒置),常埋藏于 QRS 波群内或位于其终末部分,与QRS 波群保持恒定关系,但不易分辨(图 1-6)。

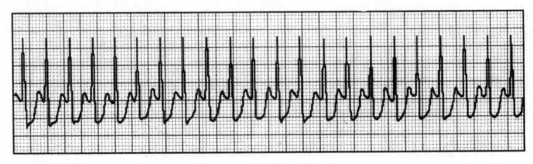

图 1-6　室上性心动过速

2.室速心电图特征

连续 3 次或 3 次以上室性期前收缩；QRS 波形态畸形,时限＞0.12 秒,有继发性 ST-T 改变,T 波常与 QRS 波群主波方向相反;心室率 140～220/min,心律可以稍不规则;一般情况下 P 波与 QRS 波群无关,形成房室分离;常可见到心室夺获或室性融合波,是诊断室速的最重要依据(图 1-7)。

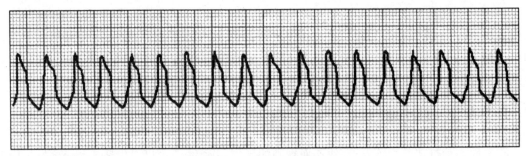

图 1-7　室性心动过速

(三)临床表现

1.室上速临床表现特点

心率快而规则,常达 150～250/分。突发突止,持续数秒、数小时甚至数日不等。发作时患者可有心悸、胸闷、乏力、头晕、心绞痛,甚至发生心力衰竭、休克。症状轻重取决于发作时的心率及持续时间。

2.室速临床表现特点

发作时临床症状轻重可因发作时心率、持续时间、原有心脏病变而各有不同。非持续性室速(发作持续时间少于 30 秒,能自行终止)患者,可无症状;持续性室速(发作持续时间长于 30 秒,不能自行终止)由于快速心率及心房、心室收缩不协调而致心排血量降低,血流动力学明显障碍,心肌缺血,可出现呼吸困难、心绞痛、血压下降、晕厥、少尿、休克甚至猝死。听诊心率增快 140～220/分,心律可有轻度失常,第一心音强弱不一。

(四)治疗原则

1.室上速治疗

发作时间短暂,可自行停止者,不需特殊治疗。

持续发作几分钟以上或原有心脏病患者应采取：①刺激迷走神经的方法：刺激咽部引起呕吐反射、Valsalva 动作(深吸气后屏气,再用力做呼气动作)、按压颈动脉窦、将面部浸没于冰水中等。②抗心律失常药物:首选维拉帕米,其他可选用艾司洛尔、普罗帕酮等药物。③对于合并心力衰竭的患者,洋地黄可作首选药物,毛花苷 C 静脉注射。但其他患者洋地黄目前已少用。④应用升压药物:常用间羟胺、去甲肾上腺素等。

对于药物效果不好患者可采用食管心房起搏,效果不佳可采用同步直流电复律术。

对于症状重、频繁发作、用药物效果不好的患者,可应用经导管射频消融术进行治疗。

2.室速治疗

无器质性心脏病患者非持续性室速,又无症状者,无须治疗。

持续性发作时治疗首选利多卡因静脉注射,首次剂量为 50～100mg,必要时 5～10 分钟后重复。发作控制后应继续用利多卡因静脉滴注维持 24～48 小时,维持量 1～4mg/分,防止复发。其他药物有普罗帕酮、索他洛尔、普鲁卡因胺、苯妥英钠、胺碘酮、溴苄胺等。

如应用药物无效或患者已出现低血压、休克、心绞痛、出血性心力衰竭、脑血流灌注不足时,可用同步直流电复律。洋地黄中毒引起的室速,不宜应用电复律。

四、心房和心室扑动与颤动

当异位搏动的频率超过阵发性心动过速的范围时,形成的心律称为扑动或颤动。可分为心房扑动(简称房扑)、心房颤动(简称房颤)、心室扑动(简称室扑)、心室颤动(简称室颤)。房颤是仅次于期前收缩的常见心律失常,比房扑多见,是心力衰竭最常见的诱因之一。室扑、室颤是极危重的心律失常。

(一)房扑与房颤

心房内产生极快的冲动,心房内心肌纤维极不协调地乱颤,心房丧失有效的收缩,心排血量比窦性心律减少 25％以上。

1.病因

房扑、房颤病因基本相同,常发生于器质性心脏病患者,如风湿性心瓣膜病、冠心病、高血压性心脏病、甲状腺功能亢进、心力衰竭、心肌病等。也可发生于健康人情绪激动、手术后、急性酒精中毒、运动后。

2.心电图特征

(1)房扑心电图特点:P 波消失,呈规律的锯齿状扑动波(F 波),心房率 250～350/分,F 波与 QRS 波群成某种固定的比例,最常见的比例为 2∶1 房室传导,心室率规则或不规则,取决于房室传导比例,QRS 波群形态一般正常,伴有室内差异性传导或原有束支传导阻滞者 QRS 波群可宽大变形(图 1-8)。

(2)房颤心电图特点:为窦性 P 波消失,代之以大小形态及规律不一的 F 波,频率 350～600/分,R-R 间期完全不规则,心室率极不规则,通常在 100～160/分。QRS 波群形态一般正常,伴有室内差异性传导或原有束支传导阻滞者,QRS 波群可宽大变形(图 1-9)。

3.临床表现

房扑与房颤的临床症状取决于心室率的快慢,如心室率不快者可无任何症状。房颤心室率<150/分,患者可有心悸、气促、心前区不适等症状,心室率极快者>150/分,可因心排血量降低而发生晕厥、急性肺水肿、心绞痛或休克。持久性房颤,易形成左心房附壁血栓,若脱落可引起动脉栓塞。

房颤心脏听诊第一心音强弱不一致,心律绝对不规则。脉搏表现为快慢不均,强弱不等,发生脉搏短绌现象。

房扑心室率如极快,可诱发心绞痛和心力衰竭。

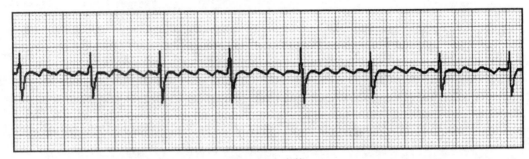

图1-8　房扑

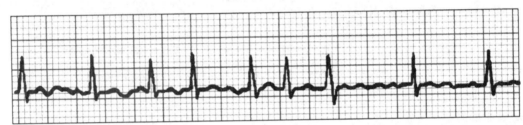

图1-9　房颤

4.治疗原则

(1)房扑治疗:针对原发病进行治疗。应用同步直流电复律术转复房扑是最有效的方法。普罗帕酮、胺碘酮对转复、预防房扑复发有一定疗效。洋地黄类制剂是控制心室率首选的药物,钙通道阻滞药对控制心室率亦有效。部分患者可行导管消融术治疗。

(2)房颤治疗:积极查出房颤的原发病及诱发原因,并给予相应的处理。急性期应首选电复律治疗。心室率不快,发作时间短暂者无须特殊治疗;如心率快,且发作时间长,可用洋地黄减慢心室率,维拉帕米、地尔硫䓬等药物终止房颤。对持续性房颤患者,如有恢复正常窦性心律指征时,可用同步直流电复律或药物复律。也可应用经导管射频消融进行治疗。

(二)室扑与室颤

心室内心肌纤维发生快而微弱的,不协调的乱颤,心室完全丧失射血能力,是最严重的心律失常,相当于心室停搏。

1.病因

急性心肌梗死是最常见病因,洋地黄中毒、严重低血钾、心脏手术、电击伤以及胺碘酮、奎尼丁中毒等也可引起。是器质性心脏病和其他疾病危重患者临终前发生的心律失常。

2.临床表现

室颤一旦发生,表现为迅速意识丧失、抽搐、发绀,继而呼吸停止,瞳孔散大甚至死亡。查体心音消失,脉搏触不到,血压测不到。

3.心电图特征

（1）室扑心电图特征：QRS－T波群消失,代之以相对规律均齐的快速大幅波动,频率为150～300/分（图1－10）。

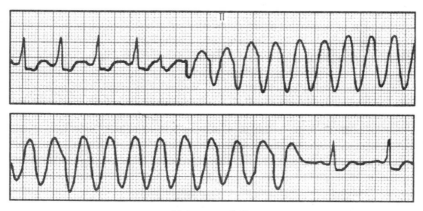

图1－10　室扑

（2）室颤心电图特征：QRS波群与T波消失,呈完全无规则的波浪状曲线,形状、频率、振幅高低各异（图1－11）。

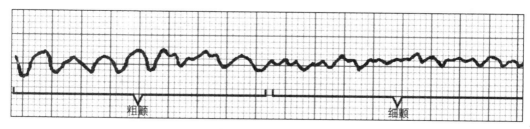

图1－11　心室颤动

4.治疗原则

室颤可致心搏骤停,一旦发生立即做非同步直流电除颤,同时胸外心脏按压及人工呼吸,保持呼吸道通畅,迅速建立静脉通路,给予复苏和抗心律失常药物等抢救措施。

五、房室传导阻滞

冲动从心房传至心室的过程中发生障碍,冲动传导延迟或不能传导,称为房室传导阻滞,按其阻滞的程度,分为三度：一度房室传导阻滞、二度房室传导阻滞,三度房室传导阻滞。一度、二度又称为不完全性房室传导阻滞,三度则为完全性房室传导阻滞,此时全部冲动均不能被传导。

（一）病因

多见于器质性心脏病,如冠心病、心肌炎、心肌病、高血压病、心内膜炎、甲状腺功能低下等。另外,电解质紊乱、药物中毒、心脏手术等也是引发房室传导阻滞的病因。偶见正常人在迷走神经张力增高时可出现不完全性房室传导阻滞。

（二）临床表现

一度房室传导阻滞患者除有原发病的症状外,一般无其他症状。

二度房室传导阻滞又分为Ⅰ型和Ⅱ型,Ⅰ型又称文氏现象或莫氏Ⅰ型,二度Ⅰ型患者常有心悸和心搏脱落感,听诊第一心音强度逐渐减弱并有心搏;二度Ⅱ型又称莫氏Ⅱ型,患者心室率较慢时,可有心悸、头晕、气急、乏力等症状,脉律可不规则或慢而规则,但第一心音强度恒定。此型易发展为完全性房室传导阻滞。

三度房室传导阻滞的临床症状轻重取决于心室率的快慢,如患者心率 30～50/min,则出现心搏缓慢,脉率慢而规则,有心悸、头晕、乏力的感觉,出现晕厥、心绞痛、心力衰竭和脑供血不全等表现。当心率<20/min,可引起阿-斯综合征,甚至心搏暂停。

(三)心电图特征

一度房室传导阻滞 P－R 间期>0.20 秒,无 QRS 波群脱落(图 1－12)。

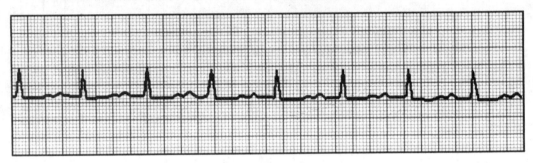

图 1－12　一度房室传导阻滞

二度房室传导阻滞莫氏Ⅰ型(文氏现象)的特征为:P－R 间期逐渐延长,直至 QRS 波群脱落;相邻的 R－R 间期逐渐缩短,直至 P 波后 QRS 波群脱落,之后 P－R 间期又恢复以前时限,如此周而复始;包含 QRS 波群脱落的 R－R 间期比 2 倍正常窦性 P－P 间期短;最常见的房室传导比例为 3∶2 或 5∶4(图 1－13)。

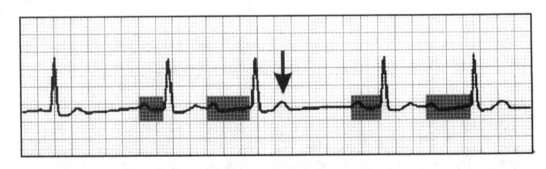

图 1－13　二度房室传导阻滞莫氏Ⅰ型

莫氏Ⅱ型的特征为 P－R 间期固定(正常或延长),有间歇性 P 波与 QRS 波群脱落,常呈 2∶1 或 3∶1 传导;QRS 波群形态多数正常(图 1－14)。

三度房室传导阻滞,心房和心室独立活动,P 波与 QRS 波群完全脱离关系;P－P 距离和 R－R 距离各自相等;心室率慢于心房率;QRS 波群形态取决于阻滞部位(图 1－15)。

(四)治疗原则

一度及二度Ⅰ型房室传导阻滞如心室率不慢且无症状者,一般不需治疗。心室率<40/分或症状明显者,可选用阿托品、异丙肾上腺素,提高心室率。但急性心肌梗死患者应

慎用,因可导致严重室性心律失常。二度Ⅱ型和三度房室传导阻滞,心室率缓慢,伴有血流动力学障碍,出现阿-斯综合征时,应立即按心搏骤停处理。对反复发作、曾有阿-斯综合征发作的患者,应及时安装临时或埋藏式心脏起搏器。

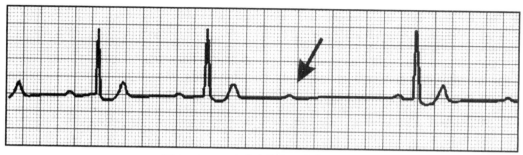

图1-14 二度房室传导阻滞莫氏Ⅱ型

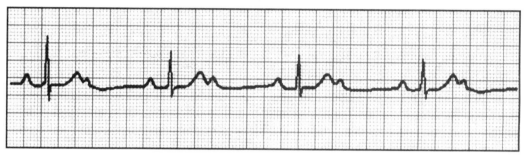

图1-15 三度房室传导阻滞

六、心律失常患者的护理措施

(一)休息与活动

影响心功能的心律失常患者应绝对卧床休息,以减少心肌耗氧量和对交感神经的刺激。协助做好生活护理,保持大便通畅,减少和避免任何不良刺激,以利身心休息。对于伴有呼吸困难、发绀等症状时,给予氧气吸入。

功能性和轻度器质性心律失常血流动力学改变不大的患者,应注意劳逸结合,避免感染,可维持正常工作和生活,积极参加体育运动,改善自主神经功能。

(二)心理护理

给予必要的解释和安慰,加强巡视,给予必要的生活护理,增加患者的安全感。

(三)饮食护理

给予低脂、易消化、营养饮食,不宜饱食,少量多餐,避免吸烟、酗酒、刺激性饮料和食物。

(四)病情观察

1.观察生命体征

密切观察脉搏、呼吸、血压、心率、心律,以及神志、面色等变化,同时应注意患者的电解质及酸碱平衡情况变化。

2.心电监护

严重心律失常患者应实行心电监护,注意有无引起猝死的危险征兆,如心律失常频发性、多源性、成联律、Ron-T 室性早搏、阵发性室上性心动过速、房颤、二度Ⅱ型及三度房室传导阻滞等。如发现上述情况,立即报告医生进行处理,同时做好抢救,如吸氧、开放静脉通道、准备抗心律失常药物、除颤器、临时起搏器等。

(五)用药护理

1.正确、准确使用抗心律失常药物

口服药应按时按量服用,静脉注射及静脉滴注药物速度要严格按医嘱执行,用药过程及用药后要注意观察患者心律、心率、血压、脉搏、呼吸和意识,必要时行心电监测,判断疗效和有无不良反应。

2.观察药物不良反应

利多卡因对心力衰竭、肝肾功能不全、酸中毒、老年患者,药物半衰期明显延长,应用时须注意减量。另外静脉注射利多卡因不可过快、过量,以免导致中枢神经系统毒性反应,如嗜睡、感觉异常、眩晕、视物模糊,甚至谵妄、昏迷等。还可以引起心血管系统不良反应.如传导阻滞、低血压、抽搐,甚至呼吸抑制和心脏停搏。

奎尼丁药物有较强的心脏毒性作用,使用前需测血压、心率,用药期间应观察血压、心电图,如有明显血压下降、心率减慢或不规则,心电图示 Q-T 间期延长时,须暂停给药,并给予处理。

胺碘酮对心外毒性最严重的为肺纤维化,应严密观察患者的呼吸状态,及早发现肺损伤的情况。

(六)健康指导

(1)向患者及其家属讲明心律失常的病因、诱因和防治知识。

(2)注意休息,劳逸结合,防止增加心脏负担。无器质性心脏病的患者应积极参加体育运动,改善自主神经功能;器质性心脏病患者可根据心功能适当活动和休息。

(3)积极治疗原发病,避免诱因如发热、寒冷、睡眠不足等。

(4)按医嘱服用抗心律失常药物,不可自行增减和撤换药物,注意药物不良反应,如有不良反应及时就医。

(5)饮食应选择低脂、易消化、富营养,少量多餐。应避免吸烟、酗酒、饱食、刺激性饮食、含咖啡因饮料,以免引起心律失常。

(6)教会患者及其家属测量脉搏和心律的方法,每天至少1次,每次至少1分钟。对于反复发生严重心律失常的患者家属,要教会其心肺复苏术以备急救。

(7)对于有晕厥史的患者要避免从事驾驶、高空作业等危险工作,当出现头晕、黑蒙时,立即平卧,以免晕厥发作时摔倒。

(8)定期门诊随访,复查心电图。

第六节　冠状动脉粥样硬化性心脏病

一、心绞痛

心绞痛临床分型分为稳定型心绞痛和不稳定型心绞痛。稳定型心绞痛是指在冠状动脉粥样硬化的基础上，由于心肌负荷增加，发生冠状动脉供血不足，导致心肌急剧暂时的缺血、缺氧所引起的临床综合征。

（一）病因与发病机制

当冠状动脉的供血与心肌需血量之间发生矛盾时，冠状动脉血流量不能满足心肌细胞代谢需要，造成心肌暂时的出现缺血、缺氧，心肌在缺血、缺氧情况下产生的代谢产物，刺激心脏内的传入神经末梢，经 $T_1 \sim T_5$ 交感神经节和相应的脊髓段，传入大脑，在与自主神经进入水平相同脊髓段的脊神经所分布的区域，即胸骨后、胸骨下段、上腹部、左肩、左臂前内侧与小指，产生疼痛感觉。由于心绞痛不是躯体神经传入，因此不能准确定位，常不是锐痛。

正常心肌耗氧的多少主要取决于心肌张力、心肌收缩强度、心率，因此常用"心率×收缩压"，作为评估心肌耗氧的指标。心肌能量的产生需要心肌细胞将血液中大量的氧摄入，因此，当氧供需增加的时候，就难从血液中摄入更多的氧，只能增加冠状动脉的血流量提供。在正常情况下，冠状动脉血流量是随机体生理需要而变化，在剧烈体力活动、缺氧等情况时，冠状动脉就要扩张，使血流量增加，满足机体需要。

当冠状动脉粥样硬化所致的冠脉管腔狭窄和（或）部分分支闭塞时，冠状动脉扩张能力减弱，血流量减少，对心肌供血处于相对固定状态，一般休息状态可以无症状。当心脏负荷突然增加时，如劳累、情绪激动等，使心肌张力增加、心肌收缩力增加、心率增快，都可以引起心肌耗氧量增加，冠脉不能相应扩张以满足心肌需血量，引起心绞痛发作。另外如主动脉瓣膜病变、严重贫血、肥厚型心肌病等，由于血液携带氧的能力降低或是肥厚的心肌使心肌耗氧增加或是心排血量过低/舒张压过低，均可造成心肌氧的供需失衡，心肌缺血缺氧，引发心绞痛。各种原因引起冠状动脉痉挛，不能满足心肌需血量，亦可引发心绞痛。

稳定型心绞痛常发生于劳累、激动的当时，典型心绞痛在相似的情况下可重复出现，但是同样的诱因情况，可以只是在早晨而不在下午出现心绞痛，提示与早晨交感神经兴奋性增高等昼夜节律变化有关。当发作的规律有变化或诱因强度降低仍诱发心绞痛发作，常提示患者发生不稳定型心绞痛。

（二）临床表现

1.症状

阵发性胸痛或心前区不适是典型心绞痛的特点。

（1）疼痛部位：胸骨体中上段、胸骨后可波及心前区，甚至整个前胸，边界表达不清。可放射至左肩、左臂内侧，甚至可达左手环指和小指，也可向上放射至颈、咽部和下颊部，也可放射至上腹部甚至下腹部。

(2)疼痛性质:常为压迫感、发闷、紧缩感也可为烧灼感,偶可伴有濒死、恐惧感。患者可因疼痛而被迫停止原来的活动,直至症状缓解。

(3)持续时间:多在 1~5 分钟,一般不超过 15 分钟。

(4)缓解方式:休息或含服硝酸甘油后几分钟内缓解。

(5)发作频率:发作频率固定,可数天或数星期发作 1 次,也可 1 天内多次发作。

(6)诱发因素:有体力劳动、情绪激动、饱餐、寒冷、吸烟、休克等情况。

2.体征

发作时可有心率增快,暂时血压升高。有时出现第四或第三心音奔马律。也可有心尖部暂时性收缩期杂音,出现交替脉。

(三)实验室检查

1.心电图检查

心电图检查是发现心肌缺血、心绞痛最常用的检查方法。

(1)静息心电图检查:缓解期可无任何表现。心绞痛发作期特征性的心电图可见 ST 段压低＞0.1mV,T 波低平或倒置,ST 段改变比 T 波改变更具有特异性。少部分患者发作时原来低平、倒置的 T 波变为直立,也可以诊断心肌缺血。T 波改变对于心肌缺血诊断特异性不如 ST 段改变,但发作时的心电图与发作前的心电图进行比较有明显差别,而且发作之后心电图有所恢复,也是具有诊断意义。

部分患者发作时可出现各种心律失常,最常见的是左束支传导阻滞和左前分支传导阻滞。

(2)心电图负荷试验:心电图负荷试验最常用的运动负荷试验。心绞痛患者在运动中出现典型心绞痛,心电图有 ST 段水平型或下斜型压低≥0.1mV,持续 2 分钟即为运动负荷试验阳性。

2.超声心动图

缓解期可无异常表现,心绞痛发作时可发现节段性室壁运动异常,可有一过性心室收缩、舒张功能障碍的表现。

超声心动图负荷试验是诊断冠心病的方法之一,敏感性和特异性高于心电图负荷试验,可以识别心肌缺血的范围和程度。

3.放射性核素检查

^{201}Tl(铊)-静息和负荷心肌灌注显像,在静息状态可以见到心肌梗死后瘢痕部位的铊灌注缺损的显像。负荷心肌灌注显像是在运动诱发心肌缺血时,显示出冠状动脉供血不足而导致的灌注缺损。

4.冠状动脉造影

冠状动脉造影目前是诊断冠心病的金标准。可发现冠脉系统病变的范围和程度,当管腔直径缩小至 70％～75％时,将严重影响心肌供血。

(四)治疗原则

心绞痛治疗的主要目的是,一是预防心肌梗死及猝死,改善预后,二是减轻症状,提高生活质量。

1.心绞痛发作期治疗

（1）休息：发作时立刻休息，一般在停止活动后3~5分钟症状即可消失。

（2）应用硝酸酯类药物：硝酸酯类药物是最有效、作用最快的终止心绞痛发作的药物，如舌下含化硝酸甘油0.3~0.6mg，1~2分钟开始起效，作用持续30分钟左右或舌下含化硝酸异山梨醇酯5~10mg，2~5分钟起效，作用持续2~3小时。

2.缓解期治疗

（1）祛除诱因：尽量避免已确知的诱发因素，保持体力活动，调整活动量，避免过度劳累；保持平和心态，避免心情紧张、情绪激动；调整饮食结构，严禁烟酒，避免饱餐。

控制血压，将血压控制在130/80mmHg以下；改善生活方式，控制体重；积极治疗糖尿病，将糖化血红蛋白控制在≤7%。

（2）应用硝酸酯制剂：硝酸酯制剂可以扩张容量血管，减少静脉回流，同时对动脉也有轻度扩张，降低心脏后负荷，进而降低心肌耗氧量。硝酸酯制剂可以扩张冠状动脉，增加心肌供血，改善需血氧与供血氧的矛盾，缓解心绞痛症状。

①硝酸甘油：舌下含服，起效快，常用于缓解心绞痛发作。

②硝酸甘油气雾剂：也常可用于缓解心绞痛发作，作用方式如同舌下含片。

③2%硝酸甘油贴剂：适用于预防心绞痛发作，贴在胸前或上臂皮肤，缓慢吸收。

④二硝酸异山梨醇酯：二硝酸异山梨醇酯口服3/天，每次5~20mg，服用后半小时起效，作用维持3~5小时。舌下含服2~5分钟起效，每次可用5~10mg，维持时间为2~3小时。

硝酸酯制剂不良反应有头晕、头部跳痛感、面红、心悸等，静脉给药还可有血压下降。硝酸酯制剂持续应用可以产生耐药性。

（3）β-受体阻滞药：β-受体阻滞药是冠心病二级预防的首选药，应终身服用。如普萘洛尔、阿替洛尔、美托洛尔等。使用剂量应个体化，在治疗过程中以清醒时静息心率不低于50次/分为宜。从小剂量开始，逐渐增加剂量，以达到缓解症状，改善预后目的。如果必须停药应逐渐减量，避免突然停药引起症状反跳，甚至诱发急性心肌梗死。对于心动过缓、房室传导阻滞患者不宜使用。慢性阻塞性肺部疾患、支气管哮喘、心力衰竭、外周血管病患者均应慎用。

（4）应用钙离子拮抗药：钙离子拮抗药抑制心肌收缩，扩张周围血管，降低动脉压，降低心脏后负荷，减少心肌耗氧量。还可以扩张冠状动脉，缓解冠状动脉痉挛，改善心内膜下心肌的供血。临床常用制剂有硝苯地平、地尔硫草等。常见不良反应有胫前水肿、面色潮红、头痛、便秘、嗜睡、心动过缓、房室传导阻滞等。

（5）应用抑制血小板聚集的药物：冠状动脉内血栓形成是急性冠心病事件发生的主要特点，抑制血小板动能对于预防事件、降低心血管死亡具有重要意义。临床常用肠溶阿司匹林75~150mg/天，主要不良反应是胃肠道症状，严重程度与药物剂量有关，引发消化道出血的年发生率为1‰~2‰。如有消化道症状不能耐受、过敏、出血等情况，可应用氯吡格雷和质子泵抑制药如奥美拉唑，替代阿司匹林。

（五）护理措施

1.一般护理

发作时应立即休息，同时舌下含服硝酸甘油。缓解期可适当活动，避免剧烈运动，保持情绪稳定。秋、冬季外出应注意保暖。对吸烟患者应鼓励戒烟,以免加重心肌缺氧。

2.病情观察

了解患者发生心绞痛的诱因,发作时疼痛的部位、性质、持续时间、缓解方式、伴随症状等。发作时应尽可能地描记心电图,以明确心肌供血情况。如症状变化应警惕急性心肌梗死的发生。

3.用药护理

应用硝酸甘油时,嘱咐患者舌下含服或嚼碎后含服,应在舌下保留一些唾液,以利药物迅速溶解而吸收。含药后应平卧,以防低血压的发生。服用硝酸酯类药物后常有头胀、面红、头晕、心悸等血管扩张的表现,一般持续用药数天后可自行好转。对于心绞痛发作频繁或含服硝酸甘油效果不好的患者,可静脉滴注硝酸甘油,但注意滴速,需监测血压、心率变化,以免造成血压降低。注意青光眼、低血压禁忌。

4.饮食护理

给予低热量、低脂肪、低胆固醇、少糖、少盐、适量蛋白质、丰富的维生素饮食,宜少食多餐,不饮浓茶、咖啡,避免辛辣刺激性食物。

5.健康指导

(1)饮食指导:告诉患者宜摄入低热量、低动物脂肪、低胆固醇、少糖、少盐、适量蛋白质食物,饮食中应有适量的纤维素和丰富的维生素,宜少食多餐,不宜过饱,不饮浓茶、咖啡,避免辛辣刺激性食物。肥胖者控制体重。

(2)预防疼痛:寒冷可使冠脉收缩,加重心肌缺血,故冬季外出应注意保暖。告诉患者不要在饱餐或饥饿时洗澡,洗澡水温不要过冷或过热,时间不宜过长,不要锁门,以防意外。有吸烟习惯的患者应戒烟,因为吸烟时产生的一氧化碳影响氧合,加重心肌缺氧,引发心绞痛。

(3)活动与休息:合理安排活动和休息缓解期可适当活动,但应避免剧烈运动(如快速爬楼、追赶汽车),保持情绪稳定,避免过劳。

(4)定期复查:定期检查心电图、血脂、血糖情况,积极治疗高血压、控制血糖和血脂。如出现不适疼痛加重,用药效果不好,应到医院就诊。

(5)按医嘱服药:平时要随身携带保健药盒(内有保存在深色瓶中的硝酸甘油等药物)以备急用,并注意定期更换。学会自我监测药物的不良反应,自测脉率、血压,密切观察心率血压变化,如发现心动过缓应到医院调整药物。

二、心肌梗死

心肌梗死(MI)是在冠状动脉病变的基础上,发生冠状动脉血供急剧减少或中断,使相应的心肌严重而持久地急性缺血所致的部分心肌坏死。临床表现为持久的胸骨后剧烈疼痛、发热、白细胞计数和血清心肌坏死标记物增高;可发生心律失常、休克或心力衰竭,属急性冠脉综合征(ACS)的严重类型。

目前,在全球每年1700万死于心血管疾病患者中,有一半以上死于急性心肌梗死。

(一)病因与发病机制

基本病变是冠状动脉粥样硬化,造成一支或多支血管管腔狭窄和心肌血供不足,而侧支循环未充分建立。在此基础上,一旦血供急剧减少或中断,使心肌严重而持久地急性缺血达20分钟以上,即可发生 AMI。

(二)临床表现

根据临床过程和心电图表现,本病可分为急性期、演变期和慢性期,但临床症状主要出现在急性期,部分患者还有先兆表现。

1.诱发因素

AMI 在春、冬季节发病较多,与气候寒冷、温差变化大有关系,常在安静或睡眠中发病,以晨 6 时至午间 12 时发病最多,因交感神经活动增加,机体应激反应性增高,心肌收缩力、心率、血压增高,冠状动脉张力增高所致。约半数患者能查明诱发因素,如重体力活动、情绪过分激动、血压剧升、饱餐、用力大便等,致心肌耗氧量剧增,冠状动脉张力增高;或因休克、脱水、出血、外科手术或严重心律失常,致心排血量骤降,冠状动脉灌流量锐减。在变异型心绞痛患者,反复发作的冠状动脉痉挛也可发展为 AMI。

2.先兆

50%～81.2%的患者在发病前数天有乏力、胸部不适,活动时心悸、气急、烦躁、心绞痛等前驱症状,以新发生心绞痛或原有心绞痛加重最为突出。心绞痛发作较以往频繁、性质较剧、持续时间长、硝酸甘油疗效差、诱发因素不明显。心电图示 ST 段一时性抬高或压低,T 波倒置或增高,应警惕近期发作 AMI 的可能。发现先兆症状,及时处理,可使部分患者避免发生心肌梗死。

3.症状

轻重程度与梗死面积的大小、部位、发展速度和原来心脏功能情况等有关。

(1)疼痛:为最早出现的最突出的症状。多发生于清晨,疼痛部位和性质与心绞痛相同,但常发作于安静时,程度较重,持续时间较长,可达数小时或更长,休息和含服硝酸甘油片多不能缓解。患者常烦躁不安、出汗、恐惧、胸闷或有濒死感。少数患者无疼痛,一开始即表现为休克或急性心力衰竭,多见于糖尿病患者或老年人;部分患者疼痛位于上腹部,被误认为胃穿孔、急性胰腺炎等急腹症;也有患者疼痛放射至下颌、颈项、背部上方,被误认为骨关节痛。

(2)全身症状:有发热、心动过速、白细胞增高和红细胞沉降率增快等,由坏死物质被吸收所引起。一般在疼痛发生后 24～48 小时出现,程度与梗死范围常呈正相关,体温一般在 38℃左右,很少达到 39℃,持续约一周。

(3)胃肠道症状:疼痛剧烈时常伴有频繁的恶心、呕吐和上腹胀痛,与迷走神经受坏死心肌刺激和心排血量降低组织灌注不足等有关。肠胀气亦不少见。重症者可发生呃逆。

(4)心律失常:见于 75%～95%的患者,多发生在起病 1～2 天,而以 24 小时内为最多见,各种心律失常中以室性心律失常最多,尤其是室性期前收缩。频发(每分钟 5 次以上)、成对的、多源性或 RonT 现象的室性期前收缩以及短阵室性心动过速,常为室颤的先兆。室颤是 AMI 早期,特别是入院前主要的死因。前壁心梗易发生室性心律失常,下壁心肌梗死易发生房室传导阻滞,前壁心梗如发生房室传导阻滞表明梗死范围广泛,情况严重。

(5)低血压和休克:疼痛期血压下降常见,未必是休克。如疼痛缓解而收缩压仍低于80mmHg,有烦躁不安、面色苍白皮肤湿冷、脉细而快、大汗淋漓、尿量减少(<20mL/h),神志

迟钝,甚至晕厥者,则为休克表现。休克多在起病后数小时至数日内发生,见于约20%的患者,主要是心源性,为心肌广泛(40%以上)坏死,心排血量急剧下降所致。其他如神经反射引起的周围血管扩张或血容量不足等因素也参与了休克的发生。严重休克可在数小时内致死。

(6)心力衰竭:发生率为32%～48%。主要是急性左心衰竭,可在起病最初几天内发生,或在疼痛、休克好转阶段出现,为梗死后心脏舒缩力显著减弱或不协调所致。右心室 MI 者可一开始即出现右心衰竭表现,伴血压下降。

4.体征

除 AMI 极早期血压可一过性增高外,几乎所有患者都有血压下降,且可能不再恢复至起病前水平。心脏浊音界可正常或轻至中度增大;心率多增快,少数也可减慢;心尖部第一心音减弱;可闻及第三心音或第四心音奔马律;10%～20%患者在起病第2～3天出现心包摩擦音,为反应性纤维性心包炎所致;二尖瓣乳头肌功能失调或断裂时,心尖区可闻及粗糙的收缩期杂音或伴收缩中晚期喀喇音;可有各种心律失常、心力衰竭、休克等体征。

5.并发症

(1)乳头肌功能失调或断裂:总发作率可高达50%。二尖瓣乳头肌缺血、坏死等使收缩功能发生障碍,造成不同程度的二尖瓣脱垂并关闭不全,可导致心力衰竭,重症患者可发生急性肺水肿而迅速死亡。

(2)心脏破裂:少见但为致命性并发症,常在起病后1周内出现,多为心室游离壁破裂,造成心包积血引起急性心脏压塞而猝死。

(3)心室壁瘤:主要见于左心室心尖部,发生率为5%～20%。为在心室腔内压力作用下,梗死部位的心室壁向外膨出所致。可引起充血性心力衰竭和心律失常。

(4)梗死:发生率为1%～6%,见于起病后1～2周,可为左心室附壁血栓脱落所致,引起脑、肾、脾或四肢等动脉梗死。也可因下肢静脉血栓形成部分脱落所致,则产生肺动脉梗死。

(5)心肌梗死后综合征:发生率为10%。于心肌梗死后数周至数月内出现,可反复发生,表现为心包炎、胸膜炎或肺炎,患者有发热、胸痛等症状,可能为机体对坏死物质的过敏反应。

(三)辅助检查

1.心电图

(1)特征性改变:ST 段抬高性 AMI 在面向心肌梗死区的导联上出现特征性改变:①ST 段抬高呈弓背向上形;②T 波倒置;③出现宽而深的 Q 波(病理性 Q 波)。在背向心肌梗死区的导联则出现相反的改变,即 R 波增高、ST 段压低和 T 波直立并增高。非 ST 段抬高性心肌梗死者心电图有2种类型:①无病理性 Q 波,有普遍性 ST 段压低≥0.1mV,但 aVR 导联 ST 段抬高,或有对称性 T 波倒置;②无病理性 Q 波,也无 ST 段变化,仅有 T 波倒置改变。

(2)动态性演变:ST 段抬高性 AMI 心电图演变过程为 ST 段抬高持续数日至2周左右,逐渐回落到基线水平;T 波倒置加深呈冠状 T(T 波呈 V 形对称性倒置,两肢对称,波谷尖锐),此后可逐渐恢复;Q 波大多持续存在(图1-16)。非 ST 段抬高性 AMI 则表现普遍压低的 ST 段(除 aVR,有时 V$_1$ 外)和对称倒置加深的 T 波逐渐恢复,但始终不出现 Q 波。

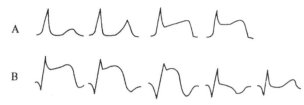

图 1-16 急性心肌梗死的心电图演变过程

注:A.正常→超急性期;B.急性期→亚急性期→陈旧期

(3)心梗定位:临床上,可根据出现特征性改变的导联数来判断 ST 段抬高性心肌梗死的部位和范围(表 1-4)。

表 1-4 ST 段抬高与心肌梗死部位的关系

心肌梗死的部位	ST 段的导联	心肌梗死的部位	ST 段的导联
前间壁	V_1、V_2、V_3	下壁	Ⅱ、Ⅲ、aVF
局限前壁	$V_3 \sim V_5$	高侧壁	Ⅰ、aVF
广泛前壁	$V_1 \sim V_5$	正后壁	$V_7 \sim V_8$
侧壁	$V_5 \sim V_6$	右室	$V_{3R} \sim V_{4R}$

2.心肌坏死标记物检查

AMI 发生后血清心肌酶含量增高,常用三种酶测定:肌酸激酶(CK 或 CPK)及其同工酶(CK-MB)、天门冬酸氨基转移酶(AST)、乳酸脱氢酶(LDH)及其同工酶,其中 CK-MB 的敏感性和特异性极强,其增高的程度能较准确地反映梗死的范围,其高峰出现时间是否提前有助于判断溶栓治疗是否成功。在心肌坏死时,除心肌酶活性变化外,心肌细胞内的蛋白物质也被释放出来进入外周循环血液中,这些物质主要包括肌血红蛋白、肌钙蛋白 I(CTnI)或 T(CTnT)。肌血红蛋白(Mb)出现最早,是目前用来最早诊断 AMI 的生化指标,但特异性较差。肌钙蛋白为心肌细胞所独有,具有很高的特异性,是诊断心肌梗死的敏感指标(表 1-5)。

表 1-5 血清中心肌酶及损伤标志物的时相变化

	开始升高时间/小时	达到峰值时间/小时	恢复正常时间/天
CK	3～6	12～24	3～4
CK-MB	2～4	10～18	1～2
LDH_1	20～48	72～120	8～14
AST	6～12	18～36	3～5
CTnT	3～6	48～120	10～15
CTnI	3～6	15～24	6～8
Mb	1～4	4～8	1

3.其他实验室检查

起病 24～48 小时后,白细胞计数增高,中性粒细胞增多,嗜酸粒细胞减少或消失,红细胞沉降率增快,C 反应蛋白增高均可持续 1～3 周。

4.超声心动图

二维和 M 型超声心动图也有助于了解心室壁的运动和左心室功能,诊断室壁瘤和乳头肌功能失调等。

5.放射性核素检查

可显示心肌梗死的部位和范围,观察左心室壁的运动和左心室射血分数,有助于判定心室的功能、诊断梗死后造成的室壁运动失调和心室壁瘤。

(四)诊断要点

根据典型的临床表现,特征性的心电图改变以及心肌坏死标记物动态变化,诊断本病并不困难,3 项中具备 2 项特别是后 2 项即可确诊。对老年患者,突然发生严重心律失常、休克、心力衰竭而原因未明者,或突然发生较重而持久的胸闷或胸痛者,都应该考虑本病的可能。宜先按 AMI 来处理,并短期内进行心电图、血清心肌酶测定和肌钙蛋白测定等的动态观察以确定诊断。对非 ST 段抬高性 MI,血清肌钙蛋白测定的诊断价值更大。

(五)治疗要点

对 ST 段抬高的急性心肌梗死,强调"三早一强":早发现、早入院、尽早心肌血液再灌注,加强入院前的就地处理。尽量缩短患者就诊、各种检查、处置、转运等延误的时间。尽早使心肌血液再灌注(到达医院后 30 分钟内开始溶栓或 90 分钟内开始介入治疗)以挽救濒死的心肌,防止梗死面积扩大或缩小心肌缺血的范围,保护和维持心脏功能。及时处理严重心律失常、泵衰竭和各种并发症,防止猝死。

1.一般治疗

包括休息、给氧、进行心电监护。无禁忌证者给予口服水溶性阿司匹林或嚼服肠溶性阿司匹林,一般首次剂量为 150～300mg,此后改为 75～150mg,每日 1 次长期服用。

2.解除疼痛

(1)哌替啶 50～100mg 肌内注射或吗啡 5～10mg 皮下注射,必要时 1～2 小时后可再注射一次,以后每 4～6 小时可重复使用,注意防止对呼吸功能的抑制。

(2)疼痛较轻者可用可待因或罂粟碱 0.03～0.06g 肌内注射或口服。

(3)硝酸甘油舌下含服或静脉滴注,注意随时监测血压和心率的变化,维持收缩压在 100mmHg 以上。有下壁 MI、可疑右室梗死或明显低血压的患者(收缩压低于 90mmHg),尤其合并明显心动过缓或心动过速时,硝酸酯类药物能降低心室充盈压,引起血压降低和反射性心动过速,应慎用或不用。

3.再灌注心肌

这是一关键性治疗措施,可有效地解除疼痛。起病 3～6 小时(最多在 12 小时内),使闭塞的冠状动脉再通,心肌得到再灌注,可挽救濒临死亡的心肌或缩小梗死范围。

(1)经皮冠状动脉介入治疗(PCI):有条件的医院对具备适应证的患者尽快实施 PCI,可获得更好的治疗效果。

(2)溶栓疗法:早期静脉应用溶栓药物能提高 ST 段抬高心肌梗死患者的生存率,因此诊断明确后应尽早用药,争取入院、给药时间控制在 30 分钟内。发病至溶栓药物给予的时间是影响溶栓疗效的最主要因素,以症状发生后 1～2 小时内溶栓治疗效果最好,发病 6 小时内就诊的 ST 段抬高心肌梗死患者,若无禁忌证均可溶栓治疗,发病 6~24 小时内,仍有进行性胸痛和心电图 ST 段抬高者,也可考虑溶栓治疗。有脑卒中病史、近期出血史、创伤或手术史,严重且未控制的高血压(>180/110mmHg)等患者禁用溶栓治疗。

(1)溶栓药物:溶栓药物是以纤维蛋白溶酶原激活血栓中纤维蛋白溶酶原,使其转变为纤维蛋白溶酶而溶解冠状动脉内的血栓。常用的溶栓药物有:①尿激酶(UK)和链激酶(SK),不具有纤维蛋白选择性,对血浆中纤维蛋白原的溶解作用明显,可导致全身纤溶状态。②组织型纤溶酶原激活剂(t-PA)、重组组织型纤维溶酶原激活剂(rt-PA),具有纤维蛋白选择特性,主要溶解已形成的纤维蛋白血栓,而对血浆中纤维蛋白原的降解作用较弱。

(2)给药方案:静脉给药。①尿激酶 150~200 万 U,30 分钟内静脉滴注。链激酶 150 万 U 静脉滴注,60 分钟内滴完。对于溶栓有效的 AMI 患者,可于溶栓治疗 6~12 小时后开始给予低分子量肝素皮下注射。②重组组织型纤维溶酶原激活剂(rt-PA),一般以 100mg 在 90 分钟内静脉给予,先静脉注射 15mg,继而 30 分钟内静脉滴注 50mg,其后 60 分钟内再静脉滴注 35mg。用 rt-PA 治疗前后均应给予充分的肝素/低分子量肝素治疗。

(3)紧急主动脉-冠状动脉旁路移植术:介入治疗失败或溶栓治疗无效有手术指征,宜争取 6~8 小时内施行主动脉-冠状动脉旁路移植术。

4.消除心律失常

心律失常必须及时消除,以免演变为严重心律失常甚至猝死。

5.控制休克

心肌梗死后的休克为心源性,也有血容量不足、外周血管舒缩障碍等因素存在,因此,应在血流动力学的监测下,采用升压药、血管扩张剂、补充血容量和纠正酸中毒等抗休克处理。如上述处理无效时,应选用在主动脉内气囊反搏术的支持下,立即行直接 PT-CA 或支架植入,使冠状动脉及时再通,也可做急诊冠脉旁路移植术。

6.治疗心力衰竭

主要是治疗急性左心衰竭,以应用吗啡(或哌替啶)和利尿剂为主,也可选用血管扩张剂减轻左心室的前、后负荷。但应注意:心肌梗死发生后 24 小时内,不宜用洋地黄制剂,以免引起室性心律失常;有右心室梗死的患者应慎用利尿剂,以免血压过低。

7.其他治疗

(1)抗血小板聚集和抗凝治疗:除非有禁忌证,所有患者都应给予本项治疗,可预防再梗死和维持梗死相关动脉的通畅。

(2)β-受体阻滞剂:β-受体阻滞剂可通过缩小梗死面积、降低再梗死率、降低室颤的发生率和病死率而改善预后。无禁忌证的 STEMI 患者应在 MI 发病的 12 小时内开始 β-受体阻滞剂治疗。

(3)血管紧张素转换酶抑制剂(ACEI):有助于改善恢复期心肌的重构,减少 AMI 的病死率,减少充血性心力衰竭的发生,特别是对前壁 MI、心力衰竭或心动过速的患者。因此,除非有禁忌证,所有 STEMI 患者都可选用 ACEI。给药时应从小剂量开始,逐渐增加至目标剂量。

(4)钙拮抗剂:非二氢吡啶类钙拮抗剂维拉帕米或地尔硫䓬可用于硝酸酯和 β-受体阻滞剂之后仍有持续性心肌缺血或心房颤动伴心室率过快的患者。

(5)极化液:即葡萄糖-胰岛素-钾溶液,此法对恢复心肌细胞膜极化状态,改善心肌收缩功能,减少心律失常有益。氯化钾 1.5g,普通胰岛素 8U 加入 10% 的葡萄糖液 500mL 中静脉滴注,每天 1~2 次,1~2 周为一疗程。

(六)主要护理诊断/问题

1.疼痛

胸痛与心肌缺血坏死有关。

2.活动无耐力

与心脏功能下降导致组织供血供氧不足有关。

3.有便秘的危险

与进食少、活动少、不习惯床上排便有关。

4.潜在并发症

心律失常、心源性休克、心力衰竭、猝死。

5.恐惧

与剧烈疼痛伴濒死感有关。

6.焦虑

与担忧疾病预后有关。

(七)护理措施

1.休息与活动

(1)安排患者于 CCU,绝对卧床休息至少 24 小时,限制探视,保持环境安静。绝对卧床期间由护士协助完成患者一切生活所需(如洗漱、进食、翻身、床上大小便等)。

(2)有并发症者适当延长卧床时间,如果患者生命体征平稳、安静时心率 <100 次/分,且无明显疼痛、无并发症,24 小时后可进行被动和主动的低水平运动,如活动肢体,起床坐在床边椅上就餐、洗漱、排便。转到普通病房后,逐渐增加运动量,即协助患者在病室内慢走,每次行走 15m、30m、60m,每天 3 次,每次 5~20 分钟。

(3)活动时的监测:患者的活动需在护士的监护下进行。护士应注意询问患者的感受,活动后立即测血压、心率、呼吸、进行心电图检查。若患者诉乏力、头晕、心悸、呼吸困难、心前区疼痛等,应立即停止活动,卧床休息。如果患者活动后心率增加超过 20 次/分,收缩压降低超过 20mmHg,说明活动过量,需减少活动量。

(4)注意事项:活动不可过量,以患者不感到疲劳为度。两次活动间应安排充分的休息时间,若患者夜间睡眠不好,则次日白天的活动应适当减少。因清晨机体痛阈低易诱发心绞痛或心肌梗死,活动宜安排在下午,不宜在寒冷或高温环境中进行活动。

2.饮食护理

疼痛剧烈者需禁食至胸痛消失。然后可进流质或半流质饮食,2~3 天改为软食,主要为低脂、低胆固醇、产气少、富含纤维素、维生素、清淡、易消化的饮食。少食多餐,不宜过饱。禁烟、酒,避免浓茶、咖啡及过冷、过热、辛辣刺激性食物。超重者应控制摄入的总热量,有高血压、糖尿病者应进食低脂、低胆固醇及低糖饮食。有心功不全者,适当限制钠盐。

3.病情观察

严密监测患者神志、生命体征、心电图、24 小时出入液量、末梢循环等情况 3～5 天,有条件时还可以进行血流动力学监测,以便及时发现心律失常、休克、心力衰竭等并发症。监护室内准备各种急救药品和设备如除颤仪、临时起搏器等,若有严重的心源性休克、心律失常、心力衰竭等要及时报告医生,并协助医生抢救和护理。

4.对症护理

(1)疼痛:疼痛可使交感神经兴奋,心肌缺氧加重,使心肌梗死的范围扩大,同时易发生休克和严重的心律失常,因此要及早采取有效的止痛措施。

①绝对卧床休息、实施心电监护,实时监测心电图、呼吸、血压、心率情况。

②吸氧:鼻导管给氧,氧流量 2～5L/min,以增加心肌氧的供应,减轻缺血和疼痛。

③迅速建立 2 条静脉通道,遵医嘱给予吗啡或哌替啶、硝酸甘油等药物。

④遵医嘱给予溶栓治疗,做好以下工作:

a.给药前准备:询问患者是否有活动性出血,近期大手术或外伤史,消化性溃疡,严重肝、肾功能不全等溶栓禁忌证。测量血压,并采集血标本进行血常规、出凝血时间和血型等检查。

b.及时给药:准确、迅速配制并输注溶栓药物。

c.观察不良反应:溶栓药物最主要的不良反应是出血,因此需监测 APTT 或 ACT,严密观察患者是否发生皮肤、黏膜、内脏出血征象。若有出血,应紧急处理。应用链激酶可出现低血压和过敏反应,应注意监测血压并观察有无寒战、发热、皮疹等过敏表现。

d.判断溶栓疗效:使用溶栓药物后,定期描记心电图,抽血查心肌酶,并询问患者胸痛情况,为溶栓是否成功提供资料。溶栓治疗有效的临床指标包括:胸痛 2 小时内基本消失;心电图 ST 段于 2 小时内回降＞50％;2 小时内出现再灌注心律失常;血清 CK－MB 酶峰值提前出现(14 小时以内)。

(2)心源性休克、心律失常、心力衰竭。

5.心理护理

心肌梗死病情重,又加上持续胸痛不适,陌生的环境(监护室),患者会产生焦虑和恐惧的负性心理反应。护士应尽量多陪伴患者,并向患者简要解释其病情及实施的抢救措施,给患者以安全感,同时,要鼓励患者调整心态,保持乐观的情绪,坚定战胜疾病信心。

6.预防便秘

(1)评估:了解患者排便情况,如排便次数、大便性状、排便难易程度、平时有无习惯性便秘、是否服用通便药物。

(2)指导患者采取通便措施:告知患者保持大便通畅的重要性,切忌用力排便,一旦出现排便困难应立即告知医护人员。可以采用以下措施:

①饮食中增加蔬菜、水果等纤维素食物;若无糖尿病,每日清晨用 20mL 蜂蜜加温开水同饮,可润肠通便。

②按摩腹部,促进肠蠕动。

③本着"宁泻勿秘"的原则,遵医嘱每天预防性使用缓泻剂。如 2 天未能排便,应及时使用开塞露,必要时低压盐水灌肠。

④由于排便排尿时有 valsalva 动作(紧闭声门用力呼气),尤其是卧位排便,使患者易于发生室性心律失常,因此可允许病情稳定患者在床边使用坐便器,排便时应提供隐蔽条件,如用屏风遮挡,以减少心理上的不适感。

第七节　原发性高血压

原发性高血压是以血压升高为主要临床表现,伴或不伴有多种血管危险因素的综合征,通常简称为高血压病。原发性高血压是临床最常见的心血管疾病之一,也是多种心、脑血管疾病的重要危险因素,长期高血压状态可影响重要脏器如心、脑、肾的结构与功能,最终导致这些器官的功能衰竭。原发性高血压应与继发性高血压相区别,后者约占 5%,其血压升高只是某些疾病的临床表现之一,如能及时治疗原发病,血压可恢复正常。

一、流行病学

高血压患病率有地域、年龄、种族的差别,总体上发达国家高于发展中国家。我国流行病学调查显示,高血压患病率呈明显上升趋势,估计我国每年新增高血压病患者 1000 万。城市高于农村,北方高于南方。男、女患病率差别不大,女性围绝经期以前略低于男性,围绝经期以后高于男性,两性原发性高血压患病率均与年龄成正比。近年来,我国高血压人群的知晓率、治疗率、控制率虽略有提高,但仍处于较低水平,尤其是城市与农村存在较大差别。

二、病因与发病机制

原发性高血压为多因素疾病,是在一定的遗传易感性基础上,多种后天环境因素综合作用的结果。一般认为遗传因素占 40%,环境因素约占 60%。

(一)病因

1.遗传因素

本病有较明显的家族聚集性,约 60%高血压患者可询问到有高血压家族史。双亲均有高血压的正常血压子女,成年后发生高血压的比例增高。这些均提示本病为一种多基因遗传病,有遗传学基础或伴有遗传生化异常。

2.环境因素

(1)饮食:人群中钠盐(氯化钠)摄入量与血压水平和高血压患病率呈正相关,而钾盐摄入量与血压水平呈负相关。高钠、低钾膳食是我国大多数高血压患者发病的主要危险因素。但改变钠盐摄入并不能影响所有患者的血压水平,摄盐过多导致血压升高主要见于对盐敏感的人群中。低钙、高蛋白质摄入、饮食中饱和脂肪酸或饱和脂肪酸与不饱和脂肪酸比值较高也属于升压饮食。吸烟、过量饮酒或长期少量饮酒也与血压水平线性相关。

(2)超重与肥胖:超重与肥胖是血压升高的另一重要危险因素。身体脂肪含量、体重指数(BMI)与血压水平呈正相关。BMI≥24kg/m² 者发生高血压的风险是正常体重指数者的 3~

4倍。身体脂肪的分布与高血压发生也相关,腹部脂肪聚集越多,血压水平就越高。腰围男性≥90cm,女性≥85cm,发生高血压的危险比正常腰围者大4倍以上。

（3）精神应激:人在长期精神紧张、压力、焦虑或长期环境噪声、视觉刺激下也可引起高血压,因此,城市脑力劳动者高血压患病率超过体力劳动者,从事精神紧张度高的职业和长期处于噪声环境中工作者患高血压较多。

3.其他因素

服用避孕药、患阻塞性睡眠呼吸暂停综合征(SAHS)也与高血压的发生有关。口服避孕药引起的高血压一般为轻度,并且停药后可逆转。SAHS患者50%有高血压。

(二)发病机制

高血压的发病机制,即遗传与环境通过什么途径和环节升高血压,至今还没有一个完整统一的认识。高血压的血流动力学特征主要是总外周阻力相对或绝对增高。从总外周血管阻力增高出发,目前高血压的发病机制较集中在以下几个环节。

1.交感神经系统亢进

长期反复的精神应激使大脑皮质兴奋、抑制平衡的功能失调,导致交感神经系统活性亢进,血浆儿茶酚胺浓度升高,从而使小动脉收缩,周围血管阻力增强,血压上升。

2.肾性水钠潴留

各种原因引起肾性水钠潴留,机体为避免心排血量增高使器官组织过度灌注,则通过血流自身调节机制使全身阻力小动脉收缩增强,而致总外周血管阻力和血压升高。也可能通过排钠激素分泌释放增加,如内源性类洋地黄物质,在排泄水钠同时使外周血管力增高。

3.肾素-血管紧张素-醛固酮系统(RAAS)激活

肾脏球旁细胞分泌的肾素可激活肝脏合成的血管紧张素原(AGT)转变为血管紧张素Ⅰ(ATⅠ),后者经过肺、肾等组织时在血管紧张素转换酶(ACE,又称激肽酶Ⅱ)的活化作用下转化成血管紧张素Ⅱ(ATⅡ)。后者还可在酶的作用下转化成ATⅢ。此外,脑、心脏、肾、肾上腺、动脉等多种器官组织可局部合成ATⅡ、醛固酮,成为组织RAAS系统。ATⅡ是RAAS的主要效应物质,它作用于血管紧张素Ⅱ受体(AT$_1$),使小动脉平滑肌收缩;可刺激肾上腺皮质球状带分泌醛固酮,引起水钠潴留;通过交感神经末梢突触前膜的正反馈使去甲肾上腺素分泌增加而升高血压。总之,RAAS过度激活将导致高血压的产生。

4.细胞膜离子转运异常

血管平滑肌细胞有许多特异性的离子通道、载体和酶,组成细胞膜离子转运系统,维持细胞内外钠、钾、钙离子浓度的动态平衡。遗传性或获得性细胞离子转运异常,可导致细胞内钠、钙离子浓度升高,膜电位降低,激活平滑肌细胞兴奋-收缩耦联,使血管收缩反应性增强和平滑肌细胞增生与肥大,血管阻力增高。

5.胰岛素免疫

大多数高血压患者空腹胰岛素水平增高,而糖耐量有不同程度降低,提示有胰岛素免疫现象。胰岛素免疫致血压升高的机制可能是胰岛素水平增高:①肾小管对钠的重吸收增加;②增强交感神经活动;③使细胞内钠、钙浓度增加;④刺激血管壁增生肥厚。

三、病理

小动脉病变是本病最重要的病理改变,早期是全身小动脉痉挛,长期反复的痉挛最终导致血管壁的重构,即管壁纤维化,变硬,管腔狭窄,导致重要靶器官如心、脑、肾、视网膜组织缺血损伤。高血压后期可促进动脉粥样硬化的形成及发展,该病变主要累及体循环大、中动脉而致主动脉夹层或冠心病。全身小动脉管腔狭窄导致外周血管阻力持续上升,引起的心脏结构改变,主要是左心室肥厚和扩大。

四、临床表现

根据起病和病情进展的缓急及病程的长短,原发性高血压可分为两型:缓进型和急进性。前者又称良性高血压,绝大部分患者属于此型,后者又称恶性高血压,仅占患病率的1%~5%。

(一)缓进型(或良性)高血压

1.临床特点

缓进型高血压多在中年以后起病,有家族史者发病可较早。起病多数隐匿,病情发展慢,病程长。早期患者血压波动,血压时高时正常,在劳累、精神紧张、情绪波动时易有血压升高。休息、去除上述因素后,血压常可降至正常。随着病情的发展,血压可趋向持续性升高或波动幅度变小。患者的主观症状和血压升高的程度可不一致,约半数患者无明显症状,只是在体检或因其他疾病就医时才发现有高血压,少数患者则在发生心、脑、肾等器官的并发症时,才明确高血压的诊断。

2.症状

早期患者由于血压波动幅度大,可有较多症状。而在长期高血压后即使在血压水平较高时也可无明显症状。因此,无论有无症状,都应定期检测患者的血压。

(1)神经精神系统表现:头痛、头晕和头胀是高血压常见的神经系统症状,也可有头枕部或颈项扳紧感。高血压直接引起的头痛多发生在早晨,位于前额、枕部或颞部。经降压药物治疗后头痛可减轻。高血压引起的头晕可为暂时性或持续性,伴有眩晕者较少,与内耳迷路血管障碍有关,经降压药物治疗后症状可减轻。但要注意有时血压下降得过快过多也可引起头晕。部分患者有乏力、失眠、工作能力下降等。

(2)靶器官受损的并发症:

脑血管病:包括缺血性脑梗死、脑出血。

心脏:出现高血压性心脏病(左心室肥厚、扩张)、冠心病、心力衰竭。

肾脏:长期高血压致肾小动脉硬化,肾功能减退,称为高血压肾病,晚期出现肾功能衰竭。

其他:主动脉夹层、眼底损害。

3.体征

听诊可闻及主动脉瓣区第二心音亢进、主动脉瓣区收缩期杂音(主动脉扩张致相对主动脉瓣狭窄)。长期高血压可有左心室肥厚,体检心脏向左下扩大。左心室扩大致相对二尖瓣关闭不全时心尖区可闻及杂音及第四心音。

（二）急进型（或恶性）高血压

此型多见于年轻人，起病急骤，进展迅速，典型表现为血压显著升高，舒张压持续≥130mmHg。头痛且较剧烈、头晕、视力模糊、心悸、气促等。肾损害最为突出，有持续蛋白尿、血尿与管型尿。眼底检查有出血、渗出和乳头水肿。如不及时有效降压治疗，预后很差，常死于肾衰竭，少数因脑卒中或心力衰竭死亡。

（三）高血压危象

因紧张、疲劳、寒冷、嗜铬细胞瘤发作、突然停服降压药等诱因下，全身小动脉发生暂时性强烈痉挛，周围血管阻力明显增加，血压急剧上升，累及靶器官缺血而产生一系列急诊临床症状，称为高血压危象。在高血压早期与晚期均可发生。临床表现为血压显著升高，以收缩压突然升高为主，舒张压也可升高。心率增快，可大于 110 次/分。患者出现头痛、烦躁、多汗、尿频、眩晕、耳鸣、恶心、呕吐、心悸、气急及视力模糊等症状。每次发作历时短暂，持续几分钟至数小时，偶可达数日，祛除诱因或及时降压，症状可逆转，但易复发。

（四）高血压脑病

产生的机制可能是由于过高的血压突破了脑血流自动调节范围，导致脑部小动脉由收缩转为被动性扩张，脑组织血流灌注过多引起脑水肿。临床表现除血压升高外，有脑水肿和颅内高压表现，表现为弥散性剧烈头痛、呕吐，继而烦躁不安、视力模糊、黑蒙、心动过缓、嗜睡甚至昏迷。如发生局限性脑实质损害，可出现定位体征，如失语、偏瘫和病理反射等。眼底检查视盘水肿、渗出和出血。颅部 CT 检查无出血灶或梗死灶。经积极降压治疗后，临床症状和体征消失，一般不会遗留脑损害的后遗症。

五、辅助检查

（一）实验室检查

检查血常规、尿常规、肾功能、血糖、血脂分析、血尿酸等，可发现高血压对靶器官损害情况。

（二）心电图

可见左心室肥大、劳损。

（三）X 线检查

可见主动脉弓迂曲延长，左室增大，出现心力衰竭时肺野可有相应的变化。

（四）超声心动图

了解心室壁厚度、心腔大小、心脏收缩和舒张功能、瓣膜情况等。

（五）眼底检查

有助于对高血压严重程度的了解，目前采用 Keith－Wagener 分级法，其分级标准如下：Ⅰ级：视网膜动脉变细，反光增强；Ⅱ级：视网膜动脉狭窄，动静脉交叉压迫；Ⅲ级：眼底出血或棉絮状渗出；Ⅳ级：视神经盘水肿。

（六）24 小时动态血压监测

有助于判断高血压的严重程度，了解其血压变异性和血压昼夜节律，指导降压治疗和评价降压药物疗效。

六、诊断要点

(一)高血压诊断

主要依据诊室血压,采用经核准的水银柱或电子血压计,测量安静休息坐位时上臂肱动脉部位的血压。在未使用降压药的情况下,非同日(一般间隔 2 周)3 次测量血压,收缩压≥140mmHg 和(或)舒张压≥90mmHg 即诊断为高血压。收缩压≥140mmHg 和舒张压＜90mmHg 为单纯收缩期高血压。患者既往有高血压病史,目前正在使用降压药,血压虽然低于 140/90mmHg,也诊断为高血压。

根据血压升高的水平,可进一步分为高血压 1、2、3 级(见表 1-6)。排除继发性高血压。

表 1-6　血压水平的定义和分类

类别	收缩压(mmHg)	关系	舒张压(mmHg)
正常血压	＜120	和	＜80
正常高值	120～139	和(或)	80～89
高血压	≥140	和(或)	≥90
1 级高血压(轻度)	140～159	和(或)	90～99
2 级高血压(中度)	160～179	和(或)	100～109
3 级高血压(重度)	≥180	和(或)	≥110
单纯收缩期高血压	≥140	和	＜90

注:以上分类适用于男、女性和 18 岁以上的成年人。当收缩压与舒张压分属于不同级别时,则以较高的作为定级标准。单纯收缩期高血压也可按照收缩压水平分为 1、2、3 级。

(二)高血压的危险分层

高血压病的严重程度并不单纯与血压的高度成正比,必须结合患者所具有的心血管疾病危险因素、靶器官的损害及并存的临床情况做出全面的评价(见表 1-7)。

表 1-7　中国高血压防治指南对高血压患者的危险分层

其他危险因素和病史	血压(mmHg)		
	1 级(收缩压 140～159 或舒张压 90～99)	2 级(收缩压 160～179 或舒张压 100～109)	3 级(收缩压≥180 或舒张压≥110)
Ⅰ无其他危险因素	低危	中危	高危
Ⅱ1～2 个其他危险因素	中危	中危	极高危
Ⅲ≥3 个危险因素或靶器官损害	高危	高危	极高危
Ⅳ并存临床情况	极高危	极高危	极高危

1.心血管疾病危险因素

①高血压 1～3 级;②吸烟;③男性＞55 岁,女性＞65 岁;④糖耐量异常和(或)空腹血糖升高;⑤血脂异常;⑥早发心血管疾病家族史(一级亲属发病年龄女性＜50 岁);⑦腹型肥胖(腰

围：男性≥90cm,女性≥85cm)或肥胖(BMI≥28kg/m²)。

2.靶器官损害

①左心室肥厚(心电图或超声心动图);②蛋白尿和(或)血肌酐轻度升高(106～177μmol/L);③超声或X线证实有动脉粥样硬化斑块(颈、髂、股或主动脉);④视网膜动脉局灶或广泛狭窄;⑤颈、股动脉脉搏波速度>12m/s(选择使用);⑥踝/臂血压指数<0.9(选择使用)。

3.并存临床情况

①心脏疾病:心肌梗死、心绞痛、冠状动脉血运重建术后、心力衰竭。②脑血管疾病:脑出血、缺血性脑卒中、短暂性脑缺血发作。③肾脏疾病:糖尿病肾病、肾功能受损(血肌酐:男性>133umol/L,女性>124umol/L;蛋白尿>300mg/24h。④血管疾病:主动脉夹层、外周血管病。⑤视网膜病变:出血或渗出、视盘水肿。⑥糖尿病:空腹血糖≥7.0mmol/L;餐后血糖≥11.1mmol/L。

七、治疗要点

(一)治疗目的

高血压治疗的最终目的是降低高血压水平,减少高血压患者心、脑血管病的发病率和病死率。

(二)血压控制目标

采取综合治疗措施(干预患者存在的危险因素或并存的临床情况),将血压降到患者能耐受的水平,目前主张一般高血压患者血压控制目标值至140/90mmHg以下,血压达标时间4～12周。65岁或以上的老年人单纯收缩期高血压的降压目标水平是收缩压(SBP)140～150mmHg,舒张压(DBP)<90mmHg但不低于65～70mmHg。老年人对药物耐受性差,血压达标时间可适当延长。伴有糖尿病、慢性肾脏病、病情稳定的冠心病或脑血管疾病的高血压患者,治疗更应个体化,一般血压控制目标值<130/80mmHg。

(三)治疗内容

包括非药物治疗和药物治疗两大类。

1.非药物治疗

非药物治疗即改变不良的生活方式,是治疗高血压的首要和基本措施,对全部高血压病患者均适用。

2.药物治疗

凡高血压2级或以上患者;高血压合并糖尿病,或者已有心、脑、肾靶器官损害和并发症的患者;血压持续升高6个月以上,非药物治疗手段仍不能有效控制血压者,必须使用降压药物治疗。

(1)常用降压药:目前常用降压药物可归纳为5类,即利尿剂、β-受体阻滞剂、钙通道阻滞剂、血管紧张素转换酶抑制剂及血管紧张素Ⅱ受体拮抗剂。α-受体阻滞剂或其他中枢性降压药有时亦可用于某些高血压患者。

(2)用药原则:概括为"小剂量开始,联合用药,优先选用长效降压药,个体化降压,降压达标,长期维持"。

小剂量:选用的降压药应从小剂量开始,逐步递增剂量,达到满意血压水平所需药物的种类与剂量后进行长期维持降压治疗。

推荐应用长效制剂:可以有效控制夜间血压和晨峰血压,减少血压的波动,降低主要心血管事件的发生和防治靶器官损害,并提高用药的依从性。

联合用药:以增强降压疗效又减少不良反应,在低剂量单药降压效果不理想时,可以采用两种或多种药物联合治疗。

个体化:根据患者具体情况和耐受性及个人意愿或长期经济承受能力,选择适合患者的降压药。

(3)常见药物组合:目前优先推荐的2种降压药物联合治疗方案是二氢吡啶类钙通道阻滞剂(D-CCB)与ARB/ACEI;ARB/ACEI/D-CCB与噻嗪类利尿剂;D-CCB与β-受体阻滞剂。3种降压药物合理的联合治疗方案除有禁忌证外必须包含利尿剂。

(4)有合并症和并发症的降压治疗(见表1-8)。

表1-8 高血压有合并症和并发症的降压治疗

合并症、并发症	降压药物
合并脑血管病	ARB、长效钙通道阻滞剂、ACEI或利尿剂
合并心肌梗死	β-受体阻滞剂和ACEI
合并稳定型心绞痛	β-受体阻滞剂和钙通道阻滞剂
并发心力衰竭	ACEI或ARB、β-受体阻滞剂和利尿剂
并发慢性肾衰竭	3种或3种以上降压药
合并糖尿病	ACEI或用ARB,必要时用钙通道阻滞剂和小剂量利尿剂。

3.高血压急症的治疗

高血压急症是指短时期内(数小时或数天)血压急骤升高,收缩压＞200mmHg和(或)舒张压＞130mmHg,同时伴有心、脑、肾、视网膜等重要的靶器官功能损害的一种严重危及生命的临床综合征,其发生率占高血压患者的5%左右。

(1)一般处理:见高血压急症的护理措施内容。

(2)迅速降压:静脉给予适宜有效的降压药物,并加强血压监测。

(3)控制性降压:短时间血压骤降,可能造成重要器官的血流灌注明显减少,应采取逐步控制性降压的方式,即开始的24小时内血压降低20%～25%,再将血压逐步降到适宜水平,48小时内血压不低于160/100mmHg。

(4)降压药物选择:①硝普钠:首选药物,适用于大多数高血压急症。为动脉和静脉扩张剂,可即刻起效,静脉滴注停止后作用持续时间1～2分钟。剂量0.25～10μg/(kg·min)②其他:硝酸甘油、尼卡地平、地尔硫䓬、拉贝洛尔、乌拉地尔、肼屈嗪、酚妥拉明可根据病情选择使用。

(5)降低颅内压:有高血压脑病时宜给予脱水剂,如甘露醇;或选择快速利尿剂如呋塞米静脉注射。

(6)镇静止痉:伴烦躁、抽搐者应用地西泮、巴比妥类药物肌内注射或水合氯醛灌肠。

八、主要护理诊断/问题

（一）疼痛

头痛与血压升高有关。

（二）有受伤的危险

与头晕、视力模糊、意识改变或发生直立性低血压有关。

（三）潜在并发症

高血压急症。

（四）营养失调

高于机体需要量与摄入过多、缺少运动有关。

（五）焦虑

与血压控制不满意、已发生并发症有关。

（六）知识缺乏

缺乏疾病预防、保健知识和高血压用药知识。

九、护理措施

（一）休息

轻度高血压可通过调整生活节奏、保证休息和睡眠而恢复正常。故高血压初期可不限制一般的体力活动,避免重体力活动,保证足够的睡眠。血压较高、症状较多或有并发症的患者应卧床休息,避免体力和脑力的过度兴奋。

（二）控制体重

应限制每日摄入总热量,以达到控制和减轻体重的目的。

（三）运动要求

增强运动如跑步、行走、游泳等。运动量指标可以为收缩压升高、心率的增快,但舒张压不升高,一段时间后,血压下降,心率增加的幅度下降的运动量。

（四）避免诱因

应指导患者控制情绪,避免寒冷,注意保暖。避免蒸汽浴和过热的水洗浴。保持大便通畅,避免剧烈运动和用力。避免突然改变体位和禁止长时间站立。

（五）用药护理

本病需长期服药。①提高患者用药依从性,不得自行增减和撤换药物。②某些降压药物可有直立性低血压不良反应,指导患者在改变体位时要动作缓慢,当出现头晕、眼花时,应立即平卧。③用药一般从小剂量开始,可联合数种药物,以增强疗效,减少不良反应,应根据血压的变化,遵医嘱调整剂量。④降压不宜过快过低,尤其老年人,可因血压过低而影响脑部供血。⑤应用硝普钠时需注意避光使用,调节速度需在严密监测血压情况下进行,连续使用一般不超过 5 天,以免引起硫氰酸中毒。注意要防止药物外渗引起局部组织反应。

（六）并发症护理

高血压脑血管意外患者应取半卧位,避免活动、安定情绪、遵医嘱给予镇静药。建立静脉通道,血压高时首选硝普钠静点治疗。

发生心力衰竭时应给予吸氧,4～6L/min,急性肺水肿时35％乙醇湿化吸氧,6～8L/min。

第八节　急性胃炎

一、急性单纯性胃炎

急性单纯性胃炎是临床常见多发病,又称急性非特异性胃炎、急性浅表性胃炎,可由化学因素、物理(机械的和温度的)因素、微生物感染或细菌毒素等引起,以后者较为多见。一般短期可以治愈,少数可留有后遗症。

(一)病因与发病机制

1.微生物感染或细菌毒素

在进食污染微生物和细菌毒素的食物引起的急性胃炎中,微生物包括沙门菌属、嗜盐杆菌、Hp及某些病毒等,细菌毒素以金黄色葡萄球菌毒素为多见,偶为肉毒杆菌毒素。①沙门菌属:多存在于家畜、家禽、鱼类等的肠腔及内脏中,并可污染各种禽蛋。②嗜盐杆菌:存在于海水中,可污染蟹、螺、海蜇等海产品和腌渍食物。③Hp:主要栖居于胃窦部黏液层与上皮之间,它能产生多种酶和毒素,引起胃黏膜损伤。④金黄色葡萄球菌:易在乳类和肉类食品中繁殖生长,在30℃条件下,4～5小时就可产生大量肠毒素,该毒素耐热性强,即使煮沸半小时仍能致病。⑤急性病毒性胃肠炎:大多由轮状病毒及诺沃克病毒引起,轮状病毒在外界环境中比较稳定,在室温中可存活7个月,耐酸,不被胃酸破坏,粪-口途径为主要传播途径;Norwalk病毒对各种理化因子有较强免疫力,60℃ 30分钟不能灭活,在pH 2.7环境中可存活3小时,感染者的吐泻物有传染性,污染食物常引起暴发流行,吐泻物污染环境则可形成气溶胶,经空气传播。⑥当患有白喉、猩红热、肺炎、流行性感冒或脓毒血症等全身感染性疾病时,病毒、细菌和(或)其毒素可通过血液循环进入胃组织而导致急性胃炎。

2.化学因素

①药物:主要是NSAIDs,如水杨酸制剂[吲哚美辛(消炎痛)、布洛芬等],能抑制环氧化酶-1的活性,阻断内源性前列腺素E_2和前列腺素I_2的合成,削弱黏膜抵御损害因子的能力;NSAIDs抑制胃黏液的合成和碳酸氢盐的分泌,削弱黏液-碳酸氢盐屏障;从而破坏了胃黏膜屏障,前列腺素合成减少,而胃酸分泌相对增加。洋地黄、利血平、金霉素、氯化铵及某些抗癌药物等均可刺激胃黏膜,损害胃黏膜屏障。②误食毒蕈、砷、汞、灭虫、杀鼠等化学毒物,均可刺激胃黏膜引起炎症。③酗酒、服烈性酒及浓茶、咖啡等一些饮料也可引起急性胃炎。其机制可能是增加H^+向黏膜内的渗透,损伤黏膜内和黏膜下的毛细血管,血管充血、渗出所致,并可使胃酸分泌增加。

3.物理因素

进食过冷、过热或粗糙食物,以及胃内冷冻、放射治疗,均可损伤胃黏膜,引起炎症。

4.其他因素

某些全身性疾病如尿毒症、肝硬化、慢性肺心病呼吸衰竭及晚期癌肿等均可作为内源性刺激因子,引起胃黏膜急性炎症。

(二)病理

以弥散性病变多见,也可为局限性。胃黏膜充血、水肿,黏液分泌增加,表面覆盖白色或黄色渗出物。黏膜皱襞上常有点状出血和(或)轻度糜烂,深的糜烂可累及腺体,但不超过黏膜肌层。镜检可见表层上皮细胞脱落,固有层血管受损引起出血和血浆外渗,伴多量中性粒细胞浸润,并有淋巴细胞、浆细胞和少量嗜酸粒细胞浸润,严重者黏膜下层亦有水肿。腺体细胞,特别是腺颈部细胞呈不同程度的变性和坏死。

(三)临床表现

临床上以感染或进食了被细菌毒素污染的食物后所致的急性单纯性胃炎多见。一般起病较急,在进食污染食物后数小时至 24 小时发病,症状轻重不一,表现为中上腹不适、疼痛,以至剧烈的腹部绞痛,厌食、恶心、呕吐,因常伴有肠炎而有腹泻,大便呈水样,严重者可有发热、呕血和(或)便血、脱水、休克和酸中毒等症状。因饮酒、刺激性食物和药物引起的急性单纯性胃炎多表现为上腹部胀满不适、疼痛、食欲减退、恶心、呕吐等消化不良症状,症状轻重不一,伴肠炎者可出现发热、中下腹绞痛、腹泻等症状。体检有上腹部或脐周压痛,肠鸣音亢进。沙门菌感染者常有发热、脱水症状。轮状病毒引起的胃肠炎多见于 5 岁以下儿童,冬季为发病高峰,有水样腹泻、呕吐、腹痛、发热等症状,并常伴脱水,病程约 1 周。Norwalk 病毒性胃肠炎症状较轻,潜伏期为 1~2 天,病程平均 2 天,无季节性,症状有腹痛、恶心、呕吐、腹泻、发热、咽痛等。

(四)辅助检查

1.实验室检查

感染因素引起者外周血白细胞计数一般轻度增高,中性粒细胞比例增高;伴肠炎者大便常规检查可见少量黏液及红、白细胞,大便培养可检出病原菌。病程中可有短暂的胃酸分泌低下。

2.内镜检查

内镜检查可见胃黏膜明显充血、水肿,有时见糜烂及出血点,黏膜表面覆盖黏稠的炎性渗出物和黏液。但内镜不必作为常规检查。

(五)诊断和鉴别诊断

根据病史、症状和体征一般可做出诊断。但若伴有上消化道出血,尤其有酗酒或服水杨酸制剂等诱因者,应考虑急性糜烂性胃炎的可能。以上腹痛为主要症状者应与急性胰腺炎、胆囊炎、胆石症等疾病相鉴别。

1.急性胆囊炎

本病的特点是右上腹持续性剧痛或绞痛,阵发性加重,可放射到右肩部,Murphy 征阳性,腹部 B 超、CT 或 MRI 等影像学检查可确立诊断。

2.急性胰腺炎

患者常有暴饮暴食史或胆道结石病史,突发性上腹部疼痛,重者呈刀割样疼痛,伴持续性腹胀和恶心、呕吐。血、尿淀粉酶在早期升高,重症患者腹水中淀粉酶含量明显增高。B超、CT等辅助检查可发现胰腺呈弥散性或局限性肿大。

3.空腔器官穿孔

患者多起病急骤,表现为全腹剧烈疼痛,体检腹肌紧张呈板样、有压痛及反跳痛、叩诊肝浊音界缩小或消失。腹部X线透视或平片可见膈下游离气体。

4.肠梗阻

肠梗阻呈持续性腹痛,阵发性加剧。伴剧烈呕吐,肛门停止排便、排气。早期腹部听诊可闻及高亢的肠鸣音或气过水声,晚期肠鸣音减弱或消失。腹部X线平片可见充气肠袢及多个液平。

(六)治疗和预后

1.治疗

(1)一般治疗:应去除病因,卧床休息,停止一切对胃有刺激的饮食或药物,给予清淡饮食,必要时禁食1~2餐,多饮水,腹泻较重时可饮糖盐水,避免体内电解质紊乱,保持体内酸碱平衡。

(2)对症治疗:针对不同的症状进行治疗。①腹痛者可行局部热敷,疼痛剧烈者给予解痉止痛剂如阿托品、复方颠茄片、山莨菪碱等。②剧烈呕吐时可肌内注射甲氧氯普胺,每次10mg,2~3次/天,针刺足三里、内关等穴位。③必要时给予口服 H_2RA 如西咪替丁1.2g/d、雷尼替丁300mg/d,减少胃酸分泌,以减轻黏膜刺激,也可应用铝碳酸镁片(6~8片/天)或硫糖铝(0.75g/次,3次/天)等制酸剂或黏膜保护剂。

(3)抗感染治疗:一般不需要抗感染治疗,但由细菌引起尤其伴腹泻者,可选用黄连素、呋喃唑酮、磺胺类制剂等抗菌药物,但需注意药物的毒副作用。

(4)维持水、电解质及酸碱平衡:因呕吐、腹泻导致水、电解质紊乱时,在纠正原发病同时,轻者可给予口服补液法,重者应予静脉补液,可选用平衡盐液或5%葡萄糖盐水,并注意补钾,对于有酸中毒者用5%碳酸氢钠注射液进行纠正。

2.预后

常在数天内恢复。如致病因素持续存在,可发展为慢性浅表性胃炎,最终可导致胃腺体萎缩。

二、急性糜烂性胃炎

急性糜烂性胃炎是以胃黏膜多发性糜烂、出血为特征的急性胃炎,近年来有上升趋势,又称急性胃黏膜病变(AGML)或急性糜烂出血性胃炎。本病已成为上消化道出血的重要病因之一,约占上消化道出血的20%。

(一)病因

1.化学物质、物理因素、微生物感染或细菌毒素

前述引起急性单纯性胃炎的各种外源性刺激因子均可破坏胃黏膜屏障而导致胃黏膜的急性糜烂。

2.应激状态

一些危重疾病如严重创伤、大面积烧伤、败血症、颅内病变、休克及重要器官的功能衰竭等严重应激状态亦是常见病因。

（二）发病机制

（1）外源性病因可严重地破坏胃黏膜屏障，导致氢离子及胃蛋白酶的逆向弥散，引起胃黏膜的损伤而发生糜烂、出血。

（2）应激状态时，交感神经及迷走神经兴奋，内脏血管收缩，胃血流量减少，缺血、缺氧使黏膜上皮的线粒体功能降低，影响氧化磷酸化过程，使胃黏膜的糖原储存减少，故黏膜易受损伤；而胃黏膜缺血时，不能清除逆向弥散的氢离子，氢离子损害胃黏膜并刺激肥大细胞释放组胺，使血管扩张，通透性增加；同时应激状态下可使 HCO_3^- 分泌减少，黏液分泌不足，前列腺素合成减少，削弱胃黏膜屏障功能。

（3）严重应激时胃肠运动迟缓、幽门功能失调，可造成胆酸、肠液、胰液等反流，其中，次级胆酸对胃黏膜上皮细胞膜的损伤作用大于初级胆酸，酸性环境（pH 2～5）时结合胆酸的毒性大，碱性或中性环境下非结合胆酸的损伤作用最明显，结合胆酸在胞内积聚后，导致上皮细胞内离子化，细胞膜通透性增加、细胞间的紧密连接受损，细胞坏死。胰液中的蛋白酶、脂肪酶、磷脂酶 A_2 均对胃黏膜有损伤作用。阿司匹林、胆盐等可破坏溶酶体膜的稳定性，促使酸性水解酶释放。

（三）病理

病变多见于胃底及胃体部，有时也累及胃窦。胃黏膜呈多发性糜烂，从针尖大小到数毫米，呈点、片、线状或不规则形，伴有点片状新鲜出血点或陈旧性出血灶，有时见浅小溃疡，覆以白苔或黄苔，周边黏膜充血水肿。组织学检查见糜烂处表层上皮细胞有灶性脱落，腺体因水肿、出血而扭曲，固有层有中性粒细胞和单核细胞浸润。

（四）临床表现

发病前有服用 NSAIDs、酗酒，以及烧伤、大手术、颅脑外伤、重要器官功能衰竭等应激状态病史，临床症状多为上腹部的隐痛或剧痛，伴恶心等症状，由药物所致者，亦称为药物性胃炎。少数患者由于原发病症状较重，因此出血前的胃肠道症状如上腹部隐痛不适、烧灼感常被忽视或无明显症状。常以上消化道出血为首发症状，表现为呕血和（或）柏油样便，出血常为间歇性，部分患者表现为急性大量出血，病情较重，可出现失血性休克。

（五）诊断

因无特征性临床表现，诊断主要依靠病史及内镜检查。

（1）当患者患病前有服用 NSAIDs（如阿司匹林）、酗酒，以及烧伤、创伤、大手术、重要器官功能衰竭等应激状态病史，而既往无消化性溃疡病史，出现上消化道出血症状，出血前无明显上腹痛等症状者，应考虑本病的可能。

（2）确诊有赖于急诊内镜检查，在出血后的 24～48 小时内做急诊内镜检查，有确诊价值，超过 48 小时，病变可能已不复存在。内镜下见胃黏膜局限性或弥散性充血、水肿，黏液分泌增多。胃黏膜常有点状或片状出血、血痂，重者可见散在多发圆形或椭圆形糜烂，直径 1～2mm，黏液湖可见新鲜和陈旧血液。

(3)X线检查:胃肠道钡剂造影检查常不能发现糜烂性病变,且不适用于急性活动性出血患者,因为钡剂可涂布于黏膜表面,使近期不能做内镜或血管造影检查;在急性出血时,肠系膜上动脉选择性血管造影术可做出血的定位诊断,出血间歇时则常为阴性。

(六)鉴别诊断

1.消化性溃疡并出血

消化性溃疡可以上消化道出血为首发症状,需与急性糜烂性胃炎鉴别,急诊胃镜检查可鉴别。

2.肝硬化食管静脉曲张破裂出血

患者多有肝炎病史,并有肝功能减退和门静脉高压表现如低蛋白血症、腹水、侧支循环建立等,结合X线钡剂造影和胃镜检查,可与急性糜烂性胃炎相鉴别。

3.其他

急性糜烂性胃炎还需与引起上消化道出血的其他疾病如胃癌、食管-贲门黏膜撕裂综合征、胆道疾病等鉴别,通过这些原发疾病的临床表现和胃镜、B超、CT、MRI等辅助检查,一般可做出鉴别。

(七)治疗

1.一般治疗

去除诱发病因,治疗原发病。患者应卧床休息,禁食或流质饮食,保持安静,烦躁不安时给予适量的镇静剂,如地西泮。出血明显者应保持呼吸道通畅,防止误吸,必要时吸氧。加强护理,密切观察神志、呼吸、脉搏、血压变化及出血情况,记录24小时出入液量。

2.黏膜保护剂

无明显出血者,可应用黏膜保护剂如硫糖铝混悬剂2包口服,3~4次/天,铝碳酸镁3片嚼服,3~4次/天。近年来多应用替普瑞酮(施维舒)胶囊50mg口服,3次/天或前列腺素E_2衍生物米索前列醇(喜克溃),常用量为$200\mu g$,4次/天,餐前和睡前口服,还可选用胶体果胶铋、吉法酯或麦滋林-S颗粒等黏膜保护剂。

3.H_2RA

轻者可口服H_2RA,如西咪替丁1.0~1.2g/d,分4次口服;雷尼替丁300mg/d,分2次口服;法莫替丁40mg/d,分2次口服。重者可静脉滴注用药。H_2RA可有效抑制胃酸的分泌,减轻H^+逆弥散,使用中需注意H_2RA的不良反应。

4.PPI

一般而言,其抑酸作用要强于H2RA。轻者可选用口服制剂,如奥美拉唑20~40mg/d,兰索拉唑30~60mg/d,泮托拉唑40mg/d。近年来抑酸作用更强的制剂已应用于临床,主要有雷贝拉唑(波利特),10~20mg/d,因其药代动力学的特点属非酶代谢(即不依赖肝细胞色素P_{450}同工酶CYP2C19进行代谢),故其抑酸效果无个体差异性;埃索美拉唑,20~40mg/d,口服。

5.大出血者应积极采取以下治疗措施

(1)补充血容量:对伴上消化道大出血者应立即建立静脉通道,积极补液,酌量输血,迅速纠正休克及水电解质紊乱,防止微循环障碍及代谢性酸中毒。输液开始宜快,可选用生理盐水、林格液、右旋糖酐等,补液量根据失血量而定,但右旋糖酐 24 小时不宜超过 1000mL。输血指征为:①血红蛋白<70g/L,红细胞计数<3×10^{12}/L 或红细胞比容<30%;②收缩压<80mmHg;③脉率>120 次/分。

(2)局部止血:留置胃管,可观察出血情况,判断治疗效果,降低胃内压力,也可经胃管注入药物止血。①去甲肾上腺素:6～8mg 加于生理盐水 100mL 中,分次口服或胃内间歇灌注。②凝血酶:1000～4000U 加水稀释,分次口服或胃管注入。③云南白药:0.5g 加水溶解后口服,3 次/天。④冰盐水:注入 3～5℃冰盐水,每次约 500mL,反复冲洗,直至冲洗液清亮,总量不超过 3000mL,可清除胃内积血,使黏膜下层血管收缩,有利于止血。

(3)止血剂。①卡巴克络(安络血):可以减低毛细血管的渗透性并增加断裂毛细血管断端回缩作用,每 4～8 小时肌内注射 10mg。②酚磺乙胺(止血敏):能促使血小板凝血活性物质的释放,并增加其集聚活性与黏附性,可用 2～4g 加入 5% 葡萄糖溶液或生理盐水中静脉滴注。③也可酌情选用血凝酶(立止血)、氨基己酸、氨甲苯酸等药物。

(4)抑酸剂:抑酸剂可以减少胃酸分泌,防止氢离子逆向弥散,pH 上升后,可使胃蛋白酶失去活性,有利于凝血块的形成,从而达到间接止血的目的。①H_2RA:如西咪替丁每次 600～1200mg,1～2 次/天;法莫替丁每次 20～40mg,1～2 次/天,加入葡萄糖或生理盐水中静脉滴注。②PPI:奥美拉唑静脉滴注 40mg,1～2 次/天;泮托拉唑 40mg 静脉滴注,1～2 次/天。

(5)生长抑素:人工合成的生长抑素具有减少胃酸和胃蛋白酶分泌及降低内脏血流量的作用,常用奥曲肽(8 肽,善宁)首剂 100μg,皮下或静脉注射,然后以 20～50μg/小时的速度静脉维持24～48 小时;生长抑素(14 肽 somatostatin,思他宁),首次以 250μg 静脉注射,再以 250μg/小时静脉持续滴注,必要时剂量可加倍。

(6)内镜下止血:可用 5%～10% 孟氏液 30～50mL 或去甲肾上腺素、凝血酶局部喷洒止血,也可酌情选用电凝、激光、微波凝固止血,常规止血方法无效时可选用内镜下止血方法。

(7)选择性动脉内灌注垂体后叶素:常规止血方法无效时可考虑应用放射介入治疗,方法为经股动脉穿刺插管,将垂体后叶素灌注入腹腔动脉及肠系膜上动脉,每 5 分钟 0.1～0.3U,维持 18～24 小时。近年来多选用三甘氨酰赖氨酸加压素(特利加压素)1～2mg/次灌注,疗效更好且不良反应少。

(8)手术治疗:单纯的广泛糜烂出血性胃炎不宜手术治疗。少数伴有应激性溃疡出血者经24～48 小时内科积极治疗仍难以控制出血时,在急诊胃镜检查后基本明确诊断的基础上,可选用外科手术治疗。手术前准备要充分,并补充足够血容量。

(八)预防

对多器官功能衰竭、脓毒血症、大面积烧伤、严重创伤等应激状态患者应该给予上述抑酸剂或制酸剂药物,以维持胃内 pH 在 3.5～4,可以有效地预防急性胃黏膜病变的发生。对于必须服用 NSAIDs 的患者,应小剂量服用或减少服用次数,加服抑酸剂或前列腺素类似物,可以有效预防急性胃黏膜病变。

三、急性化脓性胃炎

急性化脓性胃炎是胃壁受到细菌感染而引起的化脓性病变,又称急性蜂窝织炎性胃炎,是败血症的并发症之一,但本病自从广泛应用抗生素以来已较罕见。

(一)病因

最常见的致病菌为 α-溶血性链球菌,但也可由金黄色葡萄球菌、肺炎链球菌、大肠杆菌或产气荚膜杆菌等引起。本病常继发于身体其他部位的感染,如败血症、脓毒血症、丹毒、蜂窝织炎、化脓性扁桃体炎等,化脓菌经血液循环或淋巴液传播,或在胃壁原有病变如慢性胃炎、胃溃疡、胃息肉摘除、胃部创伤的基础上繁殖,而导致急性化脓性胃炎。

(二)病理

化脓菌侵入胃壁后,多经黏膜下层扩散,主要病理变化为黏膜下层化脓性炎症,并可形成坏死区,血管内血栓形成,有大量中性粒细胞浸润。胃壁水肿,变硬增厚,黏膜充血平坦,失去正常皱襞,有时可见糜烂、浅溃疡及散在出血点。浆膜也可发生纤维素性炎。病变多限于胃中部,很少超出贲门或幽门。局限型可见胃壁脓肿形成,严重者胃壁发生坏死、穿孔,引起弥散性腹膜炎。

(三)诊断

1.临床表现

发病突然且凶险,多为突发性上腹部剧烈疼痛,也可为全腹痛,取前倾坐位可使腹痛缓解,为本病的特征。其他症状有恶心、呕吐频繁,有时出现呕血及黑便,伴有寒战高热。体检时上腹部压痛明显,有反跳痛和肌紧张等腹膜炎征象,有时有脓性腹水形成,出现中毒性休克,可并发胃穿孔、血栓性门静脉炎及肝脓肿。

2.辅助检查

(1)三大常规检查:白细胞计数一般$>10\times10^9/L$,以中性粒细胞为主,伴有核左移;尿内可有蛋白及管型;大便潜血试验可呈阳性。

(2)呕吐物检查:呕吐物中有坏死黏膜混合脓性呕吐物。

(3)X 线检查:腹部 X 线平片示胃扩张,如系产气菌感染则可见胃壁内积聚一层小的气泡。钡剂造影检查相对禁忌,一般显示胃体扩大,黏膜增粗,常见巨大皱襞,可有钡剂潴留。

(4)内镜检查:一般认为本病禁忌行内镜检查,因为充气和操作不慎可能诱发胃穿孔。

(四)鉴别诊断

本病需与下列疾病鉴别。

1.溃疡病穿孔

此类患者多有溃疡病史,开始无发热,穿孔后突然出现剧烈上腹痛并迅速遍及全腹,全腹均有压痛及反跳痛,腹肌呈板状强硬,叩诊肝浊音界缩小或消失,X 线透视可见膈肌高位,膈下有游离气体。但急性化脓性胃炎也可并发胃穿孔。

2.急性胰腺炎

有突然发作的上腹部剧烈疼痛,放射至背部及腰部,早期呕吐为胃内容物,以后为胆汁。血清淀粉酶在早期升高,一般都超过 500U(Somogyi 法),腹腔穿刺如抽出血性液体且淀粉酶测定浓度高,可确诊本病。结合腹部 B 超、CT、MRI 等辅助检查常可确诊。

3.急性胆囊炎

本病特点是右上腹部持续性疼痛,阵发性加重,可放射至右肩胛部,Murphy 征阳性,腹部

B 超、CT 等检查可协助诊断。

（五）治疗和预后

本病治疗的关键在于及早确诊，对于有全身细菌感染而突发上腹痛、恶心、呕吐，且呕吐物呈脓样或含坏死黏膜组织，伴发热，胃扩张并有上腹部明显压痛和局部肌紧张等腹膜炎征象时，应及早积极治疗，包括大量抗菌药物控制感染，纠正休克、水电解质紊乱，也可选用胃黏膜保护剂及抑酸剂治疗，如并发胃穿孔，经抗生素积极治疗无效时，且全身一般情况尚好，则可行外科手术治疗，可行胃壁脓肿切开引流或胃次全切除术。

本病预后较差，据报道病死率为 48%～64%。

四、急性腐蚀性胃炎

急性腐蚀性胃炎是由于自服或误服强酸（如硫酸、盐酸、硝酸、乙酸、来苏）、强碱（如氢氧化钠、氢氧化钾）或其他腐蚀剂（砷及磷等）后引起胃黏膜发生变性、糜烂、溃疡或坏死。早期临床表现为口腔、咽喉、胸骨后及上腹部的剧痛，重者导致出血或穿孔，晚期可导致食管狭窄。

（一）发病机制及病理

腐蚀剂进入消化道引起损伤的范围和严重性与腐蚀剂的性质、浓度和数量，以及腐蚀剂与胃肠道黏膜接触的时间及胃内所含食物量有关。强酸类腐蚀剂与强碱类腐蚀剂引起损伤的性质和部位不同，前者常产生胃的灼伤，尤其是幽门窦和小弯，食管往往可免受其害，而后者损害食管较胃为重。胃内充满食物时，吞入的腐蚀剂沿小弯到达幽门使幽门痉挛，故损伤常局限于幽门。

浓酸可使蛋白质和角质溶解或凝固，组织呈界限明显的灼伤或凝固性坏死伴有焦痂。此坏死块可限制腐蚀剂穿透至更深的组织，但受损组织收缩变脆，故可产生大块坏死组织脱落造成继发性胃穿孔、腹膜炎或纵隔炎。如吞服酸量很少或浓度低，可能只产生轻度炎症，而无后遗症。中等程度的损害则可使胃壁产生一层或多层凝固性坏死。由于幽门痉挛，吞服的酸在胃窦潴留，几周至几月后可致瘢痕形成和狭窄。

强碱与组织接触后，迅速吸收组织内的水分，并与组织蛋白质结合成为胶冻样的碱性蛋白盐，与脂肪酸结合成为皂盐，造成严重的组织坏死，故其可透入组织，常产生全层灼伤。此种坏死组织易液化而遗留较深的溃疡乃至穿孔，晚期可引起消化道狭窄。

（二）临床表现

在吞服腐蚀剂后，口腔黏膜、食管黏膜和胃黏膜都有不同程度的损害。口腔咽喉的黏膜有充血、水肿和糜烂，引起疼痛、吞咽困难和呼吸困难；胃部症状表现为上腹痛、恶心、呕吐，吐出物常为血性黏液，严重时因广泛的食管、胃的腐蚀性坏死而致休克，也可出现食管及胃的穿孔，引起胸膜炎和弥散性腹膜炎。继发感染者出现高热。不同的腐蚀剂可在口、唇及咽喉部黏膜产生不同颜色的灼痂。吞服硫酸后口腔黏膜呈黑色，硝酸呈深黄色痂，盐酸呈灰棕色，来苏使口腔黏膜呈灰白色，后转为棕黄色，强碱则呈透明的水肿。此外，各种腐蚀剂吸收后还可引起全身中毒症状。例如，来苏吸收后引起肾小管损害，导致肾衰竭；酸类吸收可致严重酸中毒引起呼吸困难。几周至几个月后，患者可出现食管、幽门狭窄和梗阻症状。

（三）诊断

根据病史和临床表现,诊断并不困难。早期绝对禁忌胃镜检查。晚期如患者可进流质或半流质,则可谨慎做胃镜检查,以了解食管与胃窦、幽门有无狭窄或梗阻。如食管高度狭窄,胃镜不能通过时,不应硬性插入,以免发生穿孔。急性期一般不宜做上消化道钡剂造影检查,以免引起食管和胃穿孔,待急性期过后,钡剂造影检查可了解胃窦黏膜有无粗乱、胃腔有无变形,食管有无狭窄,也可了解胃窦狭窄或幽门梗阻的程度。晚期如患者只能吞咽流质时,可吞服碘水造影检查。

（四）治疗

1.治疗原则

应了解口服的腐蚀剂种类,并及早静脉输液补充足够的营养,纠正电解质和酸碱失衡,保持呼吸道畅通。禁食,一般忌洗胃,以免发生穿孔,如有食管或胃穿孔的征象,应及早手术。

2.减轻腐蚀剂继发的损害

为了减少毒物的吸收,减轻黏膜灼伤的程度,吞服强酸者,可先饮清水,口服氢氧化铝凝胶30～100mL,或尽快给予牛乳、鸡蛋清、植物油 100～200mL 口服;吞服强碱者可给予食醋300～500mL 加温水 300～500mL 口服,一般不宜服浓食醋,因浓食醋与碱性化合物作用时,产生的热量可加重损害。然后再服少量蛋清、牛乳或植物油。

3.对症治疗

剧痛者给予止痛剂如吗啡 10mg 肌内注射。呼吸困难者给予氧气吸入,已有喉头水肿、呼吸严重阻塞者,应及早做气管切开,并应用广谱抗生素防止继发感染。在早期,为了避免发生喉头水肿,可酌情在发病 24 小时内,使用糖皮质激素,以减轻咽喉局部水肿,并可减少胶原及纤维瘢痕组织的形成。可用氢化可的松 100～200mg 或地塞米松 5～10mg 静脉滴注,数日后可改成泼尼松口服,但不应长期服用。

4.并发症的治疗

如并发食管狭窄、幽门梗阻者,可行内镜下气囊扩张治疗。食管局部狭窄时,可植入支架治疗,不宜行扩张或支架治疗者应行手术治疗。食管狭窄的内镜下扩张治疗已日益广泛地应用于临床,使不少患者避免了手术治疗。

五、急性胃炎的护理

（一）常用护理诊断/问题

1.疼痛

与胃酸刺激或平滑肌痉挛有关。

2.营养失调,低于机体需要量

与畏食、消化吸收不良、持续出血有关。

（二）护理措施

1.病情观察

观察上腹部不适的部位,注意疼痛的性质、程度以及有无上消化道出血等。

2.一般护理

患者要注意休息,避免劳累;急性出血时应卧床休息。饮食上一般进无渣、温热、半流质饮食。少量出血时可给牛奶、米汤等流质,以中和胃酸,有利于胃黏膜的修复。呕血者应暂禁食。

(三)健康指导

(1)告诉患者及其家属,本病为胃的一种急性损害,只要去除病因和诱因,是能治愈的,也是可以防止发展为慢性胃炎的。

(2)指导患者饮食要有规律性,少食多餐,避免摄入刺激性食物和对胃有损害的药物,或遵医嘱从小量开始、饭后服药;要节制烟酒。

(3)遵医嘱坚持服药,并定期门诊复查。

第九节　慢性胃炎

一、病因与发病机制

慢性胃炎的病因迄今尚未完全阐明。一般认为是由物理性、化学性及生物性有害因素持续反复作用于易感人体即可引起胃黏膜慢性炎症。已明确的病因包括以下几方面。

(一)Hp 感染

早在 1874 年,Bottchen 就发现人的胃黏膜内有一种螺旋状的微生物。1939 年,Boenges 在尸检中发现 48% 的胃黏膜切片中存在数种不同类型的螺旋状杆菌。但早期人们对胃内这种螺旋状微生物及其与临床的联系尚不清楚,故未予以重视。直到 1983 年 Warren 和 Marshall 从慢性胃炎患者的胃黏膜中分离并培养出 Hp,并认为此菌与慢性胃炎之间有密切关系,其反响举世瞩目。此后各国学者开展了大量研究,发表了数以千计的研究报道。大量研究资料表明,Hp 的感染率与慢性胃炎的发病率大致呈平行关系,而 Hp 相关性胃炎患者经有效抗菌药物治疗根除 Hp 之后,其临床症状与病理改变也随之有所好转,且健康志愿者人体试验亦证实口服 Hp 可引发胃黏膜明显炎症改变,并出现上腹痛、恶心、呕吐等症状,因此目前认为 Hp 感染是慢性胃炎的一个重要病因。

慢性胃炎患者胃黏膜中 Hp 的检出率高低与胃炎活动与否有关。国内外的研究资料均表明,慢性活动性胃炎患者的 Hp 检出率较高,可达 90%,而非活动者较低。不同部位胃黏膜的 Hp 检出率亦不完全相同,胃窦部的检出率高于胃体部。现有的资料提示 Hp 感染与慢性胃炎患者的临床症状之间无明确关系。无症状慢性胃炎患者的 Hp 检出率为 35%～72%,而有明显症状的慢性胃炎患者的 Hp 检出率并不一定很高。但越来越多的研究表明,胃炎的病理组织学改变与 Hp 感染的程度轻重有关,尤其在活动性胃炎中,胃黏膜的炎症越重,Hp 的数量越多。Hp 作为慢性胃炎的病原菌,其致病因素可能包括以下几方面。

1.Hp 呈螺旋形状、具有鞭毛结构

其活跃的能动性使细菌能快速穿过胃腔内酸性环境和黏液层,且动力强的 Hp 菌株毒力亦强,能产生空泡毒素引起细胞空泡变性。50%～60%的 Hp 分离株培养上清液中可检出毒素。悉生乳猪感染实验表明,Hp 的毒素不及动力的致病性大,但在自然感染的人类,细胞毒素亦可能是一种重要致病因素。

2.Hp 能产生多种毒性酶

破坏胃黏膜表面黏液层结构,损伤其屏障功能。如尿素酶对胃上皮和黏液有直接毒性作用,尿素酶水解产生的氨可以扰乱胃黏膜健全的离子交换机制,引起 H^+ 向胃黏膜反渗,导致组织损伤;黏蛋白酶可使黏液分泌受抑及黏液分泌后降解,使胃黏液黏稠度下降和渗透选择性丧失;而脂多糖能抑制层黏素受体,从而破坏上皮完整性。此外,溶血凝脂能破坏黏液层的完整性,溶血素可损伤胃黏膜屏障。

3.Hp 具有黏附活性

电镜观察受累的胃黏液分泌细胞,可见 Hp 与黏膜细胞紧密接触,形成"触足"样结构,使微绒毛消失和细胞骨架成分破坏。动物实验显示 Hp 仅能在胃内发现,提示 Hp 与胃的黏液分泌细胞有特殊关系。现已发现人胃黏膜上皮的磷酯乙醇胺系高亲和性 Hp 受体,Hp 在黏液上亦有靶位,可与黏液中的糖蛋白和糖酯结合,继而损伤胃黏膜屏障与黏液屏障。

4.Hp 感染后机体发生免疫反应

产生针对 Hp 的抗体,可造成自身的免疫损伤。

总之,Hp 感染后通过多种致病因素的作用,使黏液屏障受损,黏膜细胞变性坏死,大量中性粒细胞炎症性浸润可形成腺窝脓肿,从而使腺体的再生受到极大影响。

(二)免疫因素

免疫因素与慢性萎缩性胃炎的关系较密切。胃体萎缩为主的慢性胃炎患者血清中常能检测出壁细胞抗体(PCA)和内因子抗体(IFA),两者均为自身抗体,在伴有恶性贫血的胃萎缩者中检出率相当高。恶性贫血属自身免疫性疾病,其胃黏膜萎缩变薄,壁细胞数显著减少或消失,黏膜固有层可见淋巴细胞浸润,而胃窦部黏膜病变较轻或基本正常。

1.PCA

1963 年,Irvin 首先报道在恶性贫血患者血清及胃匀浆中存在 PCA。PCA 存在于血液和胃液中,血清中 PCA 主要为 IgG,胃液中 PCA 为 IgG 或 IgA,其抗原存在于壁细胞分泌小的微绒毛膜上。PCA 具细胞特异性,仅与壁细胞反应,而无种属特异性。在恶性贫血患者中PCA 的阳性率可达 90%,在不伴恶性贫血的萎缩性胃炎患者,PCA 的阳性率为 20%～60%,但国内报道检出率较低。全胃切除后 4～6 个月血清 PCA 滴度下降甚至消失。PCA 在少数健康人亦能检出,20 岁以下者其阳性率为 2%,60 岁以上者可达 16%。此外,在其他自身免疫性疾病中 PCA 亦能检出,阳性率为 20%～30%。

2.IFA

血清中 IFA 属 IgG。IFA 可分为"阻断"抗体(Ⅰ型)和"结合"抗体(Ⅱ型),前者与内因子结合后能阻断维生素 B_{12} 与内因子形成复合物,以致维生素 B_{12} 不能吸收,后者与内因子维生素 B_{12} 复合物结合而阻碍它们在回肠壁中的吸收。在恶性贫血患者中Ⅰ型 IFA 的阳性率约53%,Ⅱ型 IFA 的阳性率约 30%。IFA 存在于患者血清和胃液中,但以胃液中的抗体作用较强,血中抗体作用较弱,血 IFA 的存在并不能决定有无维生素 B_{12} 吸收障碍。IFA 具有特异性,通常仅见于胃萎缩伴恶性贫血者。

3.促胃液素分泌细胞抗体

虽然一般认为 B 型萎缩性胃炎与免疫因素关系不大,但 1979 年 Vandelli 等发现部分 B 型萎缩性胃炎患者血清中存在促胃液素分泌的细胞抗体(GCA),是针对促胃液素细胞胞质的自身抗体。在 106 例患者中 8 例阳性,而 35 例 A 型萎缩性胃炎及 51 例恶性贫血全部阴性。目前 GCA 的致病作用尚不清楚,仍需更多研究资料证实。

4.延迟型变态反应

胃萎缩患者除有自身抗体参与外,尚有延迟型变态反应存在。将患者淋巴细胞做组织培养时,如加入胃黏膜匀浆或内因子,可使淋巴细胞转化为淋巴母细胞。将萎缩性胃炎患者的胃液或胃黏膜匀浆免疫犬,可引起胃黏膜变性和炎症病变,淋巴细胞和浆细胞大量浸润,甚至还可出现 PCA,壁细胞数量亦明显减少,从而制成胃炎的动物模型,但这种萎缩性胃炎的变化是可逆的。

5.B 淋巴细胞功能亢进

有学者报道 A 型萎缩性胃炎患者血清 IgA 与 IgM 升高,B 型萎缩性胃炎患者血清 IgG、IgA 与 IgM 均显著高于正常人,提示萎缩性胃炎患者有 B 淋巴细胞功能亢进。其原因可能系胃黏膜屏障受损后使胃内食物或微生物等抗原物质通过受损的黏膜屏障刺激机体免疫系统,引起免疫反应而产生抗体。一般认为,免疫所引起的损伤是继发的。内源性或外源性等各种有害因素引起胃黏膜损伤,壁细胞抗原释出并致敏免疫细胞引起免疫反应,造成胃黏膜慢性炎症;继而通过体液免疫产生抗体(PCA),PCA 在壁细胞内形成抗原抗体复合物,在补体的参与下不断破坏壁细胞。如果免疫反应持续进行,最终将因壁细胞数量显著减少,抗原消耗殆尽。由于缺乏壁细胞抗原的刺激,免疫反应也就终止。因此,在胃萎缩时,固有层内炎症细胞浸润较轻或缺如。

(三)刺激性物质

长期服用 NSAIDs 如水杨酸盐和保泰松,可引起慢性胃黏膜损害;食物过冷、过热、过酸、过辣、过咸,或经常暴饮暴食,长期饮用浓茶,以及长期酗酒、吸烟等均可引起慢性胃炎。烟草酸可直接作用于胃黏膜,也可通过胆汁反流而致病。乙醇饮料可使胃黏膜产生红斑和糜烂损伤。动物实验表明当胃内乙醇浓度超过 14% 即可破坏胃黏膜屏障,黏膜损伤的程度与乙醇的浓度及接触时间有关。乙醇不仅增加 H^+ 反弥散,破坏黏膜内和黏膜下的正常组织结构,亦可损伤正常的能量代谢,从而破坏细胞功能。此外,乙醇亦可刺激胃酸分泌而加重胃黏膜损伤。但亦有学者认为,低浓度的乙醇对胃黏膜不但无害,反而有保护作用。其机制系低浓度的乙醇可提高胃黏膜的前列腺素水平,从而对胃黏膜产生保护作用。近来亦有学者认为辣椒刺激能促使胃黏膜合成和释放前列腺素,继而具有细胞保护功能。有报道证实,4%、8%、12%、16% 及 20% 的辣椒煎剂对 0.6mol/L 盐酸诱发的大鼠胃黏膜损伤均有明显保护作用。

(四)十二指肠液反流

幽门括约肌功能失调可使十二指肠液反流,而十二指肠液中含有胆汁、肠液和胰液。胆盐可减低胃黏膜屏障对离子的通透功能,胆盐在胃窦部可刺激 G 细胞释放促胃液素,增加胃酸分泌。H^+通过损伤的黏膜屏障反弥散进入胃黏膜引起炎症变化,H^+亦能刺激肥大细胞使组胺分泌增加,引起胃壁血管扩张及淤血,炎症渗出增多,使得慢性炎症持续存在并形成恶性循环,这也是慢性胃炎难治的原因之一。目前认为,幽门括约肌的正常功能与促胰液素、CCK 及促胃液素之间的平衡密切相关。当胃泌素分泌增加,而促胰液素、CCK 分泌绝对或相对减少时,产生平衡失调,导致幽门括约肌功能不全,从而使十二指肠液反流入胃。

(五)胃窦内容物潴留

任何原因引起的胃窦内容物不能及时排空或长期潴留于胃内,都可通过释放过多促胃液素而引起胃窦部的浅表性胃炎,但慢性炎症亦可广泛存在。如胃石症常并发慢性胃炎。

(六)细菌、病毒和(或)其毒素

急性胃炎之后胃黏膜损伤可经久不愈,如反复发作可发展为慢性浅表性胃炎。牙及齿龈、扁桃体及鼻窦等的慢性感染灶的细菌或毒素吞入胃内,对胃黏膜长期刺激也可引发慢性胃炎。慢性肝病患者亦常有慢性胃炎的临床表现,有学者证实乙型肝炎患者胃黏膜内有乙型肝炎病毒的抗原抗体复合物存在。

(七)年龄因素

慢性胃炎与年龄关系密切。随着年龄的增长,萎缩性胃炎和肠腺化生的发生率逐渐升高,病变程度不断加重,范围亦越广,但炎症细胞浸润的程度似与年龄关系不大,因此有学者认为,萎缩性胃炎是老年人胃黏膜的退行性变,属于一种半生理现象。

(八)遗传因素

恶性贫血家庭成员中严重萎缩性胃炎发生的危险性是随机人群的 20 倍,提示有遗传因素的影响,有学者认为其中起作用的是一对常染色体显性遗传基因。胃窦为主的萎缩性胃炎亦有家庭聚集现象,但是否与遗传易感性有关尚需进一步研究。

二、病理

慢性胃炎的病理变化主要局限于黏膜层,极少累及黏膜下层。慢性炎症长期存在可引起腺体破坏和肠腺化生,使浅表性胃炎逐渐发展为萎缩性胃炎。通常许多患者同时存在浅表性与萎缩性胃炎,两者无严格的区分界限。当胃底腺完全萎缩并由化生腺体替代,而胃窦黏膜尚正常时,则为胃萎缩,见于 A 型胃炎患者。

(一)基本病变

1.细胞浸润

正常胃黏膜固有层仅有极少数的单核细胞。慢性炎症时以浆细胞、淋巴细胞浸润为主,如果出现中性粒细胞浸润,提示慢性炎症有活动性,嗜酸粒细胞浸润较少见。通常炎症细胞浸润要深达黏膜层 1/2 以上才有意义。根据炎症细胞的浸润程度可将炎症分为轻、中、重 3 度。浸润累及 1/3 胃小凹和表面上皮为轻度,1/3～2/3 为中度,2/3 以上则为重度。

2.白细胞游走

在腺窝上皮或腺管上皮细胞间可见成团的白细胞向外游走,最后排出到腺窝,可形成中性粒细胞管型。当上皮间有较多中性粒细胞浸润积聚时可形成小窝脓肿,且表面上皮可见糜烂、黏液积聚,固有层呈充血、水肿,甚至灶性出血。这些都是炎症活动性的表现。

3.固有腺萎缩

固有腺数量减少,黏膜层变薄,但固有层中纤维组织、黏膜肌和淋巴滤泡常增生。据固有腺减少程度,萎缩可分为轻度(腺体减少 1/3 以内)、中度(腺体减少 1/3~2/3)、重度(腺体减少 2/3 以上)。

4.肠腺化生

几乎所有萎缩性胃炎的萎缩区均可见肠腺化生,轻者仅见少数上皮出现,重者胃固有腺完全由肠化腺体替代,甚至见到肠绒毛形成。据组织学及细胞形态学,可将肠腺化生分为吸收上皮化生、杯状上皮化生、潘氏细胞化生及假幽门腺化生,后者系与幽门腺类似的黏液分泌细胞取代了壁细胞和主细胞所致。肠腺化生后,细胞的中性黏液减少或消失,而由酸性黏液取代。细胞的刷状缘出现小肠所具有的酶类,如双糖酶、碱性磷酸酶等。细胞的甲胎蛋白、癌胚抗原表达亦增加。根据化生病变的程度,肠腺化生可分为完全性(成熟型)和不完全性(不成熟型)两种。由于不典型增生常起源于不完全化生区,因此不完全性化生与胃癌的发生可能有一定关系。通常认为肠腺化生是机体的一种适应性反应,由于其高发于正常老年人中,因此有学者认为肠腺化生是胃黏膜的一种退行性变。以往有学者将肠腺化生分为结肠型与小肠型两种亚型,认为结肠型肠化与胃癌关系较为密切,但亦有学者持反对观点。

5.不典型增生

不典型增生又称异型增生,系细胞再生过程中丧失正常分化的过度增生,形态学上表现为细胞的异型性和腺体结构的紊乱。不典型增生可发生于肠化或非肠化黏膜,故有肠型与胃型之分。1978 年世界卫生组织胃癌专家会议将不典型增生认定为癌前病变,并根据异型程度分为轻、中、重 3 级。轻度不典型增生形态学表现为腺管结构轻度不规则,排列紊乱或疏密不匀,主要分布于黏膜浅层,杯状细胞减少,核深染,呈椭圆形或杆状,体积稍增大,核排列密集,位于细胞基底侧。轻度不典型增生常可逆转,有时与胃黏膜炎症再生性变化不易区别。中度不典型增生形态学表现为腺管结构不规则,呈分枝状,形态大小不一,呈灶状紧密排列,但界线清楚,深部常见囊状扩张的腺管。上皮细胞呈颗粒状,若为胃型则胞质内分泌物减少或消失,如为肠型则杯状细胞甚少或仅见残迹。核深染,呈椭圆或杆状,核密集排列于细胞基底侧,但排列略显紊乱。中度不典型增生可为良性,但亦可为癌前病变。重度不典型增生的腺管结构紊乱,形态大小不一。上皮细胞呈柱状或立方形。如为胃型则分泌空泡几乎消失,如为肠型则不见杯状细胞及潘氏细胞。核质比例增大,核深染或呈疏松网状,类圆形或杆状,多为复层及假复层排列。重度不典型增生有时与癌变不易区别,应予密切观察。

6.囊性变

由于腺管的破坏、修复、萎缩及纤维化,可使腺窝颈部出现梗阻从而引起腺管的继发性单纯性扩张,形成囊性变,多见于萎缩性胃炎。

7.纤维化

纤维化是黏膜组织破坏后的修复过程,在腺萎缩时常见。正常黏膜固有层不出现纤维化表现。

(二)病变程度

根据病变程度及范围,通常将慢性胃炎分为浅表及萎缩两型,但其仅为同一病理过程的不同阶段,在病变程度上有所差异而已。病变由浅表发展到萎缩所需时间长短不一,有报道浅表性胃炎可持续10～20年。但相当多的患者是浅表性与萎缩性兼存,二者无严格的区分界限。慢性胃炎开始总是灶性的,且不同部位的严重程度亦不一致,甚至在同一活检标本中其病变程度亦不均一,因而可出现内镜下表现与病理诊断的不一致。通常情况下炎症、萎缩及肠腺化生的病变程度胃窦部重于胃体,小弯侧重于大弯侧。浅表性胃炎病变局限在黏膜的上1/3,不影响腺管,炎症可使上皮层出现变性、坏死、糜烂或出血。上皮增厚,核分裂象明显增多。腺窝固有层可见白细胞浸润、游走及管型形成。当炎症范围扩大累及黏膜全层,出现腺体数目减少甚至消失,则为萎缩性胃炎。当腺体萎缩不明显但炎症细胞浸润波及黏膜全层,则为间质性胃炎。当胃底腺完全萎缩,全部为化生腺体替代,而胃窦黏膜尚属正常,则称之为胃萎缩。当萎缩和肠化严重,但炎症细胞浸润反而减轻,提示疾病趋于静止。

判断浅表性或萎缩性的病变程度,应以胃体的病理变化为准。由于胃窦黏膜本身即可见较多的单核细胞,而幽门腺腺窝占整个黏膜层的1/2,且腺体短而稀疏,故病变程度的判断较为困难。通常所谓"胃窦炎"的诊断只能说明病变的部位,而不能判断病变的性质及其程度。

(三)2006年《共识意见》病理组织学的新定义

2006年9月14—16日中华医学会消化病学分会在上海召开的第二届全国慢性胃炎共识会议,通过了《中国慢性胃炎共识意见》(简称2006年《共识意见》)。

《共识意见》对"萎缩"的定义做了详细说明。我国学者早年就认为"肠化生或假幽门腺化生不是胃固有腺体,因此尽管胃腺体数量未减少,但也属萎缩"。但是,仍存在两个问题:其一,目前有些医疗单位胃镜的病理报告的"慢性非萎缩性(浅表性)胃炎伴肠上皮化生",不被认为肠上皮化生是萎缩;其二,当在多块活检标本中发现仅有1块萎缩时,能否确定为慢性萎缩性胃炎存在争议。根据多灶性萎缩性胃炎的胃黏膜萎缩呈灶状分布的特点,即使活检块数少,但只要病理活检发现有萎缩,就可诊断为萎缩性胃炎。但是,2006年《共识意见》中强调,需注意取材于糜烂或溃疡边缘的组织易存在萎缩,但不能简单地视为萎缩性胃炎。此外,活检组织太浅,组织包埋方向不当等因素均可影响萎缩的判断。诊断"萎缩"强调内镜与病理描述和诊断的统一。内镜器械的长足发展,使内镜观察更加清晰,也使慢性胃炎的内镜诊断有了很大提高。但萎缩性胃炎的诊断仍主要依靠病理检查,即胃固有腺体有减少时才能确诊。内镜与病理学萎缩符合率为38%～78%。那么,凭内镜发现黏膜下血管显露、皱襞变平甚至消失,或者黏膜呈颗粒或小结节状,而无病理组织学依据时,也不能诊断萎缩。2006年《共识意见》更加强调按照病理学依据诊断萎缩性胃炎。

活检的差异可以影响结果的判断,从病理组织学观点来看,胃镜活检取材应取5块标本或更多,这有利于组织学的准确判断。然而,内镜医生考虑患者的医疗费用等因素,主张活检取2～3块即可。经过反复讨论,2006年《共识意见》最后确定"根据病变和需要,建议取2～5块。内镜医生应向病理科提供取材部位、内镜所见和简要病史等资料"。而且,《共识意见》中特别提出"活检除胃窦黏膜外,取胃角和胃体下部小弯侧"。这是因为萎缩或肠化生经常以胃角最重,部位也是异型增生的好发部位,都有助于估计萎缩的范围。

2006 年《中国慢性胃炎共识意见》关于肠化生分型的观念更新。用 AB - PAS 和 HID - AB 黏液染色区分肠化生分型,用于预测胃癌的意义一直备受争议。过去曾有学者认为肠上皮化生亚型中的小肠型和完全型肠上皮化生无明显癌前病变意义,大肠型肠上皮化生的胃癌发生危险性显著增高,从而引起临床的重视。但近年研究资料显示,肠型肠上皮化生预测胃癌价值亦有限。2006 年《共识意见》强调重视肠上皮化生病变的范围,范围越广,发生胃癌的危险性越高。

Hp 感染时胃黏膜大量炎症细胞浸润,如萎缩,根除 Hp 后胃黏膜炎症细胞消退、膜萎缩、化生可望恢复。真正萎缩的逆转常需很长时间,胃黏膜萎、肠上皮化生发展过程中可能存在不可逆转点,超过该点就难以逆转。很多研究表明,根除 Hp 可防止胃黏膜萎缩和肠上皮化生的进一步发展,萎缩、肠上皮化生是否能得到逆转,待更多研究证实。

此外,对于异型增生这一重要的胃癌癌前病变,2006 年《共识意见》采用"上皮内瘤变"这一名词作为同义词加以说明。关于 Hp 感染,以及 Hp 与萎缩和肠上皮化生的关系,2006 年《共识意见》也做了一定的阐述。根除 Hp 可使胃黏膜活动性炎症消退,慢性炎症程度减轻。

三、分型

慢性胃炎的分类方法很多。早在 1947 年,Schindler 根据半曲式胃镜所见及盲目活检结果,将慢性胃炎分为原发与继发两类,原发性者又分为浅表、萎缩及肥厚三型,这一分类方法沿用甚久。20 世纪 70 年代,纤维内镜广泛应用于临床以后不断有学者提出新的胃炎分类法,其中意义深远,影响广泛的有:

(一)Strickland 分类

1973 年,Strickland 和 Mackay 将慢性萎缩性胃炎根据病变部位分为 A、B 两型。A 型主要为胃体部弥散性萎缩,壁细胞抗体阳性,可发展为恶性贫血,但胃窦黏膜基本正常;B 型炎症主要在胃窦部,而胃体部无明显萎缩,壁细胞抗体阴性。Strickland 分类通过自身免疫的角度解释了萎缩性胃炎的发病机制,在一定程度上亦有助于预后分析,如 A 型患者可发展为恶性贫血,B 型患者有恶变的可能。但由于我国患病人群无论壁细胞抗体是否阳性,炎症均很少局限于胃窦或胃体,故此分类不完全符合我国患病人群慢性胃炎的情况,国内基本未予采用。

(二)Whitehead 分类

Whitehead 根据炎症所涉及的胃壁腺体、炎症的程度与活动性,以及是否存在化生等四方面内容对慢性胃炎进行分类。由于 Whitehead 分类未提供 Hp 感染及不典型增生的情况,其实用性亦显局限。

1983 年我国慢性胃炎学术会议建议将慢性胃炎分为浅表性胃炎、慢性萎缩性胃炎、肥厚性胃炎。慢性浅表性胃炎胃黏膜层有慢性炎症性病理变化,病变可以侵及黏膜的浅层或全层但无腺体萎缩。浅表性胃炎的胃镜下黏膜可有以下表现:水肿、花斑(红白相间以红为主)、黏膜脆弱、渗出、糜烂(分为平坦型和隆起型)、皱襞增生、黏膜下出血、黏膜不平、黏膜出血、肠上皮化生(呈灰白色鳞片状或点状或绒毛状)。慢性萎缩性胃炎胃镜下表现除可有慢性浅表性胃炎的各种表现外,尚有以下表现:皱襞萎缩血管显露,黏膜粗糙不平。慢性萎缩性胃炎的诊断主要依靠病理检查,病理组织学有腺体萎缩才能确诊,肉眼与病理符合率仅为30%～60%。肥厚性胃炎胃镜下可见胃底胃体黏膜皱襞明显粗大肥厚,以大弯侧最明显。充气不能展平,黏膜发红,黏液增多,隆起的皱襞可呈息肉样。病理检查要报告每块活检标本的组织学变化,慢性萎缩性胃炎的病理诊断标准为:同一部位(胃窦/胃体)的2块或2块以上活检标本都有萎缩和(或)肠化时,可以诊断为慢性萎缩性胃炎。我国已广泛使用此分类法。实践证明,该分类方法实用、简捷。但对病变程度未进行描述,缺乏病因学诊断。

(三)悉尼分类

1990年,Misiewicz和Tytgat在悉尼召开的第9届世界胃肠病学大会上提出一种新的胃炎分类法,它由组织学和内镜两部分组成。组织学以病变部位为核心,确定3种基本诊断:①急性胃炎;②慢性胃炎;③特殊类型胃炎。而以病因学和相关因素为前缀,形态学描述为后缀,并对炎症、活动度、萎缩、肠化及Hp感染分别给予程度分级。内镜部分以肉眼所见的描述为主,并区分病变程度,确立了7种内镜下的胃炎诊断。此分类把病因相关病原组织学及内镜均纳入诊断,不再将慢性胃炎分成萎缩性和浅表性,而将腺体萎缩视为慢性胃炎的病理变化之一,使诊断更为全面完整,也有利于临床及病理研究的标准化。但是,悉尼分类法未将不典型增生这一癌前病变列入,且临床上准确的病因诊断亦难做到,因而尚有进一步探讨的问题。

(四)井冈山分类

2000年5月,中华医学会消化病学分会在江西井冈山举行了慢性胃炎研讨会,经过多数专家讨论,结合我国的实际情况和悉尼系统慢性胃炎分类法,据临床、内镜和病理组织学结果对慢性胃炎进行分类:

1.慢性胃炎的内镜检查和分类

(1)分类:内镜下慢性胃炎分为浅表性胃炎(又称非萎缩性胃炎)和萎缩性胃炎,如果同时存在平坦糜烂、隆起糜烂或胆汁反流,则诊断为浅表性或萎缩性胃炎伴糜烂或伴胆汁反流。

(2)病变的分布和范围:胃窦、胃体和全胃。

(3)诊断依据:浅表性胃炎为红斑(点、片状、条状),黏膜粗糙不平,出血点/斑;萎缩性胃炎为黏膜呈颗粒状,黏膜血管显露,色泽灰暗,皱襞细小。

(4)诊断书写格式:除表明胃炎类型和分布范围外,对病因也应尽量描述。

2.慢性胃炎的病理诊断标准和分类

(1)活检取材。

①用于研究时,活检部位定位为5点:①距幽门环2～3cm的幽门窦部,小弯及大弯2点。②距胃角4cm的小弯及距贲门8cm的大弯2点。③胃角部1点。对可能或肯定存在的病灶要另取。标本要足够大,达到黏膜肌层。

②用于临床时,建议取2～3块,胃窦小弯1块(和大弯1块)和胃体小弯1块。

③不同部位的标本须分开装瓶。

④须向病理科提供取材部位、内镜所见和简要病史。

(2)特殊染色。

①炎症明显而Hp在正常HE染色下观察不到时,可以用Giemsa染色或Genta染色、银染色、免疫染色以行鉴定。

②对于肠化如认为有必要,可做 AB-PAS 和 HID-AB 染色。

(3)组织学分级标准:有 5 种形态学变量要分级(Hp、慢性炎症、活动性、萎缩和肠化),分为无、轻度、中度和重度 4 级(或 0、+、++、+++)。分级方法用下列标准和(或)悉尼系统直观模拟评比法并用。

①Hp:观察胃黏膜黏液层、表面上皮、小凹上皮和腺管上皮表面的 Hp。a.无,特殊染色片上未见 Hp。b.轻度,偶见或小于标本全长 1/3,有少数 Hp。c.中度,Hp 分布超过标本全长 1/3 而未达 2/3 或连续性、薄而稀疏地存在于上皮表面。d.重度,Hp 成堆存在,基本分布于标本全长。肠化黏膜表面通常无 Hp 定植,所以标本全长要扣除肠化区。

②活动性:慢性炎症背景上有中性粒细胞浸润。a.轻度,黏膜固有层有少数中性粒细胞浸润。b.中度,中性粒细胞较多存在于黏膜层,可见于表面上皮细胞、小凹上皮细胞或腺管上皮细胞间。c.重度,中性粒细胞较密集,或除中度所见外还可见小凹脓肿。

③慢性炎症:根据慢性炎症细胞的密集程度和浸润深度分级,两者以前者为主。正常单个核细胞每高倍镜视野不超过 5 个,如数量略超过正常而内镜下无明显异常时,病理诊断为无明显异常。a.轻度,慢性炎症细胞较少并局限于黏膜浅层,不超过黏膜层的 1/3。b.中度,慢性炎症细胞较密集,超过黏膜层的 1/3,达到 2/3。c.重度,慢性炎症细胞密集,占据黏膜全层。算密集程度时要避开淋巴滤泡及其周围的淋巴细胞区。

④萎缩:指胃的固有腺体减少,幽门腺萎缩是指幽门腺减少或由肠化腺体替代,胃底(体)腺萎缩是指胃底(体)腺假幽门腺化生、肠化或腺体本身减少。萎缩程度以固有腺体减少来计算。a.轻度,固有腺体数减少不超过原有腺体 1/3,大部分腺体仍保留。b.中度,固有腺体数减少超过 1/3,但未超过 2/3,残存腺体分布不规则。c.重度,固有腺体数减少超过 2/3,仅残留少数腺体,甚至完全消失。标本过浅未达黏膜肌层者不能诊断为萎缩,要剔除胃窦部少数淋巴滤泡不算萎缩,但胃体黏膜层出现淋巴滤泡要考虑萎缩。

⑤肠化:肠化部分占腺体和表面上皮总面积 1/3 以上为轻度,1/3～2/3 为中度,2/3 以上为重度。

⑥其他组织学特征:分为非特异性和特异性两类,不需要分级,出现时要注明。前者包括淋巴滤泡、小凹上皮增生、胰腺化生和假幽门腺化生等;后者包括肉芽肿、集簇性嗜酸粒细胞浸润、明显上皮内淋巴细胞浸润和特异性病原体等。假幽门腺化生是胃底腺体萎缩的标志,判断时要核实取材部位。异型增生要分轻度、中度和重度 3 级。有萎缩及肠上皮化生时,要记明其分布(弥散性/多灶性)。

(4)病理诊断报告:诊断包括部位特征和形态学变化程度,有病因可循的要报告病因。萎缩性胃炎的病理诊断标准暂定为:同一部位(胃窦或胃体、胃角标本作胃窦计算)的 2 块或 2 块以上活检标本都有萎缩和(或)肠化时,可以诊断为萎缩性胃炎;仅 1 块标本有萎缩和(或)肠化应诊断为慢性胃炎伴萎缩和(或)肠化。胃窦和胃体都有炎症的慢性胃炎不再称全胃炎而称慢性胃炎即可;但当胃窦和胃体炎症程度相差两级或以上时,应加上"为主"修饰词,慢性(活动性)胃炎,胃窦为主。本分类法较原版增加了:①依据炎症和萎缩的类型进行胃炎分型。②修订了活检部位。③对于炎症、活动度、萎缩、肠上皮化生和 Hp 密度,按程度划分为正常、轻度、中度、重度(显著),并列出了范例。④提及了急性胃炎。⑤指出了实践应用中的注意事项。慢性胃炎的定位分为幽门窦部及体部,评价有无变化。慢性胃炎程度如有不同,应当记述占优势即更严重的部位。根据炎症及萎缩、肠上皮化生类型而进行胃炎分类的标准,在新版系统略有不同。但仍存在临床诊断和病理诊断常常不能完全一致。

(五)2012年中国慢性胃炎共识意见

慢性胃炎是由各种病因引起的胃黏膜慢性炎症,其中 Hp 感染是重要的原因之一。根据病理组织学改变和病变在胃的分布部位,结合可能病因,将慢性胃炎分成非萎缩性、萎缩性和特殊类型三大类。本病发生于各年龄段,十分常见,男性多于女性。由 Hp 引起的大多数慢性胃炎患者多数无症状,有部分患者可表现为上腹痛或不适、上腹胀、早饱、嗳气、恶心等消化不良症状。

慢性胃炎的病史常不典型,症状并无特异性,体征较少。主要根据患者的症状如饭后上腹部饱胀、疼痛等,怀疑是否有慢性胃炎,确诊主要依靠胃镜检查和胃黏膜活组织检查。本病需和消化性溃疡、胃肠神经症、慢性胆道疾病等加以鉴别。新版指南中认为胆汁反流是慢性胃炎的病因之一,有结合胆酸作用的铝碳酸镁制剂可增强胃黏膜屏障并可结合胆酸,从而减轻或消除胆汁反流所致的胃黏膜损害。胆汁反流增加胃黏膜腺体萎缩风险,胆汁反流的时间越长,次数越多,胃炎的病变程度越重。

四、临床表现

慢性胃炎的症状无特异性,且症状的轻重与黏膜的病理变化往往不一致。最常见的临床表现是上腹痛与饱胀。疼痛无明显节律性,通常进食后较重,空腹时较轻,可能与胃容受性舒张功能障碍有关。此外,嗳气、泛酸、恶心、早饱、上腹部不适或烧灼感亦较常见。进食硬、冷、辛辣或其他刺激性食物时可引发症状或使原有症状加重。部分患者可出现食欲缺乏、乏力、消瘦及头晕症状。慢性胃炎合并胃黏膜糜烂者可出现少量或大量上消化道出血,表现以黑便为主,持续 3～4 天后自动停止,长期少量出血可引发缺铁性贫血。上消化道出血患者的急诊内镜检查结果表明有 30%～40%的出血由慢性胃炎引发。慢性胃炎合并胃萎缩者可出现贫血、全身疲软衰弱、神情淡漠等症状。但有相当一部分慢性胃炎患者可无任何临床症状。慢性胃炎的体征多不明显,少数患者可出现上腹轻压痛。此外无特殊体征。

五、实验室检查

(一)胃酸的测定

浅表性胃炎胃酸分泌可正常或轻度降低,而萎缩性胃炎胃酸明显降低,其泌酸功能随胃腺体的萎缩、肠腺化生程度的加重而降低。

1.五肽促胃液素胃酸分泌试验

皮下或肌内注射五肽促胃液素($6\mu g/kg$ 体重)可引起胃的最大泌酸反应,从而对胃黏膜内的壁细胞数做出大致估计。五肽促胃液素刺激后连续 1 小时的酸量为最大酸量(MAO),2 个连续 15 分钟最高酸量之和乘 2 为高峰酸量(PAO)。据国内文献报道我国正常人 MAO、PAO

值为 16～21mmol/小时,推算壁细胞数为 7～8 亿,较西方人略少。慢性胃炎时 MAO 与 PAO 值均可降低,尤以萎缩性胃炎明显。五肽促胃液素刺激后,如胃液 pH＞7.0 称无胃酸,pH＞3.5 者称低胃酸。前者提示胃萎缩的诊断。

2.24 小时胃内 pH 连续监测

通过胃腔内微电极连续测定胃内 pH,可了解胃内 24 小时的 pH 变化。正常人 24 小时胃内 pH 很少＞2.0,餐后 pH 升高,夜间 pH 最低,而在清晨又开始升高。慢性胃炎患者 pH＞3.0 时间较长,尤以夜间为甚,部分患者进餐后 pH 升高持续时间长,提示慢性胃炎患者胃酸分泌功能减低。由于 pH 代表 H^+ 的活性而非浓度,故 pH 测定不能反映酸量,不能代替 MAO 与 PAO 的测定。

（二）胃蛋白酶原测定

胃蛋白酶原系一种由胃底腺分泌的消化酶前体,据其电泳迁移率不同可分为胃蛋白酶原 Ⅰ 及胃蛋白酶原 Ⅱ,前者由主细胞和颈黏液细胞分泌,后者除由前述细胞分泌外还来源于胃窦及十二指肠的 Brunner 腺。胃蛋白酶原在胃液、血液及尿中均可测出,且其活性高低基本与胃酸平行,抑制胃酸的药物亦能抑制胃蛋白酶原活性。萎缩性胃炎血清胃蛋白酶原 Ⅰ 及 Ⅰ/Ⅱ 比值明显降低,且降低程度与胃底腺萎缩范围及程度呈正相关,与活组织病理检查结果常常吻合。因此,胃蛋白酶原活性检测对萎缩性胃炎的诊断及随访有一定意义。

（三）促胃液素测定

促胃液素由胃窦 G 细胞及胰腺 D 细胞分泌,是一种重要的旁分泌激素,能最大限度刺激壁细胞分泌盐酸,改善胃黏膜血液循环,营养胃黏膜,并能保持贲门张力,防止胃内容物向食管反流,具有多种生理功能。正常人空腹血清促胃液素含量为 30～120pg/mL。萎缩性胃炎患者的血清促胃液素水平可在一定程度上反映胃窦部炎症程度。胃窦部黏膜炎症严重者促胃液素常降低,而胃窦部黏膜基本正常者,其空腹血清促胃液素水平常增高。胃萎缩伴恶性贫血者,空腹血清促胃泌素可高达 500～1000pg/mL。

（四）内因子的测定

内因子由壁细胞分泌,壁细胞数的减少亦导致内因子分泌减少,由于正常人壁细胞分泌的内因子量大大超过了促进维生素 B_{12} 吸收所需含量,因此,慢性胃炎患者胃黏膜受损导致胃酸分泌减少时,内因子的分泌量一般仍能维持机体需要。由于胃萎缩伴恶性贫血患者血清中出现抗内因子抗体,它与内因子或内因子维生素 B_{12} 复合物结合导致维生素 B_{12} 的吸收障碍,因此内因子的测定有助于恶性贫血的诊断。内因子的检测可采用维生素 B_{12} 吸收双放射性核素试验,其方法为在肌内注射维生素 B_{12} 的同时口服 [57] 钴、维生素 B_{12} 内因子和 [58] 钴维生素 B_{12},然后分别测定 24 小时尿中 [57] 钴及 [58] 钴的放射活性,如果 [58] 钴放射活性低而 [57] 钴放射活性正常,表明存在内因子缺乏。

（五）自身抗体检测

胃体萎缩性胃炎患者血清 PCA 及 IFA 可呈阳性,对诊断有一定帮助。血清 IFA 阳性率较 PCA 为低。两者的检测对慢性胃炎的分型与治疗有一定帮助。此外,胃窦萎缩性胃炎患者血清中 GCA 可出现阳性,而恶性贫血患者常为阴性。

（六）Hp 检测

目前已有多种 Hp 检测方法，包括胃黏膜直接涂片染色、胃黏膜组织切片染色、胃黏膜培养、尿素酶检测、血清 Hp 抗体检测及尿素呼吸试验，其中以尿素酶法简便快速，而尿素呼吸试验为一结果准确的非侵入性诊断方法。慢性胃炎患者胃黏膜中 Hp 阳性率的高低与胃炎活动与否有关，且不同部位的胃黏膜其 Hp 的检出率亦不相同。Hp 的检测对慢性胃炎患者的临床治疗有指导意义。

（七）胃运动功能检测

慢性胃炎患者常出现餐后上腹不适、饱胀、嗳气等胃肠运动功能障碍的表现，其机制可能系胃容受性舒张功能障碍、胃窦运动功能失调、胃与十二指肠运动缺乏协调性或胃远端对食物的研磨能力降低。胃运动功能检测能反映胃容纳食物的能力、胃对不同类型食物排空的速度、胃窦在消化期与消化间期的运动状况及是否存在逆向运动。目前常以胃排空率检查测定反映胃运动功能，排空率检查可通过进食标记食物，在餐后不同时间测定胃内标志物量从而进行推算。具体方法可用放射性核素标记液体或固体食物，用 γ 照相机在连续扫描中确定胃的轮廓，对胃内放射性核素进行计数，画出胃排空曲线；亦可用不透 X 线的标记食物进餐，然后定时观察胃内存留的标志物量，测算出胃排空率。目前认为，核素法测定胃排空方法较简便、受射线量甚小，结果较其他胃排空检测方法更可靠。

六、X 线钡剂造影检查

上消化道 X 线钡剂造影检查对慢性浅表性胃炎的诊断帮助不大。对临床上怀疑有慢性胃炎的患者不应将 X 线检查作为主要的筛选方法。对经内镜检查诊断为慢性胃炎的患者，X 线钡剂造影检查可用于定期随访以了解治疗的结果。X 线钡剂造影检查有以下几种方法。

（一）双重对比法

利用钡剂和胃内空气造成双重对比，能较精细地观察胃黏膜和胃的细微变化。钡剂量为 70～100mL，同时服用发泡剂或经导管注气以产生气体。因双重对比较其他钡剂检查更为准确，故对怀疑慢性胃炎者应尽量采用双重对比法进行检查。

（二）充盈法

充盈法即口服 250～300mL 硫酸钡，使全胃充盈后进行观察。

（三）黏膜法

口服 70～100mL 的少量钡剂，使其充盈涂抹于黏膜表面并进行观察。

气钡双重对比法检查时，慢性萎缩性胃炎主要表现为窦部黏膜异常皱褶、锯齿状边缘或切迹，以及胃小区异常等改变。约 70% 的胃底部萎缩性胃炎患者可见直径 1～1.5mm 不规则的胃小区，或可见呈粗糙不规则，直径为 3mm 或以上的胃小区。若用充盈法检查，萎缩性胃炎主要表现为黏膜纹变细，尤其是胃体部大弯侧的锯齿状黏膜纹变细或消失，胃底部光滑而无黏膜纹。对于慢性胃炎合并黏膜糜烂者，钡剂检查可见病灶中心有扁平、线状的钡斑，呈"靶"样或"公牛眼"样改变，周围有透亮圈。

七、内镜检查

（一）浅表性胃炎的内镜表现

1.充血

黏膜色泽较红，常为局限的斑片状或线状，有时呈弥散性，充血的边缘模糊，渐与邻近黏膜融合。

2.水肿

黏膜水肿，反光强，有肿胀感。潮红的充血区与苍白的水肿区相互交叉存在，显示出红白相间，以充血的红相为主，或呈花斑状。

3.黏液斑

因黏液分泌增多，附着在黏膜上呈白色或灰白色黏液斑，且不易剥脱。黏液斑一旦脱落可见黏膜表面充血发红，或伴有糜烂改变。

4.出血点

黏膜易出血，可有出血点或出血斑存在。

5.糜烂

可见黏膜浅小缺损的糜烂区，边缘轻度充血，底部覆盖灰黄色薄苔。糜烂区域可大可小，形态常不规则。

（二）萎缩性胃炎的内镜表现

萎缩性胃炎可由浅表性炎症长期迁延不愈转变而来，因而在内镜检查中可见两者同时并存。萎缩性胃炎的镜下表现为：

1.黏膜色泽改变

多呈灰色、灰黄色或灰绿色，严重者呈灰白色。可呈弥散性或局限性斑块分布，如果黏膜颜色改变不均匀，残留有一些橘红色黏膜，则表现出红白相间，但以灰白色为主。

2.血管显露

黏膜皱襞变细变薄，黏膜下可见有红色或蓝色血管显露，轻者见血管网，重者可见树枝状血管分支。当胃内充气时黏膜变薄及血管显露更加明显。

3.增生颗粒

在萎缩的黏膜上有时可见上皮细胞增生或严重肠上皮化生形成的细小增生颗粒，偶尔可形成较大的结节。

4.出血及糜烂

内镜触碰萎缩性黏膜也易出血，亦可出现黏膜糜烂。

（三）新型内镜对慢性胃炎的诊断价值

1.放大染色内镜

放大内镜可以观察胃窦黏膜小凹开口形态变化，分辨胃体黏膜毛细血管网及集合小静脉的改变，更敏感地发现早期病变及微小病变。尤其是胃小凹形态改变与病理组织学存在明显相关性，在放大内镜结合黏膜染色下识别胃小凹的形态，将有助于对胃黏膜病变性质的判断。

2.内镜电子染色系统的诊断价值

具有电子染色系统的内镜,其外形和常规操作与普通内镜基本一致,在操作中可随时切换至电子染色系统模式观察病灶。常见的染色系统有以下两种:

(1)富士能智能色素增强(FICE)系统:又称最佳谱带成像系统,是胃肠疾病诊断领域中的一项新技术。它可根据特殊波长,组合不同颜色、不同波长范围的内镜图像,从浅到深设定组织反射程度,并根据想要的波长进行图像重建,从而在胃肠疾病诊断领域中发挥独特的作用。该系统有两个优势:①与常规影像相比,FICE系统在不采用放大功能的情况下,有高强度的光源,故可很容易地获得整个胃黏膜的清晰影像。②可以根据病变的不同,从FICE系统的10种设置中选择3种波长,从而获得最佳成像。

(2)奥林巴斯的窄带成像内镜(NBI):胃黏膜微形态特征与组织学检查结果有较好的具NBI功能,对于附带NBI功能的变焦放大内镜而言,在对病灶近距离放大观察后再开启NBI模式,能更清晰地了解病灶表面的黏膜凹窝形态及血管等,方便对病灶进行定性与靶向活检。目前,NBI在临床工作中的应用包括:①微小病灶的早期发现与诊断。②联合放大内镜观察其细微结构,进一步评价其特性并预测组织病理学结果。③作为病灶靶向活检及内镜下治疗的定位手段。

3.共聚焦激光显微内镜(CLE)

该内镜由共聚焦激光显微镜安装于传统电子内镜远端头端与之组合而成,除做标准电子内镜检查外,还能进行共聚焦显微镜检查。最大的优点是在进行内镜检查的同时进行虚拟活检和实时组织学观察,实现1000倍的放大倍数和自黏膜表面至黏膜下层深达250μm的扫描深度,获得病体的胃肠道黏膜、黏膜下层细胞和亚细胞结构的高清晰的荧光图像,图像具有的高分辨率可以与活检病理媲美,为体内组织学研究提供了快速而可靠的诊断工具。

在内镜下对黏膜层进行体内模拟组织学诊断,直接观察细胞结构,慢性胃炎的诊断中,需要与消化道早期肿瘤及癌前期病变鉴别,部分病例需要定期监测。相对于传统的活检组织学检查,CLE有以下优势:快速、非侵入性、多点活检,检查所需时间远少于传统活检,没有传统活检切片的繁琐过程;指导靶向活检,提高临床诊断率;在进行内镜检查时对新生物做出最快速、优化和诊断,判断是否需要内镜下切除,避免重复内镜检查;没有活检相关的出血、组织损伤并发症。

最近活检显示CLE及其靶向活检病理诊断对慢性胃炎及肠化均有较高的敏感性及特异性,临床上有望部分替代活检诊断。

(四)胃黏膜活检

诊断慢性萎缩性胃炎的最可靠方法是在内镜检查中做病变部位黏膜的活组织检查。由于萎缩性病变常呈局灶性,故应在不同部位或同一区域做多块活检,以提高内镜诊断与病理检查结果的符合率,但内镜所见与病理结果尚难完全一致。因内镜操作上的一些技术因素,如胃内充气量、胃腔压力、物镜与黏膜的距离等亦可引起诊断上的差别,故多点黏膜活检对诊断甚为重要。萎缩性胃炎根据黏膜萎缩的程度可分为轻、中及重三级,其诊断应从胃黏膜受累的广泛程度、功能腺影响的多少及血管的显露程度等加以综合分析,不应单纯依靠局部活组织检查结果做出分级诊断。放大内镜、电子染色和共聚焦内镜等新型内镜靶向活检有助于提高活检的准确性。

八、治疗

慢性胃炎目前尚无特效疗法,通常认为无症状者无须进行治疗,有症状慢性胃炎患者的治疗一般包括饮食治疗、去除病因及药物治疗三方面。

(一)饮食治疗

应避免过硬、过酸、过辣、过热、过分粗糙或刺激性的食物和饮料,包括烈性白酒、浓茶与咖啡。饮食应节制,少量多餐,食物应营养丰富、易消化。但亦应考虑患者个人的饮食习惯及个人爱好,制定出一套合情合理的食谱。

(二)去除病因

避免服用能损伤胃黏膜的药物,如乙酰水杨酸、保泰松、吲哚美辛及吡罗昔康(炎痛喜康)等。应治疗慢性牙龈炎、扁桃体炎、鼻窦炎等慢性感染灶。对有慢性肝胆疾病、糖尿病或尿毒症等全身性疾病患者,应针对原发病进行治疗。

(三)药物治疗

目前治疗慢性胃炎的药物甚多,应根据患者具体情况,选择以下1～2类药物。

1.清除 Hp 感染

由于 Hp 感染与慢性胃炎的活动性密切相关,因此对有 Hp 感染的慢性胃炎患者应采用清除 Hp 治疗。枸橼酸铋钾在酸性环境中能形成铋盐和黏液组成的凝结物涂布于黏膜表面,除保护胃黏膜外还能直接杀灭 Hp;此外,Hp 对多种抗生素敏感,其中包括甲硝唑(灭滴灵)、阿莫西林、四环素、链霉素、庆大霉素、呋喃唑酮及头孢菌素等。单一药物治疗 Hp 感染的清除率低,且易引起 Hp 耐药。目前国际上推崇三联疗法:①以 PPI 为基础的三联疗法,即以一种 PPI 加甲硝唑、克拉霉素、阿莫西林三种抗生素中的两种组成。疗程为 1 周,其 HP 清除率为 95%～100%。②以铋剂为基础的三联疗法,即枸橼酸铋钾、阿莫西林和甲硝唑三联治疗,其 Hp 清除率可高达 90%,治疗以 2 周为一个疗程。Hp 治疗中两突出的问题是耐药与复发,有些治疗方案停药后 Hp 很快复发,因此目前以治疗一个疗程后复查 Hp 阴性的百分率为清除率,停药 4 周后再复查,仍无 Hp 感染的为根除。由于我国人群无症状者 Hp 的感染率亦较高,但通常认为此时无须进行清除 Hp 的治疗。

2.胃动力药物

胃动力药物通过促进胃排空及增加胃近端张力而提高胃肠运动功能,可减少胆汁反流,缓解恶心、嗳气、腹胀等症状。这类药物包括甲氧氯普胺、多潘立酮、西沙比利及依托比利。由于甲氧氯普胺可引起锥体外系症状,现临床已少用。多潘立酮为外周多巴胺受体拮抗剂,极少有中枢作用,系目前广泛应用的胃动力药,约 50% 患者的胃排空迟缓症状能得到缓解。西沙比利为 $5-HT_4$ 受体激动剂,主要功能是促进肠肌间神经丛中乙酰胆碱的生理学释放,协调并加强胃排空。临床应用显示西沙比利能明显提高慢性胃炎患者的胃肠运动功能,且停药后症状缓解能维持较长时间。依托比利是阻断多巴胺 D_2 受体活性和抑制乙酰胆碱酯酶活性的促胃动力药,在中枢神经系统的分布少,无严重药物不良反应,是治疗胃动力障碍的有效药物之一。

3.黏膜保护剂

可增强胃黏膜屏障,促进上皮生长。此类药物包括硫糖铝、前列腺素 E、麦滋林-S、甘皮酸钠(生胃酮)、双八面体蒙脱石及胃膜素等,对缓解上腹不适症状有一定作用,但单用效果欠佳。

4.抑酸剂

慢性胃炎患者多数胃酸偏低,因此,传统上有学者应用稀盐酸和消化酶类对萎缩性胃炎患者进行补偿治疗。但实际上我国的萎缩性胃炎多数是胃窦受累,幽门腺数量减少而胃底腺受影响较少,低酸主要原因是胃黏膜功能减退而引起 H^+ 向胃壁弥散,因此部分患者服稀盐酸后反觉上腹不适症状加剧。目前认为对于上腹疼痛症状明显,或伴有黏膜糜烂或出血的患者,应采用抑酸剂进行治疗,通常能使腹痛症状明显缓解。目前常用的抑酸剂包括 H_2RA(包括西咪替丁、雷尼替丁及法莫替丁)及 PPI(包括奥美拉唑与兰索拉唑),兰索拉唑除能迅速缓解上腹疼痛不适外,对 Hp 亦有一定的杀灭作用。抑酸剂在减轻 H^+ 反弥散的同时,亦促进促胃液素的释放,对胃黏膜的炎症修复起一定作用。

5.手术治疗

胆汁反流性胃炎症状重内科治疗无效的患者可采用手术治疗,常用的术式有胆总管空肠鲁氏 Y 形吻合术或胆道分流术。慢性萎缩性胃炎伴有重度不典型增生或重度肠化时,应考虑手术治疗,但如果为轻度不典型增生属于可逆性,可不手术。

6.其他

目前国内应用中医中药方剂制成的治疗慢性胃炎的药物繁多,对缓解症状具有一定效果。此外,对合并缺铁性贫血者应补充铁剂,对合并大细胞贫血者应根据维生素 B_{12} 或叶酸的缺乏而分别给予补充。目前认为慢性浅表性胃炎经治疗症状可完全消失,部分患者的胃黏膜慢性炎症病理改变亦可完全恢复。但对于慢性萎缩性胃炎,目前的治疗方法主要是对症治疗,通常难以使萎缩性病变逆转。

九、护理措施

(一)基础护理

1.休息与体位

急性发作或症状明显时应卧床休息,以患者自觉舒适体位为宜。平时注意劳逸结合,生活有规律,避免晚睡晚起或过度劳累,保持心情愉快。

2.饮食

注意饮食规律及饮食卫生,选择营养丰富易于消化的食物,少量多餐,不暴饮暴食。避免刺激性和粗糙食物,勿食过冷、过热、易产气的食物和饮料等。养成细嚼慢咽的习惯,使食物和唾液充分混合,以帮助消化。胃酸高时忌食浓汤、酸味或烟熏味重的食物,胃酸缺乏者可酌情食用酸性食物如山楂等。

3.心理护理

因腹痛等症状加重或反复发作,患者往往表现出紧张、焦虑等心理,有些患者因担心自己所患胃炎会发展为胃癌而恐惧不安。护理人员应根据患者的心理状态,给以关心、安慰,耐心细致地讲授有关慢性胃炎的知识,指导患者规律的生活和正确的饮食,消除患者紧张心理,使患者认真对待疾病,积极配合治疗,安心养病。

(二)疾病护理

1.疼痛护理

上腹疼痛时可给予局部热敷与按摩或针灸合谷、足三里等穴位,也可用热水袋热敷胃部,以解除胃痉挛,减轻腹痛。

2.用药护理

督促并指导患者及时准确服用各种灭菌药物及制酸剂等,以缓解症状。

(三)健康指导

(1)劳逸结合,适当锻炼身体,保持情绪乐观,提高免疫功能和增强抗病能力。

(2)饮食规律,少食多餐,软食为主;应细嚼慢咽,忌暴饮暴食;避免刺激性食物,忌烟戒酒、少饮浓茶咖啡及进食辛辣、过热和粗糙食物;胃酸过低和有胆汁反流者,宜多吃瘦肉、禽肉、鱼、奶类等高蛋白低脂肪饮食。

(3)避免服用对胃有刺激性的药物(如水杨酸钠、吲哚美辛、保泰松和阿司匹林等)。

(4)嗜烟酒者患者与其家属一起制订戒烟酒的计划并督促执行。

(5)经胃镜检查肠上皮化生和不典型增生者,应定期门诊随访,积极治疗。

第十节　消化性溃疡

一、流行病学

消化性溃疡是十分常见的疾病。在美国,人群中约有 10%(11%～14% 的男性和 8% 的女性)的人一生中患过此病,年发病率为 1.8%。日本 40 岁以上的男性职员十二指肠溃疡的年发病率为 4.3%。挪威的一组研究资料显示,20～49 岁的人群中十二指肠溃疡的发病率男性为 0.2%,女性为 0.09%,而胃溃疡的发病率两性相同。自 20 世纪 70 年代以来,美国和欧洲消化性溃疡门诊和住院患者数均下降,主要系由无并发症的十二指肠溃疡患者住院减少引起。然而,因溃疡病并发症住院的人数并未下降,特别是老年患者的人数反而上升。消化性溃疡的病死率总体呈下降趋势,其中胃溃疡的病死率较十二指肠溃疡高,75 岁以上的老年患者尤其如此。总之,西方国家十二指肠溃疡的发病高峰在 1950—1970 年,到 1980 年逐渐下降,此后稳定。我国尚无消化性溃疡流行病学确切资料。

二、病因

(一)Hp 感染

目前认为幽门螺杆菌(Hp)是多数消化性溃疡患者的致病因素,支持这一观点的证据如下：

（1）前瞻性研究表明，Hp 阳性胃炎的患者 10 年内有 11％发展为溃疡病，而对照组溃疡病的发生率＜1％。

（2）十二指肠溃疡患者 Hp 的检出率约 90％，而胃溃疡患者为 70％～90％。

（3）根除 Hp 感染能够预防溃疡病复发，这是支持 Hp 系溃疡病病因强有力的证据。

（4）根除 Hp 感染能减少溃疡病并发症的发生率。

（5）抗生素与抑酸药联合应用较抑酸药能更快和更有效地促进溃疡愈合。

Hp 引起溃疡病的机制尚未完全明了，目前认为 Hp 的致病能力取决于细菌毒力、宿主遗传易感性和环境因素。细菌毒力因子与细菌定植、逃避宿主防御和损害宿主组织有关，毒力因子包括尿素酶、黏附因子、蛋白酶、脂肪酶、过氧化氢酶、超氧化物歧化酶、血小板激活因子等。一些菌株还合成其他增加毒性的毒力因子，它们由称之为 cagA 致病岛的特殊基因序列编码，其次为编码空泡毒素蛋白的 VacA 基因。

Hp 也能诱导 B 淋巴细胞介导的免疫反应。黏膜的免疫反应诱使 IL-1、IL-6、IL-8 和 TNF-α 表达增加，使炎症和上皮损伤加重。部分细胞因子能趋化和激活单个核细胞和中性粒细胞，后者释放的介质能进一步损害上皮细胞，并参与溃疡的形成。Hp 的脂多糖成分与上皮细胞有交叉抗原，针对 Hp 的抗体能识别这些抗原，引起胃慢性炎症。

Hp 阳性患者的基础、24 小时、用餐刺激、铃蟾肽刺激和促胃液素释放肽（GRP）刺激的促胃液素水平显著高于根除 Hp 以后。Hp 感染者高促胃液素血症可能由胃窦 D 细胞减少，或生长抑素及生长抑素 mRNA 水平下降引起。根除 Hp 感染后生长抑素 mRNA 的水平回升。与无症状 Hp 感染者相比，Hp 阳性十二指肠溃疡患者基础和 GRP 刺激酸分泌增加，它反映了机体对促胃液素刺激更为敏感。根除 Hp 感染后基础酸分泌量减少约 50％，GRP 刺激的酸分泌亦减少。根除 Hp 感染后，十二指肠溃疡患者十二指肠分泌碳酸氢盐的能力恢复正常。

不同部位的 Hp 感染引起溃疡的机制有所不同。以胃窦部感染为主的患者中，Hp 通过抑制 D 细胞活性，从而导致高胃泌素血症，引起胃酸分泌增加。同时，Hp 也直接作用于肠嗜铬样细胞（ECL 细胞），释放组胺引起壁细胞分泌增加。这种胃窦部的高酸状态易诱发十二指肠溃疡。以胃体部感染为主的患者中，Hp 直接作用于泌酸细胞，下调质子泵，引起胃酸分泌过少，易诱发胃溃疡和腺癌。

（二）非甾体消炎药

非甾体消炎药（NSAIDs）除传统药效外，阿司匹林可用于预防心脑血管疾病和大肠癌的发生，因而增加了 NSAIDs 的用量。全世界每天约有 3 千万人摄入 NSAIDs，仅美国每天就有 1400 万人服 NSAIDs。流行病学调查显示，在服用 NSAIDs 的人群中，15％～30％可患消化性溃疡，其中胃溃疡发生率为 12％～30％，十二指肠溃疡发生率为 2％～19％。NSAIDs 具有胃肠道毒性，轻者引起恶心和消化不良症状，重则导致胃肠道出血和穿孔。NSAIDs 使溃疡并发症（出血、穿孔等）发生的危险性增加 4～6 倍，而老年人中消化性溃疡及并发症发生率和病死率约 25％与 NSAIDs 有关。

NSAIDs 诱导胃黏膜损害的机制尚未完全明了，目前认为 NSAIDs 有局部和全身两种方式引起胃黏膜损害。阿司匹林和大多数 NSAIDs 是弱有机酸，其等电点（pKa）为 3～5，在强酸

(pH<2.5)的环境下呈非离子状态,能自由弥散通过细胞膜进入细胞内,在细胞内接近中性的环境里解离出氢离子和相应的氢根离子。由于非离子状态 NSAIDs 通过细胞内外弥散达到平衡,致使 NSAIDs 在细胞内的浓度远高于细胞外——这一过程称之为"离子捕获"。高浓度的离子对细胞有直接损害作用,其机制包括:增加氢离子反渗等异常的离子内流,这种情况在接触 NSAIDs 后迅速发生;干扰细胞能量代谢,引起细胞膜通透性改变和离子转运抑制;降低黏液层疏水性,从而在局部引起胃黏膜的浅表损害,表现为黏膜下出血和糜烂。NSAIDs 诱导的溃疡病可由其全身不良反应引起,主要作用机制为抑制胃黏膜内源性前列腺素特别是 PGE1、PGE2 和 PGI2 的合成,前列腺素可通过多种途径参与胃黏膜的保护,包括:增加黏液和碳酸氢根分泌,维护黏液-碳酸氢根屏障的完整性;营养胃黏膜上皮细胞,促进受损上皮再生;增加黏膜血流量;具有一定程度的抑制胃酸分泌作用。因此,一旦黏膜前列腺素合成明显受损,就可能诱导溃疡病的发生。NSAIDs 诱导溃疡病的其他机制还有:NSAIDs 促进中性粒细胞黏附于血管内皮,干扰黏膜血液供应;增加白三烯 B4 合成;抑制 NO 合成,从而减少黏膜血流。此外,NSAIDs 能不可逆抑制血小板的前列环化酶(COX)的活性,干扰血小板凝聚,延长出血时间,参与上消化道出血等溃疡并发症的形成。

影响 NSAIDs 相关溃疡及其并发症的因素有如下几个方面。

1.既往病史

有溃疡病或胃肠道出血史者,NSAIDs 引起溃疡病并发症的危险性增加 14 倍,而且多于服药后 1～3 个月内出现。

2.年龄

出现 NSAIDs 相关溃疡并发症的概率与年龄呈线性关系。年龄超过 60 岁者危险性增加 5 倍。

3.药物剂量

NSAIDs 相关溃疡并发症的发生呈剂量依赖性,一组研究资料显示,摄入阿司匹林 300mg/天或 1 200mg/天发生胃肠道出血的危险性增加 8 倍和 14 倍。然而,NSAIDs 特别是阿司匹林即使小剂量(如 30mg/天)也能引起出血等并发症。

4.NSAIDs 与 Hp

NSAIDs 与 Hp 是两个独立的致溃疡病因素,然而,预先存在的 Hp 感染增加摄入 NSAIDs 者患溃疡病的危险性。因此,Hp 阳性者如需要长期服 NSAIDs,则应根除 Hp 感染。

5.NSAIDs 的种类

化学上 NSAIDs 可被分为几类,不同的 NSAIDs 在吸收、药代动力学和用药方法上不同,但总的来说临床疗效和胃肠道不良反应方面差别不大。然而,非乙酰化的 NSAIDs 胃肠道不良反应较小,一些新型 NSAIDs(萘丁美酮和依托度酸)也较少引起胃肠道不良反应,其原因与它们对 COX-1 影响较小有关。选择性 COX-2 抑制剂具有 NSAIDs 相同的解热镇痛效果,但很少有胃肠道不良反应,具有较广阔的应用前景。

6.NSAIDs 影响消化道范围

除胃和十二指肠外,NSAIDs 也可引起空肠和回肠溃疡、出血和狭窄。与 NSAIDs 相关的结肠溃疡、狭窄和穿孔也有报道。此外,NSAIDs 还加重结肠憩室和血管畸形出血。

(三)吸烟

大量流行病学资料显示,吸烟者患溃疡病及其并发症的危险性增加。男女吸烟者患溃疡病的危险性均增加2倍以上,其发病率与吸烟量呈正相关。此外,吸烟者溃疡病并发症发生率也增加,溃疡病穿孔的危险性增加10倍。而且,溃疡病患者吸烟会干扰溃疡愈合。目前认为吸烟通过以下机制干扰溃疡的愈合:吸烟增加胃酸分泌和胃泌酸黏膜对五肽促胃液素的敏感性;吸烟显著延长胃对固体和液体的排空;吸烟明显降低溃疡病患者(尤其是老年患者)胃十二指肠黏膜前列腺素的含量;吸烟能减少近端十二指肠黏膜碳酸氢根的分泌;吸烟妨碍氧自由基的清除,从而不利于溃疡的修复。

(四)遗传

流行病学调查发现,约50%单卵双胞胎同患溃疡病,双卵双胞胎患溃疡病的危险性也增加。溃疡病患者第一代直系亲属发生溃疡病的发病率是普通人群的3倍以上。20%~50%的溃疡病患者有家族史。与遗传有关的其他因素包括:O型血抗原、未分泌ABH抗原和人类白细胞抗原(HLA)亚型(HLA-B5、HLA-B12、HLA-BW-35)。此外,一些罕见的遗传综合征如MEN-Ⅰ和系统性肥大细胞病可并发溃疡病。

(五)与溃疡病伴发的疾病

溃疡病常与一些疾病伴随出现,如胃泌素瘤、系统性肥大细胞病、Ⅰ型多发性内分泌肿瘤、慢性肺部疾病、慢性肾衰竭、肝硬化、肾结石、α-抗胰蛋白酶缺乏症等。其他一些疾病也可能增加溃疡病的发生,包括克罗恩病、不伴Ⅰ型多发性内分泌肿瘤的甲状旁腺功能亢进、冠状动脉疾病、慢性胰腺炎等。

三、发病机制

正常胃十二指肠黏膜防御机制包括三个层次,即上皮前、上皮和上皮后。上皮前的防御机制由黏液-碳酸氢根屏障、黏液帽和表面活性磷脂组成。黏液层对酸反渗具有中度屏障作用,对胃蛋白酶和其他大分子屏障作用强。上皮细胞分泌的碳酸氢根进入黏液层内,形成一pH梯度,以维持上皮细胞表面中性环境。胃肠腔酸化和前列腺素是刺激碳酸氢根分泌的重要因素。全身和局部血流障碍时碳酸氢根分泌减少,可部分解释应激性胃十二指肠黏膜损害的机制。黏液层的磷脂随同黏液一起分泌,它的非极性脂肪酸成分组成黏液层的疏水面,从细胞膜延伸至胃肠腔,从而阻止胃酸的渗透。胃十二指肠黏膜上皮细胞提供第二层防御,它包括上皮重建、上皮细胞 Na^+-H^+ 和 $Cl^--HCO_3^-$ 之间交换、上皮细胞再生。当黏膜出现浅表损害时,受损面周边固有层颈黏液细胞区的上皮细胞向之迁移,覆盖创面,以维护黏膜上皮的完整性。上皮重建需要碱性微环境,在微丝的参与下迅速完成,而无须细胞分裂过程。在缺血和酸性环境中,上皮重建受阻。胃十二指肠黏膜受损时其表面可形成黏液帽,它由胶状黏液、纤维蛋白和细胞碎片组成,除了为创面提供额外的保护外,其下的pH接近中性,有助于上皮重建和修复。当黏膜-碳酸氢根屏障受损时,胃黏膜上皮细胞借 Na^+-H^+ 和 $Cl^--HCO_3^-$ 之间交换以维护细胞内pH稳定。十二指肠上皮细胞也有 $Na^+-HCO_3^-$ 交换,上述离子交换能清除进入细胞内的氢离子,维护细胞内的中性环境。上皮后的防御机制主要指足够的黏膜血液供应,它是维持正常上皮细胞功能和黏膜防御的基础。为了防止深层黏膜损害,壁细胞每分泌一个 H^+,其基底侧通过 $Cl^- - HCO_3^-$ 交换泵出一个 HCO_3^-,它通过血管网运送到胃腔面上皮细胞,然后由上皮细胞转运至黏液层。在这一过程中,既调节了上皮细胞内的 pH,又加固了黏膜-碳酸氢根屏障。如果出现黏膜血液供应障碍,会削弱黏膜的防御机制。内源性前列腺素和 NO 能增加黏膜血流,是重要的黏膜保护因子,而中性粒细胞对血管内皮细胞的黏附及其释放的细胞因子则干扰黏膜血液供应。

四、临床表现

(一)腹痛

腹痛是患者就医的主要症状,疼痛的部位多位于中上腹部,可偏左或偏右,也可位于胸骨或剑突后。胃和十二指肠后壁溃疡,尤其是穿透性溃疡疼痛可放射至背部。疼痛一般较轻,偶有较重者。疼痛多为烧灼样或饥饿样痛。约 2/3 的十二指肠溃疡和 1/3 的胃溃疡患者疼痛具有节律性,十二指肠溃疡的疼痛常于空腹和夜间凌晨发作,进食或服抗酸药缓解。胃溃疡的疼痛多于餐后 1 小时出现,至下餐前缓解。胃溃疡的夜间痛常不典型。多数溃疡病患者呈慢性、周期性病程,以秋末和初春多发。尽管溃疡病腹痛具有一定的临床特征,但这些症状与胃十二指肠炎、功能性消化不良等其他疾病有较大重叠,据此并不能有效地鉴别这些疾病。另一方面,一些溃疡病患者并无上述典型症状。而且,当病情进展时,溃疡病的疼痛节律性可消失。

(二)其他症状

除上腹疼痛外,溃疡病还有泛酸、嗳气、上腹胀、恶心、呕吐、纳差等消化不良症状。这些症状无特异性,可由溃疡病或胃十二指肠炎症引起。患者体重一般无改变,进食障碍者出现体重减轻。

(三)体征

溃疡病患者一般缺乏特征性体征,活动性溃疡上腹部有局限性触痛。少数患者出现贫血、消瘦。

五、辅助检查

(一)胃液分析

部分十二指肠溃疡患者胃酸增多,而胃溃疡胃酸正常或低于正常。胃酸分泌在溃疡病与其他疾病之间,以及与正常人相比均有明显重叠,对溃疡病的诊断和鉴别诊断意义不大。佐林格-埃利森综合征的患者胃酸特别是基础胃酸分泌量显著增加,是该病的特征之一。

(二)血清促胃液素测定

血清促胃液素测定不作为溃疡病的常规检查,但适于以下情形:溃疡病与内分泌肿瘤并存时,测定促胃液素有助于诊断多发性 Ⅰ 型内分泌肿瘤;怀疑溃疡病由佐林格-埃利森综合征引起时,促胃液素检测有诊断价值;部分难治性溃疡,或溃疡难以愈合需要手术,或根除 Hp 后溃疡仍然复发的患者。

(三)X 线钡剂造影检查

目前多采用钡剂和空气双重对比造影技术检查。溃疡病的 X 线征象有直接和间接两种,前者系由钡剂冲填溃疡凹陷而显示的龛影,是诊断溃疡病的可靠依据。溃疡病的间接征象包括由溃疡周围组织炎症和水肿形成的透光带;向溃疡集中的黏膜皱襞;还可见溃疡局部痉挛、激惹和十二指肠球部变形等。气钡双重造影诊断溃疡病准确性较高,缺点是不能取活组织行病理学检查。

(四)内镜检查

内镜下消化性溃疡分为三个病期,每一病期又细分为两个阶段。①活动期(A1,A2):溃疡基地部覆白色或黄白色厚苔。溃疡周边黏膜充血、水肿(A1),或周边黏膜充血、水肿开始消减,周围上皮再生形成的红晕(A2)。②愈合期(H1,H2):溃疡浅、少,苔变薄。周边再生上皮形成的红晕逐渐包绕溃疡,黏膜皱襞向溃疡集中(H1),或溃疡面几乎被再生上皮覆盖,黏膜皱襞向溃疡集中更明显(H2)。③瘢痕期(S1,S2):溃疡基底部白苔消失,而代之红色瘢痕(S1),最后转变为白色瘢痕(S2)。内镜检查是目前诊断消化性溃疡最有效的方法,并能借活检病理学检查与恶性溃疡鉴别。对于少数恶性溃疡需多次活组织检查方能确诊。

六、诊断与鉴别诊断

典型的节律性和周期性疼痛有助于本病的诊断,但有溃疡样疼痛者并非患消化性溃疡,而部分溃疡病患者上腹疼痛并不典型,有的甚至无疼痛症状,因而单凭症状难以建立可靠的诊断。消化性溃疡的确诊有赖于内镜检查和(或)X线钡剂造影检查。良、恶性溃疡的鉴别需要病理组织检查,血清促胃液素测定和胃酸分析有助于内分泌肿瘤如佐林格-埃利森综合征的诊断。本病需要与慢性上腹疼痛的其他疾病鉴别,包括:

(一)功能性消化不良

功能性消化不良患者常有上腹疼痛、烧心、上腹胀、泛酸、恶心、呕吐、食欲减退等症状,溃疡型患者可有典型的溃疡病样疼痛,易与消化性溃疡混淆。由于本病无胃黏膜糜烂和溃疡,鉴别诊断的方法主要依靠内镜检查。

(二)慢性胆囊炎和胆石症

患者有腹痛、腹胀等消化不良症状,但疼痛可由进油腻食物诱发,疼痛部位多见于右上腹,可向背部放射。有发热、黄疸症状者容易与消化性溃疡鉴别,症状不典型者需做B型超声等影像学检查。

(三)胃癌

胃癌患者在出现腹部包块、腹水等晚期症状之前,根据临床表现难以与消化性溃疡鉴别,胃镜结合病理组织学检查是区分两者的最有效方法。诊断胃癌时需注意以下几点:①对于内镜下所见的胃溃疡应常规进行活组织病理检查,且应多点取活检,以免遗漏看似良性溃疡的胃癌。②对于临床和内镜检查怀疑胃癌的患者,一次活检阴性并不能排除诊断,必要时应复查胃镜,再次取材行病理组织学检查。③强抑酸药可能使癌性溃疡缩小或"愈合",对这部分患者应加强随访,必要时定期内镜复查。

七、并发症

消化性溃疡的并发症包括出血、穿孔和幽门梗阻。一方面近年由于有效抗溃疡药物的不断问世,溃疡病的治愈率明显提高;另一方面,抗 Hp 和维持治疗降低了溃疡病的复发率。

(一)上消化道出血

上消化道出血是消化性溃疡最常见的并发症,15%的溃疡病患者并发上消化道出血。约 1/3 经传统抗溃疡治疗(如 H$_2$RA)的患者有复发性出血。在各种上消化道出血的原因中,溃疡病出血约占 50%。溃疡病出血可见于任何年龄组的患者,60 岁及以上的患者更常见,较高的出血并发症与 NSAIDs 使用有关。十二指肠溃疡合并上消化道出血的发生率高于胃溃疡。部分患者出血前有腹痛加重的表现,但 10%~20%的胃十二指肠溃疡患者出血前无任何前驱症状。溃疡病并发出血的临床表现与出血的速度和出血量有关,轻者仅表现为黑便,重症患者出现呕血及全身循环衰竭,危及患者的生命。根据病史和黑便、呕血等临床表现本症不难诊断,急诊内镜检查(出血后 24~48 小时)对确诊出血原因有重要价值。止血措施包括内科用药、内镜下止血和外科手术治疗。研究表明根除 Hp 能防止溃疡病复发性出血。

(二)穿孔

约 7%的溃疡病患者并发穿孔,发生率高于梗阻,低于出血。国外资料显示十二指肠溃疡穿孔的发生率高于胃溃疡,但国内报道两者相近。由于 NSAIDs 应用增加,溃疡病穿孔的发生率上升,尤以 60 岁以上的女性患者多见。十二指肠溃疡易于出现前壁穿孔,而胃溃疡穿孔多见于小弯侧近前壁。溃疡病急性穿孔出现急性腹膜炎的表现,结合腹部 X 线透视和腹部拍片,不难诊断。穿透性溃疡指穿透到邻近器官,而非穿透到腹腔。胃溃疡常穿透到肝脏左叶,而十二指肠后壁溃疡则穿透至邻近的胰腺,常引起胰腺炎。胃溃疡还可穿透到结肠,形成胃结肠瘘,但这种情况罕见。

(三)幽门梗阻

幽门梗阻也称之为胃输出道梗阻或胃潴留,约 2%的溃疡患者并发此症,80%患者由十二指肠溃疡引起,其余因幽门管溃疡或幽门前区溃疡所致。幽门梗阻既可以是器质性也可为功能性,前者由胃十二指肠交界处瘢痕引起,后者源于急性炎症的充血、水肿或炎症引起的幽门反射性痉挛。幽门梗阻的主要症状包括早饱、体重减轻、上腹痛、呕吐,呕吐物内含有宿食。器质性梗阻常需手术或球囊扩张治疗,而功能性梗阻经药物治疗有效。

八、治疗

(一)治疗溃疡病的药物

20 世纪 70 年代以前,溃疡病的治疗主要依赖抗酸剂、胆碱能拮抗剂、易消化食物和休息。1977 年 H$_2$RA 西咪替丁投放美国市场,随后其他几种 H$_2$RA 相继研究成功。H$_2$RA 的研制成功和临床应用,使得消化性溃疡的治疗产生了革命性的变化。它使十二指肠溃疡的治愈率为 80%~95%,且安全、方便。与此同时,促进溃疡愈合的药物如硫糖铝和铋剂也相继问世,这类药物主要通过增强黏膜的防御机制治愈溃疡。尽管胃十二指肠黏膜前列腺素在黏膜防御中起重要作用,但前列腺素类似物治疗溃疡病并没有取得预期的效果,目前仅用于 NSAIDs 相关性溃疡的预防。更强抑酸药物 PPI 的问世使溃疡病的治愈率得到进一步提高,一些对 H$_2$RA 产生免疫的所谓难治性溃疡均可被治愈。Hp 是消化性溃疡病致病因素的提出和确认,使溃疡病的治疗再一次步入新的旅程。

1.抗酸药

在 H$_2$RA 问世以前,抗酸药是治疗溃疡病主要的药物,如今很少作为抗溃疡病的一线药物应用。迄今认为,抗酸剂的药效主要与其中和胃酸有关。各种抗酸药均有一定程度的不良反应,肾功能正常者一般能够耐受。含钠的抗酸药可致明显钠潴留,高血压和水肿的患者应避免使用。大量碳酸钙能引起高血钙、代谢性碱中毒和肾功能不全。此外,碳酸钙还可以影响磷的吸收。镁离子能引起腹泻,而钙和铝离子则可导致便秘。许多抗酸药含镁铝化合物,肾衰竭患者服用时可致显著的高镁血症,故应避免。每天摄入氢氧化铝可引起慢性肾衰竭患者血和尿中的铝含量升高,铝可以与磷结合,致使部分患者血磷降低。此外,铝还可能有肾毒性,因此慢性肾衰竭患者最后不用含铝的抗酸药。

2.H$_2$RA

目前有四种 H$_2$RA 投放临床使用,即西咪替丁、雷尼替丁、法莫替丁和尼扎替丁。

H$_2$RA 呈线性和剂量依赖地抑制基础、进餐、组胺和五肽促胃泌素刺激性酸分泌,它几乎完全抑制餐后和基础胃酸分泌。小剂量的 H$_2$RA(西咪替丁 800mg;雷尼替丁 150mg;法莫替丁 20mg)夜间一次口服也能有效地抑制夜间酸分泌,唯其作用弱于单日剂量。上午一次口服单日剂量的 H$_2$RA 对 24 小时胃酸的抑制作用逊于夜间一次口服法。每天 2 次口服 H$_2$RA(早晚各一次)对胃酸的抑制作用与晚上一次口服相当。所有的 H$_2$RA 均在小肠迅速吸收,它不受食物影响,但抗酸药或硫糖铝使其吸收减少 30%。血峰浓度在口服后 1～3 小时内出现。由于肝脏首次通过代谢,西咪替丁、雷尼替丁和法莫替丁的生物利用度为 40%～65%,而静脉注射剂型的生物利用度接近 100%。因尼扎替丁不经过肝脏首次代谢,故其生物利用度几近100%。所有的 H$_2$RA 均全身分布,但不易通过血脑屏障,在脑脊液与血清的比例为0.07∶0.2。所有的 H$_2$RA 均能通过胎盘屏障,尽管认为 H$_2$RA 对胎儿安全,仍建议妊娠三个月内不要应用。H$_2$RA 通过肝脏代谢和肾脏排泄而清除,静脉注射 H$_2$RA 后,60%～80%的药物以原型从肾脏清除,剩下的被肝脏代谢。60%～80%的西咪替丁、雷尼替丁和法莫替丁口服后经肝脏代谢,而尼扎替丁主要被肾脏排泄。西咪替丁、尼扎替丁和雷尼替丁的半衰期为1.5～3 小时,法莫替丁的半衰期 2.5～4 小时。H$_2$RA 血浆的浓度受肾功能的影响,如肌酐清除率为 15～30mL/min,西咪替丁和法莫替丁的用量需减半,当肌酐清除率<50mL/min 时,雷尼替丁和尼扎替丁也应使用半量。由于 H$_2$RA 很少经透析清除,故当患者接受透析时无须额外剂量。肝功能对 H$_2$RA 的药代动力学影响很小,肝脏疾病患者如肾功能正常,不必调整药物剂量。老年人对 H$_2$RA 的代谢能力下降,年老体衰者药物剂量宜减半。总体而言,H$_2$RA不良反应小,患者易耐受。西咪替丁和雷尼替丁(作用较弱)能与肝脏细胞色素 P450 混合功能氧化酶结合,呈剂量依赖性抑制底物第一阶段氧化和脱烷基作用,而对第二阶段葡萄糖醛酸化和硫酸化无影响。据报道西咪替丁可干扰一些药物如茶碱、苯妥英钠、利多卡因、奎尼丁和法华林的代谢,而这些药物的治疗剂量与中毒剂量接近,鉴于此,茶碱、苯妥英钠和法华林与西咪替丁同时应用时应监测其血液浓度,或改用其他 H$_2$RA,或建议西咪替丁夜间一次服用,以减少对其他药物代谢的干扰。H$_2$RA 也会干扰其他被 P450 代谢的药物,也包括一些重要的

药物如 β-受体阻断剂、钙离子拮抗剂、三环类抗抑郁药和苯二氮䓬代谢。所有的 H_2RA 与肌酐和一些药物竞争性从肾小管分泌,当肾功能正常时,可使血肌酐水平升高 15%,但其肾小球滤过并无改变。西咪替丁和雷尼替丁能抑制 44% 的普鲁卡因胺从肾脏分泌。西咪替丁、雷尼替丁和尼扎替丁能非竞争性地抑制胃乙醇脱氢酶活性,可致部分人中等量饮酒后血清乙醇浓度升高。

3.H^+,K^+-ATP 酶抑制剂

壁细胞 H^+,K^+-ATP 酶是胃酸生成的关键酶,其抑制剂通过干扰该酶的活性而抑制胃酸分泌。目前可供临床应用的 H^+,K^+-ATP 酶抑制剂(亦称 PPI)有奥美拉唑、兰索拉唑、泮托拉唑、雷贝拉唑和埃索美拉唑。下面以奥美拉唑为例,说明 PPI 的抑酸过程。奥美拉唑在血液中(pH>7.4)具有亲脂性,能自由通过细胞膜。作为弱碱性物质在酸性间隙内如壁细胞管状囊泡和分泌小管被质子化,质子化后的奥美拉唑不能再通过分泌小管膜弥散出壁细胞,遂被壁细胞"捕获",以致在壁细胞内的浓度比细胞外高出数千倍。与此同时,质子化的奥美拉唑被转化为亚磺酰胺化合物,后者能与 H^+,K^+-ATP 酶 α 链上的半胱氨酸残基形成共价二硫键,使其不可逆失活。PPI 对基础和刺激后胃酸分泌均有强大抑制作用。一次口服奥美拉唑,其最大酸分泌抑制效应出现于 6 小时后,酸抑制程度与药物剂量和血浆浓度曲线的位置有关。口服奥美拉唑 6 小时,基础胃酸分泌量抑制 66%,五肽促胃液素刺激性酸分泌减少 71%。一天应用数次奥美拉唑,抑酸效果递增,并持续 3~5 天,其机制与药物生物利用度增加,以及更多的 H^+,K^+-ATP 酶分子被进行性抑制有关。奥美拉唑 30mg/d 持续 1 周,基础胃酸分泌抑制几近 100%,五肽促胃液素刺激性酸分泌抑制 98%(最后一次服药后 6 小时测定),胃内酸度抑制 97%。兰索拉唑、泮托拉唑的抑酸功效与奥美拉唑相近。雷贝拉唑是一种可逆性 PPI,能更快和更有效地抑制质子泵的活性。奥美拉唑和兰索拉唑遇酸不稳定,故制作工艺为肠溶颗粒,在小肠上段被吸收,口服 2~4 小时后出现血液浓度高峰。奥美拉唑的吸收和生物利用度呈剂量和时间依赖性,随着胃内 pH 升高,其前体化合物失活减少。兰索拉唑的吸收则不受胃内 pH 的影响。PPI 与具有泌酸活性的 H^+,K^+-ATP 酶结合后失活。禁食时只有 5% 的质子泵处在活跃的泌酸状态,餐刺激后其比例升至 60%~70%,因而餐前服药可使 PPI 发挥最大抑酸效果,临床上常建议早餐前用药。长期禁食的患者服奥美拉唑药效减弱,需加大剂量才能取得满意的抑酸效果。有研究显示,奥美拉唑 160mg/24h 或 8mg/h 持续静脉注射可使禁食患者胃内 pH 维持在 4 以上。由于 H_2RA 的抑酸作用不受禁食影响,似乎更适于长期禁食的重症监护患者。所有的 PPI 经首关消除被肝脏细胞色素 P450 酶系统代谢,极少数以原型经肾脏和肠道排泄。奥美拉唑和兰索拉唑的半衰期分别为 1 小时和 1.5 小时,但抑酸效果可持续 24 小时。肝硬化时 PPI 的吸收减少,但生物利用度无改变。肾衰竭时 PPI 吸收也减少,但对排泄影响不大。奥美拉唑和兰索拉唑耐受良好,最常见的不良反应包括头痛、恶心、腹泻。像 H_2RA 一样,PPI 干扰那些需要胃酸性环境吸收的药物如酮康唑、氨苄西林和地高辛的吸收。PPI 呈剂量依赖性抑制肝脏细胞色素 P450 酶系统的活性,有证据表明奥美拉唑可部分抑制经 P450 酶亚家族ⅡC代谢的药物如苯妥英钠、苯二氮䓬和法华林的代谢,当与这些药物同时应用时,需注意用药剂量。兰索拉唑不影响上述药物代谢,但长期应用使茶碱的清除轻度增加。PPI 对乙醇代谢无明显影响。

4.硫糖铝

为蔗糖盐化合物,其中 8 个羟基基团被硫酸盐和氢氧化铝替代。硫糖铝不溶于水,在胃和十二指肠内形成高强度的黏性糊状物。在胃内酸性环境里,氢氧化铝逐渐溶解,带有高度极性阴性离子与荷正电的组织蛋白和黏液结合,借此黏附于胃十二指肠黏膜上,因而硫糖铝宜空腹应用。硫糖铝因溶解度差,仅 $3\%\sim5\%$ 被吸收,大部分从粪便排出,吸收的部分经肾脏排泄。铝离子占硫糖铝重量的 21%,其吸收少于 0.01%。多数研究认为硫糖铝不会引起血铝含量明显升高(与柠檬酸合用例外),应属安全。目前认为硫糖铝促进溃疡愈合的机制与下列因素有关:在溃疡面形成保护屏障,吸附胆盐和胃蛋白酶的损害因子;结合和稳定胃十二指肠黏液层;增加黏膜上皮、胃小凹和增生上皮区的厚度;硫糖铝能与 EGF 和纤维生长因子结合,促进血管和颗粒肉芽组织形成,并使溃疡表面上皮化;硫糖铝还能增加前列腺素合成,促进黏液和碳酸氢根分泌。硫糖铝由于很少吸收,少有全身不良反应,便秘见于 3% 的患者。硫糖铝可能引起慢性肾功能不全的患者铝在体内聚积,极少数透析患者发生急性铝肾毒性,因此,肾功能不全的患者应避免使用硫糖铝。铝可在胃肠道与磷结合,影响磷吸收。硫糖铝可与一些药物结合,影响其吸收,这些药物有苯妥英钠、喹诺酮类抗生素和华法林。

5.铋剂

铋盐用于治疗消化道不适症状如消化不良、腹泻、腹痛等已有百余年历史,20 世纪 70 年代就证实铋剂具有治愈溃疡的功效,近年还发现铋剂单用或与其他抗生素联合应用能根除 Hp 感染。目前广泛应用的铋剂主要为两种剂型,即枸橼酸铋钾(CBS;De - Nol)和次水杨酸铋(BSS)。CBS 和 BSS 均不溶于水,能在酸性环境(pH<3.5)下沉淀,形成不溶于水的氯氧化铋、氧化物和氢氧化物。CBS 常用剂型为片剂,而 BSS 的剂型有水溶液和片剂两种。99% 以上的铋剂经大便排泄,结肠里的细菌将铋盐转化为硫化物,使大便呈黑色。约有 0.2% 的 CBS 在上消化道吸收,口服 CBS 后 30 分钟内血清铋的水平迅速上升。服用铋剂 6 周,血中铋的水平升至 17g/L,需经 3 个月或以上的时间缓慢排出体外。H_2RA 促进 CBS 吸收。BSS 吸收量远较 CBS 为少,仅 0.003% 的铋被吸收,血中几乎难以检测到。铋剂的抗溃疡病机制尚未完全明了,研究认为与以下因素有关:铋剂可与黏液形成糖蛋白,在溃疡面形成保护层,使其免受胃酸和胃蛋白酶损害;刺激前列腺素合成和碳酸氢根分泌;铋剂还能结合 EGF,促进黏膜的修复;近年认为铋剂能根除 Hp 感染,是治疗和预防溃疡复发的主要因素之一。短期应用铋剂无明显毒性,但大剂量或长期应用可能有神经毒性,应予以避免。

6.前列腺素类似物

目前获准用于临床只有人工合成的 PGE_1 的衍生物——米索前列醇,它易于从胃肠道吸收,口服后 30 分钟出现血液浓度高峰,其平均半衰期为 1.5 小时。米索前列醇主要从肾脏排泄,但肾衰竭时无须减量。米索前列醇不影响肝脏细胞色素 P450 代谢酶的活性。前列腺素类可通过多种机制参与胃黏膜保护,人工合成的前列腺素类似物促进溃疡愈合的机制包括:刺激黏液和碳酸氢根分泌;增加黏膜血流;具有一定程度抑制胃酸分泌的作用等。应用前列腺素类似物有 $10\%\sim30\%$ 的患者出现不良反应,用药早期更多见,随后有一定的自限性。米索前列醇可引起腹痛、腹泻,后者与其促进肠道分泌和蠕动有关。米索前列醇也能使子宫肌肉收缩,故早孕妇女禁用。米索前列醇还可引起绝经期妇女阴道出血。

(二)急性溃疡的治疗

1.十二指肠溃疡的治疗

有学者报道了大剂量抗酸药(1008mmol/d)治疗 4 周,十二指肠溃疡的愈合率为 78%。以后许多研究比较了不同剂量抗酸药治疗十二指肠溃疡的效果,结果表明含铝镁的抗酸药 120～240mmol/d 与超过 400mmol/d 的疗效相当。由于抗酸药需要每天 4 次服用,患者顺应性较差,现已较少用于溃疡病的治疗,至少不列为治疗溃疡病的一线药物。

西咪替丁、雷尼替丁、尼扎替丁和法莫替丁治疗十二指肠溃疡的常用剂量为 800～1200mg/d、300mg/d、300mg/d 和 40mg/d。足量的 4 种 H_2RA 治疗溃疡病的疗效相当,用药 4 周和 8 周溃疡愈合率分别达到 70%～80% 和 85%～95%。更大剂量的 H_2RA 能进一步提高疗效,然由于 PPI 的问世,已无须使用更大剂量。目前认为十二指肠溃疡治疗效果与胃酸抑制的程度、持续时间和疗程有关。抑酸治疗将胃内 pH 提高到 3 以上能促进溃疡愈合,进一步提高胃内 pH 对愈合率影响不大。H_2RA 的用药方法为将 1 天的剂量分 2 次服用或晚上 1 次服用,后者主要是针对溃疡病夜间高胃酸分泌设计的。H_2RA 治疗十二指肠溃疡的疗程为 4～8 周,无并发症的溃疡只需治疗 6 周,巨大溃疡、复发性溃疡、有并发症的溃疡、吸烟患者和伴全身疾病的溃疡患者则需延长治疗期限。

PPI 奥美拉唑 20mg/d 和兰索拉唑 30mg/d 治疗 4 周,十二指肠溃疡的愈合率超过 90%,对于无并发症的十二指肠溃疡无需增加 PPI 的剂量。如疗程为两周,奥美拉唑用量与溃疡病的愈合呈线性剂量(20～60mg)依赖关系。PPI 治疗十二指肠巨大溃疡、有并发症的溃疡、伴全身疾病的溃疡和吸烟患者的疗效也优于 H_2RA,但奥美拉唑剂量可能需要增加至 40mg/d。此外,PPI 能更快缓解患者腹痛等症状。PPI 具有更好治疗效果与其更强的酸抑制作用有关,PPI 可使胃酸 pH>3 的时间超过 16h/d,而 H_2RA 多在 8～10h/d。

硫糖铝 1g,4 次/天治疗 4 周和 8 周,十二指肠溃疡的愈合率分别为 70%～80% 和 85%～99%。硫糖铝服用方法改为每天两次可能同样有效。对吸烟患者,硫糖铝的疗效可能会受到一定影响,换用 PPI 是合适的选择。总之,硫糖铝治疗十二指肠溃疡安全、有效,但每天需服药 2～4 次是其不足。CBS120mg4 次/天治疗 4 周和 6 周,十二指肠溃疡愈合率分别为 75%～85% 和 85%～95%。CBS 减少溃疡病的复发是其优势,十二指肠溃疡治愈后 1 年复发率为 17%,远低于 H_2RA,其机制归因于它能根除 Hp 感染。CBS 是治疗 Hp 感染方案的组分之一。

2.胃溃疡的治疗

大剂量抗酸药治疗胃溃疡的疗效与 H_2RA 近似,但不良反应较大;小剂量抗酸药的治疗效果不肯定。目前不主张单用抗酸药治疗胃溃疡。

胃溃疡的愈合与胃酸抑制的程度和期限也有关,但其密切程度不如十二指肠溃疡,抑酸治疗的期限似乎更为重要。所有 H_2RA 治疗胃溃疡均有效,但溃疡愈合时间较十二指肠溃疡长,治疗 4 周、6 周和 8 周,胃溃疡的愈合率分别为 63%、75% 和 88%。H_2RA 夜间睡前一次服药治疗胃溃疡的疗效优于安慰剂组。

PPI 奥美拉唑 20～40mg/d 和兰索拉唑 30～60mg/d 治疗 8 周,胃溃疡的愈合率超过 90%。PPI 理想的治疗剂量尚不清楚,奥美拉唑 40mg/d 溃疡愈合似较 20mg/d 更快。

硫糖铝治疗胃溃疡是有效的。硫糖铝治疗胃溃疡 4 周和 8 周溃疡的愈合率分别为 57％和 88％。硫糖铝(2g,2 次/天)治疗胃溃疡的疗效与 H_2RA 相当,如与 H_2RA 联合应用,能进一步提高疗效。CBS 治疗胃溃疡的疗效与 H_2RA 接近。前列腺素类似物治疗胃溃疡的效果也与 H_2RA 相近,因不良反应大,很少用于临床。

九、护理措施

(一)基础护理

1.休息与活动

病情较重、溃疡有活动者应卧床休息,病情较轻者可边工作边治疗,注意生活规律和劳逸结合,避免剧烈活动以降低胃的分泌及蠕动。保持环境安静、舒适,减少探视,保证患者充足的睡眠。

2.饮食

溃疡活动期每日进 4～5 餐,少量多餐可中和胃酸,减少胃酸对溃疡面的刺激。每餐不宜过饱,以免胃窦部过度扩张,刺激胃酸分泌。进餐时宜细嚼慢咽,咀嚼可增加唾液分泌,以利于稀释和中和胃酸。选择营养丰富、质软、易消化的食物,如稀饭、面条、馄饨等。脂肪摄取应适量。避免粗糙、过冷过热和刺激性食物及饮料如浓茶、咖啡、香辣调料等。

3.心理护理

消化性溃疡的发生发展与精神紧张、不良情绪反应及个性特点与行为方式等心理社会因素均有一定的关系。通过帮助患者认识压力与溃疡疼痛发作的关系,教给患者放松技巧,自觉避免精神神经因素的影响。

(二)疾病护理

1.疼痛护理

向患者解释疼痛的原因和机制,指导祛除病因及缓解疼痛的方法,解除焦虑、紧张情绪。观察并评估疼痛的诱发因素和缓解因素;观察上腹痛的规律、性质、程度及部位。遵医嘱用药缓解疼痛。

2.用药护理

遵医嘱正确服用质子泵抑制药、组胺 H_2 受体拮抗药、抗酸药及抗 Hp 药物,观察药物的疗效及不良反应。

(1)抗酸药:应在餐后 1 小时和睡前服用,以延长中和胃酸作用的时间及中和夜间胃酸的分泌。片剂应嚼碎后服用,乳剂服用前充分混匀。避免与奶制品、酸性食物及饮料同服用以免降低药效。氢氧化铝凝胶能阻碍磷的吸收,引起磷缺乏症,表现为食欲缺乏、软弱无力等;镁剂可致腹泻。

(2)H_2 受体拮抗药:常于餐中及餐后即刻服用或睡前服用;若需同时服用抗酸药,则两药应间隔 1 小时以上;静脉给药需控制速度,速度过快可引起低血压和心律失常;不良反应一般为乏力、头痛、腹泻和嗜睡;吸烟可降低其疗效故应鼓励患者戒烟。

(3)质子泵抑制药:奥美拉唑用药初期可引起头晕,嘱患者服药后避免开车、高空作业等需注意力集中之事。

（4）保护胃黏膜药物：胶体铋制剂与硫糖铝在酸性环境中作用强，故多在三餐前半小时或睡前 1 小时服用，且不宜与抗酸药同服；铋剂有积蓄作用，故不能连续长期服用；服药过程中可使齿、舌变黑，可用吸管直接吸入；部分患者服药后出现便秘和黑便，停药后可自行消失；硫糖铝能引起便秘、皮疹、嗜睡等，有肾衰竭者不宜服用。

（5）抗 Hp 药物：阿莫西林服用前应询问患者有无青霉素过敏史，用药过程中注意观察患者有无过敏反应；甲硝唑可引起胃肠道反应，宜饭后服用。

3.并发症护理

（1）上消化道大出血：严密监测是否有出血征象，如血压下降、脉搏速率加快、皮肤湿冷、脸色苍白、排黑便或呕血等。

（2）穿孔：一旦发现穿孔征象，应建立静脉通路，输液以防止休克；做好急诊手术术前准备。

（3）幽门梗阻：应准确记录 24 小时出入液量，行血清钾、钠、氯测定和血气分析，及时补充液体和电解质，保证尿量在每日 1000～1500mL。插入胃管连续 72 小时胃肠减压，抽吸胃内容物和胃液。患者病情好转后可进流食，但同时要测量胃内潴留量，记录潴留物的颜色、性状和气味。禁止患者吸烟、饮酒和进食刺激性食物，禁用抗胆碱能药物，如阿托品等，以防减少胃、肠蠕动，加重梗阻症状。

（4）癌变：一旦确诊，需手术治疗，做好术前准备。

（三）健康指导

（1）指导患者注意有规律的生活和劳逸结合，休息包括体力和精神休息。

（2）指导患者有规律地进餐和合理的营养摄入，减少机械性和化学性刺激对胃黏膜的损害。咖啡、浓茶、油煎食物及过冷过热、辛辣等食物均可刺激胃酸分泌增加，应避免食用。

（3）向患者进行戒烟酒的健康教育，与患者共同制订戒烟酒计划，并争取家庭的重视和支持。

（4）帮助患者认识压力与溃疡疼痛发作的关系，教给患者放松技巧，自觉避免精神神经因素的影响。

（5）指导患者要按时服完全疗程的药物，并定期复查。教患者识别溃疡复发及出血、穿孔、幽门梗阻等并发症出现时的症状和体征，包括疼痛、头晕、呕血、黑便、苍白、虚弱等，以便及时就诊。

第十一节　胃　癌

胃癌是起源于胃黏膜上皮细胞的恶性肿瘤，是最常见的消化道恶性肿瘤。胃癌的发病情况，在不同人种中、不同地区间和同一地区不同时期有明显差异。我国以西北地区发病率最高，其次为华北及华东中南、西南地区最低。本病多见于男性，可发生于任何年龄，以中老年为多见。青年人的胃癌细胞多趋于分化不良，生长快，转移机会也多见。

一、病因与发病机制

(一)环境与饮食因素

某些环境因素,如火山岩地带、高泥炭土壤、水土含硝酸盐过多、微量元素比例失调或化学污染可直接或间接经饮食途径参与胃癌的发生。流行病学研究显示,多吃新鲜蔬菜、水果、乳制品,可降低胃癌发生的危险性,而霉粮、霉制食品、咸菜、烟熏及腌制鱼肉,以及过多摄入食盐可增加其危险性。某些不良饮食习惯,如进餐速度过快、饮食不规律、喜烫食、喜硬食、暴饮暴食等都与胃癌的发生有一定关系。

(二)幽门螺杆菌感染

随着研究的深入,Hp 感染被认为和胃癌的发生有一定的关系,1994 年世界卫生组织属下的国际癌肿研究机构(IARC)已将其列为人类胃癌的 Ⅰ 类致癌原。Hp 具有黏附性,其分泌的毒素有致病性,导致胃黏膜病变,自活动性浅表性炎症发展为萎缩、肠化生和不典型增生,在此基础上易发生癌变。Hp 还是一种硝酸盐还原剂,具有催化亚硝化作用而起致癌作用。

(三)遗传因素

胃癌有明显的家族聚集倾向,一般认为致癌物质对有遗传易感性者可能更易致癌。

(四)癌前状态

包括癌前疾病和癌前病变。癌前疾病包括慢性萎缩性胃炎、胃息肉、胃溃疡和残胃炎等,癌前病变包括肠型化生和异型增生。

二、临床表现

(一)症状

早期胃癌多无症状,有些患者出现轻度非特异性消化不良症状。进展期胃癌最早出现的症状是上腹痛,常同时有食欲缺乏,体重减轻。发生并发症或转移时可出现一些特殊的症状。贲门癌累及食管下端时可出现咽下困难。胃窦癌引起幽门梗阻时可有恶心呕吐,溃疡型癌有出血时可引起黑便甚或呕血。转移至肺并累及胸膜产生积液时可有咳嗽和呼吸困难。转移至肝及腹膜而产生腹水时则有腹胀满不适。转移至骨骼时有骨骼剧痛。剧烈而持续性上腹痛放射至背部时表示肿瘤已穿透胰腺。

(二)体征

早期胃癌可无任何体征,中晚期胃癌有的上腹部可触及肿块,有压痛。癌肿转移可出现相应脏器受累的体征。

(三)并发症

1.出血

约 5% 患者可发生大出血,表现为呕血和(或)黑便,偶为首发症状。

2.幽门或贲门梗阻

幽门或贲门梗阻决定于胃癌的部位。

3.穿孔

穿孔比良性溃疡少见,多发生于幽门前区的溃疡型癌。

三、实验室检查

(一)胃镜检查

胃镜检查结合黏膜活检,是目前最可靠的诊断手段,更是诊断早期胃癌的最佳方法。胃镜下色素染色、放大内镜、超声内镜的应用,更进一步提高了早期胃癌的检出率。

(二)X 线钡剂检查

X 线检查对胃癌的诊断依然有较大的价值。近年来随着应用气钡双重对比法、压迫法和低张造影技术,并采用高密度钡粉,能清楚地显示黏膜的精细结构,有利于发现微小的病变。

(三)血液检查

常有不同程度的贫血、血沉增快、白蛋白下降、电解质紊乱等。

(四)大便隐血试验

大便隐血试验多呈持续阳性,检测方便,有辅助诊断的意义,有学者将粪便隐血作为胃癌筛检的首选方法。

四、治疗要点

(一)手术治疗

手术治疗是目前唯一有可能根治胃癌的手段。手术效果取决于胃癌的病期、癌肿侵袭深度及扩散范围,早期发现治愈率很高。

(二)内镜下治疗

早期胃癌可行内镜下黏膜切除、激光或微波治疗,特别适用于不能耐受手术的患者。中晚期胃癌患者不能接受手术者可经内镜做激光、微波或局部注射抗癌药等,可暂时缓解。贲门癌所致的食管下段、贲门口狭窄,可行扩张或放置内支架解除梗阻,暂时改善生活质量。

(三)化学治疗

常用于辅助手术治疗。在术前、术中及术后使用抗癌药物,可抑制癌细胞的扩散与杀死残存的癌细胞,从而提高手术效果。化学治疗也可用于不能施行手术治疗的患者。一般早期癌术后不化疗,中晚期癌能被手术切除者必须化疗。化疗常在术后 2~4 周开始,常用的药物有氟尿嘧啶(5-Fu)、丝裂霉素、阿霉素、亚硝脲类、顺铂等,多主张联合化疗。

(四)其他治疗

高能量静脉营养疗法常用于辅助治疗,术前及术后应用可提高患者体质,使之能耐受手术和化疗。免疫治疗、中医中药治疗可以配合作为辅助治疗使用,但效果不肯定。

五、护理

(一)疼痛

1.相关因素

癌细胞的浸润。

2.临床表现

可出现上腹部隐痛不适,也可呈节律性溃疡样痛,最终疼痛持续而不能缓解。

3.护理措施

(1)倾听患者主诉,密切观察患者腹痛的部位、性质和特点,做好疼痛评估。

(2)教会患者减轻疼痛的方法:①帮助患者取舒适的卧位。②饮食应选择清淡、高蛋白质、低脂肪、无刺激、易消化的食物,不宜过饱,可少量多餐。避免服用对胃黏膜刺激的药物,如阿司匹林、保泰松、吲哚美辛、泼尼松、利血平等,如确实需要服用,应避免空腹,也可添加胃黏膜保护剂。③保持情绪稳定,焦虑的情绪易加重疼痛的感觉。④转移注意力,可看些书报、漫画等分散注意力。⑤保持环境安静舒适,给予鼓励和安慰,减轻患者心理负担,提高痛阈。⑥遵医嘱使用镇痛药物,用药后注意观察镇痛疗效。

(二)营养失调:低于机体需要量

1.相关因素

胃癌造成吞咽困难、消化吸收障碍,化疗所致恶心、呕吐、癌肿消耗等。

2.临床表现

消瘦,贫血,体重进行性下降,恶病质。

3.护理措施

(1)让患者了解充足的营养支持对机体恢复有重要作用。

(2)为患者提供足够的蛋白质、糖类和丰富的维生素,保证足够热量,以改善患者的营养状况。

(3)对能进食者鼓励其尽可能进食易消化、营养丰富的流质或半流质饮食,对食欲缺乏者,选择适合患者口味的食物和烹调方法,并注意变换食物的色、香、味,以增进食欲。

(4)对需要管饲进行胃肠内营养时,应保证营养液的卫生,注意避免污染,并严格掌握好营养液适宜的浓度、温度、输注速度等,每隔8小时以生理盐水冲洗管道,防止营养液残留致堵管。管饲期间,注意监测患者的血糖、血脂等指标。做好口腔护理,保持口腔清洁,防止发生口腔炎或感染。

(5)需胃肠外营养时,要注意维护好静脉置管,如PICC、CVC等,同样在应用期间要注意监测患者的血糖等变化。

(6)定期评价,测量患者体重,监测血清白蛋白、血红蛋白等营养指标以评价患者的营养状态。

(三)有感染的危险

1.相关因素

化疗致白细胞计数减少、免疫功能降低。

2.临床表现

表现为免疫力弱,容易出现口腔感染、呼吸道感染甚至肺炎,女性容易发生泌尿系统感染。

3.护理措施

(1)加强营养。

(2)病房定期消毒,减少探视,保持室内空气流通、新鲜。

(3)严格遵循无菌原则进行各项操作,防止交叉感染。

(4)注意患者口腔、会阴处的清洁卫生。对于生活不能自理者,应每天行口腔、会阴护理。

一旦发生真菌感染,应给予相应措施,也可预防性给予 2.5% 碳酸氢钠溶液或制霉菌素漱口液漱口。

(5)长期卧床患者,应加强生活护理。勤翻身叩背,教会患者有效咳嗽,促进痰液排出,必要时可按医嘱给予雾化吸入。

(6)密切观察患者的生命体征及血常规检查的变化,询问患者有无咽痛、尿痛等不适,及时发现感染迹象。

(四)活动无耐力

1.相关因素

疼痛、贫血。

2.临床表现

主诉疲乏,活动后感气促、呼吸困难、胸闷,活动量减少,持续时间缩短。

3.护理措施

(1)嘱患者减少活动,注意卧床休息。

(2)给予患者生活上的帮助,将常用的用品置于患者容易取放处。

(3)根据病情与患者共同制订适宜的活动计划,以患者的耐受性为标准。

(4)根据具体情况逐渐增加活动量,教会患者对活动反应(生命体征的变化,有无头晕、目眩、疲乏、晕厥,有无气促、呼吸困难、胸闷等)进行自我监测。

(5)注意患者安全的防护。

(五)预感性悲哀

1.相关因素

肿瘤晚期、对预后感到绝望。

2.临床表现

患者沉默寡言,伤心哭泣,有自杀念头,拒绝与人交谈和交往,不能配合治疗和护理。

3.护理措施

(1)给予耐心、细致的护理,经常与患者交谈,关心、体贴患者,取得患者的信赖。

(2)给患者提供一个安全、舒适和单独的环境,鼓励患者表达情绪。在患者悲哀时,应表示理解,并注意维护患者自尊,请治疗成功的患者现身说法,鼓励患者重新鼓起生活的勇气。

(3)注意培养个人爱好和兴趣,如养花、阅读等。

(4)鼓励患者家属、亲友、同事给予支持、关心和陪伴。

(5)鼓励患者和其家属参与护理计划的实施。

(六)潜在并发症:出血

1.相关因素

溃疡型胃癌,化疗后骨髓抑制。

2.临床表现

易发生出血现象,大便隐血试验阳性,出现呕血和黑便。

3.护理措施

(1)给予高热量、易消化饮食,避免过冷、过热、粗糙、辛辣食物及刺激性饮料,如浓茶、咖啡等。

(2)密切监测患者的生命体征及有无出血症状,如呕血、黑便等。

(3)如患者出现出血症状时,首先安慰患者保持镇静,及时清理床旁血迹,倾倒呕吐物或排泄物,避免不良刺激,消除患者紧张情绪。记录呕血、黑便的性状、颜色、量、次数及出血时间。出血量大时,暂予以禁食。监测患者血压、脉搏、呼吸、尿量、血红蛋白值等指标。需要输血者,遵医嘱抽血验血型及交叉配血、备血,迅速建立静脉通道输液、输血,补充血容量。遵医嘱给予制酸剂和止血药物。

第十二节　炎性肠病

一、克罗恩病

克罗恩病(CD)是一种慢性炎性肉芽肿性疾病,从口腔至肛门全胃肠任何部位均可发生,多见于末段回肠和邻近结肠,病变呈节段性或跳跃式分布。以腹痛、腹泻、体重下降、腹块、瘘管形成和肠梗阻为特点,可伴有发热、营养不良等全身表现,以及关节、皮肤、眼、口腔黏膜等肠外损害。任何年龄均可发病,但多见于青壮年,男性略高于女性(男∶女约为 1.5∶1)。

(一)病因与发病机制

虽然确切病因及发病机制不明,但多数研究均认为,外部环境与内部环境的相互作用,可导致异常的炎症反应而引起本病。外部环境的主要相关因素为感染或饮食。内部环境因素中主要与遗传、免疫及心理因素有关。

(二)临床表现与诊断

1.临床表现

多缓慢起病,病程可为数月或长达数年。表现多样,与病变部位、范围、程度、病程及有无并发症有关。

(1)腹痛:是最常见的症状,以右下腹或脐周较多,这与病变多见于末端回肠有关。急性起病者可表现为急性右下腹痛,伴有发热、呕吐、右下腹压痛与反跳痛等,酷似急性阑尾炎。

(2)腹泻:多数每天大便 2~6 次,常无脓血或黏液。病变累及结肠远端者,表现与溃疡性结肠炎相似。

(3)腹块:肠粘连、肠壁和肠系膜增厚、肠系膜淋巴结肿大、内瘘管形成以及腹内脓肿等均可引起腹块。腹块多见于右下腹和脐周围,大小不一,边缘不清,因粘连而固定,质地中等,有压痛。

(4)发热:一般为中度热或低热,常间歇出现,少数呈弛张高热,伴毒血症。

(5)其他表现:有恶心、呕吐、食欲缺乏、乏力、消瘦、贫血、低蛋白血症和水、电解质紊乱等。

(6)并发症:以肠梗阻最常见,其他有肠穿孔、内外瘘管形成、腹内和肛门直肠周围脓肿、中毒性巨结肠等,亦可发生结肠癌变。此外,还可有关节炎、结节性红斑、慢性活动性肝炎、胆管炎等肠外并发症。

2.诊断

(1)内镜检查:内镜下可见节段性、非对称性黏膜炎症,纵行或阿弗他溃疡,鹅卵石样改变,可有肠腔狭窄和肠壁僵硬等,病变呈跳跃式分布。超声内镜检查有助于确定病变范围和深度、发现腹腔内肿块或脓肿。胶囊内镜适宜于 CD 早期、无肠腔狭窄时,否则会增加胶囊滞留的风险。

(2)影像学检查:可见多发性、节段性炎症伴僵硬、狭窄、裂隙状溃疡、瘘管、假息肉形成及鹅卵石样改变等。B 超、CT、MRI 检查可显示肠壁增厚、腹腔或盆腔脓肿等。

(3)活检:可见裂隙性溃疡、结节病样肉芽肿、固有膜底部和下层淋巴细胞聚集,而隐窝结构正常,杯状细胞不减少,固有膜中量炎症细胞浸润及黏膜下层增宽。

世界卫生组织(WHO)结合 CD 的临床症状、X 线、内镜和病理表现,推荐了六个诊断要点,见表1-9。在排除了肠结核、阿米巴痢疾、耶尔森菌感染等慢性肠道感染、肠道淋巴瘤、憩室炎、缺血性肠炎及白塞病等疾病的基础上,可按下列标准诊断 CD。

(1)具有 WHO 诊断要点①②③者为疑诊,再加上④⑤⑥3 项中的任何一项可确诊。有第④项者,只要加上①②③项中的任何两项亦可确诊。

(2)根据临床表现,若影像学、内镜及病理表现符合,可诊断本病。

(3)根据临床表现,若影像学或内镜表现符合,可拟诊本病。

表1-9 WHO 推荐的 CD 诊断要点

项目	临床表现	X 线表现	内镜表现	活检切除标本
①非连续性或节段性病变		+	+	+
②铺路石样表现或纵行溃疡		+	+	+
③全壁性炎症病变	+(腹块)	+(狭窄)	+(狭窄)	+
④非干酪样肉芽肿			+	+
⑤裂沟、瘘管	+	+		+
⑥肛门部病变	+		+	+

(三)治疗原则

CD 的治疗原则可参考 UC 的治疗方案,只是通常药物疗效稍差,疗程更长。

(1)根据病变部位选择不同药物,一般将类固醇作为小肠型 CD 的第一线药物;水杨酸类为结肠型、回结肠型 CD 的第一线药物。现有多种 5-ASA 类靶向控释药物,亦可在小肠发挥作用。

(2)瘘管和化脓性并发症时,应及时使用甲硝唑、环丙沙星和克拉霉素等抗生素。

(3)对类固醇激素与水杨酸类药物无效者,应尽早使用 6-MP 或硫唑嘌呤,亦可试用甲氨蝶呤(MTX)、环孢素或 FK506 等。

(4)给予营养支持疗法,补充足量营养及热量,可酌情给予要素饮食、部分或全肠道外营养,以利于早期控制发作,提高生活质量。

(5)局部治疗对 CD 作用有限,主要作为一种辅助治疗措施用于左半结肠受累者。

（6）生物制剂英夫利昔单抗是一种抗 TNF-α 的人属嵌合体单克隆抗体，为促炎细胞因子的拮抗药，临床试验证明对传统治疗无效的活动性 CD 有效，重复治疗可取得长期缓解，已在临床使用。

（四）护理

1.腹痛

（1）相关因素：与肠道炎症、溃疡，肠内容物通过充血、水肿、溃疡和狭窄的病变肠段，引起局部肠痉挛有关。

（2）临床表现。

①溃疡性结肠炎：腹痛为轻度或中度，多为痉挛性疼痛。常局限于左下腹或下腹，亦可遍及全腹。重症者则可呈持续性钝痛。

②克罗恩病：多为间歇性发作，轻者仅有肠鸣和腹部不适，重者可出现肠绞痛。疼痛部位以右下腹多见。

（3）护理措施。

①向患者解释疼痛的原因，使其减轻不良情绪，增强自信心，积极配合治疗。

②嘱患者疼痛发生时卧床休息，分散注意力，如听音乐、交谈等。

③严密观察腹痛的性质、部位及持续的时间，对疼痛进行评估，如果疼痛性质突然改变，应警惕是否并发出血或穿孔。严重腹痛时可酌情使用解痉药物，但注意大剂量偶有引起中毒性巨结肠的危险。

2.腹泻

（1）相关因素：病变肠段的炎症、蠕动增加及继发性吸收不良。

（2）临床表现

①溃疡性结肠炎：轻者每天腹泻 2～4 次，重者每天腹泻大于 6 次，粪便常呈血水样。

②克罗恩病：多数人每天大便 2～6 次，重者 10 余次乃至数十次，大便次数与病变范围有关。小肠病变可致水样便或脂肪便。

（3）护理措施

①观察大便的颜色、性状、量。观察患者有无心悸、湿冷、低血糖等严重腹泻虚脱症状以及监测水电解质平衡情况。

②急性起病、全身症状明显者应卧床休息，注意腹部保暖，可适当热敷，以减弱肠道运动，减少排便次数。慢性轻症者可适当活动。

③饮食以少渣、易消化、富含维生素、有足够的热量为原则，避免生冷、高纤维素、刺激性食物。重者根据病情需禁食，进行全肠外营养，以减少肠道蠕动。

④根据医嘱给予抗生素、双八面体蒙脱石散（思密达）等药物治疗，密切观察药物的疗效及不良反应。

⑤根据医嘱配制灌肠液进行保留灌肠，保留灌肠可使药物直接作用于肠道局部，具有良好的治疗效果。灌肠液保留时间、患者的不适感等因素直接影响治疗效果。近年来，保留灌肠的方法得到了不断的改进。a.灌肠器材：可选择双腔气囊硅胶管或一次性吸痰管代替肛管，减少患者的不适感。b.灌肠液的温度：应接近肠腔温度，一般为 37～38℃。低于 34℃ 时肠蠕动减

弱,不利于药物充分吸收;高于直肠温度(37～37.5℃)3～4℃的灌肠液将会刺激肠黏膜,引起排便反射。c.灌肠液的量:不宜超过200mL,这是因为肠道对压力反应敏感,直肠壁内的感受器对压力刺激具有一定的阈值,当药液在直肠内积聚到200mL时,直肠壁感受器即产生兴奋,通过神经反射立即产生便意,引起排便反射。d.插管深度:插管的深浅度直接影响灌肠液的保留时间及患者的不适感,而灌肠液在肠内留存时间的长短,直接影响治疗效果。直肠长15～20cm,传统方法肛管插入10～15cm,正好位于直肠,容易刺激直肠产生便意。当肛管插入肛门20～25cm时,药液直接被灌注在直肠以上的结肠内,避免了直接刺激直肠。e.灌肠体位:可根据病变选择体位。灌肠时采用左侧卧位(抬高臀部及床尾10cm),拔出导管后,患者取舒适卧位,用手掌逆时针按摩腹部7～10次,然后取胸膝位→右侧卧位→平卧位各2分钟,使药液顺势逆流,有利于药液进入乙状结肠。

3.活动无耐力

(1)相关因素:炎症所致腹泻、腹痛、发热等。

(2)临床表现:患者活动后感乏力,日常生活能力下降。

(3)护理措施。

①将患者常用的物品放在触手可及之处,送水、送饭、送便器到床边。鼓励患者进行日常生活自理活动,并给予协助。

②告知患者突然起身可能出现头晕、心悸等不适,故坐起时应动作缓慢,以免发生直立性低血压。

③患者外出检查时需有人陪同。

4.营养失调:低于机体需要量

(1)相关因素:肠道炎症、溃疡导致腹泻、血便,克罗恩病患者还可与广泛病变所致肠道吸收面积减少有关。

(2)临床表现:患者可出现低蛋白血症、贫血及消瘦。

(3)护理措施。

①避免食用刺激性食物,急性发作期患者应进食流质或半流质饮食,禁食冷饮、水果等,以减轻黏膜的炎症,防止肠道出血等。病情严重者应禁食。患者进入症状缓解期后应指导患者食用质软、易消化、少纤维素又富含营养的食物。一般为高热量、高蛋白质、低渣饮食,以利于吸收,减轻对肠黏膜的刺激,供给足够的热量,维持机体代谢的需要。

②低蛋白血症者应给予人血白蛋白、血浆;贫血者必要时输血;静脉补充氨基酸、脂肪乳剂、维生素等;重症患者给予全肠道外营养支持治疗。

③观察患者进食情况,测量患者的体重,观察血红蛋白、血清白蛋白的变化,了解营养改善状况。

5.有体液不足的危险

(1)相关因素:肠道炎症所致频繁腹泻及发热。

(2)临床表现:患者可有乏力、口渴、皮肤干燥、弹性减低、尿量减少等症状。

(3)护理措施。

①密切观察患者的体液平衡状态,监测其生命体征、神志、尿量的变化,有无口渴、皮肤干

燥、弹性减低、尿量减少、神志淡漠等脱水表现;有无肌肉无力、腹胀、肠鸣音减弱、心律失常等低钾血症的表现;监测血生化指标的变化。

②按医嘱及时给予液体、电解质、营养物质的补充,以满足患者的生理需要量,补充额外丢失量,恢复和维持血容量。注意输液速度的调节,对老年患者尤其应该注意,因为老年人易因腹泻发生脱水,也易因输液速度过快引起循环衰竭。

6.焦虑

(1)相关因素:病情反复迁延。

(2)临床表现:症状缓解后,仍需维持治疗,期间可由于劳累、情绪激动、饮食不当等因素诱发再次发病。

(3)护理措施。

①关心患者,了解其心理状态,向患者做好相关疾病的健康教育,耐心解释患者的疑问。

②让患者对不良的情绪可诱发本病有充分的认识,并取得患者家属的配合。

③当患者情绪不佳时,指导患者运用深呼吸、转移注意力等放松技术,以缓解其不良情绪。

7.皮肤完整性受损的可能

(1)相关因素:频繁腹泻,大便刺激肛周皮肤。

(2)临床表现:患者主诉肛周疼痛,肛周皮肤有糜烂。

(3)护理措施。

①肛周皮肤轻度发红者,指导患者使用柔软的纸巾,擦拭大便时动作轻柔,也可使用湿纸巾。外涂鞣酸软膏或赛肤润等以保护肛周皮肤。

②肛周有糜烂者,排便后应用温水清洗肛周,保持清洁干燥,外涂抗生素软膏或鞣酸软膏等。

(五)健康教育

1.心理指导

指导患者正确对待疾病,保持稳定的情绪,树立战胜疾病的信心,可减少复发的次数。

2.饮食指导

(1)急性发作期饮食指导:重症患者应禁食,让肠道充分休息,可通过静脉补充水、电解质、氨基酸、脂肪乳剂等,待腹泻症状有所减少,可食用流质食物。中度患者可给予流质饮食,如米汤、藕粉等,以减少对肠黏膜的刺激,注意避免产气食物,如牛奶、豆浆等。轻症患者可进少渣半流质饮食。

(2)缓解期饮食指导:病情好转后,供给营养充足无刺激性少渣半流质饮食,逐步过渡到少渣、优质蛋白质、高维生素、高热量软食。这是由于消瘦、贫血、水与电解质平衡失调及从肠道丢失大量的蛋白质等,有些患者出现了低蛋白血症和营养障碍。能量每天以 2500～3000kcal 为宜,蛋白质每天以 100～150g 为宜,选用含蛋白质丰富的食物如鱼类、蛋类、家禽,补充肠道丢失的蛋白质以满足机体的需要。同时,还应注意以少量多餐为宜,忌冷食、牛乳及乳制品。食物要新鲜、卫生,以防肠道感染再次诱发症状。

3.作息指导

轻症患者活动无限制,中、重症患者在能耐受的情况下,鼓励患者尽量生活自理。

4.用药指导

(1)指导患者按时、按量服药,注意观察药物的不良反应。

(2)泼尼松在症状控制后遵医嘱减至每天 10～15mg,疗程 6 个月。在服用过程中一定要遵医嘱逐渐停药,不得擅自减量或停药。

(3)水杨酸制剂的作用机制包括抑制局部和全身的炎症反应、抑制免疫反应及清除氧自由基等。服用 SASP 应大量饮水,这是因为其磺胺成分由肾排泄。定期复查血常规及肝功,出现头痛、发热、手足发麻、皮疹等状况及时就诊。如对磺胺过敏或对 SASP 有不良反应者,可服用 SASP 的替代药品 5-ASA,其不良反应较少,主要有腹泻。

(4)皮质激素常见不良反应:①类肾上腺皮质功能亢进症,表现为向心性肥胖、满月脸、痤疮、多毛、乏力、低血钾等,一般停药后可自行消失;②诱发和加重消化性溃疡,同时使用胃黏膜保护剂及制酸剂可预防;③行为与精神异常,应密切观察,如有异常加强看护。

(5)英夫利昔单抗:密切观察患者的生命体征及病情变化,包括血便的次数及性状、腹痛的程度等。在输注时不能与其他药物同时输注。选择患者上肢粗、直且弹性较好的静脉进行穿刺,以确保给药过程顺利。严格按照药品速率要求进行调节,输注时间控制在 2 小时以上,并密切观察患者有无发热、寒战、皮疹等过敏反应。

5.出院指导

(1)注意休息,劳逸结合,心情愉快。

(2)少渣、优质蛋白质饮食,食物要新鲜、卫生,以防肠道感染再次诱发症状。

(3)按时、按医嘱服药,特别强调泼尼松如不按时服药或随意减量,会出现反跳。

(4)定期门诊随访。如出现腹泻、腹痛加剧、便血等情况,应及时到医院就诊,避免耽误治疗。病情反复发作者,应定期到医院进行纤维结肠镜等检查,以便发现早期直肠、结肠癌变,并得到及时治疗。

二、溃疡性结肠炎的护理

溃疡性结肠炎(UC)是一种病因不明的直肠和结肠慢性非特异性炎症性疾病。病变主要限于大肠黏膜与黏膜下层,临床表现为腹泻、黏液脓血便、腹痛和里急后重。病情轻重不等,多反复发作或长期迁延呈慢性经过。本病可发生于任何年龄,以 20～40 岁为多见。男女发病率无明显差别。

(一)病因与发病机制
本病的发生可能为免疫、遗传等因素与外源性刺激相互作用的结果。

1.免疫因素

在部分患者血清中可检测到抗结肠上皮细胞抗体,故认为本病发生和自身免疫反应可能有关。本病还可能存在对正常肠道菌丛的免疫耐受缺失。

2.环境因素

环境因素中饮食、吸烟或尚不明确的因素可能起一定作用。

3.遗传因素

目前认为本病为多基因病,且不同人由于不同基因引起。

4.感染因素

目前一般认为感染是继发或为本病的诱发因素。

5.神经精神因素

精神紧张、过劳可诱发本病发作,而焦虑、抑郁等也可能是本病反复发作的继发表现。但近年来临床资料说明本病有精神异常或精神创伤史者,并不比一般人群多见。

病变部位以直肠和乙状结肠为主,也可延伸到降结肠,甚至整个结肠,极少数累及小肠。

(二)临床表现

1.症状

(1)消化系统症状。

①腹泻:是本病均有的症状,因炎症刺激使肠蠕动增加及肠腔内水、钠吸收障碍所致。因病变的部位和轻重不同可表现为稀便、黏液便、水样便、血便、黏液血便等,特别是黏液血便被视为本病活动时必有的症状,也常常是轻型患者的唯一表现。便次的多少有时可反映病情的轻重,轻者每日 3~4 次,或腹泻与便秘交替出现;重者每日排便次数可多至 30 余次,便质多呈糊状及稀水状,混有黏液、脓血,病变累及直肠则有里急后重。

②腹痛:轻型及病变缓解期可无腹痛,或呈轻度至中度隐痛,少数绞痛,多局限左下腹及下腹部,亦可全腹痛。疼痛的性质常为痉挛性,有疼痛-便意-便后缓解的规律,常伴有腹胀。若并发中毒性结肠扩张或炎症波及腹膜,可有持续性剧烈腹痛。

③其他症状:可有腹胀,严重病例可有食欲缺乏、恶心及呕吐。

(2)全身表现:急性期或急性发作期常有低度或中度发热,重者可有高热及心动过速,病程发展中可出现消瘦、衰弱、贫血、水与电解质平衡失调及营养不良等表现。

(3)肠外表现:部分患者可出现皮肤结节性红斑、外周关节炎、口腔复发性溃疡、巩膜外层炎等肠外症状,这些症状在结肠炎控制或结肠切除后可缓解或恢复。

2.体征

轻、中型患者有左下腹轻压痛,有时可触及痉挛的降结肠或乙状结肠。重型及暴发型患者常有明显压痛和鼓肠。若有腹肌紧张、反跳痛、肠鸣音减弱应注意肠穿孔、中毒性结肠扩张等并发症。

3.并发症

(1)中毒性巨结肠:溃疡性结肠炎病变广泛严重,累及肌层及肠肌神经丛时,可发生中毒性巨结肠。多见于暴发型或重型患者,常见诱因为大量应用抗胆碱能药物、麻醉药及低血钾等。临床表现为病情急剧恶化。

(2)结肠癌变:国外报道本病 5%~10% 发生癌变,国内发生率较低。癌变主要发生在重型病例,其病变累及全结肠和病程漫长的患者。

(3)结肠大出血:发生率约为 3%,多见于严重型及暴发型。

(4)其他:结肠假性息肉、结肠狭窄、肛门周围瘘管和脓肿等。

(三)实验室检查

1.血液检查

可有轻、中度贫血,重症患者白细胞计数增高及红细胞沉降率加速。严重者血清白蛋白及钠、钾、氯降低。

2.大便检查

常有黏液脓血便,镜下可见红、白细胞。

3.结肠镜检查

结肠镜检查能直接观察肠黏膜的表现,并可取活组织进行病理学检查,是本病最有价值的诊断方法。

4.X线钡剂灌肠检查

钡剂灌肠造影是诊断本病的重要手段之一,可表现为黏膜皱襞紊乱,有溃疡形成时可见肠壁边缘呈锯齿状,结肠袋消失,管壁变硬,肠腔变窄,肠管缩短呈水管状。气钡双重造影可显示微小溃疡与糜烂。

(四)治疗要点

治疗的目的在于尽快控制急性发作,维持缓解,减少复发,防治并发症。

1.一般治疗

急性发作期,特别是重型和暴发型者应住院治疗,卧床休息,及时纠正水与电解质平衡紊乱,若有显著营养不良低蛋白血症者,可输全血或血清白蛋白。

2.药物治疗

(1)柳氮磺胺吡啶(简称SASP):一般作为首选药物,适用于轻型或重型经肾上腺糖皮质激素治疗已有缓解者,疗效较好。不良反应有恶心、呕吐、皮疹、粒细胞减少等。

(2)肾上腺糖皮质激素:适用对于氨基水杨酸类药物疗效不佳的轻、中型患者,尤其适用于暴发型或重型患者。

(3)免疫抑制药:对糖皮质激素疗效不佳或依赖性强者,可试用硫唑嘌呤或巯嘌呤。

(4)微生态制剂:近年来有人根据溃疡性结肠炎肠道菌群失调学说,提出用微生态制剂来治疗溃疡性结肠炎,部分病例有效。

(5)灌肠治疗:适用于轻型而病变局限于直肠、左半结肠的患者。常用琥珀酸钠氢化可的松100mg,地塞米松5mg,加生理盐水100mL保留灌肠。

3.手术治疗

对内科药物治疗无效,有严重合并症者,应及时采用手术治疗。一般采用全结肠切除加回肠造瘘术。为避免回肠造瘘缺点,近年采用回肠肛门小袋吻合术。

(五)护理措施

1.基础护理

(1)休息:在急性发作期或病情严重时应卧床休息,减少精神负担,减轻体力消耗。给患者提供安静、舒适的休息环境。

(2)饮食:急性活动期患者应进食无渣流质饮食,病情好转后给予高蛋白、少纤维、易消化、富营养的少渣饮食,禁食生冷食物及含纤维素多的蔬菜,避免牛奶及乳制品。病情严重者应禁食并给予胃肠外营养,使肠道得以休息减轻炎症。

(3)心理护理:耐心向患者介绍疾病的保健知识,使患者能积极配合治疗,注意自我调节饮食、心态,使疾病得到长期缓解,从而帮助患者树立战胜疾病的信心和勇气。

2.疾病护理

(1)对症护理:急性发作期或重型患者腹泻次数较多,要指导患者和其家属做好肛周皮肤的护理。便后用温水清洗肛门及周围皮肤,选择柔软的手纸,轻柔擦拭,必要时给予鞣酸软膏涂擦。

(2)专科护理。

①病情观察:监测患者的体温、脉搏、心率、血压的变化以及全身表现,观察排便次数、粪便的量、性状,并做记录。使用阿托品的患者应注意观察腹泻、腹部压痛及腹部肠鸣音的变化,如出现鼓肠、肠鸣音消失、腹痛加剧等,要考虑中毒性结肠扩张的发生,应及时报告医师,以得到及时抢救。

②用药护理:护理人员应向患者及其家属说明药物的用法、作用、不良反应等,柳氮磺胺吡啶宜在饭后服用,可减少其恶心、呕吐、食欲缺乏等不良反应;指导灌肠治疗后患者适当抬高臀部,延长药物在肠道内的停留时间。

3.健康指导

(1)生活规律,注意劳逸结合,保持心情舒畅。

(2)饮食以高热量、高营养、低纤维、无刺激性食物为主。

(3)指导患者及其家属遵医嘱坚持用药的重要性及药物不良反应,出院后能正确用药。

(4)如出现腹泻、腹痛加剧,大便便血等异常情况,应及时到医院就诊,避免耽误治疗。

第十三节　肝硬化

肝硬化是一种以肝组织弥散性纤维化、假小叶和再生结节形成特征的慢性肝病。临床上常以肝功能损害和肝门静脉高压为主要表现,晚期常出现消化道出血、肝性脑病等严重并发症。本病是我国常见疾病和主要死亡病因之一。发病高峰年龄在 35～48 岁,男女比例为(3.6～8):1。

一、病因与发病机制

肝硬化由多种病因引起,我国以病毒性肝炎为主要原因,国外以酒精中毒多见。

(一)病毒性肝炎

通常由慢性病毒性肝炎逐渐发展而来,主要见于乙型、丙型和丁型肝炎病毒重叠感染。而甲型、戊型病毒性肝炎不演变为肝硬化。

(二)酒精中毒

长期大量酗酒,乙醇、乙醛(乙醇中间代谢产物)的毒性作用引起酒精性肝炎,可逐渐发展为酒精性肝硬化。

(三)血吸虫病

长期或反复感染血吸虫,虫卵沉积在汇管区,引起纤维组织增生,导致肝纤维化和肝门静脉高压症。

（四）胆汁淤积

肝外胆管阻塞或肝内胆汁淤积持续存在时,可引起原发性或继发性胆汁性肝硬化。

（五）循环障碍

慢性充血性心力衰竭、缩窄性心包炎等可致肝长期淤血,肝细胞缺氧、坏死和纤维组织增生,逐渐发展为肝硬化。

（六）其他

患慢性炎症性肠病、长期营养不良可引起肝细胞脂肪变性和坏死;某些代谢障碍疾病可引起代谢产物沉积在肝脏,也损害肝细胞,久之可发展为肝硬化。长期反复接触化学毒物如四氯化碳、磷、砷等,可引起中毒性肝炎,最终演变为肝硬化。

二、临床表现

本病一般起病隐匿,病程发展缓慢,潜伏期为3～5年或更长。临床上将肝硬化分为肝功能代偿期和失代偿期,但两期界限常不清。

（一）代偿期

症状轻且无特异性,常以疲乏无力、食欲减退为主要表现,可伴腹胀、恶心、轻微腹泻等。多因劳累或发生其他疾病时症状明显,休息或治疗后可缓解。轻度肝大,质变硬,轻度脾大。

（二）失代偿期

主要表现为肝功能减退和肝门静脉高压症。

1.肝功能减退的表现

(1)全身症状:营养状况较差,消瘦乏力,可有低热,皮肤干枯,面色灰暗无光泽(肝病面容)。

(2)消化道症状:食欲明显减退,可有厌食,进食后常感上腹饱胀不适、恶心、呕吐;稍进油腻肉食易引起腹泻。

(3)出血倾向和贫血:有皮肤紫癜、鼻出血、牙龈出血或胃肠出血等倾向,这与肝合成凝血因子减少、脾功能亢进和毛细血管脆性增加等有关。患者常有贫血,与营养不良、肠道吸收障碍、脾功能亢进以及胃肠道失血等因素有关。

(4)内分泌紊乱:由于肝功能减退,肝对雌激素灭活能力减退,雌激素在体内蓄积,抑制垂体的分泌功能,使雄激素分泌减少。雌激素增多、雄激素减少时,男性患者可有性欲减退、睾丸萎缩、乳房发育等;女性有月经失调、闭经等。患者面颈、上胸、上肢部位可见蜘蛛痣;在手掌大小鱼际及指端腹侧有红斑,称为肝掌,这些均与雌激素增多有关。

由于肝功能减退,醛固酮和抗利尿激素灭活作用减弱,可致继发性醛固酮和抗利尿激素增多,使水钠潴留,对腹水形成起重要促进作用。

2.肝门静脉高压症的表现

脾大、侧支循环的建立和开放、腹水是肝门静脉高压的三大表现,其中侧支循环开放对诊断肝门静脉高压有重要意义。

(1)脾大：多为轻、中度肿大，由于脾淤血所致。晚期脾大常伴白细胞、血小板和红细胞计数减少，称为脾功能亢进。

(2)侧支循环的建立和开放：临床上有3支重要的侧支开放：①食管和胃底静脉曲张，是由于肝门静脉系的胃冠状静脉和腔静脉系的食管静脉等开放沟通。当肝门静脉压力明显增高，粗糙坚硬食品的机械损伤或剧烈咳嗽、呕吐致腹内压突然增高时，可引起曲张静脉破裂导致出血。②腹壁和脐周静脉曲张，是由于肝门静脉高压时脐静脉重新开放，表现为脐周与腹壁纡曲的静脉。③痔静脉扩张，是肝门静脉系的直肠上静脉与下腔静脉的直肠中、下静脉沟通，可扩张形成痔核，破裂时引起便血。

(3)腹水：是肝硬化最突出的临床表现。患者常有明显腹胀感，大量腹水时可出现呼吸困难、脐疝及双下肢水肿，腹部膨隆呈蛙腹状，腹壁皮肤绷紧发亮，叩诊有移动性浊音，部分患者还可出现胸腔积液。

3.肝触诊

早期肝表面尚光滑，质地变硬；晚期可触及结节或颗粒状，一般无压痛，伴有肝细胞坏死或炎症时可有轻压痛。

（三）并发症

包括上消化道出血、肝性脑病、感染、功能性肾衰竭、原发性肝癌以及水、电解质、酸、碱平衡紊乱及肝肺综合征。

三、实验室检查

（一）血常规

代偿期多正常，失代偿期可有贫血，脾功能亢进时白细胞和血小板计数减少。

（二）尿常规

黄疸时尿胆红素阳性，有时可有管型尿、血尿、尿蛋白阳性。

（三）肝功能检查

代偿期各项指标可正常或轻度异常。失代偿期丙氨酸氨基转移酶（ALT）增高、清蛋白降低、球蛋白增高，凝血酶原时间延长。重症者血胆红素可增高。

（四）免疫学检查

免疫球蛋白IgG增高最为显著，50%以上的患者T淋巴细胞低于正常，部分患者体内出现自身抗体如抗核抗体。

（五）腹水检查

呈漏出液，若合并原发性腹膜炎时，可呈渗出液。

（六）其他检查

食管吞钡X线检查可见食管或胃底静脉曲张。肝穿刺活组织检查可确诊为肝硬化，腹腔镜检查可见肝表面呈结节状改变，取活体组织可协助确诊。内镜检查可见静脉曲张部位及其程度，并可进行止血和预防止血治疗。超声波检查可示肝脾大小及外形、肝门静脉有无高压等。

四、治疗要点

本病关键在于早期诊断,针对病因和症状进行治疗,以缓解和延长代偿期,对失代偿期患者主要是对症治疗、改善肝功能及并发症治疗。

(一)支持治疗

失代偿期患者进食不佳,应静脉输入高渗葡萄糖,并加维生素 C、胰岛素、氯化钾等,必要时可应用复方氨基酸、人血白蛋白或输新鲜血。

(二)药物治疗

目前尚无特效药物,平日可用多种维生素(包括维生素 K)及消化酶,也可采用中西药联合治疗。

(三)腹水的治疗

1.限制钠、水的摄入

进水量限制在 1000mL/d 左右,盐的摄入限制在 1.2～2g/d,对部分患者可产生利尿、腹水消退作用。

2.增加钠、水的排泄

目前主张螺内酯和呋塞米联合应用,螺内酯为保钾利尿药,氢氯噻嗪或呋塞米为排钾利尿药,可起协同作用,并减少电解质紊乱。利尿不宜过猛,以每天体重减轻不超过 0.5kg 为宜,以避免诱发肝性脑病、肝肾综合征。

3.放腹水并输注入血白蛋白

大量腹水引起腹胀、呼吸困难、行走困难时,为减轻症状可做穿刺放腹水。单纯放腹水只能临时改善症状,因放腹水会丢失蛋白质,短期内腹水又迅速复原,故同时静脉输注入血白蛋白,可提高疗效。

4.提高血浆胶体渗透压

每周定期输注新鲜血或人血白蛋白、血浆,对恢复肝功能和消退腹水有帮助。

5.腹水浓缩回输

放出腹水,通过浓缩处理后再静脉回输,不但可消除水、钠潴留,还能提高血浆清蛋白浓度及有效血容量,并能改善肾血液循环,对顽固性腹水的治疗提供一种较好的方法。不良反应有发热、感染、电解质紊乱等。但有感染的腹水不可回输。

(四)手术治疗

各种分流术和脾切除术;经颈静脉肝内门体分流术(TIPS)等。

(五)肝移植手术

肝移植手术是晚期肝硬化的最佳治疗方法,可提高患者存活率。

五、护理

(一)体液过多

1.相关因素

(1)门静脉压力增高。

（2）低蛋白血症。

（3）肝淋巴液生成过多。

（4）继发性醛固酮增多导致肾钠重吸收增加。

（5）抗利尿激素分泌增多导致水的重吸收增加。

（6）有效循环血容量不足导致肾血流量、排钠和排尿减少。

2.临床表现

大量腹水使患者终日腹胀难忍，腹部膨隆，腹壁紧绷发亮，状如蛙腹，患者行走困难，有时膈肌明显抬高，出现端坐呼吸和脐疝。

3.护理措施

（1）休息：卧床休息，以增加肝、肾血流量。大量腹水者可取半卧位，以使膈肌下降，有利于呼吸运动，减轻呼吸困难和心悸。合并胸腔积液者，帮助患者取半卧位或健侧卧位，以减轻胸膜的刺激。

（2）遵医嘱给予普萘洛尔降门静脉压力：普萘洛尔为β-受体拮抗药，可通过降低心排血量而降低内脏的血流量，从而使门静脉压力降低，对无心功能异常的患者，可长期服用。用药期间，不能突然停药，应逐步减量，以免引起反跳使门静脉压力剧增并发出血。监测心率，如心率＜50次/分，应及时联系医师处理。

（3）提高血浆胶体渗透压：监测肝功能，可根据医嘱静脉补充血浆、新鲜血、白蛋白制剂。

（4）使用利尿药：同时使用排钾利尿药和保钾利尿药，利尿速度不宜过快，以每周体重减轻不超过2kg为宜，每天监测体重、腹围和记录尿量，测体重建议在晨起排尿后，测腹围应固定时间、部位，建议在晨起排尿后于同一体位、同一部位上测量。定期检查肾功能，监测血钠、血钾水平，防止电解质紊乱，出现尿量过多、电解质紊乱时，应注意安全的防护。

（5）限制水钠摄入：如血清钠不低于125mmol/L，可以不用限制进水量；如血清钠低于125mmol/L时，应限制进水量在1000mL左右。限制钠的摄入（食盐为1.2～2g/d）。

（6）腹腔穿刺放腹水的护理：①术前排空膀胱以免误伤；②术中及术后监测患者生命体征，观察其有无不适反应；③术毕用无菌敷料覆盖穿刺部位，如有溢液可用明胶海绵处置，如因腹腔压力过大，持续溢液，可用无菌小橡皮瓶塞扣于穿刺点形成负压，封闭伤口；④大量放腹水后，应用腹带缚紧腹部，以免腹内压突然下降而导致血压下降；⑤记录好抽出腹水的量、性状和颜色，标本应及时送检。

（二）营养失调：低于机体需要量

1.相关因素

肝功能减退、门静脉高压引起食欲缺乏、消化和吸收障碍。

2.临床表现

可表现为消瘦、皮肤干枯、面色黝暗无光泽，夜盲症，低蛋白血症引起水肿、腹水。

3.护理措施

（1）饮食护理：①每天总热量应不低于2000～2500kcal。②高蛋白饮食有利于细胞的修复，尤其适用于低蛋白血症和腹水患者，血浆蛋白过低，会加重腹水的形成。肝硬化的患者每天每千克体重可供给1.5～2g蛋白质。蛋白质来源可选择植物蛋白、奶类、蛋类、肉类，严重肝功能损害或肝性脑病患者应适当控制或进食蛋白质。③肝硬化可造成机体多种维生素的缺乏,影响机体生理代谢过程及功能,常缺乏的维生素有 B 族维生素、维生素 C 及脂溶性维生素。新鲜的蔬菜、水果中含有大量维生素。④合理安排每天食物中的含盐量,高钠食物有咸肉、酱菜、酱油、罐头食品、含钠味精等,应尽量少食用,含钠较少的食物有粮谷类、瓜茄类、水果等;含钾多的食物有水果、硬壳果、马铃薯、干豆、肉类等。但限钠饮食常使患者感到食物淡而无味,可适量添加柠檬汁、食醋等,改善食品调味,以增进食欲。⑤有食管-胃底静脉曲张者应食菜泥、肉末、软饭,进餐时应细嚼慢咽,咽下食团宜小且外表光滑,切勿混入糠皮、硬屑、鱼刺、甲壳等,药物应磨成粉末,以防食物损伤曲张的食管胃底静脉而导致出血。

(2)对于进食不足或禁食或进食困难的患者,可遵医嘱给予静脉补充足够的营养,每天给予一定量的糖、中长链脂肪乳、支链氨基酸,脂溶性、水溶性维生素等营养物质。

(3)鼓励患者少量多餐,尤其是食欲缺乏、大量腹水引起腹胀的患者。

(4)按医嘱可给予患者促进胃动力的药。

(5)经常评估患者的营养状况,包括每天的进食量、体重和实验室有关指标的变化。

(三)有感染的危险

1.相关因素

(1)脾亢引起白细胞计数降低。

(2)营养不良,机体免疫力下降。

2.临床表现

出现肺炎、胆道感染、大肠埃希菌败血症、自发性腹膜炎等相应的临床表现。

3.护理措施

(1)加强营养(措施同营养失调:低于机体需要量)。

(2)避免受凉、感冒,保持空气流通,勤开窗通风,减少病室内不必要的人员流动,以降低感染机会。

(3)严密监测体温的变化。

(4)注意患者口腔、会阴处的清洁卫生情况,生活不能自理患者,应每天对其行口腔、会阴护理,一旦发生真菌的感染,应给予相应措施,也可预防性给予 2.5% 碳酸氢钠溶液或制霉菌素漱口液漱口。

(5)长期卧床患者,应加强生活护理。勤翻身叩背,教会患者有效咳嗽,促进痰液排出,必要时可按医嘱给予雾化吸入。

(6)严格执行各项无菌操作。

(四)有皮肤完整性受损的危险

1.相关因素

(1)黄疸引起皮肤瘙痒。

(2)低蛋白血症引起全身水肿,尤其是下肢、臀部等。

(3)营养不良,皮肤免疫力弱。

(4)长期卧床,甚至强迫卧位。

2.临床表现

出现压疮。

3.护理措施

(1)每班检查、评估全身皮肤,尤其受压部位有无红肿、破损。

(2)由于皮肤干燥、瘙痒、水肿,免疫力弱,易损伤和继发性感染,故应每天用温水擦浴,保持皮肤的清洁。

(3)衣着宜柔软、宽大,床铺应平整、洁净,定时更换体位,必要时用气垫床或减压垫,以防局部组织长期受压、皮肤损伤、发生压疮或感染。

(4)皮肤瘙痒者给予止痒处理,修平患者的指甲,嘱患者勿用手抓挠,以免皮肤破损和感染。

(5)有脐疝的患者,可用消毒的柔软纱布覆盖突出的皮肤,以减少摩擦。

(6)协助患者于晨起、餐后、睡前漱口,建议患者使用软毛的牙刷,出血、禁食及昏迷者做好口腔护理,口唇干燥者涂液状石蜡保护。

(7)女性应注意会阴部的清洁卫生,男性患者阴囊水肿使用托带时应注意保护皮肤。

(五)潜在并发症:出血

1.相关因素

(1)门静脉高压致食管-胃底静脉曲张、痔核形成。

(2)急性胃黏膜糜烂、消化性溃疡。

(3)肝合成凝血因子减少、脾功能亢进和毛细血管脆性增加。

2.临床表现

食管-胃底静脉曲张破裂或部分患者系因并发急性胃黏膜病变或消化性溃疡引起突然的、大量的呕血和黑便,常引起出血性休克或诱发肝性脑病;痔核形成,破裂后出现鲜红色血便;常有患者出现鼻出血、牙龈出血、皮肤紫癜等。

3.护理措施

①饮食原则:应进软的温凉饮食,避免刺激性、粗糙食物;避免进食过快,应细嚼慢咽;一次勿进食过饱,应少量多餐;戒烟禁酒。②避免剧烈的咳嗽、打喷嚏、大笑等动作,不要提举重物等,以免腹压骤增引起食管-胃底曲张静脉破裂出血。③避免便秘,保持大便通畅。养成定时排便的习惯,食管-胃底静脉曲张或痔核形成的患者,如大便干结引起排便困难,不能用力排便,应使用开塞露等药物先将大便润滑软化,平常可遵医嘱给予改善肠道功能的药物口服。④对于明确有消化性溃疡的患者,应积极进行治疗,遵医嘱给予制酸、保护胃肠黏膜等药物。⑤保持口、鼻腔黏膜清洁、湿润,嘱患者选用软毛牙刷,刷牙时应轻柔,避免太过用力以损伤牙龈、黏膜等。⑥遵医嘱给患者输注凝血酶原、维生素 K_1 等药物。

(六)潜在并发症:肝性脑病

1.相关因素

上消化道出血,大量排钾利尿,放腹水,高蛋白质饮食,使用催眠镇静药、麻醉药,便秘,感染。

2.临床表现

意识障碍、行为异常、昏迷。

第十四节 病毒性肝炎

病毒性肝炎(简称肝炎)是由多种嗜肝肝炎病毒引起的以肝脏病变为主的全身性疾病。目前确定的肝炎病毒有甲型、乙型、丙型、丁型及戊型,各型病原不同,但肝组织病理及临床表现基本相似。临床上以疲乏、食欲减退、肝大、肝功能异常为主要表现,部分病例出现黄疸。

病毒性肝炎临床谱较广,是我国急、慢性肝病最为常见的原因。其中甲型及戊型肝炎病毒主要引起急性肝炎。而乙型、丙型及丁型肝炎可转化为慢性肝炎,并可发展为肝硬化,与肝癌的发生有密切的关系。

一、病原学

(一)甲型肝炎病毒(HAV)

属于小 RNA 病毒科的嗜肝病毒属。感染后在肝细胞内复制。HAV 直径为 27～32nm,无包膜。在电镜下可见充实或中空的两种球形颗粒,前者是含 RNA 基因,具有感染性,后者为病毒的缺陷型。甲型肝炎仅有一个抗原抗体系统,感染后可产生 IgM 和 IgG 抗体。

(二)乙型肝炎病毒(HBV)

HBV 属于嗜肝 DNA 病毒科。在电镜下 HBV 感染者血清中存在 3 种形式的颗粒:①Dane 颗粒,又称大球形颗粒,是完整的 HBV 颗粒,直径 42nm,分为胞膜和核心两部分,包膜内含乙型肝炎表面抗原(HBsAg)、糖蛋白与细胞脂肪。核心部分含环状双股 DNA、DNA 聚合酶(DNAP)和核心抗原(HBcAg),是病毒复制的主体;②小球形颗粒;③管状颗粒。后两者不是完整的病毒颗粒,是 HBV 的一个部分,仅含包膜蛋白。

HBV 侵入肝细胞后,部分双链环状 HBV DNA 在细胞核内以负链 DNA 为模板延长正链以修补正链中的裂隙区,形成共价闭合环状 DNA(cccDNA);然后以 cccDNA 为模板,转录成几种不同长度的 mRNA,分别作为前基因组 RNA 和编码 HBV 的各种抗原。cccDNA 半衰期较长,很难从体内彻底清除,这是目前的抗病毒药物难以清除体内乙肝病毒,治愈乙肝的主要原因。

HBV 已发现有 A～I 9 个基因型,在我国以 C 型和 B 型为主。HBV 基因型和疾病进展和干扰素 α 治疗效果有关。与 C 基因型感染者相比,B 基因型感染者较早出现 HBeAg 血清学转换,较少进展为慢性肝炎、肝硬化和原发性肝细胞癌;并且 HBeAg 阳性患者对干扰素 α 治疗的应答率高于 C 基因型;A 基因型患者对干扰素 α 治疗的应答率高于 D 基因型。

(三)丙型肝炎病毒(HCV)

属于黄病毒科丙型肝炎病毒属。HCV 为球形病毒颗粒,直径 55nm,外有脂质的外壳、囊膜和棘突结构,内由核心蛋白及核酸组成核衣壳。HCV 基因组为线状单股正链 RNA。HCV 是多变异的病毒,是 5 种肝炎病毒中最易发生变异的一种。在同一患者血中的 HCV 相隔数月即可出现变异。临床上,丙型肝炎病毒主要分为 6 个基因型,不同地区流行的基因类型有所不同,我国以基因 1b 型最为多见。不同基因分型在疾病发生发展、预后、抗病毒治疗应答有一定的差异。

（四）丁型肝炎病毒（HDV）

HDV是一种缺陷RNA病毒，必须有HBV或其他嗜肝DNA病毒辅助才能复制、表达。HDV为直径35～37nm的球形颗粒，内部含HDAg和基因组HDV RNA，外壳为HBsAg。

（五）戊型肝炎病毒（HEV）

HEV属萼状病毒科。免疫电镜下为球形颗粒，直径27～38nm，无包膜。基因组为单股正链RNA。HEV主要在肝细胞内复制，通过胆道排出。

二、流行病学

（一）传染源

急性和（或）慢性患者、亚临床感染者或病毒携带者是本病的传染源。

1.甲型与戊型肝炎

传染源为急性肝炎患者和亚临床感染者。患者在发病前的2周至起病后的1周，从粪便中排出病毒的数量最多，传染性最强。亚临床感染者由于数量多，又不易识别，是最重要的传染源。

2.乙、丙、丁型肝炎

乙、丙、丁型3种肝炎都有急、慢性患者和病毒携带者，其传染性贯穿整个病程。急性患者的传染性可从起病前数周开始，并持续于整个急性期。慢性患者和HBsAg携带者，是乙型肝炎最主要的传染源，其中以血中HBeAg、HBV DNA、DNA多聚酶阳性的患者传染性最大。急性丙型肝炎以无黄疸者多见，50%～80%可转变为慢性，故慢性患者是丙型肝炎的主要传染源。HCV携带者在我国相对比HBV携带者少，但某些地区献血员中HCV携带率为10%～20%，亦是丙型肝炎重要的传染源之一。丁型肝炎患者发生于HBV感染的基础上，也以慢性患者和携带者为主要传染源。

（二）传播途径

1.粪-口传播

粪-口传播是甲型和戊型肝炎的主要传播途径。其方式有：①日常生活接触传播为最常见的传播方式，主要通过污染的手、用具、玩具等物体或直接与口接触而传播；②水传播：水源污染可引起暴发流行，此为戊型肝炎暴发流行的主要传播方式；③食物传播：如毛蚶、生蚝等贝壳类食物等受粪便污染，主要引起甲型肝炎暴发流行；近年研究发现，动物肉类污染也可为戊型肝炎传播途径；④媒介的传播：苍蝇和蟑螂造成的食物污染。

2.体液和血液传播

体液和血液传播是乙型、丙型、丁型肝炎的主要传播途径。①注射传播：是主要的传播方式，如输注含肝炎病毒的血液和血制品、疫苗接种、药物注射（包括静脉吸毒）和针刺等。HDV传播与HBV相似。HCV感染主要通过输血（或血制品），占输血后肝炎的90%，但近年来此方式随着血制品进行丙型肝炎筛查已明显下降；②生活接触传播：生活上的密切接触是次要的传播方式，主要与各种体液和分泌物的接触有关，如唾液、精液和阴道分泌物等。

3.母婴传播

由母亲在妊娠期、产程中传给婴儿,亦是 HBV 感染的一种重要传播途径,主要经胎盘、产道分娩、哺乳和喂养等方式传播。

4.其他

牙科器械、血液透析或医疗物品污染等传播。

(三)易感性与免疫力

各型肝炎之间无交叉免疫。①甲型肝炎:初次接触 HAV 的儿童最为易感,故以学龄前儿童发病率最高,其次为青年人。感染后免疫力可持续终身;②乙型肝炎:新生儿普遍易感,儿童期感染约 90% 可转为慢性感染,成年人感染约 90% 可恢复。发病多见于青壮年。感染后亦可产生牢固的免疫力,我国 30 岁以上的成年人抗 - HBs 阳性率达半数;③丙型肝炎:各个年龄组均普遍易感,各年龄均可发病;④丁型肝炎:普遍易感。目前仍未发现对 HDV 的保护性抗体;⑤戊型肝炎:普遍易感,感染后免疫力不持久。多见于中老年人。孕妇易感性较高,感染后易发展为重型肝炎。

(四)流行特征

1.散发性发病

甲型肝炎与戊型肝炎主要由日常生活接触所致,故以散发性发病为主(占散发性肝炎90%)。乙型肝炎也以散发性发病为主,但具有家庭聚集现象,此特征与母婴传播及日常生活接触有关。散发性丙型肝炎与密切生活接触或不洁注射有关。

2.流行暴发

主要是水源和食物污染传播所致,常见于甲型和戊型肝炎。不洁注射或血液透析可引起群发事件,造成丙肝的局部流行。

3.季节分布

我国甲型肝炎以秋、冬季为发病高峰,戊型肝炎多发生于雨季,有春、冬季节高峰,乙、丙、丁型肝炎无明显季节性。

4.地理分布

我国是甲、乙、戊型肝炎的高流行区。成年人甲型肝炎抗体阳性率达 80%。根据 2014 年中国疾控中心流行病学调查,由于新生儿计划免疫的实施,我国 5 岁以下儿童的 HbsAg 携带率仅为 0.96%,但 1~59 岁一般人群 HBsAg 携带率仍为 7.18%,据此推算,我国现有的慢性HBV 感染者约 9300 万人,其中慢性乙型肝炎患者约 2000 万例。丁型肝炎以南美洲、中东等为高发区,我国以西南地区感染率最高,约为 3%。戊型肝炎主要流行于亚洲和非洲,我国可呈地方性流行。对于丙型肝炎流行,我国属于中等流行区。2005 年调查显示,一般人群中丙肝的流行率为 0.35%~1.7%。

三、发病机制

各型病毒性肝炎的发病机制目前尚未完全明了。

(一)甲型肝炎

HAV 侵入机体后引起短暂的病毒血症,继而侵入肝脏,在肝细胞内增殖。病毒的增殖并不直接引起肝细胞病变。肝细胞损伤机制可能是通过引发免疫介导引起,如细胞毒性 T 细胞对受感染肝细胞的攻击。

(二)乙型肝炎

虽然国内外对乙型肝炎的发病机制进行了很多研究,但仍有许多问题有待阐明。HBV 通过注射或破损皮肤、黏膜进入机体后,迅速通过血液到达肝脏和其他器官,包括胰腺、胆管、肾小球基底膜、血管等肝外组织,引起肝脏及肝外相应组织的病理改变和免疫功能改变,以肝脏病变最为突出。

目前认为,HBV 并不直接引起明显的肝细胞损伤,肝细胞损伤主要由病毒诱发的免疫病理引起,即机体的免疫反应尤其是细胞免疫在清除 HBV 的过程中造成肝细胞的损伤。机体免疫反应不同导致临床表现各异,当机体处于免疫耐受状态,如妊娠期获得 HBV 感染,由于胎儿的免疫系统尚未成熟,不发生免疫应答,多成为无症状携带者;当机体免疫功能正常时,多表现为急性肝炎,成年人感染 HBV 者常属于这种情况,大部分患者可彻底清除病毒;当机体免疫功能低下、不完全免疫耐受、自身免疫反应产生、HBV 基因突变逃避免疫清除等情况下,病毒不能有效清除,引起反复炎症导致慢性肝炎;当机体处于超敏反应,大量抗原、抗体复合物产生并激活补体系统,以及在肿瘤坏死因子(TNF)、白细胞介素-1(IL-1)、IL-6、内毒素等参与下,导致大片肝细胞坏死,发生重型肝炎。

HBV 感染的自然史过去分为 4 个时期,即免疫耐受期、免疫清除期、非活动或低(非)复制期和再活动期。2017 年 EASL(欧洲肝病学会)把乙肝自然史分为 5 个时期,具体如下:

1.HBeAg 阳性慢性感染期(相当于免疫耐受期)

血清 HBsAg 和 HBV DNA 载量高(常常 $>10^6$ IU/mL),但血清丙氨酸氨基转移酶(ALT)水平正常,肝组织学无明显异常,并可维持数年甚至数十年。

2.HBeAg 阳性慢性肝炎期

表现为血清 HBV DNA 滴度 $>$ 2000IU/mL,伴有 ALT 持续或间歇升高,肝组织学中度或严重炎症坏死、肝纤维化可快速进展,部分患者可发展为肝硬化和肝衰竭。

3.HBeAg 阴性慢性感染期[(相当于非活动或低(非)复制期]

表现为 HBeAg 阴性、抗-HBe 阳性,HBV DNA 持续低于 2000IU/mL 或检测不出(PCR法)、ALT 水平正常,肝组织学无炎症或仅有轻度炎症;这是 HBV 感染获得免疫控制的结果,大部分此期患者发生肝硬化和 HCC 的风险大大减少。

4.HbeAg 阴性慢性肝炎期(相当于再活动期)

多数表现为 HBeAg 阴性、抗-HBe 阳性,但仍有 HBV DNA 活动性复制、ALT 持续或反复异常,表现为 HbeAg 阴性,但血清 HBV DNA 滴度 $>$ 2000IU/mL,伴有 ALT 持续或间歇升高,这些患者可进展为肝纤维化、肝硬化、失代偿肝硬化和 HCC;也有部分患者可出现自发性 HBsAg 消失和 HBV DNA 降低或检测不到,因而预后常良好。

5.血清 HBsAg 阴性隐匿乙肝感染期

肝硬化患者需要监测,免疫抑制药物治疗可激活乙肝病毒。

(三)丙型肝炎

HCV 引起肝细胞损伤的机制与 HCV 的直接致病作用及免疫损伤有关。HCV 的直接致病作用可能是急性丙型肝炎中肝细胞损伤的主要原因,而慢性丙型肝炎则以免疫损伤为主要原因。其他还可能通过细胞凋亡等机制造成肝损害。

HCV感染后50%～80%患者转为慢性肝炎,慢性化的可能机制:①HCV高度变异性,HCV RNA在复制过程易出错,同时由于机体免疫压力,使HCV不断发生变异,从而逃避机体免疫清除;②HCV在血中的水平很低,免疫原性弱,机体对其免疫反应低,甚至容易产生免疫耐受;③HCV具有泛嗜性,特别是侵入外周血单个核细胞成为反复感染肝细胞的来源;④免疫细胞可被HCV感染,导致免疫紊乱,不能有效清除。

(四)丁型肝炎

HDV的外壳是HBsAg成分,其发病机制类似乙型肝炎,但一般认为HDV对肝细胞有直接致病性。

(五)戊型肝炎

研究报道不多,推测与甲型肝炎类似。

除甲型和戊型肝炎无慢性肝炎的病理改变以外,各型肝炎的病理改变基本相同。急性肝炎基本病变为肝细胞肿胀、气球样变性或嗜酸性变性,可有点灶状或融合性坏死或凋亡小体,单个核炎细胞浸润及库普弗细胞增生肥大。慢性病例以汇管区炎症为主,严重者可见桥样坏死,纤维增生形成纤维间隔,可导致肝小叶结构紊乱或破坏。重型肝炎可见肝细胞大量坏死。

四、病理生理

(一)黄疸

以肝细胞性黄疸为主,其原因有:①肝细胞对胆红素的摄取、结合、排泄等功能障碍;②肝细胞坏死,小胆管破裂导致胆汁返流入血窦;③小胆管受压导致胆汁淤积;④肝细胞膜的通透性增加。

(二)肝性脑病

多见于重型肝炎和晚期肝硬化。发病机制仍不清楚,目前有以下几个假说:

1.血氨及其他毒性物质的贮积

目前认为是肝性脑病产生的主要原因。大量肝细胞坏死时,肝脏解毒功能降低;肝硬化时门-腔静脉短路,均可引起血氨及其他有毒物质,如短链脂肪酸、硫醇、某些有毒氨基酸(如色氨酸、蛋氨酸、苯丙氨酸等)的潴留,导致肝性脑病。

2.支链氨基酸/芳香氨基酸比例失调

重型肝炎时芳香氨基酸(苯丙氨酸、酪氨酸等)显著升高,而支链氨基酸(缬氨酸、亮氨酸、异亮氨酸等)正常或轻度减少;肝硬化时则芳香氨基酸升高和支链氨基酸减少。

3.假性神经递质假说

肝功能衰竭时,某些胺类物质(如羟苯乙醇胺)不能被清除,通过血-脑屏障取代正常的神经递质,导致肝性脑病。

4.肝性脑病的诱因

大量利尿引起低钾和低钠血症、消化道大出血、高蛋白饮食、合并感染、使用镇静剂、大量放腹水等。

（三）出血

肝功能严重受损时，引起出血的主要原因有：①肝脏合成凝血因子减少是最重要的原因：某些凝血因子如 I、II、V、VII、IX、X 因子在肝内合成，肝功能衰竭时，导致上述凝血因子缺乏；②重型肝炎出现应激性溃疡；③肝硬化伴脾功能亢进、血小板减少；④弥散性血管内凝血（DIC）导致凝血因子减少和血小板消耗。

（四）腹水

主要见于重型肝炎和失代偿期肝硬化。早期主要与醛固酮增多、利钠激素减少导致钠潴留有关，后期与门脉高压、低蛋白血症、淋巴回流障碍及并发自发性腹膜炎有关。

（五）肝肾综合征

表现为急性肾功能不全，主要见于重型肝炎和晚期肝硬化，由于肝脏解毒功能下降及合并感染导致内毒素血症、肾血管收缩、肾缺血、有效血容量下降等导致肾小球滤过率下降。多为功能性，但晚期亦可发展为急性肾小管坏死。

五、临床表现

潜伏期：甲型肝炎 5～45 天，平均 30 天；乙型肝炎 30～180 天，平均 70 天；丙型肝炎 15～150 天，平均 50 天；丁型肝炎 28～140 天；戊型肝炎 10～70 天，平均 40 天。

甲型和戊型肝炎主要表现为急性肝炎。乙、丙、丁型肝炎除了表现为急性肝炎外，慢性肝炎更常见。5 种肝炎病毒之间可出现重叠感染或协同感染，而使病情加重。

（一）急性肝炎

根据是否出现黄疸急性肝炎分为两型：急性黄疸型肝炎和急性无黄疸型肝炎。

1.急性黄疸型肝炎

急性起病。典型的临床表现有阶段性，分为三期：

(1)黄疸前期：平均 5～7 天。表现为：①病毒血症：畏寒、发热、疲乏及全身不适等。甲型及戊型肝炎起病较急，发热多在 38℃ 以上，持续时间较短，多为 1～3 天。乙型肝炎起病较缓慢，多无发热或发热不明显；②消化系统症状：食欲减退、厌油、恶心、呕吐，部分患者出现腹胀、腹痛和腹泻等；③其他症状：部分乙型肝炎病例可出现荨麻疹、斑丘疹、血管神经性水肿和关节痛等血清病样表现。本期末出现尿黄。

(2)黄疸期：可持续 2～6 周。尿色加深如浓茶样，巩膜和皮肤黄染，而黄疸前期的症状好转。黄疸可逐渐加深，2～3 周达到高峰。部分患者可有短暂大便颜色变浅、皮肤瘙痒、心动过缓等肝内胆汁淤积的表现。体检常见肝大，质地软，有轻度压痛及叩击痛。部分患者有轻度脾大。

(3)恢复期：本期平均持续 4 周。上述症状消失，黄疸逐渐消退，肝脾回缩，肝功能逐渐恢复正常。

2.急性无黄疸型肝炎

急性无黄疸型肝炎较黄疸型肝炎多见。主要表现为上述消化道症状，多较黄疸型肝炎轻。因不易被发现而成为重要的传染源。

（二）慢性肝炎

病程超过半年者,称为慢性肝炎。见于乙、丙、丁型肝炎。通常无发热,症状类似急性肝炎,如疲乏、全身不适、食欲减退、厌油、腹胀等,体检见慢性肝病体征:面色晦暗,有蜘蛛痣、肝掌或肝脾大。实验室检查血清丙氨酸氨基转移酶(ALT)反复或持续升高,血清白蛋白(A)降低,球蛋白(G)增高,A/G 比值异常;血清胆红素升高。慢性乙型肝炎根据 HBeAg 阳性与否,分为 HBeAg 阳性及 HBeAg 阴性慢性乙型肝炎。

（三）重型肝炎（肝衰竭）

重型肝炎是一种最为严重的临床类型,占全部病例的 0.2%～0.5%,病死率为 50%～80%。随着治疗水平不断提高,病死率有所下降。

各型肝炎均可引起重型肝炎。但甲型及丙型肝炎占比例较少。乙肝重叠其他肝炎、妊娠期妇女感染戊型肝炎易发展为重型肝炎。

1.重型肝炎的主要临床表现为肝衰竭综合征

①黄疸迅速加深,血清胆红素高于 $171\mu mol/L$;②肝脏进行性缩小、肝臭;③出血倾向,凝血酶原活动度(PTA)低于 40%;④迅速出现的腹水、中毒性鼓肠;⑤精神神经系统症状(肝性脑病):早期可出现定时、定向障碍,计算能力下降,精神行为异常,烦躁不安,嗜睡、扑翼样震颤等。晚期进入昏迷状态,深反射消失;⑥肝肾综合征:出现少尿甚至无尿,电解质酸碱平衡紊乱,血尿素氮升高等。

2.重型肝炎分型

根据是否有慢性肝病基础及肝性脑病出现的早晚可分为三种类型,目前国内以慢性重型肝炎最为常见。

(1)急性重型肝炎(急性肝衰竭):指起病较急,早期即出现上述重型肝炎的主要临床表现。尤其是病后 10 天内出现Ⅱ度以上肝性脑病、肝明显缩小、肝臭等。病程短,预后极差。

(2)亚急性重型肝炎(亚急性肝衰竭):指类似急性黄疸型肝炎起病,10 天以上出现上述重型肝炎的主要临床表现。腹水往往较明显,而肝性脑病多出现在疾病的后期。此型病程可长达数月,易发展成为坏死后性肝硬化。

(3)慢性重型肝炎:指在慢性肝炎或肝炎后肝硬化基础上发生的重型肝炎(相当于肝衰竭中的慢加急及慢性肝衰竭)。此型主要以同时具有慢性肝病的症状、体征和实验室检查的改变及重型肝炎的临床表现为特点。

3.重型肝炎(肝衰竭)发生的诱因

①病后未适当休息;②合并各种感染,常见胆系感染、原发性腹膜炎、肺炎等;③长期大量嗜酒或在病后嗜酒;④服用对肝脏有损害的药物,如异烟肼、利福平等抗结核药及抗肿瘤化疗药物;⑤合并妊娠。

（四）淤胆型肝炎

病程持续时间较长,可长达 2～4 个月或更长时间。主要表现为:①黄疸具有"三分离"的特征:黄疸深,但消化道症状轻;PTA 下降不明显;ALT 升高不明显;②黄疸具有"梗阻性"特征:在黄疸加深的同时,伴全身皮肤瘙痒,大便颜色变浅或灰白色;血清碱性磷酸酶(ALP)、谷氨酰转肽酶（γ-GT）和血胆固醇显著升高；尿胆红素增加、尿胆原明显减少或消失、直接胆红素升高。本型应注意与肝外阻塞性黄疸（外科性黄疸）相鉴别。

（五）肝炎后肝硬化

在肝炎基础上发展为肝硬化。临床表现为肝功能异常及门脉高压征。

根据肝脏炎症情况分为活动性与静止性两型。①活动性肝硬化：有慢性肝炎活动的表现，ALT升高、乏力及消化道症状明显、黄疸、白蛋白下降。伴有腹壁、食管静脉曲张、腹水，肝缩小且质地变硬，脾进行性增大，门静脉、脾静脉增宽等门脉高压表现；②静止性肝硬化：无肝脏炎症活动的表现，症状轻或无特异性，可有上述体征。

根据临床表现及实验室检查可分为代偿性肝硬化和失代偿性肝硬化。①代偿性肝硬化：指早期肝硬化，属 Child-Pugh A 级。ALB≥35g/L，TBil<35μmol/L，PTA>60%。可有门脉高压征，但无腹水、肝性脑病或上消化道大出血；②失代偿性肝硬化：指中晚期肝硬化，属 Child-Pugh B、C 级。有明显肝功能异常及失代偿征象，如 ALB<35g/L，A/C<1.0，TBil>35μmol/L，PTA<60%。可有腹水、肝性脑病或门静脉高压引起的食管、胃底静脉明显曲张或破裂出血。

肝炎肝纤维化是慢性肝炎发展至肝硬化中的连续过程。主要根据临床血清学肝纤维化指标、纤维扫描指数分析、B超及组织病理学进行纤维化程度的判断。

（六）慢性乙型肝炎病毒携带者

病原学检查阳性可确诊为现症感染，但无肝炎的症状、体征及实验室肝功能异常表现。但部分患者肝穿仍可发现肝脏炎症，甚至肝硬化，应加以注意，尤其是 40 岁以上乙肝患者。

六、实验室及其他检查

（一）肝功能检查

1.血清酶的检测

丙氨酸氨基转移酶（ALT）在肝功能检测中最为常用，是判定肝细胞损害的最为敏感的指标。急性肝炎常明显升高，常高于 500IU/ML；慢性肝炎可持续或反复升高；重型肝炎时因大量肝细胞坏死，ALT 可先升高后随黄疸迅速加深反而下降（胆.酶分离现象），因而 ALT 不能作为重型肝炎病情轻重的指标。ALT 升高时，天冬氨酸氨基转移酶（AST）也升高。其他血清酶类，如 ALP、γ-GT 在肝炎时亦可同时升高。

2.血清蛋白的检测

白蛋白只在肝脏合成，球蛋白则由浆细胞和单核-巨噬细胞系统合成。当肝功能损害并持续较长时间时，因肝脏合成功能不足，血清白蛋白减少；肝解毒功能下降使较多抗原性物质易进入血流刺激免疫系统，产生大量的免疫球蛋白。通过白蛋白、球蛋白定量分析，白蛋白下降、球蛋白升高、白蛋白与球蛋白比值（A/G）下降有助于慢性肝病（慢性肝炎及肝硬化）的诊断。

3.血清胆红素检测

血清胆红素检测是反映肝细胞损伤程度的重要指标之一，包括总胆红素、直接胆红素和间接胆红素检查。黄疸型肝炎时，直接和间接胆红素均升高。但淤胆型肝炎则以直接胆红素升高为主,直接胆红素在总胆红素中的比例反映淤胆的程度。

4.凝血酶原活动度(PTA)检查

对重型肝炎临床诊断及预后判断有重要意义。PTA 小于 40% 是重型肝炎诊断最重要的实验室指标。PTA 愈低,预后愈差。但晚期肝硬化患者亦可有 PTA 下降的表现。

(二)肝炎病毒标记物检测

有助于本病病原诊断,临床常用有:

1.甲型肝炎

(1)血清抗-HAV-IgM:是 HAV 近期感染的血清学指标,阳性可确诊甲型肝炎。

(2)血清抗-HAV-IgG:为保护性抗体,阳性提示有免疫力,见于甲型肝炎疫苗接种后或既往感染 HAV 的患者。

2.乙型肝炎

(1)表面抗原(HBsAg)与表面抗体(抗-HBs):HBsAg 有抗原性,无传染性。HBsAg 阳性提示 HBV 现症感染,因有 S 基因突变株存在,阴性不能完全排除 HBV 感染。HBV 感染后 2~3 周血中首先出现 HBsAg。急性 HBV 感染可以表现为自限性,HBsAg 阳性大多持续 1~6 周,但慢性 HBV 感染者 HBsAg 阳性可持续多年。除血液外,HBsAg 还存在于唾液、尿液、精液等各种体液和分泌物中。近年发现血中 HBsAg 量与肝内 ccDNA 呈正相关,在抗病毒治疗中,监测其动态变化有助于优化治疗的选择。

抗-HBs 为保护性抗体,阳性提示有免疫力,主要见于预防接种乙型肝炎疫苗后或过去感染 HBV 并产生免疫力的恢复者。

(2)e 抗原(HBeAg)与 e 抗体(抗-HBe):HBeAg 一般只出现在 HBsAg 阳性的血清中。HBeAg 是在 HBV 复制过程中产生的一种可溶性蛋白抗原,与 HBV DNA 有良好的相关性,因此 HBeAg 阳性提示 HBV 复制活跃,传染性较强。

抗-HBe 在 HBeAg 消失后出现。HBeAg 消失,抗-HBe 转为阳性称为 HBeAg 血清学转换。它有两种可能性:一是 HBV 复制的减少或停止,此时患者的病情趋于稳定且传染性较弱,是乙肝抗病毒治疗中观察治疗效果的重要指标之一;二是 HBV 前 C 区基因发生变异,导致不能生产 HBeAg,而此时 HBV 仍然复制活跃,有较强的传染性,甚至病情加重。见于 HBeAg 阴性慢性乙型肝炎。

(3)核心抗原(HBcAg)与其抗体(抗-HBc):HBcAg 主要存在于受感染的肝细胞核内,也存在于血液中 Dane 颗粒的核心部分。如检测到 HBcAg,表明 HBV 有复制,因检测难度较大,故较少用于临床常规检测。

抗-HBc 早期出现或高滴度 IgM 型抗-HBc 提示急性期或慢性乙型肝炎急性发作期;IgG 型抗-HBc 在血清中长期存在,高滴度常提示现症感染,常与 HBsAg 并存,低滴度提示过去感染,常与抗-HBs 并存。单一抗-HBc IgG 阳性有两种可能,一是过去感染,二是低水平感染,后者可在血或肝组织中找到 HBV DNA。

(4)乙型肝炎病毒脱氧核糖核酸(HBV DNA)和 DNAP(脱氧核糖核酸多聚酶):均位于 HBV 的核心部分,是反映 HBV 感染最直接、最特异和最灵敏的指标。现多采用定量的方法检测,大于检测值提示 HBV 的存在、复制,传染性大。此外,还可通过前 C 区变异、S 区变异等检测是否存在 HBV 变异,指导抗病毒治疗病例选择及疗效判断。

3.丙型肝炎

(1)丙型肝炎病毒核糖核酸(HCV RNA):在病程早期即可出现,而于治愈后很快消失,因此作为抗病毒治疗病例是选择及判断疗效最重要的指标。

(2)丙型肝炎病毒抗体(抗-HCV):是传染性的标记而不是保护性抗体。抗-HCV-IgM 见于丙型肝炎急性期,持续 1~3 个月,但影响因素较多,不稳定。高效价的抗-HCV-IgG 常提示 HCV 的现症感染,而低效价的抗-HCV-IgG 可见于丙型肝炎恢复期,甚至治愈后仍可持续存在,故抗-HCV-IgG 常用作丙型肝炎的筛查,不能作为抗病毒治疗判断疗效的指标。

4.丁型肝炎

(1)HDAg 和 HDV RNA 检测:血清或肝组织中的 HDAg 和(或)HDV RNA 阳性有确诊意义。可采用分子杂交和 RT-PCR 方法检测 HDV RNA。HDAg 是 HDV 颗粒内部成分,出现早,因多以免疫复合物形式存在,故 HDAg 多在 3 周后转为阴性,HDAg 阳性提示现症感染,阴性不能排除诊断。

(2)抗 HD IgG:不是保护性抗体。抗 HD IgM 阳性是现症感染的标志,急性 HDV 感染时,高滴度抗 HD IgG 提示感染的持续存在,低滴度提示感染静止或终止。

5.戊型肝炎

常检测抗-HEV-IgM 及抗-HEV-IgG。但因检测试剂和方法仍不理想,需结合临床进行判断。

(1)抗 HEV IgM 和抗 HEV IgG:抗 HEV IgM 在发病初期出现,大多数在 3 个月内阴转,阳性提示 HEV 近期感染。抗 HEV IgG,在急性期滴度较高,恢复期则明显下降。但持续时间报道不一,因此,动态观察抗 HEV IgG 滴度的变化有助于临床诊断,如果抗 HEV IgG,滴度较高,或由阴性转为阳性,或由低滴度升为高滴度,或由高滴度降至低滴度甚至转阴,均可诊断为 HEV 现症感染。少数戊型肝炎患者始终不产生抗 HEV IgM 和抗 HEV IgG,两者均阴性时,不能完全排除戊型肝炎。

(2)HEV RNA:采用 RT-PCR 法在粪便和血液标本中检测到 HEV RNA,可明确诊断。但因病毒在粪便和血液存在时间较短,患者就诊时多已转阴,故不做临床常规检测。

(三)其他检查

1.尿胆红素检测

黄疸型肝炎尿胆原和尿胆红素明显增加;但淤胆型肝炎时尿胆红素增加,而尿胆原减少或阴性。

2.血氨浓度检测

肝硬化、重型肝炎时清除氨的能力减弱或消失,导致血氨升高。血氨升高提示有肝性脑病存在。

3.肝纤维化血清学指标

如透明质酸(HA)、Ⅲ型前胶原肽(PⅢP)、Ⅳ型胶原(C-Ⅳ)、层连蛋白(LN)有助于进行纤维化程度的判断,但在肝脏炎症活动期,这些指标也可能升高,故需结合其他及动态分析。

4.影像学检查

可对肝脏、胆囊、脾脏进行超声显像、电子计算机断层扫描(CT)和磁共振成像(MRI)等检查。B型超声有助于鉴别阻塞性黄疸、脂肪肝及肝内占位性病变,对肝硬化有较高的诊断价值,能反映肝脏表面变化、门静脉、脾静脉直径,脾脏大小,胆囊异常变化,腹水等;在重型肝炎中可动态观察肝脏大小变化等。彩色超声尚可观察到血流变化。CT、MRI 的应用价值基本同 B 超,但价格较昂贵,有不同程度的损伤,如应用增强剂,可加重病情,故一般不用于较重肝炎的常规诊断。

肝脏弹性测定或称肝纤维扫描,优势在于无创伤性、操作简便、可重复性好,能够比较准确地识别出轻度肝纤维化和重度肝纤维化、早期肝硬化。但其测定成功率受肥胖、肋间隙大小等因素影响,其测定值受肝脏脂肪变性、炎症坏死及胆汁淤积的影响,且不易准确区分相邻的两级肝纤维化。

5.肝组织病理检查

常规的病理改变不能做出病原体的诊断。但对排除其他疾病,明确诊断、衡量肝脏炎症活动度、纤维化程度及评估疗效具有重要价值。还可在肝组织中原位检测病毒抗原或核酸,帮助确定病毒复制状态。

七、诊断

主要根据流行病学资料,临床表现及辅助检查进行诊断。

(一)流行病学资料

1.甲型肝炎

病前是否在甲型肝炎流行区,有无进食未煮熟海产如毛蚶、蛤蜊,有无饮用污染水。多见于儿童。

2.乙型肝炎

有输血、不洁注射史,与 HBV 感染者接触史,家庭成员有无 HBV 感染者。若为婴儿患者,母亲是否为 HBsAg 阳性等有助于乙型肝炎的诊断。

3.丙型肝炎

有输血及血制品、静脉吸毒、血液透析、多个性伴侣、文身、母亲为 HCV 感染者等病史的肝炎患者注意丙型肝炎。

4.丁型肝炎

丁型肝炎同乙型肝炎,我国以西南部感染率较高。

5.戊型肝炎

戊型肝炎基本同甲型肝炎,多见于成年人。

(二)临床诊断

1.急性肝炎

起病较急,常有畏寒、发热、乏力、食欲缺乏、恶心、呕吐等消化道症状。肝大质偏软,ALT 显著升高。黄疸型肝炎血清总胆红素＞17.1μmol/L,尿胆红素阳性。病程不超过 6 个月。

2.慢性肝炎

病程超过半年或发病日期不明确而有慢性肝炎症状、体征、实验室检查改变者。常有乏力、厌油、肝区不适等症状,可有肝病面容、肝掌、蜘蛛痣、胸前毛细血管扩张,肝大质偏硬,脾大等慢性肝病体征。实验室检查白蛋白下降、球蛋白升高、白蛋白与球蛋白比值(A/G)下降。

3.重型肝炎

有以下肝衰竭表现两项以上者可诊断为重型肝炎:极度疲乏;严重消化道症状;黄疸迅速加深,血清总胆红素大于>171μmol/L,出现胆酶分离现象;肝脏进行性缩小;出血倾向,PTA<40%;出现肝性脑病,肝肾综合征,腹水等严重并发症。

4.淤胆型肝炎

起病类似急性黄疸型肝炎,黄疸持续时间长,消化道症状轻,有肝内梗阻的表现。

5.肝炎肝硬化

肝炎肝硬化是慢性肝炎发展的结果,其病理学定义为弥散性纤维化伴有假小叶形成。多有慢性肝炎病史及(或)慢性肝病体征。尿少、腹胀、腹水;脾大,脾功能亢进;食管下段-胃底静脉曲张,白蛋白显著下降,A/G倒置等肝功能受损和门脉高压表现。

(1)代偿期肝硬化:一般属 Child-Pugh A 级。影像学、生化学或血液学检查有肝细胞合成功能障碍或门静脉高压征(如脾功能亢进及食管-胃底静脉曲张)证据,或组织学符合肝硬化诊断,但无食管-胃底静脉曲张破裂出血、腹水或肝性脑病等严重并发症。

(2)失代偿期肝硬化:一般属 Child-Pugh B、C 级。患者已发生食管-胃底静脉曲张破裂出血、肝性脑病、腹水等严重并发症。

亦可将代偿期和失代偿期肝硬化再分为活动期或静止期。

(三)病原学诊断

1.甲型肝炎

抗 HAV IgM 阳性;抗 HAV IgG 急性期阴性,恢复期阳性;粪便中检出 HAV 颗粒或抗原或 HAV RNA。上述任何一项合并有急性肝炎表现的均可确诊为甲型肝炎。

2.乙型肝炎

有以下任何一项阳性,可诊断为现症 HBV 感染:①血清 HBsAg;②血清 HBV DNA;③血清抗 HBc IgM;④肝组织 HBcAg 和(或)HBsAg,或 HBV DNA。

3.丙型肝炎

HCV RNA 阳性,可诊断为丙型肝炎。单项抗 HCV 阳性,不能诊断为丙型肝炎。

4.丁型肝炎

有现症 HBV 感染,同时血清 HDAg 或抗 HD IgM 或高滴度抗 HD IgG 或 HDV RNA 阳性,或肝内 HDAg 或 HDV RNA 阳性。可诊断为丁型肝炎。低滴度抗 HD IgG 有可能为过去感染。

5.戊型肝炎

急性肝炎患者抗 HEV IgG 阳性并高滴度,或抗 HEV IgG 由阴性转为阳性,或血 HEV RNA 阳性,或粪便 HEV RNA 阳性或检出 HEV 颗粒,均可诊断为戊型肝炎。抗 HEV IgM 阳性,可作为诊断参考,但须排除假阳性。

八、鉴别诊断

(一)其他原因引起的黄疸

1.溶血性黄疸

常有药物或感染等诱因,表现为发热、腰痛、贫血、血红蛋白尿、网织红细胞升高,黄疸大多较轻,主要为间接胆红素升高,治疗后(如应用肾上腺皮质激素)黄疸消退快。

2.肝外梗阻性黄疸

常见病因有胆囊炎、胆石症、胰头癌、壶腹周围癌、肝癌、胆管癌、阿米巴脓肿等。有原发病症状、体征,可有皮肤瘙痒及大便颜色变浅,消化道症状及其他肝功能指标损害轻,黄疸以直接胆红素升高为主。影像学检查见肝内外胆管扩张。

(二)其他原因引起的肝炎

1.其他病毒所致的肝炎

巨细胞病毒感染,传染性单核细胞增多症等。应根据原发病的临床特点和病原学、血清学检查结果进行鉴别。

2.感染中毒性肝炎

如流行性出血热、恙虫病、伤寒、钩端螺旋体病、阿米巴肝病、急性血吸虫病、华支睾吸虫病等。主要根据原发病的临床特点和实验室检查加以鉴别。

3.药物性肝损害

有肝损害药物的用药史,停药后肝功能可逐渐恢复。肝炎病毒标志物阴性。诊断无特异性方法,需要排除其他原因,必要时行肝组织活检。

4.酒精性肝病

有长期大量饮酒史,肝炎病毒标志物阴性。

5.自身免疫性肝病

主要有原发性胆汁性胆管炎(PBC)、自身免疫性肝炎(AIH)及硬化性胆管炎(PSC)。PBC 主要累及肝内胆管,AIH 主要破坏肝细胞,PSC 累及肝外胆管。诊断主要依靠综合临床表现、自身抗体的检测和病理组织学检查。

6.脂肪肝及妊娠期急性脂肪肝

脂肪肝大多继发于肝炎后或代谢综合征患者。血中三酰甘油多增高,B 超有较特异的表现。妊娠期急性脂肪肝多以急性腹痛起病或并发急性胰腺炎,黄疸深,肝缩小,严重低血糖及低蛋白血症,尿胆红素阴性。

7.肝豆状核变性(Wilson 病)

不明原因肝炎表现者应注意本病。血清铜及铜蓝蛋白降低,眼角膜边缘可发现凯-弗环。有怀疑者可行肝组织活检及相关基因检测。

九、治疗

急性期以休息、营养为主;辅以适当药物治疗。慢性期乙型及丙型肝炎有条件应行抗病毒治疗;避免饮酒、过劳及使用损害肝脏的药物。

(一)急性肝炎

1.一般及支持疗法

急性期应进行隔离,症状明显及有黄疸者应卧床休息,恢复期可逐渐增加活动量,但要避免过劳。给予清淡、易消化食物,适当补充维生素,热量不足者应静脉补充葡萄糖。避免饮酒和应用损害肝脏的药物。辅以药物对症及恢复肝功能,药物不宜太多,以免加重肝脏负担。

2.护肝药物

病情轻者口服维生素类、葡醛内酯(肝泰乐)等。进食少或胃肠症状明显者,如出现呕吐、腹泻,可静脉补充葡萄糖及维生素 C 等。

3.抗病毒治疗

急性甲、戊型肝炎为自限性疾病,不需要抗病毒治疗。成年人乙型肝炎多数可以恢复,故不需抗病毒治疗。急性丙型肝炎容易转为慢性肝炎,早期应用抗病毒药能显著降低转慢率。

4.中医中药治疗

中医认为黄疸肝炎由湿热引起,可用清热利湿药辨证施治。

(二)慢性肝炎

根据患者具体情况采用综合性治疗方案,包括合理的休息和营养,心理平衡,改善和恢复肝功能,调节机体免疫,抗病毒,抗纤维化等治疗。

1.一般治疗

(1)适当休息:症状明显或病情较重者应强调卧床休息。病情轻者以活动后不觉疲乏为度。

(2)合理饮食:适当的高蛋白、高热量、高维生素的易消化食物,有利肝脏修复,不必过分强调高营养,以防发生脂肪肝。

(3)心理辅导:使患者有正确的疾病观,对肝炎治疗有耐心和信心。切勿乱投医,以免延误治疗或加重肝脏病情。

2.改善肝功能和支持疗法

治疗药物和治疗方法较多,但有严格的临床研究资料的不多,尤其护肝、降酶、退黄、提高免疫、抗纤维化等药物,有待更多的临床研究支持。

(1)一般护肝药物及支持治疗:①补充 B 族维生素,如复合维生素 B;②促进解毒功能药物,如还原型谷胱苷肽(TAD)、葡醛内酯等;③促进能量代谢药物,如肌苷、ATP、辅酶 A 等;④促进改善蛋白代谢药物,如输注氨基酸、人血清蛋白或血浆。

(2)降转氨酶的药物:具有非特异性的降转氨酶作用,部分患者停药后有 ALT 反跳现象,故显效后应逐渐减量至停药为宜。一般用于暂不进行抗病毒治疗者或抗病毒治疗后仍有明显转氨酶升高者(排除其他原因后)。可选用:①五味子类药物,如北五味子核仁干粉、联苯双脂滴丸、双环醇;②垂盆草冲剂;③山豆根类药(苦参碱等),甘草提取物(甘草酸苷等)。

(3)退黄药物:①改善微循环的药物:可通过改善微循环起退黄作用,如低分子右旋糖酐、山莨菪碱;②促进肝代谢、胆汁排泄等:门冬氨酸钾镁,前列腺素 E_1,腺苷蛋氨酸;③有明显肝内淤积时可考虑苯巴比妥、皮质激素等。

3.免疫调控药物

非特异性免疫增强剂可选用胸腺肽、某些中草药提取物如猪苓多糖、香菇多糖等。特异性免疫增强剂可试用乙肝特异性免疫核糖核酸。

4.抗肝纤维化

主要有丹参、冬虫夏草、核仁提取物、γ-干扰素等。丹参抗纤维化作用有相对较多的研究资料,提示其能提高肝胶原酶活性,抑制Ⅰ、Ⅲ、Ⅳ型胶原合成。γ-干扰素在体外试验中抗纤维化作用明显,有待更多临床病例证实。

5.抗病毒药物

主要用于慢性肝炎病毒的感染,是病毒性肝炎重要的治疗进展。乙型肝炎抗病毒可以起到抑制病毒、减轻症状、延缓病情进展的作用,而丙型肝炎抗病毒性治疗可以治愈慢性丙肝患者。

(1)抗病毒治疗指征。

①慢性乙型肝炎:抗病毒治疗的目的是抑制病毒复制,减少传染性;改善或减轻肝损害;提高生活质量;减少或延缓肝硬化、肝衰竭或HCC的发生。符合适应证者应尽可能进行抗病毒治疗。使用指征为:a.HBV DNA≥10^4 拷贝/mL;b.ALT≥2×ULN;如用于扰素治疗,ALT应≤10×ULN,血清总胆红素应<2×ULN;c.ALT<2×ULN,但肝组织学显示 Knodell HAI≥4,或炎症坏死≥G2,或纤维化≥S2。

对持续 HBV DNA 阳性、达不到上述治疗标准但有以下情形之一者,亦应考虑给予抗病毒治疗:

Ⅰ.对 ALT 大于正常上限且年龄>40岁者,也应考虑抗病毒治疗。

Ⅱ.对 ALT 持续正常但年龄较大者>40岁,应密切随访,最好进行肝组织活检;如果肝组织学显示 Knodell HAI≥4,或炎症坏死≥G2,或纤维化≥S2,应积极给予抗病毒治疗。

Ⅲ.动态观察发现有疾病进展的证据(如脾脏增大)者,建议行肝组织学检查,必要时给予抗病毒治疗。

接受化疗或免疫抑制剂治疗患者、肝硬化患者或重症肝炎患者、拟接受肝移植和肝移植后患者,抗病毒治疗需要更为积极,通常只可选用核苷(酸)类药物抗病毒治疗。

②慢性丙型肝炎:只要 HCV RNA 阳性者均应进行抗病毒治疗。

(2)抗病毒治疗药物选择及治疗方案。

①干扰素:α干扰素(IFN-α):可用于慢性乙型肝炎和丙型肝炎抗病毒治疗,它主要通过诱导宿主产生多种细胞因子,通过多个环节抑制病毒复制。

IFN-α的不良反应较多:a.类流感综合征;b.粒细胞及血小板计数减少等骨髓抑制表现;c.焦虑、抑郁、兴奋、易怒、精神病等神经精神症状;d.失眠、轻度皮疹、脱发;e.诱发甲状腺炎、1型糖尿病等自身免疫性疾病。因此,此药应在专科医生指导并密切观察下使用。

一般用于10~65岁患者,IFN-α主要禁忌证为:a.血清胆红素>正常值上限2倍;b.失代偿性肝硬化;c.有自身免疫性疾病;d.有重要器官病变(严重心、肾疾患,糖尿病,甲状腺功能亢进或低下以及神经精神异常等)。

用法:聚乙二醇干扰素,每周一次,或标准干扰素500万U皮下或肌内注射,隔日1次,疗程 6～12 个月。

对于丙肝治疗，干扰素需要联合利巴韦林(PR)，疗程根据基因型、治疗前病毒量高低、早期治疗反应决定，一般为 12 个月。随着直接抗病毒药物增多，选择 PR 治疗将减少，或联合 DAA 使用。

②直接抗病毒药物：目前仅有针对乙型肝炎的核苷类药物、针对丙肝直接抗病毒药物(DAA)可供临床常规使用。

在我国已可供临床使用乙肝抗病毒药物，核苷(酸)类药物有 5 种：拉米夫定、替比夫定、阿德福韦酯、恩替卡韦及替诺福韦。

此类药物对 HBV DNA 复制有强力的抑制作用，可使 HBV DNA 水平下降或阴转、ALT 复常、改善肝组织病变。此类药物使用时多数较为安全。但使用不当，发生耐药或停药后病毒大量复制可诱发重型肝炎。由于此类药物不能清除细胞核内 cccDNA，停药后 cccDNA 又启动病毒复制循环，部分患者出现停药后复发，故疗程至少 2～3 年。根据应答情况延长用药，直到 HBeAg 阳性者 HBeAg 血清转换或 HBeAg 阴性患者 HBsAg 血清学转换后维持 1 年至 1 年半。肝硬化患者常需要长期治疗。

a.恩替卡韦(ETV)：作用较拉米夫定强，初治患者耐药较少，是长期用药的一线药物之一。但与拉米夫定、替比夫定有交叉耐药。用法为：0.5mg qd。

b.替诺福韦酯(TDF)：可用于 HIV 及 HBV 的抗病毒治疗。具有强效抑制病毒，低耐药发生率的优点。是需要长期治疗的患者，如肝硬化患者的一线药物。且其他药物耐药者仍然有效。

c.拉米夫定(LAM)：是一种反转录酶抑制剂，最先用于临床。用法为：100mg qd；LAM 耐受性良好，仅少数病例有头痛、全身不适、疲乏、胃痛及腹泻，但易诱发 HBV 变异产生耐药。

d.替比夫定(LdT)：作用及耐药情况类似拉米夫定，但具有较高的 HBeAg 血清转换率。用法为：600mg qd。

e.阿德福韦酯(ADV)：较拉米夫定作用弱，起效较慢，但耐药较少，对拉米夫定、替比夫定或恩替卡韦耐药株有效。用法为：10mg qd。长期使用需注意监测肾功能。

丙肝直接抗病毒药：

丙型肝炎直接药物治疗突飞猛进，可选择的药物很多，根据作用位点不同，可分为不同的类型。具有抗病毒活性高优点，治愈率为 95～100%，且耐受性好、耐药屏障高、疗程短，新一代 DAA 更是覆盖全基因型、更少药物相互作用、更低经济负担。药物包括：

蛋白酶抑制剂如 Danoprevir(丹诺瑞韦)，Simeprevir，Asunaprevir，Paritaprevir，Grazoprevir，GS9857，ABT-493 等。

NS5A 抑制剂如 Ravidasvir(瑞维达韦)，Ledipasvir，Daclatasvir，Ombitasvir，Elbasvir，Velpatasvir 等。

NS5B 核苷类聚合酶抑制剂如 Sofosbuvir，ABT-530 等。

NS5B 非核苷类聚合酶抑制剂如 Dasabuvir，BMS-791325 等。

6.中医中药治疗

活血化瘀药物：丹参、赤芍、毛冬青等。

十、护理评估

评估当地病毒性肝炎的流行情况；评估患者有无病毒性肝炎的接触史；评估患者有无病毒性肝炎的临床表现；评估患者免疫学检查、病原学检测结果；评估患者及其家属有无焦虑、紧张等心理情感反应等。

十一、主要护理诊断

（一）营养失调：低于机体需要量
与摄入减少及消化吸收障碍，低于机体需要量有关。

（二）活动无耐力
与肝功能受损、能量代谢障碍有关。

（三）有传播感染的危险
与病毒通过消化道、血液、体液传播有关。

（四）焦虑
与担心预后及隔离治疗有关。

（五）知识缺乏
缺乏病毒性肝炎防治的相关知识。

（六）潜在并发症
出血、肝性脑病、感染、肾病综合征等。

十二、护理措施

（一）一般护理

1.隔离

甲肝、戊肝从发病之日起按消化道隔离3周，乙肝、丙肝、丁肝按血液或体液隔离措施由急性期至病毒消失。

2.休息

急性肝炎、重型肝炎、慢性肝炎活动期患者应卧床休息，减轻肝脏代谢负担，减少能量消耗，增加肝脏血流量，促进肝细胞的修复与再生，有利于炎症病变的恢复。

3.饮食

合理的营养与适宜的饮食能改善患者的营养状况，促进肝细胞的再生与修复，有利于肝功能的修复。

（1）急性肝炎：患者宜进食清淡、易消化、可口的食物，如米粥、菜汤、清肉汤、豆浆、蒸鸡蛋等。热量以能维持身体需要为度，多食新鲜蔬菜、水果。恢复期患者可逐渐过渡到普食。

（2）慢性肝炎：慢性肝炎患者应适当增加较多的蛋白质，但有肝性脑病先兆者应限制蛋白质摄入；合并腹水时，应给予低盐或无盐饮食。注意适度饮食，防止营养不良或营养过剩导致的脂肪肝。

（3）重症肝炎：重症肝炎患者应进食低脂、低盐、高糖、高维生素、易消化的流质或半流质饮食，限制蛋白质摄入量，补充足量的 B 族维生素、维生素 C、维生素 K。

所有肝炎患者应禁止饮酒。

（二）病情观察

密切观察病情变化：①体温、脉搏、呼吸及神志状态；②消化道症状及黄疸程度，有无心悸、呼吸困难、腹水。③皮肤黏膜有无淤点，有无呕血、便血等出血倾向；有无电解质紊乱，肝性脑病等。一旦发现病情变化，及时报告医生，积极配合医生治疗或抢救。

（三）对症护理

1.发热的护理

严密观察患者体温的变化，并采取有效的降温措施。鼓励患者补充营养和水分。

2.皮肤的护理

黄疸型肝炎患者由于胆盐沉着，刺激皮肤神经末梢，可引起皮肤瘙痒，应指导患者进行皮肤自我护理，具体措施如下。

（1）保持床单位清洁、平整、干燥；患者衣着应宽松，内衣裤应勤换洗。

（2）注意保持皮肤清洁，每日用温水擦洗皮肤，不宜使用碱性肥皂、化妆品等刺激性用品。

（3）及时修剪指甲，防止抓伤皮肤造成感染；幼儿自制能力差，可将手包起来。

（4）皮肤剧痒者可涂 5％碳酸氢钠或炉甘石洗剂，也可口服抗组胺药。

3.腹胀、腹泻的护理

可减少易产气食物的摄入，腹泻者应给予少渣、少纤维素、低脂的半流质饮食。有恶心、呕吐者应及时给予止吐处理。

4.腹水的护理

应严密观察患者生命体征，有无心悸或者呼吸困难，取半坐卧位，严重腹水与呼吸困难者应配合医生进行放腹水治疗。

（四）心理护理

护理人员应多与患者或其家属交流，鼓励其说出自己的想法和感受，对其提出的问题耐心解释。教会患者家属必要的护理措施，了解病毒性肝炎的相关知识，告知患者和其家属的相关饮食知识。鼓励患者保持乐观豁达的健康心态，增强战胜疾病的信心。

（五）用药护理

指导患者按医嘱正确用药，不得擅自停药或增减药物。向患者讲明每一种药物的作用、剂量、服用方法。教会患者正确观察药物的不良反应。避免滥用药物或使用苯巴比妥、磺胺类、抗结核等药物，以免加重肝功能损害。

第十五节　流行性感冒

流行性感冒简称流感，是由流感病毒引起的急性呼吸道传染病。流感病毒分为甲、乙、丙三型，通过飞沫传播，临床上有急起高热、乏力、全身肌肉酸痛和轻度呼吸道症状，病程短，有自限性,伴有慢性呼吸道疾病或心脏病患者易并发肺炎。流感病毒传染性强,特别是甲型流感病毒容易发生变异,往往造成暴发、流行或大流行。

一、病原学

流感病毒属正黏病毒科,是有包膜、单链负股的 RNA 病毒,病毒颗粒呈球形或细长形,直径为 80~120nm。病毒外包膜除基质蛋白、双层类脂膜外,还有两型表面糖蛋白,分别为血凝素(H)和神经氨酸酶(N),均具有亚型和变种的特异性和免疫原性。H 促使病毒吸附到细胞上,故其抗体能中和病毒,免疫学上起主要作用;N 作用点在于细胞释放病毒,故其抗体不能中和病毒,但能限制病毒释放,缩短感染过程。

流感病毒因其核蛋白抗原性,可分为甲、乙、丙 3 型。根据 H 和 N 抗原性的差异,又将同型病毒分为若干亚型。流感病毒的最大特点是易于发生变异,最常见于甲型。有 2 种主要形式,相对变化小的称抗原漂移,变化较大的为抗原转换。抗原转换为甲型流感病毒所特有,由于其变异较大,容易产生新的强毒株而引起大流行。

流感病毒不耐热,加热 56℃ 30 分钟、65℃ 5 分钟或者 100℃ 1 分钟即可灭活;不耐酸和乙醚;对紫外线、甲醛、乙醇和常用消毒剂很敏感。在 4℃ 可存活 1 月余,在真空干燥中或 -20℃ 以下可以长期保存,在鸡胚及体外组织培养基上生长良好,并可见明显的细胞病变。

二、流行病学

(一)传染源

患者为主要传染源,其次是隐性感染者。动物亦可为中间宿主或贮存宿主。患者自发病后 5 日内均可从鼻涕、口涎、痰液等分泌物排出病毒,传染期约 1 周,以病初 2~3 天传染性最强。

(二)传播途径

主要通过空气飞沫传播,病毒存在于患者或隐性感染者的呼吸道分泌物中,通过说话、咳嗽或打喷嚏等方式散播至空气中,易感者吸入后即能感染。其次是通过病毒污染的茶具、食具、毛巾等间接传播,密切接触也是传播流感的途径之一。传播速度和广度与人口密度有关。

(三)易感人群

人群对流感病毒普遍易感,与年龄、性别、职业等都无关。病后有一定的免疫力,不同型病毒之间无交叉免疫力,病毒变异后可反复发病。

(四)流行特征

流感病毒具有较强传染性,呼吸道飞沫传播的主要方式使其快速传播,极易引起流行和大流行。一般多发生于冬季。突然发病、发病率高、迅速蔓延、流行过程短但能多次反复。流行情况和人群密集程度有关,如在托儿所、学校、工厂、养老院等人群聚集的地方暴发,流行往往沿交通线传播。流感的特点是经常性的,不可预测的局部流行和罕见的全球大流行。在某些年份中流感的局部流行是由于抗原漂移导致不断有新的流感病毒株产生,同时部分人群缺少或根本无防护措施而造成的。甲型流感病毒容易发生变异,1889 年以来已多次引起世界范围的大流行。

三、发病机制与病理解剖

带有流感病毒颗粒的飞沫吸入呼吸道后,病毒的神经氨基酸酶破坏神经氨酸,使黏蛋白水解,糖蛋白受体暴露,糖蛋白受体乃与血凝素(含糖蛋白成分)结合,这是一种专一性吸附,具特异性。病毒穿入细胞时,其包膜丢失在细胞外,流感病毒 RNA 被转运到细胞核内,在病毒转录酶和细胞 RNA 多聚酶Ⅱ的参与下,病毒核蛋白与上皮细胞核蛋白结合,在细胞核内组成 RNA 型的可溶性抗原,通过神经氨酸酶的作用,以芽生方式排出上皮细胞。此时神经氨酸酶可水解细胞表面的糖蛋白,释放 N-乙酰神经氨酸,促使复制病毒由细胞释放播散感染到附近细胞,并使大量呼吸道纤毛上皮细胞受染、变性、坏死和脱落,产生炎症反应,临床上可出现发热、肌肉痛和白细胞减低等全身毒血症样反应,但不发生病毒血症。

单纯型流感的病理变化主要是呼吸道纤毛上皮细胞膜变性、坏死和脱落,起病 4～5 天后,基底细胞层开始增生,形成未分化的上皮细胞,2 周后纤毛上皮细胞重新出现和修复。流感病毒肺炎型则有肺脏充血和水肿,切面呈暗红色,气管和支气管内有血性分泌物,黏膜下层有灶性出血、水肿和细胞浸润,肺泡腔内含有纤维蛋白和渗出液,呈现浆液性出血性支气管肺炎,应用荧光抗体技术可检出流感病毒。若合并金黄色葡萄球菌感染,则肺炎呈片状实变或有脓肿形成,易发生脓胸、气胸。如并发肺炎球菌感染,可呈大叶或小叶实变。继发链球菌、肺炎杆菌感染时,则多表现为间质性肺炎。

四、临床表现

潜伏期为数小时至 4 天,一般为 1～2 天。流感发病严重程度与个体免疫状况有关,约 50％的患者会发展成典型流感。流感典型症状以突然发热、头晕、头痛、肌痛、全身症状重为特点,同时可伴有咽痛和咳嗽(通常是干咳)、鼻塞、流涕、胸痛、眼痛、畏光等症状。发热体温为 39℃～40℃,一般持续 2～3 天后渐退。一般是全身症状较重而呼吸道症状并不严重。

(一)单纯型流感

突起畏寒、发热,伴有全身酸痛、头痛、乏力及食欲下降,上呼吸道症状如流涕、鼻塞、咽痛和咳嗽等症状较轻。但热退后上述症状仍可持续数日。

(二)流感病毒肺炎

主要发生在老年人、婴幼儿,有慢性心、肾、肺等疾病及用免疫抑制剂治疗者。表现为高热持续不退、咳嗽、咳痰、剧烈胸痛、气急、发绀及咯血等症状。体检双肺呼吸音低,满布湿啰音。白细胞计数下降,中性粒细胞减少。X 线检查双肺呈散在絮状阴影。

(三)中毒型和胃肠型流感

中毒型表现为高热、休克及出现 DIC 等严重症候,病死率高,但临床上已少见。胃肠型表现为腹泻、呕吐等,不易与急性胃肠炎鉴别。

流感的肺外并发症较少见,主要有雷耶氏综合征、中毒性休克、横纹肌溶解、心肌炎及心包炎。

五、辅助检查

（一）血常规

白细胞总数减少，淋巴细胞相对增加，合并细菌性感染时，白细胞总数和中性粒细胞增多。

（二）病毒分离

为确诊的主要依据，将急性期患者的鼻咽部、气管分泌物接种于鸡胚羊膜囊或尿囊液中，进行病毒分离。

（三）血清学检查

应用血凝抑制试验、补体结合试验及酶联免疫吸附试验检测急性期和恢复期血清中的抗体，如有 4 倍以上增长，则为阳性。主要用于回顾性诊断和流行病学调查。

六、诊断与鉴别诊断

（一）诊断

在流感流行期间诊断可根据：①接触史和集体发病史；②典型的症状和体征。散发病例则不易诊断，轻症患者与普通感冒极为相似，常难于区别。确诊依靠从患者分泌物中检出流感病毒抗原、血清抗体反应阳性或分离到病毒。

（二）鉴别诊断

1.呼吸道感染

起病较缓慢，症状较轻，无明显中毒症状。血清学和免疫荧光等检验可明确诊断。

2.流行性脑脊膜脑炎（流脑）

流脑早期症状往往类似流感，但流脑有明显的季节性，儿童多见。早期有剧烈头痛、脑膜刺激症状、淤点、口唇疱疹等均可与流感相鉴别。脑脊液检查可明确诊断。

3.钩端螺旋体病

有一定的地区性，多发生于水稻收割期。患者以农民多见，表现为腓肠肌疼痛、压痛及腹股沟淋巴结肿大等。

4.支原体肺炎

支原体肺炎与原发性病毒性肺炎的 X 线表现相似，但前者的病情较轻，冷凝集试验和 MC 链球菌凝集试验可呈阳性。

七、治疗

（一）一般对症治疗

流感患者应尽量卧床休息，多饮水。高热时予物理降温或解热镇痛剂，儿童应避免使用阿司匹林，以免诱发 Reye 综合征。防治继发细菌感染。

（二）抗病毒治疗

应在发病 48 小时内应用抗流感病毒药物：流感的神经氨酸酶抑制剂（奥司他韦和扎那米韦）：奥司他韦成年人剂量每日 150mg，儿童剂量 3mg/（kg·d），分 2 次口服，疗程为 5 天。美国疾病预防与控制中心(CDC)推荐,在有适应证时,可将奥司他韦用于<1岁的婴儿的流感治疗和预防,3mg/(kg·d),每天1次,疗程为7天。

八、护理评估

评估当地是否有流感流行;评估患者是否去过流感流行区,近期是否接触过流感患者,有无流感疫苗接种史;评估患者有无发热、全身酸痛、乏力、流涕、鼻塞、喷嚏、咳嗽、咳痰等症状;评估患者免疫学检查、病原学检测结果;评估患者及其家属有无焦虑、紧张等心理情感反应。

九、主要护理诊断

(一)体温过高
与流感病毒感染或继发细菌感染有关。

(二)气体交换受损
与病毒性肺炎或并发细菌性肺炎有关。

(三)活动无耐力
与发热有关。

(四)知识缺乏
与缺乏流感相关知识有关。

(五)潜在并发症
继发性细菌上呼吸道感染、继发性细菌性肺炎等。

十、护理措施

(一)一般护理
1.隔离与消毒
采取呼吸道隔离,隔离至病后7天或主要症状消失。病室应开窗通风和定期进行空气消毒,每日可用紫外线照射消毒2次,物体表面用含氯消毒剂擦拭。

2.休息与饮食
急性期患者应卧床休息,取舒适卧位。给予高热量、高蛋白、高维生素、清淡易消化的饮食,避免辛辣刺激食物的摄入。呕吐或腹泻严重者应遵医嘱经静脉补充营养,嘱患者多饮水,每日饮水量2000mL以上。

(二)病情观察
密切观察患者的生命体征的变化,观察发热的程度和时间,观察患者全身中毒症状和上呼吸道症状,有无并发症出现。

(三)对症护理
1.高热的护理
患者卧床休息,监测体温;可采取物理法降温,必要时遵医嘱行药物降温;及时为患者更换汗湿的衣被;供给充足的营养,多饮水。

2.咳痰的护理

协助患者取半卧位或坐位,指导患者进行有效咳嗽,痰液黏稠时给予祛痰药、雾化吸入、叩背等方法,及时排出呼吸道分泌物,必要时吸痰。

(四)心理护理

主动与患者交流,告知疾病相关知识,给予其鼓励和耐心疏导。让患者倾诉,消除其紧张情绪,增强患者战胜疾病的信心。

(五)用药护理

金刚烷胺易产生耐药性,其不良反应有头晕、失眠、共济失调等神经精神症状。儿童禁用阿司匹林,以免诱发瑞氏综合征。

十一、健康指导

(一)预防指导

养成良好的生活习惯,均衡饮食,适量运动,保证充足的休息,以提高人的免疫力。流感流行期间做好防护,对公共场所加强通风和空气消毒,避免呼吸道传播。重视预防接种的作用,实施预防流感的措施。

(二)疾病知识指导

向患者讲述流感的有关知识,如流感的临床表现、并发症表现、治疗及护理措施。对流感的家庭护理给予指导,以促进患者顺利恢复。如出现高热持续不退,剧烈咳嗽、咳血痰、呼吸急促、发绀、肺部可闻及湿啰音等情况,及时到医院就诊。

第二章　外科护理

第一节　颅脑损伤

一、头皮损伤

(一)概述

头皮是颅脑最表浅的软组织,由皮肤、皮下组织、帽状腱膜、腱膜下层和骨膜组成,颞部还有颞肌筋膜、颞肌覆盖。头发及头皮屑隐藏污垢和细菌,发生开放伤后,容易引起感染。然而,头皮血液循环非常丰富,有较好的抗感染能力。一般认为,单纯的头皮损伤不易引起严重的后果,但在临床诊断和处理中应注意鉴别有无颅骨及颅内的损伤。婴幼儿头皮损伤后出血较多,头皮血肿较大,易发生休克或失血性贫血,在临床工作中应该引起重视。

(二)病因

1.外伤

当近乎垂直的暴力作用在头皮上,由于有颅骨的衬垫常致头皮挫伤或头皮血肿,严重时可引起挫裂伤。

2.新生儿产伤

新生儿头皮血肿是产科较常见的产伤之一,是由于胎儿娩出时颅骨和母体骨盆相摩擦或受挤压致颅骨骨膜损伤和骨膜下血管破裂,血液积聚在骨膜与颅骨之间而形成。

(三)病理

1.头皮损伤

可分为头皮血肿、头皮裂伤、头皮撕脱伤、头皮擦伤、头皮挫伤、头皮缺损及头皮压疮。

2.头皮血肿

根据血肿发生的部位深浅不同,分为皮下、帽状腱膜下和骨膜下血肿三种类型。

(四)诊断要点

1.临床表现

(1)头皮血肿:临床表现见表2-1和图2-1。

(2)头皮裂伤:为开放性的头皮伤。患者自觉局部剧痛、伴有不同程度的出血,出血量依裂伤大小及深浅有所不同。浅层裂伤,常因断裂血管不能随皮下组织收缩而自凝,故反较全层裂伤出血较多。

表 2-1 头皮血肿临床表现

类型	表现
皮下血肿	血肿范围比较局限,中心较软而有波动、周边因水肿浸润变硬而相对隆起、形成清楚的边界,血肿表面常有擦挫伤
帽状腱膜下血肿	血肿范围广泛,严重时遍及整个头颅穹隆部、血肿边界与帽状腱膜附着边缘一致前至眉弓、后界达上项线,两侧可至颧弓或耳上方。肿胀区扪之有明显的波动感
骨膜下血肿	血肿范围以颅缝为界,血肿位于骨膜与颅骨外板之间婴幼儿骨膜下血肿如不及时处理,常形成坚硬的骨性外壳或骨化。因而这种头皮血肿可看成颅骨骨折的一种间接征象

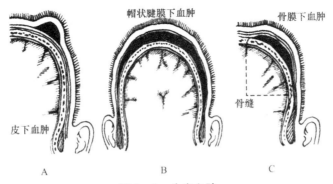

图 2-1 头皮血肿

A.皮下血肿;B.帽状腱膜下血肿;C.骨膜下血肿

(3)头皮撕脱伤:是一种严重的头皮损伤,几乎都是因为留有长发的妇女不慎将头发卷入转动的机轮而致。由于表皮层、皮下组织层与帽状腱膜3层紧密连接在一起,故在强力的牵扯下,常将头皮自帽状腱膜下间隙全层撕脱,有时连同部分骨膜也会被撕脱,使颅骨裸露。头皮撕脱的范围与受到牵扯的发根面积有关,严重时可达整个帽状腱膜的覆盖区,前至上眼睑和鼻根,后至发际,两侧累及耳郭甚至面颊部。患者大量失血,可致休克,但较少合并颅骨骨折或脑损伤。

(4)头皮擦伤:是头皮的一种浅表性开放伤,是因为头皮遭受切线方向的外力摩擦所致。患者局部感到轻微疼痛,擦伤的创面有少许血清渗出和点状出血。

(5)头皮挫伤:是一种常见的闭合性头皮伤。常因头部受钝器击伤或头部碰撞外物所致。患者局部自觉疼痛,且有压痛,表面常有浅擦伤。挫伤头皮出现水肿,皮下淤血,扪之坚实。严重挫伤,组织可因缺血而出现局部头皮坏死。

2.辅助检查

①头颅 X 线片检查;②CT。

(五)治疗

头皮损伤的治疗见表 2-2。

表 2-2　头皮损伤的治疗

类型	治疗	注意事项
头皮血肿	血肿较小者,1~2周可自行吸收,无须特殊处理	早期冷敷,24~48小时后热敷
	血肿较大者,可在48小时后穿刺抽吸并加压包扎	骨膜下血肿严禁加压包扎
头皮裂伤	立即加压包扎,清创缝合(因头皮血管丰富);必要时适用抗生素和破伤风抗毒素预防感染	注意判断有无颅骨损伤和脑损伤。如使用弹力绷带加压包扎应压力适中,避免因包扎过紧引起患者不适甚至皮肤破损
头皮撕脱伤	应在压迫止血、预防休克和彻底清创的前提下行头皮再植	因易导致休克,应注意积极预防和处理。对已撕脱的头皮,应尽早用无菌纱布包裹,隔水置于有冰块的容器中,及时运送
	若不能再植,应彻底清创后,行颅骨外板多处钻孔,深达板障,待骨孔中长出肉芽后,再行二期植皮术	
头皮挫伤	早期局部严禁继续受压,如局部出现头皮坏死应早期清除坏死组织	头皮挫伤由于局部无创面,虽有头发覆盖,早期易被忽略。应注意早期发现,早期护理干预

(六)主要护理问题

1.疼痛

与头皮损伤有关。

2.知识缺乏

缺乏疾病相关知识。

3.感染

感染与头皮开放性损伤有关。

4.潜在并发症

出血性休克与头皮损伤后引起大出血有关。

(七)护理目标

(1)患者疼痛得到缓解。

(2)患者能掌握相关疾病知识以及相关注意事项。

(3)患者未发生感染、休克等相关并发症或并发症发生后能得到及时治疗与处理。

(八)护理措施

1.心理护理

(1)患者常因意外受伤、局部疼痛、出血较多而产生焦虑、恐惧心理。

(2)应热情接待患者,及时给予妥善的治疗处理,以减轻患者恐惧。

(3)耐心倾听患者的主观感受,解释其发生的原因,以消除患者的焦虑、紧张心理。

2.饮食护理

(1)给予高蛋白、高热量、高维生素、易消化吸收的饮食。

(2)限制烟酒、辛辣刺激性的食物。

3.病情观察

(1)观察患者有无面色苍白、皮肤湿冷,血压下降、脉搏细速等休克症状的发生,一旦发生,应立即通知医生,建立静脉通道,做好休克的相关护理。

(2)评估患者疼痛程度,向患者解释疼痛发生的机制,伤后48小时内冷敷可减轻疼痛,必要时可适当给予止痛药物。

(3)观察伤口有无渗血、渗液及红肿热痛等感染征象。

(4)观察患者意识、瞳孔,生命体征。如患者出现意识加深,一侧瞳孔散大等,提示有硬膜外血肿发生,应立即通知医生,及时行CT检查确诊。

4.健康宣教

(1)注意休息,避免过度劳累。

(2)头部挫伤患者卧位时切忌挫伤处持续受压,以免进一步加重缺血及局部组织坏死。

(3)限制烟酒及辛辣刺激性食物。

(4)如原有症状加重,不明原因发热应及时就诊。

(5)避免挠抓伤口,待伤口痊愈后方可洗头。

(6)形象受损者,可暂时戴帽、戴假发修饰,必要时可行整容、美容术。

(九)并发症的处理及护理

并发症的处理及护理见表2-3。

表2-3 头皮损伤并发症的处理及护理

常见并发症	临床表现	处理
感染	患者有发热	密切观察患者的感染征象,遵医嘱合理使用抗生素
	伤口有渗血、渗液及红肿热痛	枕上垫无菌巾,保持伤口敷料干燥、固定,如有渗出、污染及时更换
		动态监测体温
		鼓励患者进食营养丰富的食物,以增强机体的免疫力
		指导患者避免挠抓伤口
休克	患者血压下降、脉搏加快,肢端湿冷,面色苍白等	密切观察患者的生命体征,建立静脉通道,遵医嘱补液及应用血管活性药物,必要时补充血容量
		患者平卧,注意保暖,吸氧等

二、颅骨骨折

(一)病因和病理

颅骨骨折指受暴力因素所致颅骨结构的改变。颅盖骨外板厚,内板较薄,内、外板表面均有骨膜覆盖,在颅骨的穹隆部,内骨膜与颅骨板结合不紧密,颅顶部骨折容易形成硬脑膜外血肿。颅底部的硬脑膜与颅骨贴附紧密,当颅底骨折时易导致硬脑膜撕裂,产生脑脊液漏,形成开放性骨折。

颅骨骨折临床意义不在于骨折本身,而在于因骨折所引起的脑膜、脑、血管和神经损伤,可合并脑脊液漏、颅内血肿及颅内感染等。

(二)分类

1.按骨折的部位

分颅盖骨折和颅底骨折,发生比例为 4∶1。

2.按骨折线形态

分线性骨折和凹陷性骨折。

3.按骨折是否和外界相通

分闭合性骨折和开放性骨折。

(三)临床表现

1.颅盖骨折

(1)线性骨折:发生率最高。骨折线多为单发,若多条骨折线交错则可形成粉碎性骨折。局部有压痛、肿胀,患者多伴发局部骨膜下血肿。当骨折线跨越脑膜中动脉或静脉窦,应警惕形成硬膜外血肿(图 2-2)。

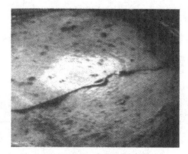

图 2-2　颅盖线性骨折

(2)凹陷性骨折:多见于额、顶部。多为颅骨全层凹陷,局部可扪及局限性下陷区。少数患者出现仅内板凹陷。成年人凹陷性骨折多为粉碎性骨折,婴幼儿多为"乒乓球"样凹陷。可能出现脑组织受压的症状,如失语、偏瘫、癫痫等神经系统定位病征(图 2-3)。

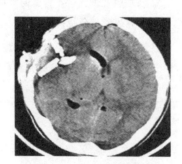

图 2-3　颅盖凹陷性骨折

2.颅底骨折

多因暴力直接作用于颅底所致,线性骨折多见(图 2-4)。颅底骨折可因出现脑脊液漏而确诊。根据骨折的部位不同分颅前窝(图 2-5)、颅中窝(图 2-6)和颅后窝骨折,临床表现见表 2-4。

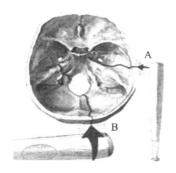

图 2-4 颅底骨折

A.颞部及中颅窝骨折线；B.枕部及后颅窝骨折线

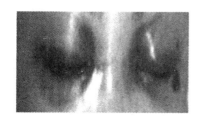

图 2-5　熊猫眼征

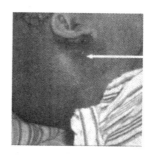

图 2-6　Battle 征

表 2-4　颅底骨折的临床表现比较

骨折部位	淤斑部位	脑脊液漏	颅神经损伤
颅前窝骨折	眼眶青紫，球结膜下出血，呈熊猫眼征	鼻漏	嗅神经、视神经
颅中窝骨折	突部皮下淤血斑（Battle 征）	鼻漏和耳漏	面神经、听神经
颅后窝骨折	出现 Battle 征或咽后壁、枕部皮下淤血	无	少见

（四）辅助检查

1.X 线检查

颅盖骨骨折的诊断主要依据的是 X 线检查确诊。凹陷性骨折 X 线可显示骨折碎片凹陷的深度。

2.CT 检查

有助于了解骨折情况及是否合并脑损伤。

（五）治疗原则

1.颅盖骨折

（1）单纯线性骨折：无须特殊处理，患者卧床休息，对症止痛、镇静。关键在于积极处理因骨折引起的脑损伤或颅内出血，特别是硬膜外血肿。

（2）凹陷性骨折：出现下列情况立即手术取出骨折碎片（图 2-7）。①合并脑损伤或骨折面积直径＞5cm，骨折片陷入颅腔，导致颅内压升高；②骨折片压迫脑重要部位引起神经功能障碍；③非功能区部位的小面积凹陷骨折，无颅内压增高，但深度超过 1cm 可考虑择期手术；④开放性粉碎性凹陷骨折。

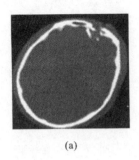
(a)
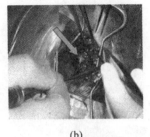
(b)
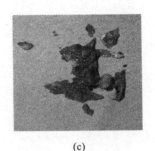
(c)

图 2-7　手术清除骨折碎片

2.颅底骨折

本身无须特殊治疗,重点处理合并的脑损伤、脑脊液漏。出现脑脊液漏时即属开放性损伤,应使用 TAT 及抗菌药物预防感染,患者取头高位休息,避免填塞或冲洗耳道及鼻腔,避免用力咳嗽、打喷嚏或擤鼻涕。大部分脑脊液漏在伤后 1～2 周可自愈。若超过 4 周仍有脑脊液漏,可行手术修补硬脑膜。若骨折片压迫视神经,应尽早手术减压。

(六)护理要点

严密观察患者意识、瞳孔及生命体征变化,做好脑脊液鼻漏、耳漏的护理,加强患者安全护理。

(七)主要护理问题

1.有感染的危险

与脑脊液外漏有关。

2.清理呼吸道无效

与脑损伤后意识不清有关。

3.有受伤害的危险

与脑损伤、颅内高压引起的意识障碍和视力障碍有关。

4.营养失调

低于机体需要量:与发病后高代谢、呕吐有关。

5.知识缺乏

缺乏脑脊液漏后体位护理和预防感染方面的相关知识。

6.焦虑

与患者受伤后疼痛、恐惧有关。

7.体像紊乱

与伤后形象改变有关。

8.潜在并发症

继发脑损伤、颅内血肿、癫痫、颅内低压综合征、颅内压增高。

(八)护理措施

1.一般护理

将患者安置在安静、舒适、温湿度适宜的病房内,减少人员探视,避免交叉感染及不良因素的刺激。及时做好各项检查,制订合理的治疗及护理方案。

2.对症护理

（1）脑脊液漏护理。

①绝对卧床休息，脑脊液耳漏患者取患侧卧位，脑脊液鼻漏患者取半坐卧位，避免漏出的脑脊液逆流入颅内引起感染。

②保持颜面、外耳道、鼻腔、口腔的清洁，在鼻部和耳部放置干棉球，发现潮湿及时更换，并记录，以便准确估计脑脊液外漏的量。

③鼻漏未停止前不可从鼻腔插入任何管道，禁止鼻饲和经鼻吸痰等，禁止做腰椎穿刺及耳、鼻滴药、冲洗、堵塞等。

④告知患者不可用力咳嗽、屏气排便、擤鼻涕及打喷嚏，以免颅内压骤然变化导致颅内积气或脑脊液逆流。

⑤注意观察患者有无颅内感染的征象，漏出的脑脊液颜色、性质、量有无异常。

⑥遵医嘱合理应用抗生素。

（2）呼吸道护理：给予患者侧卧位，及时清除口腔、鼻腔分泌物；对于昏迷患者给予体位排痰或者吸痰护理；有咽部受阻的患者，给予口咽或鼻咽通气道，必要时行气管插管术或气管切开术，保持呼吸道通畅。定时协助患者翻身叩背，预防坠积性肺炎发生。

（3）安全护理：对于癫痫和躁动的患者安排专人护理，提供有护栏的病床，必要时给予约束带进行肢体约束性保护，防止坠床发生。癫痫发作时注意保护患者安全。

（4）饮食护理：急性期给予禁食、水，提供肠外营养供给，观察患者水、电解质的情况。如可以进食时，应给予高热量、高蛋白、高维生素、易消化吸收的软食，如新鲜肉类、水果及蔬菜等。避免进食干硬、辛辣、刺激性食物，防止引起呛咳而加重脑脊液漏。

（5）心理护理：稳定患者情绪，护理人员要关心、体贴患者，耐心向患者及其家属讲述疾病的相关知识，给予理解与支持，根据患者性格特点帮助建立乐观面对疾病的信心。

（6）潜在并发症的观察及护理：严密观察患者的瞳孔、意识及生命体征变化，观察有无癫痫发作的早期迹象及颅内低压征，及早发现颅内出血和颅内压增高，加强巡视病房，及时通知医生给予相应处理。

三、原发性颅脑损伤

（一）概述

脑损伤是指脑膜、脑组织、脑血管及脑神经的损伤。根据受伤后脑组织是否与外界相通分为开放性和闭合性脑损伤。前者多为锐器或钝器所造成的非火器性颅脑开放伤和枪弹或弹片造成的火器性颅脑损伤两大类；后者是指头部致伤时脑膜完整，无脑脊液漏。根据脑损伤病理改变的先后分为原发性和继发性脑损伤。原发性颅脑损伤是指暴力作用于头部后立即发生的脑损伤，主要有脑震荡、脑挫裂伤，原发性脑干损伤，弥散性轴索损伤。

（二）病因

常见于意外交通事故、工伤或火器操作等。

（三）病理

原发性颅脑损伤始于致伤外力作用于头部所导致的颅骨、脑膜、脑血管和脑组织的机械形变,损伤类型则取决于机械形变发生的部位和严重程度。原发性脑损伤主要为神经组织和脑血管的损伤,表现为神经纤维的断裂和传出功能障碍,不同类型的神经细胞功能障碍甚至细胞的死亡。这些病理生理学变化是由原发性损伤所导致的,反过来又可以加重原发性脑损伤的病理改变。原发性脑损伤的程度和类型有赖于参与损伤的物理机制,包括外力的性质,作用力的类型,作用力的大小及作用时间。

(四)诊断要点

1.临床表现

(1)非火器性颅脑开放伤。

①患者意识变化差别较大,轻者可以始终清醒;重者可出现持续昏迷,患者常有去皮质强直及高热等表现;若继发颅内血肿,亦可引起脑疝征象。

②开放性脑损伤多有失血,故患者常呈面色苍白,脉搏细弱,血压下降等表现,即使是伴有颅内血肿,其生命体征的变化也多不典型。

(2)火器性颅脑开放伤:组织或脑脊液可自创口溢出,容易发生颅内感染或颅内的继发感染;伤口可出现活跃性的严重外出血,常伴有失血性休克。

(3)脑震荡:是脑损伤中最轻的一种,由于头部的旋转加速所致。

①伤后立即出现短暂的意识障碍,持续数秒或数分钟,一般不超过 30 分钟。

②可出现皮肤苍白、出汗、血压下降、心动徐缓、呼吸微弱、肌张力减低、各生理反射迟钝或消失。

③清醒后大多不能回忆受伤前及当时的情况,称为逆行性遗忘。

④常有头痛、头昏、恶心、呕吐等症状。

⑤神经系统检查无阳性体征,脑脊液中无红细胞,CT 检查亦无阳性发现。

(4)脑挫裂伤:脑挫裂伤的临床表现因致伤因素、损伤的严重程度和损伤部位不同而有差异。

①意识障碍是脑挫裂伤最突出的临床表现之一,轻者伤后立即昏迷的时间可为数十分钟或数小时,重者可持续数日、数周或更长时间,甚至长期昏迷。若脑挫伤为局灶性脑损伤,则可以不出现伤后的意识障碍,但可因脑的局灶损害,表现出相应的神经系统病征。

②挫裂伤若未伤及脑功能区,可无明显的神经系统功能障碍的表现;功能区受损时,可出现相应的瘫痪、失语、视野障碍等神经系统阳性体征,同时伴有不同程度脑水肿和外伤性蛛网膜下隙出血,意识不深的患者可因头痛而躁动不安,伤后可出现呕吐,尤以小儿呕吐频繁。

③生命体征随损伤程度而发生变化,轻度脑挫裂伤,伤后可能只出现较短时的生命体征紊乱,重度脑挫裂伤,伤后可发生持续的生命体征紊乱,既可因意识障碍、气道不通畅出现周围性呼吸障碍,亦可因伤情危重,而出现中枢性呼吸衰竭。伤后初期由于组织创伤反应,可出现中等程度发热,若累及间脑或脑干,可导致体温调节紊乱,出现中枢性高热。

(5)原发性脑干损伤。

①患者多出现意识障碍,昏迷程度深,持续时间长,恢复过程慢。

②中脑损伤患者眼球固定,瞳孔大小、形态变化无常,但对光反射消失。

③桥脑损伤时双侧瞳孔极度缩小,眼球同向凝视。

④延髓损伤以呼吸、循环功能紊乱为特点。

⑤脑干损伤患者早期即出现典型的去大脑强直或交叉性瘫痪,生命体征与自主神经功能紊乱,出现顽固性呃逆或消化道出血。

(6)弥散性轴索损伤:病情危重,昏迷时间长、程度深,伤残率和病死率高。GCS评分低的患者常发生瞳孔改变,可表现为双侧瞳孔不等,单侧或双侧散大,光反射消失,同向凝视或眼球分离。

2.辅助检查

①CT;②MRI;③伤口检查;④头颅X线平片检查;⑤脑血管造影。

(五)治疗

1.非火器性颅脑开放

需手术清创,有致伤物嵌入者,不可贸然拔除,应在明确检查伤道走行后进行清创处理。

2.火器性颅脑开放伤

需行颅脑清创术。

3.脑震荡

一般无须特殊治疗,伤后密切观察。

4.脑挫裂伤

以非手术治疗为主,减轻继发性损害,维持机体内外环境的生理平衡,促进脑组织的功能恢复,预防各种并发症的发生,严密观察有无继发性血肿的发生。

近年来,颅内压监护仪的临床使用,为脑挫裂伤患者的手术时机提供了很好的参考。

5.原发性脑干损伤

合并脑挫裂伤或颅内出血不严重时治疗与脑挫裂伤相同,合并脑挫裂伤继发脑水肿导致颅内压过高甚至出现脑疝者,可行开颅手术,切除破碎脑组织,行脑内外减压术。

有研究证明,亚低温治疗持续达到3天时虽然不能降低重型颅脑损伤的病死率,但可改善预后;持续3天以上或持续至颅内压恢复正常,可降低病死率,改善神经功能预后。

6.弥散性轴索损伤

目前尚无明确的有效药物和措施,主要采取减轻脑水肿、降低颅内压、防止继发性损害等综合处理措施。

同样有研究证明,尼莫地平联合高压氧治疗有助于改善弥散性轴索损伤患者的预后。

(六)主要护理问题

1.意识障碍

与脑损伤、颅内压增高有关。

2.清理呼吸道无效

与脑损伤后意识不清有关。

3.营养失调:低于机体需要量

与脑损伤后高代谢、呕吐、高热等有关。

4.有失用综合征的危险

与脑损伤后意识和肢体功能障碍及长期卧床有关。

5.潜在并发症

颅内高压、脑疝及癫痫发作。

（七）护理目标

(1)患者意识逐渐恢复,生命体征平稳,意识障碍期间生理需求得到满足。

(2)患者呼吸道保持通畅,呼吸平稳,无误吸发生。

(3)患者营养状态能够维持良好。

(4)患者未出现因不能活动引起的并发症。

(5)患者颅内压增高、脑疝的早期迹象及癫痫发作能够被及时发现和处理。

（八）护理措施

1.非手术治疗护理措施

(1)病情观察。

①严密观察生命体征,及时发现病情变化。

②有癫痫发作的患者应注意观察发作前的先兆、持续时间及发作类型。

③注意观察有无上消化道出血等并发症的发生。

④早期发现继发性颅内出血和颅内高压,及时进行手术治疗。

⑤早期发现继发脑神经损害,及时处理。

(2)保护患者安全。

①对于癫痫和躁动不安的患者,给予专人护理。

②在癫痫发作时应注意保护患者。

③烦躁患者床旁加床挡,在取得患者家属的同意后,适当约束患者,防止其受伤。

(3)解除呼吸道梗阻,防止误吸

①患者置于侧卧位,床旁备吸引器,随时吸出患者呕吐物、口鼻腔分泌物、血块等。

②立即给患者吸氧。

③必要时置口咽通气道或行气管插管。

④注意观察患者的血氧饱和度。

(4)高热患者给予物理降温或亚低温治疗。

(5)心理护理:对清醒患者做适当的解释,让患者知道某些症状可随时间的延长而逐渐消失,以消除患者的思想顾虑;对于昏迷患者,应主动安慰家属,稳定家属的情绪。

(6)健康宣教。

①轻型患者应鼓励其尽早自理生活和恢复活动,注意劳逸结合,瘫痪患者制订具体计划,指导协助其肢体功能锻炼。

②原发性颅脑损伤有的可留下不同程度的后遗症,某些症状可随时间的延长而逐渐消失。对有自觉症状的患者,应与患者及其家属及时沟通,给予恰当的解释和宽慰;鼓励患者保持乐观情绪,主动参与社交活动。

③有癫痫发作者不能单独外出,指导其按医嘱长期定时服用抗癫痫药物。

④如原有症状加重时应及时就诊。

⑤3～6月后门诊影像学复查。

2.手术治疗护理措施

(1)术前护理措施。

①心理护理。

a.解释手术的必要性、手术方式、注意事项。

b.鼓励患者表达自身感受。

c.教会患者自我放松的方法。

d.针对个体情况进行针对性心理护理。

e.鼓励患者家属和朋友给予患者关心和支持。

②饮食护理。

a.急行手术者应即刻禁饮、禁食。

b.择期手术者术前8小时禁食、禁饮。

c.饱胃患者应行胃肠减压,防止麻醉后食物反流引起窒息。

③术前检查:协助完善相关术前检查:血常规、尿常规、肝肾功检查、心肺功能、磁共振、CT等。

④术前准备。

a.合血或自体采血,以备术中用血。

b.行抗生素皮试,以备术中、术后用药。

c.剃头、备皮、剪指甲、更换清洁病员服。

d.遵医嘱带入术中用药。

e.监测生命体征,如有异常或患者发生其他情况,及时与医生联系。

f.遵医嘱予术前用药。

g.准备好病历、CT、MRI片等以便带入手术室。

h.与手术室人员进行患者、药物核对后,送入手术室。

(2)术后护理措施。

①全麻术后护理常规。

a.了解麻醉和手术方式、术中情况、切口和引流情况,持续吸氧2~3L/min。

b.持续心电监护。

c.加床挡保护患者,防坠床,必要时行四肢约束。

d.严密监测患者生命体征。

②伤口观察及护理。

a.观察伤口有无渗血、渗液,若有,应及时通知医生并更换敷料。

b.观察头部体征,有无头痛、呕吐等。

③饮食护理:术后6小时内禁食禁饮,6小时后普食。

④各管道观察及护理。

a.输液管保持通畅,留置针妥善固定,注意观察穿刺部位皮肤。

b.尿管按照尿管护理常规进行,一般清醒患者术后第2日可拔除尿管,拔管后注意关注患者自行排尿情况。

⑤疼痛护理。

a.评估患者疼痛情况,注意头痛的部位、性质,结合生命体征等综合判断。

b.遵医嘱给予镇痛药物或非药物治疗。

c.提供安静舒适的环境。

⑥基础护理:做好口腔护理、尿管护理、定时翻身、雾化、患者清洁等工作。

(3)体位与活动。

①全麻清醒前:去枕平卧位,头偏向一侧。

②全麻清醒后手术当日:低半卧位或斜坡卧位,床头抬高 15°~30°。

③术后第 1~3 日:半卧位为主,适当增加床上运动。

④3 日后:半卧位为主,患者可在搀扶下适当屋内活动。

a.活动能力应当根据患者个体化情况,循序渐进,对于年老或体弱的患者,应当相应推后活动进度。

b.意识、运动、感觉、排泄等障碍者,按相应康复训练措施进行。

第二节 颅内感染

一、脑脓肿

脑脓肿是细菌入侵脑组织引起化脓性炎症,并形成局限性脓肿。可直接破坏脑组织,因而是一种严重的颅内感染性疾病。

(一)病因及分类

1.耳源性脑脓肿

耳源性脑脓肿最多见,约占脑脓肿的 2/3。继发于慢性化脓性中耳炎、乳突炎。炎症多数位于同侧颞叶,少数发生在顶叶或枕叶。

2.鼻源性脑脓肿

炎症经乳突小房顶部,岩骨后侧壁,穿过硬脑膜或侧窦血管侵入小脑。

3.血源性脑脓肿

血源性脑脓肿约占脑脓肿的 1/4。多由于身体其他部位感染,细菌栓子经动脉血行播散到脑内而形成脑脓肿。原发感染灶常见于肺、胸膜、支气管化脓性感染、先天性心脏病、细菌性心内膜炎、皮肤疖痈、骨髓炎、腹腔及盆腔脏器感染等。

4.外伤性脑脓肿

外伤性脑脓肿多继发于开放性脑损伤,致病菌经创口直接侵入或异物、碎骨片进入颅内而形成脑脓肿。

5.隐源性脑脓肿

隐源性脑脓肿原发感染灶不明显或隐蔽,机体免疫力弱时,脑实质内隐伏的细菌逐渐发展为脑脓肿。隐源性脑脓肿实质上是血源性脑脓肿的隐蔽型。

（二）病理

（1）急性脑膜炎、脑炎期化脓菌侵入脑实质后，患者表现出明显的全身感染反应和急性局限性脑膜炎、脑炎的病理变化。脑炎中心部逐渐软化、坏死，出现很多小液化区，周围脑组织水肿。病灶部位浅表时可有脑膜炎症反应。

（2）化脓期脑炎软化灶坏死、液化，融合形成脓肿，并逐渐增大。如融合的小脓腔有间隔，则成为多房性脑脓肿，周围脑组织水肿。患者全身感染征象有所好转和稳定。

（3）包膜形成期一般经1～2周，脓肿外围的肉芽组织由纤维组织及神经胶质细胞的增生而初步形成脓肿包膜，3～4周或更久脓肿包膜完全形成。包膜形成的快慢与致病菌种类和毒性及机体免疫力与对抗生素治疗的反应有关。

（三）临床表现

1.脓肿早期

出现急性化脓性感染的局部和全身症状，如畏寒、发热、头痛、呕吐及颈项强直等。

2.脓肿形成期

脓肿作为颅内占位性病变，可出现颅内压增高及局部受压症状，可导致脑疝。脓肿靠近脑室或脑表面时，因脓肿壁薄弱，可突然破溃，造成急性化脓型脑膜炎或脑室炎，患者可突发高热、昏迷、全身抽搐、角弓反张，甚至导致患者死亡。

（四）辅助检查

1.CT

可以确定脓肿位置、大小、数量及形态，是诊断脑脓肿的首选方法。

2.实验室检查

血常规提示白细胞计数及中性粒细胞比例增高；疾病早期，脑脊液查白细胞增多，糖及氯化物含量可在正常范围降低；脓肿形成后，脑脊液压力增高，白细胞计数可正常或略增高，糖及氯化物含量正常，蛋白含量增高；若脓肿破溃，脑脊液白细胞计数增多，甚至呈脓肿。

（五）治疗要点

1.非手术治疗

急性脑炎期感染尚未局限化、脓肿包膜尚未形成的患者，应以非手术治疗为主。全身应用抗生素，因此时尚无法进行细菌学检查，无法确定病原菌及治疗敏感药物，因而应选用广谱抗生素并联合用药，剂量应用足；同时采取降颅压治疗。

2.手术治疗

脓肿局限化，已有包膜形成时应采用外科治疗。脓肿包膜形成约需3周，因而3周以前者宜采用内科治疗，但也并不绝对，如患者颅压很高，已有脑疝迹象者，应及时采用适当的外科治疗。对与脑深部或功能区的脓肿并已出现脑疝或全身衰竭者，应紧急行颅骨穿刺抽脓，待病情稳定后再行脓肿切除术。

（六）护理评估

1.术前评估

（1）健康史：通过收集资料，评估以下内容。

①基本资料。

②既往史:如有无中耳炎、颅脑外伤,身体其他部位有无感染灶。

(2)身体状况。

①早期:畏寒、发热、头痛、呕吐及颈项强直。

②晚期:评估患者有无意识障碍、是否发生脑疝、全身抽搐、角弓反张等。

(3)辅助检查:评估实验室检查和 CT 检查结果。

(4)心理-社会支持状况。

①患者会因头痛、呕吐等不适,可能面临手术产生焦虑、恐惧。

②亲属对患者的关心程度、支持力度,家庭对手术的经济承受能力。

2.术后评估

(1)术中情况:了解手术过程,麻醉方式与效果,病变组织切除情况,术中出血、补液、输血情况和术后诊断。

(2)术后情况:着重了解患者的生命体征是否平稳、瞳孔大小、意识是否恢复;颅内压是否恢复到逐渐恢复到正常水平;评估脑室引流管是否通畅,引流液的情况。

(七)常见护理诊断/问题

1.体温过高

与感染有关。

2.清理呼吸道无效

与意识障碍有关。

3.营养失调

低于机体需要量:与摄入不足及大量消耗有关。

4.语言沟通障碍

与颅内压增高有关。

5.潜在并发症

颅内压增高、脑疝等。

(八)护理措施

1.术前护理

(1)维持正常体温:高热者按高热护理常规。

(2)饮食护理:给予高热量、高蛋白质、高维生素、易消化饮食,吞咽困难者予鼻饲饮食,以改善患者全身营养状况,增强机体免疫力。

(3)病情观察:严密观察患者神志、瞳孔、生命体征变化,尤其是意识、体温的变化。

(4)按神经外科术前一般护理常规。

2.术后护理

(1)常规护理:按神经外科术后一般护理常规。

(2)降颅压:遵医嘱采取降低颅内压的措施。

(3)病情观察:严密观察意识、瞳孔、生命体征的变化,尤其是体温的变化,异常时及时通知医生。

(4)引流管护理。

①妥善固定:保持头部引流管通畅,观察并记录引流液的颜色、性质、量。引流袋低于创腔平面30cm。在无菌操作下更换引流袋,防止脓液外流。

②冲洗:为避免感染扩散,术后24小时创口周围初步形成粘连,此后可经行囊内冲洗,先用生理盐水缓缓冲洗;接着注入抗菌药物夹闭管道2～4小时。

③拔管:待脓腔闭合时拔管。

3.健康教育

(1)心理指导:给予适当心理支持,使患者及其家属能面对现实,接受疾病的挑战,减轻挫折感。根据患者及其家属的具体情况提供正确的、通俗易懂的指导,告知疾病类型、可能采用的治疗计划及如何配合,帮助患者家属学会对患者的特殊照料方法和技巧。

(2)健康指导:加强个人清洁卫生,防止口腔疾病。积极彻底治疗邻近部位慢性感染病灶,如耳、鼻部慢性炎症。加强营养,饮食宜清淡,注意劳逸结合,逐步提高活动耐受力。

(3)出院指导:遵医嘱按时服用抗生素及抗癫痫药物,出院后一个月门诊随访。

(4)健康促进:肢体活动障碍者坚持功能锻炼。

二、脑结核瘤

(一)概述

脑结核瘤,是脑实质或脑膜的一种局灶性结核,多数由身体其他部位的结核病灶播散到颅内形成的肉芽肿性病变,少数为弥散性结核性脑膜炎残留感染所致。由于生活水平的提高和抗结核药物的应用,脑结核瘤的发病率呈下降趋势。目前,脑结核瘤的发病率为1.4%,占颅内病变的4%左右,多发于儿童及青少年。

(二)病因

脑结核瘤多继发于身体其他部位的结核病灶,尤其常见于肺结核。

(三)病理

病灶以单发者多见,可发生于颅内任何部位。呈黄白色或灰黄色,与周围脑组织分界清楚,中心为干酪样坏死组织或肉芽组织,机体防御能力强者可完全形成钙化,极少中心液化形成单纯性脓肿。周围的脑组织有水肿,血供少。

(四)诊断要点

1.临床表现

多慢性起病,病程多为数周,也可起病不明显,病程较长。小儿可因突然癫痫发作而查出。根据临床上有无活动性结核病灶,其临床表现可分为全身型和局限型。

(1)全身型:患者同时存在其他脏器的活动结核性病灶,表现为全身情况差、发热盗汗、乏力消瘦等。若为肺结核,可有咳嗽、咯血、胸痛等。其他如淋巴结肿大,甚至粟粒性结核伴结核性脑膜炎,此型少见,一般病情较重,预后较差。

(2)局限型:无其他脏器明显活动性结核病灶,临床上以颅内病变为主。表现为颅内压增高和局灶性症状,颅内压增高表现为头痛、呕吐、视盘水肿(早期发生率为 10%～27%),幕上半球病变以癫痫发作最为常见,发生率达 85%;可有偏瘫、失语、视力改变等。幕下病变可先出现颅内压增高征,随后出现眼震、共济失调等局灶症状。脑干病变可先出现脑神经功能障碍,以后出现交叉性瘫痪等。总之,可因结核球的单发、多发大小及所在部位的不同而临床表现也不同。

除此之外,脑结核瘤常并发脑积水,它可以是并存的结核性脑膜炎或脑结核瘤梗阻脑室系统所引起,在治疗脑结核瘤的同时对脑积水应行脑室腹腔分流术以缓解颅内压增高。

2.辅助检查

①CT 检查(图 2-8);②MRI 扫描;③脑脊液检查;④结核菌素试验。

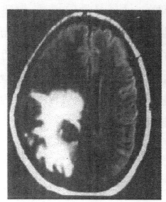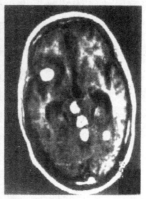

图 2-8 脑结核瘤 CT 图

3.脑结核瘤的鉴别诊断

由于脑结核瘤的起病较为隐匿,而临床症状又缺乏特异性,故在诊断时容易导致误诊。在诊断脑结核瘤时可以参考以下几个方面:①发病年龄较为年轻,且病程较长;②出现头痛、癫痫、脑膜刺激征等难以解释的神经系统症状,颅内占位为多发性,尤其是有结核病病史和免疫功能受抑制者;③CT 检查出现典型的"靶征";④脑脊液检查:正常脑脊液压力为 70～180mmH$_2$O,外观呈水样透明。若是结核性脑膜炎患者,脑脊液压力增高,多为 200mmH$_2$O 左右,外观呈毛玻璃样或透明。

(五)治疗

治疗原则:多主张先采用药物治疗 4～8 周,再通过 CT 或 MRI 复查,若症状未改善,结核球未缩小,再考虑手术切除。

(1)抗结核药物:药物选择原则与结核性脑膜炎相同。

(2)对症治疗。

(3)手术治疗:术前 1～2 周和术后用抗结核药治疗 3～6 个月。

(六)主要护理问题

1.体温过高

与疾病有关。

2.营养失调-低于机体需要量

与术中机体消耗及术后禁食有关。

3.体液不足/有体液不足的危险

与呕吐、高热、应用脱水剂等有关。

4.有感染的危险

与留置各种引流管有关。

5.焦虑/恐惧/预感性悲哀

与疾病引起的不适及担心预后有关。

6.知识缺乏

缺乏与所患疾病有关的知识。

(七)护理目标

(1)患者体温下降。

(2)患者或其家属心态平稳,恐惧或焦虑状况减轻,能够接受疾病的现实。

(3)患者营养失调得到改善。

(4)患者体液能维持平衡,尿量正常,生命体征平稳。

(5)各种引流管通畅,按期拔除,无感染发生。

(6)患者能够复述手术前后与疾病相关的注意事项,并遵从指导,配合治疗。

(八)术前护理措施

1.心理护理

(1)向患者及其家属解释手术的必要性、手术方式、注意事项,取得配合。

(2)教会患者自我放松的方法。

(3)鼓励患者表达自身感受,对失语的患者鼓励其使用书写或画画的方式表达。

(4)对不同个体给予针对性的心理护理。

(5)鼓励患者家属及朋友给予心理支持。

2.病情观察及护理

(1)观察并记录患者神志、瞳孔和生命体征。

(2)观察颅内高压的征象,警惕脑疝的发生。

(3)遵医嘱定时使用脱水药物,注意观察患者24小时出入液量、电解质和脱水效果。

3.术前常规准备

(1)术前行抗生素皮试,术晨遵医嘱带入术中用药。

(2)协助完善相关术前检查:心电图、B超、出凝血试验等。

(3)术前8小时禁食、禁饮。

(4)术晨更换清洁病员服。

(5)术前2日用洗发剂洗头吹干后用氯己定揉搓头皮5分钟,手术当日入手术室后根据手术标记推剪去手术部位头发。

(6)术晨与手术室人员进行患者药物核对后,送入手术室。

(7)麻醉后置尿管。

（九）术后护理措施

1.神经外科术后护理常规

(1)全麻术后护理常规。

①了解麻醉和手术方式、术中情况、切口和引流情况。

②持续低流量吸氧。

③持续心电监护。

④床挡保护防坠床。

⑤严密监测患者生命体征，特别注意患者血压变化，警惕颅内高压的发生。

(2)病情观察。

①严密观察患者神志、瞳孔变化，并注意术后肢体活动的观察，发现异常及时通知医生，给予初步处置后急查 CT，确定病因及时治疗。

②定时测量体温，积极采取降温措施。

(3)伤口观察护理：观察伤口有无渗血，及时通知并协助处理。

(4)各管道观察及护理。

①输液管保持通畅，留置针妥善固定，注意观察穿刺部位皮肤。

②尿管按照尿管护理常规进行。

(5)疼痛护理。

①评估患者疼痛情况，警惕颅内高压的发生。

②遵医嘱给予脱水剂或镇痛药物。

③提供安静舒适的环境。

(6)饮食护理。

①给予含有丰富蛋白质及维生素且易消化的流质饮食或半流质饮食。

②必要时给予静脉输入高营养液。

(7)基础护理：做好口腔护理、尿管护理、定时翻身、雾化、患者清洁等工作。

2.健康教育

(1)常见知识教育：脑结核的病因、主要临床症状、治疗和预后。

(2)心理护理。

①告诉患者脑结核急性期必须及时正规治疗，以免延误病情或传染给他人。

②告诉患者脑结核治愈后可同正常人一样学习、工作、生活，不要有自卑心理。

(3)消毒隔离指导。

①不要面对别人大声说笑、咳嗽。

②打喷嚏时用双层卫生纸捂住口鼻，然后将纸焚烧。

③不随意吐痰，痰液咳入有含氯消毒剂的加盖容器中，浸泡 2 小时后倒掉。

④排泄物、剩菜、剩饭应先倒入容器中消毒再进行处理。

⑤室内定时通风换气，每次应不少于 30 分钟，每日紫外线照射 1 小时。

⑥衣被经常日光曝晒。

(4)用药指导。

①在服药过程中，应该做到及时、准确、规律、全程，不能随便停药或更改治疗方案。

②抗结核药物的不良反应及用药的注意事项。

（5）生活指导。

①进食高蛋白、高热量、高维生素饮食，提倡少食多餐，避免进食辛辣和干硬的食物，戒烟、戒酒。

②保证充足的睡眠和休息，做到劳逸结合。

③生活指导病情稳定者，应指导其适当参与有益的户外活动，天气转变时及时增减衣服，避免受凉。

（6）活动：术后 1 个月内适当室内活动，避免头部受伤。

（7）复查：术后 1 个月复查头部 CT 情况，病情稳定的情况下，每 2～3 个月复查 1 次，直到完全停药。

（十）预防

1.定期检查

患有结核病并出现颅内高压及脑损害症状者，应及时到医院检查，避免病情延误，导致肿瘤发生。

2.避免接触传染源

结核病主要通过呼吸道传播，日常生活中应避免可能造成呼吸道传染的传染源。

3.养成良好生活习惯

避免因不良生活习惯造成不必要的感染，给疾病可趁之机。

第三节　颅内压增高

颅内压是颅腔内容物对炉腔内壁产生的压力。颅内容物包括脑组织、脑脊液和血液，三者与颅腔相适应，使颅内保持一定的压力，正常值为 70～200mmH$_2$O。颅内压增高是许多颅脑疾病，如颅脑损伤、脑肿瘤、脑出血和脑积水等共有的综合征。因上述原因使颅腔内容物体积增加或颅腔容积减少超过颅腔可代偿的容量，导致颅内压持续高于 1.96kPa（200mmH$_2$O）并出现头痛、呕吐和视神经乳头水肿三大病征，称为颅内压增高。当颅内压增高到一定程度时，引起一系列中枢神经系统功能紊乱和病理生理变化。其主要病理生理改变是脑血流量减少或形成脑疝。前者造成脑组织缺血、缺氧，从而加重脑水肿和颅内压增高；后者主要表现为脑组织移位压迫脑干，抑制循环和呼吸中枢。两者的最终结果是导致脑干功能衰竭。脑疝是颅内压增高危象和死亡的主要原因，是颅内压增高失代偿的结果。常见的脑疝有小脑幕切迹疝和枕骨大孔疝。

一、病因与发病机制

（一）病因

1.颅腔内容物体积增大

（1）脑水肿：脑组织损伤，炎症、缺血缺氧及中毒引起脑水肿，导致脑组织体积增大，这是颅内压增高的最常见原因。

（2）脑积水：脑脊液分泌或吸收失衡，扩大了正常脑脊液所占的空间，从而继发颅内压增高。

（3）颅内血容量过多：颅内静脉回流受阻或过度灌注，脑血流量增加，颅内血容量增多。

2.颅内额外的占位性病变

颅内空间相对变小：如外伤性颅内血肿、脑肿瘤、脑脓肿。先天畸形使颅腔容积变小：如广泛凹陷性颅骨骨折、狭颅症、颅底凹陷症。

（二）发病机制

颅内压增高时，脑血流量减少，脑组织处于严重缺血、缺氧的状态。而严重的脑缺氧会造成脑水肿，进一步加重颅内高压，形成恶性循环。当颅内压增高到一定程度时，尤其是占位性病变造成各分腔压力不均衡，会是一部分脑组织通过生理性间隙从高压区向低压区移位，形成脑疝，引起一系列临床综合征。当疝出的脑组织压迫脑内重要结构和生命中枢，常常危及生命。

二、护理评估

（一）健康史

了解患者有无脑外伤（受伤时间、致伤原因、致伤强度、作用部位）、颅内炎症、脑肿瘤、高血压、脑动脉硬化、颅内急性病史，是否合并其他系统疾病，初步判断颅内压增高的原因。注意患者是否有高热等加剧颅内压增高的因素，还要询问有无致颅内压急骤升高的相关因素，有无呼吸道梗阻、便秘、剧烈咳嗽、癫痫等。关注疾病发展，预估是否存在发生颅内压突然增高的可能。

（二）身体状况

1.颅内压增高"三主征"

"三主征"这是颅内压增高的典型表现。

（1）头痛：颅内压增高最常见的症状，程度因人不同，呈阵发性，一般均以早晨及晚间出现，部位多在额部及两颞，也可位于枕下向前放射于眼眶部，头痛程度随颅内压的增高进行性加重，用力、咳嗽、弯腰或低头活动时常使头痛加重。在婴幼儿，骨缝尚未闭合，头痛出现较晚。

（2）呕吐：常出现于头痛剧烈时，呕吐常呈喷射性。呕吐虽与进食无关，但较易发生于食后，呕吐后头痛缓解，因此患者常常拒食，可导致失水和体重锐减。

（3）视神经乳头水肿：颅内压增高的重要客观体征，可通过眼底镜观察。表现为视神经乳头充血，边缘模糊不清，中央凹陷消失，视盘隆起，静脉怒张，动脉曲张扭曲，严重者可见出血；但急性颅内压增高病情发展迅速，眼底检查不一定见到视神经乳头水肿。

2.意识障碍

疾病初期意识障碍可出现嗜睡，反应迟钝。严重病例可出现昏睡、昏迷，伴有瞳孔散大、对光反应消失、发生脑疝，去脑僵直。

3.生命体征变化

早期为脉搏慢而有力，呼吸深慢，血压升高（两慢一高），这种改变是脑组织对缺氧的一种代偿反应,称为库欣(Cushing)反应或 Cushing 征,后期可伴有呼吸不规则、体温升高等病危状态甚至呼吸停止,终因呼吸、循环衰竭而死亡。

4.脑疝的表现

(1)小脑幕切迹疝(颞叶沟回疝):幕上占位病变引起颅内压增高,由上向下压迫推挤脑组织,颞叶的海马回和沟回通过小脑幕切迹被推移至幕下。

①颅内压增高:剧烈头痛、频繁呕吐。

②进行性意识障碍:安静转为烦躁不安,进而转为嗜睡、浅昏迷,晚期出现深昏迷。

③瞳孔改变:瞳孔两侧不等大。患侧对光反射迟钝,先一过性缩小(最初动眼神经受到刺激),旋即对光反应消失,瞳孔散大(动眼神经麻痹)。如脑疝继续发展,最终双侧瞳孔散大,对光反应消失。

④肢体运动障碍:多数发生在对侧。肢体自主活动减少或消失,出现上运动神经元瘫痪的体征:对侧肌力减退,肌张力增高,腹壁反射消失,腱反射亢进和下肢病理反射(Babinski 征)出现。晚期症状波及双侧,引起四肢肌力减退,并出现头颈后仰,四肢伸肌张力过强,躯干背伸,呈角弓反张状,称为去大脑强直。

(2)小脑扁桃体疝(枕骨大孔疝):后颅窝占位病变时易发生,幕下压力高于椎管内压力,小脑扁桃体经枕骨大孔向椎管内移位所形成的疝。病情发展快,头痛剧烈和呕吐频繁、颈项强直、生命体征紊乱出现较早,意识障碍和瞳孔变化出现晚。由于延髓的呼吸中枢受压,患者早期可突发呼吸骤停而死亡。

(三)心理—社会状况

头痛、呕吐等不适可引起患者烦躁不安、焦虑等心理反应,了解患者及其家属对疾病的认知和适应程度。

(四)辅助检查

(1)CT、MRI(平扫、增强)、脑血管造影可确定颅内压增高的原因。其中,CT 是诊断颅内占位性病变的首选辅助检查措施。

(2)头颅 X 线片:特点是颅骨骨缝分离、指状压迹增多、鞍背骨质疏松、蝶鞍扩大、蛛网膜颗粒加深。

(3)腰穿(LP)可直接测量颅内压并取脑脊液检查,但当颅内压明显增高时应禁用,以免造成幕下腔与髓腔压力差的增加而出现脑疝。

(五)治疗

1.去除病因

这是颅内压增高的根本治疗原则。颅内压增高造成急性脑疝时,应紧急手术处理。常用手术方式如下。

(1)颅内占位性病变:首先应做病变切除术,如血肿清除、切除肿瘤。

(2)外减压术:颅内压增高时脑组织外膨,此时去除骨片,敞开硬膜扩大颅腔容积。

(3)内减压术:切除一部分脑组织(非优势半球的额叶、颞叶的切除),减少颅腔内容物的体积。

(4)脑脊液分流术:脑脊液的循环通路梗阻或吸收障碍时引起脑积水,颅内压增高。将脑脊液引流至颅腔外达到减压目的,如脑室外引流、脑室-腹腔分流目前最为常用。

2.对症处理

对尚未查明病因或一时不能解除病因者采取非手术的对症处理。常用脱水治疗、糖皮质激素治疗、冬眠疗法。

三、护理评估

(一)术前评估

1.健康史

通过收集资料,评估以下内容。

(1)基本资料。

(2)颅内压增高的相关因素,如评估患者有无脑外伤、高血压、动脉硬化等。

(3)诱发颅内压骤升的因素,评估患者有无便秘、咳嗽等。

2.身体状况

(1)局部:评估患者头痛的性质、程度、持续时间。

(2)全身表现:评估患者是否因头痛出现喷射状呕吐,患者进食情况和水、电解质情况,有无视力减退和意识障碍等。

3.辅助检查

CT、MRI可证实颅内占位性病变;血生化可反映是否存在电解质紊乱等。

4.心理-社会支持状况

(1)头痛、呕吐等不适会引发患者焦虑、烦躁的心情。

(2)亲属对患者疾病的认知程度,对患者的关心程度、支持力度,家庭对手术的经济承受能力。

(二)术后评估

1.术中情况

了解手术、麻醉方式与效果、术中出血、补液、输血情况和术后诊断。

2.全身情况

着重了解患者的生命体征是否平稳、意识状况以及瞳孔变化。

3.术后恢复情况

了解患者术后颅内压的变化,恢复是否顺利,有无并发症发生。

4.预后判断

根据患者的临床症状、手术情况、辅助检查及术后恢复情况,评估预后情况。

四、常见护理问题

(一)头疼

与颅内压增高引起的脑膜、血管或神经受牵扯,挤压有关。

（二）脑组织灌注异常

与颅内高压有关。

（三）有体液不足的危险

与频繁呕吐有关。

（四）有受伤的危险

与意识障碍有关。

（五）潜在并发症

脑疝、误吸、感染等。

五、护理措施

（一）术前护理

1.一般护理

（1）体位：抬高床头 15°～30°,促进颅内静脉血的回流,头颈不可过伸或过屈。昏迷患者取侧卧位,有利于呼吸道分泌物排出,防止呕吐物导致窒息。

（2）给氧：持续或间断给氧,改善脑缺氧,促进血管收缩,降低脑血流量。

（3）饮食与补液：神志清醒者可给予清淡、低盐普食;意识障碍频繁呕吐者可通过胃肠外营养补充,成年人补液不超过 2000mL/d,尿量不少于 600mL/d,注意控制补液速度。

（4）安全防护：加强安全护理,防坠床、防跌伤、烦躁的患者应适当约束。

2.防止颅内压升高

（1）休息：患者绝对卧床休息,保持病室的安静,避免情绪激动。

（2）保持呼吸道通畅：呼吸道梗阻,患者用力呼吸,胸腔压力增高、$PaCO_2$ 增高诱发脑血管扩张、脑血流量增多、颅内压增高。应及时清除分泌物及呕吐物,防误吸。舌后坠者可放置口咽通气管,必要时协助医生做气管插管或气管切开。翻身拍背,协助痰液排出,痰液黏稠者定时雾化吸入。

（3）避免剧烈咳嗽和便秘：避免胸腹腔压力骤然升高导致脑疝。注意保暖、防止着凉感冒;鼓励患者多摄入粗纤维食物,有利于排便,便秘者可给缓泻剂或小剂量低压灌肠,禁止高压灌肠。

（4）及时控制癫痫发作：癫痫发作可加重脑水肿,遵医嘱给予抗癫痫药物,发作时做好安全护理。

（5）躁动的护理：患者躁动要寻找原因,不可盲目使用镇静剂或强制约束,躁动患者突然变安静或由安静变的躁动都提示病情变化。

3.用药护理

（1）脱水剂治疗护理：20％～25％甘露醇 125～250mL,15～30 分钟滴完,注意输液的速度和脱水的效果。使用高渗液体后血容量突然增加,加重循环系统负担,可导致心力衰竭或肺水肿,特别注意儿童、老年人及心功能不良者。遵医嘱定时、反复使用,停药前逐步减量或延长给药物间隔时间,防止颅内压反跳现象。

(2)激素治疗护理:遵医嘱给药,注意有无应激性溃疡、感染等不良反应。

(3)冬眠低温疗法护理:室温为18~20℃,抢救药品,专人护理。①先冬眠后物理降温:冬眠药物可选用冬眠Ⅰ号(氯丙嗪、异丙嗪、哌替啶)或冬眠Ⅱ号(哌替啶、异丙嗪、双氯麦角碱)。待患者御寒反应消失进入昏睡状态后用物理降温,避免寒战影响。②预防寒战:寒战发生机体代谢率升高、耗氧量增加、颅内压增高。为增强冬眠效果、减轻寒战,可遵医嘱使用苯巴比妥或水合氯醛。③物理降温方式:可选择冰帽、冰敷大动脉、降低室温、减少被褥、温水浴或冰毯等。④降温速度:下降1℃/h为宜。⑤降温标准:体温过低诱发心律失常、低血压、凝血障碍等并发症,测量肛温32~34℃;腋温31~33℃停止降温。⑥缓慢复温:冬眠低温疗法一般为3~5日,复温时先停物理降温后逐步减少冬眠药剂量至停用。应自然复温,复温速度不可过快,以免颅内压反跳。

(4)病情观察:①意识状态:可采用意识障碍传统分级法,或格拉斯哥(Glasgow)昏迷评分法进行评估。Glasgow评分满分15分,最低3分,低于8分为昏迷。②瞳孔:观察瞳孔是否等大等圆、对光反射是否灵敏。③生命体征:观察体温、脉搏、呼吸、血压,观察有无库欣反应。

(5)监测颅内压防治脑疝:①监测颅内压:利用颅内压检测仪,将导管或微型压力感受器置于颅腔内,ICP检测仪屏幕会显示数值,观察颅内压的变化。检测仪使用前要调零,于外耳道齐平,监测过程中注意无菌操作,预防逆行感染,一般监测时间不超过1周。观察患者是否存在烦躁、头痛剧烈、呕吐频繁、意识障碍进行性加重,瞳孔是否等大等圆,对光反射是否灵敏。②脑疝急救:20%~25%甘露醇快速滴,保持呼吸道通畅给氧,严密监测生命体征,做好急诊术前准备。

(6)对症护理:①高热:有效降温。②头痛:禁用吗啡、哌替啶。避免加重头痛的因素,如咳嗽、打喷嚏、低头弯腰及用力活动。③呕吐:及时清理防止误吸,观察记录呕吐物的颜色、性质和量。④便秘:多吃蔬菜、水果,可给予缓泻剂但禁止高压灌肠。⑤尿潴留:先诱导排尿,无效可留置导尿,注意会阴部护理。

(二)术后护理

1.脑室引流护理

(1)引流管位置:高于侧脑室平面10~15cm;搬动时应夹闭。

(2)控制引流速度及量:每日不超过500mL;有颅内感染者,可适当增加引流量。

(3)保持引流通畅:正常时管内液面随呼吸、脉搏上下波动。如不通畅,可能原因有:颅内压低于1.18~1.47kPa(120~150mmH$_2$O),可降低引流袋后观察;引流管过深、过长、盘曲,可经造影证实后,抽出部分重新固定;引流管管口吸附于脑室壁,可轻轻旋转调整;小凝血块或脑组织阻塞,可于严格消毒后,用注射器向外抽吸,不可冲洗。处理无效,需更换引流管。

(4)观察记录:记录引流液的颜色、量、性质,术后1~2日脑脊液呈血性,以后逐渐转为淡黄色,若一直引流血性液则提示颅内出血,若脑脊液呈毛玻璃样或絮状物提示感染,引流不宜超过5~7天。

(5)无菌原则:严格执行无菌操作,每日更换引流袋,更换前夹闭引流管。

(6)拔管护理:前1天试抬高引流袋或夹闭24小时,若无症状可拔管。拔管后若伤口处有脑脊液漏,应及时通知医生处理,防止颅内感染。

2.并发症护理

(1)肺部感染:保持呼吸道通畅,定时翻身拍背,雾化吸入。

(2)低血压:低温导致心排出量减少,周围血管阻力降低,可引起低血压,搬动患者或翻身时动作轻稳、缓慢,以防体位性低血压。

(3)冻伤:冰袋不可直接接触患者,注意观察肢端血运,定时按摩。

(4)其他:防止压疮、保护眼睛等。

3.心理护理

多和患者及其家属沟通,鼓励其表达出内心的感受。向患者及其家属介绍疾病的相关知识和治疗方案,指导患者及其家属参与到康复训练中来,尽早掌握康复训练的知识和技能。

(三)健康教育

(1)指导患者保持情绪稳定,避免便秘、咳嗽、搬重物等突然导致颅内压升高的行为。

(2)指导患者掌握康复训练,如肌力锻炼,步态平衡练习等。

(3)告知患者出现不适及时复查。

第四节　癫痫

癫痫是一组由不同病因导致的大脑神经元高度同步化异常放电引起暂时性中枢神经系统功能障碍的慢性脑部疾病,具有突然发作、反复发作的特点。临床上表现为运动、感觉、意识、精神、行为和自主神经等不同程度的功能障碍,可一种或几种表现同时存在。

一、分类

1.按病因分类

(1)原发性癫痫:又称特发性癫痫,病因不明,一般认为主要由遗传因素引起,可为单基因或多基因遗传,多在儿童或青年期首次发病,药物治疗效果较好。本部分主要讨论原发性癫痫。

(2)继发性癫痫:又称症状性癫痫,主要是由各种原因的脑损伤引起,如颅脑损伤、脑炎和脑膜炎、脑血管病、脑肿瘤、脑外伤等,药物疗效较差。

2.按临床表现分类

癫痫每次发作和每种发作的短暂过程称为痫性发作,具有多种发作形式[国际抗癫痫联盟(ILAE,1981)癫痫发作分类]。

(1)部分性发作:①单纯部分性发作,无意识障碍。②复杂部分性发作,有意识障碍。③部分性发作继发全面性发作,部分性发作起始发展为全面性发作。

(2)全面性发作:包括失神发作、强直性发作、阵挛性发作、强直阵挛性发作、肌阵挛发作、失张力发作。

(3)不能分类的发作。

二、临床表现

主要表现为意识障碍、肢体抽搐、感觉异常或行为混乱。发热、失眠、饥饿、过度换气、过度饮水、便秘、闪光、感情冲动和一过性代谢紊乱等都能激发癫痫的发作。某些药物如贝美格(美解眠)、丙咪嗪、戊四氮或突然撤除抗癫痫药物,也可导致癫痫发作。

1.全身强直-阵挛性发作

全身强直-阵挛性发作又称大发作,是最常见的发作类型之一,以意识丧失和全身对称性抽搐为特征。按其发展过程可分3期。①强直期:患者突然意识丧失,全身骨骼肌强直性收缩,喉部痉挛导致呼吸暂停,面色由苍白转为青紫,上睑抬起,眼球上翻。持续10~30秒后,出现指端震颤并延至全身震颤。②阵挛期:患者全身肌肉间歇性痉挛伴有阵挛性呼吸,口中有白沫或血沫,持续30~60秒后突然停止,所有肌肉松弛,可发生尿失禁。在上述两期可见心率加快、血压升高、瞳孔散大和对光反射消失等自主神经改变。③痉挛后期:患者呼吸首先恢复,心率、血压和瞳孔也随之恢复正常,意识逐渐苏醒。从发作开始到意识恢复一般历时5~10分钟。清醒后对发作过程不能回忆。部分患者进入昏睡,少数在完全清醒前有自动症或惊恐等情绪反应。

2.肌阵挛发作

以躯干或肢体突然、短暂和快速的肌收缩为显著特点,屈肌比伸肌更易受累,上肢多于下肢。可仅发作1次或快速重复多次。常发作于即将入睡或醒来时,有意识的动作可使之加重。

3.失神发作

典型的失神发作通常称为小发作。表现为患者意识短暂中断,停止当时的活动,呼之不应,两眼瞪视不动,持续3~5秒,无先兆和局部症状。事后对发作全无记忆。

4.强直性发作

强直性发作表现为四肢肌肉的强直性收缩,往往使肢体固定于某种紧张的位置,如四肢伸直、头眼偏向一侧或后仰、角弓反张。呼吸肌受累时,面色可由苍白变为潮红,继而青紫。

5.失张力发作

全身或部分肌肉张力突然减低,表现为头下垂,下颌松弛而张口,头下垂,甚至倒地。可以有短暂的意识障碍。也可以为一侧肢体或单一肢体的局限性张力低下。

6.单纯部分性发作

可表现为部分运动性发作、躯体感觉发作、特殊感觉发作(幻嗅发作最常见)、情感障碍、记忆障碍、知觉异常。

7.复杂部分发作

复杂部分发作也称精神运动性发作,因病灶在颞叶,故又称颞叶癫痫。多数自简单部分发作开始,常有幻觉、胃肠不适等发作先兆。随后出现意识障碍、自动症和遗忘症,也有发作开始即有意识障碍。发作一般持续数分钟至0.5小时。

8.癫痫持续状态

发生率占癫痫发作的2.6%~6%,任何类型癫痫均可出现癫痫持续状态,最常见于全身强直-阵挛性发作(大发作)。

(1)全身性惊厥性持续状态:系反复的全身强直-阵挛性发作,两次发作间期意识不清,或一次发作持续较长。常伴有瞳孔散大、对光反射消失、角膜反射消失,可有严重自主神经症状,如胸闷、心慌、濒死感、胃胀呕吐、头晕、多汗等。严重者脑缺氧、充血、水肿,呈去大脑皮质状态、痴呆状态,甚至因脑疝而死亡。脑电图表现为反复性痫性放电或节律性棘慢波发放。

(2)全身性非惊厥性持续状态:一种延长的失神发作,常可反复发作,多见于儿童。多表现为意识轻度混浊、嗜睡、反应迟钝、自发动作及言语减少,较重者呈昏睡状态。发作过后患者恢复正常。

(3)部分性惊厥性持续状态:系某一组肌群的持续阵挛或肌阵挛性抽动,可见于一侧口角、眼、面部、拇指(趾)、手、脚或前臂、下肢等。持续数小时、数天甚至数月。

(4)简单部分性发作持续状态:身体一部分持续不停地抽搐,达数小时、数天甚至数月,但无意识障碍。可发展为继发性全身性癫痫,发作终止后可有发作部位的瘫痪。

(5)脑电图性癫痫持续状态:脑电图呈现持续痫性放电,患者无临床异常表现。发作前神经精神及运动功能正常,发作期患者的情绪、语言、注意力等多方面均出现异常。行为改变包括多动和具有攻击性;运动障碍表现为共济失调、肌张力障碍。

三、辅助检查

1.脑电图(EEG)

当前仍是诊断癫痫的首选和最重要的方法。包括普通脑电图、睡眠脑电图、24 小时动态脑电图、脑深部电极、硬膜下电极及卵圆孔蝶骨嵴电极等。脑电图不仅对癫痫手术适应证的选择有价值,而且能对癫痫放电的原发灶进行定位。

2.影像学技术

CT、MRI 的应用,对于癫痫的诊断提供了很大的帮助。

(1)MRI 检查:当前诊断海马硬化的影像学标准包括以下 4 条:①前颞叶萎缩;②颞角扩大;③海马萎缩;④海马信号增强。

(2)功能性 MRI 检查:为颞叶癫痫的定侧及语言优势半球的无创定位提供了有力手段。

3.功能性影像学技术

(1)单光子发射断层扫描成像(SPECT):用于观察大脑功能活动与血流、代谢之间的关系,临床上也用于对癫痫病灶的定位诊断。癫痫病灶发作时由于局部血流量的增加可表现为局部血流灌注增加,发作间歇期局部血流降低。

(2)正电子发射断层扫描(PET):在癫痫的诊断中,PET 可用于测量脑糖代谢率、氧代谢和氧摄取,中枢苯巴比妥类受体的分布、阿片类受体的分布及苯妥英钠和丙戊酸钠等药物分布情况。

4.脑磁图(MEG)

具有高时间和空间分辨率的特点,它可以准确定位致痫灶并显示癫痫波的分布特征,可探测到<3mm 的癫痫灶,其时间分辨率达到 1ms,在非侵袭癫痫外科术前评估中已发挥重要的作用。

四、治疗

（一）病因治疗

积极治疗原发病，脑脓肿、脑肿瘤应手术治疗，在病因治疗的同时服用药物加以控制。

（二）药物治疗

药物治疗是临床上最主要的治疗方法，超过 80％癫痫患者的发作可由药物控制。原则上按癫痫发作类型选药，及早用药，尽快控制发作，结合血浆药物浓度选择合适的药物剂量，以单一药物为主，联合用药时需注意药物的相互作用，逐渐停药。

丙戊酸是新诊断特发性全面性癫痫的一线药物且唯一的首选药物。症状性部分性癫痫的初始药物首选均为卡马西平和奥卡西平。在特发性全面性癫痫药物治疗中，丙戊酸是与其他药物联合治疗的首选药物。失神发作的首选与一线药物均为拉莫三嗪。

（三）手术治疗

作为基本原则，癫痫患者经系统抗癫痫药物治疗无效，或出现严重的药物毒副反应时应考虑手术治疗。对于癫痫发作频繁的婴儿和儿童也应考虑手术，以阻止癫痫对脑发育的影响。手术方法包括：颞叶切除术、选择性海马杏仁核切除术、脑皮质癫痫灶切除术、多处软脑膜下横纤维切断术及胼胝体切开术。迷走神经电刺激术是近年来被用于治疗难治性复杂部分性癫痫、继发性全身性癫痫的一种新的治疗方法。

五、护理

（一）一般护理

1.心理护理

帮助患者及其家属正确认识疾病，充分尊重，不鄙视也勿过度同情。

2.环境安全

保持环境安静、安全，室内热水壶、火炉、锐利器械等应远离患者，避免强光刺激。患者在间歇期可以下床活动，出现先兆即刻卧床休息。

3.安全测体温

癫痫患者不可测量口温，可采取测腋温。有条件的地区，可使用电子体温表，以免水银体温表在癫痫发作时折断，造成损伤或汞吸入。

4.饮食

以清淡为宜，避免过饱，戒除烟、酒。高浓度的钠盐可致神经元过度放电，从而诱发癫痫，故应少食盐。豆类食物和谷类食物富含微量元素锰，可补充癫痫患者锰的摄取不足。长期服用苯妥英钠可导致食物中叶酸吸收障碍，可遵医嘱同时服用叶酸和维生素 C。适当饮水，避免过量饮水后造成膀胱过度充盈，从而产生较强的电冲动，诱发神经元异常放电。

5.病情观察

癫痫患者需观察其癫痫发作的方式、意识状态、癫痫类型、持续时间、发作频率及伴随症状，有无幻觉、精神异常或语言障碍等。如有癫痫发作的先兆或者症状，应及时、正确处理。

（二）药物护理

严格按医嘱定时、定量服用抗癫痫药物,观察药物的疗效及不良反应。对患者和其家属做好相应的药物宣教,提高服药依从性。

抗癫痫药物是常见致敏药物之一。卡马西平引起过敏性药疹的发生率为15.52%,尤其是HLA-B*1502阳性的汉族,严重者可导致中毒性表皮坏死松解型药疹。

卡马西平还可引起中枢神经系统不良反应,表现为视力模糊、复视及眼球震颤,水潴留和低钠血症发生率为10%～15%,饭后服用可减少胃肠反应。丙戊酸钠可有神经功能或消化功能紊乱、暂时性嗜睡、脱发、恶心等不良反应。苯巴比妥最常见不良反应为镇静,可有认知和记忆的缺损,大剂量时可产生眼球震颤、共济失调和严重的呼吸抑制。托吡酯常见中枢神经系统不良反应,包括共济失调、注意力受损、嗜睡等,与奥卡西平同时服用时,食欲减退的危险性增加。奥卡西平和左乙拉西坦在用药开始时,均可能出现轻度的暂时性不良反应,如乏力、头晕、头痛等。

（三）24小时脑电图监测的护理

1.宣教及指导

监测前,护士做好教育指导,详细告知患者监测的原理、如何监测及癫痫发作时如何应对,评估患者的情绪,做好沟通,避免因监测时间长而产生的烦躁情绪。告知患者常规的抗癫痫药物会影响脑电图背景波而干扰评估,所以在监测期间需停用抗癫痫药物,以提高阳性检出率。

2.医护合作,指导诱发实验方法

责任护士要主动关心患者,使患者顺利完成脑电图监测。诱发试验方法有过度换气、闪光刺激和睡眠剥夺等。如需诱发癫痫,护士根据技师的指令做好床旁指导,协助患者准确地完成指令。如对通过睡眠剥夺来诱发的患者,夜班护士可采取语言沟通、看书、指导患者床上适度活动等措施。

3.加强巡视及生活照顾

责任护士应加强巡视,给予患者生活照顾,指导患者按时进食,以免空腹致低血糖对脑电图结果造成影响。巡视过程中如发现电极脱落、导线松动等问题,及时处理或报告医生。

4.围发作期护理

一旦患者癫痫发作,应立即记录下发作的全过程。不可马上使用抗癫痫药物,以免影响脑电图监测。发作结束后,及时记录发作的时间及临床表现,并遵医嘱正确使用药物。

（四）发作期护理

1.观察癫痫的前驱症状

如头痛、生命体征及意识改变、肢体及面部异常运动等;大发作前数小时出现的全身不适、易激惹、烦躁不安等;发病的诱因及服药史。在前驱症状出现的时候采取及时的措施会减少发作带来的危害,有效保护患者。前驱症状距发作时间可数秒钟至数小时。

2.癫痫发作时的护理

（1）当患者突然癫痫大发作时,不可离开患者,患者出现异样或者突然意识丧失时,首先要迅速判断是否是癫痫发作。单纯部分性发作可无生命体征及意识、瞳孔的改变。观察是否突然发作,有无先兆,是否张口尖叫,有无大小便失禁情况;抽搐起始部位,眼球偏向何方,瞳孔大小及整个发作过程持续时间。神志模糊或处于浅昏迷状态患者,注意观察有无呼吸困难加重、发绀,唾液或喉头分泌物增多等现象。

(2)立即协助患者平卧,头偏向一侧,防止其误吸,解开患者衣领、衣扣,保持呼吸道通畅,及时给氧。呼吸功能障碍者,及时予以人工辅助通气。

(3)使用张口器或者包裹了纱布的压舌板置入患者上、下臼齿之间(也可用牙垫或手帕,甚至衣角卷成小布卷),防止其舌咬伤。拉起床旁护栏,以免发生坠床。

(4)不可对抽搐肢体使用暴力按压,以免造成患者骨折、脱臼等。

(5)快速建立静脉通路,遵医嘱使用药物控制癫痫发作,观察用药反应。磷苯妥英钠与劳拉西泮联合应用是抗癫痫持续状态最好的配伍;地西泮首次使用对 85%以上癫痫持续状态有效,缺点包括维持时间短、呼吸抑制、降低血压、诱发喉痉挛及昏睡时间长等;丙泊酚(异丙酚)使用前必须做好呼吸、循环支持的准备工作。

(6)遵医嘱使用脱水剂,防止脑水肿导致脑疝。

(7)专人陪护,详细记录发作类型、次数、持续时间及间歇期。

(8)发作后,及时观察有无伴随症状,如高血压、舌咬伤、高热及脑膜刺激征等,做好相应护理。保持环境安静,避免光、声刺激。注意有无精神症状,少数患者抽搐停止后,意识在恢复过程中,有短时间的兴奋躁动。加强安全护理,以防自伤或他伤。给予患者心理安慰,言语安慰有利于患者的意识恢复。提供足够的隐私保护,维护患者自尊。

(9)癫痫持续状态需行联合治疗和手术的患者须在神经重症监护病房严密监护。

(五)术后护理

1.早期病情观察

观察患者的生命体征、瞳孔和意识状态、语言及肢体活动,引流管是否通畅、引流量及引流液的性质,癫痫发作的情况,24 小时出入液量。了解患者的血常规、生化检查、肝功能、肾功能及抗癫痫药物的血药浓度。对于引流量大、术中出血较多的患者,术后出现心率加快、面色苍白,要考虑到失血性休克;当患者连续应用脱水剂,出现神志变化时,要考虑到低钠血症和低钾血症。

2.做好癫痫发作的紧急处理

防止坠床、窒息、误吸的发生。

3.各类手术并发症的护理

(1)颞叶手术后:①4%患者可出现短暂的偏瘫,2%患者有持续性偏瘫的可能,应加强观察,及时进行肢体的康复训练;②语言困难一般术后 2～4 天内出现最多见,1 周左右能恢复;③右侧颞叶术后更易出现术后抑郁,应注意患者的情绪变化,保证患者的安全。

(2)胼胝体切开术后:患者可出现急性失连接综合征,表现为缄默、左侧失用(常误认为偏瘫)、局灶性运动性癫痫发作、尿失禁等,一般持续数天或数月后自行恢复。做好相应症状的护理,如淡漠拒食者可暂予鼻饲。

(3)迷走神经电刺激术后。

①早期并发症:伤口感染是术后早期常见并发症。护士需严密观察伤口情况,保持伤口清洁。较表浅的感染可遵医嘱用抗生素控制。

②参数调整期:常见由电流刺激引起的一过性反应,如声嘶、声音中断、咳嗽、喉咙或胸部针刺感和麻木感等,尤其是在参数调试阶段较为明显,患者多可耐受,一般于调试后3天至1周症状即明显减轻或消失。

③罕见并发症:呼吸性窦性心律不齐,进而出现脑组织的氧输送量下降,加重癫痫患者脑组织损伤;严重的睡眠呼吸紊乱,高频率电刺激还会导致呼吸暂停和表浅呼吸的增加。严密观察呼吸状况,尤其是原有呼吸-睡眠暂停综合征的患者,如有异常及时通知医生。

(六)健康教育

(1)需警惕约6.7%的顽固性癫痫患者可能会在术后数周或数月内出现精神障碍或长期精神症状,主要表现为焦虑、抑郁、精神性发作,应注意患者的情绪变化,保证患者的安全。

(2)避免劳累,保证睡眠时间,成年人每天睡眠7~9小时,儿童8~16小时。

(3)告知患者长期规律按时服药的重要性,定期门诊随访。原则上手术后2年或2年以上无发作(包括无先兆发作),可以考虑在医生指导下缓慢减停抗癫痫药。手术后抗癫痫药的疗程还需考虑停药后癫痫复发的因素,根据情况适当延长抗癫痫药的治疗时间或长期服药,不宜自行停药或减量。

(4)告知患者迷走神经电刺激术后1周行X线摄片检查,以了解电极及刺激器位置是否妥当,固定是否牢靠,术后至少2周才可启动装置。告知患者调试期间常见的不良反应,对于症状较重或持续时间较长的患者,需联系医生,通过降低电流强度和脉宽等方法以缓解。警惕技术性并发症的发生,如电极折断、移位及脉冲发生器功能障碍等,青春期身体生长发育导致的电极断裂是小儿患者主要的并发症。

(5)指导患者不能从事高空作业及潜水、驾驶、有危险的机械操作(电焊、大型电器)、有强光刺激、生活不规律的工作。随身应携带病情卡片(注明疾病、姓名、地址、联系电话、就诊医院),以利疾病发作时取得联系,便于抢救。

第五节 泌尿系统损伤

一、肾损伤

(一)概述

肾损伤常是严重多发性损伤的一部分,多见于成年男子。

1.病因

肾损伤分为开放性损伤和闭合性损伤。开放性损伤系因刀刃、枪弹等锐器直接贯穿所致,常伴有其他组织器官损伤;闭合性损伤系因腰腹部撞击、跌打、挤压等钝性暴力所致。临床上以闭合性肾损伤多见。

2.病理

根据损伤程度将肾损伤分为4种病理类型(图2-9)。

(1)肾挫伤:肾被膜、肾盂肾盏完整,肾实质轻微损伤,形成肾淤斑和(或)包膜下血肿。可有少量血尿,临床上常可自愈。

(2)肾部分裂伤:肾实质部分裂伤伴有包膜破裂,血外渗至肾周围形成血肿。通常不需手术,积极治疗多可自愈。

(3)肾全层裂伤:从肾包膜至肾盂肾盏黏膜,常引起广泛的肾周血肿,并伴大量血、尿外渗。后果严重,需手术治疗。

(4)肾蒂损伤:较少见。肾蒂血管破裂可引起大出血、休克,常来不及抢救就死亡。

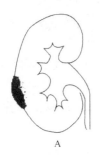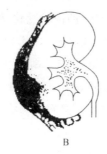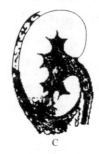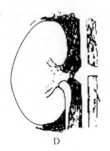

图 2-9　肾损伤的类型

A.肾挫伤;B.肾部分裂伤;C.肾全层裂伤;D.肾蒂损伤

(二)护理评估

1.健康史

详细了解受伤原因、部位、经过等,有助于判断伤情。例如,肾区有受直接或间接暴力病史,出现血尿,应怀疑肾损伤。

2.身体状况

肾损伤的表现与损伤程度有关,尤其在合并其他脏器损伤时,肾损伤的症状不易被察觉。

(1)血尿:是肾损伤的主要症状。肾挫伤时血尿轻微,多为镜下血尿;肾部分裂伤一般血尿较轻,但若肾盂肾盏破裂则有明显血尿;肾全层裂伤呈大量肉眼血尿;肾蒂损伤或血凝块堵塞输尿管时,血尿多不明显或无血尿,故血尿与损伤程度可不一致。过度活动、继发感染会加重血尿程度。

(2)休克:肾全层裂伤、肾蒂伤或合并其他脏器损伤时,因创伤、强烈精神刺激及大量失血常并发休克,可危及生命。

(3)疼痛:出血或尿外渗使肾包膜张力增加,加上肾周软组织损伤,引起腰腹部疼痛。当血凝块堵塞输尿管时可诱发肾绞痛,若血液、尿液渗入腹腔或者患者合并腹内脏器损伤时,可出现全腹疼痛和腹膜刺激征。

(4)腰腹部肿块:肾周血肿和尿外渗使局部隆起形成肿块,伴有明显触痛和肌紧张。通过腰腹部肿块的大小可以帮助判断出血及尿外渗的变化情况。

(5)发热:外渗的血液和尿液可产生吸收热,若继发感染引起肾周脓肿,患者可出现寒战、高热及全身感染中毒症状。

3.心理—社会状况

肾损伤属于突然意外损伤,患者没有心理准备,缺乏对伤情的认知,损伤后疼痛、血尿的出现,对术后的恢复情况有种种顾虑,加上担忧肾功能的影响及今后的生活质量,常使患者出现焦虑、恐惧、情绪低落。

4.辅助检查

(1)实验室检查:判断血尿程度及有无尿路感染。尿中有大量红细胞,若血液中血红蛋白及血细胞比容持续降低表明有活动性出血,白细胞计数及中性分类增多提示有感染存在。

(2)影像学检查:根据病情轻重,有选择地进行 B 超、CT 及排泄性尿路造影等检查,其中首选 CT,可清晰地显示肾实质裂伤、血肿范围及尿外渗,并可了解与周围组织及其他脏器的关系。若患者血压不稳,或伴有休克,可行床旁 B 超检查。

5.治疗要点

(1)紧急处理:伴有休克者应迅速建立静脉通道,必要时做好手术探查的准备。

(2)保守治疗:若未合并其他脏器损伤,多数肾挫裂伤患者行非手术治疗。绝对卧床休息,病情稳定、血尿消失后患者可离床活动;根据病情选择合适的止血药物,补充血容量,预防和治疗感染。

(3)手术治疗:肾全层裂伤、肾蒂伤、开放性损伤、合并腹腔脏器损伤、非手术治疗无效者等,应尽早手术,根据病情行肾修补、肾部分切除或肾切除术。

(三)护理问题

1.组织灌流量改变

与失血、疼痛、创伤有关。

2.急性疼痛

与肾损伤、肾周血肿、尿外渗有关。

3.焦虑

与肾损伤、血尿、担心预后有关。

4.潜在并发症

感染、休克。

(四)护理措施

1.非手术治疗护理及术前护理

(1)卧床休息:绝对卧床休息是非手术疗法中最重要的措施,可减少再出血发生。一般卧床 2～4 周,直至血尿消失后 1 周才能下床活动,通常伤后 4～6 周肾挫裂伤才趋于愈合,过早离床活动可能诱发或加重出血。

(2)配合治疗:迅速建立静脉通道,及时输液、输血,维持正常血容量,防治休克。遵医嘱给予止血药、抗生素,必要时使用镇静止痛药,但诊断未明确时不宜使用止痛药。

(3)密切观察与监测病情:严密监测患者生命体征,一般患者每 1～2 小时监测 1 次血压、脉搏、呼吸、神志及全身情况,以便尽早发现休克,休克患者则每 15～30 分钟监测 1 次。特别注意观察患者尿量、尿色、腰腹部包块的变化及有无腹膜刺激征的出现,监测血、尿常规。出现下列情况者应及时向医生汇报并做好急诊手术前常规准备：①经积极抗休克治疗未见好转。②血尿进行性加重。③腰腹部包块继续扩大。④出现明显的腹膜刺激征。⑤血红蛋白与血细胞比容进行性下降。

2.术后护理

(1)生命体征平稳后常规取半卧位,肾切除术后需卧床休息2~3天,肾修补术、肾部分切除术后需卧床休息至少2周,以免引起继发性出血。

(2)病情观察主要包括：①生命体征的变化。②伤口的渗血、渗液情况及有无感染出现。③肾周引流液的量与性状。④血尿、尿量情况、肾功能及血、尿常规的监测。

(3)一般禁食1~2天,有腹膜炎的患者必须待肛门排气后才能逐步进食。早期饮食以流质、半流质饮食为主,鼓励患者多饮水,避免易产气的食物,减轻腹胀的发生。

(4)遵医嘱使用抗生素预防感染,输液补充水、电解质,维持体液平衡。保持伤口的清洁干燥,及时换药,做好相应引流管道的护理。

3.心理护理

关心、爱护患者,帮助患者和其家属了解治疗疾病的方法,解释手术的重要性,消除患者的顾虑;分析患者产生异常心理的原因,正确引导,减轻患者的不良心理反应。

(五)健康教育

(1)向患者及其家属介绍本病的基本知识,嘱患者多饮水,保持足够的尿量,预防尿路感染。

(2)加强营养,提高机体修复能力。

(3)告知患者休息对病情恢复的重要性,注意适当休息,3个月内避免重体力劳动。忌用对肾脏有损伤的药物和食物,定期随访复诊。

二、膀胱损伤

膀胱损伤是指膀胱壁在受到外力的作用时发生膀胱浆膜层、肌层、黏膜层的破裂,引起膀胱腔完整性破坏,血尿外渗。由于膀胱空虚时位于骨盆深处,受到骨盆及周围组织的保护,一般不易损伤;当膀胱充盈时,膀胱壁紧张而薄,高出耻骨联合伸展至下腹部,则易遭受损伤。

(一)病因

1.开放性损伤

多由枪弹或锐器贯通致伤,常伴有直肠、阴道等其他组织损伤,形成腹壁尿瘘、膀胱直肠瘘、膀胱阴道瘘等。

2.闭合性损伤

膀胱充盈时,下腹部遭撞击、挤压、骨盆骨折片刺破膀胱壁,可致闭合性损伤。

3.医源性损伤

见于膀胱镜检查或治疗,如前列腺手术、盆腔手术等。

(二)病理

1.膀胱挫伤

仅伤及膀胱黏膜或肌层,膀胱壁未穿破,局部出血或形成血肿,无尿外渗,可发生血尿。

2.膀胱破裂

严重损伤可发生膀胱破裂,分为腹膜外型与腹膜内型(图2-10)。①腹膜外型:膀胱壁破裂但腹膜完整,尿液外渗至膀胱周围和耻骨后间隙。多由膀胱前壁的损伤引起,伴骨盆骨折。②腹膜内型:膀胱壁与其覆盖的腹膜均破裂,尿液流入腹腔引起腹膜炎。多见于膀胱顶部和后壁损伤。

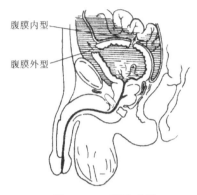

图2-10 膀胱破裂

(三)临床表现

1.休克

休克多为骨盆骨折致剧痛、大出血等引起;膀胱破裂引起尿外渗及腹膜炎时,可发生感染性休克。

2.腹痛

腹膜外破裂时,尿外渗及血肿引起下腹部疼痛、压痛及肌紧张,直肠指检可触及肿物和触痛;腹膜内破裂时,尿液流入腹腔,主要表现为急性腹膜炎症状,并有移动性浊音。

3.血尿及排尿困难

膀胱壁轻度挫伤者仅有少量终末血尿;膀胱壁全层破裂时,由于尿外渗到膀胱周围或腹腔内,患者可有尿意,但不能排尿或仅排出少量血尿。

4.尿瘘

开放性损伤致膀胱与直肠、阴道、体表相通时,尿液可从直肠、阴道或腹部体表伤口流出。

(四)辅助检查

1.实验室检查

尿常规可见尿中含大量红细胞。血常规检查发现血细胞比容与血红蛋白含量持续降低提示有活动性出血;血白细胞增多则提示有感染。

2.导尿试验

膀胱破裂时,导尿管可顺利插入膀胱(尿道损伤则不易插入),但仅流出少量血尿或无尿流出。经导尿管注入无菌生理盐水200mL,片刻后吸出,若液体进出量差异很大,提示膀胱破裂。

3.X线检查

腹部平片可以发现骨盆骨折或其他骨折。

4.膀胱造影

经导尿管注入造影剂,拍摄前后位片,抽出造影剂后再摄片,可发现造影剂外漏至膀胱外或造影剂进入腹腔,是确诊膀胱破裂的主要手段。

(五)治疗要点

1.紧急处理

大出血、休克的患者应紧急抗休克治疗;膀胱损伤者应尽早应用广谱抗生素预防感染。

2.非手术治疗

膀胱挫伤或膀胱造影时仅有少量尿外渗、症状较轻者,可经尿道插入导尿管,持续通畅引流尿液 7~10 天;同时使用抗生素预防感染,损伤可自愈。

3.手术治疗

严重膀胱破裂者须尽早手术治疗,修补膀胱裂孔,清除外渗尿液,做耻骨上膀胱造瘘。

(六)护理评估

1.术前评估

(1)健康史:了解患者的年龄、性别、职业等基本资料;了解患者受伤史,包括受伤的原因、时间、地点、部位、暴力性质、强度和作用部位,伤后的病情变化和就诊前的处理情况。

(2)身体状况:①局部:有无下腹部疼痛、血尿、排尿困难等,有无腹膜炎的症状与体征;有无尿液从异常通道排出。②全身:有无休克征象,患者的生命体征、尿量和尿色的变化情况;有无发热等全身感染中毒症状。

(3)辅助检查:血、尿常规检查结果的动态情况;影像学检查有无异常发现。

(4)心理和社会支持状况:评估患者和其家属对伤情的认知程度,对突发事故和预后的心理承受能力,对疾病治疗的知晓程度和对治疗费用的承担能力。

2.术后评估

了解麻醉与手术的方式,术中的情况;评估引流管是否通畅,引流液的颜色、量、性质;伤口愈合情况;有无术后出血、感染等并发症;患者及其家属的心理状态,对术后护理配合和康复知识的认知程度。

(七)常见护理诊断/问题

1.疼痛

与损伤后局部肿胀和尿外渗等有关。

2.焦虑/恐惧

与外伤打击、担心预后不良、害怕手术等有关。

3.潜在并发症

休克、感染。

(八)护理措施

1.非手术治疗患者的护理/术前护理

(1)体位:根据病情,妥善安置卧位,如有骨盆骨折,应平卧硬板床休息。

(2)病情观察:密切观察患者的生命体征、尿量和血尿的变化,观察腹痛及腹膜刺激征的情况,判断有无出血和感染的发生。

（3）导尿管的护理：严格无菌操作，加强尿道口清洁护理，每日清洗、消毒尿道口 2 次，鼓励患者多饮水，以增加尿量加强内冲洗作用。

（4）对症护理：遵医嘱使用抗生素防治感染；腹部疼痛明显者，在诊断明确的情况下，可遵医嘱给予适当的止痛、镇静剂减轻疼痛。

（5）心理护理：主动关心、安慰患者及其家属，稳定情绪，减轻其焦虑与恐惧；加强沟通交流，解释膀胱损伤的病情发展情况、主要的治疗与护理措施、注意事项，鼓励患者及其家属积极配合。

（6）术前准备：有手术指征者，在抗休克治疗的同时，遵医嘱完善术前检查，及时完成各项术前准备。

2.术后护理

（1）病情观察：注意监测患者生命体征，及早发现出血、感染等并发症。

（2）膀胱造瘘管的护理：妥善固定引流管，保持引流通畅，防止逆行性感染；观察记录 24 小时引流尿液的颜色、量、性状；保持造瘘口周围清洁、干燥。膀胱造瘘管一般留置 10 天左右拔除，拔管前应夹管，待患者排尿情况良好后再拔除，拔管后用纱布覆盖造瘘口。长期留置者应每隔 4 周，在无菌操作下更换造瘘管。

3.健康教育

向患者解释留置导尿管、膀胱造瘘管的意义及注意事项；告诉患者多饮水加强内冲洗的作用；对骨盆骨折患者解释需长时间卧床的必要性和注意事项；出院后 1 个月内避免憋尿和剧烈运动。

三、尿道损伤

尿道损伤多见于男性。男性尿道以尿生殖膈为界，分为前、后尿道。前尿道包括球部和阴茎部，后尿道包括前列腺部和膜部。以球部和膜部的损伤多见。

（一）病因和病理

按受伤的原因，尿道损伤分为开放性损伤和闭合性损伤。前者可因弹片或锐器致伤；后者可因会阴部骑跨伤、骨盆骨折、尿道内器械操作不当引起。按受伤部位，尿道损伤可分为前尿道损伤和后尿道损伤。

1.前尿道损伤

前尿道损伤多发生于球部。此类损伤可有挫伤、裂伤、完全断裂。尿道挫伤时仅有水肿和出血，可以自愈；尿道裂伤引起尿道周围血肿和尿外渗，愈合后可引起瘢痕性尿道狭窄；尿道完全断裂使断端退缩、分离，血肿明显，发生尿潴留，用力排尿则发生尿外渗。尿道球部损伤时，血液及尿液渗入会阴部，使会阴、阴茎、阴囊和下腹壁肿胀、淤血（图 2－11）。

2.后尿道损伤

后尿道损伤多发生于膜部。骨盆骨折时，可使穿过尿生殖膈的膜部尿道撕裂或前列腺尖部尿道断裂。骨折及盆腔血管丛损伤引起大量出血，在前列腺和膀胱周围形成大血肿。后尿道断裂后，尿液沿前列腺尖部外渗到耻骨后间隙和膀胱周围（图 2－12）。

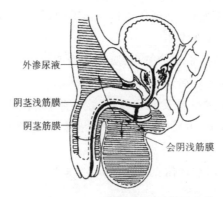

图 2-11　尿道球部断裂的尿外渗

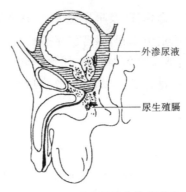

图 2-12　后尿道损伤的尿外渗

（二）临床表现

1.休克

骨盆骨折引起后尿道损伤时，因出血和剧痛可致休克。

2.疼痛

前尿道损伤时，伤处疼痛，排尿时加重，并可向尿道外口放射；后尿道损伤时，出现下腹部疼痛、局部压痛及肌紧张。

3.尿道出血

前尿道损伤时，可见尿道外口滴血；后尿道损伤时，尿道口无流血或仅有少量血液流出。

4.排尿困难

大多数尿道损伤患者都有排尿困难，主要因为局部水肿或疼痛引起括约肌痉挛。尿道完全断裂时，可引起尿潴留。

5.尿外渗

尿道断裂后，患者用力排尿，尿液可从裂口处渗入周围组织，形成尿外渗。尿外渗、血肿并发感染，可发生脓毒症。

（三）辅助检查

1.导尿

检查尿道是否连续、完整。严格无菌操作下，如能顺利插入导尿管，则说明尿道连续而完整。若一次插入困难，不应勉强反复试插，以免加重损伤和导致感染。后尿道损伤伴骨盆骨折时,一般不宜导尿。

2.X 线检查

骨盆前后位片可显示骨盆有无骨折。尿道造影可显示尿道损伤部位及程度,尿道断裂可有造影剂外渗,尿道挫伤则无外渗现象。

(四)治疗要点

1.紧急处理

损伤严重伴大出血可致休克,须积极抗休克治疗。尿潴留不宜导尿或未能立即手术患者,行耻骨上膀胱穿刺吸出膀胱内尿液。

2.非手术治疗

尿道挫伤及轻度裂伤者,病情较轻,一般不需特殊治疗。可用抗生素预防感染,鼓励患者多饮水,必要时插入导尿管引流 1 周。

3.手术治疗

①前尿道裂伤导尿失败或尿道断裂:应立即行经会阴尿道修补术或断端吻合术,并留置导尿管 2～3 周。尿道断裂严重者,会阴或阴囊形成大血肿,可行膀胱造瘘术。②骨盆骨折致后尿道损伤:经抗休克治疗病情稳定后,可行耻骨上高位膀胱造瘘。尿道不完全断裂一般在 3 周内愈合,恢复排尿。若不能恢复排尿,造瘘 3 个月后再行尿道瘢痕切除及尿道端端吻合术。为早期恢复尿道的连续性,避免尿道断端远离形成假道,部分病情不严重的患者可行尿道会师复位术,术后留置导尿管 3～4 周。

(五)常见护理诊断/问题

1.组织灌注量改变

与创伤、骨盆骨折引起大出血等有关。

2.疼痛

与损伤后局部肿胀和尿外渗、腹膜炎等有关。

3.焦虑/恐惧

与外伤打击、担心预后不良、害怕手术等有关。

4.排尿困难

与尿道损伤引起局部水肿或尿道括约肌痉挛、尿道狭窄有关。

5.潜在并发症

感染、尿道狭窄。

(六)护理措施

1.卧床休息

合并骨盆骨折的患者,应卧硬板床休息,勿随意搬动,以免加重损伤。卧床期间注意预防压疮、深静脉血栓等并发症。

2.防治休克

迅速建立 2 条静脉通道,遵医嘱给予输液、输血,维持体液平衡,保证有效循环血量。有手术指征者,在抗休克治疗的同时,遵医嘱做好各项术前准备。

3.防治感染

嘱患者勿用力排尿,以免引起尿外渗而致感染;遵医嘱使用抗生素;鼓励患者多饮水以冲洗尿路;保持伤口的清洁干燥,敷料浸湿时应及时更换;做好留置导尿管和膀胱造瘘管的护理。

4.密切观察病情

监测患者的意识、生命体征、尿量、伤口及引流情况,及时发现休克、感染的征象,及时协助医生处理。

5.心理护理

对患者多给予关心、安慰,消除其焦虑、恐惧心理,向患者及其家属解释治疗与护理措施的意义、注意事项,鼓励患者树立战胜疾病的信心。

6.健康教育

①定期行尿道扩张术:尿道损伤常并发尿道狭窄,为预防尿道狭窄,需要定期施行尿道扩张术(拔除导尿管后先每周1次,持续1个月后视情况定期扩张)。②自我观察排尿情况:出院后若发现有排尿不畅及尿线变细、滴沥等现象,可能为尿道狭窄,应及时到院诊治。

第三章　产科护理

第一节　妊娠期

一、妊娠生理

妊娠是指胚胎和胎儿在母体内发育成长的过程。卵子受精是妊娠的开始,胎儿及其附属物排出是妊娠的终止。妊娠是一个非常复杂而又极其协调的生理过程。

(一)受精与着床

1.受精

卵子从卵巢排出后,经输卵管伞部进入输卵管内,停留在壶腹部与峡部交接处等待受精。精子与卵子的结合过程称为受精。受精的卵子称为受精卵或孕卵。受精发生在排卵 12 小时内,整个受精过程约需 24 小时。

2.受精卵的输送与发育

受精卵进行有丝分裂的同时,借助输卵管肌层的蠕动和纤毛的摆动,向子宫腔方向移动,约在受精后第 4 天进入子宫腔。

3.着床

晚期囊胚侵入到子宫内膜的过程称为植入,又称着床(图 3－1)。着床在受精后 6～7 天开始,11～12 天结束。植入后的囊胚继续生长发育。

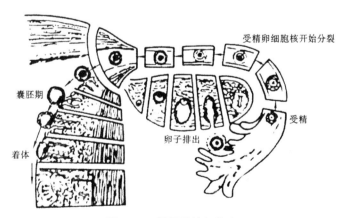

图 3－1　卵子受精与着床

4.蜕膜的形成

受精卵着床后,子宫内膜进一步增厚,称为蜕膜。根据蜕膜与囊胚的关系,将蜕膜分为三部分(图 3-2)。

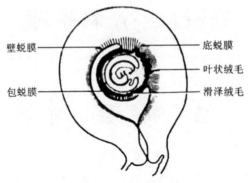

图 3-2　蜕膜与绒毛

(1)底蜕膜:底蜕膜是指囊胚极端滋养层与子宫肌层之间的蜕膜,以后发育成为胎盘的母体部分。

(2)包蜕膜:包蜕膜是指覆盖在囊胚表面的蜕膜,随着囊胚的发育逐渐凸向子宫腔,妊娠12 周左右,包蜕膜与壁蜕膜融合,子宫腔消失。

(3)壁蜕膜:壁蜕膜是指除底蜕膜和包蜕膜外,覆盖子宫腔表面其他部位的蜕膜,又称真蜕膜。

(二)胎儿附属物的形成与功能

胎儿附属物是指胎儿以外的组织,包括胎盘、胎膜、脐带和羊水。

1.胎盘

(1)胎盘的组成:胎盘由羊膜、叶状绒毛膜和底蜕膜组成(图 3-3、图 3-4)。

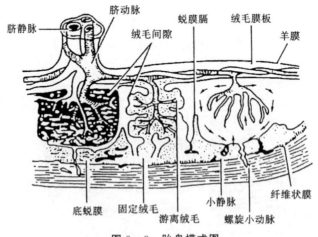

图 3-3　胎盘模式图

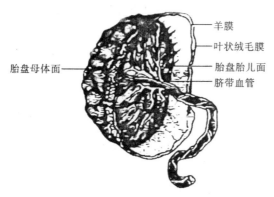

图 3-4　足月胎盘的大体结构

①羊膜:构成胎盘的胎儿部分,在胎盘最内层。羊膜是胚胎时期羊膜腔扩大的囊壁,光滑,无血管、神经和淋巴管,是具有一定弹性的半透明薄膜,具有吸收和分泌羊水的功能。

②叶状绒毛膜:构成胎盘的胎儿部分,为胎盘的主要结构。晚期囊胚着床后,滋养层细胞迅速分裂增殖,滋养层表面长出毛状突起,称为绒毛。与底蜕膜接触的绒毛因营养丰富,发育旺盛,并呈树状反复分枝,称为叶状绒毛膜。与包蜕膜接触的绒毛因营养缺乏而萎缩退化变光滑,称为平滑绒毛膜。

③底蜕膜:构成胎盘的母体部分。

(2)足月胎盘的大体结构:妊娠足月胎盘呈盘状,多为圆形或椭圆形,重 450~650g,直径为 16~20cm,厚 1~3cm,中央厚,边缘薄。胎盘分为胎儿面和母体面。胎儿面表面被覆羊膜,呈灰蓝色,光滑半透明,脐带动脉、静脉从附着处向四周分支,分支呈放射状分布直达胎盘边缘。母体面表面呈暗红色,由 18~20 个胎盘小叶组成。

(3)胎盘的功能:胎盘是母体与胎儿之间进行物质交换的重要器官。胎盘功能极复杂,包括气体交换、营养物质供应、排泄胎儿代谢产物、防御功能和合成功能等。

①气体交换:在胎盘中,母儿间的氧气与二氧化碳,以简单扩散的方式进行气体交换,取代了胎儿呼吸系统的功能。

②营养物质供应:胎儿生长发育所需的营养,由母体经胎盘供给。葡萄糖、氨基酸、脂肪酸、电解质、维生素等通过简单扩散、易化扩散、主动运输方式通过胎盘,胎盘中含有多种酶,将复杂物质分解为简单物质,也能将简单物质合成后供给胎儿。胎盘代替了胎儿消化系统的功能。

③排泄胎儿代谢产物:胎儿代谢产物,如尿素、尿酸、肌酐、肌酸等,经胎盘排入母血,再由母体排出体外。

④防御功能:胎盘能阻止母血中某些有害物质进入胎儿血中,但胎盘屏障作用极有限,各种病毒(如风疹病毒和巨细胞病毒等)、分子量小的对胎儿有害的药物均可通过胎盘影响胎儿,导致胎儿畸形,甚至死亡。结核杆菌、弓形虫、衣原体、支原体、梅毒螺旋体可先在胎盘部位形成病灶,破坏绒毛结构后进入胎体感染胚胎及胎儿。母血中免疫抗体如 IgG 能通过胎盘,使胎儿在短时间内获得被动免疫力。

⑤合成功能:胎盘可合成多种激素和酶。激素有蛋白激素和甾体激素,主要的蛋白激素有

人绒毛膜促性腺激素、胎盘生乳素,甾体激素有雌激素和孕激素等。合成的酶有宫缩素酶、耐热碱性磷酸酶等。

2.胎膜

胎膜由平滑绒毛膜和羊膜组成。胎膜上含有多种酶和花生四烯酸(前列腺素前身物质)的磷脂,与甾体激素代谢有关,并对分娩发动有一定作用。

3.脐带

脐带是连接胎儿与胎盘的条索状组织,一端连接胎儿腹壁脐轮,一端附着于胎盘胎儿面。妊娠足月时脐带长 30～70cm,平均为 55cm,直径 0.8～2.0cm,内有两条脐动脉,一条脐静脉,血管周围有华通胶,保护脐血管。脐带是母体与胎儿之间气体输送、营养物质供应和代谢产物排出的重要通道。若脐带受压使血流受阻时,可致胎儿窘迫,甚至危及胎儿生命。

4.羊水

充满在羊膜腔内的液体,称为羊水。妊娠早期的羊水主要来自母体血清经胎膜进入羊膜腔的透析液,妊娠中期以后,胎儿尿液成为羊水的主要来源。妊娠 38 周,羊水量约为 1000mL,此后羊水量逐渐减少,妊娠 40 周约为 800mL。羊水呈弱碱性,妊娠早期羊水为无色澄清液体,妊娠足月羊水略浑浊、不透明,羊水内悬有胎脂、胎儿脱落上皮细胞、毳毛、毛发等,羊水中含大量激素和酶。羊水的功能如下。

(1)保护胎儿:羊水可以避免胎儿受到挤压,防止胎体畸形及胎儿肢体粘连。

(2)保持羊膜腔内恒温。

(3)避免子宫肌壁或胎儿对脐带直接压迫导致胎儿窘迫。

(4)吞咽和排出羊水,维持胎儿体液平衡。

(5)临产宫缩时羊水承受宫缩压力,使压力均匀分布,避免胎儿局部受压。

(6)保护母体:妊娠期,减少胎动所致不适感;临产后,前羊水囊借助楔形水压扩张子宫口(简称宫口)及阴道;破膜后,羊水润滑和冲洗产道,减少感染机会。

(三)胎儿发育及生理特点

1.胎儿发育特征

胎儿发育以 4 周为一个孕龄单位。卵子受精后 8 周末以前称为胚胎,此时期是主要器官分化形成时期。从第 9 周起称为胎儿,此时期是各器官进一步发育逐渐成熟时期。胎儿发育的特征如下。

4 周末:可以辨认出胚盘与体蒂。

8 周末:胚胎初具人形,头的大小约占整个胎体的一半,可以分辨出眼、口、鼻、四肢。心脏已形成,B超检查可见心脏搏动。

12 周末:胎儿身长约 9cm,体重约 14g,胎儿外生殖器已发育,四肢可活动。

16 周末:胎儿身长约 16cm,体重约 110g,外生殖器可确认性别,头皮已长毛发,胎儿开始有呼吸运动,部分孕妇自觉有胎动。

20 周末:临床可听到胎心,全身有毳毛,出生后有呼吸、心跳、排尿及吞咽活动。

24 周末:身长约 30cm,体重约 700g,各器官均已发育,皮下脂肪开始堆积,但皮肤仍呈皱缩状。

28 周末：身长约 35cm，体重约 1000g，出生后有呼吸运动，但生活力差，易患特发性呼吸窘迫综合征，若加强护理可以存活。自 20～28 周出生的新生儿，称为有生机儿。

32 周末：身长约 40cm，体重约 1700g，面部毳毛已脱落，生活力尚可，出生后若注意护理可以存活。

36 周末：身长约 45cm，体重约 2500g，皮下脂肪发育良好，毳毛明显减少，指(趾)甲已超过指(趾)端，出生后能啼哭及吸吮，生活力良好，出生后基本能存活。

40 周末：身长约 50cm，体重 3000g 以上，胎儿已成熟，皮肤粉红色，皮下脂肪丰满，出生后哭声响亮，吸吮力强，能很好存活。

2.胎儿生理特点

(1)循环系统：胎儿的营养供给和代谢产物排出，均需经脐血管、胎盘，由母体完成。

①解剖特点：a.脐动脉 2 条，生后闭锁，与相连的腹下动脉闭锁为腹下韧带；b.脐静脉 1 条，出生后闭锁为肝圆韧带；c.卵圆孔多在生后 6 个月完全闭锁；d.动脉导管位于肺动脉和主动脉弓之间，出生后闭锁为动脉韧带。

②血液循环特点：a.来自胎盘的血液进入胎儿体内分为三支：一支与门静脉汇合入肝，一支直接入肝，此两支血液经肝静脉入下腔静脉；另一支经静脉导管直接入下腔静脉。下腔静脉血是混合血。b.卵圆孔位于左、右心房之间，下腔静脉入右心房的血液，绝大部分经卵圆孔入左心房。上腔静脉进入右心房的血液，流向右心室，随后进入肺动脉。c.肺循环阻力较大，肺动脉血液绝大部分经动脉导管入主动脉，仅 10％血液经肺静脉入左心房。左心房血液进入左心室，继而进入主动脉达全身后，经腹下动脉再经脐动脉进入胎盘，与母血进行交换。由此可见，胎儿体内无纯动脉血，而是动、静脉混合血。进入心、肝、头部及上肢的血液含氧量较高且营养较丰富；注入肺及身体下半部的血液含氧量及营养较少(图 3-5)。

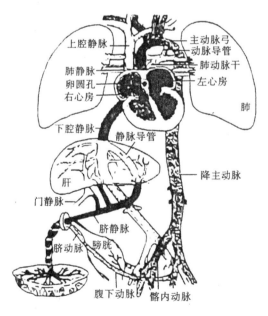

图 3-5 胎儿血液循环模式图

（2）血液系统。

①红细胞及血红蛋白生成：胎儿血液循环约于受精后3周建立。于妊娠10周，肝是红细胞的主要生成器官，以后骨髓、脾逐渐有造血功能。于妊娠32周，红细胞生成素大量产生，故妊娠32周后的早产儿及妊娠足月儿的红细胞均增多，约为$6.0×10^{12}$/L。胎儿红细胞的生命周期仅为成年人120天的2/3（即80天），故需不断生成红细胞。血红蛋白包括原始血红蛋白、胎儿血红蛋白和成年人血红蛋白。在妊娠前半期均为胎儿血红蛋白，至妊娠最后4~6周，成年人血红蛋白增多，至临产时胎儿血红蛋白仅占25%。

②白细胞生成：妊娠8周以后，胎儿血液循环中出现粒细胞。于妊娠12周，胸腺、脾产生淋巴细胞，成为抵御病原体感染及对抗外来抗原的防线。妊娠足月时白细胞计数可高达（15~20）×10^9/L。

（3）呼吸系统：母儿血液在胎盘进行气体交换。胎儿出生前需完成呼吸道、肺循环及呼吸肌的发育。B超检查于妊娠11周可见胎儿胸壁运动，妊娠16周时出现呼吸运动，每分钟30~70次，时慢时快，有时也很平稳，具有使肺泡扩张及生长的作用。若出现胎儿窘迫时，出现大喘息样呼吸运动。

（4）消化系统。

①胃肠道：妊娠11周时小肠有蠕动，至妊娠16周胃肠功能基本建立，胎儿能吞咽羊水，吸收水分、氨基酸、葡萄糖及其他可溶性营养物质。

②肝：胎儿肝内缺乏许多酶，不能结合因红细胞破坏产生的大量游离胆红素。少部分游离胆红素在肝内结合，经胆道排入小肠，氧化成胆绿素。胆绿素的降解产物导致胎粪呈墨绿色。

（5）泌尿系统：妊娠11~14周时，胎儿肾已有排尿功能，于妊娠14周，胎儿膀胱内已有尿液，从妊娠中期起，羊水的主要来源是胎儿尿液。

（6）内分泌系统：胎儿甲状腺于妊娠6周时开始发育，是胎儿最早发育的内分泌腺。妊娠12周时已能合成甲状腺激素。胎儿肾上腺发育良好，其重量与胎儿体重之比明显超过成年人，能产生大量甾体激素，其与胎儿肝、胎盘、母体共同完成雌三醇的合成。因此，测定孕妇血、尿中雌三醇值为临床上了解胎儿、胎盘功能最常见的有效方法。

（7）生殖系统。

①男性生殖器官：胎儿睾丸约在妊娠9周时开始分化发育，至妊娠14~18周形成细精管。有睾丸后刺激间质细胞分泌睾酮，促使中肾管发育，支持细胞产生副中肾管抑制物质，副中肾管退化。外生殖器向男性分化发育，睾丸于临产前降至阴囊内。

②女性生殖器官：胎儿卵巢在妊娠11~12周开始分化发育，缺乏副中肾管抑制物质，使副中肾管系统发育，形成阴道、子宫、输卵管。外生殖器向女性分化发育。

二、妊娠期母体的生理变化

妊娠期母体为了适应胎儿生长发育等需要，发生了一系列适应性变化。了解妊娠期母体变化，有助于护理人员指导孕妇识别生理和病理变化。

（一）生殖系统

1.子宫

（1）子宫体：子宫体明显增大变软，早期呈球形，妊娠12周时，子宫增大超出盆腔，妊娠晚期子宫略右旋,与盆腔左侧有乙状结肠占据有关。子宫由非孕时的 7cm×5cm×3cm 增大至妊娠足月时的 35cm×25cm×22cm,子宫腔容量由非孕时的 5mL 增加至妊娠足月时的 5000mL,重量由 50g 增加至妊娠足月时的 1000g。

(2)子宫峡部:子宫峡部非孕时长约 1cm,妊娠 10 周时明显变软,随妊娠进展逐渐拉长变薄,妊娠后期形成子宫下段,临产时长 7~10cm。

(3)子宫颈:妊娠早期因子宫颈充血、水肿,逐渐肥大、着色、质软,黏液分泌增加,形成黏液栓,可防止致病菌侵入子宫腔。

2.输卵管

妊娠期输卵管充血、水肿,系膜血管增多。

3.卵巢

卵巢略增大,排卵侧卵巢可见妊娠黄体,其功能在妊娠 10 周后开始被胎盘取代,妊娠期卵巢停止排卵。

4.外阴、阴道

外阴色素沉着,组织松软。阴道黏膜呈现紫蓝色,皱襞增多,伸展性增加,阴道分泌物增加,酸度增高。

(二)乳房

乳房增大、胀痛,乳头和乳晕着色。乳晕处皮脂腺肥大隆起,称为蒙氏结节。妊娠晚期,可挤出少许淡黄色乳汁,称为初乳。

(三)循环及血液系统

1.血容量

血容量于妊娠 6 周开始增加,妊娠 32~34 周达高峰,增加 40%~45%,其中血浆增加多于红细胞增加,血液稀释,出现生理性贫血。妊娠期白细胞增加,最高可达 $15×10^9/L$,其中以中性粒细胞增加为主;纤维蛋白原和部分凝血因子增加,使血液处于高凝状态,对预防产后出血有利;红细胞沉降率增加,血浆蛋白减少。

2.心脏

妊娠晚期,由于膈肌升高,心脏向左前上方移位,大血管轻度扭曲,心尖部左移和心浊音界稍扩大,心尖区及肺动脉瓣区可闻及柔和的收缩期吹风样杂音,心排血量于妊娠 10 周开始增加,主要表现为每搏输出量增加和心率增快,心率于妊娠晚期每分钟增加 10~15 次。

3.血压

妊娠期收缩压无明显变化,舒张压稍降低,脉压增大。由于妊娠期血容量增加及下腔静脉压增高,孕妇易发生下肢水肿、外阴静脉曲张和痔。若孕妇长时间处于仰卧位,可引起回心血量减少,心排血量降低,血压下降,称为仰卧位低血压综合征。

(四)泌尿系统

由于孕妇及胎儿代谢产物增多,肾负担加重。肾血流量及肾小球滤过率增加,而肾小管对葡萄糖再吸收功能不能相应增加可出现饭后糖尿,应与真性糖尿病鉴别。输尿管受孕激素影响,平滑肌张力下降,轻度扩张,蠕动减弱,尿流缓慢,易发生肾盂肾炎,以右侧更为多见。

(五)呼吸系统

妊娠期由于肺通气量增加,过度通气,呼吸较深,稍加快,每分钟不超过 20 次。呼吸道黏膜充血、水肿,局部免疫力降低,易发生上呼吸道感染。

(六)消化系统

妊娠早期可有早孕反应,一般于妊娠 12 周左右消失。由于受雌激素影响,齿龈充血、水肿、肥厚,易出血;胃肠道平滑肌张力下降,蠕动减弱,胃排空时间延长,易发生上腹部饱胀感、肠胀气和便秘,常引起痔疮或使原有痔疮加重。

(七)内分泌系统

妊娠期垂体稍增大,尤其在妊娠末期,腺垂体增大明显,嗜酸性粒细胞增多、肥大,形成"妊娠细胞",产后 10 天左右恢复。产后出血休克未及时纠正者,可使增生、肥大的垂体缺血、坏死,导致席汉综合征。

(八)其他

1.体重

妊娠 12 周前体重无明显变化,妊娠 13 周起每周体重平均增加不超过 350g,直至足月时体重平均增加 12.5kg,包括胎儿、胎盘、羊水、子宫、乳房、血液、组织间液、脂肪沉积等。

2.皮肤

妊娠期垂体分泌促黑色素细胞激素增加,加上雌激素、孕激素增加,使黑色素增加,导致孕妇乳头、乳晕、腹白线、外阴等处出现色素沉着。在面颊部有不规则蝶状褐色斑,称为妊娠黄褐斑,产后逐渐消退。随着妊娠期子宫的逐渐增大,孕妇腹壁皮肤张力增大,使皮肤弹力纤维断裂,腹壁皮肤出现紫红色或淡红色条纹,称为妊娠纹,见于初产妇。产后妊娠纹呈银色、光亮。

3.矿物质

胎儿生长发育需要大量钙、磷、铁等矿物质。胎儿骨骼和胎盘的形成,需要较多的钙,这些矿物质绝大多数是在妊娠末期积累的,至少应于妊娠期最后 3 个月补充维生素 D 和钙。胎儿造血及酶的合成需要较多的铁,因此,孕妇需要补充铁剂。

三、妊娠诊断

妊娠期全过程平均为 280 天,即 40 周。临床上分三个时期:妊娠 12 周末以前称为早期妊娠;妊娠 13~27 周称为中期妊娠;妊娠 28 周及其后称为晚期妊娠。

(一)早期妊娠诊断

1.症状与体征

(1)停经:育龄期有性生活史的健康妇女,平时月经周期规则,一旦停经,应考虑妊娠。停经 10 天以上,应高度怀疑妊娠。停经是妊娠最早的症状,但不是妊娠的特有症状。

(2)早孕反应:停经 6 周左右出现恶心、呕吐、食欲缺乏、厌恶油腻等症状,称为早孕反应。多在停经 12 周左右自行消失。

(3)尿频:尿频由增大的前倾子宫在盆腔内压迫膀胱所致,约在妊娠 12 周以后,当子宫体进入腹腔,尿频症状自然消失。

（4）乳房增大胀痛：自妊娠 8 周起乳房逐渐增大，有轻度胀痛及乳头刺痛。初孕妇较明显。检查见乳头、乳晕着色加深，乳晕周围有深褐色蒙氏结节出现。

（5）妇科检查：阴道黏膜和子宫颈充血呈紫蓝色。停经 6～8 周时，双合诊检查子宫峡部极软，感觉子宫颈与子宫体之间似不相连，称为黑加征。子宫逐渐增大变软，呈球形。妊娠 8 周时，子宫为非孕时的 2 倍，妊娠 12 周时为非孕时的 3 倍，在耻骨联合上方可以触及。

2.辅助检查

（1）妊娠试验：利用受精卵着床后滋养细胞分泌人绒毛膜促性腺激素（HCG），并经孕妇尿中排出的原理，用放射免疫法定性或定量测定受检者血或尿中人绒毛膜促性腺激素，协助诊断妊娠，临床上多用早早孕检测试纸检测受检者尿液，结果阳性结合临床表现可以确诊为妊娠，是临床上最常用的方法。

（2）超声检查。

①B 超检查：诊断早期妊娠快速、准确。阴道 B 超检查较腹部 B 超检查诊断早孕可提前 1 周，最早在停经 4～5 周时，子宫腔内见到圆形或椭圆形妊娠囊。停经 5 周时，妊娠囊内见到胚芽和原始心管搏动，可以确诊为子宫内妊娠、活胎。

②超声多普勒仪检查：超声多普勒仪在子宫区内，能听到有节律、单一高调的胎心音，胎心率为 150～160 次/分，可以确诊为早期妊娠、活胎。

（3）黄体酮实验：利用孕激素在体内突然撤退而引起子宫内膜脱落出血的原理，对疑为早孕的妇女，每日肌内注射黄体酮 20mg，连用 3 天，停药 7 天内出现阴道流血，可以排除妊娠。若停药后超过 7 天仍未出现阴道流血，则早孕的可能性很大。

（二）中晚期妊娠诊断

1.病史与症状

（1）有早期妊娠的临床经过。

（2）感到腹部膨大。

（3）自觉胎动：妊娠 18～20 周，孕妇自觉胎动，经产妇出现较早。胎动随妊娠进展逐渐增强，至妊娠 32～34 周达高峰，妊娠 38 周后逐渐减少。

2.体征与检查

（1）子宫增大：子宫随妊娠进展逐渐增大。根据手测子宫底高度（宫高）及尺测耻骨联合上子宫长度，可以估计胎儿大小及妊娠周数（表 3-1、图 3-6）。

表 3-1 不同妊娠周数的子宫底高度及子宫长度

妊娠周数	手测子宫底高度	尺测耻骨联合上子宫长度/cm
12 周末	耻骨联合上 2～3 横指	—
16 周末	脐耻之间	—
20 周末	脐下 1 横指	18（15.3～21.4）
24 周末	脐上 1 横指	24（22.0～25.1）
28 周末	脐上 3 横指	26（22.4～29.0）
32 周末	脐与剑突之间	29（25.3～32.0）

妊娠周数	手测子宫底高度	尺测耻骨联合上子宫长度/cm
36周末	剑突下2横指	32(29.8～34.5)
40周末	脐与剑突之间或略高	33(30.0～35.3)

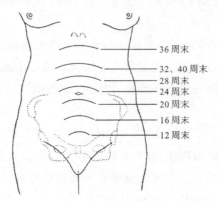

图3-6　子宫底高度与妊娠周数的关系

（2）胎动：胎动是指胎儿的躯体活动，因冲击子宫壁而使孕妇能感觉到。胎动是胎儿情况良好的表现。孕妇于妊娠18～20周时开始自觉有胎动，正常为每小时3～5次。有时在腹部检查时可以看到或触到胎动。

（3）胎心音：胎心音于妊娠18～20周时，用听筒或听诊器经孕妇腹壁可以听到胎心音，正常为每分钟120～160次，似钟表的"滴答"声。胎儿背部听诊清楚。

（4）胎体：妊娠20周后，可经腹壁触及胎体，妊娠24周后，可区分胎头、胎臀及肢体等。

3.辅助检查

（1）B超检查：B超检查能显示胎儿数目、胎产式、胎先露、胎方位、有无胎心搏动、胎盘、羊水量、胎儿有无畸形，还可以测量胎头双顶径、股骨长度等多条径线，了解胎儿生长发育情况。

（2）胎儿心电图：常用间接法检测，通常于妊娠12周后即能显示较规律的图形，于妊娠20周后的成功率更高。检查胎儿心电图对诊断胎心异常有一定价值。

四、先兆早产和早产的护理

（一）概述

早产指妊娠满28周至不足37周间分娩者，分为自发性早产和治疗性早产。先兆早产指有规则或不规则宫缩，伴有宫颈管进行性缩短。

（二）临床表现

子宫收缩间歇时间在10分钟以内，有逐渐缩短的趋势，收缩持续时间20～30秒，并有逐渐延长的倾向，部分孕妇可伴有少量阴道出血或阴道流液。

（三）评估和观察要点

1.评估要点

①健康史：孕妇年龄、生育情况，有无妊娠期并发症、合并症，有无外伤、精神创伤等致病因

素存在,既往有无流产、早产或本次妊娠有无阴道出血史等,应详细询问并记录孕妇既往出现的症状和接受治疗的情况,以及胎儿宫内情况。②宫缩及宫口情况评估:孕妇宫缩持续时间、间隔时间及强度,阴道出血量、宫颈管缩短及扩张情况,是否发生胎膜破裂。③胎儿健康情况:通过 B 型超声检查、电子胎心监护评估胎儿大小、宫内储备情况。④孕妇心理状况:面对早产孕妇和其家属均无思想准备,评估是否存在焦虑、害怕、恐惧等情绪反应。

2.观察要点

①子宫收缩情况:持续时间、强度及宫口扩张情况;是否出现阴道出血及胎膜是否破裂。②胎儿宫内情况:胎心每分钟 110～160 次,教会孕妇自数胎动,及时发现胎儿窘迫。③感染征象:观察生命体征、白细胞计数有无升高等。④精神状况:有无恐惧、焦虑等不良情绪变化。

(四)护理措施

(1)指导孕妇卧床休息,巡视及时发现孕妇所需,将呼叫器及日常生活用品放在伸手可及之处以便拿取,协助孕妇洗手进餐做好各项生活护理。

(2)遵医嘱给予药物治疗,做好用药解释及指导,严密观察药物反应,保障用药安全。

(3)指导孕妇采取左侧卧位低流量吸氧,每次 30 分钟,每日 2 次。

(4)教会孕妇自数胎动,异常时及时告知医护人员。

(5)告知孕妇不要刺激乳房,以防诱发宫缩,如有腹痛、阴道流水、出血时,及时告知医护人员处理。

(6)如已发生胎膜早破的孕妇,遵医嘱抬高床尾,减少羊水流出,防止脐带脱垂,给予会阴冲洗,每日 2 次,保持会阴清洁、干燥。

(7)指导孕妇适当增加粗纤维食物的摄入,防止发生便秘。

(8)提供心理支持,鼓励孕妇家属陪伴,减轻孕妇的焦虑。

(五)健康教育

1.疾病知识介绍

对孕妇及其家属进行详细先兆早产及临产的临床知识,包括病因、危害、防治及护理干预等内容,了解早产征象,发现异常及时就诊。

2.保健知识指导

给予孕妇自我监护、用药、活动与休息、个人卫生、饮食等方面指导,缓解孕妇及其家属焦虑情绪。

3.其他

早产不可避免时,做好孕妇分娩期、产褥期及早产儿护理等健康教育。

附:宫颈功能不全环扎术的护理

1.概述

宫颈环扎术是采用无创伤缝合技术缩小宫颈管内口,以防治晚期流产和早产的手术方式。适用于双胎及多胎妊娠宫颈内口松弛症、陈旧性宫颈裂伤、前置胎盘等。

2.评估和观察要点

(1)评估要点:①健康史:孕妇年龄、生育情况、有无妊娠期并发症、合并症,既往有无流产、早产史等。②监测和评估生命体征情况。③子宫情况:评估孕妇有无子宫收缩、宫颈管缩短及扩张情况,是否发生胎膜破裂。④胎儿情况:通过 B 型超声检查、电子胎心监护评估胎儿大小、宫内储备情况。⑤孕妇心理状况:宫颈功能不全患者在妊娠期发生多次早产或流产,评估孕妇及其家属是否存在焦虑、害怕、恐惧等情绪反应。

(2)观察要点:观察孕妇生命体征变化;观察宫缩、胎心、胎动情况及有无胎膜破裂及孕妇情绪反应。

3.护理措施

(1)术前护理:术前健康教育,讲解手术目的,进行心理疏导,使孕妇配合。

(2)术后护理

①遵医嘱指导孕妇卧床休息,巡视及时发现孕妇所需,将呼叫器及日常生活用品放在伸手可及之处以便拿取,协助孕妇洗手进餐做好各项生活护理。

②指导孕妇适当增加粗纤维食物的摄入,遵医嘱给予大便软化药,保持排便通畅。

③遵医嘱使用保胎药物,保持输液管路通畅,并做好用药前的解释及指导,严密观察药物反应,保障用药安全。

④预防感染的措施。a.保持室内空气清新,开窗通风,每日 2 次,每次 30 分钟。b.保持床单位整洁,协助孕妇排尿、排便后会阴清洁,指导孕妇勤换内衣、内裤。c.监测体温,每日 4 次,观察体温是否升高,及时了解孕妇白细胞计数情况。d.指导孕妇进食高蛋白、高维生素、高热量食物,增加机体免疫力。e.留置尿管期间做好会阴护理,给予会阴擦洗,每日 2 次,保持会阴部清洁。

⑤耐心倾听孕妇主诉,做好心理护理,鼓励孕妇家属陪伴、支持;指导看书、听音乐等放松方法,消除心理紧张和焦虑。

⑥如有先兆早产征兆,按先兆早产常规护理。

4.健康教育

(1)疾病知识介绍:对孕妇及其家属进行讲解手术过程和手术方式,使患者减轻心理负担。

(2)健康指导:给予自我监护、用药、活动与休息、个人卫生、饮食等方面指导,缓解孕妇及其家属焦虑情绪。

(3)出院指导:向孕妇及其家属讲解出院后应注意的事项,告知孕妇注意多卧床休息,减少孕妇因劳累引起的不适,如出现异常随时就医。

五、前置胎盘

正常的胎盘附着于子宫体的前壁、后壁和侧壁。妊娠 28 周后若胎盘附着于子宫下段,其下缘达到或覆盖宫颈内口,位置低于胎儿先露部,称为前置胎盘。前置胎盘也是妊娠晚期出血的常见原因。

(一)临床表现

1.症状

典型症状是妊娠晚期或临产时发生无诱因、无痛性、反复阴道出血。

2.体征

一般患者情况与出血量及出血速度有关。大量出血者呈现面色苍白,脉搏增快、微弱,血压下降等休克表现。

(二)评估和观察要点

1.评估要点

①健康史:询问孕妇年龄,生育状况,有无剖宫产史、人工流产史及子宫内膜炎等前置胎盘的诱发因素。②出血量评估:严密观察阴道出血情况及出血时间,尤其是大出血时,及早发现出血性休克症状。③身心状况:监测产妇生命体征,及时发现病情变化;评估孕妇是否有焦虑等不良情绪。④胎儿评估:监测胎心、胎动变化,了解胎儿宫内情况。

2.观察要点

严密观察孕妇阴道出血次数、量;观察孕妇面色及注意有无头晕、心悸、胸闷等主诉;监测孕妇生命体征及宫缩情况,胎心、胎动变化。

(三)护理措施

1.妊娠期护理

(1)按护理级别做好相应护理,遵医嘱卧床休息,取左侧卧位,低流量吸氧30分钟,每日2次。加强巡视及时发现孕妇所需,将呼叫器及日常生活用品放在伸手可及之处,以便拿取。

(2)教会孕妇自测胎动的方法,每日3次,早、中、晚每次1小时。若12小时胎动计数>30次为正常,<10次,要及时告知医护人员。

(3)采取预防感染的措施。①保持室内空气清新、床单位清洁,开窗通风每日2次,每次15~30分钟。②每日监测体温,注意会阴部护理,给予会阴冲洗每日2次,保持排尿、排便后会阴清洁,用消毒卫生垫,勤换内衣、内裤。③遵医嘱应用抗生素。④指导孕妇适当增加粗纤维食物的摄入,保持排便通畅,必要时给予大便软化药物。⑤禁做阴道检查。⑥如有阴道活动性出血或一次出血量多时,保留会阴垫,通知医生并观察血压、脉搏、呼吸、面色及早发现出血性休克。做好大出血的抢救准备工作。⑦嘱孕妇如有先兆临产症状,如破水、见红及规律宫缩及时告知医护人员。⑧观察孕妇宫缩情况,必要时遵医嘱使用宫缩抑制药物。

2.分娩期护理

①开放静脉、配血,做好输血准备。②在抢救休克同时,做好术前准备及母婴抢救的准备工作。③监测生命体征、尿量和阴道出血量、颜色、出血时间,监测胎心、胎动情况。④观察孕妇精神状态、肤色,尤其是面色。⑤观察子宫收缩强度、宫底高度及宫体有无压痛。⑥给予孕妇心理支持。⑦积极预防产后出血,分娩后立即给予宫缩药物,按摩子宫。

(四)健康教育

1.疾病知识介绍

对孕妇及其家属进行引发前置胎盘病因解释,以及危害、防治及护理干预等内容。

2.产前保健指导

指导孕妇注意卧床休息,左侧卧位为主;注意个人卫生,保持会阴部清洁、干燥,勤换卫生垫及内衣裤,避免感染;进行饮食指导,多吃富含蛋白质和铁的食物,保证孕妇、胎儿生长发育的需要。

3.自我监测胎动

教会孕妇自数胎动方法,监测胎儿宫内情况。

六、胎盘早剥

妊娠 20 周以后或分娩期,正常位置胎盘在胎儿娩出前,部分或全部从子宫壁剥离,称为胎盘早剥。胎盘早剥是妊娠中晚期出血最常见的原因之一,严重者迅速出现弥散性血管内凝血、急性肾衰竭及产后出血,是妊娠期的一种严重并发症。

(一)临床表现

胎盘早剥最常见的典型症状,是伴有疼痛性的阴道出血。

(二)评估和观察要点

1.评估要点

①评估子宫大小是否与孕周相符;②了解本次妊娠经过是否顺利,是否有妊娠期高血压疾病或慢性高血压史等;③评估孕妇腹痛性质,有无恶心、呕吐,面色苍白、阴道出血等情况;④评估生命体征情况,有无呼吸增快、脉搏细数和血压下降等休克症状。

2.观察要点

①观察孕妇阴道出血量及血液是否凝集;②观察子宫底高度变化,可在子宫底位置用圆珠笔或签字笔画线做标记,观察宫底高度是否有升高,如宫底高度逐渐升高,预示有内出血的加重;③观察孕妇呼吸、脉搏、血压及血氧饱和度数值变化情况;④观察子宫收缩、放松情况及有无压痛;⑤观察胎心是否异常,孕妇自测胎动情况。

(三)护理措施

1.胎盘早剥的术前护理

①观察孕妇的阴道出血、肤色、精神状况,积极配合医生抢救。②观察子宫收缩强度、宫底高度及宫底压痛。③立即做好术前准备,听胎心,并通知手术室做好手术及抢救准备。④做好解释工作,减轻孕妇及其家属的恐慌心理。

2.胎盘早剥产时护理

①开放静脉通道、吸氧,及时终止妊娠,立即做好术前准备,听胎心,并通知手术室做好手术及抢救准备;②观察孕妇的阴道出血、肤色、精神状况,积极配合医生抢救;③观察子宫收缩强度、宫底高度及宫底压痛;④给予产妇心理支持;⑤积极预防产后出血,分娩后立即给予宫缩药物及按摩子宫。

3.产后护理

①密切观察生命体征,宫缩情况及切口愈合情况,保持外阴清洁干燥,预防产褥感染;②若发生母婴分离,护士应指导和协助产妇掌握正确的挤奶方法(分娩后 6 小时开始挤奶,以后挤奶每 3 小时 1 次,包括夜间),进行保持泌乳的母乳喂养相关知识宣教。

(四)健康教育

1.疾病知识介绍

对孕妇及其家属进行引发胎盘早剥病因解释,以及危害、防治及护理干预等内容。指导孕妇积极防治妊娠期高血压疾病、慢性肾病等。加强营养纠正贫血,增强免疫力,避免长时间仰卧位。

2.自我监护指导

孕妇突然发生的持续性腹痛和腰酸、腰痛、阴道出血,严重时可出现恶心、呕吐、面色苍白、出汗、脉弱及血压下降等休克征象,出现这种情况及时就医。

七、胎膜早破

胎膜早破指胎膜在临产前破裂。

(一)临床表现

90%的孕妇突感有较多液体从阴道流出,无腹痛和其他分娩的先兆。排液通常为持续性,持续时间不等,开始量多,后逐渐减少,少数为间歇性排液。

(二)评估和观察要点

1.评估要点

①健康史:询问孕妇一般情况和妊娠期情况,有无创伤、宫颈内口松弛病史,确定孕周,有无下生殖道感染,多胎妊娠、羊水过多、头盆不称、胎位异常等;②评估羊水性状、临产先兆症状及胎儿宫内发育情况;③评估孕妇心理状态和社会支持情况。

2.观察要点

①观察孕妇生命体征情况,胎动、胎心率变化;②观察阴道流液的性状、颜色、气味等并记录;③观察宫缩、宫口开大、胎先露下降等产程进展情况。

(三)护理措施

(1)准确记录胎膜破裂时间、羊水性状。

(2)监测宫缩及胎心情况,注意有无胎儿窘迫。指导孕妇自数胎动,如有异常,及时告知医护人员。指导孕妇左侧卧位,吸氧每次30分钟,每日2次。

(3)监测孕妇体温、脉搏、呼吸,每日4次,遵医嘱监测白细胞计数分类,及早发现感染征象。

(4)预防感染,住院期间勤换内衣裤,用消毒卫生巾,保持外阴清洁。阴道检查严格无菌操作。如破膜6小时仍未发动临产者,遵医嘱给予会阴冲洗,每日2次。破膜12小时以上,可遵医嘱预防性给予抗生素治疗。孕妇孕足月胎膜早破24小时以上未发动宫缩者,应给予引产措施。

(5)胎儿胎头浮者绝对卧床休息,避免坐起或站立,以防脐带脱垂。

(6)孕妇卧床期间,加强巡视,及时发现孕妇所需,将呼叫器及日常生活用品放在伸手可及之处,以便拿取。

(7)指导适当增加粗纤维食物的摄入,遵医嘱给予大便软化剂,保持排便通畅。

(8)给予心理支持,减轻孕妇焦虑。

(四)健康教育

1.疾病知识

为孕妇及其家属讲解胎膜早破相关知识,给予分娩知识介绍。

2.自我保健指导

给予孕妇及其家属预防感染的知识介绍,保持床单位整洁,会阴部清洁,勤换内衣裤等。

3.自我监护指导

针对保胎孕妇,介绍保胎药物的作用,配合治疗,并教会孕妇自数胎动的方法。

八、妊娠期高血压疾病

妊娠期高血压疾病是妊娠与血压升高并存的一组疾病,其发病率为 5%～12%,包括妊娠期高血压、子痫前期、子痫、慢性高血压并发子痫前期及妊娠合并慢性高血压。

(一)临床表现

1.妊娠期高血压

妊娠 20 周后出现高血压,收缩压≥140mmHg 和(或)舒张压≥90mmHg,于产后 12 周内恢复正常;尿蛋白(-);产后方可确诊。

2.子痫前期

妊娠 20 周后出现收缩压≥140mmHg 和(或)舒张压≥90mmHg,伴有尿蛋白≥0.3g/24h,或随机尿蛋白(+);或虽无蛋白尿,但合并下列任何一项者:①血小板减少(血小板<$100×10^9$/L);②肝功能损害(血清转氨酶水平为正常值 2 倍以上);③肾功能损害(血肌酐水平>1.1mg/dL 或为正常值 2 倍以上);④肺水肿;⑤新发生的中枢神经系统异常或视觉障碍。

3.子痫

子痫前期基础上发生不能用其他原因解释的抽搐。

4.慢性高血压并发子痫前期

慢性高血压妇女妊娠前无蛋白尿,妊娠 20 周后出现蛋白尿;或妊娠前有蛋白尿,妊娠后蛋白尿明显增加,或血压进一步升高,或出现血小板减少<$100×10^9$/L,或出现其他肝肾功能损害、肺水肿、神经系统异常或视觉障碍等严重表现。

5.妊娠合并慢性高血压

妊娠 20 周前收缩压≥140mmHg 和(或)舒张压≥90mmHg(除外滋养细胞疾病),妊娠期无明显加重;或妊娠 20 周后首次诊断高血压并持续到产后 12 周以后。

(二)评估和观察要点

1.评估要点

①健康史:询问孕妇年龄生育情况,既往有无高血压史、有无妊娠期高血压的易患因素、妊娠后有无蛋白尿、水肿等征象,有无高血压家族史。②既往史:既往是否有高血压、慢性肾炎、糖尿病、自身免疫性疾病及高凝血血液系统疾病史;胎死宫内史、早发或重度子痫前期史、不明原因羊水过少史和早产史等不良孕产史。③胎儿评估:通过超声、电子胎心监护结果评估胎儿大小、宫内储备情况。④心理评估:评估孕妇心理状态。

2.观察要点

①观察血压,尿量,水肿和体重的变化;②观察孕产妇有无头痛、胸闷、眼花、上腹部不适等

自觉症状;③监测胎心、宫缩及阴道出血情况,及时发现胎儿窘迫并及时处理;④密切观察硫酸镁、镇静药等用药效果及毒性反应;⑤重症患者注意观察并发症的发生,有无胎盘早剥、凝血功能障碍、肺水肿、急性肾衰竭等临床症状。

(三)护理措施

1.产前护理

(1)加强产前检查,控制病情发展。

(2)轻者门诊治疗,需住院治疗者按解痉、降血压、镇静、合理扩容及利尿的原则适时终止妊娠,以防子痫及并发症的发生。

(3)将孕妇安置于安静、光线较暗的病室,经常巡视,并备好急救药品及物品。

(4)卧床休息以左侧卧位为宜,鼓励阅读、听音乐,帮助孕妇放松。

(5)遵医嘱进行血压监测,特别注意舒张压变化,如舒张压上升提示病情加重;出现头晕、头痛、目眩等自觉症状,应及时告知医生。

(6)给予吸氧,每次 30 分钟,每日 2 次。

(7)遵医嘱完成各项实验室检查,定时送检尿常规及 24 小时尿蛋白定量。

(8)给予健康教育指导,合理饮食,教会孕妇自测胎动,遵医嘱监测体重,正确记录 24 小时出入液量。

(9)硫酸镁用药护理:硫酸镁的治疗浓度和中毒浓度相近,因此,在进行硫酸镁治疗时应严密观察其毒性反应,并认真控制硫酸镁的入量。①用药前评估孕妇膝反射、呼吸及尿量情况。②每次用药前均应做有关检查:膝反射存在;每分钟呼吸＞16 次;尿量＞25mL/h;监测血镁浓度,血镁值＜3mmol/L。③严格掌握硫酸镁用量及滴速(1～2g/h),告知孕妇输液速度,如遇体位改变而致滴速变化时告知护士,孕妇不能自调输液速度。④向孕妇讲解镁中毒症状,如有异常及时告知医护人员。⑤在应用硫酸镁期间备好 10％葡萄糖酸钙注射液 10mL,当发生镁中毒时立即遵医嘱静脉缓慢注射(5～10 分钟注射完)。

2.产时护理

(1)阴道分娩:①产妇进入待产室后,及时监测血压,脉搏、尿量、胎心及宫缩情况,观察有无自觉症状,做好心理疏导和产程指导;②及时发现胎儿窘迫及胎盘早剥征兆,一经确诊,应迅速终止妊娠;③第二产程时避免产妇过度用力,适当缩短第二产程;④做好抢救产妇及新生儿的准备工作;⑤分娩过程中密切监测血压、胎心情况,指导产妇分娩;⑥注意观察出血,及时发现凝血功能异常、DIC 及羊水栓塞征兆。

(2)剖宫产:①在剖宫产手术中配合麻醉医生及手术医生,积极做好抢救产妇及新生儿的准备;②术中密切监测产妇血压、尿量;③注意观察出血,及时发现弥散性血管内凝血及羊水栓塞征兆。

3.产后护理

①密切监测产妇血压情况,记录 24 小时出入液量,观察尿量及有无自觉症状;②注意观察宫缩、阴道出血情况;③遵医嘱使用解痉降压利尿药,注意硫酸镁用药护理。

4.子痫患者的护理

①协助医生控制患者抽搐,一旦发生抽搐应尽快控制,硫酸镁为首选药物。②专人护理,

防止患者受伤。子痫发生后,首先要保持呼吸道通畅,并立即给氧,开口器置上下臼齿间,放一缠好纱布的压舌板,用舌钳固定舌,防止咬伤唇舌或发生舌后坠。③患者取头低侧卧位,以防黏液吸入呼吸道或舌头阻塞呼吸道,使用吸引器吸出黏液或呕吐物,以防窒息。④患者昏迷或未完全清醒时,禁止给予口服药,以防误入呼吸道而发生肺炎。⑤减少刺激,以免诱发抽搐。患者应置于安静单人间,将室内光线调暗,为患者佩戴眼罩,保持安静,避免声、光刺激,治疗活动和护理操作尽量轻柔且相对集中,避免干扰患者。

(四)健康教育

1.产前保健指导

将妊娠期高血压疾病的临床知识,对患者及其家属进行详细讲解,包括病因、危害、防治及护理干预等内容,提高他们对疾病防范意识,患者坚持定期产检。

2.自我保健监测

对妊娠期高血压疾病患者,进行饮食指导,注意休息,左侧卧位为主;加强胎儿监护,教会其自数胎动方法。对重度妊娠期高血压疾病的患者要掌握识别不适症状及用药后的不适反应;产后继续随访血压情况。

3.围生期健康教育指导

包括产前指导、产程指导、产褥期指导、新生儿护理及母乳喂养的指导。

附:HELLP综合征的护理

1.概述

HELLP综合征以溶血、肝酶升高、血小板减少为特点,是子痫前期的严重并发症,对母婴预后有严重影响。

2.临床表现

临床表现缺乏特异性,可表现为全身不适、右上腹痛、恶心、呕吐,伴或不伴黄疸,头痛、头晕、视物模糊、水肿等,重度子痫前期患者出现以上症状时,应警惕HELLP综合征的发生。

3.评估和观察要点

(1)评估要点:①健康史:询问患者孕前及妊娠20周前有无高血压、水肿、蛋白尿现象;既往有无高血压史、慢性肾炎及糖尿病史,有无高血压家族史。②评估肝功能及凝血功能的变化,有无皮肤淤点、淤斑、黄染、产后出血、血尿等异常情况。③患者心理状态:评估患者及其家属是否存在焦虑、害怕、恐惧等情绪反应,是否存在担心病情严重而影响胎儿安危的焦虑。

(2)观察要点:①密切观察血压,尿量、水肿情况;②密切观察患者有无头痛、胸闷、眼花、上腹部不适等自觉症状;③注意观察患者阴道出血及腹痛情况,子宫有无压痛、宫底有无升高等,及时发现胎盘早剥征象。

4.护理措施

(1)产前护理。

①评估患者一般情况、身体状况。住院期间应加强监测,避免声音、光等强烈刺激,尽量将患者安排在单间。

②嘱患者应多卧床休息,以左侧卧位为宜,以维持有效的子宫胎盘血液循环,增加回心血量,改善肾血流量,避免采用仰卧位。

③密切观察生命体征,做好相关记录。给予电子胎心监护,每日 1～2 次,监护异常时应遵医嘱采取必要措施,教会患者自数胎动的方法。

④注意患者主诉,观察其有无上腹部疼痛、恶心、呕吐、全身有无出血点、淤点或淤斑、皮肤及巩膜颜色等,做到早期发现。

⑤保持尿管通畅,观察尿色、尿量,尿袋更换,每日 1 次。

⑥向患者讲解记录 24 小时出入液量的注意事项,准确记录 24 小时出入液量,发现异常及时告知医生。

⑦血小板减少的护理:①由于 HELLP 综合征患者血小板减少,有出血倾向,尽量避免肌内注射,宜静脉给药。护士应提高穿刺成功率,避免不必要的血管穿刺和在同一部位反复穿刺,以免引起皮下出血或血肿。②HELLP 综合征患者,出现贫血、血小板减少、低蛋白血症时,遵医嘱输注血浆、血小板、人血白蛋白等血制品。

(2)产时护理。

①阴道分娩者:a.患者入待产室后及时监测血压、胎心、宫缩情况,做好心理疏导和产程指导。注意询问主诉症状,及时发现胎儿窘迫及胎盘早剥征兆,一经确诊,应迅速终止妊娠。b.分娩过程中密切监测血压、胎心。配合医生做好紧急抢救患者及新生儿准备。c.注意观察出血、凝血功能、DIC 及羊水栓塞征兆。

②行剖宫产术者:a.在剖宫产手术中配合麻醉医生及手术医生,积极做好抢救患者及新生儿准备;b.术中注意患者血压,术后注意产后出血。

(3)产后护理:①患者如合并贫血、血小板降低、低蛋白症,术后应注意观察其切口有无渗血及愈合情况;②注意倾听患者主诉,观察血压变化,预防子痫的发生;③由于贫血、产后免疫力下降,密切观察患者体温变化;④加强对患者的生活护理,保持床单位清洁,术后协助翻身,下肢稍抬高,促进回流,减轻肿胀,避免形成下肢静脉血栓及压疮;⑤患者神志清醒时,应多与其沟通交流,了解思想变化,亲属可多陪伴,以减轻其思想顾虑。

5.健康教育

(1)产前保健指导:将妊娠期高血压疾病的知识,对孕妇及其家属进行详细讲解,包括病因、危害、防治及护理干预等内容,提高他们对疾病防范意识,患者坚持定期产检。

(2)围生期健康教育指导:包括产前指导、产程指导、产褥期指导、新生儿护理及母乳喂养的指导。

九、妊娠期急性脂肪肝

妊娠期急性脂肪肝是妊娠期最常见的导致急性肝功能衰竭的疾病,发病率低,约 1/10 000,多发生于妊娠晚期,以明显的消化道症状、肝功能异常和凝血功能障碍为主要特征,起病急、病情重、进展快,严重危及母体及围生儿生命。

(一)临床表现

多为初产妇,一般妊娠晚期 32～38 周发病。起病急,大多突发恶心、呕吐、伴上腹痛等。发病 1 周左右出现黄疸,呈进行性加重。轻症主要为腹痛、呕吐、黄疸,无少尿、腹水等表现;重症可有腹水、高血压、蛋白尿及水肿等。常合并不同程度妊娠高血压疾病表现。

（二）评估和观察要点

1.评估要点

①健康史：患者孕产史、疾病病史及诊治情况；②本次病史：本次妊娠过程、本次病史、病情及诊治情况；③认知：患者及其家属对疾病相关知识的认知程度；④心理：有无紧张、焦虑及恐惧心理反应。

2.观察要点

①患者黄疸程度、尿量、出血、恶心、呕吐、腹痛等情况；②患者有无意识障碍、昏迷等肝性脑病征候；③胎儿胎心及胎动情况。

（三）护理措施

（1）配合医生及时治疗处理：①指导患者卧床休息；②给予低脂肪、低蛋白、高糖类饮食；③保证足够热量，预防低血糖；④遵医嘱进行纠酸、输血、保肝及保护肾治疗。

（2）妊娠期急性脂肪肝一旦确诊或高度怀疑，无论病情轻重及出现早晚，均应遵医嘱配合医生尽快终止妊娠，及时做好剖宫产手术准备。

（四）健康教育

1.休息与饮食指导

告知患者卧床休息；进食低脂肪、低蛋白、高糖类食物，以保持电解质平衡，纠正低血糖。

2.心理护理

给予必要的心理安抚，减轻患者紧张、恐惧情绪。

十、妊娠合并糖尿病

妊娠合并糖尿病有两种情况，一种为原有糖尿病（DM）的基础上合并妊娠；另一种为妊娠前糖代谢正常，妊娠期才出现的糖尿病，称为妊娠期糖尿病（GDM）。大量研究表明20％～50％的孕妇可能发生糖尿病，我国发生率为17.5％～19.2％，GDM对母体和胎儿产生近期和远期的不良影响，因此应引起足够的重视与关注。

（一）高危因素

1.孕妇因素

年龄≥35岁、孕前超重或肥胖、有糖耐量异常史、多囊卵巢综合征。

2.遗传因素

有糖尿病家族史。

3.妊娠分娩史

有不明原因的死胎、死产、流产史，有巨大儿分娩史、胎儿畸形和羊水过多史、GDM史。

4.本次妊娠因素

妊娠期发现胎儿大于孕周、羊水过多；反复外阴阴道假丝酵母菌者（VVC）。

（二）临床表现

大多数妊娠期糖尿病患者一般无明显的临床表现。妊娠期有三多症状（多饮、多食、多尿）或外阴阴道假丝酵母菌感染反复发作，孕妇体重＞90kg，本次妊娠并发羊水过多或巨大胎儿者，应警惕合并糖尿病的可能。

（三）辅助检查

1.尿常规

尿糖、尿酮体可为阳性,尿糖阳性者应进一步进行空腹血糖检查及糖筛试验以排除生理性糖尿。

2.75g 口服葡萄糖耐量试验(OGTT)

OGTT 试验前连续 3 天正常体力活动、正常饮食,即每日进食碳水化合物不少于 150g,OGTT 前 1 日禁食 8~14 小时至次日晨(最迟不超过上午 9 时),检查期间静坐、禁烟。检查时,5 分钟内口服含 75g 葡萄糖的液体 300mL,分别抽取服糖前,服糖后 1 小时、2 小时的静脉血(从开始饮用葡萄糖水时计算时间),放入含有氟化钠的试管中,采用葡萄糖氧化酶法测定血浆葡萄糖水平。

3.其他

肝、肾功能,24 小时尿蛋白定量,眼底检查、B 超、胎儿成熟度等相关检查。

（四）诊断

1.糖尿病合并妊娠的诊断

(1)妊娠前已确诊为糖尿病患者。

(2)妊娠前未进行过血糖检查且存在糖尿病高危因素者,如肥胖(尤其重度肥胖)、一级亲属患 2 型糖尿病、GDM 史或大于胎龄儿分娩史、多囊卵巢综合征及早孕期空腹尿糖反复阳性,在首次产前检查时应明确是否存在孕前糖尿病。经检查达到以下任何一项标准应诊断为糖尿病合并妊娠。

①空腹血糖(FPG)≥7.0mmol/L(126mg/dL)。

②糖化血红蛋白(GHbA1c)≥6.5%(采用 NGSP/DCCT 标化的方法)。

③伴有典型的高血糖或高血糖危象症状,同时任意血糖≥11.1mmol/L(200mg/dL)。

如果没有明确的高血糖症状,任意血糖≥11.1mmol/L 需要次日复测上述①或者②确诊。不建议孕早期常规葡萄糖耐量试验(OGTT)检查。

2.妊娠期糖尿病(GDM)的诊断

GDM 是指妊娠期发生的糖代谢异常,GDM 诊断标准和方法如下。

(1)有条件的医疗机构,在妊娠 24~28 周,应对所有尚未被诊断为糖尿病的孕妇,进行 75g OGTT。凡空腹血糖值≥5.1mmol/L、服糖后 1 小时血糖值≥10.0mmol/L、服糖后 2 小时血糖值≥8.5mmol/L 三项中出现一项即可诊断为 GDM。

(2)在医疗资源缺乏的地区,如果孕妇具有 GDM 高危因素,建议妊娠 24~28 周首先检查空腹血糖,空腹血糖≥5.1mmol/L,可以直接诊断为 GDM,不必再做 75gOGTT。空腹血糖＜4.4mmol/L(80mg/dL)者,发生 GDM 可能性极小,而 4.4mmol/L≤FPG＜5.1mmol/L 者,应尽早做 75g OGTT。

(3)孕妇具有 GDM 高危因素,首次 OGTT 结果正常者,必要时在孕晚期重复 75g OGTT。未定期孕期检查者,如果首次就诊时间在孕 28 周以后,建议初次就诊时进行 75g OGTT 或 FPG。

(五)治疗

处理原则为通过健康教育、饮食控制、运动疗法及药物治疗在严密监测维持血糖在正常范围,以减少母儿并发症,降低围生儿病死率。

1.医学营养治疗

医学营养治疗是诊断 GDM 之后采取的第一步,大多数 GDM 产妇经过饮食治疗和适当运动后血糖能够达标。理想的饮食控制目标是既能保证和提供妊娠期间热量和营养需要,又能避免餐后高血糖或饥饿性酮症出现,保证胎儿正常生长发育。每日摄入能量根据妊娠前体质指数、孕周而定,妊娠早期应保证不低于 1500kcal/天(1kcal = 4.184kJ),妊娠晚期不低于 1800kcal/天。不同种类食物摄入的热量也应有所差异,其中糖类占 50%～60%,蛋白质占 15%～20%,脂肪占 25%～30%。

2.药物治疗

根据空腹及餐后血糖值可将 GDM 分为两型:①A1 型:经饮食控制后空腹血糖及餐后 2 小时血糖分别低于 5.8mmol/L、6.7mmol/L。②A2 型:饮食控制后未达到 A1 型水平。对 A2 型 GDM 产妇首先推荐应用胰岛素控制血糖,并根据产妇的血糖值、孕周、体重制订个体化的用药治疗方案。随着妊娠进展,抗胰岛素激素分泌逐渐增多,妊娠中晚期胰岛素需要量常有不同程度的增加。妊娠 32～36 周胰岛素用量达最高峰,妊娠 36 周后胰岛素用量逐渐下降,特别在夜间,应根据血糖及时进行胰岛素用量的调整。手术前后、产程中及产后非正常进食期间应停止皮下注射胰岛素,改为静脉滴注,根据血糖值进行胰岛素用量调整(表 3-2),以防高血糖或低血糖的发生。口服降糖药治疗 GDM 尚存争议,妊娠期一般不推荐使用口服降糖药。

表 3-2 产程或手术中小剂量胰岛素的应用标准

血糖水平(mmol/L)	胰岛素用量(U/h)	静脉输液种类	配伍原则(液体量+胰岛素用量)
<5.6	0	5%葡萄糖/乳酸林格液	不加胰岛素
5.6～7.8	1.0	5%葡萄糖/乳酸林格液	500mL+4U
7.8～10.0	1.5	0.9%氯化钠注射液	500mL+6U
10.0～12.2	2.0	0.9%氯化钠注射液	500mL+8U
≥12.2	2.5	0.9%氯化钠注射液	500mL+10U

注:输液速度为 125mL/h

3.运动疗法

运动疗法是配合药物、饮食疗法治疗妊娠期糖尿病的一项重要措施。运动增强心肌和骨骼肌的力量,可降低妊娠期基础胰岛素免疫,促进机体各部位的血液循环等。中等强度的运动对母儿无不良影响,而且有利于 GDM 的控制和正常分娩,减少与 GDM 相关的不良结局的发生。GDM 孕妇可根据病情及有无并发症等不同条件在医生的指导下选择合适的运动方式,《妊娠合并糖尿病诊治指南(2014)》中推荐的有氧运动为步行。美国运动医学会(ACSM)推荐:糖尿病产妇应以有氧运动为主,每个星期至少运动 3～5 天,达到 40%～85% 的最大氧耗量或是 60%～90% 的最大心率,每天运动持续时间为 20～60 分钟。因此对于没有运动禁忌证的 GDM 产妇而言,在妊娠中晚期可以坚持中等强度的运动。

4.定期进行产前检查

了解孕妇及胎儿宫内生长状况,防止死胎的发生。根据产妇血糖控制情况、骨盆、宫颈成熟度、既往史,以及胎儿孕周、体重、宫内情况等选择适宜的分娩时机和方式。糖尿病本身不是剖宫产指征。拟行阴道分娩者,应制订分娩计划,产程中密切监测产妇的血糖、宫缩、胎心率变化,避免产程过长。妊娠期血糖控制不好、胎儿偏大(尤其估计胎儿体质量≥4250g 者)或既往有死胎、死产史者,应适当放宽剖宫产指征。糖尿病伴微血管病变、合并重度子痫前期或胎儿生长受限、胎儿窘迫、胎位异常和剖宫产史等情况为选择性剖宫产指征。在终止妊娠前 48 小时,应用地塞米松促进胎儿肺泡表面活性物质的产生,减少新生儿呼吸窘迫综合征的发生,同时监测孕妇血糖变化。

(六)护理评估

1.病史评估

(1)既往史:了解孕妇有无糖尿病家族史或妊娠期糖尿病病史、多囊卵巢综合征、不明原因的死胎、死产、巨大儿、畸形儿等分娩史。

(2)现病史:了解本次妊娠经过,孕妇目前的临床症状,血糖情况,是否应用胰岛素,有无明确药物过敏史。

2.身体评估

(1)症状与体征评估:有无发热,有无心率、血压、呼吸节律变化,有无"三多一少"、疲乏无力的临床表现,有无低血糖症状。

(2)营养评估:询问孕妇饮食习惯与嗜好、饮食量和食物种类,测量体重、体质指数。

(3)并发症评估:有无视网膜、心血管和肾脏并发症。

(4)专科评估:测量宫高、腹围、胎心、胎动等情况。

3.风险评估

评估孕妇自理能力或日常活动能力,有无压疮、跌倒、坠床高危因素;评估孕妇有无泌尿系感染、呼吸道感染、深静脉血栓等风险。

4.心理—社会状况评估

孕妇及其家属对疾病的认知程度,对妊娠期糖尿病相关知识的掌握情况,对检查及治疗的配合情况;是否因担心母婴安全而产生焦虑、抑郁、恐惧的心理;社会及家庭支持系统是否建立完善等。

(七)护理措施

1.妊娠期

(1)病情观察。

①母体监测:a.血糖:妊娠期血糖控制目标为餐前、餐后 1 小时、餐后 2 小时分别≤5.1mmol/L、10.0mmol/L、8.5mmol/L,夜间血糖不低于 3.3mmol/L;孕期糖化血红蛋白最好≤5.5%。b.每周测量体重、宫高、腹围,每天监测血压。c.遵医嘱对孕妇尿酮体、糖化血红蛋白、眼底功能、肾功能、血脂等进行监测,发现异常情况及时通知医生进行处理。

②胎儿监测:a.B超检查:产检时常规进行 B 超检查,监测胎头双顶径、羊水量、胎盘成熟情况,判断胎儿中枢神经系统和心脏的发育情况,排除胎儿畸形。条件允许可行胎儿超声心动

图检查。b.胎动计数:28周后常规监测,12小时正常值为30次左右,高于40次或低于20次均为胎动异常。c.胎心监护:妊娠32周起,每周行1次无应激试验(NST),了解胎儿宫内储备情况,若NST结果可疑,则进一步行催产素激惹试验(OCT)。

(2)用药护理。

①用药的目的:通过注射胰岛素,使血糖保持在正常水平。

②常用的胰岛素制剂及其特点:a.超短效人胰岛素类似物:其特点是起效迅速,药物维持时间短,具有最强的降低餐后血糖的作用,不易发生低血糖,用于控制餐后血糖水平。b.短效胰岛素:其特点是起效快,剂量易于调整,可皮下、肌内和静脉注射使用。静脉注射胰岛素后能使血糖迅速下降,故可用于抢救糖尿病酮症酸中毒患者。c.中效胰岛素:其特点是起效慢,药效持续时间长,其降低血糖的强度弱于短效胰岛素,只能皮下注射而不能静脉使用。d.长效胰岛素:可用于控制夜间血糖和餐前血糖。

③妊娠期胰岛素应用的注意事项:a.应用胰岛素应从小剂量开始,0.3~0.6U/(kg·d)。每天计划应用的胰岛素总量应分配到三餐前使用,分配原则是早餐前最多,中餐前最少,晚餐前用量居中。每次调整后观察2~3天判断疗效,每次以增减2~4U或不超过胰岛素每天用量的20%为宜,直至达到血糖控制目标。b.胰岛素治疗期间清晨或空腹高血糖的处理:夜间胰岛素作用不足、黎明现象和Somogyi现象均可导致高血糖的发生。前2种情况必须在睡前增加中效胰岛素用量,而出现Somogyi现象时应减少睡前中效胰岛素的用量。c.妊娠过程中机体对胰岛素需求的变化:妊娠中、晚期对胰岛素需要量有不同程度的增加;妊娠32~36周胰岛素需要量达高峰,妊娠36周后稍下降,应根据个体血糖监测结果,不断调整胰岛素用量。

(3)专科指导:按"妊娠期糖尿病一日门诊"进行妊娠期的专科指导。"一日门诊"主要内容及流程:孕妇早7:00来到门诊检测空腹血糖,19:00检测餐后2小时血糖后由孕妇家属陪伴离开医院,由1名具有营养师资格的护士全程陪护。①就餐:全天在营养食堂进食3餐以及2次加餐。GDM孕妇全天进食能量为1800kcal,此能量为孕中、晚期能量摄入最低标准。②测量血糖:GDM孕妇全天测量3餐前及3餐后2小时共6次血糖。③授课:早餐后开始授课,授课教师由门诊具有营养师资格的糖尿病专科护士担当,主要内容是妊娠期糖尿病的饮食管理,如妊娠期糖尿病血糖控制标准、GDM患者一日能量需求的计算方法、如何使用食物交换份搭配一日的膳食和控制血糖的有效方法及运动方式、运动强度的选择等。④运动:护士根据孕妇不同情况给予相应的运动指导,如对于有早产危险的孕妇指导其采取坐位进行上肢轻微负重的运动,达到消耗能量,降低血糖的目的;不存在除GDM以外合并症的孕妇采取大步走、孕期瑜伽、球操的运动形式,运动强度以身体微微出汗同时可以与同行者交谈为宜。⑤膳食分析及反馈:营养科营养师对当日膳食食谱进行分析和讲解,晚餐后GDM孕妇填写"一日门诊反馈表"。

(4)并发症护理观察。

①妊娠期高血压疾病:糖尿病孕妇可导致广泛的血管病变,在孕期密切监测血压及尿蛋白变化,警惕子痫前期的发生。

②感染:注意孕妇有无白带增多、外阴瘙痒、尿急、尿频、尿痛等表现,按需行尿常规检查。

③羊水过多:注意孕妇的宫高曲线及子宫张力,如宫高增长过快或子宫张力增大应及时进

行 B 超检查,了解羊水量。

④酮症酸中毒:妊娠期出现不明原因的恶心、呕吐、乏力、头痛甚至昏迷,注意检查血糖及尿酮体水平,必要时进行血气分析明确诊断。

⑤甲状腺功能检测:必要时进行检查,了解孕妇甲状腺功能。

⑥其他:注意观察孕妇主诉及行为变化,遵医嘱进行肝肾功能、血脂、眼底等检查。

(5)心理护理:糖尿病孕妇因控制饮食、应用胰岛素治疗、反复检查、缺乏糖尿病知识、担心胎儿发育受影响、胎儿畸形、早产、巨大儿、甚至胎死宫内,常有紧张焦虑等负性情绪。积极开展心理疏导,建立一对一的沟通交流,通过健康宣教使孕妇及其家属了解 GDM 并非是不可治愈的疾病,努力消除产妇的焦虑、紧张心理,引导孕妇以乐观向上的心态面对疾病,使孕妇体会到医护人员的支持与关怀,确保通过医疗和护理干预实现理想的妊娠结局。

(6)健康教育:糖尿病孕妇大多数在孕早期及中期都无明显的症状和体征,导致孕妇及其家属常常忽略其危害,要提高孕妇及其家属的依从性及配合程度,首先应加强健康教育,内容包括:疾病相关知识(GDM 高危因素、临床表现、对母胎的影响、常见并发症的预防及处理)、饮食运动指导、卫生指导、用药指导及出院指导。

①饮食控制:a.控制总能量,建立合理的饮食结构,控制碳水化合物、蛋白质和脂肪的比例,提高膳食中可溶性纤维含量,每日摄入量 25～30g;有计划地增加富含维生素 B_6、钙、钾、铁、锌、铜的食物,如瘦肉、家禽、鱼、虾、奶制品、新鲜水果和蔬菜等。b.鼓励孕妇定时定量进餐,三餐间可少量加餐,避免短期内进食过多造成糖负荷,并注意预防两餐间低血糖的发生。c.饮食清淡,低脂少油,禁止精制糖的摄入,适当限制食盐的摄入。d.合理控制孕妇体重增长。

②运动指导:a.运动类型:运动有多种形式,由于妊娠的特殊性,孕期运动必须结合自身的状况,选择既能取得治疗效果、又可保证母胎安全的运动形式。步行是一种非常适宜 GDM 孕妇的活动,简便易行,可以根据自身情况选择不同的步行速度。建议每天步行 500～1500m。b.运动时间:从 10 分钟开始,逐步增加至 30 分钟(达到运动强度),中间可有间歇。宜在餐后进行,应从吃第一口饭的时间算起饭后 30 分钟至 1 小时开始运动。因为此时血糖较高,且避免了胰岛素的作用高峰,不会发生低血糖。若运动间歇超过 3～4 天,则运动锻炼的效果和蓄积作用将减少,难以产生疗效,因此运动不应间断。如果运动量小,且身体条件好,运动后又不疲劳,可坚持每天运动。c.运动强度:规律的运动频率为餐后进行 30 分钟,每周 3～5 次的有氧锻炼。这样的体育活动就能达到降低空腹血糖和糖化血红蛋白水平的作用。临床上多用运动中的心率作为评定运动强度大小的指标,其中靶心率是最常应用的指标。靶心率是指获得较好运动效果,并能确保安全的运动时的心率。计算公式为:靶心率=170-年龄(岁)或靶心率=(220-年龄)×70%,不同年龄段孕期的靶心率见表 3－3。d.使用胰岛素孕妇运动注意事项:应避开胰岛素作用高峰期。注射胰岛素侧肢体适当限制活动。运动前监测血糖水平,血糖值<5.5mmol/L 时要先进食,再进行运动,血糖值>13.9mmol/L 时需监测尿酮体,若尿酮阳性或合并其他不适,需警惕糖尿病酮症酸中毒的可能,此时要停止运动,立即就医。避免清晨空腹进行运动。运动时应随身携带饼干或糖果,发生低血糖时立即进食。不管是否使用胰岛素,运动期间出现腹痛、阴道流血或流水、憋气、头晕、眼花、严重头痛、胸痛、肌无力等情况应及时就医。

③卫生指导:GDM 孕妇免疫力下降,易合并感染,应指导并协助孕妇做好个人卫生,尤其是会阴部卫生,勤换内裤,保持清洁干燥,如皮肤出现瘙痒禁止挠抓,以防破溃感染。

④用药指导:指导孕妇自我注射胰岛素的方法及注意事项。a.要做好注射前的准备工作。b.选择适合的注射区域:选择上臂外侧、腹部、大腿外侧或臀部作为常用的胰岛素注射部位,要注意经常更换注射部位。c.按操作程序注射时孕妇可用左手轻轻地捏起注射部位的皮肤,用右手持胰岛素笔将针头直接刺入捏起的皮肤内,然后推注药液。注射完毕后,将拇指从剂量按钮上移开,待针头在皮肤内停留 10 秒钟后将其拔出,再用干棉签按压针眼 3 分钟以上即可。d.注意用药后的不良反应:低血糖。

表 3-3　各年龄段的孕期的靶心率

年龄	20 岁以下	20～29 岁	30～39 岁	40 岁或以上
靶心率	140～155 次/分	135～150 次/分	130～145 次/分	125～140 次/分

⑤出院指导:a.加强孕妇及其家属对 GDM 相关知识的认识;保持个人卫生;养成正确的饮食、运动习惯,合理控制体重,掌握自我血糖监测及胰岛素注射和保存的方法,使血糖维持在正常范围,预防并发症的发生。b.了解不良情绪对疾病的影响,树立战胜疾病、顺利分娩的信心。c.定期产前检查,保证孕期安全,如有不适随时到医院就诊。

(7)延续护理:①在原有的营养中心的基础上成立了延续护理中心,人员全部由有国家公共营养师资格的护士组成,其中主管护师 3 名,护师 2 名。护士长负责该中心全面的质量控制,2 名护士负责营养分析及患者追踪和随访,1 名护士负责"一日门诊"当天对 GDM 患者的管理和指导,1 名护士负责 GDM 患者用药指导。②制订个性化随访计划:向 GDM 孕妇发放追踪卡,每周详细记录 3 天,记录每日食物摄入量及运动和餐后 2 小时血糖情况,并于下一周前往营养中心进行膳食分析及接受相应指导,直至分娩。每次随访根据患者的血糖控制情况、孕妇体重增长情况及胎儿生长情况给予相应的营养指导。

2.分娩期

(1)病情观察

①临产后停止皮下注射胰岛素,根据血糖水平调整静脉滴注胰岛素的用量,每 2 小时监测 1 次血糖,维持血糖在 4.4～6.7mmol/L,血糖升高时检查尿酮体变化。

②按时测量并记录宫缩、胎心、羊水、宫口扩张及胎先露下降情况;4 小时测 1 次生命体征。

③产程时间不宜过长,总产程尽量少于 12 小时,产程过长会增加酮症酸中毒、胎儿缺氧和感染发生的风险。

④糖尿病产妇巨大儿发生率为 25%～42%,必要时行会阴侧切及低位产钳助产术;警惕肩难产、产道损伤等情况发生。

⑤分娩后 2 小时内监测产妇意识状态、血压、脉搏、呼吸、体温、阴道出血(颜色、性质、量)及子宫收缩情况,如发现异常及时通知医生。

(2)用药护理

①胰岛素使用原则:产程中及围手术期停用所有皮下注射胰岛素,改用胰岛素静脉滴注,

以避免出现高血糖或低血糖。

②胰岛素使用方法：正式临产或血糖水平<3.9mmol/L时，静脉滴注5%葡萄糖或乳酸钠林格液，并以100～150mL/h的速度滴注，以维持血糖水平在5.6mmol/L；如果血糖水平>5.6mmol/L，则采用5%葡萄糖液加短效胰岛素，按1～4U/h的速度静脉滴注。

③注意事项：产程中每1～2小时监测1次血糖，根据血糖值维持小剂量胰岛素静脉滴注。妊娠期应用胰岛素控制血糖者计划分娩时，引产前1天睡前正常使用中效胰岛素，引产当日停用早餐前胰岛素，并给予0.9%氯化钠注射液静脉滴注。

（3）专科指导：①分娩镇痛、导乐陪产、丈夫陪产、自由体位分娩。②新生儿护理：a.胎儿娩出前做好新生儿窒息复苏的准备，同时请儿科医生到场。b.GDM产妇的新生儿由于免疫力弱，肺发育较差，无论孕周、出生体重多少，均按高危儿处理，注意保暖和吸氧。c.动态监测血糖变化：新生儿出生后、30分钟、3小时、6小时、12小时分别进行末梢血血糖测定，若新生儿持续哭闹、额头出现汗珠或血糖值低于2.6mmol/L等情况表示发生低血糖，应及时通知医生，协助进行处理，必要时用10%葡萄糖缓慢静脉滴注。遵医嘱常规检查血红蛋白、血钾、血钙、血细胞比容、胆红素等相关检查，密切注意新生儿呼吸窘迫综合征的发生。d.预防新生儿低血糖的发生：鼓励母乳喂养，并在分娩后喂服5%葡萄糖水10mL。

（4）并发症护理观察。

①低血糖：观察产妇有无心动过速、盗汗、面色苍白、饥饿感、恶心和呕吐等低血糖表现。

②酮症酸中毒：常表现为不明原因的恶心、呕吐、乏力、口渴、多饮、多尿、皮肤黏膜干燥、眼球下陷、呼气有烂苹果味，少数伴有腹痛，病情严重者出现意识障碍或昏迷；实验室检查显示血糖>13.9mmol/L。一旦发生，及时通知医生并协助处理。

（5）心理护理：告知产妇紧张和焦虑可使心率加快、呼吸急促，使子宫收缩乏力、产程延长，导致产妇体力消耗过多，引起糖尿病酮症酸中毒。通过产妇言语、姿势、情绪、感知水平及不适程度评估其心理状态，及时给予指导。助产人员需耐心反复地提醒产妇用力技巧，如产妇配合较好，应给予直接鼓励，以增强产妇分娩的信心。告知患者分娩过程中疼痛的出现时间、持续时间、程度及频率，让产妇有充分的思想准备，增加自信心。

（6）健康教育。

①饮食：产程中体力消耗大而进食少，易出现低血糖。临产后仍采取糖尿病饮食，严格限制碳水化合物和糖类的摄入。若因子宫收缩疼痛剧烈影响进食，指导其少量多次进食易消化食物，并注意补充水分，为分娩提供能量支持，保证精力充沛。

②运动指导：产程中日间鼓励产妇下床活动，有利于宫口扩张及胎先露下降，夜间在宫缩间歇期入睡，以保持体力。

③用药指导：告知产妇引产当日停用早餐前胰岛素，产程中及围手术期停用所有皮下注射胰岛素，改用胰岛素静脉滴注，以避免出现高血糖或低血糖。

3.产褥期

（1）病情观察。

①产妇：分娩后给予产妇适量的葡萄糖液体加胰岛素静脉滴注，以预防产妇剖宫产术后低血糖现象的发生，遵医嘱完善糖化血红蛋白检查。观察子宫复旧及阴道出血情况，如有异常及

时通知医生,并准确记录产妇出血量。观察会阴伤口或剖宫产手术切口愈合情况,如有异常情况通知医生并协助处理。

②新生儿:由于受母体血糖及胰岛素的影响,GDM产妇的新生儿出生后较正常新生儿更易出现多种并发症:a.低血糖:轻者表现为面色苍白、烦躁、多汗,重者甚至出现淡漠、反应低下、嗜睡、肌张力降低、呼吸困难等,应加强母乳喂养,每日监测体重变化,必要时遵医嘱给予人工代奶。b.黄疸:注意观察患儿皮肤颜色、精神状态、食欲、肌张力、大小便等,发现异常及时报告儿科医生,避免核黄疸发生。c.新生儿呼吸窘迫综合征:多发生于生后6小时内,表现为皮肤发绀、呼吸困难进行性加重、呻吟样呼吸,严重时"三凹征"阳性。应严密观察面色、呼吸情况,每日定时监测2次体温。d.低血钙:表现为手足抽搐、震颤、惊厥,必要时进行血液生化检查,根据病情遵医嘱给予口服补钙,如需静脉补液者转儿科进行治疗。

(2)用药护理:①妊娠期应用胰岛素的产妇剖宫产术后禁食或未能恢复正常饮食期间,给予静脉输液,胰岛素与葡萄糖比例为1:4～1:6,同时监测血糖水平及尿酮体,根据监测结果调整胰岛素用量。②妊娠期应用胰岛素者,一旦恢复正常饮食,应及时行血糖监测,血糖水平显著异常者,应用胰岛素皮下注射,并根据血糖水平调整剂量,所需胰岛素的剂量一般较妊娠期明显减少。

(3)专科指导:指导产妇进行母乳喂养、新生儿抚触及乳房护理。

(4)并发症护理观察。

①产褥期感染:GDM产妇自身杀菌能力和吞噬白细胞能力较健康产妇有所降低,加之产程中阴道的损伤及尿糖高,产后极易产生泌尿系统和生殖系统感染。对其护理要点是①住院期间:用0.5‰的碘伏溶液行会阴擦洗,每天2次;剖宫产者注意观察手术切口是否发生感染,并保持伤口干燥清洁;留置尿管者及时拔掉导尿管,并密切观察产妇是否有发热、头晕等症状。必要时遵医嘱查血常规,应用抗生素治疗。②出院后:指导产妇每天用温开水冲洗会阴1次,大小便后要保持会阴清洁,勤换卫生巾和内裤,1个月内禁止盆浴。

②产后出血:妊娠合并糖尿病的产妇,分娩巨大儿的概率较大,使产后出血的风险增加。产后2小时,产妇仍需留在产房接受监护,要密切观察产妇的子宫收缩、阴道出血及会阴伤口情况。注意保暖,保持静脉通道通畅,充分做好输血和急救准备。定时测量产妇的血压、脉搏、体温、呼吸。督促产妇及时排空膀胱,以免影响宫缩致产后出血。早期哺乳,可刺激子宫收缩,减少阴道出血量。

(5)健康教育。

①饮食:妊娠期无须胰岛素治疗的GDM产妇,产后可恢复正常饮食,但应避免高糖及高脂饮食。由于产褥期哺乳的需要,一般不主张产妇减肥和低热量饮食治疗,主张适当增加热量。鼓励多进食蔬菜、豆类,以及含有对哺乳期妇女最适宜的营养素,如荞麦和玉米粉等含糖偏低的产品,注意补充维生素及钙、铁等微量元素。

②运动:运动有利于血糖的控制,对改善肥胖、维持体质量在正常范围具有重要作用,同时对产后子宫复旧、恶露的排出、盆底肌肉的康复起到促进作用。可指导产妇选择舒缓有节奏的运动项目,如产后健身操、室内慢步、打太极拳等有氧运动。运动时间选择在餐后1小时进行,每次持续20～30分钟,每日2次,每周运动3～5天,以产妇个体耐受为度。同时备好糖果、饼

干等食品,若有不适,即刻进食,以避免发生低血糖。

③出院指导:a.告知新生儿免疫接种、出生证明办理及产后复查随访等事项。b.产后合理饮食及适当运动,坚持母乳喂养,避免肥胖,减少 2 型糖尿病的发生。c.定期到产科和内科复查,产后随访时检查内容包括身高、体质量、体质指数、腰围及臀围的测定、产后血糖情况。所有 GDM 产妇产后应检查空腹血糖,空腹血糖正常者产后 6～12 周进行口服 75g 葡萄糖监测,便于进一步诊治,如产后正常也需要每 3 年随访 1 次。

(6)延续护理

①与医生共同建立了患者追踪系统:GDM 孕妇参加"一日门诊"后,护士指导 GDM 孕妇定期复诊和产后 42 天前往指定医生处进行血糖评估,了解产妇产后血糖恢复情况,减少 2 型糖尿病发生的风险。

②产后随访:向产妇讲解产后随访的意义,指导其改变不良的生活方式,合理饮食及适当运动,鼓励母乳喂养。随访时建议进行身高、体质量、体质指数、腰围及臀围的测定,同时了解产后血糖的恢复情况。建议所有 GDM 产妇产后行 OGTT,测定空腹血糖及服糖后 2 小时血糖水平,并按照 2014 年 ADA 的标准明确有无糖代谢异常及其种类(表 3-4)。有条件者建议监测血脂及胰岛素水平,至少每 3 年进行 1 次随访。

表 3-4 非孕期血糖异常的分类及诊断标准(2014 年 ADA 标准)

分类	FPG(mmol/L)	服糖后 2 小时血糖(mmol/L)	HbA1c(%)
正常	<5.6	<7.8	<5.7
糖耐量受损	<5.6	7.8～11.0	5.7～6.4
空腹血糖受损	5.6～6.9	<7.8	5.7～6.4
糖尿病	≥7.0	或≥11.1	≥6.5

十一、妊娠合并心脏病

妊娠合并心脏病是严重的妊娠合并症,是导致孕产妇死亡的重要原因之一,在我国孕产妇死因顺位中高居第二位,发病率为 1%～4%。以风湿性心脏病最常见,此外还包括妊娠高血压性心脏病、围生期心肌病和心肌炎等。

心脏病不影响受孕,心脏病变较轻、心功能Ⅰ～Ⅱ级者,大部分能顺利度过妊娠期,安全地分娩。但若不宜妊娠者一旦受孕或妊娠后有心功能不全者,则可因缺氧导致流产、早产、死胎、胎儿发育迟缓和胎儿宫内窘迫的发生率大为增加。妊娠 32～34 周、分娩期及产褥期的最初 3 天内,因心脏负担加重,是有心脏病的孕妇最危险的时期,极易发生心力衰竭,应倍加注意。

(一)妊娠期心脏血管方面的变化

1.妊娠期

随妊娠进展,胎盘循环建立,母体代谢增高,内分泌系统发生许多变化,母体对氧和循环血液的需求大大增加,在血容量、血流动力学等方面均发生一系列变化。

孕妇的血容量较非妊娠期增加,一般自妊娠第 6 周开始增加,32～34 周达高峰,较妊娠前增加 30%～45%,此后维持在较高水平,产后 2～6 周逐渐恢复正常。血容量增加引起心排血量增加和心率加快。妊娠早期主要引起心排血量增加，妊娠 4～6 个月时增加最多，平均较妊娠前增加 30％～50％。心排血量受孕妇体位影响极大，约 5％孕妇可因体位改变使心排血量减少出现不适，如"仰卧位低血压综合征"。妊娠中晚期需增加心率以适应血容量增多，分娩前 1～2 个月心率每分钟平均约增加 10 次，血流限制性损害的心脏病，如二尖瓣狭窄及肥厚性心肌病患者，可能会出现明显症状甚至发生心力衰竭。

妊娠晚期子宫增大、膈肌上升使心脏向左向上移位，心尖搏动向左移位 2.5～3cm。由于心排血量增加和心率加快，心脏工作量加大，导致心肌轻度肥大。心尖第一心音和肺动脉瓣第二心音增强，并可有轻度收缩期杂音。这种妊娠期心脏生理性改变有时与器质性心脏病难以区别，增加了妊娠期心脏病诊断的难度。

2.分娩期

分娩期为心脏负担最重的时期。子宫收缩使孕妇动脉压与子宫内压之间压力差减小，且每次宫缩时有 250～500mL 液体被挤入体循环，因此，全身血容量增加；每次宫缩时心排血量约增加 24％，同时有血压增高、脉压增宽及中心静脉压升高。第二产程时由于孕妇屏气，先天性心脏病孕妇有时可因肺循环压力增加，使原来左向右分流转为右向左分流而出现发绀。胎儿胎盘娩出后，子宫突然缩小，胎盘循环停止，回心血量增加。另外，腹腔内压骤减，大量血液向内脏灌注，造成血流动力学急剧变化，此时，患心脏病孕妇极易发生心力衰竭。

3.产褥期

产后 3 日内仍是心脏负担较重的时期。除子宫收缩使一部分血液进入体循环外，妊娠期组织间潴留的液体也开始回到体循环。妊娠期出现的一系列心血管变化，在产褥期尚不能立即恢复到妊娠前状态。心脏病孕妇此时仍应警惕心力衰竭的发生。

从妊娠、分娩及产褥期对心脏的影响看，妊娠 32～34 周后、分娩期（第一产程末、第二产程）、产后 3 日内心脏负担最重，是心脏病孕妇的危险时期，极易发生心力衰竭。

（二）临床表现

1.风湿性心脏病

以二尖瓣膜病变，尤以单纯二尖瓣狭窄多见，主动脉瓣病变少见。

（1）二尖瓣狭窄：早期可无症状或有轻微心慌、胸闷，随妊娠月份增加、心血管系统的改变，逐渐出现心慌加重、呼吸困难、咳嗽，甚至发生急性肺水肿和充血性心力衰竭。

（2）二尖瓣关闭不全：单纯二尖瓣关闭不全者大多能较好地耐受妊娠、分娩及产褥期，妊娠晚期可有心悸、乏力，较少发生肺水肿及心力衰竭。

（3）主动脉瓣狭窄：单纯主动脉瓣狭窄较少见，轻者孕妇能安全度过妊娠、分娩和产褥期，重者早期症状有疲劳感、活动后呼吸困难、眩晕或晕厥、左心衰，甚至死亡。

（4）主动脉瓣关闭不全：早期无症状，或有心悸及心前区不适，重者可出现呼吸困难，甚至心衰。

（5）联合瓣膜病变：虽然风湿性心脏病以二尖瓣膜病变为多见，但有时可遇到多瓣膜病变，如二尖瓣狭窄伴主动脉瓣关闭不全。临床可出现各瓣膜病变的表现，但判断病情和预后以病变重的为主。

2.妊娠期高血压疾病性心脏病

既往无心脏病史,孕20周后出现高血压、水肿、蛋白尿,严重时出现头痛、眼花、胸闷、呕吐,甚至抽搐,继而发生以左心衰竭为主的全心衰竭称妊娠高血压疾病性心脏病。诊断标准:既往无心脏病史和高血压病史;在妊娠期高血压疾病情况下出现呼吸困难、心慌、咳粉红色泡沫痰、咳嗽或夜间不能平卧,心脏不同程度扩大,心律失常,肺底湿啰音等症状和体征;心电图和胸片出现相应改变,如心动过速、ST 段及 T 波改变、传导阻滞,胸片示心脏扩大、肺纹理增粗。

3.围生期心肌病

既往无心脏病及其他心血管疾病史,发生在妊娠最后 3 个月至产后 6 个月内的扩张型心肌病。其病因不明,多数人认为与病毒感染有关,也有人认为与妊娠高血压疾病、营养缺乏、遗传因素和免疫因素有关。临床表现以充血性心力衰竭为主,咳嗽、呼吸困难、端坐呼吸、咳粉红色泡沫样痰。由于心脏扩大、心排血量减少,出现四肢发凉、发绀、脉细弱、颈静脉怒张、两肺底湿啰音、心浊音界扩大、心率加快、奔马律及各种心律失常、肝大、水肿等。胸部 X 线片示心脏普遍增大、肺淤血,心电图提示左室肥大、广泛性 ST 段下降及 T 波异常改变。超声心动图见心脏扩大,以左室为主,心肌收缩无力,搏动减弱,射血分数降低,有的左心房内可见附壁血栓。本病发病年龄较轻,与妊娠有关,无特殊治疗方法,在一般治疗、增加营养的同时,针对心衰可用强心、利尿和血管扩张剂,如有栓塞征象可应用肝素。其转归各异,一部分产妇可因心衰、肺梗死、心律失常等病情恶化而死亡;另一部分产妇经适当治疗得以恢复。长期预后取决于发病后恢复的程度,如心脏恢复快,时间短,预后较好;心脏恢复慢,时间长,预后较差。但是不论恢复快慢,再次妊娠都可以复发,故要注意避孕。

(三)妊娠合并心血管疾病对母儿的影响

1.对母亲的影响

妊娠期间,由于胎儿的生长发育、子宫胎盘的增大,母体需氧量增加,心血管系统发生一系列变化来适应机体所需。如果母亲心功能正常,可适应这些变化,平安度过妊娠、分娩及产褥期,如母亲心功能不正常,则因负担加重而导致心功能衰竭,威胁孕产妇生命。高血压病合并妊娠对母亲的影响,取决于疾病本身的严重程度,大多数高血压病的孕妇,妊娠进展平稳,有的会发生严重合并症,如高血压脑病、心力衰竭、肾功能不全、视网膜出血和渗出等,威胁孕妇生命。因此,不宜妊娠的心血管疾病产妇,一旦妊娠应尽早终止。已有心血管疾患的孕妇能否继续妊娠,受多种因素影响:

(1)心脏代偿功能:心功能Ⅰ~Ⅱ级的孕妇,妊娠、分娩、产褥期发生心力衰竭者少,心功能Ⅲ级或Ⅲ级以上的孕妇发生心力衰竭的机会明显增多。

(2)心血管疾患的类型:风湿性心脏病产妇的预后比先天性心脏病产妇差。

(3)高血压病时血管病变的程度和受累脏器的功能状态。

(4)孕妇的年龄:心血管疾患的产妇,代偿功能随年龄增长逐渐减退,年龄越大,对妊娠期变化的耐受性也降低,预后也差。

(5)有无心力衰竭史:妊娠前有过心力衰竭,妊娠期再次发生的可能性增大。

(6)孕妇的生活环境、营养条件、社会因素和家庭因素等对孕妇的影响较大,如果处理不当,都会加重孕妇的心脏负担,危及孕妇的健康。

2.对胎儿的影响

随着胎儿生长,需氧量增加,一旦心功能代偿不全发生心力衰竭或高血压病时因血管的病变,造成缺氧引起子宫收缩,发生早产,也可因胎儿宫内缺氧导致生长发育受限、胎儿窘迫甚至胎死宫内。孕期原发性高血压患者其胎盘通常比正常者小,加上多发性小血管梗死,使胎盘功能进一步下降。如果涉及面广,胎盘难以维持正常的功能,胎儿生长就受到影响或胎死宫内,早期流产。

(四)辅助检查

1.血常规

妊娠早晚期及住院时应随访血常规变化。

2.胸部 X 线检查

妊娠期必要时可给予摄片。

3.心电图

为常规检查。

4.动态心电检测

根据心电图结果决定,有助于诊断。

5.超声心动图检查

有条件的医院可作为常规检查项目。可以发现各类型心脏病的特征性表现。

6.心肌酶

酌情检测。

(五)诊断

1.妊娠期心脏病的诊断

由于妊娠本身的心血管系统的变化,可以出现类似心脏病的症状和体征,如:活动后心悸、气短、下肢水肿、心动过速等,体检时发现心尖搏动向左上移位,心浊音界轻度扩大,心尖区和肺动脉区可闻及收缩期杂音等。此外,妊娠还可以使原有心血管疾病产妇的某些体征发生变化,增加了诊断的难度。因此,如有下列情况要考虑有心血管疾病。

(1)孕前有风湿热和心脏病史。

(2)孕期出现心功能异常的症状。

(3)有舒张期杂音或性质粗糙、时限较长的收缩期杂音,尤其有震颤并存者;严重的心律失常,如心房颤动、心房扑动、Ⅲ度房室传导阻滞、舒张期奔马律等;有明显的心界扩大及心脏结构异常。

(4)心电图提示心律失常或心肌损害,ST 段及 T 波异常。

(5)超声心动图检查:超声心动图发现城垛样改变提示二尖瓣狭窄。根据房室腔大小、血流方向、速度、压力、反流量等,可提供解剖结构及血流动力学方面的诊断依据,并对心内其他结构及功能异常做出诊断。

2.心脏代偿功能的分级

(1)按照美国纽约心脏病协会(NYHA)根据产妇所能负担的劳动程度分为四级。

①Ⅰ级:一般体力活动不受限制(无症状)。

②Ⅱ级:一般体力活动轻度受限制(运动后感心悸、气短、轻度胸闷、乏力),休息时无症状。

③Ⅲ级:一般体力活动明显受限制(轻微日常工作即感不适、心悸、气促、胸闷、呼吸困难),休息后无不适,或过去有心力衰竭史者,不论现在心功能情况如何(除非已手术解除心衰的病因)。

④Ⅳ级:一般体力活动严重受限制,不能进行任何体力活动,休息时仍有心悸、呼吸困难等心力衰竭表现。

(2)1994年美国心脏病协会(AHA)对NYHA的分级进行修订,采用并行两种分级方案,即增加另一种客观评估方法,包括心电图、负荷试验、X线检查、超声心动图等评估心脏病变程度,分为A、B、C、D四级。

①A级:无心血管疾病客观依据。

②B级:客观检查表明属于轻度心血管疾病患者。

③C级:客观检查表明属于中度心血管疾病患者。

④D级:客观检查表明属于重度心血管疾病患者。

3.妊娠期早期心力衰竭的诊断

妊娠合并心血管疾患的孕妇,若出现下述症状和体征,应考虑为早期心力衰竭。

(1)轻微活动后即出现胸闷、心悸、气短。

(2)休息时心率每分钟超过110次,呼吸每分钟超过20次。

(3)夜间常因胸闷而需坐起呼吸,或需到窗口呼吸新鲜空气。

(4)肺底部出现少量持续性湿啰音,咳嗽后不消失。

(六)治疗

妊娠合并心血管疾病孕产妇的主要死亡原因是心力衰竭和严重感染。因此,心血管疾患的妇女一经受孕或妊娠合并心血管病者,应根据妊娠、分娩和产褥期不同阶段时的病情做出恰当的处理。凡允许继续妊娠者,必须加强孕期保健,定期进行产科、内科检查与监测。定期产前检查可降低孕妇心力衰竭的发生率和孕产妇的病死率。

1.孕期保健

要严密观察心功能及各种症状,防止病情加重以预防心衰的发生。

(1)休息:安排好工作与生活,保证充分恰当的休息,每日至少10小时睡眠,避免从事体力劳动和情绪波动。

(2)饮食:合理补充蛋白质、维生素及铁剂,适当限制食盐,避免体重增长过多,防止贫血。以体重每周增长不超过0.5kg,整个妊娠期不超过12kg为宜。

(3)积极预防各种影响心功能的疾病:如感染、妊娠期高血压疾病等,有合并症应及时治疗。

(4)定期产前检查:发现心功能Ⅲ级或Ⅲ级以上,应及时住院治疗;心功能良好者亦应于预产期前2周住院待产,以保证孕妇休息,便于观察。

(5)洋地黄的应用:一般认为无心力衰竭症状和体征时,不主张预防性应用洋地黄。对有早期心衰表现的孕妇,可用地高辛0.25mg,每日2次,口服。2~3日后若脉率＜80次/分可改为每日1次,不要求达到饱和量,万一病情加重有加大剂量的余地,也不要长期使用维持剂量,病情好转后即可停药。应用洋地黄期间,应注意监测洋地黄药物的血药浓度。

(6)降压药物的选择:高血压合并妊娠使用降压药物仍有争论。虽然降压对母亲有利,但是血压下降可减少子宫胎盘的灌注,胎儿会遭受到更大的损害。如果舒张压持续在110mmHg以上时,则应给予适当的治疗。如果血压迅速升高,达到200/100mmHg或以上,卧床休息不能缓解,或视网膜动脉进一步硬化、肾功能下降、以前妊娠有过颅内出血或者先兆子痫、心脏增大及心电图明显改变者则应考虑终止妊娠。常用的降压药物有①甲基多巴:为兴奋血管运动中枢的仪受体,抑制外周交感神经,使血压下降。常规给予250mg口服,每日3次或4次,直至血压达到满意水平。②拉贝洛尔:为α-受体和β-受体拮抗剂,对胎儿无致畸作用,常规给予100mg口服,每日2次或3次。③硝苯地平:钙拮抗剂,常规给予10mg口服,每日3次。④肼屈嗪:直接松弛小动脉平滑肌,常规给予50mg,每日3次。⑤产程中血压升高可给予肼屈嗪、硝酸甘油、酚妥拉明或硝普钠。

2.分娩期

心功能Ⅰ、Ⅱ级的孕妇,无产科手术指征多数能经阴道分娩,但必须仔细观察产程进展和产妇心功能情况,适当放宽剖宫产指征。

(1)第一产程。

①吸氧,严密监测生命体征,心率超过120次/分,无其他原因解释时,应考虑是心力衰竭征象,及时给予处理。

②若出现心力衰竭,取半坐卧位,高浓度面罩吸氧,给予乙酰毛花苷0.4mg加于25%葡萄糖液20mL缓慢静脉推注,必要时每隔4~6小时重复给药1次,每次0.2mg。

③加强胎儿的监护。

④适当给予镇痛或镇静剂,如哌替啶100mg肌内注射或地西泮10mg肌内注射,连续硬膜外麻醉有良好的镇痛效果。

⑤预防性使用抗生素:临产后即开始给予抗生素以预防感染,直到产后1周。首选青霉素类,可同时加用甲硝唑预防厌氧菌感染,注意控制输液速度及输液量。

⑥产程进展不顺利时及早手术终止产程,预后更好。

(2)第二产程。

①继续监测心率、呼吸,取半卧位,给氧,减少孕妇和胎儿缺氧。

②尽量缩短第二产程,避免产妇用力屏气,宫口开全后可行侧切或用低位产钳助产。

③胎儿娩出后,立即在产妇腹部放置沙袋,防止腹压骤然下降,血液流向内脏,造成回心血量暂时减少而诱发心力衰竭。

(3)第三产程。

①及时娩出胎盘胎膜,注意子宫收缩,可肌内或静脉注射缩宫素10~20U,禁用麦角新碱,以防血管阻力增加,引起心衰。

②保持产妇安静,可给予地西泮10mg或苯巴比妥钠0.3g肌内注射。

③若有产后出血应及时输血、输液,但要注意输血、输液的速度。

3.产褥期

(1)产后3天内,特别是产后24小时内是重点期,应防止心衰的发生,必要时可行心电监护。

（2）充分卧床休息,严密观察心率、呼吸、血压等变化。视病情指导产妇早期行床上活动,避免发生下肢深静脉血栓。产后无心衰表现,1周后逐渐下床活动,至少观察2周,病情稳定后方可出院。

（3）继续应用抗生素预防感染至产后1周左右,若无感染可停药。

（4）心功能Ⅰ～Ⅱ级者,可哺乳,心功能Ⅲ级或Ⅲ级以上者不宜哺乳。

（5）指导避孕,不宜再妊娠者,可在产后1周行绝育术。

4.心脏手术治疗

孕期尽量不做心脏手术。若孕妇心功能Ⅲ～Ⅳ级,妊娠早期发生肺水肿等情况,孕妇又不愿意终止妊娠,内科治疗效果不佳,心脏矫治手术操作不复杂,可考虑手术治疗,手术时间宜在妊娠12周以前进行。

5.心血管疾病产妇的剖宫产

因手术创伤和麻醉时血流动力学的改变,可加重心脏负担,故过去多主张无剖宫产指征者,以阴道分娩为宜。随着手术和麻醉技术的提高,以及先进的监护措施,加之剖宫产能减少产妇长时间宫缩引起的血流动力学改变,可减轻心脏负担,故近年来对有心血管疾患产妇分娩方式的选择主张放宽剖宫产指征。胎儿偏大,产道条件差及心功能Ⅱ级以上,或心功能Ⅰ～Ⅱ级但有产科合并症者,以剖宫产分娩为宜。如有心力衰竭,应先控制心力衰竭后再手术。手术以硬膜外持续阻滞麻醉为好,手术时手术者应动作轻巧熟练以缩短手术时间,且应采取严密监护措施。

（七）护理评估

1.病史评估

（1）既往史:全面了解既往病史,有无心脏病史、心衰史及与心脏病有关的疾病史,及其检查、诊疗经过和治疗结果;了解产科病史,包括产妇分娩的次数、初次生育的年龄、分娩方式、胎儿的大小情况,有无不良孕史等。

（2）现病史:了解本次妊娠经过,产妇目前的临床症状、心脏功能,是否应用药物,有无明确药物过敏史。

2.身体评估

（1）症状与体征:评估有无活动受限、发热、发绀、水肿、心脏增大、肝大以及心率、血压及呼吸节律的变化,有无感染及早期心力衰竭的表现。

（2）专科评估:测量宫高、腹围、胎心、胎动等情况。依据NYHA分级方案和AHA的客观指标评估方法确定孕妇的心功能。

（3）其他:评估产妇自理能力或日常活动能力,有无压疮、跌倒或坠床等高危因素。

3.心理—社会状况评估

评估孕妇及其家属对心脏病的认知程度及相关知识的掌握情况,对检查及治疗的配合情况,是否因担心母婴安全而产生焦虑、抑郁、恐惧的心理,社会及家庭支持系统是否建立完善等。

（八）护理措施

1.备孕期

根据心脏病的类型、病变程度、心功能状态及是否已行手术矫正等情况,在心脏专科医生及产科医生的指导下决定是否适宜妊娠。不宜妊娠者应指导妇女采取有效措施严格避孕。

2.妊娠期

(1)病情观察。

①每日或隔日测尿蛋白、称体重。心功能Ⅲ级以上者根据体重增加情况,及时予以利尿,以减轻心脏负荷,并加强观察有无水肿加重、气急和心跳加快等异常情况的出现,加强心电监护并记录,配合医生及时复查肝肾功能、心电图、24小时动态心电图、心功能以及实验室检查。

②产妇可自我监测,正确数胎动,每日3次,每次1小时并记录,发现异常及时汇报医生,给予胎心监护、吸氧等。

③每日3～4次测听胎心率,也可进行电子胎心率监护,隔日1次,必要时每日1次,同时配合B型超声、生物物理象监测、脐动脉血流图测试及24小时尿雌三醇、血雌三醇的测定等,以及时了解胎儿及胎盘功能。

(2)用药护理。

①妊娠前服用洋地黄类药物的孕妇,妊娠期仍需继续服用。对洋地黄类药物的耐受性差者,需要注意其用药时的毒性反应。

②洋地黄中毒的表现有:a.心脏毒性反应,如快速性心律失常伴传导阻滞。b.胃肠道反应如食欲缺乏、恶心、呕吐、腹痛、腹泻等。c.神经系统表现如头痛、头晕、乏力、视物模糊、黄视、绿视等。

③预防洋地黄中毒:给药前准确测量产妇脉搏,如心率大于100次/分或低于60次/分,或节律不规则,应暂停用药并及时通知医生。同时注意观察孕妇有无低血钾表现,使用利尿药者,严格记录尿量,尿多者必要时遵医嘱及时补钾。

(3)专科指导

①加强产检:妊娠合并心脏病产妇孕20周前每2周查1次,孕20周后每周查1次,并根据需要增加产检次数,由心血管医生及产科医生共同完成。

②提前入院待产:心功能Ⅰ～Ⅱ级者,应于预产期前1～2周提前入院待产,心功能Ⅲ级或以上者,应立即住院治疗,保证母婴安全。

(4)并发症护理观察。

①心力衰竭的预防:a.在充分休息及科学营养的前提下,积极治疗诱发心力衰竭发生的各种因素,如贫血、心律失常、妊娠期高血压疾病、各种感染,尤其是上呼吸道感染,应及时给予抗生素治疗。b.注意会阴及皮肤清洁,产妇家属应协助翻身叩背排痰,预防感染。c.必要时监测生命体征及血氧饱和度情况。d.风湿性心脏病产妇卧床期间要经常变换体位、活动双下肢,防止下肢深静脉血栓形成。

②心力衰竭的征象:a.轻微活动后即有胸闷、心悸、气短。b.休息时心率每分钟超过110次/分,呼吸每分钟大于20次。c.夜间常因胸闷而坐起呼吸,或需到窗口呼吸新鲜空气。d.肺底部出现少量持续性湿啰音,咳嗽后不消失等。

③心力衰竭的处理:a.体位:患者取坐位,双腿下垂,减少静脉回流,减轻心脏负荷。b.吸氧:给予高浓度吸氧,2～3L/min,湿化瓶中加入50%的酒精,以降低肺泡表面张力,改善肺通气。必要时可行面罩加压给氧。c.遵医嘱用药:孕妇对洋地黄类药物的耐受性差,需要注意用

药时的毒性反应;肌内注射吗啡起到镇静作用,以减少躁动所带来的额外心脏负担,同时可舒张小血管减轻心脏负荷;静脉注射呋塞米,以剩尿缓解肺水肿。应用血管扩张剂,如硝普钠、硝酸甘油、酚妥拉明时注意监测血压;应用氨茶碱解除支气管痉挛,以缓解呼吸困难,增强心肌收缩力。d.妊娠晚期有心力衰竭者应在心血管内科及产科医师的合作下,控制心力衰竭,紧急行剖宫产术,以减轻心脏负担,挽救孕妇生命。e.必要时可行四肢轮流三肢结扎法,以减少静脉回心血量,减轻心脏负荷。

(5)心理护理:妊娠合并心脏病孕妇因担心胎儿及自身安全容易产生紧张和焦虑心理,护士要运用沟通技巧,向孕妇介绍治疗成功的病例,使其树立信心,并向孕妇说明用药的目的,耐心解答孕妇和其家属的各种疑问,使其主动配合治疗及护理。

(6)健康教育。

①饮食:向产妇及其家属讲解饮食对疾病的影响。指导产妇正确摄入高蛋白、低脂肪(尤其是动物脂肪)、富含维生素和矿物质的饮食,限制食盐的摄入量,以减少水钠潴留,防止妊娠期体重异常增加,并嘱产妇进食不宜过饱,少量多餐,多吃蔬菜及水果,以防便秘加重心脏负担。

②休息与活动:保证孕妇的休息和睡眠,日间餐后休息 30 分钟至 1 小时,夜间保证有 10 小时的睡眠,休息时保持左侧卧位和半卧位,防止子宫右旋,减轻对心脏的负担。限制体力劳动,适当减少活动量。心功能Ⅲ级以上者要以卧床为主,尽可能采用半卧位或半坐位,以产妇舒适为标准。

③出院指导:做好出院手续办理流程的告知。a.健康指导:加强孕妇及其家属对妊娠合并心脏病相关知识的认识;嘱孕妇保持个人卫生,养成正确的饮食、运动习惯,掌握自我监测的方法,预防并发症的发生。b.定期产前检查,保证妊娠期安全,如有不适随时到医院就诊。

3.分娩期

(1)病情观察

①严密观察产程进展,每 15 分钟测量生命体征,每 30 分钟测胎心率。严格记录 24 小时出入液量,准确记录尿量。随时评估产妇心功能状态,及早识别并防止心力衰竭的发生。必要时遵医嘱应用镇静药物。

②分娩后观察 4 小时无异常者送产后病房母婴同室休息。

(2)用药护理。

①分娩后禁用麦角新碱,以免静脉压增高而发生心力衰竭。

②输液、输血时合理控制总量和速度,以防增加心脏额外的负荷。

(3)专科指导。

①指导产妇正确呼吸及减轻疼痛的方法。必要时可行硬膜外麻醉无痛分娩减轻疼痛,减少体力及精力消耗。

②缩短第二产程,宫缩时不宜用力,可行会阴侧切或产钳助产术,减少产妇体力消耗。

③请儿科医生到场,做好新生儿抢救的准备。

(4)并发症观察护理。

①心力衰竭:胎儿娩出后,产妇的腹部应立即放置沙袋,持续加压 24 小时,以防腹压骤降

诱发心力衰竭。输血、输液时合理控制总量及输液速度。

②产后出血:按摩子宫,严格记录阴道出血量。必要时遵医嘱应用宫缩剂,预防产后出血。

(5)心理护理:给予产妇心理及情感支持,做好宣教,给产妇以安慰和鼓励,消除紧张情绪。

(6)健康教育。

①饮食:因产程体力消耗较大,需进食高热量、高蛋白、高维生素、低盐、低脂肪的食物,且少食多餐。多吃水果蔬菜,预防便秘。

②休息与活动:产妇宜取左侧卧位15°,上半身抬高30°,防止仰卧位低血压综合征发生。

4.产褥期

(1)病情观察。

①产褥早期尤其产后72小时内,严密监测产妇生命体征及心力衰竭的早期症状,预防心力衰竭发生。有异常情况立即报告医生。

②观察子宫收缩情况,严格记录阴道出血量。

(2)用药护理。

①慎用宫缩药,以免强烈宫缩增加回心血量,加重心脏负担。

②静脉输液时,严格控制输液量及输液速度。

(3)专科指导。

①选择合适喂养方式:心功能Ⅰ~Ⅱ级的产妇允许哺乳,但应避免过度劳累。心功能Ⅲ级或以上者不宜哺乳,应及时回奶(禁用雌激素),指导家属人工喂养。

②指导母乳喂养及新生儿抚触,做好乳房护理相关内容详见"产科护理操作技术"。

(4)并发症护理观察。

①产后出血:产后4小时内每小时按压宫底,观察子宫收缩情况,并记录阴道出血量;子宫收缩欠佳者,应按摩子宫,遵医嘱给予缩宫素预防产后出血。

②产褥期感染:a.早、晚用软毛牙刷刷牙,预防口腔炎症的发生。b.每日给予会阴擦洗2次,勤换会阴垫,保持会阴部清洁,预防泌尿系感染。c.遵医嘱给予抗生素预防感染。

(5)心理护理:心脏病产妇会担心新生儿的健康,同时由于自身原因不能亲自参与照顾,会产生愧疚、烦躁心理。因此护士应通过评估产妇身心状况及家庭支持情况,鼓励并制订全家参与康复计划,循序渐进地恢复产妇自理能力,使其慢慢适应母亲角色。如果心功能尚可,可鼓励产妇适度地参加照顾新生儿的活动以增加母子感情。如果新生儿有缺陷或死亡,要允许产妇表达情感,并给予理解和安慰,减少产后抑郁症的发生。

(6)健康教育。

①饮食:给予高蛋白、高热量、高维生素、富含矿物质饮食;有水肿时,应适当限制钠盐,除了少进食盐外,应注意限制食物中含钠高的海带、虾米、味精、调味品、咸味副食品的入量;忌烟、酒、浓茶、咖啡及辛辣刺激性食物;注意少食多餐,宜进质软、易消化的食物,但应注意补充粗纤维食物,以保证大便通畅。

②休息与活动:a.产后24小时内绝对卧床休息,病情轻者,24小时后可适当下地活动,对于首次下床的产妇做好预防跌倒的指导。b.保证充足的休息和睡眠,以活动后不感觉疲劳为宜。有时活动后会有轻度心慌、气急,但休息后好转者应量力而行,避免劳累。c.若心功能Ⅲ

级或以上者,即使无自觉症状时,也要每天卧床 10 小时以上,并保证一定的午休时间。

③用药指导:在应用洋地黄类药物时,指导产妇自测脉搏,若脉搏>100 次/分或<60 次/分,及时报告医护人员。

④出院指导:a.注意休息,避免劳累。b.保持心情愉快,减少生活压力及刺激。c.养成定时排便排尿的习惯,避免大便干燥,必要时使用缓泻剂。d.坚持产后康复操的锻炼及膀胱功能的训练。e.产后 6 周内禁止性生活,6 周之后建议严格避孕,指导产妇采用有效避孕措施或做绝育术。f.指导产妇将孕期保健册交地段保健机构,产后 42 天产妇及婴儿应来医院进行产后复查。g.告知产妇母乳喂养热线电话及母乳喂养咨询门诊出诊时间,以便产妇遇到困难时咨询。h.指导产妇在产褥期如有异常应及时到医院检查,如阴道出血超过月经量、心慌、气急、呼吸困难等。

(7)延续护理:建立随访登记本,定期进行电话随访。随访过程中,关注产妇心功能情况及母乳喂养情况,指导产妇保证充足的睡眠和休息,如有心脏不适及时去内科就诊。

十二、妊娠合并急性脂肪肝

妊娠期急性脂肪肝(AFLP)是发生于妊娠后期的一种与线粒体脂肪酸氧化障碍有关的、以肝细胞大面积脂肪变性为主要特征的危重疾病,多见于初产妇和妊娠期高血压疾病产妇,发病率为 1/15 000～1/10 000。

(一)病因及发病机制

多数人认为妊娠后体内性激素水平的变化与本病有直接关系。妊娠引起的激素变化,使脂肪酸代谢发生障碍,致游离脂肪酸堆积在肝细胞和肾、胰、脑等其他脏器。由于造成多脏器损害,近年来已有多例复发病例和其子代有遗传缺陷的报道,故有人提出可能是先天遗传性疾病。此外可能也与病毒感染、中毒、药物(如四环素)、营养不良、妊娠期高血压疾病等多因素对线粒体脂肪酸氧化的损害作用有关。

(二)临床表现

起病初期仅有持续性恶心、呕吐、乏力、上腹痛或头痛,数天至 1 周出现黄疸且进行性加深,常无瘙痒。腹痛可局限于右上腹,也可呈弥散性。常伴有高血压、蛋白尿、水肿,少数人有一过性多尿和烦渴,如不分娩病情继续进展,出现凝血功能障碍(皮肤淤点、淤斑以及消化道、龈出血等)、低血糖、意识障碍、精神症状及肝性脑病、尿少、无尿和肾衰竭,常于短期内死亡。AFLP 时死产、死胎、早产及产后出血多见。少数患者还可出现胰腺炎和低蛋白血症。

(三)辅助检查

1.血常规

外周血白细胞计数升高,可达(15.0～30.0)×10^9/L,出现中毒颗粒,并见幼红细胞和嗜碱性点彩红细胞;血小板计数减少,外周血涂片可见肥大血小板。

2.血清总胆红素

血清总胆红素中度或重度升高,以直接胆红素为主,一般不超过 200μmol/L;血转氨酶轻度或中度升高,ALT 不超过 300U/L,有酶-胆分离现象;血碱性磷酸酶明显升高;血清清蛋白偏低,β-脂蛋白升高。

3.血糖

血糖可降至正常值的 1/3～1/2,是 AFLP 的一个显著特征;血氨升高,出现肝性脑病时可高达正常值的 10 倍。

4.凝血功能

凝血酶原时间和部分凝血活酶时间延长,纤维蛋白原降低。

5.血尿酸、肌酐和尿素氮

血尿酸、肌酐和尿素氮均升高。尤其是尿酸的增高程度与肾功能不成比例,有时高尿酸血症可在 AFLP 临床发作前就存在。

6.尿蛋白及尿胆红素

尿蛋白阳性,尿胆红素阴性。尿胆红素阴性是较重要的诊断依据之一,但尿胆红素阳性不能排除 AFLP。

7.影像学检查

B 超见肝区的弥散性高密度区,回声强弱不均,呈雪花状,有典型的脂肪肝波形。CT 及 MRI 检查可显示肝内多余的脂肪,肝实质呈均匀一致的密度减低影。

8.病理检查

病理肝组织学检查是唯一的确诊方法。当临床高度怀疑 AFIP 时,应及早在 DIC 发生前做穿刺活组织检查。典型病理变化为肝细胞弥散性、微滴性脂肪变性,炎症、坏死不明显。本病开始时肝小叶周围肿胀的肝细胞充满细小的脂肪滴,细胞核仍位于细胞中央。以后病变累及门脉区的肝细胞组,肝小叶结构清晰,基本正常。病情进一步发展,肾脏、胰腺、脑等均有微囊样脂肪变性。HE 染色时,可见肝细胞脂肪变性形成独特的空泡,肝细胞呈气球样变,肝血窦内出现嗜酸小体。用特殊的脂肪油红 O 染色,细胞中脂肪小滴的阳性率更高。电镜观察可见肝细胞核位于中央,胞浆中充满大小不等的囊泡,可见脂肪滴,线粒体基质密度增高,并明显肿大。如患者康复,上述的病理变化可完全消失,肝脏无伤痕遗留。

(四)诊断

1.病史

无肝炎接触史,既往无肝病史。

2.临床表现

妊娠晚期突然发生不明原因的恶心、呕吐、上腹痛、黄疸时,需高度警惕 AFILP。

3.实验室检查

(1)白细胞计数升高,≥15.0×10⁹/L,有时可达 30×10⁹/L。血小板计数减少<100×10⁹/L。外周血涂片可见肥大血小板、幼红细胞、嗜碱性点彩红细胞。

(2)血清转氨酶轻度或中度升高,一般不超过 300U/L,血清碱性磷酸酶明显升高,血清胆红素升高、但很少>200μmol/L。

(3)血糖降低,血氨升高:持续性重度低血糖是 AFLP 的一个显著特征,常可降至正常值的 1/3～1/20 血氨在 AFILP 的早期就可升高,出现昏迷时则高达正常值的 10 倍。

（4）凝血酶原时间延长，部分凝血活酶时间延长，血浆抗凝血酶Ⅲ和纤维蛋白原减少。

（5）血尿酸、肌酐和尿素氮均升高，尤其是尿酸的增高程度与肾功能不成比例，有时高尿酸血症可在 AFILP 临床发作前即存在。

（6）尿蛋白阳性，尿胆红素阴性。尿胆红素阴性是较重要的诊断指标之一，但尿胆红素阳性不能排除 AFLP。

4.影像诊断

影像诊断是 AFLP 的辅助诊断。B 超主要表现为肝区弥散的密度增高，呈雪花状，强弱不均。CT 检查示肝实质为均匀一致的密度减低影。

（五）治疗

AFLP 尚无特效疗法，保守治疗风险极高，因此提高认识、早期诊断及治疗是关键，尽快终止妊娠，可以降低母婴病死率。

1.产科处理

（1）本病可迅速恶化，危及母儿生命，一经诊断，应立即终止妊娠。期待治疗不能缓解病情，而是呈进行性加重趋势，及时终止妊娠已使母儿存活率明显升高。

（2）终止妊娠的方式是经剖宫产还是经阴道，目前尚无一致意见。一般认为，宫颈条件差或胎位异常者，应多采用剖宫产，术中采取局麻或硬膜外麻醉，不用全麻以免加重肝损害。若胎死宫内，宫颈条件差，短期不能经阴道分娩的也应行剖宫产。剖宫产时如出现凝血机制障碍，出血不止经用宫缩剂等处理无效者，应行次全子宫切除。术后禁用镇静、痛剂。若条件许可，胎盘功能好，经阴道分娩的结果也较好。

（3）注意休息，不宜哺乳。

2.支持疗法

（1）给予低脂肪、低蛋白、高糖饮食。纠正低血糖，注意电解质平衡，纠正代谢性酸中毒。

（2）每天给予维生素 K_1、维生素 C、ATP 及辅酶 A，静脉应用保肝及降血氨药物。

（3）酌情输注血浆、纤维蛋白原、血小板及凝血酶原复合物等纠正凝血功能障碍，给予人体清蛋白以纠正低蛋白血症，降低脑水肿的发生。

3.对症治疗

（1）早期短时间应用肾上腺皮质激素，如氢化可的松，以保护肾小管上皮。

（2）血浆置换是目前最常用的人工肝支持治疗方法。

（3）根据病情应用抗凝剂和 H_2 受体阻滞剂，维持胃液 pH＞5，防止应激性溃疡的发生。

（4）肾衰竭利尿无效者可行透析疗法、人工肾等治疗。使用对肝功能影响小的抗生素，如氨苄青霉素 6～8g/d，防治感染。

（5）发生 DIC 时，应及早应用肝素。

经上述治疗，多数产妇病情改善，预后良好。损害的肝脏一般在产后 4 周能恢复，无慢性肝病后遗症。少数产妇虽经迅速终止妊娠及上述各种方法治疗，病情继续恶化的，可考虑肝脏移植。文献报道对不可逆肝功能衰竭者，肝移植确能提高生存率。

（六）护理评估

1.病史评估

（1）既往史：分娩的次数，初次生育的年龄、分娩方式、胎儿的大小；有无肝病史；妊娠期间肝功能情况;药物使用情况及有无过敏。

(2)现病史:了解此次妊娠经过,孕妇目前的临床症状、肝功能情况、是否应用某种药物。

(3)心理—社会状况:评估产妇对急性脂肪肝的认知程度、相关知识的掌握情况,对检查及治疗的配合情况;评估是否因担心母婴安全而产生焦虑、抑郁、恐惧的心理;评估社会及家庭支持系统是否建立完善等;了解急性脂肪肝对产妇生活的影响。

2.身体评估

(1)症状与体征:妊娠晚期是否出现不明原因的恶心、呕吐、上腹痛等症状,是否出现黄疸而不伴皮肤瘙痒等症状。

(2)营养评估:询问孕妇饮食习惯与嗜好,饮食量和种类;测量体重。

(3)专科评估:测量孕妇宫高、腹围,观察胎心、胎动等情况。

(4)其他评估:评估自理能力或日常活动能力、有无压疮、跌倒/坠床高危因素;评估孕妇有无泌尿系感染、呼吸道感染、深静脉血栓等风险。

(七)护理措施

1.妊娠期

(1)一般护理。

①测量生命体征,安置床位,为孕妇佩戴腕带,根据病历首页正确填写姓名、年龄、病历号、护理单元、床号等信息,查看入院须知及家属签字情况,通知其主管医生。

②保持病室整洁、舒适、安全,病室温度和湿度适宜,定时开窗通风。

③遵医嘱指导产妇饮食,嘱孕妇左侧卧位,注意休息,保持轻松愉快的心情。

④嘱孕妇定时计数胎动,必要时吸氧。

⑤每日测体温、脉搏1～2次,体温>37.2℃者,每日测体温4次,高热者按高热护理常规护理。

⑥每周测体重1次。

⑦生活不能自理者,如阴道出血、发热、重度贫血及长期保留导尿管者,每日清洁外阴1～2次,预防感染。

⑧每日记录大便次数,3日无大便者可根据医嘱给予缓泻剂。

⑨做好生活护理,提供必要帮助。

(2)病情观察。

①严密监测生命体征,持续心电监护,准确记录24小时出入液量,观察神志及瞳孔的变化以了解有无肝性脑病的先兆。

②注意观察其有无口渴、喜冷饮、上腹痛等,以及尿色加深、巩膜、皮肤黄染等症状。

③注意观察有无头晕、头痛、视物模糊等症状,警惕子痫的发生。

④观察有无心慌、出冷汗等低血糖症状,随时监测血糖情况。

⑤密切观察体重变化,体重骤增时及时通知医生。

⑥警惕出血、肝肾综合征、胸腔积液、腹腔积液、脑水肿、感染及多脏器功能衰竭的发生,密切监测,做好抢救准备。

（3）用药护理。

①遵医嘱给予成分输血（红细胞、血小板、清蛋白等）。输血时严格执行输血查对制度，密切观察输血反应，及时做出相应处理。

②遵医嘱给予保肝治疗，如维生素 C、氨基酸等。输注过程中注意控制输液速度，观察有无输液反应，若发生及时给予处理。

（4）专科指导。

①急性脂肪肝可导致胎儿在宫内窘迫或死亡，应预防胎死宫内。注意听胎心，监测频率每天不少于 10 次，白天每间隔 2 小时监听 1 次，夜间每 3 小时监听 1 次，每间隔 1 天进行胎心监测 1 次。

②严密观察孕妇胎动情况，教会孕妇自数胎动的方法，发现异常及时报告医生。

③遵医嘱及时进行 B 型超声检查，对出现异常情况的产妇及时终止妊娠。

（5）并发症护理观察。

①死胎：严密监测胎儿宫内情况，注意观察胎心、胎动情况。

②早产：密切观察先兆早产征象，一经发现及时给予处理。

（6）心理护理：孕妇了解病情后会产生焦虑心理，并且担心胎儿的身体健康，会产生较严重的抑郁心理。护士要正确安慰孕妇，对孕妇进行有效的心理疏导，使其放松心情，配合治疗。如果情况许可，将孕妇放置单间内由孕妇家属陪同，以缓解焦虑、紧张的情绪。

（7）健康教育。

①饮食控制：以进食碳水化合物、高维生素、低蛋白的清淡易消化的饮食为主，禁食动物脂肪、骨髓、黄油、内脏等。葡萄糖除能供给热量、减少蛋白质分解外，还能促进氨合成谷氨酰胺，以降低血氨，防止肝性脑病的发生，所以可适当补充葡萄糖。出现腹腔积液者要限制钠盐和水的摄入。保持大便通畅，减少肠内有毒物质，可给予植物蛋白饮食，高维生素饮食，有利于氨的排除，且利于排便。

②卧床休息：绝对卧床休息，保持病房安静，各种治疗、操作尽量集中执行，动作应轻柔、熟练，保证孕妇充分的休息。保持各种管道通畅，双下肢水肿者给予抬高双下肢。

③卫生指导：保持床单位清洁干燥、平整，衣着宽松舒适，保持皮肤清洁卫生。定时翻身，改善受压部位的血液循环，特别是有水肿的产妇，应防止水肿部位因受压而破损，引起压疮。黄疸者因胆盐沉积出现皮肤瘙痒时，可用温水擦浴并涂抹止痒药物，防止抓伤，引起感染。

2.分娩期

（1）病情观察。

①持续吸氧，心电监护，注意产妇生命体征及神志改变。

②加强电子胎心监护，如有异常情况及时通知医生。

③注意产妇自觉症状，如有全身不适、右上腹疼痛，立即通知医生做好抢救准备。

（2）健康教育：加强手术前心理护理，避免紧张。

3.产褥期

（1）病情观察。

①密切观察生命体征，发现异常及时处理。

②术后加强尿管护理,保持会阴部清洁干燥,行会阴擦洗每日 2 次,预防尿路感染,保持管壁清洁无污迹,注意观察尿量及尿液的性质、有无感染迹象。

③出血的观察:a.产后 2 小时内每 30 分钟按摩 1 次宫底,观察宫缩情况及阴道出血的性质和量,2 小时后每小时观察 1 次子宫收缩和阴道出血情况。用称重法计算出血量。b.观察手术切口渗血、渗液情况。c.观察皮肤黏膜有无淤血、淤斑;观察采血部位和针眼处有无渗血,尽量选择静脉留置,以减少穿刺次数,做好静脉维护,注意穿刺处有无淤斑。d.密切观察有无血压下降、肠鸣音亢进等情况,如出现心悸、头晕、脉搏细速、面色苍白等,应警惕消化道出血。e.人工肝支持治疗:严密监测生命体征、血氧饱和度,做好循环管路、人工肝支持系统运行参数、不良反应的观察。血浆置换时观察有无过敏反应、低血压、出血倾向,低钙、低钾血症。血液灌流时需警惕栓塞并发症、血小板减少的发生。治疗过程中做好血管通道的护理,防止导管脱出。

(2)专科指导:注意观察乳房情况,做好乳房护理,AFLP 产妇不宜母乳喂养。视乳汁分泌程度口服炒麦芽或芒硝外敷回奶,避免使用有损肝脏的药物。

(3)并发症护理观察。

①肝性脑病:密切注意产妇的精神意识状态,重视产妇的主诉,注意与产妇的交流与沟通技巧,注意有无腹胀,如产妇出现精神萎靡、嗜睡或兴奋,血压偏低等,应警惕肝性脑病的发生。保持大便通畅,预防肝性脑病。

②感染:遵医嘱早期禁食,后期给予低脂优质蛋白饮食,同时给予纤维蛋白原、人血清蛋白和抗生素,纠正贫血,改善凝血功能,预防感染。

③肝肾综合征:准确记录 24 小时出入液量,观察肾功能,血容量补足后若仍少尿,遵医嘱给予利尿剂,无效者提示可能发生急性肾衰竭,应尽早采取血液透析。

(4)健康教育。

①饮食:遵医嘱早期禁食,恢复期逐渐给予低脂肪、低蛋白、高维生素、高碳水化合物饮食,保证足够热量,逐渐增加饮食中蛋白质含量,且由植物蛋白向动物蛋白逐渐过渡。

②运动:注意休息,适当活动。

③出院指导:a.宜进食清淡易消化富含营养的食物,食物中应有足够的蔬菜、水果及谷类,多喝汤类,少食多餐,以每日 4~5 餐为宜。b.注意休息,避免劳累,产后不宜哺乳,保证充足睡眠。c.定期随访肝功能。若再次妊娠,仍有一定的复发倾向。d.合并有代谢性疾病、内分泌疾病、消化性疾病的应积极治疗原发病。e.保持外阴清洁及个人卫生,勤换内衣裤,产后可进行沐浴、刷牙。f.保持心情愉快,指导产妇心理调适,保持乐观,情绪稳定。g.产后 42 天内禁止性生活,42 天后建议避孕,再次妊娠有再发生 AFLP 的可能。指导产妇选择适合的避孕方法,产后避孕不宜用避孕药;正常产后 3 个月,可以选择宫内节育器避孕。h.指导产妇将孕期保健册交地段保健机构,产后 42 天产妇及婴儿应来医院进行产后复查。i.指导产妇在产褥期如有异常应及时到医院检查。

第二节 分娩期

一、影响分娩的因素

影响分娩的因素有产力、产道、胎儿及产妇的精神心理因素。四大因素均正常且能相互适应,胎儿顺利经阴道自然娩出,称为正常分娩。

(一)产力

将胎儿及其附属物从子宫腔内逼出的力量,称为产力。产力包括子宫收缩力、腹肌及膈肌收缩力和肛提肌收缩力。

1.子宫收缩力

子宫收缩力是分娩的主要力量,贯穿于整个分娩过程中。临产后的子宫收缩力能迫使宫颈管缩短直至消失,子宫口扩张、胎先露下降、胎儿及其附属物娩出。临产后的正常子宫收缩(简称宫缩)具有以下特点。

(1)节律性:每次宫缩均由弱到强,持续一定时间,再由强到弱,直至消失进入间歇期(图3-7)。

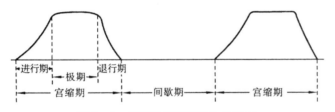

图3-7 子宫收缩的节律性示意图

(2)对称性与极性:对称性是指正常宫缩起自两侧子宫角,迅速向子宫底中央集中,左右对称。极性是指宫缩以子宫底部最强、最持久,向下移行逐渐减弱(图3-8)。

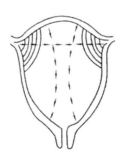

图3-8 子宫收缩的对称性和极性

(3)缩复作用:宫缩时,子宫体部肌纤维缩短、变宽,收缩后肌纤维遂又松弛,但不能恢复到原有的长度,经过反复收缩,肌纤维越来越短,这种现象称为缩复作用。

2.腹肌及膈肌收缩力

腹肌及膈肌收缩力(也称腹压)是第二产程重要的辅助力量。子宫口开全后,产妇屏气用力使腹压增高,协同宫缩促使胎儿、胎盘娩出。

3.肛提肌收缩力

肛提肌收缩力可协助胎先露完成内旋转、仰伸和胎盘娩出。

(二)产道

1.子宫下段的形成

子宫下段由非孕时长约1cm的子宫峡部形成,临产后的规律宫缩进一步使子宫下段拉长达7~10cm。

2.子宫颈的变化

(1)宫颈管消失:初产妇多是宫颈管先消失,子宫颈外口后扩张;经产妇则多是宫颈管消失与子宫颈外口扩张同时进行。

(2)子宫口扩张:临产后子宫口扩张主要是子宫收缩及缩复向上牵拉的结果,随着产程进展,子宫口开全时,妊娠足月的胎头方能通过。

3.骨盆底、阴道及会阴的变化

破膜后胎先露下降,直接压迫骨盆底,阴道黏膜皱襞展平,使阴道扩张加宽,肛提肌向下及两侧扩展,肌纤维拉长,使会阴体由5cm左右变成2~4mm,以利于胎儿通过产道,若会阴保护不当可造成裂伤。

(三)胎儿

1.胎儿大小

胎儿是决定分娩难易的重要因素之一,胎头是胎体的最大部分,也是通过产道最困难的部分。

(1)胎头颅骨:胎头颅骨由顶骨、额骨、颞骨各2块和枕骨1块构成。颅骨间的空隙称为颅缝。两顶骨间为矢状缝;枕骨与顶骨间为人字缝。两颅缝交界的空隙较大处为囟门。两额骨与两顶骨的空隙为前囟门,呈菱形;两顶骨与枕骨间的空隙为后囟门,呈三角形。胎头有一定的可塑性,分娩时颅骨可稍微变形或重叠,使头颅的体积缩小,有利于分娩。

(2)胎头径线:双顶径为两顶骨隆突间的距离,B超检查可测定此值,判断胎儿大小,妊娠足月时平均为9.3cm;枕下前囟径为前囟门中心至枕骨隆突下方的距离,平均为9.5cm;枕额径为鼻根至枕骨隆突间的距离,平均为11.3cm;枕颏径为颏骨下方至后囟门顶部的距离,平均为13.3cm。

2.胎方位

纵产式时胎儿容易通过产道。枕先露时,在分娩中颅骨重叠,周径变小,利于胎头娩出;臀先露时,胎臀软且小,不能使阴道充分扩张,而后出胎头无机会变形,使后出胎头困难;肩先露为横产式,妊娠足月活胎不能通过产道,对母婴威胁极大。

3.胎儿畸形

胎儿畸形如脑积水、连体儿等,使胎头或胎体过大,通过产道时会发生困难。

(四)精神心理因素

分娩对于产妇是一种持久而强烈的应激源,可以引起生理上及精神心理上的应激反应。当产妇获得分娩的负面信息时,可在临产后出现紧张、焦虑、不安的情绪。这些情绪会使机体产生一系列变化,引致子宫缺氧、收缩乏力、子宫口扩张缓慢、胎先露下降受阻、产程延长、产妇体力消耗过多,同时也促使产妇交感神经兴奋,血压升高,使胎儿缺氧,导致胎儿窘迫。

二、枕先露的分娩机制

分娩机制是指胎先露通过产道时,为适应骨盆各平面的形态和大小,被动地进行一系列适应性转动,以其最小径线通过产道的全过程。因临床上枕先露占95.55%～97.55%,又以枕左前位为最常见,故以枕左前位为例说明分娩机制。

(一)衔接

胎头双顶径进入骨盆入口平面,胎头颅骨最低点接近或达到坐骨棘水平,称为衔接(图3-9)。胎头取半俯屈状态以枕额径进入骨盆入口,胎头矢状缝落在骨盆入口右斜径上,胎头枕骨在骨盆左前方。经产妇多在分娩开始后胎头衔接,初产妇多数在预产期前2～3周内胎头衔接。若初产妇分娩已经开始而胎头仍未衔接,应警惕有无头盆不称。

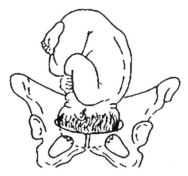

图3-9 胎头衔接

(二)下降

胎头沿骨盆轴前进的动作,称为下降。下降动作呈间歇性,宫缩时胎头下降,宫缩间歇时胎头稍有回缩。下降贯穿于分娩的全过程,临床上常以胎先露下降程度,作为产程进展的判断标准之一。

(三)俯屈

在下降过程中,胎头遇盆底阻力而发生俯屈,变衔接时的枕额径为枕下前囟径(图3-10),使胎头以最小径线继续下降通过产道。

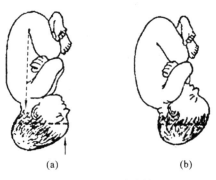

(a)   (b)

图3-10 胎头俯屈

（四）内旋转

胎头俯屈下降时，枕部位置最低，达到骨盆底时，肛提肌收缩将胎头枕部推向母体骨盆前方，向前旋转 45°，囟门转到耻骨弓下方，此动作称为内旋转（图 3-11），于第一产程末完成。

（五）仰伸

胎头下降达阴道外口时，胎头枕骨下部以耻骨弓为支点，在产力作用下发生仰伸（图 3-12），使胎头的顶、额、鼻、口、颏相继娩出。

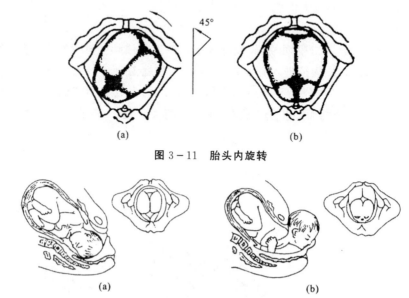

图 3-11　胎头内旋转

图 3-12　胎头仰伸

（六）复位及外旋转

胎头娩出后，胎头枕部向左旋转 45°，胎头与胎肩恢复正常关系，称为复位；胎肩继续下降，前（右）肩继续向左旋转 45°，称为外旋转（图 3-13）。

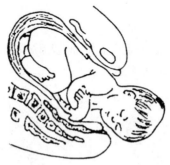

图 3-13　胎头外旋转

（七）胎肩及胎儿娩出

外旋转完成后，前（右）肩先从耻骨弓下娩出（图 3-14）；胎体稍侧屈，后（左）肩从会阴前缘娩出；此后胎体和四肢相继娩出，胎儿娩出过程全部完成。

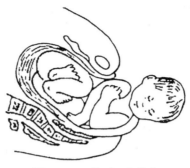

图 3-14　前(右)肩娩出

三、先兆临产、临产与产程

(一)先兆临产

1.假临产

临产前 1~2 周常有不规则的子宫收缩,称为"假临产"。其特点是宫缩持续时间短且不恒定,间歇时间长而不规则,强度不增强,不伴随宫颈管消失和宫口扩张,常在夜间出现,白天消失,给予镇静剂可以抑制宫缩。

2.胎儿下降感

由于胎先露下降入盆,使子宫底下降,初孕妇有胎儿下降感,感觉上腹部较前舒适,进食增多,呼吸轻快。

3.见红

分娩发动前 24~48 小时内,因子宫颈内口附近的胎膜与该处的子宫壁分离,毛细血管破裂有少量出血,与子宫颈黏液相混经阴道排出,称为见红,见红是分娩即将开始比较可靠的征象。

(二)临产诊断

临产开始的标志是有规律且逐渐增强的子宫收缩,持续 30 秒或以上,间歇 5~6 分钟,同时伴进行性宫颈管消失、宫口扩张和胎先露下降。

(三)产程分期

分娩全过程是从规律性子宫收缩开始至胎儿、胎盘娩出为止,简称总产程。临床上通常分为三个产程。

1.第一产程(子宫颈扩张期)

从规律的子宫收缩开始至宫口开全(10cm),初产妇需 11~12 小时,经产妇需 6~8 小时。

2.第二产程(胎儿娩出期)

从宫口开全至胎儿娩出。初产妇需 1~2 小时,经产妇需数分钟至 1 小时。

3.第三产程(胎盘娩出期)

从胎儿娩出至胎盘娩出,需 5~15 分钟,不超过 30 分钟。

四、第一产程产妇的护理

（一）护理评估

1.健康史

了解产前检查情况，询问现病史及既往史，了解目前临产情况，有无临产先兆，如已临产，应了解开始规律宫缩时间、间歇时间、持续时间等。

2.身体状况

（1）规律宫缩：临产开始时，宫缩弱，持续时间较短（约30秒），间歇时间较长（5～6分钟），随着产程的进展，宫缩持续时间渐长，强度不断增加，间歇时间渐短（2～3分钟）。宫缩近宫口开全时，宫缩持续时间可长达1分钟或以上，间歇期仅1分钟或稍长。

（2）宫口扩张：通过肛门检查或阴道检查可以确定宫口扩张情况，宫缩渐频且不断增强时，宫颈管逐渐变短并消失，宫口逐渐扩张。当宫口开全时，宫口边缘消失，足够胎头通过。

（3）胎先露下降程度：随着宫缩强度的不断增强、间歇时间逐渐缩短及宫口的相应扩大，胎先露不断下降。

（4）胎膜破裂（简称破膜）：宫缩时，子宫羊膜腔内压力增高，宫缩不断增强，羊膜腔内压力更高，当压力达到一定程度时胎膜自然破裂，羊水流出。破膜多发生在宫口近开全时。

（5）心理、社会状况：了解产妇对分娩知识的掌握程度、心理活动，如产妇有无焦虑、急躁紧张情绪，是否能耐受宫缩痛，产妇家属对产妇的关心和支持程度。

3.辅助检查

辅助检查包括血常规及尿常规，用胎儿监护仪描记宫缩曲线、胎心曲线，肛门检查、阴道检查。

（二）护理诊断

1.疼痛

与逐渐增强的子宫收缩有关。

2.焦虑

与缺乏分娩知识、担心分娩能否顺利进行有关。

3.舒适度改变

与宫缩疼痛、胎膜破裂等有关。

（三）护理措施

1.一般护理

（1）监测生命体征：常规测量生命体征并做好记录，宫缩时血压可升高5～10mmHg，间歇期恢复，每4～6小时应测血压1次，若有异常，酌情增加测量次数，并报告医生给予相应处理。

（2）一般处理：外阴部应剃除阴毛，用温肥皂水、温开水清洗干净，做好个人清洁卫生，如淋浴、更换清洁衣服等，为分娩做准备。如为初产妇及有难产史的经产妇，再次行骨盆外测量。

（3）休息与活动：在产妇宫缩不强且未破膜时，鼓励产妇在陪护下于待产室内走动。建议产妇取左侧卧位，也可以取自觉舒适的体位。

（4）饮食指导：鼓励产妇少量多餐，进食高热量易消化食物，补充足够的水分，保持体力充沛。

（5）排尿与排便：鼓励与监督产妇每隔 2～4 小时排尿 1 次，防止膀胱充盈影响胎先露下降和宫缩。因胎头压迫引起排尿困难者，应先考虑有无头盆不称，必要时给予导尿。若初产妇宫口扩张小于 4cm，经产妇小于 2cm 时，如无异常情况可行温肥皂水灌肠，灌肠既能清除粪便，避免分娩时排便造成污染，又能刺激宫缩加速产程进展。下列情况不宜灌肠：阴道流血、胎膜早破、胎头未衔接、胎方位异常、有剖宫产史、宫缩强估计 1 小时内分娩、内科合并症、胎儿窘迫、妊娠高血压疾病等。

2.观察产程

（1）观察宫缩：临床上最简单的方法是由助产人员以一只手手掌置于产妇腹壁上，可感觉到宫缩时子宫体部隆起变硬，间歇期松弛变软。定时连续观察宫缩持续的时间、间歇时间、规律性及强度，并予以记录。必要时用胎儿监护仪描记宫缩曲线，其是较全面地反映宫缩的客观指标。监护仪的使用有外监护与内监护两种，外监护临床上常用，将压力探头放置于子宫体接近子宫底部，用窄腹带固定于产妇的腹部上，适用于胎膜未破、宫口未开者。内监护适用于胎膜已破、宫口扩张 1cm 能放入内电极者。

（2）听胎心音。

①听诊器：产程开始后，潜伏期每 1～2 小时听胎心音 1 次，进入活跃期每 15～30 分钟听胎心音 1 次，应在宫缩间歇期听诊，每次听诊 1 分钟并记录。正常胎心率每分钟 120～160 次。若胎心率低于 120 次或高于 160 次，均提示胎儿窘迫。

②多普勒胎心监护仪：在探头或听诊的部位抹少量耦合剂，打开电源开关，将探头置于相应的部位，听诊的次数、时间和用听诊器听诊的要求相同。

③胎儿监护仪：多用外监护描记胎心率曲线，将测量胎心率的探头置于胎心音最响亮的部位，并用窄腹带固定于腹壁上，观察胎心率曲线的变异及其与宫缩、胎动的关系。这种方法能判断胎儿在子宫内的状况，明显优于听诊器及多普勒胎心监护仪。

（3）胎先露下降及宫口扩张：临床上通常是通过定时行肛门检查来了解胎先露下降及宫口扩张情况。宫口扩张曲线和胎先露下降曲线是描述产程图的依据（图 3-15），是产程进展的重要指标，并能指导产程的处理。

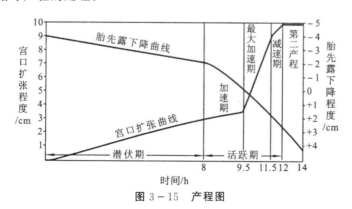

图 3-15 产程图

①根据宫口扩张曲线特点将第一产程分为潜伏期与活跃期。开始出现规律宫缩至宫口扩张 3cm，称为潜伏期，此期间扩张速度较慢，约需要 8 小时，最大时限为 16 小时，超过 16 小时称为潜伏期延长；宫口扩张从 3cm 至宫口开全称为活跃期，此期间扩张速度明显加快，约需 4 小时，最大时限为 8 小时，超过 8 小时称为活跃期延长。

②胎先露下降程度的标志：以坐骨棘平面为标志，胎头颅骨最低点与坐骨棘平面齐平时，以"0"表示，在坐骨棘平面上 1cm 时，用"－1"表示，在坐骨棘平面下 1cm 时，用"＋1"表示，依此类推(图 3－16)。

③肛门检查(肛查)：临产后每 2～4 小时检查 1 次，宫缩较频且强或经产妇间隔时间应适当缩短。方法是产妇仰卧，两腿屈曲分开，检查者示指戴肛指套，蘸肥皂水或润滑油，轻轻伸入直肠，摸清坐骨棘、胎先露高低、宫口扩张程度并记录(图 3－17)。

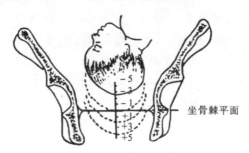

图 3－16　胎先露下降程度的标志

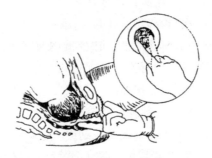

图 3－17　肛门检查

④阴道检查：临产后应避免不必要的阴道检查。如肛查不满意或有特殊情况，可进行阴道检查，但必须行严密的外阴消毒，避免子宫内感染。

(4)胎膜破裂：胎膜自然破裂后，前羊水流出，应立即听胎心音，并观察羊水的性状、颜色和流出量，记录破膜时间。若破膜超过 12 小时尚未分娩者，遵医嘱给予抗生素预防感染。

3.症状护理

(1)腹痛：加强对产妇的鼓励与支持，指导产妇在宫缩间歇时注意休息、睡眠，保持体力，宫缩时正确使用腹式呼吸，或双手轻揉下腹部，多抚触产妇，以减轻不适感。

(2)腰痛：协助产妇按摩腰骶部，以减轻疼痛。

(3)小腿肌肉痉挛：首先使产妇安静，再将其痉挛的腿平放伸直，按摩小腿腓肠肌。

4.心理护理

产妇的不良情绪会影响宫缩和产程的进展，特别是初产妇产程长，容易产生焦虑、紧张、急躁情绪。助产人员应耐心讲解分娩的生理过程,增强产妇自然分娩的信心,积极配合助产人员,以便顺利分娩。助产人员和产妇家属陪护,给予精神支持和鼓励,是减少产妇的情绪波动、增加安全感的有效措施。

5.健康教育

介绍医院的规章制度,如探视制度、安全制度等;介绍责任医生、护士、助产人员,相关检查的指导;介绍医院的有关规定,如不携带奶瓶、奶粉进入爱婴区,讲解母乳喂养,母婴同室、按需哺乳等相关知识;指导产妇用品和婴儿用品的准备。

五、第二产程产妇的护理

(一)护理评估

1.健康史

阅读产前检查记录,重点详细了解第一产程的记录和产程图,以及处理和效果。

2.身体评估

(1)子宫收缩增强:宫口开全后,宫缩较前增强,每次持续1分钟或以上,间歇期仅1~2分钟。当胎头降至骨盆出口压迫骨盆底组织时,产妇有排便感,会不自主地向下屏气用力。

(2)胎儿娩出:宫缩时会阴部膨隆,会阴体变薄,肛门松弛。宫缩使胎先露不断下降,宫缩时阴唇分开,胎头露出阴道口,宫缩间歇时胎头回缩,此现象称为胎头拨露(图3-18)。随着产程的进展,胎头露出部分逐渐增多,当胎头的双顶径越过骨盆出口平面,于宫缩间歇时也不再回缩,此现象称为胎头着冠。此后会阴部极度扩张,胎头枕骨从耻骨联合露出后开始仰伸、复位、外旋转,胎肩、胎体和四肢也随之娩出,后羊水随之涌出。

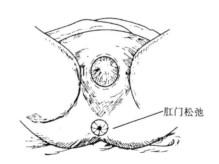

图3-18 胎头拨露

(3)心理-社会状况:经历了艰苦的第一产程,体力消耗极大,但获知胎儿即将诞生,产妇的精神大振,信心倍增,很愿意得到护士的指导和帮助,配合护士的指导做屏气动作,部分产妇急切想了解胎儿的健康情况、性别是否符合自己和其家属的期望时而表现为有些不安,期待其家属陪护等。

3.辅助检查

电子监测胎儿胎心率的动态变化。

（二）护理诊断

1.焦虑

与缺乏分娩知识、经验有关。

2.舒适度改变

与子宫收缩、胎先露压迫直肠及肛门有关。

3.潜在并发症

胎儿窘迫；产道损伤。

（三）护理措施

1.心理护理

医护人员陪伴在身边，解释频频出现的排便感的原因、正常分娩第二产程的时限、子宫收缩时向下屏气用力的重要性。对产妇的良好配合给予表扬鼓励，以产妇期盼胎儿尽快娩出的心理来振作其精神。有条件的可以实施家庭式分娩、导乐分娩。

2.观察产程进展

（1）密切监测胎心音：此期宫缩频而强，需密切监测胎儿有无急性缺氧，应勤听胎心音，一般每 5～10 分钟听胎心音 1 次，对异常者应立即检查处理，选择合适的方式尽快结束分娩。

（2）指导产妇屏气：宫口开全后，指导产妇正确运用腹压，方法是让产妇两手紧握产床把手，双足蹬在产床上，宫缩时先深吸气屏住气，然后再如解大便一样向下用力屏气以增加腹压。宫缩间歇时则全身肌肉放松，安静休息，宫缩再现时，再做屏气动作。

3.接产准备

初产妇宫口开全，经产妇宫口扩张 4cm 且宫缩规律有力时，应将产妇送至分娩室做好接产准备。

（1）产妇准备：让产妇仰卧于产床上，两腿屈曲分开，暴露外阴部，臀下放便盆或塑料布，用消毒棉球蘸肥皂水擦洗外阴部，顺序是大阴唇、小阴唇、阴阜、大腿内上 1/3、会阴及肛门周围，然后用无菌干棉球盖住阴道口，用温开水洗掉肥皂水，最后用聚维酮碘液进行消毒，顺序同前（图 3-19）。取下阴道口棉球及臀下便盆或塑料布，铺消毒单于臀下。接生者准备接生。

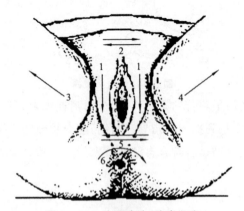

图 3-19　外阴清洗、消毒顺序

（2）物品准备。

①打开产包，按需要添加物品，如药物、新生儿吸痰管等。

②新生儿处理台先预热,备齐新生儿衣物,备好急救用物。

(3)医护人员准备:接生者穿洗手衣,按无菌技术操作常规戴帽子、口罩,洗手,戴手套、穿手术衣;助手配合接生者按无菌操作常规洗手、戴手套及穿手术衣后,打开产包,铺好消毒巾,准备接产。

(4)接产配合

①协助完成接生:向产妇讲解配合接产的重要性,指导产妇配合接生者完成接产。在胎头着冠前,产妇配合宫缩屏气,当胎头着冠时,若此时宫缩强,应指导产妇哈气,在宫缩间歇时稍向下屏气,使胎头缓慢娩出,指导娩出胎肩与胎身。

②接产步骤:接产者站于产妇右侧,当胎头拨露使阴唇后联合紧张时开始保护会阴。方法:接产者右肘部支撑在产床上,大拇指与其他四指分开,利用手掌大鱼际肌垫以纱布顶住会阴部,左手则轻压胎头枕部,使其保持俯屈缓慢下降。宫缩间歇时,保护会阴的右手稍放松,以免压迫过久引起会阴水肿。当胎头枕骨在耻骨弓下露出时是胎头即将娩出、会阴易发生破裂的关键时刻,此时产妇常有不自主地过分运用腹压,故应控制胎头娩出速度,右手保护会阴、左手协助胎头仰伸,让胎头缓慢在宫缩间歇时娩出。胎头娩出后,左手从胎儿鼻根向下挤压出口鼻内的黏液和羊水,再协助胎头复位和外旋转,左手向下轻压胎颈,前肩娩出,再向上托胎颈,后肩娩出,两肩娩出后,保护会阴的手方可松开,双手助胎身取侧位娩出(图3-20)。

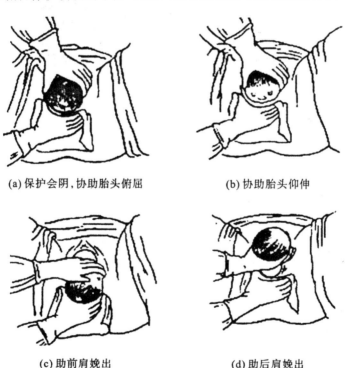

(a)保护会阴,协助胎头俯屈　　(b)协助胎头仰伸

(c)助前肩娩出　　(d)助后肩娩出

图3-20　接产步骤

六、第三产程产妇的护理

(一)护理评估

1.健康史

同第一产程内容,重点了解第一产程、第二产程的经过。

2.身体评估

(1)胎盘娩出:胎儿娩出后,子宫底降至平脐,产妇有轻松感,宫缩暂停数分钟后恢复,胎盘剥离。胎盘剥离的征象:子宫体变硬呈球形,子宫体呈狭长形被推向上,子宫底升高达脐上;阴道口外露的一段脐带自行延长;阴道少量流血;用手掌尺侧在产妇耻骨联合上方轻压子宫下段时,子宫体上升而外露的脐带不再回缩(图3-21)。

(2)新生儿评估:新生儿出生后1分钟和5分钟时进行 Apgar 评分(表3-5)。评估新生儿有无窒息及窒息的严重程度。

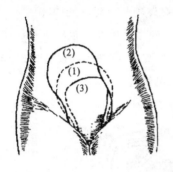
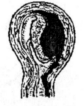
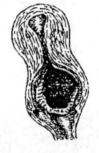

(1)胎盘开始剥离　　(2)胎盘降到子宫下段　　(3)胎盘娩出后

(a)　　　　　　　　　　　　　　　　(b)

图3-21　胎盘娩出

表3-5　新生儿 Apgar 评分

体征	0分	1分	2分
心率/(次/分)	0	<100	≥100
呼吸	无	浅慢,不规则	佳,哭声响亮
肌肉张力	松弛	四肢微屈曲	四肢屈曲,活动好
喉反射	无反射	有些动作	咳嗽、恶心
皮肤颜色	全身苍白	躯干红,四肢青紫	全身红润

(3)心理-社会状况:产妇有轻松感、成就感,情绪显得兴奋。若新生儿有异常、产妇不能接纳新生儿、有来自家庭方面的压力等,产妇则会产生焦虑、烦躁情绪。

(二)护理诊断

1.有受伤的可能

与会阴裂伤或会阴切开有关。

2.潜在并发症

新生儿窒息、产后出血。

(三)护理措施

1.新生儿护理

(1)清理呼吸道:胎儿娩出断脐后,继续清除呼吸道黏液和羊水,用吸引球或新生儿吸痰管轻轻吸净新生儿咽部,以免发生吸入性肺炎。确定已经吸净仍无哭声,可用手轻拍新生儿足底,促其啼哭。新生儿大声啼哭,表示呼吸道已畅通。

(2)Apgar 评分的意义:评分结果用以判断有无新生儿窒息及窒息的严重程度。满分为10分,属正常新生儿;4~7分为轻度窒息,缺氧较严重,需清理呼吸道、人工呼吸、吸氧、用药等措施才能恢复;0~3分为重度窒息,需紧急抢救,行喉镜直视下气管内插管并给氧,缺氧严重的新生儿,出生后5分钟再次评分。

(3)脐带处理:胎儿娩出后协助助产人员进行断脐、消毒、结扎。方法:距脐带根部15~20cm处用两把止血钳钳夹,在两钳间剪断脐带。用纱布覆盖脐根部腹部皮肤,用2%碘酊消毒脐带根部,再用75%酒精脱碘,在距脐根0.5~1cm处用预先套上气门芯圈的止血钳钳夹脐带,在上0.5cm处剪断,轻轻牵拉气门芯圈上的丝线套扎到钳下的脐带上(图3-22),用无菌纱布挤净剪断面的脐血,再用20%高锰酸钾溶液烧灼断面,药液不可接触新生儿皮肤,以免灼伤。松开止血钳,观察是否套牢或有无渗血,再用纱布包好(临床上常用护脐包包扎)。

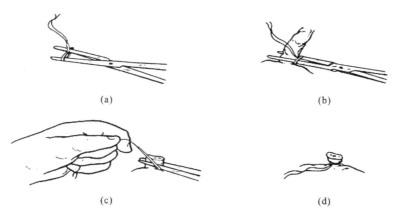

(a)　　　　　　　　　　　　　(b)

(c)　　　　　　　　　　　　　(d)

图3-22　脐带的套扎法

(4)一般护理:擦净新生儿身上的羊水、血渍,在新生儿的病历上打上新生儿的左足印和产妇的右手拇指印,系上标有新生儿性别、出生时间、体重、母亲姓名、床号的手圈。经医生体检,新生儿无异常后,在保温的条件下于半小时内,将裸体的新生儿抱于母体怀抱中,进行首次吸吮乳头,母婴裸体接触不能少于半小时。皮肤接触、眼睛对视可以促进母婴感情。之后再次擦拭新生儿身体,穿上衣服、包被,放置在母亲旁边的婴儿床上。

2.产妇护理

(1)协助胎盘娩出:正确处理胎盘娩出,可以减少产后出血的发生率。确认胎盘剥离后,协助助产人员娩出胎盘,护士可以协助轻压子宫底(图3-23)。

(2)协助检查胎盘、胎膜:将胎盘平铺,先检查胎盘母体面的胎盘小叶有无缺损,然后将胎盘提起,检查胎膜是否完整,再检查胎盘边缘有无血管破裂,以便及时发现副胎盘。

(3)协助检查软产道:准备好检查用器(如阴道拉钩、卵圆钳、灯光)。胎盘娩出后,应仔细检查会阴、小阴唇内侧、尿道口周围、阴道及子宫颈有无裂伤,若有裂伤立即缝合。

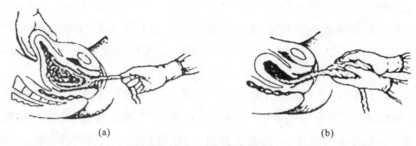

图 3-23 协助胎盘娩出

(4)预防产后出血:正常分娩出血量多不超过 300mL。若曾有过产后出血史或宫缩乏力的产妇可在胎肩娩出时或胎儿娩出后立即静脉注射缩宫素 10~20U,以加强宫缩。若胎盘未全剥离而出血多时,应行徒手取胎盘术。若软产道有裂伤,立即给予缝合。

(5)产后观察:接产完毕后,给产妇更换衣服和床单、垫好会阴垫、保暖、提供营养丰富及易消化的食物。在分娩室观察 2 小时,观察阴道出血情况、血压、脉搏、子宫收缩、子宫底高度、膀胱充盈及会阴伤口情况,正确估计出血量并记录。无异常后可护送母婴到爱婴区休养。

3.心理护理

护理人员要敏锐正确地判断出产妇对新生儿的反应,以便尽早建立亲子互动。讲解育儿知识,消除初为人母的紧张情绪,减少各种来自家庭的压力,让产妇家属陪护并参与到护理工作当中。

4.健康教育

产妇与新生儿无异常,护士应促进亲子互动,进行皮肤和乳房的早接触、早吸吮。鼓励产妇尽快适应母亲角色的转化。

七、产后出血

胎儿娩出后 24 小时内,失血量超过 500mL,剖宫产时失血量超过 1000mL 称产后出血。

(一)临床表现

1.阴道出血

子宫收缩乏力所致出血,表现为胎盘娩出后阴道大量出血、色暗红,子宫软,轮廓不清;胎盘因素所致出血,多在胎儿娩出数分钟后出现大量阴道出血、色暗红;软产道裂伤所致出血,表现为胎儿娩出后立即出现阴道出血、色鲜红;隐匿性软产道损伤时,常伴阴道疼痛或肛门坠胀感,而阴道出血不多;凝血功能障碍性出血,胎儿娩出后阴道出血呈持续性,且血液不凝。

2.低血压症状

阴道出血量多时,产妇可出现面色苍白、出冷汗,产妇主诉口渴、心悸、头晕、脉搏细数、血压下降等低血压,甚至休克的临床表现。

(二)评估和观察要点

1.评估要点

①健康史:了解与产后出血原因相关的健康史,如孕前是否患有出血性疾病、重症肝炎、贫

血;巨大儿、多胎、羊水过多、妊娠期高血压、前置胎盘、胎盘早剥,临产后使用过多的镇静药或产程延长等。②评估出血量:采用称重法、容积法、休克指数法等测量出血量;评估产妇有无早期休克的表现。

2.观察要点

①观察子宫收缩、宫底高度及阴道出血情况。如产妇伴有尿频或肛门坠胀感,应检查排除有无阴道壁血肿。②严密观察产妇面色、血压、脉搏、神志等情况,及时发现早期休克表现。

（三）护理措施

(1)严密观察产妇生命体征变化,及时发现早期休克表现。

(2)观察子宫收缩及阴道出血的颜色及量,积极寻找出血原因。子宫收缩乏力者,遵医嘱使用缩宫药,并按摩子宫;子宫收缩好,阴道出血为鲜红者,应考虑有无软产道裂伤,应行产道检查(宫颈、阴道、外阴检查),如有裂伤行伤口缝合。

(3)多胎、晚期妊娠出血的患者,易发生产后出血,应遵医嘱给予缩宫药。24 小时内密切观察宫缩和阴道流血情况。

(4)抢救过程中,严格无菌操作,给予平卧或头高、足高位,预防休克。

(5)一级急救处理启动:①当产妇产后出血＞400mL 时,立即组织人员进行抢救,开放 2 条静脉通路,给予吸氧、保暖、心电监护,遵医嘱交叉配血,导尿;②二级急救处理启动:当出血达到 500～1500mL 时,给予抗休克治疗,同时针对病因止血;③三级急救处理启动:当达到 1500mL 以上时,通知麻醉师行呼吸道管理、维持血容量,病情严重时,启动多学科团队进行救治。

(6)做好产妇及其家属的安抚、解释工作,缓解紧张情绪,并做好新生儿的护理。

（四）健康教育

(1)告知产妇观察子宫复旧及阴道出血的方法,出现异常及时就诊。

(2)进行产褥期卫生指导,保持良好卫生习惯,增加免疫力,避免发生感染。

(3)给予产妇营养指导,鼓励进食营养丰富易消化的饮食,多进食含铁、高蛋白质、高维生素食物。

(4)告知产后复查时间,指导产后避孕方法。

八、先兆子宫破裂

子宫破裂指在妊娠晚期或分娩期子宫体部或子宫下段发生裂开,是直接危及产妇及胎儿生命的严重并发症。多发生于经产妇,特别是多产妇。

（一）临床表现

1.先兆子宫破裂

常见于产程长、有梗阻性难产因素的产妇、剖宫产再孕经阴道试产产妇。

2.子宫破裂

继先兆子宫破裂症状后,产妇突感下腹一阵撕裂样剧痛,子宫收缩骤然停止。腹痛稍缓和后,待羊水、血液进入腹腔,又出现全腹持续性疼痛,并伴有低血容量休克的征象。

（二）评估和观察要点

1.评估要点

①健康史：评估诱发子宫破裂相关的因素，如产次、有无子宫瘢痕，此次妊娠胎心、胎位情况；②评估产妇子宫收缩情况，产程中使用缩宫素情况、产程进展情况等。

2.观察要点

①密切观察产妇宫缩及产程进展，及时发现导致难产的诱因；②观察产妇生命体征及胎心率的变化；③观察排尿情况及尿色。

（三）护理措施

（1）先兆子宫破裂患者的护理：出现子宫收缩过强、下腹部压痛、病理性缩复环时，应立即报告医生并停止催产素和一切操作。给予吸氧，测量生命体征，遵医嘱给予抑制宫缩药物，行剖宫产术前准备。

（2）子宫破裂患者的护理：①给予氧气吸入，建立静脉输液通道，迅速完成术前准备，遵医嘱进行交叉配血、输血；②观察宫缩、胎心及母体生命体征，以了解病程进展。

（3）提供心理支持，向产妇及其家属解释子宫破裂的治疗计划和对再次妊娠的影响。

（4）对胎儿已亡的产妇，要帮助其度过悲伤阶段，允许哭泣和表达悲伤情绪，倾听产妇诉说内心的感受。

（5）为产妇及其家属提供舒适的环境，给予生活上的护理，更多的陪伴。恢复期鼓励其进食，以更好地恢复体力。

（6）为产妇提供产褥期的休养指导，帮助产妇尽快调整情绪，接受现实。

（四）健康教育

（1）待产时指导产妇左侧卧位。

（2）详细了解病史状况，向产妇和其家属介绍子宫破裂有关症状、预见性症状等，让产妇及其家属引起足够重视。

九、羊水栓塞

羊水栓塞指在分娩过程中羊水突然进入母体血循环引起急性肺栓塞、过敏性休克、弥散性血管内凝血（DIC）、肾衰竭等一系列病理改变的严重分娩并发症。多数发生在足月分娩，也可发生在10～14周钳刮术时。

（一）临床表现

羊水栓塞起病急骤、临床表现复杂是其特点。

1.典型羊水栓塞

典型羊水栓塞是以骤然的血压下降（血压与失血量不符合）、组织缺氧和消耗性凝血病为特征的急性综合征。

2.不典型羊水栓塞

有些病情发展缓慢，症状隐匿。有些患者羊水破裂时突然一阵呛咳，之后缓解；也有些仅表现为分娩或剖宫产时的一次寒战，数小时后才出现大量阴道出血，无凝血块，伤口渗血、酱油色血尿等,并出现休克症状。

(二)评估和观察要点

1.评估要点

①健康史:了解有无羊水栓塞发生的各种诱因,了解有无中期妊娠引产或钳刮术及羊膜穿刺术等手术史,了解有无急产、宫颈裂伤、子宫破裂史等;②产妇生命体征是否正常;③评估宫缩情况,宫缩的频度、强度、间隔时间是否正常;④产妇胎膜是否破裂;是否存在羊水栓塞的高危因素。

2.观察要点

①破膜后应注意观察产妇有无寒战、呛咳、气急、恶心、呕吐、烦躁不安等羊水栓塞的前驱症状。②监测和观察产妇生命体征变化。③观察产程进展,有无宫缩过频、过强等;是否有急产等情况。④观察阴道出血量及有无凝血块,是否出现全身出血倾向、切口渗血,少尿、无尿等表现。

(三)护理措施

(1)如产妇神志清醒,应鼓励产妇,使其有信心。医护人员应对于产妇家属焦虑的心情表示理解,向产妇家属介绍产妇病情的实际情况。

(2)处理与配合:①通知医师到场抢救,并做好基础护理工作,如开放静脉、吸氧、保暖、体位管理等。②取半卧位或抬高头肩部卧位,加压给氧,及时做好气管插管或气管切开准备工作。③助产士做好任务分工,及时配合医生完成治疗。④产妇由专人进行护理,保持呼吸道通畅。⑤留置导尿管,保持导尿管的通畅,观察尿色、量和性状,防止肾衰竭发生。⑥严密监测血压、心率、呼吸,准确记录24小时出入液量,观察血凝情况,详细记录病情变化。⑦严格执行无菌操作,遵医嘱使用抗生素预防感染。⑧遵照医嘱及时采集血、尿标本,并及时送检。及时向医生汇报危急值,遵医嘱给予相应处理。

(3)终止妊娠:羊水栓塞发生于第一产程,应积极配合医生协助产妇改善呼吸循环功能,防止DIC,配合休克抢救,做好术前准备工作,待病情平稳后迅速结束分娩。

(四)健康教育

1.相关知识介绍

抢救结束,产妇病情稳定后,可以对产妇介绍疾病相关知识,告知产妇及其家属发生羊水栓塞的诱因、危险性及治疗过程中可能造成的母儿影响。

2.康复与心理辅导

病情稳定后,应对产妇及其家属进行针对性的康复与心理辅导。对子宫切除术后的患者,应进一步加强心理护理,疏导产妇因子宫切除对其造成的生理及心理的影响。

3.进行饮食指导

分娩初期应食用清淡易消化的食物。饮食应多进食高蛋白、高纤维的食物,贫血产妇还应多食用含铁多的食物或遵医嘱补充铁剂。

4.个人卫生指导

产妇注意外阴清洁,勤换内衣裤和卫生巾,排便后用清水清洗外阴等。

第三节 产褥期

一、产褥期母体变化

(一)生殖系统的变化

1.子宫

子宫是生殖系统变化最大的器官。胎盘娩出后子宫逐渐恢复至未孕状态的过程,称为子宫复旧。子宫复旧主要表现是子宫体肌纤维缩复和子宫内膜再生。

(1)子宫体肌纤维缩复:随着肌纤维不断缩复,子宫体迅速缩小,产后第1天平脐,以后每日下降1～2cm,产后1周子宫缩小至约妊娠12周大小,在耻骨联合上方可扪及,于产后10天降入骨盆腔内,在腹部扪不到子宫底。子宫重量也逐渐减少,分娩结束时为1000g左右,产后1周时降至500g左右,6周后恢复到未孕时大小。

(2)子宫内膜再生:当胎盘排出后,子宫胎盘附着面立即缩小,面积仅为原来的一半,导致开放的螺旋动脉和静脉窦压缩变窄和栓塞,出血减少直至停止,其后创面表层坏死脱落,随恶露自阴道排出,残留的子宫内膜基底层逐渐再生新的功能层,整个子宫的新生膜缓慢修复,约于产后3周,除胎盘附着部外,子宫腔表面均由新生的内膜修复。胎盘附着部全部修复需至产后6周。

(3)子宫颈恢复:产后1周,子宫颈外形及子宫颈内口可恢复至未孕状态,产后4周时子宫颈完全恢复至正常状态。因分娩损伤多发生在子宫颈3点及9点处,初产妇子宫颈外口由原来的圆形(未产型)变为产后的"一"字形横裂(已产型)。

2.阴道

分娩后阴道腔扩大,阴道壁松弛及肌张力低,黏膜皱襞因过度伸展而消失。产褥期上述改变逐渐恢复,阴道黏膜皱襞约在产后3周开始复现,但阴道于产褥期结束时尚不能完全恢复至未孕时的紧张度。

3.外阴

分娩后外阴轻度水肿,产后2～3天内自行消退,会阴部若有撕裂或会阴切口缝合后,均能在3～5天内愈合,处女膜因分娩撕裂而形成处女膜痕。

4.盆底组织

盆底肌肉及其筋膜弹性减弱,如果加强锻炼,盆底组织可能恢复至接近未孕状态。产褥期过早劳动,则可导致阻道壁膨出,甚至子宫脱垂。

5.恶露

产后随子宫蜕膜的脱落,血液、坏死蜕膜等组织经阴道排出,称为恶露。正常恶露有血腥味,但无臭味,持续4～6周,总量为250～500mL。若子宫复旧不全或子宫腔内残留、感染时,恶露量增多,血性恶露持续时间延长并有臭味。恶露分为三种。

(1)血性恶露:血性恶露色鲜红,有少量胎膜及坏死蜕膜组织,含大量血液,持续3～4天。

（2）浆液性恶露:浆液性恶露色淡红,似浆液,约持续10天。

（3）白色恶露:白色恶露质黏稠,色泽较白,约持续3周。

（二）乳房变化

产后乳房的主要变化是泌乳。垂体催乳素是泌乳的基础,但乳汁分泌量的多少与哺乳时吸吮刺激有关,因为吸吮动作可反射性地引起垂体释放更多的催乳素和缩宫素,从而促使乳汁分泌和排出,所以吸吮是保持乳腺不断泌乳的关键,而不断排空乳房则是维持泌乳的重要条件,因此临床上要求早吸吮、勤吸吮、不断排空乳房。此外,乳汁分泌还与乳房发育、产妇营养、睡眠、情绪和健康状况密切相关。

产后7天内所分泌的乳汁为初乳,呈淡黄色,含较多有形物质,故质稠。初乳中含蛋白质较成熟乳多,尤其是分泌型IgA,脂肪和乳糖含量则较成熟乳少,极易消化,是早期新生儿理想的天然食物。产后7~14天所分泌的乳汁为过渡乳,产后14天以后所分泌的乳汁为成熟乳,呈白色,蛋白质含量逐渐减少,脂肪和乳糖含量逐渐增多。

（三）血液循环系统的变化

血容量于产后2~3周恢复至未孕状态。生理性贫血于产后2~6周纠正。白细胞计数于产褥早期仍较高,可高达$(15\sim30)\times10^9/L$,中性粒细胞增多,淋巴细胞减少,产后2周恢复正常。产褥早期血液仍处于高凝状态,有利于胎盘剥离面形成血栓,减少产后出血量。

（四）其他系统的变化

1.消化系统

妊娠期胃肠肌张力及蠕动力减弱,约需2周恢复;胃酸分泌减少,需在产后1~2周恢复正常。产后1~2天内常感口渴,喜进汤食,但食欲不佳,以后逐渐好转。

2.泌尿系统

妊娠期潴留在体内的水分在产褥早期经肾排出,故产后最初1周内尿量明显增加。妊娠期发生的肾盂及输尿管生理性扩张,于产后2~8周恢复正常。在分娩过程中,由于膀胱受压致膀胱肌张力降低,对膀胱内压的敏感性降低,加之会阴伤口疼痛、不习惯床上排便等原因,易发生尿潴留,尤其是产后24小时内。

3.内分泌系统

与维持妊娠有关的激素减少,与维持泌乳及排乳有关的激素增加。妊娠期脑腺垂体、甲状腺及肾上腺增大并发生一系列内分泌改变,于产褥期逐渐恢复至未孕状态。

4.腹壁的变化

妊娠期出现的下腹正中线色素沉着,在产褥期逐渐消退。腹壁紫红色妊娠纹在产后变成永久性银白色妊娠纹。产后腹壁明显松弛,腹壁紧张度需在产后6~8周恢复。

5.产后宫缩痛

产褥早期由于子宫阵发性收缩引起下腹疼痛,称为产后宫缩痛,多发生于哺乳时,经产妇多见,产后3~4天消失。

6.褥汗

产褥早期皮肤汗腺排泄功能旺盛,排出大量汗液,以夜间睡眠和初醒时更明显,不属于病态,多于1周后逐渐好转。

二、产褥期妇女的护理

(一)护理评估

1.健康史

认真阅读产前检查及分娩过程。注意分娩过程中出现的情况及处理经过,如会阴裂伤程度、产后出血情况、新生儿的 Apgar 评分等。

2.身体评估

(1)生命体征的变化:产后 24 小时体温稍有升高,但不超过 38℃;呼吸深慢,为 14～16 次/分,以腹式呼吸为主;脉搏略缓慢,为 60～70 次/分,血压一般无明显变化。

(2)子宫复旧情况:测量子宫质地的软硬与子宫底的高度,观察恶露颜色、量、气味等,了解会阴伤口情况,是否有红、热、痛、水肿或血肿等。

(3)乳房情况:乳房情况包括乳头是否平坦或凹陷,乳汁分泌及质和量情况,乳房有无胀痛及乳头皲裂,哺乳动作是否正确等。

(4)心理、社会状况:了解产妇的情绪变化、母婴关系及家庭氛围。

3.辅助检查

辅助检查包括血常规、尿常规检查。

(二)护理诊断

1.尿潴留

与分娩过程膀胱受压使黏膜水肿、充血、肌张力降低有关。

2.便秘

与产后卧床时间长、活动少、盆底肌松弛有关。

3.母乳喂养无效

与母亲喂养知识缺乏及技巧不熟有关。

4.有感染的危险

与产妇免疫力降低、会阴伤口、恶露等有关。

(三)护理措施

1.一般护理

(1)生命体征:产后 24 小时内应密切观察产妇生命体征的变化,如体温大于或等于 38℃,应及时向医生汇报,住院期间应每日测生命体征 2 次。

(2)活动和休息:为产妇提供舒适安静的良好环境,注意保暖和通风。阴道自然分娩者,产后 6～12 小时内可下床做轻微活动,产后第 2 天可以在室内随意走动,可按时做产后操,行会阴侧切或剖宫产术的产妇,适当推迟活动时间。

(3)饮食:产后 1 小时可进食流质或清淡半流质饮食,以后可进普通饮食,并注意多吃高蛋白、高热量及汤汁食物,适当增加蔬菜、水果及其他富含纤维素的食物,以保持大便通畅。

(4)清洁卫生:注意保持个人卫生,褥汗较多时勤换衣服,穿透气性较好的棉质衣服,保持外阴清洁,勤换会阴垫。

（5）排尿和排便：鼓励与督促产妇在产后 2～4 小时排尿，若排尿困难，先行诱导排尿或热敷下腹部，无效者给予导尿。鼓励早期下床活动，多吃蔬菜、水果，养成定时排便的习惯，预防便秘。产后 2～3 天未解大便者，可酌情给予缓泻剂或肥皂水灌肠。

2.产后观察及护理

（1）子宫复旧和恶露的观察与护理：产妇 24 小时内，应注意观察宫缩及阴道流血情况，24 小时以后，每日在同一时间观察并记录耻骨联合上缘至子宫底的距离，以了解子宫复旧过程，测量前应嘱产妇先排尿。观察恶露的量、色、性状及气味等，同时注意有无子宫或附件的压痛。产后宫缩痛严重者可服用止痛剂。

（2）乳房的护理。

①一般护理：产妇应穿棉质胸罩，大小适宜。保持乳房清洁、干燥，每次哺乳前，用温开水擦洗乳房乳头，产妇应洗净双手，按摩乳房，刺激泌乳反射。哺乳时，选择适当的哺乳姿势，将乳头及大部分乳晕放在新生儿舌头的上方，用一手托住乳房，以防乳房堵住新生儿鼻孔。让新生儿吸空一侧乳房后再吸吮另一侧乳房。每次哺乳后，应将新生儿抱起轻拍背部 1～2 分钟，排出胃内空气以防新生儿吐乳。哺乳期以 10 个月至 1 年为宜。

②乳房特殊情况的护理：a.乳头平坦或凹陷者，用吸奶器吸引乳头或手法牵拉乳头；b.乳房胀痛者，应热敷、按摩乳房，增加哺乳次数，尽量排空乳房；c.乳汁不足者，鼓励产妇哺乳的信心，指导哺乳方法，按需哺乳、勤哺乳，保证充足睡眠、休息及合理饮食，保持情绪愉快，必要时采用针刺及服用中药催乳；d.产妇因病或其他原因不能哺乳者，应及时退乳，限制进汤汁类食物，不排空乳房，停止哺乳及挤奶，束紧乳房。遵医嘱药物退乳。

（3）会阴护理：产后每日用 1∶5000 高锰酸钾溶液冲洗或擦洗外阴 2 次；会阴肿胀者，可用 50％硫酸镁湿热敷或远红外线照射；会阴有伤口者应取健侧卧位；伤口感染化脓应提前拆线引流。

3.心理护理

观察产妇的行为和态度，依据产妇所面临的压力，如身心的改变、初为人母的情绪调整、家庭关系改变、支持系统的要求等，设计个性化的护理方案，预防和早期发现产后抑郁症。

4.健康教育

（1）一般指导：保证产后修养环境舒适，适宜温湿度，空气新鲜；合理营养，少食多餐，多进汤类；早期下床活动，适当运动，保证足够睡眠；心情舒畅，适应母亲角色的转变，愉快接纳新生儿；母乳喂养，建立良好的亲子关系。

（2）产褥期保健操

①深呼吸运动：平躺，嘴闭紧，用鼻孔缓缓吸气，同时将气往腹部送，使腹部鼓起，再慢慢呼出，腹部会渐渐凹下去（图 3－24）。作用：增加腹肌弹性。

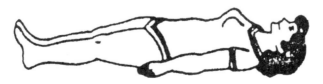

图 3－24　深呼吸运动

②抬头运动:平躺,保持身体其他部位不动,举起头尽量弯向胸部(图 3-25)。作用:使颈部和背部肌肉得到舒展。

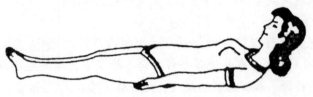

图 3-25　抬头运动

③上肢运动:平躺,两手臂左右平伸,上举至胸前,两掌合拢,然后保持手臂伸直放回原处(图 3-26)。作用:增加肺活量,恢复乳房弹性。

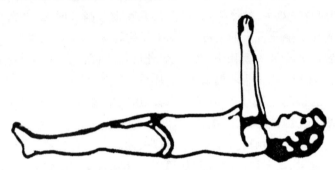

图 3-26　上肢运动

④下肢运动:a.平躺,一腿膝盖弯起,让大腿靠近腹部,脚跟贴近臀部,伸直放下,再弯另一条腿重复做。作用:促进臀部和大腿肌肉恢复弹性及曲线(图 3-27)。b.平躺,将一条腿尽量抬高与身体垂直,放下后另一腿做相同动作,以后可练习将两腿同时举起。作用:促进子宫及腹部肌肉收缩,恢复腿部曲线。

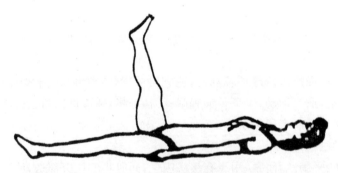

图 3-27　下肢运动

⑤屈膝抬臀运动:平躺,弯起两腿成直角,抬高臀部,挺起身体,肩部支撑,两膝并拢脚分开,同时收缩臀部肌肉,重复几次(图 3-28)。作用:收缩阴道肌肉,预防子宫、阴道、膀胱下垂。

⑥膝胸卧式:身体呈跪伏姿势,头侧向一边,双手伏于床上,双腿分开与肩宽,大腿与地面垂直(图 3-29)。作用:帮助子宫恢复正常位置。

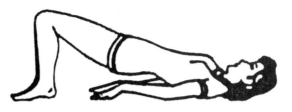

图 3-28　屈膝抬臀运动

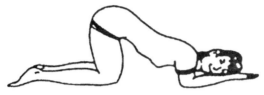

图 3-29　膝胸卧式

⑦提肛运动:平躺,嘴闭紧,缓缓吸气,同时收缩会阴部和肛门,维持此姿势数秒钟,然后还原(图3-30)。作用:预防子宫、阴道、膀胱下垂。

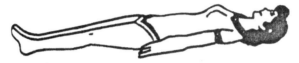

图 3-30　提肛运动

⑧仰卧起坐运动:平躺,双手放头后,上身坐起,肘部尽量向膝盖靠近,反复几次(图3-31)。作用:促进子宫及腹部肌肉收缩。

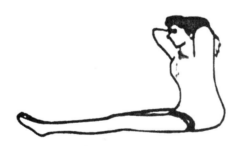

图 3-31　仰卧起坐运动

(3)计划生育指导:产褥期内禁忌性生活。于产后42天起应采取避孕措施,原则是哺乳者以工具避孕为宜,不哺乳者可选用药物避孕。

(4)产后检查:产后检查包括产后访视和产后健康检查。产后访视至少三次。第一次在出院后3天内,第二次在产后14天,第三次在产后28天。了解产妇及新生儿健康状况和哺乳情况,给予及时指导。产后42天行产后检查,了解产妇全身及生殖器官复旧情况,以及新生儿的生长发育情况。产后健康检查内容包括:妇科检查,了解生殖器官复旧的情况;一般检查,如血压、体重、血常规、尿常规检查等,了解母乳喂养情况;检查婴儿的生长发育状况;计划生育指导。

三、母乳喂养

(一)母乳喂养的优点

母乳是婴儿最佳的天然食品,是健康发育成长的保障,是任何食品都不能代替的。

(1)母乳中含有各种营养物质,最适合婴儿的消化吸收,能随着婴儿的生长需要而相应地改变。

(2)母乳中含有丰富的抗体,能保护婴儿减少疾病的发生,特别是初乳,含抗体更高,婴儿早期吸到初乳,可减少患腹泻和呼吸道疾病的危险。

(3)母乳中的营养成分,有利于婴儿的大脑发育。

(4)由于母婴频繁接触,婴儿得到了母亲的精心照料,这有利于婴儿的身心健康发育成长,增加母婴亲情。

(5)母乳喂养对母亲也有很多好处,如产后早吸吮,可促使子宫收缩而减少产后出血,帮助子宫恢复,同时母乳喂养能抑制排卵,延长生育间隔,起到避孕作用,也可减少乳腺癌和卵巢癌的危险。

(6)母乳喂养既经济、方便,又卫生,避免因人工喂养所使用的奶瓶消毒不严所带来的感染。

(二)母乳喂养的护理

1.一般护理

关心帮助产妇,使其精神愉快,树立母乳喂养的信心。让产妇了解初乳完全能满足婴儿需要,让婴儿多吸吮,注意饮食及休息,乳汁会很快分泌。母婴同室可能会打乱产妇的睡眠习惯,为了避免产妇的疲劳,产妇应与婴儿同步休息,以保证充足的体力和精力。指导产妇坚持按需哺乳,早期给予频繁吸吮,有助于产妇尽早泌乳,促进胎儿胎粪排泄。

2.相关概念

(1)纯母乳喂养:除了母乳外,不给婴儿(4~6个月)添加任何食物和饮料(除非有医学指征)。

(2)按需哺乳:不规定哺乳时间和次数,婴儿需要时就哺乳,促使乳汁早分泌和多分泌。

(3)母婴同室:婴儿和母亲24小时住在一起,即使分开也不超过1小时。婴儿与母亲同室,使母亲能亲眼看着婴儿各种变化,通过目光交融,互相接触,增进母婴感情,同时还可做到按需哺乳,并学会如何照料新生儿,为出院后持续母乳喂养创造条件。

(4)早接触早吸吮:婴儿出生后30分钟内经处理好脐带,裸体伏在母亲胸部上,皮肤互相接触,目光交流并吸吮母亲的乳头而得到含有较高抗体的初乳。通过皮肤接触和目光交流,增进母婴情感,促进早泌乳和婴儿情绪安定。

3.母乳喂养的三个技巧和方法

(1)正确的体位:产妇可以取任意体位,以舒适为前提,婴儿与母亲身体垂直,全身侧向母亲胸部,头略高,脚稍低,嘴正对乳头。

(2)正确的含接姿势:婴儿张大嘴含尽乳头和大部分乳晕,有节奏地吞咽。

（3）正确的挤奶手法：在排除乳汁或者由于各种原因不能喂养为了保持泌乳时，常用到手法挤奶。挤奶前先湿热敷或按摩乳房，挤奶者洗手，大拇指和示指分开，放在距离乳头 2cm 处的乳晕上，向胸壁方向挤压，沿着乳头挤压所有的乳窦。

（4）哺乳方法：哺乳时先挤压乳晕周围组织，挤出少量乳汁刺激婴儿吸吮，把乳头和大部分乳晕放在婴儿口中，用一手托扶乳房，防止乳房堵住婴儿鼻孔。开始时每次吸吮 3～5 分钟，以后逐渐延长，不要超过 20 分钟。每次哺乳先给婴儿吸空一侧乳房，再吸另一侧乳房。喂哺结束时，用示指轻轻下压婴儿下颏，避免在口腔有负压的情况下拉出乳头而引起局部疼痛或损伤。为了预防溢乳，每次哺乳后，应将婴儿竖直抱起，轻拍背部 1～2 分钟，排出胃内空气。

四、产褥期并发症的护理

（一）产褥感染

产褥感染指分娩及产褥期生殖道受病原体侵袭，引起局部或全身感染，其发病率为 6%。产褥病率指分娩 24 小时以后的 10 天内，每日测量体温 4 次，间隔 4 小时，有 2 次体温≥38℃。产褥病率常由产褥期感染引起，但也可由生殖道以外的感染，如急性乳腺炎、上呼吸道感染、泌尿系统感染、血栓静脉炎等原因所致。

1.临床表现

发热、疼痛、异常恶露，为产褥感染的三大主要症状。

2.评估和观察要点

（1）评估要点：①评估是否有产褥感染诱发因素，如贫血、泌尿道感染病史等，有无妊娠合并症，如胎膜早破、出血，产时异常情况，如出血、手术助产、软产道损伤等。②评估生命体征、会阴伤口、子宫复旧、恶露、乳房有无异常情况。③评估产妇心理变化，家庭成员是否支持。

（2）观察要点：①观察体温、脉搏、呼吸、血压变化、白细胞有无异常；②观察子宫复旧及阴道出血、会阴伤口情况；③观察乳房有无肿胀。

3.护理措施

（1）一般护理：保持病室安静、清洁、空气新鲜，开窗通风每次 15～30 分钟，每日 2 次，注意保暖，保持"六洁"（口腔、头发、皮肤、手、足、会阴清洁）。

（2）饮食护理：指导产妇加强营养，给予高蛋白、高热量、高维生素、易消化饮食。鼓励多饮水，保证足够的入量，必要时遵医嘱补液。

（3）支持疗法：测量生命体征，每 4 小时 1 次。高热时遵医嘱行物理或药物降温，进行支持治疗。注意抗生素的使用间隔时间，维持血液中有效浓度。

（4）产后护理：观察恶露、会阴切口疼痛等症状。记录恶露的颜色、性状与气味，子宫复旧情况及会阴切口情况。向产妇解释产生疼痛的原因，协助其取半卧位，利于恶露引流及炎症局限，会阴侧切者应取健侧卧位，并保持切口干燥、清洁，使用 0.5% 碘伏稀释溶液冲洗会阴伤口，每日 2 次。会阴水肿者，局部可遵医嘱用 50% 硫酸镁湿热敷。

（5）特殊处理：配合做好脓肿引流术、清宫术等的术前准备及护理。

（6）乳房护理：乳胀给予乳房、按摩、挤奶或吸奶等处理，防止乳腺炎发生。

(7)心理护理:鼓励产妇说出焦虑的原因及心理感受,消除其顾虑,树立信心,配合治疗过程。

4.健康教育

(1)个人卫生:会阴部有切口时,指导产妇排便后从前向后擦,以防大便污染会阴,排便后建议用清水清洗会阴部。宫颈口未闭合之前不要坐浴。恶露异常、腹痛、发热等有异常及时就诊。

(2)休息与饮食:指导产妇卧床休息时,采取半卧位或抬高床头,促进恶露排出,防止感染扩散。选择营养丰富,高热量、高蛋白、高维生素、清淡易消化食物,多饮水。

(3)乳房护理:指导母乳喂养产妇掌握预防乳头皲裂、乳房肿胀和乳汁分泌的方法。

(4)产后避孕:讲解避孕知识,帮助产妇选择适合的避孕措施。

(5)新生儿护理:指导新生儿的观察和护理知识。

(二)晚期产后出血

分娩 24 小时后,在产褥期内发生的子宫大量出血,称为晚期产后出血。

1.临床表现

阴道出血少量或中等量,持续或间断;亦可表现为急骤大量出血,同时有血凝块的排出。产妇多伴有寒战、低热,且常因失血过多导致贫血或失血性休克。

2.评估和观察要点

(1)评估要点:①评估分娩方式及产后恢复情况等;②评估生命体征情况,倾听产妇主诉,如有无头晕、出冷汗等;③评估产妇子宫复旧及恶露色、量、味情况,有无并发症出现;④了解血、尿常规化验、B 型超声检查、分泌物培养、病理检查等结果。

(2)观察要点:①观察产妇生命体征的变化和神志状态、皮肤颜色;②观察产妇恶露的颜色、性状与气味,子宫复旧情况及有无压痛情况;③观察产妇有无异物由宫腔排出,必要时送病理检查。

3.护理措施

(1)一般护理:保持病室安静、清洁、空气新鲜,开窗通风每次 15～30 分钟,每日 2 次,并注意给产妇保暖。保持床单及衣物、用物清洁。

(2)饮食护理:保证产妇获得充足休息,加强营养,给予高蛋白、高热量、高维生素、富含铁剂的食物,增加免疫力。

(3)病情观察:密切观察产妇生命体征的变化和神志状态、皮肤颜色;同时,观察恶露的颜色、性状与气味,子宫复旧情况及有无压痛情况。

(4)用药护理:遵医嘱补充血容量、输血、给予子宫收缩剂及抗生素预防感染等治疗。

(5)术前护理:疑似有胎盘、胎膜残留或胎盘附着部位复旧不全者,做好静脉输液、备血及手术准备。若阴道大量出血,应及时做好剖腹探查术前准备。

(6)心理护理:鼓励产妇说出焦虑的原因及心理感受,消除其顾虑,树立信心,配合治疗。

4.健康教育

(1)指导保持休养环境整洁,开窗通风每次 15～30 分钟,每日 2 次,保持室内空气清新。

(2)教会产妇自我观察出血量,保持会阴部的清洁干燥,及时更换会阴垫。

（3）指导产妇进食高蛋白、高维生素、高热量、易消化吸收食物，多饮水。

（4）教会产妇观察子宫收缩及恶露量、色、味等情况。

（5）鼓励产妇家属多陪伴产妇，消除焦虑、恐惧。

（三）产褥期抑郁症

产褥期抑郁症是产褥期精神障碍的一种常见类型，主要表现为产褥期持续和严重的情绪低落及一系列症候，如动力减低、失眠、悲观等，甚至影响对新生儿的照顾能力。

1.临床表现

（1）情绪改变。

（2）自我评价降低。

（3）创造性思维受损，主动性降低。

（4）对生活缺乏信心，觉得生活无意义，出现厌食、睡眠障碍，易疲倦，性欲减退。

2.评估和观察要点

（1）评估要点：①健康史：产妇是否有抑郁病史或家族史，是否有妊娠合并症、并发症、产时并发症等。②身体状况：生命体征是否异常，情绪意识是否异常，是否有不适主诉等。③心理状态：观察母婴间的交流，了解产妇对新生儿的态度，了解产妇分娩经历等。④家庭：了解家庭成员的关系是否和谐。

（2）观察要点：①观察产妇语言、行为是否异常；②观察产妇情绪是否稳定等。

3.护理措施

（1）一般护理：提供舒适休养环境，保证足够睡眠，合理安排饮食。加强巡视，鼓励、协助产妇哺乳，必要时产妇家属陪伴。

（2）心理护理：护理人员态度要温和，鼓励产妇宣泄、抒发自身感受，并耐心倾听产妇诉说的心理问题，做好心理疏通工作。同时做好产妇家属的宣教，让产妇家属给予产妇更多的关心和支持，减少或避免不良的精神刺激和压力。

（3）协助并促进产妇适应母亲角色：帮助产妇适应角色转换，指导新生儿护理相关的操作，鼓励产妇与新生儿进行交流、接触，并鼓励产妇多参与照顾新生儿，培养产妇的自信心。

（4）观察产妇的精神、行为改变：加强巡视防止意外情况发生。

（5）治疗配合：必要时遵医嘱协助产妇应用抗抑郁药物，并注意观察药物疗效及不良反应。重症患者需要请心理医生或精神科医生给予治疗。

4.健康教育

（1）指导产妇掌握母乳喂养知识及技能，告知如有母乳喂养问题可到专业机构咨询。

（2）教会产妇情绪宣泄的方法，如聊天、购物、做一些自己喜欢的事情等。

（3）指导产妇家属调整好家庭关系，给予产妇更多的情感支持和社会支持。

（四）产褥期中暑

产褥中暑是指在产褥期因高温环境中体内余热不能及时散发，引起中枢性体温调节功能障碍的急性热病。

1.临床表现

临床表现为高热，水、电解质紊乱，循环衰竭和神经系统功能损害等。

2.评估和观察要点

(1)评估要点:①评估产妇病史及孕产史,是否有感染致体温升高的疾病存在。②询问产妇家属产妇休养环境是否不通风或衣着过多等情况。③评估产妇脉搏有无加快、血压下降、呼吸急促、体温升高等情况;有无面色潮红、恶心呕吐、头晕眼花、胸闷憋气等症状。

(2)观察要点:①观察生命体征变化,特别是体温。②观察皮肤是否苍白,是否有痱疹出现。③观察产妇反应、意识变化。

3.护理措施

(1)如有中暑先兆(口渴、多汗、心悸、恶心、胸闷、四肢无力等),立即将产妇移至凉爽通风处,解开衣服,多喝凉开水或淡盐水,使其安静休息。

(2)轻度中暑者,除上述处理外,还可遵医嘱用药,体温上升者可采用物理降温,如置冰袋、电扇或给予解热药物退热。

(3)重度中暑时,迅速将患者移至通风处,遵医嘱用冰水或冰水加乙醇全身擦浴,在头、颈、腋下、腹股沟浅表大血管分布区放置冰袋。

(4)在降温的同时应积极纠正水、电解质紊乱,并注意补充钾、钠盐。

(5)加强护理:注意体温、血压、脉搏等情况。遵医嘱给予地西泮、硫酸镁等抗惊厥、解痉药,给予抗生素预防感染。出现心、脑、肾合并症时,应积极对症处理。

(6)在产妇意识不清楚时加强防护,防止坠床。

4.健康教育

(1)休养环境指导:环境舒适,保持室内温度 22～24℃;开窗通风,每日 2 次,保持空气清新。

(2)个人卫生指导:告知产妇保持身体清洁,切口护理、恶露观察方法,保持个人卫生。

(3)其他:根据季节、气候、室内温度,适当增减衣服。

第四章　骨科护理

第一节　骨　折

一、锁骨骨折

锁骨骨折是常见的骨折之一,占全身骨折的6%左右。

(一)锁骨骨折分类

1.按损伤位置分类

锁骨中1/3移位骨折,锁骨中、外1/3移位骨折。

2.按损伤形态分类

可分为横断骨折、斜形骨折、粉碎性骨折、青枝骨折。

(二)锁骨骨折护理评估

1.收集资料

间接与直接暴力均可引起锁骨骨折。

(1)间接暴力,如跌倒时,手掌、肘部或肩部着地,传导暴力冲击锁骨发生骨折,多为横形或短斜形骨折。

(2)直接暴力从前方或上方作用于锁骨,发生横形或粉碎性骨折。粉碎性骨折有压迫或刺伤锁骨下神经和血管的可能;有穿破皮肤形成开放性骨折的可能(图4-1)。

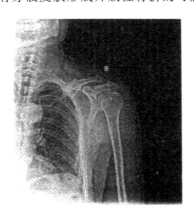

图4-1　锁骨骨折

2.护理查体与判断

(1)有致伤因素。

(2)锁骨骨折的典型体征是头偏向伤侧,缓解胸锁乳突肌的牵拉作用,健侧手托住前臂,以减轻牵拉疼痛。

(3)骨折后局部压痛及肿胀明显,骨折移位者,骨折端畸形。

(4)触诊时可有骨擦感。

(5)伤肢上举和后伸功能障碍。

(6)直接暴力引起的锁骨骨折,注意检查有无神经和血管的损伤。

(三)救治护理

1.非手术治疗

(1)悬吊患肢:青枝骨折、不全骨折或内 1/3 移位不明显的骨折,用锁骨固定带行"∞"字形固定或用三角巾、颈腕吊带悬吊患肢 1~2 周,疼痛消失后开始功能锻炼。

(2)复位固定:有移位的骨折,手法复位,"∞"字形石膏固定 4~5 周。注意观察患肢有无麻木、疼痛、肿胀、苍白等血供不良情况发生。

2.手术治疗

开放骨折,合并血管、神经损伤的骨折,有喙锁韧带断裂的锁骨外端或 1/3 移位骨折,骨折不连接可行"∞"字形钢丝、克氏针或钢板螺丝钉固定内固定术。

二、肱骨髁上骨折

肱骨髁上骨折是指肱骨远端内外髁上方的骨折。约占全身骨折的 11.1%,占肘部骨折的 50%~60%,是儿童最为常见的骨折,多见于 5~12 岁的儿童。

肱骨髁上骨折的特点:①由于骨折的暴力和损伤机制不同,分伸直形和屈曲形,并以直形为最常见,约占 95%;②多见于儿童,且骨折易于愈合,即使复位不理想,与肘关节活动方向一致的畸形,可在生长过程中自行矫正;③伸直型肱骨髁上骨折,近侧骨折端向前易损伤肱动脉,而产生骨筋膜室综合征,如未及时处理,可导致前臂缺血性肌挛缩也称 Vokmann 肌挛缩;④可出现肘内翻畸形,严重者需手术矫正。

(一)病情评估

1.病史

(1)评估患者受伤的原因、时间;受伤的姿势;外力的方式、性质;骨折的轻重程度。

(2)评估患者受伤时的身体状况及病情发展情况。

(3)了解伤后急救处理措施。

2.身体状况评估

(1)评估患者全身情况:评估意识、体温、脉搏、呼吸、血压等情况。观察有无休克和其他损伤。

(2)评估患者局部情况。

(3)评估牵引、石膏固定或夹板固定是否有效,观察有无胶布过敏反应、针眼感染、压疮、石膏变形或断裂,夹板或石膏固定的松紧度是否适宜等情况。

(4)评估患者自理能力、患肢活动范围及功能锻炼情况。

(5)评估开放性骨折或手术伤口有无出血、感染征象。

3.心理及社会评估

由于损伤发生突然,给患者造成的痛苦大而且患病时间长,并发症多,就需要患者及家属积极配合治疗。因此应评估患者的心理状况,了解患者及家属对疾病、治疗及预后的认知程度.家庭的经济承受能力,对患者的支持态度及其他的社会支持系统情况。

4.临床特点

局部疼痛、肿胀及畸形明显,肘关节活动障碍,检查时骨擦音及假关节活动,肘后三点关系正常。伸直型肱骨髁上骨折易损伤肱动脉及正中神经、桡神经、尺神经,引起前臂骨筋膜室综合征,治疗不及时可导致缺血性肌挛缩,严重影响手的功能。

5.辅助检查

肘部正侧位 X 线检查可确定骨折部位和类型。

(二)护理问题

(1)有体液不足的危险:与创伤后出血有关。

(2)疼痛:与损伤、牵引有关。

(3)有周围组织灌注异常的危险:与神经血管损伤有关。

(4)有感染的危险:与损伤有关。

(5)躯体移动障碍:与骨折脱位、制动、固定有关。

(6)潜在并发症:脂肪栓塞综合征、骨筋膜室综合征、关节僵硬等。

(7)知识缺乏:缺乏康复锻炼知识。

(8)焦虑:与担忧骨折预后有关。

(三)护理目标

(1)患者生命体征稳定。

(2)患者疼痛缓解或减轻,舒适感增加。

(3)能维持有效的组织灌注。

(4)未发生感染或感染得到控制。

(5)保证骨折固定效果,患者在允许的限度内,保持最大的活动量。

(6)预防并发症的发生或及早发现及时处理。

(7)患者了解功能锻炼知识。

(8)患者焦虑程度减轻。

(四)护理措施

1.非手术治疗及术前护理

(1)心理护理:因儿童语言表达能力差,不能准确叙述自己的不适及要求,应关心爱护患儿,及时解决他们的痛苦与需要。

(2)饮食:给予高蛋白、高维生素,含钙丰富的饮食,注意食物的色、香、味,增加患儿食欲。

(3)体位:患肢采用石膏托于肘关节屈曲位固定,于患肢下垫枕,使其高于心脏水平,减轻肿胀。行尺骨鹰嘴持续骨牵引治疗时,取平卧位。

(4)合并症:伴有正中神经损伤时,注意观察神经功能恢复情况,并给予相应的护理。

(5)警惕前臂骨筋膜室综合征:由于肱动脉受压或损伤或严重的软组织肿胀可引起前臂骨筋膜室综合征,如不及时处理,可引起前臂缺血性肌挛缩。当患儿啼哭时,应密切观察患儿是否有"5P"征象:①剧烈疼痛:一般止痛剂不能缓解,晚期严重缺血后神经麻痹即转为无痛;②患肢苍白或发绀;③肌肉麻痕:患肢进行性肿胀,肌腹处发硬,压痛明显,手指处于屈曲位,主动或被动牵伸手指时,疼痛加剧;④感觉异常:患肢出现套状感觉减退或消失;⑤无脉:桡动脉搏动减弱或消失。如出现上述表现,应立即松开所有包扎的石膏、绷带和敷料,并立即报告医生,紧急手术切开减压。

(6)功能锻炼:向患儿及其家长讲明功能锻炼的重要性,取得患儿家长的重视、理解和合作。反复示范功能锻炼的动作要领,直到患儿家长和患儿学会为止。

①早、中期:复位及固定后当日开始做握拳、伸指练习。第2日增加腕关节屈伸练习。患肢用三角巾或前臂吊带固定于胸前悬挂位,做肩前后、左右摆动练习。1周后增加肩部主动练习,包括肩屈、伸、内收、外展与耸肩,并逐渐增加其运动幅度。

②晚期:骨折固定去除后增加关节活动范围的主动练习,包括肘关节屈、伸、前臂旋前和旋后。恢复肘关节活动度的练习,伸展型骨折着重恢复屈曲活动度,屈曲型骨折则增加伸展活动度。应以主动锻炼为主,被动活动应轻柔,以不引起剧烈疼痛为度,禁止被动反复粗暴屈伸肘关节,以免引起再度损伤或发生骨化性肌炎,加重肘关节僵硬。

2.术后护理

维持有效固定:①经常观察患者,查看固定位置有无变动,有无局部压迫症状,保持患肢功能位;如肘关节屈曲角度过大,影响桡动脉搏动时,应予调整后再固定。②告知患儿及其家长匿定时限为3~4周,以便配合。

(五)康复与健康指导

1.饮食

高蛋白、高热量、含钙丰富且易消化的饮食,多食蔬菜及水果。

2.休息与体位

行长臂石膏托固定后,卧床时患肢垫枕与躯干平行;离床活动时,用三角巾或前臂吊带悬吊于胸前。

3.功能锻炼

家长应督促并指导患儿按计划进行功能锻炼,最大限度地恢复患肢功能。

4.复查的指征及时间

石膏固定后,如患肢皮肤发绀、发凉、剧烈疼痛或感觉异常,应立即就诊。自石膏固定之日起,2周后复诊,分别在骨折后1个月、3个月、6个月复查X线片,了解骨折的愈合情况,以便及时调整固定,防止畸形愈合。

三、肱骨干骨折

肱骨干骨折是指肱骨髁上与胸大肌止点之间的骨折。其发生率约占全身骨折的2.6%,多见于青壮年。

肱骨干上起胸大肌止点上缘,肱骨外科颈下 1cm,至肱骨髁上 2cm。上半部分为圆柱形,下半部为扁平状。上部前外侧面三角肌止点,内侧有胸大肌止点,中上 1/3 段交界处后外侧有桡神经沟,桡神经紧贴沟内绕行。肱骨滋养动脉自肱骨中段穿入肱骨下行,中下段骨折时,常伤及滋养动脉而影响骨折的愈合。

(一)病情评估

1.病史

(1)评估患者受伤的原因、时间;受伤的姿势;外力的方式、性质;骨折的轻重程度。

(2)评估患者受伤时的身体状况及病情发展情况。

(3)了解伤后急救处理措施。

(4)身体状况评估。

①评估患者全身情况:评估意识、体温、脉搏、呼吸、血压等情况。观察有无休克和其他损伤。

②评估患者局部情况。

(5)评估牵引、石膏固定或夹板固定是否有效,观察有无胶布过敏反应、针眼感染、压疮、石膏变形或断裂,夹板或石膏固定的松紧度是否适宜等情况。

(6)评估患者自理能力、患肢活动范围及功能锻炼情况。

(7)评估开放性骨折或手术伤口有无出血、感染征象。

2.心理及社会评估

由于损伤发生突然,给患者造成的痛苦大,而且患病时间长,并发症多,就需要患者及其家属积极配合治疗。因此应评估患者的心理状况,了解患者及其家属对疾病、治疗及预后的认知程度,家庭的经济承受能力,对患者的支持态度及其他的社会支持系统情况。

3.临床特点

上臂疼痛、肿胀,功能障碍。移位明显时多有畸形,患者常用健手托扶患肢,贴紧胸廓,以减少患肢摆动引起的疼痛。局部压痛,可发现假关节活动及骨擦感。肱骨干中下 1/3 段骨折时,常合并桡神经损伤,表现为垂腕,伸拇指及伸掌指关节的功能丧失,前臂旋后障碍,手背桡侧皮肤感觉减退或消失。

4.辅助检查

X 线正侧位片可显示骨折的部位和类型。X 线片内应包括肩关节及肘关节,以排除关节内的骨折及脱位。还应常规检查上肢神经功能及肱动脉有无损伤。病理性骨折的患者,应行CT 或 MRI 以便进一步了解病变的性质及范围。

(二)护理问题

(1)有体液不足的危险:与创伤后出血有关。

(2)疼痛:与损伤、牵引有关。

(3)有周围组织灌注异常的危险:与神经血管损伤有关。

(4)有感染的危险:与损伤有关。

(5)躯体移动障碍:与骨折脱位、制动、固定有关。

（6）潜在并发症：脂肪栓塞综合征、骨筋膜室综合征、关节僵硬等。

（7）知识缺乏：缺乏康复锻炼知识。

（8）焦虑：与担忧骨折预后有关。

（三）护理目标

（1）患者生命体征稳定。

（2）患者疼痛缓解或减轻，舒适感增加。

（3）能维持有效的组织灌注。

（4）未发生感染或感染得到控制。

（5）保证骨折固定效果，患者在允许的限度内保持最大的活动量。

（6）预防并发症的发生或及早发现及时处理。

（7）患者了解功能锻炼知识。

（8）患者焦虑程度减轻。

（四）护理措施

1.手术治疗及术前护理

（1）心理护理：肱骨干骨折，特别是伴有桡神经损伤时，患肢伸腕、伸指功能障碍，皮肤感觉减退，患者心理压力大，易产生悲观情绪。应向患者介绍神经损伤修复的特殊性，告知骨折端将按 1mm/天的速度由近端向远端生长，治疗周期长，短期内症状改善不明显，使患者有充分的思想准备，以预防不良情绪的产生。关注患者感觉和运动恢复的微小变化，并以此激励患者，使其看到希望。

（2）饮食：给予高蛋白、高热量、高维生素、含钙丰富的饮食，以利于骨折愈合。

（3）体位：U 形石膏托固定时患者可平卧，患侧肢体以枕垫起，保持复位的骨折不移动。悬垂石膏固定 2 周内只能取坐位或半卧位，以维持其下垂牵引作用。但下垂位或过度牵引，易引起骨折端分离，特别是中、下 1/3 处横行骨折，其远折端血供差，可致骨折延迟愈合或不愈合，需予以注意。

（4）皮肤护理：桡神经损伤后，引起支配区域皮肤营养改变，使皮肤萎缩干燥、弹性下降，容易受伤，而且损伤后伤口易形成溃疡。预防：①每日用温水擦洗患肢，保持患肢清洁，促进血液循环；②定时变换体位，避免皮肤受压引起压疮；③禁用热水袋，防止烫伤。

（5）观察病情：①夹板或石膏固定者，观察伤口及患肢的血运情况，如出现患肢青紫、肿胀、剧痛等，应立即报告医生处理；②伴有桡神经损伤者，应观察其感觉和运动功能恢复情况。通过检查汗腺功能，可了解自主神经恢复情况；③如骨折后远端皮肤苍白、皮温低，且摸不到动脉搏动，在排除夹板、石膏固定过紧的因素外，应考虑有肱动脉损伤的可能；如前臂肿胀严重，皮肤发绀、湿冷，则可能有肱静脉损伤。出现上述情况应及时报告医生处理。

（6）功能锻炼

①早、中期：骨折固定后立即进行上臂肌肉的早期舒缩活动，可加强两骨折端在纵轴上的压力，以利于愈合。握拳、腕屈伸及主动耸肩等动作每日 3 次，并根据骨折的部位，选择相应的锻炼方法。

a.肱骨干上 1/3 段骨折，骨折远端向外上移位。第 8 天站立位，上身向健侧侧屈并前倾

30°,患肢在三角巾或前臂吊带支持下自由下垂 10～20 秒、做 5～10 次;第 15 天增加肩前后摆动 8～20 次,做伸肘的静力性收缩练习 5～10 次,抗阻肌力练习,指屈伸、握拳和腕屈伸练习、前臂旋前、旋后运动;第 22 天增加身体上身向患侧侧屈,患肢在三角巾或吊带支持下左右摆动 8～20 次。

肱骨干中 1/3 段骨折:骨折远端向上、向内移位。第 8 日站立位上身向患侧侧屈并前倾约 30°,患肢在三角巾或吊带支持下,自由下垂 10～20 秒,做 5～10 次;第 15 日增加肩前后摆动练习,做屈伸肘的静力性收缩练习 5～10 次。伴有桡神经损伤者,用弹性牵引装置固定腕关节功能位,用橡皮筋将掌指关节牵拉,进行手指的主动屈曲运动。在健肢的帮助下进行肩、肘关节的运动,健手握住患侧腕部,使患肢向前伸展,再屈肘后伸上臂。

肱骨干下 1/3 段骨折:此型骨折易造成骨折不愈合,更应重视早期锻炼。第 3 天患肢三角巾胸前悬吊位,上身向患侧侧屈并前倾约 30°做患肢前后、左右摆动各 8～20 次;第 15 天增加旋转肩关节运动,即身体向患侧倾斜,屈肘 90°,使上臂与地面垂直,以健手握患侧腕部,做划圆圈动作。双臂上举运动,即两手置于胸前,十指相扣,屈肘 45°,用健肢带动患肢,先使肘屈曲 120°,双上臂同时上举,再缓慢放回原处。

b.晚期:去除固定后第 1 周可进行肩摆动练习,站立位上身向患侧侧屈并略前倾,患肢做前后、左右摆动,垂直轴做绕环运动;第 2 周用体操棒协助进行肩屈、伸、内收、外展、内旋、外旋练习,并做手爬墙练习,用拉橡皮带做肩屈、伸、内收、外展及肘屈等练习,以充分恢复肩带肌力。

2.术后护理

(1)体位:内固定术后,使用外展架固定者,以半卧位为宜。平卧位时,可于患肢下垫一软枕,使之与身体平行,并减轻肿胀。

(2)疼痛的护理:①找出引起疼痛的原因:手术切口疼痛在术后 3 天内较剧烈,以后逐日递减。组织缺血引起的疼痛,表现为剧烈疼痛且呈进行性,肢体远端有缺血体征。手术 3 天后,如疼痛呈进行性加重或搏动性疼痛,伴皮肤红、肿、热,伤口有脓液渗出或有臭味,则多为继发感染引起。②手术切口疼痛可用镇痛药;缺血性疼痛须及时解除压迫,松解外固定物;如发生骨筋膜室综合征,须及时切开减压;发现感染时报告医生处理伤口,并应用有效抗生素。③移动患者时,对患者损伤部位要重点托扶保护,缓慢移至舒适体位,以免引起或加重疼痛。

(3)预防血管痉挛:行神经修复和血管重建术后,可能出现血管痉挛。①避免一切不良刺激:严格卧床休息,石膏固定患肢 2 周;患肢保暖,保持室温 25℃左右,不在患肢测量血压;镇痛;禁止吸烟。②1 周内应用扩血管、抗凝药,保持血管的扩张状态。③密切观察患肢血液循环的变化:检查皮肤颜色、温度、毛细血管回流反应、肿胀或干瘪、伤口渗血等。

(五)健康教育

1.饮食

多食高蛋白、高维生素、含钙丰富的饮食。

2.体位

对桡神经损伤后行外固定者,应确保外固定的稳定,以保持神经断端于松弛状态有利于恢复。

3.药物

对伴有神经损伤者,遵医嘱口服营养神经药物。

4.进行功能锻炼

防止肩、肘关节僵硬或强直而影响患肢功能。骨折4周内,严禁做上臂旋活动。

5.复查指征及时间

U形石膏固定的患者,在肿胀消退后,石膏固定会松动,应复诊;悬吊石膏固定2周后,更换长臂石膏托,继续维持固定6周左右。伴桡神经损伤者,定期复查肌电图,了解神经功能恢复情况。

四、尺桡骨骨折

尺桡骨骨折是较常见的骨折,约占骨折的7.5%。本病多发生于青少年,儿童患者多为青枝骨折。

(一)病情评估

1.病史

(1)评估患者受伤的原因、时间;受伤的姿势;外力的方式、性质;骨折的轻重程度。

(2)评估患者受伤时的身体状况及病情发展情况。了解伤后急救处理措施。

2.身体状况评估

评估患儿全身情况:评估意识、体温、脉搏、呼吸、血压等情况。观察有无休克和其他损伤。

评估患儿局部情况:

(1)评估牵引、石膏固定或夹板固定是否有效,观察有无胶布过敏反应、针眼感染、压疮、石膏变形或断裂,夹板或石膏固定的松紧度是否适宜等情况。

(2)评估患儿自理能力、患肢活动范围及功能锻炼情况。

(3)评估开放性骨折或手术伤口有无出血、感染征象。

3.心理及社会评估

由于损伤发生突然,给患儿造成的痛苦大,而且患病时间长,并发症多,就需要患儿及其家属积极配合治疗。因此应评估患儿的心理状况,了解患儿及其家属对疾病、治疗及预后的认知程度,家庭的经济承受能力,对患儿的支持态度及其他的社会支持系统情况。

4.临床特点

局部肿胀、畸形及压痛,可有骨摩擦音及异常活动,前臂活动受限。儿童常为青枝骨折,有成角畸形,而无骨端移位。有时合并正中神经或尺神经、桡神经损伤,要注意检查。

5.辅助检查

尺桡骨骨折的诊断多可依靠以上的临床检查而确定,但骨折的详细特点应依靠X线检查,X线片应拍摄正、侧两个位置,并必须包括肘关节及腕关节,既能避免遗漏上、下尺桡关节的合并损伤,又能借此判断桡骨近段的旋转位置,以利之后的手法整复。

(二)护理问题

(1)有体液不足的危险:与创伤后出血有关。

（2）疼痛：与损伤、牵引有关。

（3）有周围组织灌注异常的危险：与神经血管损伤有关。

（4）有感染的危险：与损伤有关。

（5）躯体移动障碍：与骨折脱位、制动、固定有关。

（6）潜在并发症：脂肪栓塞综合征、骨筋膜室综合征、关节僵硬等。

（7）知识缺乏：缺乏康复锻炼知识。

（8）焦虑：与担忧骨折预后有关。

（三）护理目标

（1）患者生命体征稳定。

（2）患者疼痛缓解或减轻，舒适感增加。

（3）能维持有效的组织灌注。

（4）未发生感染或感染得到控制。

（5）保证骨折固定效果，患者在允许的限度内保持最大的活动量。

（6）预防并发症的发生或及早发现及时处理。

（7）患者了解功能锻炼知识。

（8）患者焦虑程度减轻。

（四）护理措施

1.非手术治疗及术前护理

（1）心理护理：由于前臂具有旋转功能，骨折后患肢手的协调性及灵活性丧失，给生活带来极大不便，患者易产生焦虑和烦躁情绪。应向患者做好安抚工作，并协助生活料理。

（2）饮食：给予高蛋白、高维生素、高钙饮食，促进生长发育及骨质愈合。

（3）体位：患肢维持在肘关节屈曲90°、前臂中立位。适当抬高患肢，以促进静脉回流，减轻肿胀。

（4）并发症的观察及护理：由于前臂高度肿胀或外固定包扎过紧或组织肿胀加剧以后造成相对过紧，导致骨筋膜室综合征。如果患者出现"5P"症状，应立即拆除一切外固定，以免出现更严重的并发症如前臂缺血性肌挛缩。

2.术后护理

（1）保持有效固定：钢板固定后，用长臂石膏托将患肢固定于肘关节屈曲90°、前臂中立位3～4周。髓内钉固定者，则用管形石膏固定4～6周。

（2）功能锻炼

早、中期：从复位固定后开始。2周内可进行前臂和上臂肌肉收缩活动。①第1天：用力握拳，充分屈伸拇指，对指、对掌。站立位前臂用三角巾悬吊胸前，做肩前、后、左、右摆动及水平方向的绕圈运动。②第4天：开始用健肢帮助患肢做肩前上举、侧上举及后伸动作。③第7天：增加患肢肩部主动屈、伸、内收、外展运动。手指的抗阻练习，可以捏橡皮泥、拉橡皮筋或弹簧等。④第15天：增加肱二头肌等长收缩练习。用橡皮筋带做抗阻及肩前屈、后伸、外展、内收运动。3周内，禁忌做前臂旋转活动，以免干扰骨折的固定，影响骨折的愈合。⑤第30天：增加肱三头肌等长收缩练习，做用手推墙的动作，使两骨折端之间产生纵轴向挤压力。

晚期：从骨折基本愈合、外固定除去后开始。①第 1 天做肩、肘、腕与指关节的主动运动。用橡皮筋做阻力的肩屈、伸、外展、内收运动，阻力置于肘以上部位。手指的抗阻练习有捏握力器、挑橡皮筋等。②第 4 天增加肱二头肌抗阻肌力及等长、等张、等速收缩练习。③第 8 天增加前臂旋前、旋后的主动练习，助力练习，肱三头肌与腕屈伸肌群的抗阻肌力练习。有肩关节功能障碍时，做肩关节外旋与内旋的牵引，腕关节屈与伸的牵引。④第 12 日增加前臂旋前、旋后的肌力练习，可用等长、等张、等速收缩练习等方法。前臂旋前、旋后的牵引。⑤还可增加作业练习，如玩橡皮泥、玩积木、洗漱、进餐、穿脱衣服、上厕所、沐浴等，以训练手的灵活性和协调性。

（五）康复与健康指导

1.饮食

宜摄入高蛋白、高热量，含钙丰富且易消化的食物，多食蔬菜及水果。

2.休息

与体位行长臂石膏托固定后，卧床时患肢垫枕与躯干平行，头肩部抬高；离床活动时，用三角巾或前臂悬吊于胸前。

3.功能锻炼

按计划进行功能锻炼，最大限度地恢复患肢功能。4 周后可进行各关节的全面运动。

4.复诊的指征及时间

石膏固定后，如患肢出现"5P"症状，应立即就诊。在骨折后 1 个月、3 个月、6 个月复查 X 线片，了解骨折的愈合情况，以便及时调整固定，防止畸形愈合。

第二节　脊柱疾病

一、颈椎病

（一）定义

颈椎病是指由于颈椎间盘的退变及其继发性椎间关节退行性改变，从而引起颈部脊髓、神经、血管损害而表现出的相应症状及体征的一类疾病。常见于 30 岁以上低头工作者，男性多于女性。引起颈椎病常见的原因是颈椎退行性改变，严重的退变可引起周围的神经、血管等组织的受压。另外，先天性颈椎管狭窄也可引起颈椎病。创伤为颈椎病的主要诱因。颈椎病分为神经根型、脊髓型、交感型、椎动脉型及混合型。

（二）病因及发病机制

1.颈椎间盘退行性改变

它是颈椎病发生和发展中的最基本的原因。颈椎间盘不仅退变出现最早，而且是诱发和促进颈部其他部分退变的重要因素。椎间盘变性后，椎间关节不稳和异常活动而波及小关节，早期为软骨退变，渐而波及软骨下，形成骨关节炎，使关节间隙变窄，关节突肥大和骨刺形成，使椎间孔变窄,刺激或压迫神经根。钩椎关节侧前方退行性改变可刺激或压迫椎动脉,产生椎-基底动脉供血不全症状。在椎间盘、关节突发生退变的同时,黄韧带和前、后纵韧带亦增生肥厚,后期骨化或钙化,使椎管变窄;或在颈后伸时形成皱褶,突向椎管,使脊髓及血管或神经根受到刺激或压迫。

2.创伤

头颈部创伤与颈椎病的发病和发展有直接关系,可使原已退变的颈椎及椎间盘损害加重。睡眠体位的不良、工作姿势不当等慢性劳损则可加速颈椎退变的进程。

3.先天性颈椎管狭窄

指在胚胎或发育过程中椎弓根过短,使椎管矢状径小于正常值(14～16mm),因此,较轻的退变即可出现症状。颈椎畸形和颅底畸形与颈椎病的发生也有重要关系。

颈椎退变后是否出现症状,取决于椎管发育的大小和退变的程度。发育性颈椎管狭窄患者更易发病,轻微退变及创伤即可致病,症状与体征也较明显,而且非手术疗法难以使症状消失,即使消失也易于复发。合并颈椎管狭窄的颈椎病患者,在采用非手术疗法无效时,应及早手术治疗,手术时如果不同时扩大颈椎管,则效果常不佳。

(三)临床表现

1.神经根型颈椎病

临床上最常见,主要因椎间盘向后外侧突出,钩椎关节或关节突增生、肥大,压迫或刺激神经根,引起颈部疼痛及僵硬。表现为颈肩痛、颈项僵直,不能做点头运动、仰头及转头活动,疼痛沿神经根支配区放射至上臂、前臂、手及手指,伴有上肢麻木、活动不灵活,X线片可显示椎间隙狭窄,椎间孔变窄,后缘骨质增生,钩椎关节骨赘形成。压头试验:患者端坐,头后仰并偏向患侧,检查者用手掌在其头顶加压,可诱发颈痛及上肢放射痛。

2.脊髓型颈椎病

脊髓型颈椎病致病原因为后突的髓核、椎体后缘骨赘、增生肥厚的黄韧带及钙化的后纵韧带压迫或刺激所致,多发生于40～60岁的中年人,早期表现为单侧或双侧下肢发紫、发麻,行走不稳,有踩棉花样感觉。继而一侧或双侧上肢发麻,持物不隐,所持物容易坠落,严重时可发生四肢瘫痪,小便潴留,卧床不起,自下而上的上运动神经元性瘫痪。X线检查可显示颈椎间盘狭窄和骨赘形成。

3.椎动脉型颈椎病

因上行的椎动脉被压迫、扭曲,造成颅内一过性缺血所致。表现为头痛、头晕、颈后伸或侧弯时眩晕加重,视觉障碍,并可有恶心、耳鸣、耳聋,甚至突然摔倒等症状。X线检查可见正位片钩椎关节模糊,骨质硬化并有骨赘形成。

4.交感型颈椎病

交感型颈椎病是颈椎旁的交感神经节后纤维被压迫或刺激所致。表现有头痛、头晕、耳鸣、枕部痛、视物模糊、流泪、眼窝胀痛、鼻塞、心律失常、血压升高或降低、皮肤瘙痒、麻木感、多汗或少汗。

5.混合型

临床上共存两型以上症状,则称为混合型。

（四）辅助检查

1.实验室检查

脊髓型颈椎病患者行脑脊液动力学试验显示椎管有梗阻现象。

2.影像学检查

颈椎 X 线检查可见颈椎曲度改变,生理前凸减小、消失或反常,椎间隙狭窄,椎体后缘骨赘形成,椎间孔狭窄。CT 和 MRI 可示颈椎间盘突出,颈椎管矢状径变小,脊髓受压。

（五）治疗

神经根型、椎动脉型和交感神经型颈椎病以非手术治疗为主;脊髓型颈椎病由于疾病自然史逐渐发展使症状加重,故确诊后应及时行手术治疗。

（六）观察要点

(1)询问患者主诉,观察颈部及肢体活动情况,询问患者是否有麻木感及活动受限,触压时是否有压痛。

(2)在牵引过程中,观察患者是否有头晕、恶心、心悸,发现上述症状,要停止牵引,让患者卧床休息。

(3)注意观察牵引的姿势、位置及牵引的重量是否合适。

(4)观察患者的心理变化,是否有焦虑、恐惧、悲观等情绪变化。

(5)患者卧床时间较长时,应注意观察受压部位皮肤是否受损,要进行预防。

(6)术后使用心电监护仪:监测患者血压、脉搏、呼吸、血氧饱和度。

(7)观察伤口局部的渗血和渗液情况:术后 2 小时内须特别注意伤口部位的出血情况,短时间内出血量多并且伴有生命体征改变者,应及时报告医生进行处理。颈后路手术患者还应注意伤口的渗液情况。有引流管者注意保持引流通畅并记录引流量。

(8)观察患者吞咽与进食情况:颈前路手术 24～48 小时后,咽喉部水肿反应逐渐消退,疼痛减轻,患者吞咽与进食情况应逐渐改善。如果疼痛反而加重,则有植骨块滑脱的可能,应及时进行检查和采取相应的处理措施。

（七）护理措施

1.保守治疗

适用于神经根型、交感型颈椎病。

(1)头部牵引:用枕颌带坐位或卧位牵引,重量为 4～6kg,每日 1～2 次,每次 20～30 分钟,连续牵引 3 个月后休息 2 周。脊髓型颈椎病不宜牵引治疗,以免加重症状。

(2)理疗、按摩:与牵引配合治疗,在牵引后进行。可以改善局部供血,松弛肌肉痉挛,解除疼痛症状。

(3)局部制动:适用于症状较严重者,可以用颈托或支具制动。

(4)药物治疗:应用消炎镇痛药及舒筋活血药。

(5)加强颈部活动锻炼:疼痛好转后逐渐做颈部各方向活动,以增加颈部肌力。

(6)体检:平时注意卧位的姿势和枕头的高度。

2.术前护理

手术治疗分为前路和后路两种方法。适用于长期非手术治疗无效、脊髓型有明显脊髓受压症状者。

(1)给予骨科术前护理常规。

(2)颈椎前路手术前7~10天,在护士的指导下进行手术体位和推拉气管的练习。方法是取仰卧位,将枕头放置在肩背部,头向后仰,颈部呈过伸位,每日2次,每次15分钟,逐渐达到每日2小时。推拉气管的方法是并拢四指,将气管向左或向右推,手术切口在右侧气管向左推,切口在左侧气管向右推,每日1次,每次5~10分钟。

(3)颈椎后路的患者因手术时采用俯卧位,应练习俯卧位及深呼吸,每日2次,每次30~60分钟,为手术做好准备。

(4)戒烟:吸烟可刺激气管,使痰量增加,术后易引起肺部并发症。

(5)为了保证手术后颈部的稳定,术前一般给患者做颈托。其材料为聚丙烯,分前后两片,用尼龙搭扣连接。

3.术后护理

(1)手术后转运至病室,要保持患者脊柱水平位搬动,颈部制动,两侧用沙袋固定。

(2)前路手术的患者可枕薄枕,使颈部呈轻度屈曲位,以防止骨滑脱。后路手术需去枕平卧或枕一薄棉垫。

(3)指导患者进行正确有效的咳嗽,痰液黏稠不易咳出时可做雾化吸入。

(4)由于手术过程中对咽喉和气管的牵拉,术后可出现咽部不适、吞咽和呼吸困难。症状轻的患者一般都能自愈,有喉头水肿的患者可做雾化吸入,每日2~3次,以减轻水肿。

(5)前路手术术后备气管切开包,注意观察患者的呼吸频率和节律。

(6)翻身时一定要护士协助,保持头、颈和躯干在同一平面,维持颈部相对稳定。

(7)患者在颈部制动的同时,应尽早进行四肢功能锻炼。每日数次地进行上肢、下肢和手的小关节活动。

(8)术后卧床3~5天后,佩戴颈托可下床活动。下床的方法是先侧身坐起,逐渐将身体移至床旁,双足下垂,适应片刻,无头晕眼花感觉时再站立行走,避免长时间卧床后突然站立引起直立性低血压而摔倒。

4.健康指导

(1)佩戴颈托3个月。向患者解释颈椎病的恢复过程是长期的,并且在恢复过程中可能会有反复发作,应做好心理准备,不必过分担忧。

(2)告诉患者不要使颈部固定在任何一种姿势的时间过长,避免猛力转头动作。应保持正确的姿势,如伏案工作时间长,要每隔一段时间进行颈部多方向运动。

(3)保持正确睡眠姿势,枕头不可过高或过低,避免头偏向一侧。

(4)日常生活中注意加强体育锻炼,增强颈部及四肢肌力。颈部肌肉的锻炼方法:先慢慢向一侧转头至最大屈伸、旋转度,停留数秒钟,然后缓慢转至中立位,再转向对侧。每日重复数十次。

(5)对颈部每日早、晚进行自我按摩,采用指腹压揉法和捏揉法,增进血液循环,增强颈部肌力,防止肌肉萎缩。

(6)按医嘱服用药物,术后1个月复查。以后每1~2个月来院复查1次。

二、颈椎损伤

（一）颈椎脱位与骨折

1.颈椎脱位与骨折分类

有关颈椎损伤的分类法较多，但多有一定局限性。为了治疗上的需要，颈椎损伤按解剖部位和损伤机制两种方法进行分类。

（1）根据解剖部位分类。

①寰枕脱位：寰枕前脱位，寰枕后脱位。

②单纯寰椎骨折：寰椎后弓骨折，寰椎前弓骨折，寰椎前后弓骨折（Jefferson 骨折），侧块压缩性骨折。

③寰枢椎脱位：寰枢前脱位、后脱位及旋转脱位。

④枢椎骨折脱位：合并齿突骨折的寰枢前脱位，枢椎椎弓骨折（Hangman 骨折）。

⑤低位颈椎骨折脱位（$C_{3\sim7}$）：a.后结构损伤：单侧小关节脱位，双侧小关节脱位，双侧小关节绞锁，关节突骨折，棘突骨折，椎板骨折；b.前结构损伤：椎体压缩骨折（无脱位），椎体压缩骨折合并脱位，撕脱骨折；c.椎间隙骨折（滑脱）；d.侧方结构损伤：如侧方结构骨折。

⑥火器性损伤。

（2）根据损伤机制分类。

①屈曲暴力：过屈性扭伤（向前半脱位），双侧小关节半脱位，单纯楔形骨折，屈曲状骨折（椎体前角大块三角形撕脱骨折），棘突撕脱骨折（多在 $C_6\sim T_1$）。

②屈曲旋转暴力：如单侧小关节脱位。

③伸展旋转暴力：单侧关节突关节骨折。

④垂直压缩暴力：寰椎爆裂性骨折（Jefferson 骨折），其他椎体爆裂骨折。

⑤过伸性脱位：过伸性脱位，寰椎前弓撕脱骨折，枢椎椎弓骨折。

2.颈椎损伤护理评估

（1）颈椎脱位评估。

①收集资料：了解受伤过程与方式。a.一般高速行驶的车辆肇事和高处坠落伤是寰枕脱位的主要致伤原因。头面部遭受突然击打，而颈和躯干的惯性继续向前，可能在枕骨和寰椎连接处造成剪切作用，导致寰枕关节脱位。b.当头颈部受到屈曲外力作用，受力作用节段的二椎体前方为压应力，而颈椎的后部结构为张应力。以椎间盘中央偏后为轴心，椎体前部为支点，张应力侧的关节囊、棘间韧带、黄韧带，甚者后韧带等撕裂。外力持续作用导致上位颈椎的两下关节突向前滑动并分离移位。外力中止后，因颈部肌肉收缩作用，使已半脱位的关节又缩回原位。但也有因关节囊的嵌顿或小骨折的阻碍，保持半脱位状态。c.伸展暴力作用时，在前凸的顶部自后向前产生一个水平的剪切力，该力与伸展力共同作用致上位颈椎向后，而下位颈椎向前移位。

②护理查体与判断：a.脱位压迫脊髓导致颈髓损伤征象，四肢瘫痪和呼吸困难是主要体征。b.伤后四肢瘫痪，头颈呈过伸位，不可向任何方向活动，呼吸较困难。c.颈部疼痛，头颈伸

屈和旋转功能受限;颈部肌肉痉挛,头颈呈前倾僵硬状;损伤节段的棘突和棘间隙压痛,椎前侧也有压痛。

(2)颈椎椎体骨折评估。

①收集资料:a.寰椎骨折其发生率占整个颈椎损伤的 $2\%\sim4\%$。这种骨折常引起骨折块分离移位如爆裂状,故称寰椎爆裂性骨折。自上而下的传导暴力已被公认是造成寰椎骨折的主要作用形式。当暴力作用到头顶后,通过枕骨髁状突分别向下并向外到达寰椎两侧块的关节面。由于枢椎两关节对侧块作为人体纵轴对抗这种冲击暴力,致寰椎界于两个外力之间,就可能导致寰椎前后弓与其侧块连接处的薄弱带发生骨折。b.损伤的具体原因有多种,如头顶直接遭到外力作用,最常见的重物击中头顶部、跌倒、交通事故及跳水等运动创伤,都有可能造成此类损伤。c.直接暴力作用多出现在刀或子弹引起穿透性损伤,此时可因椎动脉和颈髓损伤立即死亡。d.颈椎在中立位时,突然受到来自垂直方向暴力打击,通常从头顶传递到枕寰和下颈椎,也可以造成寰椎爆裂性骨折(Jefferson 骨折),引起下颈椎爆裂骨折。e.暴力自上而下,垂直通过椎间盘,引起椎体破裂。骨折片可向四周分离移位,前后纵切带破裂。f.爆裂性骨折是一种严重的椎体粉碎性骨折。周围韧带结构破坏,骨折片向外分离,突出至椎体后缘,挤入椎管和椎间孔,并引起脊髓和神经根损伤,椎体高度变低,其后的相应结构也会发生骨折。

②护理查体与判断:a.颈部僵硬和枕下区域疼痛是寰椎椎弓骨折的主要临床表现。b.咽后血肿,但通常不会引起呼吸困难和吞咽障碍。c.头部前倾呈强迫头位。d.C_2 神经根受到压迫或刺激,可出现枕大神经分部区域放射性疼痛或感觉障碍。e.局部压痛限于枕外隆突下方,被动头部运动以旋转受限最明显。f.合并脊髓损伤,表现为严重四肢瘫痪和部分脑神经损伤症状,呼吸困难常常是损伤初期的致命原因。g.颈部疼痛和运动功能丧失,压痛广泛,以损伤脊椎的棘突和前方的椎体压痛最明显。神经根受压出现肩臂和手部麻木、疼痛或感觉过敏。脊髓损伤多比较严重,甚者脊髓完全性损伤,在损伤平面以下感觉、运动和括约肌功能障碍;在 C_4 损伤则表现严重呼吸困难。

③影像学检查评估判断:a.寰椎椎弓骨折的判断要结合 X 线检查特征性表现判断,同时咽后壁软组织肿胀阴影能在 X 线片上清晰显示出来,表示该部骨折出血的血肿。b.侧位 X 线片显示椎体粉碎性骨折,骨折片向前突出颈椎前缘弧线,向后进入椎管,颈椎生理弯曲消失。正位片提示椎体压缩性骨折。c.CT 扫描横断层面,可清楚显示椎体爆裂形态和分离移位情况,尤其能显示椎体内骨折片的大小和位置。d.磁共振成像是通过某些特定的原子核置于静磁场内,受到一个适当的射频脉冲磁场的激励时,原子核产生共振,向外界发出电磁信号的过程。很好地显示中枢神经、肌肉、肌腱、韧带、半月板等组织,在脊柱、脊髓损伤检查方面应用广泛。

(二)颈脊髓损伤

1.颈脊髓损伤分类

脊髓损伤从损伤的程度可分为完全和不完全两种类型。

(1)完全型颈脊髓损伤:完全型脊髓损伤后,在损伤平面以下的运动、感觉、反射及括约肌和自主神经功能受到损害。

①感觉障碍:损伤平面以下的痛觉、温度觉、触觉及本体觉减弱或消失。

②运动障碍:脊髓休克期,脊髓损伤节段以下表现为软瘫,反射消失。休克期过后,若是脊

髓横断伤,则出现上运动神经源性瘫痪,肌张力增高,腱反射亢进,出现髌阵挛和踝阵挛及病理反射。

③括约肌功能障碍:脊髓休克期表现为尿潴留,系膀胱逼尿肌麻痹形成的无张力性膀胱所致。休克期过后,若脊髓损伤在脊髓平面以上,可形成自动反射膀胱,残余尿量少于 100mL 时,患者不会随意排尿。若脊髓损伤平面在圆锥部,脊髓或脊神经根损伤,则出现尿失禁,膀胱的排空需通过增加腹压(用于挤压腹部)或用导尿管来排空尿液。也同样出现便秘和大便失禁。

(2)不完全型颈脊髓损伤:不完全型损伤平面远侧脊髓运动或感觉仍有部分保存时称之为不完全性脊髓损伤。临床上有以下几型。

①脊髓前部损伤:表现为损伤平面以下的自主运动和痛觉消失。由于脊髓后柱无损伤,伤者的触觉、位置觉、振动觉、运动觉和深压觉完好。

②脊髓中央性损伤:在颈髓损伤时多见。表现为上肢运动丧失,但下肢运动功能存在或上肢运动功能丧失明显比下肢严重。损伤平面的腱反射消失而损伤平面以下的腱反射亢进。

③脊髓半侧损伤综合征:表现为损伤平面以下的对侧痛温觉消失,同侧的运动功能、位置觉、运动觉和两点辨别觉丧失。

④脊髓后部损伤:表现为损伤平面以下的深感觉、深压觉、位置觉丧失,而痛温觉和运动功能完全正常。多见于椎板骨折。

2.颈髓损伤阶段水平定位

损伤节段的水平必须从皮肤感觉障碍或异常变化的水平,肌肉运动障碍和反射的变化来确定。脊髓节段和支配肌肉、皮肤感觉的关系如下:

(1)支配的主要肌肉。

C_1:头前、头侧直肌。

C_2:头下、头夹和颈头肌。

C_3:头半棘肌、斜方肌。

C_4:膈肌。

C_5:三角肌。

C_6:肱二头肌。

C_7:肱三头肌。

C_8:屈指肌。

T_1:小鱼际肌。

(2)皮肤感觉分布区。

C_2:枕部、颈部至下颌骨下缘和头顶。

C_3:耳后枕部,颈部、锁骨上方。

C_4:肩胛骨。

C_5:前臂和上臂外侧。

C_6:前臂部前面和示指。

C_7:前臂背侧、手5指,中指为主。

C_8：环、小指。

T_1：前臂尺侧。

3.颈脊髓损伤护理评估

（1）受力损伤分析与评估：尽管在脊柱的不同部位，其解剖结构和生物力学不尽相同，但是在这些部位引起的损伤外力是近似的。一般而言，常常是复合方式的外力引起，很少是一种孤立的受力方式引起脊柱损伤。①轴性外力：即一种对受力材料的挤压方式的外力，单纯的轴性载荷损伤很少见，常伴随着屈曲、伸展或旋转力量。轴性载荷趋向于将椎体碎裂成多块。②牵伸外力：即一种使椎体、椎间盘或软组织牵伸开的力量。此力与伸展力很相似。牵伸外力常伴随屈曲或伸展外力。③伸展外力：一种使颈部或躯干强力后伸的力量。伸展力量下常发生棘突和椎板骨折。伸展外力时，也常有轴性载荷参与。少数情况下，颈椎的伸展损伤可不伴有神经损伤。④屈曲力：一种使颈部或躯干前屈的力量。在颈段脊柱，屈曲力引起的损伤常伴有神经损害。过屈的压缩力作用于脊柱前柱，可造成椎体骨折。由于构成骨松质的骨小梁有序地排列成一个以椎体前面为基底，以椎体中央为尖顶的锥形区，因此椎体的压缩性骨折常呈楔形。⑤剪力：指一种平行于某表面的力，可引起被剪切部分的移行或半脱位。剪力可施加于任意方向，通常引起被作用脊椎向前或侧方移位。⑥旋转力：指一种扭曲力，导致组织纤维旋转的张力。旋转力常伴有轴性载荷力。

（2）损伤判断：结合脊髓损伤机制判断原发性与继发性损伤。原发性为外力直接或间接作用于脊髓所造成，继发性损伤为外力所造成的脊髓水肿、椎管内小血管出血形成血肿、压缩性骨折以及破碎的椎间盘组织等形成脊髓压迫所造成的脊髓的进一步损害。实验研究证明，原发性损伤常常是局部的、不完全性的，而继发性损伤在局部有大量儿茶酚胺类神经递质如去甲肾上腺素、多巴胺等的释放和蓄积，使脊髓局部微血管痉挛、缺血，血管通透性增加，小静脉破裂，产生出血性坏死，引起脊髓损伤后脊髓中心部分大面积出血性"自毁现象"，导致神经元和神经纤维的严重损伤。

（3）护理查体与判断：①伤者感觉受伤局部疼痛，颈部活动障碍，腰背部肌肉痉挛，不能翻身起立。②上颈段可有膈肌麻痹引起的呼吸困难、发声和咳嗽无力、四肢痉挛性瘫痪。③下颈段损伤时，两上肢可有麻木、无力、肌萎缩、腱反射低等迟缓性瘫痪，下肢则为痉挛性瘫痪。

（三）救治护理

1.救护固定方法

现场抢救人员不要随意搬动伤者，尽快使用简易、战备专用及专科器具进行颈部外固定，如颈围、颈托及颈部支具，严防颈部前屈、左右摆动或扭转。常用方法：①一人法：伤者取平卧、仰卧位，一手保护颈部，一手将器具压平，塞入颈下，然后固定。②双人法：一人双手保护颈部，另一人将器具塞入颈下并固定（图4-2、图4-3）。

2.冲击疗法应用

尽早采用冲击疗法，愈早愈好，一般认为伤后6小时内是救治黄金时期，24小时内为急性期。大剂量甲泼尼龙（MP）注射治疗，于伤后8小时内应用于完全脊髓损伤和较重不完全损伤。ASIA已将MP列为SCI后的常规治疗，于伤者到急诊室即开始应用，首次剂量是30mg/kg体重，15分钟静脉输入，间隔45分钟，然后5.4mg/（kg·h）静脉滴注持续23小时，如在伤后3

小时内应用,则 24 小时治疗即可,在伤后 3～8 小时治疗者,可再继续 24 小时的 5.4mg/(kg·h)治疗,即共计治疗 48 小时,其作用主要是针对脊髓损伤后的继发损伤,如对抗氧自由基等。另一作用于 SCI 后继发损伤的药物是神经节苷脂,商品名为 GM-1,在急性期 40～100mg/d,连续 20 天,静脉滴注。

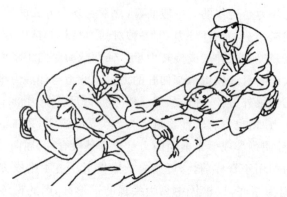

图 4-2　颈椎损伤双人搬运

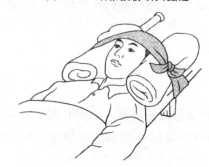

图 4-3　颈椎损伤沙袋固定

3.手术治疗与护理

(1)手术治疗。

①及早解除对脊髓的压迫,是保证脊髓功能恢复的首要问题。

②颈椎损伤的手术治疗方法有颈椎前、后路手术,适用于寰枢椎间不稳和寰枢椎间脱位合并或不合并脊髓损害;颈椎前、后减压和扩大椎管术,是解除颈脊髓压迫的重要进路和手术之一,应用于颈椎外伤、颈椎骨折脱位合并脊髓损伤等所致脊髓的压迫减压,颈椎脱位的复位和内固定术。

(2)术前护理。

①术前评估伤者身体适应手术状况。

②尽快进行皮肤准备。

③完善各项实验室检查及影像检查。

④做好围手术期器材与物品准备。

⑤手术室做好手术准备。

(3)术后护理。

①持续监测生命体征,密切观察术后病情变化,观察损伤平面上升与下降的变化。每日或

隔日检测血清钠的变化,及早发现或防止低钠血症的发生,特别是高位损伤伤者。

②按照不同的麻醉方式实施麻醉护理。

③保证有效的气体交换,防止呼吸骤停,加强观察和保持呼吸道通畅。脊髓损伤48小时内,因脊髓水肿可造成呼吸抑制,需密切观察伤者的呼吸情况,做好抢救准备。无自主呼吸或呼吸微弱的伤者,应立即行气管插管或气管切开,用呼吸机维持呼吸。

④吸氧:给予氧气吸入,根据血气分析结果调整给氧浓度、量和持续时间,改善机体的缺氧状态。

⑤建立通畅、有效的输液输血静脉通道,保证及时有效的静脉用药及血容量的补充。

⑥减轻脊髓水肿:根据医嘱应用地塞米松等激素治疗,以减轻脊髓水肿。

⑦切口引流护理:保持引流管固定、通畅,防止折叠、扭曲,观察并记录引流液的性质、颜色及量。

⑧加强呼吸道护理:预防因呼吸道分泌物阻塞而并发坠积性肺炎及肺不张。a.翻身叩背:每1～2小时帮助伤者翻身、叩背一次,促进痰液排出。b.辅助咳嗽排痰:指导做深呼吸和用力咳嗽,促进肺膨胀和排痰。咳嗽排痰困难时辅助咳嗽排痰。c.吸痰:不能自行咳嗽排痰或肺不张时,用导管插入气管吸出分泌物,必要时协助医生通过气管镜吸痰。d.雾化吸入:根据医嘱并在药物过敏试验阴性的情况下将抗生素药物加入雾化吸入液中。

⑨深呼吸锻炼:指导练习深呼吸,防止呼吸活动受限引起的肺部并发症。每2～4小时用呼吸锻炼器进行一次呼吸锻炼。

⑩气管插管或切开护理:颈脊髓高位损伤导致呼吸困难,呼吸肌麻痹者,行气管插管或切开。a.保持呼吸道通畅:及时吸出呼吸道内的分泌物,定期消毒更换内管和检查气囊。b.妥善固定气管插管或套管:经常检查气管内插管或套管有无滑出。c.避免呼吸道干燥:套管口用双层湿纱布覆盖,定时做湿化护理。

⑪体温调节障碍:颈脊髓损伤者对环境温度的变化丧失了调节能力,常产生高热。对体温高者,使用物理方法降温,如乙醇或温水擦浴、冰袋冷敷、冰水灌肠等;同时调节室温,在夏季采取通风和降温措施;对体温低者采用物理升温的措施,注意保暖并避免烫伤。

⑫尿潴留的护理:留置导尿管或间歇导尿,观察膀胱有无胀满。截瘫早期可给予留置导尿并记录24小时出入液量,留置导尿管停止后行人工排尿。其方法:当膀胱胀满时,操作者用右手由外向内顺时针方向按摩伤者的下腹部,待膀胱缩成球状,紧按膀胱底向前下方挤压,使尿排出。待尿不再流出时,可松手再加压1次,将尿排尽。同时训练膀胱的反射排尿动作或自律性收缩功能。

⑬预防泌尿道感染:a.鼓励多饮水,每天2000～4000mL,以稀释尿液、预防泌尿道感染和结石。精确记录24小时出入液量,以评价液体平衡。b.定期做尿培养:每周做1次尿培养,以及时发现感染。c.会阴部和膀胱护理:需要膀胱冲洗者,每日冲洗膀胱1～2次,以冲出膀胱内积存的沉渣;清洁和护理会阴部2～4次,每周更换一次导尿管并做标记。d.应用抗菌药:需要时,按医嘱使用抗菌药物。

⑭预防便秘:脊髓损伤后72小时内易发生麻痹性肠梗阻或腹胀。a.观察患者有无腹胀、肠鸣音降低或丧失等麻痹性肠梗阻的表现。由于胃肠动力降低,出现便秘、粪块嵌塞及大便失

禁,故还应观察每日大便的性状、量、颜色和排便时间。b.饮食:多食富含膳食纤维的食物、新鲜水果和蔬菜,多饮水,以利于大便通畅。c.训练排便:指导或协助伤者在餐后 30 分钟做腹部按摩,从右到左,沿大肠行走的方向,以刺激肠蠕动。d.药物通便:顽固性便秘者,可根据医嘱给予灌肠或使用缓泻药物。

⑮腹胀护理:调节饮食结构,注意钠的补充,维持电解质平衡,防止低钠血症。有麻痹性肠梗阻者,可留置胃管进行胃肠减压,但临床实践证明,此类损伤者腹胀行置管胃肠减压时间不宜过久,否则引起难以纠正的或更加严重的电解质紊乱。必要时给予药物辅助治疗。

⑯加强皮肤护理:每 1～2 小时给予侧翻身,其方法:保持头、颈固定,腰部、臀部一侧垫软垫,形成腰及臀部小侧翻身。保持病床清洁干燥和舒适,床垫保持一定的柔软度、厚度和舒适性,有条件的可使用特制翻身床、明胶床垫、自动控制分区式充气床垫、波纹气垫等。注意保护骨突部位,使用气垫或棉垫等使骨突部位悬空,每日进行皮肤清洁、擦拭,保持床单平整、无碎屑。

⑰心理护理:由于颈部脊髓损伤,可能出现紧张、焦虑、恐惧多疑、担忧和绝望等心理改变,缺乏治疗信心。应与其进行有效沟通,解决心理问题。

4.非手术治疗与护理

(1)固定和局部制动:颈椎骨折和脱位较轻者,用枕颌带卧位牵引复位;明显压缩移位者,持续颅骨牵引复位,保持正中位或仰伸位,可用沙袋固定颈部两侧,防止颈部侧旋。

(2)功能锻炼:①不全瘫者并四肢有部分功能者,给予主动和被动相结合的功能锻炼。其方法是:上肢和下肢的各关节的屈伸活动,行肌肉锻炼的等长和等张活动。防止肌肉萎缩,保持关节功能。②全瘫者行被动的功能锻炼,保持关节功能,防止肌肉萎缩。③足下床尾处置防足下垂垫,使双足处于功能位。

(3)饮食护理:给予高营养、高蛋白、高维生素饮食,注意钠的补充,防止低钠血症的发生。禁止易引起肠胀气食物的摄入,如豆制品、奶制品、刺激性食物等,防止腹胀的发生。

三、腰椎管狭窄症

(一)定义

腰椎管狭窄症是指因原发或继发因素造成椎管结构异常,椎管腔内变窄,出现以间歇性跛行为主要特征的腰腿痛。

按国际分类法分为以下几类。

1.脊椎退变所致的狭窄

因脊椎受老年改变及劳损的影响,而使椎板增厚,椎体骨赘增生等,使椎管产生容积上的缩小,而致狭窄、小关节肥大以及黄韧带肥厚等。

2.复合因素所致的狭窄

先天、后天畸形同时存在之狭窄,椎间盘突出使椎管容积变小或椎间盘突出与椎管之轻度狭窄的复合原因之狭窄。

3.脊椎滑脱症(退化性)

与骨溶解病所致狭窄。

4.医源性狭窄

有术后的骨质增生与髓核溶解素注射所造成的瘢痕增生粘连等。

5.损伤性狭窄

损伤性狭窄如压缩骨折与骨折脱位。

6.其他

畸形性骨炎(Paget病)有脊椎变形,椎管可缩小;氟中毒也可使增生畸形,造成狭窄。

(二)病因及发病机制

(1)按病因将腰椎管狭窄分为先天性(或称发育性)及继发性椎管狭窄两种。

①先天性椎管狭窄:椎管前后径的狭窄比横径改变明显,椎弓根缩短,狭窄累及节段较多。

②继发性椎管狭窄:常由脊椎退行性改变、手术、创伤、脊椎滑脱引起,其他一些病变如畸形性骨炎、氟中毒、脊柱后突畸形、脊柱侧弯畸形、后纵韧带肥厚或后纵韧带及黄韧带骨化亦可引起椎管狭窄。

(2)脊柱退行性改变是引起椎管狭窄最常见的原因,狭窄程度大致与脊椎关节退行性改变的程度成正比,呈对称性,以 L_4~L_5 平面最常见,其次为 L_3~L_4 平面。椎间盘突出及脊椎滑移进一步加重了狭窄。此种狭窄一般较局限,常位于关节突和椎间盘平面,可分为中央部及周围部狭窄。

①中央部狭窄:常由于椎板和黄韧带增生肥厚及椎间盘退变或伴有椎间盘突出所致。腰椎管前后径小于 11mm,应考虑为腰椎管中央部狭窄。

②周围部狭窄:由于关节突增生、黄韧带肥厚或合并椎间盘突出所致。周围部狭窄又可分为侧隐窝狭窄及椎间孔狭窄。

a.隐窝狭窄:侧隐窝的外侧为椎弓根,后面为上关节突,前面为椎体后外侧壁及邻近的椎间盘。侧隐窝最狭窄的部位是在该节段椎弓根的上缘。隐窝狭窄在普通 X 线片及脊髓造影片上均不能确切显示。CT 扫描测定正常人侧隐窝前后宽一般 5mm 以上,如果小于 2～3mm,临床有症状者可肯定诊断。另外 CT 扫描尚可见到上关节突增生、骨赘形成、椎管呈三叶形等改变。

b.椎间孔狭窄:椎间孔的上下界为椎弓根,后面为关节突,前面为椎体和椎间盘。椎间孔狭窄在脊髓造影时不能看到。标准的 CT 扫描横切面上可提示椎间孔狭窄。

(3)多数退行性腰椎管狭窄患者,椎管径减小的发生十分缓慢,神经组织能逐渐适应这种改变,因此多数腰椎退行性狭窄患者仅有轻微神经症状。椎管进行性狭窄,导致狭窄的椎管内压力增加,椎管内炎性组织、马尾神经缺血及摩擦性神经炎是产生临床症状的重要因素。

(三)临床表现

1.症状

腰椎管狭窄症常发生在中老年人,平均年龄为 47 岁。男性多于女性。开始疼痛症状不明显,只是行走时下肢有麻痛不适,当坐、卧时疼痛明显消失。临床症状大致分为腰痛、下肢痛、间歇性跛行及括约肌功能障碍等。

(1)腰痛:这类患者常伴有不同程度腰椎骨关节病,加上腰椎不稳,常可引起下腰痛,症状较轻,卧床时消失或明显减轻。腰椎前屈不受限,后伸时尤其过伸受限,有时出现腰痛。

（2）下肢痛：常表现为臀部，下肢后外侧或大腿前内侧，小腿后外侧痛，类似坐骨神经痛，但不典型，有时有痛麻，发凉感。咳嗽、打喷嚏时症状并不加重，约半数患者为双侧腿痛，有时伴有行走无力。仰卧时腰前凸增加，使症状很快加重，屈髋屈膝侧卧，使椎管容积变大，神经根松弛，症状减轻或消失。一般讲，单纯侧隐窝狭窄，症状类似腰椎间盘突出，而椎管中央狭窄，双侧下肢痛麻症状，直腿抬高阴性居多，但少数有括约肌症状。

（3）间歇性跛行：大多数患者久站或行走时，下肢发生疼痛与麻木，逐渐加重，并有沉重感与无力感，以致不得不改变站立姿势或停止行走，蹲下片刻后症状消失或减轻，然而可继续行走，不久又出现症状，这种现象称为间歇性跛行，是腰椎管狭窄的典型症状。因神经受压引起，故又称神经性间歇性跛行。骑自行车时不出现症状，因此患者常以车代步。这是因为骑车时腰呈屈曲位，椎管容积增大。行走时腰变直，轻度后仰，椎管腔容积变小，加重神经受压。行走活动增加神经根对血液供应需要量，因而神经根缺血，即缺血性神经炎引起症状。这种情况常表现为感觉的症状与体征重于运动的症状与体征。

（4）括约肌功能障碍：严重中央型椎管狭窄可引起排尿不畅，尿频，会阴部麻木感。男性有性功能障碍，但要排除前列腺肥大引起的症状。

2.体征

腰椎管狭窄的骨科体征与神经体征均不多。约半数患者直腿抬高试验阳性（<70°），跟腱反射低下或消失，小腿与足外侧痛觉稍差。跟腱反射在老年人较常见减弱与消失，这是老年人常有糖尿病周围神经病变与老年人同时伴有周围血流灌注受损有关。这要求临床医生检查患者足背或胫后动脉搏动。

负荷试验，当为患者做第一次下肢神经系统检查未发现明显阳性体征，让患者行走300～500m后又出现症状，请患者继续再走900m，即刻让患者躺下做第二次神经系统检查，有时可获得腱反射、肌力与痛觉等异常体征。

（四）辅助检查

1.X线

显示椎管矢状径变小，小关节增生，椎板间隙狭窄。

2.CT

能清晰显示腰椎各横断面的骨性和软组织结构。

3.MRI

可判断椎间盘退变或突出，硬膜囊和神经根之间的关系等。

（五）治疗

1.非手术治疗

症状轻者可行非手术治疗。

2.手术治疗

常行椎管减压术，以解除对硬脊膜及神经根的压迫，适用于：症状严重，经非手术治疗无效者；神经功能障碍明显，特别是马尾神经功能障碍者；腰骶部疼痛加重、有明显的间歇性跛行以及影像学检查椎管狭窄严重者。若并有椎间盘突出,可一并切除,必要时行脊柱融合内固定术。

(六)观察要点

1.生命体征的观察

一般手术后均有 3～5 天的吸收热,体温不超过 39℃。部分患者由于手术时间长,为防止脊髓神经水肿可做小剂量激素治疗。激素治疗患者的体温一般不超过 38℃,术后第 3 日即可降至正常。注意观察血压、脉搏、呼吸的变化,进行心电监护,防止意外的发生。

2.观察出血情况

密切观察伤口敷料渗血情况,引流液的量及性状。如发现伤口大量渗血,应立即报告医生,及时处理。

3.术后观察神经功能恢复情况

观察下肢痛或麻木症状区域,按受压神经而定。男性多出现在大腿前内方或小腿外侧,女性常达踝部。因为男性腰椎椎管最窄部位在 L_3～L_5 段,而女性在 L_5～S_1 节段。中央性椎管狭窄症的症状,主要感觉腰骶部疼痛或臀部疼痛,很少有下肢放射痛。

4.排尿的观察

由于麻醉因素、疼痛刺激、姿势和习惯改变均可引起排尿困难。因此,强调术前训练床上大小便特别重要,强调术后不要过早使用镇痛剂,以免影响排尿反射的恢复。发生尿潴留后,可行诱导排尿,无效时可采取导尿。

(七)护理要点

1.术前护理

(1)疼痛护理:绝对卧床休息,卧位时椎间盘承受的压力比站立时下降 50%,因此卧床休息可减轻负重和体重对椎间盘的压力,缓解疼痛。卧床 3 周后,可考虑戴腰围下床活动,腰围可加强腰椎的稳定性,对腰椎起保护及制动作用。

(2)体位护理:抬高床头 20°,膝关节屈曲,放松背部肌肉,增加舒适感。不习惯长期侧卧者亦可在膝部垫高后屈髋、屈膝仰卧,每日除必要起床外,应尽量卧床,直至症状基本缓解。指导患者及其家属帮助患者进行床上翻身,同时做张口呼吸,以使肌肉放松。

(3)骨盆牵引的护理:保持有效骨盆牵引。牵引期间注意观察患者体位、牵引力线及重量是否正确,不可随意加减,以保证达到牵引的效果。加强基础护理,观察皮肤有无疼痛、发红、破损、压疮等。

(4)心理护理:患者因长期病痛而丧失不同程度的劳动能力,由于职业、年龄、经济条件不同而产生心理障碍,情绪低落,顾虑重重。主要担心手术效果及能否恢复正常劳动,这些将影响治疗工作的顺利进行。应因势利导,关心安慰患者,做耐心的解释。配合医生共同做好患者的思想工作,说明手术的安全性,并请手术后的患者现身说法,以解除患者的顾虑,使其树立战胜疾病的信心。以最佳的心理状态接受治疗,配合治疗,取得最佳疗效。

2.术后护理

(1)手术后体位及翻身:术后患者睡硬板床,取左、右侧位,双膝间置软枕,肩背及臀部放置枕头以保持体位平稳,使患者感到舒适安全。其优点是便于观察伤口出血,保持脊柱过伸位,有利于脊柱术后稳定及防止扭曲。翻身时护士一手扶住患者肩膀,一手托住臀部与患者同时慢慢用力,用"圆木"滚动法翻至对侧,然后再用枕头固定肩、背、臀部。

(2)功能锻炼:为预防肌肉萎缩,术后第 3 日指导患者进行直腿抬高锻炼及膝、踝关节活动,神经水肿严重者待疼痛减轻后开始。拆线后指导患者俯卧做"飞燕式"腰背肌锻炼。早期锻炼能有效预防腰肌肌肉萎缩。一般卧床时间为:脊椎融合术卧床 3～4 个月;全椎板切除术卧床 2～3 个月;半椎板切除术卧床 1.5 个月至 2 个月方可下床活动。下床后应坚持每日做直腿抬高锻炼,高度从板凳床窗台逐渐加高为宜。因为当腿抬高 40°～70°时,可将腰、骶神经根牵拉进椎间孔 2～8mm,并能牵动对侧神经根,能有效预防神经根粘连。

(3)饮食护理。

①对使用激素治疗的患者要给予低盐、高蛋白饮食,注意补钾。

②供给多品种食物,注意食物调配和烹调技术,饭菜色香味俱全,增进患者食欲,以满足机体对营养素的全面需求。

③避免食用太凉的食物,以减少对胃肠道的刺激,防止肠蠕动过多及胃肠道炎症引起腹泻。

④多进食水果、蔬菜等纤维素含量高的食物,避免发生便秘。

3.健康指导

(1)指导患者保持正确的姿势:应用人体力学的原理指导患者的坐、立、行、卧及持重的姿势。指出患者不正确的姿势及活动方法,协助并监督患者改正。用通俗易懂的言语讲解有关知识,使患者认识到保持正确姿势的好处、重要性及对疾病的影响。

(2)指导患者经常变换体位,避免长时间用同一姿势站立或坐位。站立一段时间后,将一只脚放在脚踏板上,双手放在身前,身体稍前倾。长时间伏案工作者,应积极参加工间操活动,以免慢性肌肉劳损。不要长时间穿高跟鞋站立或行走。

(3)保护腰部:腰部劳动强度大的工人,应佩戴有保护作用的宽腰带。参加剧烈运动时,应注意患者运动前的准备活动和运动中的保护措施。

(4)积极参加适当体育锻炼,尤其是注意腰背肌功能锻炼,以增加脊柱的稳定性,同时加强营养,减缓机体组织和器官的退行性变。术后 1 周开始腰背肌锻炼,增强腰背肌力和脊柱稳定性。3 个月内不弯腰,半年内不负重,促进机体的康复。

第五章　急危重症护理

第一节　急救医疗服务体系

一、急救医疗服务体系概况

急救医疗服务体系(EMSS)是集院前急救、院内急诊救护、重症监护病房(ICU)救治和各专科相互合作的"生命绿色通道"于一体的急救网络。其中院前急救负责现场急救和途中救护,急诊科和ICU负责院内救护,它既适合于平时的急诊医疗工作,也适合于大型灾害或意外事故的急救,为急危重症患者提供及时、连续的急救医疗服务。

一个完整的EMSS应包括:①完善的通信指挥系统;②现场救护;③有监测和急救装置的运输工具;④高水平的医院急诊服务和强化治疗。EMSS能为急危重症患者提供快速、有效的现场救治,维持患者基本生命体征,将患者转运至医院进行进一步救治,为挽救患者生命和改善预后争取时间。

目前,我国已经进入由当初单一的院前转运向院前急救、医院急诊、院内ICU救治三位一体的、完整的现代急救医疗服务体系转变的发展新时期,甚至有学者提出我国的EMSS应由四个环节构成,即现场救护—院前急救—急诊科—急诊ICU。EMSS若应用在院内,则浓缩形成"绿色生命通道";当其扩大到医院外,并与消防(119)、公安(110)、交通(122)等相关职能部门行业联网协同,就组成了广域性的应急救援系统,为应对各类突发的自然灾害、意外事故、紧急事件等奠定基础。

二、急救医疗服务体系的管理

(一)建立急救医疗服务通信网络

现代化的通信是EMSS的灵魂,建立健全、灵敏的通信网络是提高急救应急能力的基础。为满足人民群众对急救医疗不断增长的需求,提高重大灾害事故发生时的应急救援和指挥能力,各地区应建立急救网络系统。各级地方政府设置全国统一的"120"急救电话,急救中心(站)、救护车、急诊科(室)都配备无线通信。急救通信应专线化、专用化,形成最迅速的呼救、应答、运输、抢救联络网。

(二)院前急救管理

1.参与人员

(1)第一目击者:通常为事发现场患者身边的人,如亲属、同事、救援人员或其他人员,第一目击者如接受过急救培训就可参与实施初步急救,并能正确进行呼救,可大大提高救治效果。

(2)急救医护人员:一般情况下,每辆到达现场的救护车上应配备1~2名合格的急救专业人员,参加现场和运送途中的救护工作。

(3)医院急诊科的医护人员:患者被送到医院,由急诊科医护人员进行确定性治疗。

(4)其他人员:包括受过专门训练的消防队员、警察、救护车驾驶员等。

2.急救运输工具

急救运输工具是执行紧急救护任务中必不可少的设备,目前我国以救护车为主。救护车上应配备完善的医疗设备和药品,如氧气、简易呼吸器、气管插管用物、输液装置、除颤仪、心电监护仪、夹板、担架等,救护车配有 GPS 卫星定位系统,设备装置日趋完善、先进,使救护效率大大提高。根据各地区条件,可发展急救直升机或快艇等先进急救运输工具。急救运输工具应配备完善的监测和救护装置及必要的药品,改变仅作为运输工具的状况。

(三)院内急救管理

加强医院急诊科和 ICU 的建设。急诊科和 ICU 应有专门的医护人员配备和完善的具有一定规模的装备设置,要有完好的对内对外的通信联系设施;要有计划、有组织地进行急救医护人员业务培训,提高工作人员的急救意识和急救素质,建立健全急诊科、ICU 的各项规章制度,推行急诊工作标准化管理。

三、院前救护

院前救护是指在医院之外的环境中对各种危及生命的急症,如创伤、中毒、灾难事故等患者进行现场救护、转运及途中救护的统称,即患者在进入医院之前的这一阶段的救护。其目的是挽救患者生命,减少伤残率和病死率。院前救护是急救医疗服务体系中的首要和重要环节,反映了一个国家的医疗水平,也是衡量一个地区急救工作水平和能力的重要标志。随着我国急救事业的发展,院前救护越来越受到社会的重视。

(一)概述

院前救护的目的在于能够及时、快速、有效地为患者提供早期的医疗服务,使患者在第一时间得到救治,为挽救患者生命赢得宝贵的抢救时机,为患者在院内进一步的救治打下基础。由此可见,加强院前救护工作建设,是急救医疗服务体系至关重要的环节。

1.特点

由于院前救护涉及的方面比较广,而且救护任务、对象、环境、条件等与医院有较大的差距,因此形成了院前救护具有社会性、突发性、紧迫性、复杂性、艰难性、灵活性的特点。

(1)社会性:院前救护不单纯是急救医护人员的事情,第一目击者在院外急救中也发挥着现场呼救和施救的作用。全民急救知识的普及教育要求每个公民都要掌握急救基本知识,一旦发生紧急情况,要立即参与到急救工作中来,体现了其社会性的特点。

(2)突发性:院前救护的对象往往是各种危及生命的急危重症患者,病种繁多,随机性强,难以预料,尤其是当成批伤病员出现时,常令人措手不及。因此,要加强全民急救知识的普及教育,对各种急危重症要有预案,一旦发生突发事件,能及时进行自救、互救以及专业救护。

（3）紧迫性：院前救护的伤病员往往病情急、时间紧，救护人员必须迅速赶往现场进行紧急处理。要求救护人员时刻处于警备状态，做到随叫随出，充分体现"时间就是生命"的观念。

（4）复杂性：院前救护的患者病情错综复杂，需要救护人员在短时间内进行初步判断和紧急处理。因此，救护人员必须熟练掌握各种急救知识和技能，才能在现场救护中有效地应对各种伤情。

（5）艰难性：有时气候条件恶劣，现场急救条件差，因此救护人员必须有较好的身体素质和过硬的急救理论、急救技能，才能在艰难的情况下完成救护工作。

（6）灵活性：院前救护常在无设备、无药品的情况下进行，要求救护人员要灵活机动、就地取材，以对症治疗为主，目的是维持或挽救患者的生命，为进一步抢救赢得时间。

2.任务

（1）平时呼救救护：平时呼救救护是指对各种需要医疗救援并向急救中心呼救的患者而进行的救护活动，这也是院前救护的主要和经常性的任务。

（2）灾害事故救护：发生自然灾害如地震、台风、火灾等，人为灾害如交通事故、化学物品泄漏时，救护人员应结合实际情况执行相关急救预案，并与现场其他救灾队伍（如消防、公安、交通等部门）协调一致，加强伤病员现场分类与救护工作，做到合理分流和安全转运，同时要注意自身安全。

（3）大型集会活动救护：大型集会活动救护是指重要会议、比赛活动等的救护值班。执行救护任务的急救系统应处于一级战备状态，一旦发生意外，要做到及时行动，快速处理。

（4）急救通信网络中的枢纽任务：院前救护的通信网络在整个急救过程中承担着承上启下、信息沟通的枢纽作用，如急救信息的接收、传递、指挥调度，与上级领导、救灾指挥中心、急救现场、急救车和医院急诊科的联络。

（5）急救知识的宣传教育工作：宣传急救知识，增强急救意识及应急能力是医疗救护工作的一项重要任务。可通过广播、电视、报刊、网络等进行宣传教育，也可通过举办急救知识与救护技能培训班，普及急救知识并提高公民的自救、互救能力。

3.原则

（1）先排险后施救：是指在进行现场救护前救护者应先进行环境评估，必要时要在排险后再进行施救，如因触电导致的意外事故现场，应先切断电源排险后再进行救护，其目的是为了保护伤病员和救护者的人身安全。

（2）先重伤后轻伤：是指先抢救危重者，后抢救伤情较轻者。特别是当遇有大批伤病员时，为在有限的时间内节省人力、物力，应遵循"先重后轻"的原则，重点抢救危重者。

（3）先救护后转运：是指对于急危重症者，应先进行现场初步紧急处理，然后在严密的医疗监护下转送至医院。

（4）急救与呼救并重：是指遇有紧急情况时，如有多人在场，救护与呼救同时进行；只有一人在场时应先施救，然后在短时间内进行呼救。

（5）转运与监护结合：是指在转运途中，救护人员要密切观察伤病员情况，如遇伤病员出现异常情况要及时处理，以使伤病员安全到达目的地。

（6）注意前后衔接：是指救护人员在抢救伤病员时，时间上要保持连续性，不要间断。应用的救护措施要一致,同时要根据要求做好交接。

(二)院前救护服务系统

院前救护服务系统的设置质量与管理水平直接影响到患者抢救的效率和质量,因此加强院前救护服务系统的设置与管理,对于提高抢救成功率、减少伤残率,均具有重要意义。

1.设置

急救中心(站)的设置原则是根据卫生部颁发的《急救中心(站)基本标准》的有关规定要求,结合区域的地理位置、经济条件、交通状况、人口密度等多种因素综合考虑。

(1)地点:急救中心(站)应设置在区域的中心地带,设在医院内或医院外较近区域,车辆进出方便。

(2)数量:拥有30万人口以上的区域应该设置一个院前救护中心(站),且一个区域内只能设立一个急救中心(站)或若干个分中心(站)。

(3)建筑设施:建筑面积大小应根据区域实际情况确定,一般急救中心建筑面积不少于1600m²,急救站面积不少于400m²,应具有行政办公设施以及足够的急救场所等。

(4)设备配置:急救中心(站)应配备一定数量的救护车、医疗设备、通信设备、抢救药品等。

(5)急救半径与反应时间:急救半径是指急救中心(站)承担院前救护服务区域的半径。市区急救半径一般在3~5km,郊区、县城在10~15km。反应时间是指急救中心(站)接到呼救至医护人员到达现场所需时间。市区要求10~15分钟,郊区要求在30分钟以内,反应时间长短是衡量院前服务功能的重要指标之一。

2.管理

(1)良好的通信系统:急救通信系统应具有自动控制与调度功能,其灵敏性及有效性,是救护工作畅通的重要保障。急救通信系统应配备良好的通信设施,如自动显示呼救方位与救护车动态变化装置,自动记录呼救时间以及完成同步录音、资料的储存功能,以保证信息的接收、发出、反馈,从而有效地进行联系、指挥和调度。

(2)装备齐全的运输工具:我国常用的运输工具是救护车,除此以外还有飞机、救生艇等,不仅作为运输患者的工具,也是抢救患者的"流动急诊室"。急救运输工具可根据需要配备相应抢救设备,如监护仪、除颤器、氧气包等,同时还要配备必要的抢救物品和充足的药品。救护所需物品以及运输工具要始终保持完好状态,严格值班及交接班制度,定期维修和保养,以保证救护质量。

(3)较高专业技术水平的护理人员:院前救护人员的配备根据所在急救单位的规模,承担救护工作的任务及院前救护的工作特点而定。院前救护人员的技术水平直接影响院前救护的成功率,因此要求具有专科以上学历,2年以上临床工作经验,接受过急救知识培训,能熟练掌握各种仪器设备的使用及抢救技术,具有一定专业理论基础和实践经验的年轻护理人员担任。同时应通过定期组织学习、培训及考核,不断提高急救护理人员的专业能力和技术水平。

3.设备及物品的配备

(1)急救运输工具:对于急救运输工具要按规定进行配置,落实相关制度,不得擅自动用,要定人管理,定期保养和维修,时刻保持完好备用状态。

(2)急救箱:根据需要配备不同类型的急救箱,用于放置各种常用的急救物品和药品,做到轻捷、方便、实用,用于各种急危重症患者的现场救护。

(3)急救包:急救包是救护人员奔赴现场进行急救工作必不可少的工具,一般配备的急救包有三种,即常用急救包、外科急救包与产科急救包。根据急危重症患者的病情不同,急救包内放置的物品和药品也有所区别。

①常用急救包

a.物品:如血压计、听诊器、舌钳、开口器、压舌板、吸氧导管、吸氧面罩、手电筒、叩诊锤、一次性输液器、注射器、消毒液、棉签、胶布等。

b.药品:根据需要配备常用的急救药品。强心药:毛花苷丙、毒毛花苷K等;血管扩张剂:硝酸甘油、硝普钠等;血管收缩剂:肾上腺素、去甲肾上腺素等;抗心律失常药:胺碘酮、利多卡因等;中枢神经兴奋剂:尼可刹米、二甲弗林等;止血剂:氨甲苯酸、酚磺乙胺等;利尿剂:呋塞米等;激素:地塞米松、氢化可的松等;降压剂:利血平等;其他:止痛剂如吗啡、哌替啶、罂粟碱等,解毒剂如氯解磷定等,同时另备有输液用液体。

②外科急救包要求能对一般创伤进行初步处理,如能完成清创、缝合、止血、包扎、固定等,为患者的进一步救护创造条件。

a.物品:有止血钳、刀片、缝针、缝线、弯盘、绷带、纱布、洞巾、夹板等。

b.药品:在常用急救包的药品基础上,另备麻醉药品等。

③产科急救包

a.物品:阴道侧切与脐带结扎器械、胎心音听诊器、骨盆测量器、阴道拉钩、头皮牵引器等。

b.药品:在常用急救包的药品基础上,另备垂体后叶素、缩宫素等宫缩剂。

(4)急救仪器设备的配备

①常用急救仪器设备:目前我国还没有统一的配备标准,只能根据各地医院院前救护的实际情况,在确保够用的前提下进行配备。

②特殊急救仪器设备:救护车内除备有常规的急救装备外,还须配置除颤器、起搏器、脉搏氧饱和度测量仪、监护仪、简易人工呼吸器及负压吸引装置等。

(三)院前救护程序

院前救护程序包括紧急呼救、现场评估、检伤分类、现场急救、转运与途中监护。正确应用院前救护程序,是保证急危重症患者在发病初期能得到及时、有效救护的前提。

1.紧急呼救

紧急呼救是指急危重症患者或第一目击者通过急救电话或其他形式向急救中心发出的呼救。紧急呼救一般要求呼救者简要说明的内容包括:①患者姓名、性别、年龄及联系电话;②患者所在的位置、接车地点,尽可能说明周围的明显标记和最佳路径;③患者目前最危急的病情或伤情;④如为灾害事故,应询问事故规模、发生原因、现场情况、轻重程度及受伤人数等。急救中心调度员做好记录后,立即向院前救护单位发出调度指令。医护人员到达现场后,对患者进行初步评估和处理,在病情允许的情况下,立即将患者送往附近医院进行进一步救护。

2.现场评估

通过询问患者或第一目击者,了解事情发生的经过、病情或伤情以及相关症状,迅速对患者进行检查。在进行护理评估时应注意"三清",即听清主诉,问清与发病或创伤有关的细节,看清与主诉相符的症状及局部表现,同时应强调边评估边救治。现场评估主要内容包括生命体征、头颈部、胸腹背部、四肢情况。

(1)生命体征

①脉搏:触摸大动脉,如颈动脉,了解脉搏的强弱、节律及频率。

②呼吸:观察患者有无自主呼吸及呼吸节律、频率、深浅度的变化,有无特殊气味,呼吸道是否通畅以及异常呼吸情况。

③血压:及时测量血压,了解血压是否正常,以及异常情况。

④体温:用手触摸患者皮肤,了解皮肤温度,有无发热、湿冷,观察有无发绀等,判断血液循环情况。

还要注意观察意识和瞳孔情况。a.意识:观察患者的意识状态,呼唤患者并轻轻地拍其肩部,观察患者的反应,判断患者的意识程度;b.瞳孔:判断患者两侧瞳孔大小及对光反应,以及瞳孔是否散大、固定等情况。

(2)头颈部:仔细触摸头颈部,判断是否有颅骨骨折、颈椎骨折,棘突有无压痛;检查耳、鼻、眼、口腔是否有出血或其他液体流出,是否有异物,听力如何,以及眼睛视物情况;观察面部、口唇、耳垂皮肤颜色是否苍白、潮红或发绀。

(3)胸腹背部:观察患者胸部吸气时胸廓是否扩张、对称,检查患者胸背部有无创伤、压痛或骨折;听诊肺部呼吸音,判断有无出血、气胸存在;外伤患者注意有无内脏损伤,必要时行胸腔穿刺或腹腔穿刺;检查患者腹部有无压痛或腹肌紧张等急腹症症状,判断损伤的器官及程度;检查脊柱、肋骨是否有骨折,避免盲目搬动患者,以免造成再次损伤;检查骨盆及尿道、外阴部有无损伤,女性患者应注意有无阴道出血。

(4)四肢:触摸患者四肢皮肤温度,注意血液循环情况;观察皮肤颜色,有无出血点;检查四肢有无畸形、肿胀、压痛、出血、骨折,判断肌张力及关节活动情况。检查下肢时注意双侧对照,不能随意抬起患者双腿,以免加重损伤。

3.检伤分类

当成批伤病员出现时,现场检伤分类能保证各类伤病员得到及时、有效的处理。根据伤病员受伤部位、症状和体征,判断伤情的轻重缓急。一般分为重度、中度、轻度、死亡四类,分别用红、黄、绿、黑四种颜色进行标记。

(1)重度:是指危及呼吸、循环,随时有生命危险,需要立即急救及专人监护的伤病员,如窒息、休克、大出血、严重中毒等。此类伤病员用红色标记。

(2)中度:是指伤情并不太严重,经现场紧急处理后一般不危及生命的伤病员,如头部、胸部、颈部、腹部创伤,骨盆、肢体的骨折或断离以及挤压伤等。此类伤病员用黄色标记。

(3)轻度:是指伤情较轻,意识清醒,生命体征基本正常,能积极配合检查,经一般对症处理即可行走的伤病员,如软组织挫伤、皮肤割裂伤、擦挫伤、关节脱位等。此类伤病员用绿色标记。

(4)死亡:是指意识丧失,大动脉搏动消失,心跳及呼吸停止,瞳孔散大固定的伤病员。此类伤病员用黑色标记。

4.现场急救

现场急救的目的是维持或挽救患者的基本生命,减轻患者的痛苦,减少并发症,降低病死率和伤残率。现场急救主要以对症治疗为主。

(1)救护要点。

①维持呼吸系统功能:呼吸道阻塞时,应立即清除痰液及分泌物,保持呼吸道通畅,有条件者及时给予吸氧;呼吸停止者要立即通过人工呼吸、气管插管或切开等方式通气;遇有气胸的患者要立即进行穿刺排气。

②维持循环系统功能:对心脏停搏的患者,要立即行胸外心脏按压,同时可使用药物并加强心电监测;对严重心律失常的患者,如心室颤动,可进行电除颤。

③维持中枢神经系统功能:在维持患者基本生命的同时,应对患者尽早实行脑复苏,尤其对呼吸及心跳停止、脑外伤或高热患者,要及时进行头部降温,以提高脑细胞对缺氧的耐受性,防止脑水肿,降低颅内压,保护脑功能。

④创伤的处理:对因各种原因导致创伤的患者,应采取针对性的处理,如止血、包扎、固定等措施。

(2)救护措施。

①协助患者采取合适体位。

a.无意识、无呼吸、无心跳的患者,应将其置于复苏体位即仰卧位,置于硬木板或地面上,解开衣领纽扣与裤带,便于对其进行现场心肺复苏。

b.意识不清但有呼吸和心跳者,应将其置于恢复体位即侧卧位,以防止其分泌物、呕吐物吸入气管而引起窒息。

c.有意识、有呼吸、有心跳者,应根据受伤或病变部位的不同摆好体位,如气胸者,应采取健侧卧位,减轻呼吸困难;咯血者,应采取患侧卧位,以防血液流入健侧支气管或肺内;脚部受伤者,应抬高患肢,以利于血液回流;腹痛者,屈双膝于腹前,以减轻疼痛。

②建立有效的静脉通道:建立有效的静脉通道是为了更好、更快地补充体液和电解质,增加血容量,改善微循环,维持血压。对于危重患者,如休克者,应建立两条静脉通道并留置静脉针,保证输液快速、通畅。

③脱去患者衣物的技巧:对于创伤、烧伤等患者,为便于抢救和治疗,要掌握一定的方法与技巧,以便于脱去患者的衣物。

a.脱上衣法:解开衣扣,将衣服尽量向肩部方向推,背部衣服向上平拉;提起一侧手臂,保持屈曲状态,然后将其从腋窝处拉出;脱下一侧衣袖后,将扣子包在里面,卷成长条状,并将衣服从颈后平推至对侧,然后拉出衣袖,使衣服从另一侧上臂脱出。如伤者一侧上肢受伤,则先脱健侧,后脱患侧。若患者生命垂危,情况紧急,应直接剪开衣袖,以减少意外创伤并为抢救争取时间。

b.脱长裤法:将患者置平卧位,解开腰带和扣子,将长裤自腰部推至髋下,双下肢保持平直,然后将长裤向下平拉脱出。注意不要随意抬高或屈曲下肢。

c.脱鞋袜法:托起并固定踝部,解开鞋带,将鞋袜顺脚的方向向下、向前脱出。

d.脱除头盔法:患者头部创伤,若头盔妨碍呼吸,应及时脱除头盔。对疑有颈椎损伤者,脱除头盔时应慎重,必要时与医师配合处理。方法是:先将头盔的边向外侧扳开,以解除压力,再将头盔向后上方托起,即可脱下。动作要轻稳,以免加重伤情。

④地震灾害:根据震后环境和条件的实际情况,制定行之有效的救护措施,其目的是迅速将埋压人员安全地从废墟中救出。救护原则是:先救命,后治伤;先重伤,后轻伤。

a.确定方位:通过调查了解,判定废墟中埋压人员的准确位置,采取喊话或敲击等方法,向废墟中的被压人员传递营救信号。

b.设法施救:营救中一定要注意埋压人员的安全。使用铁棒、棍棒及锄头等救援工具时,不要伤害被埋压人员;不要破坏被埋压人员所处空间周围的支撑物件,以免引起垮塌,避免加重损伤及再次遇险;设法保持被埋压人员封闭空间的空气流通,防止被埋压人员发生窒息,同时注意喷水以减少尘土;维持基础生命,如埋压时间较长,应设法向被埋压人员输送饮用水、食物和药品。

c.维持有效的循环:对心脏停搏者,应立即进行心肺脑复苏术,并建立静脉通道,以维持其有效循环。

d.保持呼吸道通畅:畅通呼吸道,有条件时给予氧气吸入,必要时可行气管插管或气管切开,以维持有效的呼吸。

e.患者处理。出血者:应注意止血、包扎;休克者:应进行静脉输液,补充血容量;骨折者:应及时固定和正确搬运;危重者:可采取现场手术或其他紧急处理措施,待病情稳定后转就近医院治疗。

f.救护安全:在救护过程中,要根据现场环境及时做好评估,注意加强安全防护,减少伤员二次损伤,并保护救护人员的人身安全。

⑤爆炸事故:迅速了解伤情,进行检伤分类,及时处理大出血、窒息、骨折、烧伤、重度中毒及开放性气胸等严重情况,做好记录并及时向上级汇报。

a.应急措施:爆炸后应立即切断通往事故现场的一切电源,尽快扑灭各种明火和残留火,以免引发再次爆炸。幸存人员在事故发生后,应迅速撤离危险区。如有一氧化碳中毒者,应立即将其转移到通风良好的安全区域;如有心跳、呼吸骤停者,应立即进行心肺脑复苏术,以免延误抢救时机。

b.气体吸入性中毒及损伤处理:应立即给予高浓度氧气吸入,注意密切观察病情,保持呼吸道通畅,必要时立即行气管插管或气管切开。

c.复合伤处理:对复合伤的伤情做好评估,采取相应的对症救护措施,维护患者生命,并及时进行相应救治。

d.烧伤创面处理:烧伤创面应采取暴露疗法,如有心脏停搏或休克发生,应先进行复苏或抢救休克,然后进行清创处理。

5.转运与途中监护

经现场急救后,在病情允许的情况下,应尽快、就近将患者转运至医院,使其获得进一步治疗,同时在转运途中注意做好各项监护工作,确保患者安全转运。

(1)转运前的准备。

①转运工具的准备:确保救护人员转运工具的安全性,特别是应用一些临时转运工具(如

担架等)时。如为急救车、轮船或飞机转运,应检查备用的急救物品、药品及相关急救设备,确保途中正常使用。

②通报病情:救护人员应向患者、患者家属或有关人员做好转运前的解释工作,说明途中可能发生的病情变化和危险,争取得到患者、患者家属及有关人员的理解与配合,同时又要稳定患者及其家属的情绪。

③通信联络:充分利用现代通信工具与急救中心或医院取得联系,通报病情,以便做好接收患者的准备。

④评估病情:转运前必须再次检测患者各项生命体征,以确保病情相对稳定的情况下再行转运。

(2)转运:采用合适的转运工具和科学的转运方法是减少患者痛苦、避免意外、达到安全转运的重要保障。

①转运工具的特点。

a.担架转运:担架转运不仅平稳、舒适,而且不受道路、地形限制,但是易受气候条件的影响,而且速度较慢、体力消耗也大。

b.救护车转运:救护车速度快,随机性强,不受气候变化影响,是转运患者最常用的运输工具。但长途转运及交通堵塞时,影响转运时间,在不平的路面上行驶时颠簸较重,影响途中救护,且某些患者易发生晕车,出现恶心、呕吐的症状,从而会加重病情。

c.轮船、快艇转运:轮船速度慢、平稳,遇风浪颠簸易引起晕船。快艇速度快,适用于洪涝灾害时转运患者。

d.飞机转运:飞机转运速度快、平稳、效率高,不受道路、地形的影响。但随着飞机上升,高空中空气的氧含量下降,湿度及气压偏低,对肺部病变、腹部手术及气管切开患者不利,同时飞机的起降也会影响患者的生命体征。

②搬运技巧:患者的搬运原则上应在原地抢救、止血、包扎、固定的基础上再进行。对于不同伤情的患者,在搬运时要注意搬运技巧,减少患者痛苦,避免二次损伤和搬运不当造成的伤害,同时要注意观察病情。

a.轻中度损伤患者的搬运法:一般采用单人扶持法、背负法、抱持法及双人椅托式、拉车式等方法进行搬运。

b.重度损伤患者的搬运法:一般采取多人搬运法,尤其是对颈椎、胸椎及腰椎损伤的患者,必须有三人以上协同方能进行搬运。使患者身体保持在同一水平线上,各负其责,统一口令,同时将患者轻轻抬起,并保持脊柱轴线水平稳定。

c.特殊患者的搬运法:对于身体有刺入物及腹部内脏脱出的患者,要注意固定刺入物,对内脏脱出的患者要在做好保护和固定后再采取半卧位搬运;对骨盆损伤或骨折已固定的患者,在搬运时不要使固定部位移动;对颅脑损伤的患者,在搬运时要保持头高位;对气胸的患者,在搬运时要保持健侧卧位;对昏迷的患者,在搬运时要采取侧卧位。

③转运的方法。

a.担架转运:担架运送患者时,应尽量保持患者身体呈水平状态,搬运患者上下楼梯时应使头部处于高位,水平行进中患者应保持足前、头后的位置,随时注意保持担架平衡。

b.救护车转运：救护车内患者体位及担架的摆放位置视病情而定，需要强迫体位者，应以舒适为主。有条件的急救中心应准备折叠软式担架、充气式骨折固定担架和气垫等专用设备等。上救护车：如救护车上装有轨道滑行装置，上车时使患者头在后，将担架放在轨道上推入车内，如无此装置，救护人员应将担架平稳地抬入救护车内；下救护车：下车时救护人员应注意保护患者，如从轨道上滑出，要控制好滑行速度，尽量保持担架平稳。

c.轮船转运：患者上下船时应按规定路线行进，注意保护好患者，防止落水等意外事故的发生。对昏迷及晕船呕吐者，应头偏向一侧，防止呕吐物吸入气管而引起窒息。

d.飞机转运：一般将患者横放在飞机过道的两侧，但对休克者应头朝向机尾，以免飞行中引起脑缺血。若用直升机转运，应将担架自上而下逐层安放，但危重患者最好放在下层，以利于观察及抢救。

（3）途中监护。

①根据病情安置合适的体位：一般患者取平卧位；昏迷、恶心及呕吐者取平卧位时头偏向一侧或取侧卧位；颅脑创伤者应头部垫高，并用沙袋固定头部，以减少震荡和损伤；胸部创伤者取半卧位或坐卧；腹部创伤者取仰卧位或半卧位，双下肢屈曲，以减轻腹部的张力；休克者应去枕平卧，并将头胸部及双下肢抬高。

②注意转运途中的安全：担架转运过程中，应使患者的头在后，脚在前，以利于观察病情，并注意防雨、防暑和防寒等，必要时使用约束带；救护车在拐弯、上下坡、启动及停车时，要注意安全，防止患者病情加重；飞机转运时要注意保温和湿化，起降过程中注意观察患者的反应，同时要注意高空低压导致的缺氧及相关症状的异常。

③脊柱损伤及骨折患者的监护：脊柱损伤的患者应垫硬板，并保持脊柱轴线固定；骨折患者应妥善固定，并注意观察肢体远端的血液循环情况，避免并发症的发生。

④使用止血带的患者的监护：要特别注意定时松解，松解止血带时要用力按住伤口，以防发生大出血，并及时记录上止血带及松解止血带的时间。

⑤心电监护：进行持续心电监测的患者，应注意观察各项监护指标及呼吸、脉搏等生命体征，发现异常及时处理。

⑥给氧：应用鼻导管或面罩给氧，注意保持气道通畅。对自主呼吸极其微弱者，可应用面罩给氧或使用机械通气；如遇自主呼吸无效者，应行气管插管，注意固定好插管；对接受氧疗的患者，应密切观察其呼吸状况，并及时记录。

⑦导管护理：对带有输液管、气管插管及各种引流管的患者，应注意观察，保持各导管通畅，防止脱出、移位、扭曲及阻塞等。

⑧医嘱执行：在转运途中，对医师下达口头医嘱的执行，要坚持"三清一复核"的用药原则。三清即听清、问清、看清；一复核即药物名称、剂量、浓度与医师复核，无误后方可用药。用药后的安瓿应暂时保留，以便核对。

⑨记录及交接：监护过程中要随时做好抢救、观察等有关医疗文件的记录，并做好患者的交接工作。

四、急诊科的设置与管理

(一)急诊科的设置要求

急诊科的设置应遵循以下原则:①以方便患者急诊救治为首要原则;②有利于预防和控制医院感染。急诊科的组织形式和规模多种多样,千差万别,大到独立存在的急救中心,小到一个急诊室。一般情况下,500张床位以下的医院设急诊室,500张床位以上的医院应设急诊科。急诊科接治的是急、危、重症患者,一切医疗护理过程均以"急"为中心,布局也要从应急出发。内部单元安排既要考虑医疗流程,也要考虑人员的有效利用。对急诊患者应实行分科式急诊;对急救患者实行集中式抢救、监护、留观,好转或病情稳定后酌情决定送院内相应的科室进一步治疗或者出院。

1.一般布局

(1)急诊科应设在医院内便于患者迅速到达的区域,如医院的一侧或前部,独立或相对独立,并邻近各类辅助检查部门。

(2)急诊科应有单独出入口,运送患者的车辆可直接到达急诊科或抢救室门口,入口应通畅,设有无障碍通道,方便轮椅、平车出入,并设有绿色通道、救护车通道和专用停靠处,有条件的可分设急诊患者和救护车出入通道。急诊科的门应足够大,走廊及门内的大厅应足够宽畅,以利担架、车辆的进出及便于较多的患者、家属作短暂候诊时的停留,其中预检分诊台设在大厅醒目的位置。

(3)急诊科应当有醒目的路标和标识,以方便和引导患者就诊,与手术室、ICU等相连接的院内紧急救治绿色通道标识应当清楚明显。在医院挂号、化验、药房、收费等窗口应当有抢救患者优先的措施。白天应有指路标志,夜间应有指路灯标明急诊科位置。

(4)急诊科的面积应与全院总的病床数及主要服务区域内急诊就诊总人次成合理的比例。急诊各科室及通道宽敞、采光明亮、空气流通、冷暖空调,电源分配合理,墙式氧气、吸引管道、物流系统配备齐全,有足够的车、床、轮椅供急诊患者使用。

(5)急诊科应设有专门传呼(电话、传呼、对讲机)装置。有条件的医院可建立急诊临床信息系统,为医疗、护理、感染控制、医技、保障等部门及时提供信息。

2.主要科室设置和基本设施

急诊科应设诊疗区和支持区,诊疗区包括分诊处、就诊室、治疗室、处置室、抢救室和观察室,有条件的可设急诊手术室和急诊监护室;支持区包括挂号、各类辅助检查部门、药房、收费和安全保卫等部门。诊疗区和支持区应合理布局,有利于缩短急诊检查和抢救半径。

(1)预检分诊处:设于急诊科大厅入口醒目处,有足够的使用面积。预检人员一般由经验丰富的护士担任,具体负责分诊和挂号工作。对于分诊的正确率要进行统计,定有相应的要求和标准。

①急救呼叫系统:在预检处应设有专用电话或呼叫系统,由预检护士管理和运作。当预检护士接到急救中心危重患者预报,立即通知医务科、抢救室医生和护士,做好抢救准备工作,同时呼叫相关临床科室医生到位。

②信息网络化：急诊预检处与急诊挂号处、收费处和药房通过电脑联网，就诊记录实行计算机信息化管理，有助于急诊工作快速、高效、准确的运作。

③物品齐全：常用的检查物品，如体温计、血压计、手电筒、压舌板等。还有各种护理文件和记录本，如患者就诊登记本、接救护车登记本、死亡患者登记本、传染患者登记本以及常用化验单等。

④提供相应的便民服务设施：包括患者所需的平推车、轮椅、拐杖、一次性茶杯、一次性便盆和尿壶、纸尿裤、提供公用电话、零钱、针线包、老花镜等。

（2）急诊诊疗室：设内科、外科、妇产科、儿科、眼科、耳鼻喉科、口腔科、皮肤科等分科急诊诊疗室，各科急诊医生由急诊科专职医生和临床各科轮流委派的值班医生担任。

（3）急诊抢救室：急诊抢救室应邻近急诊入口，能够适应各种大型抢救。一般设抢救床3～6张，每床占地面积以 $14\sim16m^2$ 为宜。由专职急救人员负责抢救工作，如病情危重、复杂或患者集中、施救任务繁重时，有权急呼有关科室会诊、共同抢救。有条件时应设内科系统抢救室、中毒抢救室、外科系统抢救室及急诊手术室。

抢救室的设置和设施要求如下：

①有足够的空间和充足的光线，安静、整洁墙上配有抢救常用的流程图、抢救室工作制度、抢救人员文明服务规范和消毒隔离制度等。

②设可摇起、带轮子的推车式抢救床3～6张，既可固定成床，也可当推车送患者检查，床旁设有心电监护仪、壁式氧气和负压吸引装置，另备木板一块，做胸外心脏按压时使用，房顶安装轨道式输液架及遮隔布幔。

③抢救仪器和用品，包括床边心电监护仪、心电图机、除颤仪、洗胃机、呼吸机、临时起搏器等仪器。还备有开胸包、腰穿包、胸穿包、全套气管插管和气管切开包、静脉切开包、导尿包、穿刺包、压舌板、开口器、拉舌钳和牙垫等抢救器械。

④备有常用抢救药品：心脏复苏药物；呼吸兴奋药；血管活性药、利尿及脱水药；抗心律失常药；镇静药；止痛、解热药；止血药；常见中毒的解毒药、平喘药、纠正水电解质酸碱失衡类药、各种静脉补液液体、局部麻醉药、激素类药物等。

⑤其他抢救必备物品，如气管插管箱、加压输液及输血器、胃管、三腔二囊管、吸痰管、气囊导尿管、集尿袋、胸腔引流管、负压引流器、吸氧管、冰袋、冰帽等。

为了不延误抢救时机，所有抢救物品必须做到：定时核对、定人保管、定点放置、定量供应、定期消毒，并保持良好的备用状态。急救物品完好率达100％。护士需熟悉抢救物品性能和使用方法，并能排除一般性常见的故障。

（4）急诊注射室：主要完成急诊患者的静脉注射、肌内注射、抽血送检等工作。

（5）急诊输液室：分为患者输液室和治疗室两部分。一般输液室设输液躺椅或床，满足多层次患者的不同需要。同时，输液室还需配有墙式中心供氧和负压吸引管道装置，备有常用急救药物及物品，房顶安置轨道式输液架，有条件者设立专门的无菌输液配置室。

（6）急诊观察室：急诊科应根据患者流量和专业特点设置观察床，原则上按医院内正规病房设置与管理，设置正规床位，床号固定，有单独的医护办公室、治疗室、换药室、库房、配餐间等，护理工作程序同院内普通病房。观察床的数量以医院床位数2％～3％为宜。留院观察的患者为短时间不能确诊、病情存在危险不便离院或抢救后需要等待病床进一步住院治疗者,患者留观时间原则上不超过72小时。

(7)急诊清创室:清创室的位置与抢救室毗邻,分为无菌手术室和常规处置室两部分。

(8)急诊重症监护室(EICU):应选在急诊科的中心位置或相对独立的单元,邻近急诊抢救室或急诊手术室,可设监护床2~8张,主要收治急诊危重症患者,需要进一步的观察、监护和治疗,如心、肺、肝、肾、脑各脏器功能监护,24小时不间断的专职医护人员,从中央监护台能观察到所有患者,发现异常及时处理。

(9)其他:在外科诊疗室附近除清创室外,还可以单独设置骨科诊疗室和石膏室。

有条件的医院在急诊区域还设置X线、B超、CT、心电图及常规化验等检查室、急诊药房、收费处等,做到基本的辅助检查与处置不出急诊区便可完成,方便患者的救治。

针对有传染病倾向的急诊患者,专门设立区域相对独立的发热(门)急诊室、肠道(门)急诊室,与一般急诊及病房保持一定的界限,设立专门的传染病隔离室。

(二)急诊科的就诊分区及流程

1.急诊就诊分区

急诊就诊区域可划分为三个区域,并用不同颜色进行标识。

(1)A区:为抢救区(红色标记),对即刻有生命危险的急危重患者,如急性心肌梗死、严重多发伤、急性呼吸衰竭、休克等,需要立即送到抢救区展开抢救。

(2)B区:危重症区(黄色标记),对于暂无生命危险,但需尽快完成诊查和治疗者,如急性脑血管病、中度哮喘、糖尿病酮症酸中毒等。

(3)C区:一般急症区(绿色标记),主要适用于一般急症患者就诊,如轻度发热、软组织损伤不伴有骨折和生命体征改变等。

三区相对独立又相互联系。有生命威胁的患者在A区抢救室,通过积极救治,生命体征平稳后可以转入B区,而在B区的患者,如果病情恶化,生命体征不稳定,需立即转入A区抢救。

2.急诊就诊流程

急诊患者在预检分诊处,经过预检护士的初步评估和判断,并按其病情严重程度进行分类并进入相应就诊程序。

(1)第一类患者:即急危重患者,不需要常规挂号,立即由导诊人员和分诊护士护送进入抢救室进行抢救,待其生命体征稳定后,再根据需要补办相应手续。

(2)第二类患者:即急重症患者,进入急诊病区,导诊人员立即备好平车或轮椅,经分诊护士初步评估患者生命体征及病情后登记挂号并护送至B区就诊。分诊护士或导诊人员需立即通知相应急诊专科医生为患者诊治。

(3)第三类患者:普通急诊患者,经过分诊、登记挂号后由导诊人员护送患者至C区等待就诊。

3.急救绿色通道

急救绿色通道是指对急、危、重症患者在接诊、检查、治疗、手术及住院等环节上一律实行优先抢救、优先检查和优先住院的原则,医疗相关手续酌情补办。它是一套快捷有效的急救服务,主要在于急救手续与急救过程顺序的先后,充分体现出急救工作的安全、通畅、规范和高效。急危重症患者来急诊后,能集中人力物力优先得到抢救,实现"急救重症绿色通道"与院前急救、院内各环节的无缝衔接。

(1)管理要求:为保证急救绿色通道的正常运行,须加强各环节的管理。

①制定严格的规章制度:通过规范制度,确保"生命绿色通道"与院前急救有效衔接、院内各环节的无缝衔接,通道的各环节均须保证训练有素的医护人员在位,且各相关科室要做好妥善协调和联系。

②加强设备配置和基本建设:抢救室及 ICU 等应配备多功能监护仪、除颤仪、心脏起搏器、简易呼吸囊、呼吸机、固定和移动吸引设备、气管插管、气管切开、深静脉置管、输液泵、微量注射泵、电动洗胃机等设备及部分快速检验仪器和各种抢救药品。

③人员要求:医护人员应具有高度责任心和时间就是生命的观念,受过良好的急救专业训练、业务技术过硬,能胜任抢救各种危、重病患者的工作。同时要加强人员的继续教育,有计划地进行急救专业知识更新、提高,以及相关急救技能培训。

④组织管理:急诊科的特殊性决定了急诊科应直接隶属于院长和医务部门领导,以利于各科室间的协作。应明确急诊科有权协调和组织抢救,坚决杜绝各自为政或相互推诿的现象出现。院内建立急救专家网,能招之即来,充分发挥出临床专科的特长和优势。

⑤领导管理:科室领导既要有良好的专业技能,又应具备较强的组织协调能力,能冷静应对各类突发事件。为保障绿色通道通畅,还应充分调动医护人员积极性,发挥个人潜能,激发大家爱岗敬业的热情。

(2)收治范围:凡危及生命的患者均属收治范围,包括:①休克、昏迷、循环呼吸骤停、严重心律失常、急性重要脏器衰竭生命垂危等患者;②无家属陪同且须急诊处理的患者;③无法确定身份(如智力缺陷且无陪同人等)且需急诊处理的患者;④不能及时交付医疗费用且需急诊处理的患者;⑤其他应当享受绿色通道的情况。

(三)急诊科的管理

1.急诊科人员配置

急诊科应配备足够数量,受过专门训练,掌握急诊医学的基本理论、基础知识和基本操作技能,具备独立工作能力的医护人员,一般可设有专职主任医师、副主任医师、主治医师、住院医师、副主任护师、主管护师和护师等技术职称,设科主任、科护士长、护士长等行政职务。根据实际需要配置行政管理和其他辅助人员。

急诊科应有相对固定的急诊护士且结构梯队合理。急诊护士应当具有 3 年以上临床护理工作经验,经规范化培训合格,掌握急、危、重症患者的急救护理技能,常见急救操作技术的配合及急诊护理工作内涵与流程,并定期接受急救技能的再培训,再培训间隔时间原则上不超过2 年。

2.急诊科工作制度

急诊科应当建立健全并严格遵守执行各项规章制度、岗位职责和相关诊疗技术规范、操作规程,保证医疗服务质量及医疗安全。

急诊科的主要制度包括:①急诊范围;②预检分诊制度;③急诊室工作制度;④首诊负责制

度;⑤急诊抢救制度;⑥急诊留观制度;⑦急诊监护室工作制度;⑧出诊抢救制度;⑨救护车使用制度;⑩涉及法律问题的患者处理制度。为切实贯彻实施这些制度,护理人员必须掌握急诊护理工作程序。

3.急诊护士应掌握的急救技术和技能

包括:①急诊护理工作的内涵及流程、急诊分诊原则;②急诊科内的医院感染预防与控制原则;③常见危、重症的急救护理;④创伤患者的急救护理;⑤急诊危重症患者的监护技术及急救护理操作技术;⑥急诊各种抢救设备、物品及药品的应用和管理;⑦急诊常用化验正常值及临床意义;⑧掌握急诊患者心理护理要点及沟通技巧;⑨突发事件和群伤的急诊急救配合、协调和管理。

五、急诊科护理

急诊科护理工作基本程序包括接诊、分诊、急诊护理处理等环节。只有将这些环节紧密相连,设置科学、高效的急诊护理工作程序,才可以使急诊护理管理工作规范化,并使患者尽快获得专科确定性治疗,最大限度地降低急诊患者的伤残率、病死率和医疗纠纷。

(一)急诊科护理工作特点

1.急

急诊患者发病急、变化快,病情危重,甚至危及生命。因此,急诊护理要突出一个"急"字,必须分秒必争,迅速处理,争取抢救时机。

2.忙

急诊患者来诊时间、人数及危重程度难以预料,随机性大,可控性小,尤其是发生意外灾害、交通事故、急性中毒、传染病流行时,有大批患者等待抢救和护理,更显得工作繁忙。因此,平时要做到既有分工,又有合作。遇到成批患者时,要有高效能的组织应急指挥系统和协调体制,使工作忙而不乱,紧张而有序。

3.杂

急诊患者病种可涉及内、外、妇、儿等所有学科,病种复杂,情况多变,还经常有传染病患者或无法确定身份的患者,也有涉及法律与暴力事件的患者,工作内容极富多样性、多变性。因此,急诊护士要有管理、组织、协调、应变能力,变复杂为有序,主动发现潜在的安全隐患。

(二)接诊

接诊是指医护人员对到达医院急诊科的患者,以最短的时限、最熟练的医学技巧,对病情有一个较明确的判断。当处于危急状态的患者送到医院急诊大厅门外,护士应主动迎接救护车、出租车,帮助接应患者,并通过急救绿色通道搬运患者。

目前,医疗救护中心已与很多医院建立了联系网络,急诊预检护士通过网络,在患者来院以前,已经初步了解该患者的有关信息:

1.疾病诊断

患者是急性创伤、中毒、出血还是其他疾病。

2.病情评估

患者的生命体征、意识状态是否稳定。

3.事故类型

若是意外事故,了解是单人发生还是群体发生。

4.准备时间

患者大约能够到达医院的时间等,以便能做好充分的准备。

预检护士在接到电话后应立即通知有关医生、就诊护士迅速到场,并准备抢救场地及物品,迎接救护患者。

(三)分诊

分诊是指根据患者主诉及主要症状和体征,区分病情的轻、重、缓、急及隶属专科,进行初步诊断、安排救治程序及分配专科就诊的过程。预检分诊是急诊护理工作中重要的专业技术,所有急诊患者均要通过分诊护士的分诊后,才能得到专科医生的诊治。如果分诊错误,则有可能延误抢救治疗的时机,甚至危及患者生命。因此,必须提高对分诊工作重要性的认识。一个合格的分诊护士,不仅应具有多专科疾病的医疗护理知识、病情发展的预见能力,而且是集护理学、医学、心理学和社会学知识于一身的护理工作者。

1.分诊目的

分诊的重点是病情分诊和学科分诊。

(1)准确而快速地评估,安排就诊顺序,优先处理危急症患者,提高抢救成功率。

(2)提高急诊工作效率,缩短患者的候诊时间。

(3)有效控制急诊室内就诊人数,使急诊资源充分利用,维护急诊室内秩序并安排适当的诊治地点。

(4)增加患者对急诊工作的满意度,减轻患者和其家属的焦虑。

2.分诊系统功能

通过分诊完成以下过程。

(1)经初步评估,根据病情决定优先诊治顺序。对需要抢救的危重患者开放绿色通道,并立即通知有关医师进行急救。病情稳定后再挂号收费。

(2)给予患者初步的救护措施,如止血、包扎、输液、吸痰、吸氧等。

(3)根据病情,优先安排患者进行简单的化验检查,如血常规、尿常规、便常规、手指血糖等。

(4)监测病情变化,随时调整分类级别,减轻患者和其家属的紧张和顾虑。

(5)正确疏导,使患者按序就诊,保证急诊通道通畅,减少患者等待就诊时间。

(6)解答患者及其家属的医疗咨询,提供适当的健康教育。

(7)遇到暴力事件及时和保安部门联系,维持良好的就医环境及正常诊疗秩序。

(8)遇有枪伤、殴打、车祸、不明原因的中毒、身份无法确认等患者及时报警。

(9)遇到成批患者及时通知上级部门,协助调配专业抢救人员。

(10)遇到疑似传染病例,提醒各医护人员做好防护,防止传染病蔓延。

3.分诊方法

通常接诊和分诊是密不可分的。护理人员在接诊过程中,对患者的病情进行判断,才能达到分诊的目的。

分诊评估方法很多,包括望闻问切法、谈心解释法、事例举证法、心理调控法、最佳时机法、强制执行法、利用威信法、选择诊治法等,急诊护士常采用望闻问切法和谈心解释法。分诊护士要对患者强调的症状和体征进行分析,但不宜做诊断。除注意患者主诉外,还要用眼、耳、鼻、手进行辅助分析判断,并养成为一种临床观察的职业习惯。

(1)望闻问切法:医护人员通过自己的眼、耳、鼻、口、手等感觉器官感受患者的症状、体征,从而判断病情,以便快速予以救治,是护理人员最常使用急诊分诊方法。

①望:指医护人员接诊时,用眼去观察患者的面容表情、面色、呼吸、体位、姿态、语言等,判断患者主诉的症状表现程度如何,还有哪些症状患者未提到,有无苍白、发绀,有无颈静脉怒张等。望诊法常选用整体观察法、局部观察法、对比观察法等。

②闻:医护人员通过自己的听觉和嗅觉来分辨患者的声音变化和发出的某种特殊气味,包括嗅诊、听诊和叩诊。如用鼻嗅患者是否有异样的呼吸气味,如酒精味、呼吸的酸味,以及是否有化脓性伤口的气味等特殊气味;用耳朵去听患者的呼吸、咳嗽有无异常杂音或短促呼吸等,来判断患者的相关疾病。

③问:通过询问患者和其家属及其他知情人,了解患者既往史、现病史、过敏史和用药史。由于疾病早期并无客观指标可参照,主要靠问诊获得信息。通过询问患者、患者家属或其他知情人,了解发病的经过及当前的病情。有许多疾病靠详细的问诊,并运用诱导性提问的技巧,短时间内(一般要求5分钟内)就能获得比较有价值的有关病情资料,即可得出初步诊断或确诊,这对正确的分诊及处理有很重要的作用。常用的有直接询问法、插问法、倒问法、反问法、顺序法。

④切:医护人员通过自己的触觉,对患者的一定部位进行触、摸、压、按、切,以了解病情,包括切脉、触诊和叩诊等。通过手的触摸可以测脉搏,了解心率、心律及周围血管充盈;可以探知皮肤温度、毛细血管充盈度;触疼痛部位,了解涉及范围及程度。

⑤查:分诊护士接诊后,为了准确地分科,可运用一些简单的护理体检工具,做必要的护理查体。首先观察患者的神志、精神状态,查看各种反射存在的情况,如瞳孔变化、光反应,测量血压、脉搏、呼吸、体温等。经过必要的护理体检,初步判断患者的疾病病种,然后转到相应的科室,如果病情复杂,难以立即确定科别的,先由初诊科室或护士进行处理。

(2)谈心解释法:医护人员为实现救治的目的,而同患者进行思想和情感交流的口头表达方式。对不具有或缺乏医学知识的人,灌输有关医学知识、疾病的诊断、治疗及转归的思想意识,使患者能够懂得一定的医学知识,从而配合医护人员进行医疗活动,达到康复的目的。谈心解释法的技巧有以下几点:①注意观察,先后有序。②认真聆听,仔细体会。③明确目的,突出重点。④以情动人,打动感情。⑤以理服人,实事求是。

4.急诊患者分类

根据患者的轻、重、缓、急,决定了就诊的先后次序,可以使患者都得到及时救治。临床常用的有四分法和五分法,不管执行何种分类方法,均要做好准备工作,如利用急诊科的宣传栏、电视等,提前对患者和其家属进行宣教,使其能服从并配合分诊工作。

(1)四分法:在分诊时,将患者由重到轻分成4个等级。

①一级(急危症):a.患者情况:生命体征不稳定需要立即急救。如果得不到紧急救治,很快会导致生命危险。如心跳、呼吸骤停、窒息、休克、剧烈胸痛、持续严重心律失常、高血压危象、严重呼吸困难、重度创伤、大出血、急性中毒、老年复合伤、严重变态反应等。b.决定:进入绿色通道和复苏抢救室进行急救。c.目标反应时间:即刻。每个患者都应在目标反应时间内得到治疗。

②二级(急重症):a.患者情况:病情较重,有潜在危及生命的可能,病情有可能急剧变化。如心、脑血管意外;严重骨折、突发剧烈头痛、严重急腹症、哮喘、开放性创伤、高热等。b.决定:安排于各专科诊室优先就诊。c.目标反应时间:＜15分钟,即在15分钟内给予处理,能在目标反应时间内处理95％的患者。

③三级(急症):a.患者情况:生命体征相对稳定,急性症状持续不能缓解的患者。如寒战、高热、呕吐、轻度外伤、轻度腹痛、闭合性骨折、阴道出血生命体征平稳的非怀孕者等。b.决定:各诊室候诊。c.目标反应时间:＜30分钟。能在目标反应时间内处理90％患者。

④四级(非急诊):a.患者情况:病情轻、无生命危险、慢性疾病无急性发作的患者,如感冒、低热、咽喉痛、小面积烧伤感染、轻度变态反应等。b.决定:可在急诊候诊或去门诊候诊。c.目标反应时间:＜180分钟。能在目标反应时间内处理90％患者。

(2)五分法:根据急诊患者病情的轻重缓急分为五大类。

①急需心肺复苏或生命垂危患者:要刻不容缓地进行抢救。

②有致命危险的危重患者:应在5～10分钟内接受病情评估和急救措施。

③暂无生命危险的急症患者:应在30分钟内给予急诊处理。

④普通急诊患者:可在30分钟～1小时内给予急诊处理。

⑤非急诊患者:可根据当时急诊抢救情况,适当延时给予诊治。

5.分诊技巧

一般来讲,急诊患者主诉的共性是:症状十分突出,如高热、疼痛、晕厥、抽搐等,并就这一症状表达出自己的承受能力。到医院急诊科就诊患者共有的心理特点是:认为自己的病是最严重的,如果能得到医生的尽快处理,症状就会很快缓解。急诊科护士必须根据急诊患者的这一特点,在观察的基础上,及时准确地进行分诊处理。

(1)SOAP公式:Larry Weed将分诊概括为SOAP公式,即:主诉、观察、估计、计划4个英文单词第一个字母组成的缩写。SOAP公式易记,有很好的实用效果,是分诊工作中常用的技巧。

S(subjective,主诉):收集患者或陪护者告诉的主要资料。

O(objective,观察):运用观察手段对患者进行病情观察,获得初步印象。

A(assess,估计):综合上述情况对病情进行分析估计。

P(plan,计划):组织抢救程序,进行专科分诊。

(2)PQRST公式:是急诊分诊的又一技巧,主要用于描述疼痛患者的主诉。PQRST,即诱因、性质、放射、程度、时间五个英文单词第一个字母组成的缩写,它刚好是心电图的五个波形字母顺序,因而便于记忆和应用。

P(provokes,诱因):疼痛的诱因是什么? 怎样可以使之缓解? 怎样可能导致其加重?

Q(quality,性质):疼痛是什么性质的? 患者是否可以描述?

R(radiates,放射):疼痛位于什么地方? 是否向其他地方放射?

S(severity,程度):疼痛的程度如何? 如果把无疼痛到不能忍受的疼痛从轻到重比喻为1~10数字的话,患者的疼痛相当于哪个数字?

T(time,时间):疼痛何时开始? 何时终止? 持续多长时间?

(3)RTS 评分:用于量化标准来判定患者损伤的严重程度,主要指标包括呼吸频率、收缩压、昏迷指数 3 项数值相加为 RTS 值。

(4)CRAMS 评分:是一种简易快速、初步判断伤情的方法,包括循环、呼吸、腹部、运动和语言 4 项生理变化,每项各 2 分,总分为 10 分。总分 9~10 为轻伤,7~8 为重伤,6 分及以下为极重度伤。

(四)急诊护理

根据对急诊患者观察了解的情况,进行病情判断,确定进一步处理措施。

1.一般急诊患者

按先诊断后治疗处理的顺序有序地进行。

(1)分诊至相关科室就诊,病情复杂难以确定科别的,按首诊负责制处理。

(2)需要临时化验、治疗的患者到急诊注射室进行处置。

(3)需要观察的患者可住留观病房进行治疗观察。

(4)由"120"转入的患者,分诊护士应立即去接诊,迅速安置。

(5)因交通事故、吸毒、自杀等涉及法律问题患者,应立即通知有关部门。

2.危重患者

以抢救生命为先,边处理边诊断。

(1)由分诊护士送入抢救室进行紧急处理,而后再办理就诊手续。

(2)在医生来到之前,抢救护士可酌情予以急救处理,如吸氧、建立静脉通道、心肺脑复苏、吸痰、止血等。

(3)凡是抢救患者都应有详细的病历和抢救记录。

(4)病情平稳允许移动时,可转入病房;不稳定者可入监护室继续抢救。

(5)需要手术者,应通知手术室做准备。

(6)不能搬动且急需手术者,应在急诊手术室进行。

(7)无论转入哪里都要由抢救人员负责护送,并将患者病情及处理经过向相关科室医护人员进行床边交班。

3.辅助检查

急诊患者的血、尿、便、生化检查一律由医院外勤工作人员送检,需做 X 线、B 超、CT 等检查者应有专职人员护送。

4.多学科协作

如病情需要,可请专家会诊。遇有成批患者就诊及需要多专科合作抢救的患者,应通知上级部门协调,调配医护人员参加抢救。多发伤患者涉及两个专科以上的,应由病情最重的科室首先负责处理,其他科室密切配合。

5.护理质量控制

严格执行床边交接班制度、查对核对制度、口头医嘱复述制度、伤情疫情报告制度。

第二节　急性中毒

一、概述

能引起中毒的物质称为毒物。毒物接触人体或进入人体后,在一定条件下,与体液、组织相互作用,损害组织、破坏神经及体液的调节功能,使正常生理功能发生严重障碍,引起一系列症状体征,称为中毒。急性中毒指人体在短时间内一次或数次接触大量或高浓度的毒物,迅速产生一系列病理生理变化,起病急骤,症状严重,病情变化迅速,不及时治疗常危及生命。毒物少量、持续地进入人体蓄积起来,并累积到一定量时所引起的中毒称为慢性中毒。根据来源和用途不同,可将毒物分为工业性毒物、药物、农药和有毒动植物。

(一)毒物的体内过程

1.毒物进入人体的途径

(1)经消化道吸收:毒物经消化道吸收多见于误服、个人不良卫生习惯或轻生服毒。常见的经消化道吸收中毒的毒物包括有机磷杀虫剂、毒蕈、酒精、河豚、安眠药等。

(2)经呼吸道吸收:这是毒物进入人体最方便、最迅速、毒性发挥作用最快的一条途径。气态、烟雾态和气溶胶态的物质大多经呼吸道进入人体,如一氧化碳、硫化氢、砷化氢等。

(3)经皮肤黏膜吸收:一般情况下,经皮肤黏膜吸收的毒物很少,吸收速度也很慢。常见的经皮肤黏膜吸收引起中毒的有脂溶性毒物,如有机磷、苯类;腐蚀性毒物,如强酸、强碱,造成皮肤直接损伤。

2.毒物的分布与代谢

肝、肾对毒物具有很大的亲和力,积聚的毒物也最多,其中肝是毒物在体内代谢转化的主要场所,毒物在肝内通过氧化、还原、水解、结合等反应进行代谢。大多数毒物经代谢后毒性降低,少数毒物经代谢后毒性反而增强。

3.毒物的排泄

大多数经肾脏排出,还可经汗腺、唾液腺、呼吸道、皮肤、乳汁排出。

(二)中毒机制

1.局部的刺激、腐蚀作用

强酸、强碱吸收组织中水分,与蛋白质或脂肪结合,使细胞变性、坏死。

2.缺氧

一氧化碳、硫化氢、氰化物等窒息性毒物通过不同的途径阻碍氧的吸收、转运和利用。

3.麻醉作用

有机溶剂和吸入性麻醉药有强嗜脂性,可透过血-脑脊液屏障抑制脑功能。

4.抑制酶活性

很多毒物或其代谢产物通过抑制酶活性而产生毒性作用,如氰化物抑制细胞色素氧化酶,有机磷农药抑制胆碱酯酶,重金属抑制含巯基酶。

5.干扰细胞膜或细胞器的生理功能

四氯化碳在体内代谢产生自由基,自由基作用于肝细胞膜中的不饱和脂肪酸,使肝细胞膜中脂肪酸过氧化而导致线粒体、内质网变性,肝细胞坏死。

6.竞争受体

如阿托品阻断毒蕈碱受体。

(三)病情评估

1.资料收集

(1)病史:重点询问职业史和中毒史。

①生产性中毒:重点询问工种、操作过程、接触毒物种类、接触的途径、有无其他同伴发病。

②生活性中毒:了解患者是否有误食、意外接触有毒食物或动植物、用药过量、自杀或谋杀倾向等情况。

(2)临床表现。

①皮肤、黏膜症状:因毒物而异,可致皮肤和黏膜烧伤、发绀、变色。

a.烧伤:见于强酸、强碱、甲醛等腐蚀性毒物中毒。

b.发绀:凡能引起血红蛋白不足的毒物均可导致发绀。

c.黄疸:四氯化碳、毒蕈等损害肝脏而致黄疸。

d.口唇樱桃红色:是一氧化碳、氰化物中毒的特征性表现。

e.大量出汗:常见于有机磷农药中毒。

f.皮肤潮红:常见于酒精、阿托品中毒。

②消化系统症状:消化系统的症状最为常见,主要有急性胃肠炎,表现为呕吐、腹泻、腹痛,甚至胃穿孔引起急腹症;腐蚀性毒物如强酸、强碱等误服可引起口腔炎;具有肝毒性的毒物中毒可以引起肝损伤等。

③神经系统症状。

a.中毒性脑病:有机磷农药可通过直接作用于中枢神经系统,引起神经系统症状及脑实质的损害;一氧化碳可引起缺氧及血液循环障碍,也可间接导致脑部症状,如程度不等的意识障碍、抽搐等,严重者可出现颅内压增高综合征。

b.中毒性周围神经病:如铅中毒所致的脑神经麻痹、砷中毒所致的多发性神经炎。

④呼吸系统症状:刺激性或腐蚀性气体,如强酸强碱气体侵入呼吸道,可引起咳嗽、胸痛、呼吸困难等症状,严重时可发生中毒性肺水肿。有些神经毒物,如吗啡、镇静剂等可以抑制呼吸中枢。

⑤循环系统症状:许多毒物可以引起休克,如血管源性休克、低血容量性休克及过敏性休克等。毒物可直接损害心肌,引起心律失常和心脏停搏。

⑥血液系统症状:溶血性贫血比较常见,如误食毒蘑菇、砷化物中毒以及毒蛇咬伤等,可表现为贫血和黄疸,严重者可发生血红蛋白尿和急性肾衰竭;氯霉素、抗肿瘤药、阿司匹林等可引

起出血;蛇毒等可引起凝血障碍导致出血。

⑦泌尿系统症状:主要表现为急性肾衰竭,如氯化汞、四氯化碳、蛇毒等中毒可引起肾小管坏死,磺胺类药物中毒可引起肾小管阻塞等。

⑧眼部症状:瞳孔扩大见于阿托品中毒,瞳孔缩小见于有机磷农药、吗啡中毒。

（3）辅助检查

①毒物检测:是最可靠的手段,有助于确定毒物性质,评估中毒的严重程度和预后,指导中毒的治疗。急性中毒时,应从可疑食物、水和染毒的空气,中毒者的呕吐物、胃内容物,血、尿、粪便中检测毒物或其分解代谢产物。

②特异性化验检查:如有机磷农药中毒者,测定胆碱酯酶活性;怀疑亚硝酸盐中毒时,测定高铁血红蛋白;怀疑一氧化碳中毒时,测定碳氧血红蛋白等。

③常规检查:根据病情需要,进行血常规、动脉血气分析等检查,协助诊断和了解各器官的功能情况,判断疾病严重程度。

2.病情判断

根据患者中毒史、典型中毒临床表现、毒物检测及其他辅助检查,即可做出判断。

（四）急救措施

1.立即终止接触毒物

（1）迅速脱离有毒环境。

①吸入性中毒:立即脱离中毒现场,转移到空气新鲜的地方,保持呼吸道通畅。

②接触性中毒:迅速脱去污染衣物,用大量清水反复冲洗体表,特别注意毛发、指（趾）甲缝、皮肤皱褶处。对于遇水加重损害的毒物,应先吸去毒物,再用水冲洗。

（2）维持基本生命:心脏停搏者立即予以心肺脑复苏术,迅速建立静脉通道,进行呼吸支持、循环支持及其他重要器官功能的保护。

2.清除尚未吸收的毒物

（1）吸入性中毒:将患者搬离染毒区,搬至上风或侧风方向,使其呼吸新鲜空气,保持呼吸道通畅,防止舌后坠,尽早吸氧,必要时采用呼吸机、高压氧治疗。

（2）接触性中毒:立即除去污染衣物,用棉花、卫生纸吸去表面的可见毒物,然后用大量清水或肥皂水冲洗,包括毛发、指（趾）甲缝、皮肤褶皱等处,禁用热水、乙醇清洗。若眼睛接触毒物,不可用中和性的溶液冲洗,以免发生化学反应造成角膜、结膜的损伤,应采用清水或等渗生理盐水大量冲洗。

（3）食入性中毒:常用催吐、洗胃、吸附剂、导泻和灌肠等方法清除胃肠道尚未吸收的毒物,应尽早进行。

①催吐。

a.禁忌证:昏迷、惊厥状态;腐蚀性毒物中毒;原有食管胃底静脉曲张、主动脉瘤、消化性溃疡者;年老体弱、妊娠、高血压、冠心病、休克者。

b.方法:机械催吐,让患者尽量口服洗胃液、温水或盐水,然后用压舌板刺激咽后壁使之呕吐;药物催吐,可用吐根糖浆、阿扑吗啡等进行催吐。

c.体位:采取左侧卧位,头放低,臀部略抬高。患儿应俯卧,头向下,臀部略抬高,以防止呕吐物吸入气管,发生窒息或引起吸入性肺炎。

d.注意事项:空腹服毒者应饮水 300～500mL,以利催吐;注意体位,头偏向一侧,以防误吸;严格掌握禁忌证。

②洗胃。

a.适应证:一般在服毒 6 小时内洗胃效果最好,但中毒量大或减慢胃排空的毒物,超过 6 小时仍要洗胃。

b.禁忌证:腐蚀性毒物中毒者;正在抽搐,大量呕血者;原有食管静脉曲张或上消化道大出血病史者。

c.洗胃液的选择。保护剂:吞服腐蚀性毒物,可用牛奶、蛋清、米汤、植物油等保护胃黏膜;溶剂:饮入脂溶性毒物,如汽油、煤油等有机溶剂,可先用液状石蜡 150～200mL 使其溶解而不被吸收,然后进行洗胃;吸附剂:药用炭(活性炭)是强有力的吸附剂,可吸附多种毒物,一般可用 20～30g 加水 200mL 稀释,由胃管注入;解毒剂:根据毒物不同,可选用 1:5000 高锰酸钾或 2% 碳酸氢钠溶液,通过与体内存留的毒物进行中和、氧化、沉淀等化学作用改变毒物的理化性质,使其失去毒性;中和剂:吞服强酸时可采用弱碱,如镁乳、氢氧化铝凝胶等中和,不能用碳酸氢钠,因其遇酸可生成二氧化碳,使胃肠膨胀,有造成穿孔的危险;强碱可用弱酸性物质,如食醋、果汁中和;沉淀剂:有些化学物质可与毒物作用,生成溶解度低、毒性小的物质,如乳酸钙与氟化物生成氟化钙沉淀,生理盐水与硝酸银生成氯化银。常见洗胃液及其适应证可参见表 5-1。

表 5-1 常见洗胃液及其适应证

洗胃液	适应证	注意事项
清水或生理盐水	砷、硝酸银、溴化物及不明原因的中毒	小儿宜用生理盐水
1:5000 高锰酸钾	镇静催眠药、氰化物、砷化物、无机磷	对硫磷中毒禁用
2% 碳酸氢钠	有机磷杀虫剂、氨基甲酸酯类、苯、汞、香蕉水	敌百虫(美曲膦脂)及强酸禁用
0.3% 过氧化氢	阿片类、士的宁、氰化物、高锰酸钾	
蛋清、牛奶	腐蚀性毒物、硫酸铜	
10% 药用炭(活性炭)	河豚毒、生物碱	
液状石蜡	硫黄、汽油、煤油	口服液状石蜡后再用清水洗胃
1%～3% 鞣酸	吗啡类、辛可芬、洋地黄、阿托品、颠茄、发芽的马铃薯、毒蕈	
0.3% 氧化镁	阿司匹林、草酸	
5% 硫酸钠	氯化钡、碳酸钡	
5%～10% 硫代硫酸钠	氯化物、碘、汞、铬、砷	

③吸附剂常用药用炭(活性炭)、万能解毒剂(药用炭 2 份、鞣酸 1 份、氧化镁 1 份),洗胃后口服或经胃管注入。

④导泻洗胃后拔胃管前可由胃管注入泻药,以清除进入肠道内的毒物,常用 50% 硫酸镁

或 25％硫酸钠。严重脱水、口服强腐蚀性毒物的患者或毒物已引起严重腹泻时不必再导泻。

⑤灌肠。

a.适应证:适用于服毒 6 小时以上,导泻尚未发生作用者,对抑制肠蠕动的毒物、重金属所致中毒尤其适用。

b.禁忌证:腐蚀性毒物中毒禁用。

c.方法:常用生理盐水或 1％温肥皂水高位连续灌肠,促进毒物排出。

3.促进已吸收毒物排出

(1)利尿:大多数毒物可由肾排泄,利尿是加速毒物排泄的重要措施。

①补液:是促使毒物随尿排出的最简单措施,以 5％葡萄糖盐溶液为宜,同时要适当补充氯化钾。

②利尿药:静脉注射或滴注呋塞米等利尿药,也可用渗透性利尿药,如 20％甘露醇等。

③碱化尿液:改变尿液 pH 可促使毒物由尿排出,常用碳酸氢钠使尿液碱化。

(2)吸氧:一氧化碳中毒时,吸氧会促进碳氧血红蛋白解离,促进一氧化碳排出。高压氧治疗是一氧化碳中毒的特效疗法。

(3)血液净化。

①血液透析:适用于中毒量大、血中浓度高、常规治疗无效伴肾功能不全及呼吸抑制者。

②血液灌注:是使血液流过装有药用炭(活性炭)或树脂的灌流柱,毒物被吸收后,血液再输回患者体内的方法。

③血浆置换:将患者的血液引入特制的血浆交换装置,将分离出的血浆弃去,补充相应正常血浆或代用液,清除患者血浆中的有害物质,减轻器官损害。

4.特效解毒剂的应用

特效解毒剂应用后疗效显著,应尽早使用。

(1)金属中毒解毒药:常用依地酸钙钠,主要用于铅中毒;二巯丙醇,用于治疗砷、汞中毒。

(2)高铁血红蛋白血症解毒药:小剂量亚甲蓝(美蓝)可使高铁血红蛋白还原为正常血红蛋白,用于治疗亚硝酸盐、苯胺、硝基苯等中毒引起的高铁血红蛋白血症。注射药液外渗易引起组织坏死,大剂量亚甲蓝反而会引起高铁血红蛋白血症。

(3)氰化物中毒解毒药:可用亚硝酸钠、硫代硫酸钠治疗。

(4)有机磷农药中毒解毒药:有阿托品、氯解磷定、碘解磷定等。

(5)中枢神经抑制剂解毒药。

①纳洛酮:为阿片类麻醉药的解毒药,对麻醉镇痛药引起的呼吸抑制有特异的拮抗作用,对急性酒精中毒有催醒作用。

②氟马西尼:是苯二氮䓬类药物中毒的拮抗药。

5.对症支持疗法

多数毒物中毒并无特殊解毒药,因此对症支持治疗很重要。严重中毒出现脑水肿者,可用 20％甘露醇或地塞米松脱水治疗;惊厥者应镇静,选用速效巴比妥类、地西泮等药物。

（五）急救护理

1.紧急救护

（1）脱离中毒环境：发现中毒患者，应立即使其脱离中毒环境，松解患者衣扣，备齐抢救器材、物品。

（2）保持呼吸道通畅：及时清除呼吸道分泌物，保持呼吸道通畅。

（3）清除毒物：经消化道吸收毒物中毒者应按要求立即催吐或洗胃。

（4）建立静脉通道：迅速建立两条静脉通道，遵医嘱进行补液、利尿、应用特殊解毒药等。

2.一般护理

（1）休息与体位：急性期绝对卧床休息，保暖。保留胃管者需左侧卧位，以免舌后坠阻塞气道；昏迷患者取平卧位头偏向一侧，以免呕吐物误吸入气管导致窒息。

（2）饮食护理：病情允许时，鼓励患者高蛋白、高糖、高维生素的无渣饮食；口服中毒者不宜过早进食，待病情稳定后给予低脂、流质或半流质饮食；腐蚀性毒物中毒者早期应给予乳类等流质饮食。

（3）吸氧：由于脑组织缺氧可促使脑水肿，加重意识障碍，故应给予持续吸氧，氧流量为2～4L/min。

（4）病情观察：监测生命体征、意识、瞳孔的变化，记录24小时出入液量，注意呕吐物及排泄物的性状、颜色、气味、量等，必要时留标本送检。

（5）用药护理：严格遵医嘱使用特效解毒剂、利尿剂等，同时注意药物的不良反应。

（6）对症护理：吞服腐蚀性毒物者应特别注意口腔护理；高热者可采用物理降温；昏迷者常规留置导尿管，定时翻身，以免发生坠积性肺炎和压疮等并发症；惊厥者防止外伤。

（7）心理护理：急性中毒患者常有复杂的心理问题，应全面评估患者的心理状况，做好患者、患者家属及相关人员的思想工作，帮助患者树立信心。

二、有机磷杀虫药中毒患者的救护

有机磷杀虫药属有机磷酸酯或硫代磷酸酯类化合物，是我国目前普遍生产和广泛使用的农业杀虫药，对保证农业高产和丰收起到很大作用，但其对人、畜、家禽均有毒性。有机磷杀虫药多呈油状或结晶状，色泽由淡黄色至棕色，稍有挥发性，且有大蒜臭味。除敌百虫外，一般难溶于水，不易溶于多种有机溶剂，在碱性或高温条件下易分解失效（敌百虫除外）。在生产、包装、运输、销售尤其在使用和生活中易致急性有机磷杀虫药中毒。

（一）中毒途径与发病机制

1.中毒途径

（1）生产性中毒：在生产过程中，有机磷杀虫药在精制、出料、包装等生产过程中及运输、保管时，由于设备密闭不严，化学物质跑、冒、滴、漏，或在事故抢修过程中，如果忽视防护可引起中毒。

（2）使用性中毒：有机磷杀虫药在使用过程中，或进入刚喷药的农田作业，不注意个人防护或使用不慎，违反操作规程，有机磷杀虫剂经呼吸道、皮肤、黏膜吸收而中毒，毒物与眼的接触量虽不大,但饮酒、发热、出汗等可以促进毒物吸收而致中毒。有机磷杀虫剂具有高度脂溶性,易侵入皮肤,对皮肤无刺激,不易被察觉,中毒的危险性较大。

(3)生活性中毒:在生活环境中,误服或误食被有机磷杀虫药污染的粮食、水源、瓜果蔬菜及毒杀的家禽、家畜等,可经胃肠道吸收而中毒。此种中毒途径一般要比由呼吸道吸入或从皮肤吸收中毒发病急、症状重。

2.毒物的分类

国内生产的有机磷杀虫药的毒性按大鼠急性经口进入体内的半数致死量(LD_{50})可分为四类,对有效抢救有机磷中毒具有重要参考价值。

(1)剧毒类,$LD_{50}<10mg/kg$,如甲拌磷(3911)、内吸磷(1059)、对硫磷(1605)、丙氟磷(DFP)等。

(2)高毒类,$LD_{50}10\sim100mg/kg$,如甲基对硫磷、甲胺磷、氧化乐果、敌敌畏。

(3)中度毒类,$LD_{50}100\sim1000mg/kg$,如敌百虫、乐果、乙硫磷、倍硫磷、二嗪农(地亚农)。

(4)低毒类,$LD_{50}1000\sim5000mg/kg$,如马拉硫磷、辛硫磷、氯硫磷等。

3.毒物的吸收和代谢

有机磷杀虫药主要经过胃肠道、呼吸道、皮肤和黏膜吸收。吸收后迅速分布全身各脏器,其中以肝内浓度最高,其次为肾、肺、脾等,肌肉和脑最少。有机磷杀虫药主要在肝内代谢进行生物转化。一般氧化后毒性增强,分解产物反而毒性降低,如对硫磷氧化后形成对氧磷,对胆碱酯酶的抑制作用要比前者强300倍;内吸磷氧化后形成亚砜,其抑制胆碱酯酶的能力增加5倍。有机磷杀虫药,最终大部分由肾脏、小部分由粪便排出,体内蓄积量很少,排泄较快,吸收后6~12小时血中浓度达高峰,24小时内通过肾脏随尿排泄,48小时后完全排出体外。

4.中毒机制

有机磷杀虫药的中毒机制主要是抑制体内胆碱酯酶的活性。乙酰胆碱为胆碱能神经末梢的化学传导介质。正常情况下,胆碱能神经兴奋所释放的递质——乙酰胆碱被胆碱酯酶水解为乙酸及胆碱而失去活性,而有机磷杀虫药进入人体后,与体内胆碱酯酶的酯解部位迅速结合形成磷酰化胆碱酯酶,后者比较稳定,且无分解乙酰胆碱能力,从而使乙酰胆碱积聚,引起胆碱能神经(交感神经节前纤维、部分节后纤维、副交感神经节前节后纤维、运动神经末梢、部分中枢神经)先兴奋后抑制,出现一系列毒蕈碱样、烟碱样和中枢神经系统症状,严重者可昏迷甚至因呼吸衰竭而死亡。

(二)病情评估

1.健康史

(1)中毒史:详细询问患者近来生活、工作情况以及情绪的变化。了解有机磷农药的来源、种类、剂量、中毒具体时间、中毒经过和中毒途径,是否有口服、喷洒有机磷杀虫药等接触史。一般急性中毒多见于生活性中毒,慢性中毒多见于生产性中毒。生活性中毒,多为误服或自服,有时为间接接触或摄入,均应详细询问患者或其陪同人员,观察现场有无药瓶或其他可疑物品,同餐者有无类似症状,同时还应注意患者身体污染部位或呼出气、呕吐物,若闻及有机磷杀虫药所特有的大蒜臭味更有助于诊断。

(2)临床表现:急性中毒发病时间与毒物种类、剂量、侵入途径和机体状况密切相关。经皮肤吸收中毒,一般在接触后 2~6 小时发病,经消化道和呼吸道吸收中毒则在 10 分钟~2 小时内出现症状。一旦中毒症状出现后,病情发展迅速。主要表现有以下几方面症状。

①毒蕈碱样症状:又称 M 样症状,出现最早,主要是副交感神经末梢兴奋所致,类似毒蕈碱作用,表现为平滑肌痉挛和腺体分泌增加。临床表现有多汗、流泪、流涕、流涎、恶心、呕吐、腹痛、腹泻、尿频、大小便失禁、心率减慢、瞳孔缩小、支气管痉挛、咳嗽、气促,严重患者出现肺水肿。可用阿托品对抗。

②烟碱样症状:又称 N 样症状,乙酰胆碱在横纹肌神经肌肉接头处过度蓄积和刺激,使面、眼睑、舌、四肢和全身横纹肌发生肌束颤动,甚至全身肌肉发生强直性痉挛。患者表现为全身紧缩和压迫感,常有肌束颤动、牙关紧闭、抽搐、全身紧束压迫感,而后发生肌力减退和瘫痪,呼吸肌麻痹引起周围性呼吸衰竭。可用胆碱酯酶复能剂解除。

③中枢神经系统症状:中枢神经系统受乙酰胆碱刺激后出现头晕、头痛、疲乏、共济失调、烦躁不安、意识模糊、谵妄、抽搐、昏迷和呼吸与循环中枢抑制等表现。

④局部损害:有机磷杀虫剂污染眼部,引起结膜充血和瞳孔缩小;敌敌畏、敌百虫、对硫磷、内吸磷接触皮肤,可引起过敏性皮炎、水疱和剥脱性皮炎。

⑤特殊的临床表现:

a.中毒后"反跳"现象:有机磷杀虫药中毒经急救后临床症状好转,可在数日至 1 周后突然急剧恶化,重新出现有机磷急性中毒的症状,如面色苍白、大汗、肌束颤动、瞳孔缩小、胸闷、血压升高、心率减慢、肺部出现湿啰音、昏迷等,甚至发生肺水肿或突然死亡,此为中毒后"反跳"现象。"反跳"的机制目前不是十分清楚,这可能与残留在皮肤、毛发和胃肠道的有机磷杀虫药重新吸收、解毒药减量太快或停用过早、复能剂用量不足等有关。

b.迟发性多发性神经病:个别急性中毒患者在重度中毒症状消失后 2~3 周可发生迟发性神经损害,出现感觉、运动型多发性神经病变表现,主要累及肢体末端,两侧对称、下肢较重,可向上发展。表现为肢端麻木、疼痛、腿软、无力,甚至可发生下肢瘫痪、四肢肌肉萎缩等,称为迟发性多发性神经病。目前认为这种病变可能是由于有机磷杀虫药抑制神经靶酯酶并使其老化所致。

c.中间型综合征:少数病例在急性症状缓解后和迟发性神经病变发生前,约在急性中毒后 1~4 天突然发生以呼吸肌麻痹为主的症状群,如肢体近端肌肉、颅神经支配的肌肉以及呼吸肌麻痹,若不及时救治可迅速导致死亡,称"中间型综合征"。其发病机制与胆碱酯酶长期受抑制,影响神经肌肉接头处突触后功能有关。死亡前可先有颈、上肢和呼吸肌麻痹,累及脑神经者,出现眼睑下垂、眼外展障碍和面瘫。

2.辅助检查

(1)全血胆碱酯酶活力(CHE)测定:诊断有机磷杀虫药中毒的特异性实验指标,对中毒程度、疗效判断和预后估计均极为重要。以正常人血胆碱酯酶活力值作为 100%,急性有机磷杀虫药中毒时,CHE 降至正常人均值 70% 以下即有意义。

(2)毒物检测:将呕吐物、首次洗胃液、血、尿、便等送去检验,有助于有机磷杀虫药中毒的诊断。

(3)常规检查项目：血尿便常规、血糖、血电解质、肝功能、肾功能、心电图、胸片等。

（三）病情判断

1.轻度中毒

以毒蕈碱样症状为主，表现为头晕、头痛、流涎、恶心、呕吐、腹痛、多汗、视力模糊、瞳孔轻度缩小，血胆碱酯酶活力为 50%～70%。

2.中度中毒

出现典型毒蕈碱样症状和烟碱样症状，除轻度中毒症状外，尚有肌束颤动、大汗淋漓、瞳孔明显缩小、呼吸困难、精神恍惚、步态蹒跚，血胆碱酯酶活力为 30%～50%。

3.重度中毒

除毒蕈碱样症状和烟碱样症状外，出现中枢神经系统受累和呼吸衰竭表现，表现为瞳孔极度缩小、呼吸极端困难、发绀、昏迷、惊厥，少数患者有脑水肿，血胆碱酯酶活力<30%。

（四）救治措施

1.现场救治

(1)迅速清除毒物。

①呼吸道吸入性毒物：迅速使患者脱离中毒环境，转移到空气新鲜地方，松开上衣领口和裤带，必要时吸氧。

②皮肤黏膜侵入性毒物：终止接触毒物，脱去已被污染的衣服。用生理盐水或肥皂水彻底清洗污染的皮肤、毛发、外耳道、手部（先剪去指甲），然后用微温水冲洗干净，不能用热水洗，以免增加吸收。用清水冲洗皮肤、指甲、毛发。若毒物溅入眼内，除敌百虫污染必须用清水冲洗（忌用热水及乙醇擦洗）外，其他均可先用 2% 碳酸氢钠液冲洗，再用生理盐水彻底冲洗，至少持续 10 分钟，洗后滴入 1% 阿托品 1～2 滴。

③口服中毒：要迅速进行催吐，催吐的适应证、禁忌证、方法及注意事项详见本项目任务一概述。

(2)迅速转送：送往有较好治疗条件的医院。在转送医院的途中，一定要严密监测中毒者的神志、面色、呼吸、心率、血压等病情变化。

2.院内救治

(1)立即清除毒物。

①侵入皮肤黏膜者：如果患者未进行现场救护彻底清洗，则按照前边现场救护介绍的清除皮肤黏膜侵入性毒物的方法彻底清洗。

②口服中毒者：未催吐的首先进行催吐，尽快准备好洗胃机及洗胃用品后，可用清水、2% 碳酸氢钠溶液（敌百虫禁用）或 1：5000 高锰酸钾溶液（对硫磷、内吸磷、甲拌磷、乐果、马拉硫磷忌用）反复洗胃，直至洗胃液清亮、无味停止洗胃，但仍应保留胃管 24 小时以上，以备症状反复再次洗胃用。经洗胃管注入活性炭吸附肠道内的毒物，同时注入硫酸镁或硫酸钠进行导泻，必要时进行灌肠，尽快排出肠道内尚未吸收的毒物。

(2)应用特效解毒剂：在迅速清除毒物的同时，应争取时间及早应用有机磷农药解毒药治疗，可根据病情严重程度选取胆碱酯酶复能剂、阿托品等解毒药物，以挽救生命和缓解中毒症状。其应用原则为早期、足量、联合、反复用药。

①胆碱酯酶复能剂:肟类化合物能使抑制的胆碱酯酶恢复活性,称为胆碱酯酶复能剂,常用药物有碘解磷定、氯解磷定等。胆碱酯酶复能剂能解除烟碱样症状,与阿托品合用,可取得协同效果。中毒后生成的磷酰化胆碱酯酶72小时后会发生老化,胆碱酯酶不能再恢复活性。故须早期、足量应用,胆碱酯酶复能剂必须在中毒后72小时之内应用才有效。

②抗胆碱药:阿托品能与乙酰胆碱争夺胆碱受体,阻断乙酰胆碱对副交感和中枢神经的毒蕈碱样作用,对缓解毒蕈碱样症状和对抗中枢神经症状有效,改善呼吸中枢抑制。抢救治疗中阿托品应早期、足量、反复给药,根据病情每10～30分钟或1～2小时给药一次,直到毒蕈碱样症状明显好转,患者出现"阿托品化"表现,再逐渐减量或延长间隔时间。阿托品化的表现包括:a.瞳孔扩大;b.颜面潮红;c.皮肤干燥、腺体分泌物减少、无汗、口干、肺部啰音减少;d.心率增快为100～120次/分。但判定阿托品化时应考虑下述特殊情况:a.如眼部受染,注射足量阿托品后,瞳孔可仍然小;b.而晚期严重中毒患者,由于缺氧瞳孔反而散大;c.并发肺炎时,肺部啰音可不消失;d.晚期昏迷患者颜面可不出现潮红;e.有时中毒后心率很快。阿托品化和阿托品中毒的主要区别见表5-2。

表5-2　阿托品化和阿托品中毒的主要区别

作用部位	阿托品剂量不足	阿托品化	阿托品中毒
体温	无高热	无高热或体温低于38.5℃	高热或体温在39.0℃以上
心率	心率慢	脉快而有力、心率＜120次/分	心动过速,甚至发生室颤
皮肤	苍白、潮湿	颜面潮红、口及皮肤干燥	颜面绯红、干燥
瞳孔	缩小直至濒死时方扩大	由小扩大后不再缩小	极度扩大
神经系统	表情淡漠、昏迷或有抽搐	意识清醒或模糊	幻觉、谵妄、双手抓空、抽搐、昏迷
尿潴留	无	无	有

有机磷农药中毒治疗最理想的是胆碱酯酶复能剂与阿托品二药合用。轻度中毒亦可单独使用阿托品。中重度中毒两种解毒药合用时,阿托品的剂量应减少,以免发生阿托品中毒。

抗胆碱药长效托宁(盐酸戊乙奎醚)是阿托品的替代药,使用简便、安全、长效和疗效确实。特异性强、作用时间长和毒副作用小。长效托宁的应用剂量充足的标准主要以口干、皮肤干燥和气管分泌物消失为主,而与传统的"阿托品化"概念有所区别。

(3)对症处理:有机磷农药中毒主要的死因是肺水肿、呼吸肌瘫痪、呼吸中枢衰竭。休克、急性脑水肿、心肌损害及心跳骤停等也是重要死因,因此应加强对重要脏器的监护,发现病情变化及时处理。如肺水肿时用阿托品;休克时用升压药;脑水肿时应用脱水剂和肾上腺糖皮质激素,以及按情况及时应用抗心律失常药物等;危重患者可用输血疗法。为了防止病情复发,重度中毒者,中毒症状缓解后应逐步减少解毒药用量,直至症状消失后停药,一般至少观察7天。

(五)常见护理问题/诊断

1.急性意识障碍:昏迷

与有机磷杀虫药中毒有关。

2.体液不足:脱水

与有机磷杀虫药致严重呕吐、腹泻有关。

3.气体交换受损

与有机磷杀虫药中毒致气管分泌物增多有关。

4.有误吸的危险

与意识障碍有关。

5.低效性呼吸形态:呼吸困难

与有机磷杀虫药中毒致肺水肿、呼吸肌麻痹、呼吸中枢受抑制有关。

6.知识缺乏

缺乏有机磷农药使用及管理与中毒的有关知识。

(六)护理措施

1.及时除毒

根据患者中毒情况,遵医嘱采用有效措施迅速彻底清除毒物。

2.严密观察病情

有机磷杀虫药中毒发病急骤,症状严重,病情变化迅速,故应加强病情监护,密切观察病情变化。

(1)生命体征监测:在抢救过程中,应严密观察患者的呼吸、血压、脉搏、体温、尿量的变化,即使在"阿托品化"后亦不应忽视。

(2)神志、瞳孔变化的观察:多数患者中毒后即出现意识障碍,有些患者入院时神志清楚,但随着毒物的吸收出现意识障碍。瞳孔缩小为有机磷杀虫药中毒患者的特征之一。严密观察患者神志、瞳孔的变化,有助于准确判断病情。

(3)应用阿托品的观察与护理:

①早期、足量、快速、反复给药,密切观察病情直到阿托品化。

②患者阿托品化后逐渐减量或延长给药间隔时间,最后改为维持量,直至毒蕈碱样症状、体征和中枢神经系统症状、体征消失 24 小时,可考虑停用阿托品。注意减量不宜过快,停药不宜过早。

③在用药过程中,密切观察患者阿托品化指标,并随时调整剂量,防止患者阿托品中毒。一旦患者出现阿托品中毒表现,应及时停用阿托品,进行观察。必要时大量补液,或用毛果芸香碱进行拮抗。

(4)应用胆碱酯酶复能剂的观察与护理:

①早期用药,洗胃和应用阿托品的同时,使用胆碱酯酶复能剂,且可重复应用,因为它对已老化的胆碱酯酶无复活作用。一般边洗胃边应用特效解毒剂。

②首次足量:在用药过程中应密切观察患者的症状,首次应足量给药,足量的指标是烟碱样症状消失,血胆碱酯酶活力恢复至 $50\% \sim 60\%$,甚至更高。

③复能剂在碱性溶液中不稳定,易水解成有剧毒的氰化物,所以禁与碱性药物配伍使用。

④防止药液外漏,碘解磷定药液刺激性强,漏于皮下可引起剧痛及麻木感,输液时应先确定针头是否在血管内,可先输一定量的其他液体,确定无外渗后才可输注,并且药物应稀释后

缓慢给药。一般不宜肌内注射用药。

⑤注意不良反应:应用氯解磷定可出现短暂眩晕、视物模糊和复视、血压升高等不良反应;用碘解磷定可出现咽痛、口苦、恶心和血压升高等,注射速度过快可导致暂时性呼吸抑制。所以,在应用上述药物过程中,应密切观察患者出现的症状,及时发现及时处理。

3.密切观察防止并发症的发生

(1)防止"反跳"与猝死的发生:"反跳"和猝死是有机磷杀虫剂中毒死亡的第二个高峰(第一个死亡高峰是中毒后 24 小时内,为胆碱能危象)。一般多发生在中毒后 2~7 天,其病死率占急性有机磷中毒者的 7%~8%,因此,为了避免或减少"反跳"的发生,首先应彻底清除残存在胃肠道、皮肤、毛发、指甲处的有机磷杀虫剂,以防止重新被吸收入血;其次,严格遵循阿托品使用原则,以及停药或减量的指征,切不可过早停药或过快减量;再次,一旦发生"反跳"或"反跳"的先兆症状,如胸闷、流涎、出汗、言语不清、吞咽困难、神志模糊等,应迅速进行抢救,以"分秒必争"为原则,迅速而准确地抢救患者;应用解毒药治疗过程中应注意尽早、及时、足量应用,并密切观察解毒药的效果和不良反应,做好病情及 24 小时出入液量记录,监测心、肝、肾等主要脏器功能,防止脏器衰竭,严密观察病情变化。

猝死可能系有机磷对心脏的第Ⅲ期毒性作用,心肌纤维受到强烈而不均匀的交感刺激,表现为 Q-T 间期延长,尖端扭转型室性心动过速等。连续心功能监测,给予能量合剂、肌苷及肾上腺皮质激素等可以预防,猝死出现后应立即进行心肺复苏。

(2)防止中间型综合征:若患者神志清醒后又出现心慌、胸闷、乏力、气短、食欲缺乏、唾液明显增多时,应警惕为中间型综合征的先兆。

(3)防止肺部感染:对神志清醒患者应鼓励其咳嗽、协助其翻身拍背、雾化吸入等措施,促使痰液排出,预防使用抗生素,防止肺部感染。根据患者痰液性质、肺部情况以及出现体温高、咳嗽、肺部干性或湿啰音等,应考虑肺部感染的可能,合理使用抗生素治疗。

4.维持呼吸系统功能

中毒早期,呼吸道有大量分泌物且常伴有肺水肿,因呼吸肌麻痹或呼吸中枢抑制致呼吸衰竭,故保持呼吸道通畅、维持呼吸功能至关重要。如及时、有效地清除呼吸道分泌物、气管插管和气管切开的正确维护、机械通气的正确应用等都能达到维持患者有效通气的目的。

5.一般护理

(1)饮食护理:吸入性或皮肤黏膜侵入性中毒,应鼓励患者早期进食,宜选择清淡、少渣的流质或半流质,逐渐恢复普食;口服中毒者,不宜过早进食,待病情稳定、神志清醒后可试验性饮食,以米糊、米汤、面糊、藕粉、蛋清等温流质为主。昏迷者可进行鼻饲。饮食中应注意营养素、水、电解质、维生素的补充,保证患者营养需求。

(2)口腔护理:口服中毒者因有机磷杀虫药对口腔黏膜的刺激性,造成黏膜损害;插胃管或气管插管时对口腔或咽喉部黏膜的损害;再因用阿托品治疗,患者唾腺分泌减少,口腔自净能力减退,故容易导致口腔感染,因此,做好口腔护理非常必要。昏迷患者做 2 次/天口腔护理,以达到清洁口腔,预防感染的目的;神志清醒患者给予盐水或清水漱口。

(3)对症护理:高热者采用物理降温;尿潴留者予以导尿;惊厥者控制抽搐,防止外伤;有感染迹象者合理使用抗生素;呼吸困难者应保持呼吸道通畅,吸氧,必要时气管插管或气管切开置管上呼吸机辅助呼吸。

6.心理护理

了解患者中毒的原因,根据不同的心理特点予以心理疏导,以诚恳的态度为患者提供情感上的支持,并认真做好患者家属的思想工作。对自杀的患者应详细了解其心理社会状况,自杀患者清醒后都不愿讲出自杀的原因,但其内心矛盾复杂,十分痛苦,可能会有再次自杀的念头。因此,护理人员应以诚恳的态度与患者多交流,向患者解释自杀的危害性,开导患者倾诉心理问题,建立良好护患关系,增加患者的信任感和安全感,给予说服、安慰、体贴、疏导,消除思想顾虑,打消患者自杀念头。同时应与患者家属、亲戚及同事沟通,做好他们的思想工作,争取社会各方面的同情和理解,帮助患者正确地对待人生,提高心理应激能力,出院后能尽快适应环境,投入社会。

(七)健康教育

(1)喷洒农药时要穿质厚的长袖上衣及长裤,扎紧袖口、裤管,戴口罩、手套。衣服污染时及时更换并清洗皮肤。

(2)患者出院后需要在家休息2～3周,按时服药,不可单独外出,以防发生迟发性神经病。急性中毒除个别出现迟发性神经病外,一般无后遗症。

三、急性一氧化碳中毒救护

一氧化碳(CO)俗称煤气,是含碳物质燃烧不完全产生的一种无色、无味、无刺激性、不溶于水的窒息性气体。人体吸入气中CO含量超过0.01%时,即可发生急性中毒。

CO中毒的途径主要有:①生活性中毒,生活用煤气外漏或用煤炉取暖时通风不畅引起中毒最常见。多发生于室内CO浓度过高,由于室内门窗紧闭、火炉无烟囱或烟囱阻塞、漏气、倒风等引起。②工业性中毒,如炼钢、化学工业及采矿等生产过程中操作不慎或发生意外事故,多数为集体中毒,如煤矿瓦斯爆炸产生大量CO。

(一)中毒机制

CO中毒主要引起组织缺氧。CO吸入肺后,与血液中的血红蛋白结合形成稳定的碳氧血红蛋白(HbCO),使红细胞失去携氧功能。同时,HbCO使血红蛋白的氧解离曲线左移,导致氧气不易释放,加重组织缺氧。CO还可与还原型细胞色素氧化酶的二价铁结合,使细胞内呼吸受抑制,阻碍对氧的利用。

(二)护理评估

1.病史

一般均有CO吸入史,了解患者中毒时所处的环境、昏迷情况等。

2.临床表现

中毒症状的轻重与空气中CO、血中HbCO浓度有关,也与个体的健康状况及对CO的敏感性有关。

(1)轻度中毒:患者感到头痛、头晕、恶心、呕吐、心悸、四肢无力,甚至短暂性昏厥等。脱离中毒环境并吸入新鲜空气或氧气后,症状很快消失。血HbCO浓度为10%～30%。

（2）中度中毒：患者除有轻度中毒症状外，口唇黏膜呈樱桃红色，意识不清、呼吸困难、烦躁、谵妄、昏迷，对疼痛刺激可有反应，瞳孔对光反应、角膜反射迟钝，腱反射减弱，脉快、多汗等，经吸氧等抢救后可恢复正常，一般无明显并发症及严重后遗症。血 HbCO 浓度为 $30\%\sim40\%$。

（3）重度中毒：患者处于昏迷状态，各种反射消失，肌张力增强，可呈去大脑皮质状态，常并发脑水肿、休克、严重心肌损害、肺水肿、呼吸抑制、上消化道出血，病死率高，抢救存活者多留有不同程度的后遗症。血 HbCO 浓度在 40% 以上。

（4）迟发性脑病：急性 CO 中毒患者在意识障碍恢复后，经过 $2\sim60$ 天的"假愈期"，再次出现中枢神经系统损害症状称为迟发性脑病。常有下列表现：①大脑皮质局灶性功能障碍，如失语、失明、不能站立及继发性癫痫；②谵妄、痴呆或呈现去大脑皮质状态；③锥体系神经损害，如偏瘫、病理反射阳性或大小便失禁等；④锥体外系神经功能障碍，出现帕金森病。

3.辅助检查

（1）血 HbCO 测定：血 HbCO 测定是诊断 CO 中毒的特异性指标。

（2）动脉血气分析：急性 CO 中毒患者 PaO_2 和 SaO_2 降低，中毒时间较长者呈代谢性酸中毒，血 pH 和剩余碱降低。

（3）CT 检查：脑水肿时，头部 CT 检查可见病理性密度减低区。

（4）脑电图检查：急性 CO 中毒患者脑电图可呈现中高度异常波。

（5）心电图检查：重度中毒者可因心肌缺氧性损害出现 ST 段及 T 波改变、心律失常等。

（三）病情判断

根据中毒史及患者的症状可以判断病情及程度。

（四）急救护理

1.紧急救护

（1）现场急救：进入中毒现场迅速打开门窗进行通风、换气，断绝煤气来源。立即将患者移送至通风处，解开衣领，松开腰带，保持呼吸道通畅，注意保暖，如呼吸、心搏停止应立即进行心肺脑复苏。

（2）纠正缺氧：氧疗是 CO 中毒最有效的治疗方法。患者脱离现场后应立即吸氧，有条件的应在早期积极采用高压氧治疗，最好在中毒后 4 小时内进行，以减少后遗症和降低病死率。

（3）防治脑水肿：CO 中毒所致的脑水肿可在 $24\sim48$ 小时发展至高峰，患者应绝对卧床休息，床头抬高 $15°\sim30°$，头置冰袋、冰帽降温，减少耗氧及代谢。可快速静脉滴注 20% 甘露醇，适量应用能量合剂、细胞色素 C、胞二磷胆碱、脑活素等，促进脑细胞代谢。

2.一般护理

（1）休息与体位：重度中毒者应绝对卧床休息，床头抬高 $15°\sim30°$。

（2）饮食护理：意识清醒者，给予清淡、易消化流质或半流质饮食，宜选用高热量、高蛋白、高维生素、低脂、低刺激的食物；意识不清者，可予以鼻饲营养，应进高热量、高维生素饮食。

（3）病情观察。

①严密观察患者的生命体征、意识、瞳孔变化，若出现呼吸衰竭、严重心律失常或心力衰竭表现，应紧急处理。

②观察患者神经系统的表现及皮肤、肢体受压部位损害情况,如有无急性痴呆性木僵、癫痫、失语、惊厥、肢体瘫痪等。

(4)对症护理:高热昏迷、频繁抽搐者可采取物理或冬眠疗法等降温措施。

(5)并发症护理:头部抬高,配合头部物理降温,遵医嘱使用脱水剂、利尿剂,防止脑水肿。

(6)用药护理:遵医嘱用药,并注意观察药物的不良反应。

(7)心理护理:患者常因急性发病而焦虑不安,重度中毒者清醒后可因并发症、后遗症而产生焦虑、悲观、失望的心理反应,应加强心理护理,促进患者早日康复。

(8)健康指导。

①生活指导:CO 中毒的宣传工作应长期反复进行,以提高自我防护意识。

②疾病知识指导:凡有可能接触 CO 的人,如出现头晕、头痛等症状,应立即离开所在的环境,严重者需及时就医;抢救后苏醒的患者,应绝对卧床休息,密切观察;留有后遗症的患者,应鼓励其继续治疗,增强战胜疾病的信心。

四、镇静催眠药中毒患者的救护

镇静催眠类药临床上广泛用于失眠、焦虑症、狂躁性中枢神经功能障碍,及一些以狂躁幻想的病理思维为主要表现的精神病,为中枢神经系统抑制药。小剂量应用,可以起到镇静、催眠的作用;大剂量应用可麻醉抑制全身,包括延髓中枢。健康人或上述患者一次服用过大剂量镇静催眠类药物可引起急性中毒,出现昏迷、呼吸抑制、休克等,甚至危及生命,称为急性镇静催眠药中毒。常用的镇静催眠药分类见表 5-3。

表 5-3 常用镇静催眠药分类

类别	主要药物
苯二氮䓬类	氯氮䓬、地西泮、氟西泮、阿普唑仑、奥沙西泮、替马西泮、三唑仑
巴比妥类	巴比妥、苯巴比妥、戊巴比妥、异戊巴比妥、司可巴比妥、硫喷妥钠
非巴比妥非苯二氮䓬类	水合氯醛、甲喹酮、格鲁米特、甲丙氨酯
吩噻嗪类	氯丙嗪、硫利达嗪、奋乃静、氟奋乃静、三氟拉嗪

(一)中毒途径与发病机制

1.中毒途径

经口服、肌内注射或静脉应用过大剂量镇静催眠药均可引起中毒。

2.中毒机制

镇静催眠药均具有脂溶性,其吸收、分布、蛋白结合、代谢、排出以及起效时间和作用时间,都与药物的脂溶性有关。脂溶性强的药物易跨越血脑屏障,作用于中枢神经系统,起效快,作用时间短,称为短效药。

(1)苯二氮䓬类:苯二氮䓬类主要选择性作用于边缘系统,影响情绪和记忆力。该类药的作用与增强 γ-氨基丁酸(GABA)能神经的功能有关。考虑在神经突触后膜表面有由苯二氮䓬受体、GABA 受体、氯离子通道组成的大分子复合物。苯二氮䓬类与苯二氮䓬受体结合后,可加强 GABA 与 GABA 受体结合的亲和力,使与 GABA 受体偶联的氯离子通道开放频率增加,而增强 GABA 对突触后的抑制功能。

(2)巴比妥类:巴比妥类对 GABA 能神经有与苯二氮䓬类相似的作用,巴比妥类分布广泛,但主要作用于网状结构上行激活系统而引起意识障碍。巴比妥类对中枢神经系统的抑制有剂量-效应关系,随着剂量的增加,由镇静、催眠到麻醉,以致延脑中枢麻痹,甚至死亡。

(3)非巴比妥非苯二氮䓬类:非巴比妥非苯二氮䓬类对中枢神经系统有与巴比妥类相似的作用。

(4)吩噻嗪类:吩噻嗪类药物主要作用于网状结构,以减轻焦虑、紧张、幻觉、妄想和其他病理性思维等精神症状。这类作用被认为是药物抑制中枢神经系统多巴胺受体,减少邻苯二酚氨的生成所致。本组药物又能抑制脑干血管运动和呕吐反射,以及阻断 α-肾上腺素能受体、抗组胺及抗胆碱能等作用。

(二)病情评估

1.健康史

(1)中毒史:有可靠的应用镇静催眠药史,应问明药名、剂量及服用的时间,是否经常服用此药,服药前后是否有饮酒史。病前有无情绪激动。

(2)临床表现。

①苯二氮䓬类中毒:中枢神经系统抑制较轻,主要症状是嗜睡、头晕、言语含糊不清、意识模糊、共济失调。很少出现严重的症状如长时间深度昏迷和呼吸抑制等。

②巴比妥类中毒:一次服用大剂量巴比妥类,引起中枢神经系统抑制,症状与剂量有关。a.轻度中毒:嗜睡、情绪不稳定、注意力不集中、记忆力减退、共济失调、发音含糊不清、步态不稳、眼球震颤。各种反射存在,生命体征平稳。b.中度中毒:昏睡,强刺激可唤醒,不能应答,很快又陷入昏睡状态,呼吸浅而慢,血压仍正常,腱反射消失,角膜反射、咽反射仍存在。c.重度中毒:深昏迷,全身肌张力减退,各种反射消失,瞳孔缩小或正常,呼吸浅、慢、不规则或呈潮式呼吸,脉搏细速,血压下降,胃肠蠕动减慢。皮肤可起大疱。可因呼吸衰竭、循环衰竭而死亡。

③非巴比妥非苯二氮䓬类中毒:症状与巴比妥类中毒相似。a.水合氯醛中毒:可有心律失常、肝肾功能损害。b.格鲁米特中毒:意识障碍有周期性波动。有抗胆碱能神经症状,如瞳孔散大等。c.甲喹酮中毒:可有明显的呼吸抑制,出现锥体束征,如肌张力增强、腱反射亢进、抽搐等。d.甲丙氨酯中毒:常有血压下降。

④吩噻嗪类中毒:最常见的为锥体外系反应:a.震颤麻痹综合征;b.静坐不能;c.急性肌张力障碍反应,如斜颈、吞咽困难、牙关紧闭等。此外,在治疗过程中尚有直立性低血压、体温调节紊乱等。

2.辅助检查

(1)血液、尿液、胃液浓度测定:对诊断有参考意义。血清苯二氮䓬类浓度测定对诊断帮助不大,因活性代谢物半衰期及个人药物排出速度不同。

(2)血液生化检查:葡萄糖、尿素氮、肌酐、电解质、肝功能等。

(3)动脉血气分析:了解患者氧合及酸碱平衡情况。

(4)心电图:了解患者心电是否出现心律失常以协助治疗。

（三）病情判断

根据患者服用、注射或静脉使用大剂量镇静催眠药史,出现意识障碍、呼吸抑制及血压下降,血液、尿液、胃液中检出镇静催眠药,可做出急性镇静催眠药中毒诊断。

（四）救治措施

1.现场救治

（1）立即终止服用、注射或静脉使用镇静催眠药。

（2）保持呼吸道通畅:对于神志不清者应采取侧卧位或平卧位,将头部偏向一侧,解开衣扣,松开腰带。

（3）迅速纠正缺氧:鼻导管或面罩吸氧。

（4）呼吸、心跳骤停者立即进行心肺复苏。

（5）迅速转送:途中注意监护生命体征,不终止救护。

2.院内救治

救治重点:早期是采用催吐、洗胃、活性炭吸附、导泻等清除胃肠内的毒物,注意呼吸支持、抗休克和加速毒物排泄;后期是防治因长时间昏迷所致的各类并发症。

（1）维持昏迷患者的重要脏器功能。

①保持气道通畅、给氧:深昏迷患者气管插管、给氧、及时吸痰。必要时机械通气,保证吸入足够的氧和排出二氧化碳。

②维持血压:输液补充血容量,如无效,可考虑给予适量多巴胺。

③心脏监护:心电图监护,如出现心律失常,给予抗心律失常药。

④促进意识恢复:给予葡萄糖、维生素 B_1、纳洛酮等治疗。

（2）清除毒物

①清除胃内毒物:口服药物 12 小时内均应洗胃,清醒者可先催吐。洗胃液应用温清水或 1:5000 高锰酸钾溶液。

②清除肠道内尚未吸收的毒物:活性炭可有效吸附消化道内的镇静催眠药。首次剂量为 1～2g/kg,以后为 0.5～1g/kg,洗胃后由胃管灌入,每 2～4 小时一次,直至症状缓解。还可同时灌入硫酸钠 60mL 导泻。

③补液、利尿、碱化尿液促进毒物排泄:静脉输注 5%～10% 葡萄糖液及生理盐水 3000～4000mL/d。同时给予利尿剂,保持尿量在 1～2mL/(kg·min)。对长效巴比妥类药物中毒者,每日用 5% 碳酸氢钠 100～200mL 静脉滴注,碱化尿液。只对长效巴比妥类有效,对吩噻嗪类中毒无效。

④血液透析、血液灌流:甲喹酮、格鲁米特、长效巴比妥等中毒患者,血流动力学不稳定,常规治疗效果不佳时使用。对苯二氮䓬类中毒无效。

（3）使用特效解毒剂:氟马西尼是苯二氮䓬类拮抗剂,给予 0.2mg 缓慢静脉注射,必要时重复,总量可达 2mg,患者很快清醒,但不能改善遗忘作用。中枢神经系统兴奋药:首选药物是纳洛酮,0.4mg 静脉注射后再用 0.4～0.8mg 加入葡萄糖液 250mL 静脉滴注。贝美格用于解救巴比妥、格鲁米特、安定等药物的中毒,用 50～100mg 加入葡萄糖液 500mL 静脉滴注。伴有呼吸中枢衰竭者,可用尼可刹米或洛贝林静脉注射或静脉滴注。但中枢神经兴奋药不宜常规使用。

（4）对症治疗：吩噻嗪类药物中毒无特效解毒剂。首先要彻底清洗胃肠道；治疗以对症及支持疗法为主。中枢神经系统抑制较重时可用苯丙胺、苯甲酸钠咖啡因等。如进入昏迷状态，可用盐酸哌甲酯肌内注射，必要时每 0.5～1 小时重复应用，直至苏醒。如有震颤麻痹综合征可选用盐酸苯海索、东莨菪碱等。若有肌肉痉挛及张力障碍，可用苯海拉明。应积极补充血容量，以提高血压。

（5）治疗并发症。

①肺炎：昏迷患者容易发生坠积性肺炎，应常翻身、拍背，及时吸痰。针对病原菌给予抗生素治疗。

②皮肤大疱：防止肢体压迫，清洁皮肤，保护创面。

③急性肾衰竭：多由休克所致，应及时纠正休克。如已进入少尿期，应注意水、电解质平衡，必要时进行血液透析。

（五）常见护理问题/诊断

1.清理呼吸道无效

与咳嗽反射减弱或消失、药物对呼吸中枢抑制有关。

2.组织灌注量改变

与急性中毒导致血管扩张有关。

3.有皮肤完整性受损的危险

与昏迷、皮肤大疱有关。

4.潜在并发症

肺炎、急性肾衰竭。

（六）护理措施

1.密切观察病情

严密观察患者生命体征，尤其是患者呼吸的频率与节律，观察意识状态、瞳孔大小以及有无缺氧、呼吸困难、窒息等症状。用药时注意观察药物作用及患者的反应。

2.保持呼吸道通畅、给氧

仰卧位时头偏向一侧，可防止呕吐物或口咽分泌物误吸进入气道引起窒息。应及时吸出呼吸道痰液，痰液黏稠注意湿化。给予持续氧气吸入，防止脑组织缺氧引起脑水肿，加重意识障碍。

3.饮食护理

昏迷时间超过 3 天，可通过鼻饲为患者补充营养。给予高热量、高蛋白、易消化的流质饮食，以后逐渐过渡到半流质饮食及普食。

4.防治并发症

教会患者预防肺部感染的方法，如有效咳嗽、经常更换体位、拍背促进有效排痰；半卧位饮食与饮水，防误吸；病室内定期通风，保持室内空气清新，防止受凉感冒，减少探视；注意体温变化，监测血常规，及早发现肺炎征象。

5.心理护理

针对患者服毒的原因,做好心理辅导工作,耐心安慰患者,激发生存的勇气和尽快康复的信心,防止再次发生意外。同时做好患者家属的工作,以便配合抢救期及恢复期的医护工作,力争获得满意的疗效。

(七)健康教育

1.对失眠或睡眠紊乱患者

以心理及物理治疗为主,可遵医嘱使用镇静催眠药,但不能长期使用。要防止患者药物的依赖性:长期服用大量催眠药的人,包括长期服用苯巴比妥的癫痫患者,不能突然停药,应逐渐减量后停药。

2.加强药品管理

镇静催眠药的处方、使用、保管应严加管理,特别是对情绪不稳定和精神不正常的患者,避免服过量药自杀。

第三节　创　伤

一、胸部创伤

(一)病因及发病机制

胸部创伤依据损伤是否穿破包括胸膜在内的全层胸壁并导致胸膜腔与外界沟通可分为闭合伤和开放伤两大类,致伤原因有所不同。

1.闭合性损伤

闭合性损伤指胸部损伤未造成胸膜腔与外界沟通。致伤主要原因包括暴力挤压、冲撞和钝器撞击等。轻者仅有胸壁软组织挫伤或单纯肋骨骨折,重者则伴有内脏器官或血管的损伤,发生气胸、血胸、皮下及纵隔气肿,甚至心脏挫伤、裂伤和心包腔内出血。

2.开放性损伤

开放性损伤指胸部损伤造成胸膜腔与外界沟通。多为锐器伤,由刀、锥或战时的火器、弹片穿破胸壁所致。凡致伤物穿通胸膜腔或纵隔者,称为穿透伤。

(二)临床表现

1.症状和体征

(1)胸痛:是主要症状,多位于受伤部位,呼吸时加重。

(2)呼吸困难:多由于胸痛使胸廓活动受限、分泌物或血液堵塞呼吸道、肺挫伤导致的出血、淤血或肺水肿或气胸、血胸导致的肺膨胀不全等引起。多根多处肋骨骨折时可导致呼吸困难加重。

(3)咯血:肺或支气管损伤者可表现为痰中带血或咯血。咯血出现早且量多者多由于大支气管损伤所致,小支气管或肺泡破裂导致肺水肿,毛细血管出血者则多咳泡沫血痰。

(4)休克:损伤致胸腔内大出血者可因血容量骤降、胸腔内大量积气,特别是张力性气胸时阻碍静脉血回流、心包腔内出血致心脏压塞或严重疼痛等而出现休克症状,患者表现为心率加快、血压下降和皮肤湿冷等。

2.分类

按受伤的器官和组织不同,胸部创伤分为:①胸壁、肋骨和胸骨的损伤;②肺和支气管的损伤;③心脏和大血管的损伤;④食管和胸导管的损伤;⑤膈肌损伤。胸外伤最为常见的是肋骨骨折,其次是血胸和气胸。但是胸外伤往往多种类同时存在,合并其他部位的损伤,伤后常见引起急性呼吸和循环功能障碍,伤情紧急,伤势严重,伤情复杂;常合并严重肺部并发症,如呼吸道窒息、肺不张、肺部感染和创伤后急性呼吸窘迫症(ARDS)等。

(1)肋骨骨折:可分为单纯性肋骨骨折和多根多处肋骨骨折,诊断主要根据是胸部外伤史、临床表现及胸部 X 线检查。该患者有胸外伤史,胸部疼痛,呼吸困难,胸部 X 线提示左侧 2~6 肋骨骨折,因此诊断为肋骨骨折。

(2)气胸:气胸的临床表现有胸痛、胸闷、呼吸困难,甚至发绀、休克。严重者体检时可见肋间隙增宽,呼吸活动受限,叩诊呈鼓音,听诊呼吸音消失,触诊气管移向健侧,并可看到或触及皮下气肿。其诊断依据胸部外伤史、临床表现及胸部 X 线检查。除了胸外伤史和患者的呼吸困难等临床表现外,该患者确诊为气胸的主要依据是胸部的 X 线检查和 CT 检查。

为了便于治疗,在诊断气胸的同时,还应进行分类诊断。气胸分为 3 类:①闭合性气胸是指空气通过胸壁、肺、气管或食管破口进入胸膜腔后,局部破口封闭,空气不再进入胸膜腔;②开放性气胸指胸膜腔与外界相通,胸壁的完整性完全丧失,空气可自由进出胸膜腔,胸膜腔负压消失,两侧压力不平衡,可引起纵隔摆动,患者有严重呼吸困难、面色苍白、发绀和休克等表现,胸部有开放性伤口,并常可闻及胸壁创口有空气进出胸腔的吸吮声;③张力性气胸指由于胸壁或肺部、支气管损伤后的通道组织出现活瓣作用,吸气时伤口敞开,空气进入胸膜腔,但呼气时活瓣口又自动闭合,胸膜腔气体不能排出,患者多半有进行性呼吸困难,放置胸腔引流管仍然不能缓解,为张力性气胸。该患者呈极度的呼吸困难、发绀、躁动不安或休克。检查可见气管纵隔明显移位,伤侧胸壁饱满,叩诊呈鼓音,呼吸音消失。

(3)血胸:血胸的临床表现取决于损伤部位的出血量和速度以及并发伤程度。少量血胸患者可无明显临床症状。大量血胸可出现较严重的呼吸与循环紊乱症状,休克症状严重,有躁动不安、面色苍白、呼吸困难、脉搏细速和血压下降等。血常规检查血红蛋白指标下降。胸腔穿刺可抽出不凝固血液。①少量的血胸:血胸量不超过 500mL,一般无临床症状,在胸部 X 线上仅见膈肋角消失;②中量血胸:血胸量为 500~1500mL,在胸部 X 线片上见液面上界可达肺门平面;③大量血胸:血胸量超过 1500mL,在胸部 X 线片上见液面上界可达胸膜腔顶,严重压缩肺部。

(4)肺挫伤:肺挫伤的症状往往被合并的其他胸部损伤所掩盖,一般仅有胸痛、咳嗽和痰中带血等。严重者可出现咯血、呼吸困难、大量血性泡沫痰、烦躁不安、发绀、心动过速和血压下降等。X 线片在伤后短时间内无变化,但几小时后即可发现阳性体征,1~2 天后达到高峰。血气分析是判断伤势、伤情所致低氧血症的重要手段。

(5)其他损伤:胸部或颈部创伤后如果出现咳嗽、咳血、血气胸、皮下气肿或纵隔气肿、呼吸困难等都应考虑到有气管或支气管损伤的可能。颈部气管断裂可出现颈前广泛皮下气肿、吞咽困难、声音嘶哑、咳血或气道梗阻。胸内气管或支气管损伤首先出现纵隔及胸骨上窝皮下气肿，并迅速向颈、面、肩及胸前部蔓延。即使在胸腔闭式引流下仍然漏气不止，肺不能膨胀，呼吸困难进行性加重，这是气管和支气管断裂的典型症状。胸部 X 线检查可见纵隔气肿和血气胸，伤侧肺不张。支气管镜检查可明确气管或支气管的损伤部位及其严重程度。

（三）急救护理

1.急救原则

尽早纠正呼吸功能障碍、维持循环功能和及时手术治疗，特别是早期处理中优先处理危及生命的情况和损伤。伤后 1 小时应视为抢救的黄金时间，争取在尽可能短的时间内快速纠正呼吸与循环的障碍。

2.急救护理

（1）纠正呼吸功能障碍：保持呼吸道通畅、氧疗、恢复胸壁的完整性（固定、包扎和缝合）、解除肺受压（胸腔穿刺或胸腔闭式引流）和镇痛等。需要时还要进行气管插管或气管切开术，以减少气管和支气管裂口的漏气，减轻气胸、皮下气肿和纵隔气肿的症状。

（2）维持循环功能：根据病情输液、输血、止血、监测生命体征和及早进行开胸止血术。早期开胸探查手术的指征包括：胸腔内活动性出血，严重肺损伤，气管、支气管断裂，急性心脏压塞，食管破裂，胸腔内大血管或心脏损伤等。

（3）肋骨骨折：治疗原则是止痛、保持呼吸道通畅、固定浮动胸壁、纠正呼吸和循环功能障碍，预防及治疗肺部并发症。

（4）气胸：急救原则是根据不同类型气胸进行适当排气，以解除胸腔积气对呼吸和循环的影响，使肺尽早复张，恢复功能。闭合性气胸积气量少于该侧肺容积的 20% 时，气体可以自行吸收，当气量较多时，可间断抽气或者留置胸腔闭式引流管。张力性气胸应立即穿刺排气或行胸腔闭式引流，紧急时使用消毒针头从锁骨中线第二肋间刺入胸腔进行排气。开放性气胸立即封闭伤口，全麻下清创，放置胸腔闭式引流，变开放性气胸为闭合性气胸。

（5）血胸：非进行性血胸，可根据积血量多少，采用胸腔穿刺或闭式引流术治疗。原则上应及时排出积血，促使肺复张，改善呼吸功能，并使用抗生素预防感染；多数患者经保守治疗如输液、输血、镇静和止痛，应用止血药，穿刺抽液或放置胸腔闭式引流等措施后出血自然停止。对较严重且存在持续性胸内出血患者，则需果断行剖胸止血，及时清除胸腔内积血，防止感染。

（6）肺挫伤：治疗原则是以内科治疗为主，轻度肺挫伤给予一般对症治疗即可，但严重肺挫伤必须给予及时有效的综合治疗。

（7）支气管损伤：治疗原则是保持呼吸道通畅和呼吸、循环功能稳定。经急救后，应明确损伤部位及其严重程度，早期进行手术来修补气管、支气管的裂口。对于部分断裂，裂口不大者，可进行间断缝合修补术；对于完全断裂者可做断端吻合术；如果支气管损伤较广泛并伴有肺实质严重挫裂伤可行肺叶切除术。

（四）案例分析

1.护理评估

（1）一般情况。

既往病史:无

药物过敏史:无　　　　　意识状况:清楚

消化:正常　　　　　　　排尿情况:留置导尿

饮食情况:正常　　　　　皮肤情况:左侧胸部皮肤明显擦伤。

引流情况:左侧腋中线第 6 间隙胸腔闭式引流。

(2)症状:昏迷,胸腔引流液为鲜红色,且有大量气体溢出。

(3)体征:体温 36.4℃,脉搏 120 次/分,呼吸机辅助呼吸 16 次/分,血压 90/46mmHg,气管明显右偏,左侧可见胸腔闭式引流管 1 根,皮下可触及握雪感,入院时胸腔引流出鲜红色液体约 400mL,且有大量气体溢出。左侧呼吸动度明显减弱,叩诊上肺为过清音,下肺为浊音,呼吸音减弱。两肺均可闻及干湿啰音。

(4)辅助检查:胸部 X 线提示左侧第 2~6 肋骨骨折,左侧血气胸,左肺压缩 70%,双肺挫裂伤伴左上肺不张,右侧少量液胸。胸部 CT 提示左侧血气胸,肺严重压缩,肺挫伤,右侧少量液胸。血气分析示 pH 7.272,$PaCO_2$ 33.4mmHg,PaO_2 30.7mmHg,BE −10.7mmol/L,SaO_2 51.3%。支气管镜检查提示左侧主支气管近上叶及下叶背端开口处断裂。

2.护理诊断/护理问题

(1)组织灌注量改变:与失血引起的血容量不足有关。

(2)气体交换受损:与肋骨骨折、胸廓运动受限和反常呼吸有关。

(3)疼痛:胸痛与胸部组织损伤有关。

(4)潜在并发症:肺不张、肺部感染、呼吸衰竭、气管支气管瘘和乳糜胸等。

3.护理措施

(1)一般护理。

①体位:取半卧位,当胸部损伤患者合并昏迷或休克时取平卧位。搬运外伤性血气胸患者时,应使患者成水平移动,动作要轻柔,勿牵拉和扭曲,避免再损伤。

②吸氧:保持呼吸道通畅,改善缺氧状态,去除患者口腔及呼吸道分泌物。

③输液护理:迅速建立静脉通路并保持其通畅,按医嘱输注液体,根据血压和心肺功能状态控制补液的速度。如果经输液、输血后血压不升,反而下降,应考虑胸腔内有活动性出血,应及时报告医师,并做好剖胸探查的术前准备,如身体准备;改善心肺功能;加强呼吸道管理,教会患者有效咳嗽的方法;做皮试,抽血。

④疼痛护理:积极处理和包扎胸部伤口。疼痛是患者术后不适的主要原因。麻醉作用消失后,开胸患者由于切口深长,疼痛较其他手术剧烈,由于害怕疼痛,患者不敢用力呼吸,影响呼吸功能,从而影响术后恢复。可遵医嘱给予止痛药,教会患者缓解疼痛的技巧。

⑤病情观察:观察患者生命体征,注意维持组织灌注量。活动性出血表现为持续脉搏加快、血压降低或虽经补充血容量血压仍不稳定;胸腔引流量每小时超过 200mL,持续 3 小时,血红蛋白量、红细胞计数和血细胞比容进行性降低。加强监护,尽早发现各器官衰竭征象:a.密切观察呼吸和血氧饱和度,若患者出现呼吸困难、呼吸急促、SaO_2 下降,表明患者缺氧,若血气分析 $PaCO_2$>616kPa,PaO_2<810kPa,提示呼吸窘迫综合征,立即配合医生行气管插管或气管切开,连接呼吸机给予辅助呼吸;b.监测脉搏、血压和心电图,若出现心率增快、血压下

降,可能为急性循环衰竭,立即配合医生给予强心剂和升压药;c.监测 24 小时出入液量,若尿量减少、全身水肿或尿素氮短期内成倍升高,水电解质改变,提示肾衰竭;d.观察大便颜色及胃内引流物,若出现柏油样便或便中带血、胃内引流物为血性或呕血,提示可能为消化道出血和胃肠衰竭;e.观察伤口有无渗血、渗液或血肿,保持引流管通畅,记录引流液的颜色、性质和量,发现异常立即报告医师。

⑥胸腔闭式引流的护理有胸腔闭式引流管的患者在护理上注意以下几点:a.术后给予半坐卧位,以利于体位引流和呼吸。b.水封瓶内的液面应低于胸腔 60cm,以利于引流。c.保持引流装置密闭,胸腔引流管接于引流瓶的水封管下端,并始终保持长玻璃管头在瓶内液面下 2～4cm。经常检查各连接处有无漏气,更换瓶内液体时必须先用止血钳闭管以防气体进入胸腔。d.妥善固定引流管,最好将胸腔闭式引流管用大血管钳妥善固定在床单上,防止扭曲、脱落。翻身或躁动时应防止引流管接头脱落。e.保持引流管通畅,勿使引流管扭曲受压,观察水封瓶内的水柱波动情况。f.观察并记录胸腔引流液量、色和性质,及时发现活动性出血。如果经引流管 1 次排完积血后,仍持续有血性液体流出,每小时超过 150mL,持续 3 小时不减者,且引流管有湿热感,引流液颜色为鲜红色,质黏稠时,应考虑胸腔内活动性出血,及时报告医师,积极配合处理。g.严格执行无菌操作,防止感染。h.观察患者有无呼吸困难。i.拔管后 24 小时内密切注意患者呼吸及局部伤口渗血、渗液及漏气情况。

⑦营养支持:严重创伤患者有酸碱失衡和电解质紊乱,处于高代谢和负氮平衡状态,导致体质消耗、组织修复迟滞和免疫功能下降,容易出现并发症。原则是高热量、高蛋白质和高维生素,还可用一些促进合成代谢和调理免疫的制剂,同时注意维持电解质酸碱平衡。

⑧心理护理:严重创伤患者多病情凶猛,预后不良,甚至危及生命,患者及其家属往往惊恐万分,不知所措。根据他们的心理特点,讲解与疾病有关的医学知识,帮助患者正确对待疾病,增强战胜疾病的勇气和信心。建立良好的护患关系,增加患者对医护人员的信任;保证良好的治疗环境,减轻患者焦虑;加强健康宣教,使患者了解疾病知识,术后如何配合治疗护理,气管插管时如何跟医护人员交流。

(2)潜在并发症的护理。

①呼吸道感染:严重创伤使机体抗感染能力低下而易感染,所以应早期防治感染,预防机体遭受第 2 次打击,从而预防 MODS 的发生和发展。护理措施:a.换药时严格执行无菌操作,观察伤口、穿刺部位和引流口等有无红肿,保持创口敷料清洁干燥。b.使用一次性医疗用品,防止交叉感染,患者所有仪器每周消毒 1 次,加强各种有创导管的检测并定期更换,严格处理污染处。c.对气管插管、气管切开使用呼吸机的患者加强气道护理,促进气体交换,维持呼吸功能。患者呼吸机辅助呼吸时,给予专人护理,严密观察呼吸机运作情况及生命体征变化,根据病情随时调整呼吸机参数,发现异常及时处理。保持呼吸道通畅,定时给予湿化吸痰和雾化吸入。气管插管患者常规留置胃管,需要加强口腔护理,每 2～4 小时检查 1 次气囊,及时将患者口腔分泌物吸除,防止渗入气管,引起感染;气管插管或气管切开患者吸痰时要注意无菌操作,预防呼吸道感染。d.抢救室及监护室定时开窗通风,紫外线消毒 1～2 次/天,物体表面及地面用有效氯擦拭 1～2 次/天,减少陪护人员,防止交叉感染。

②气管支气管吻合口瘘:与手术操作、感染或支气管组织愈合不良有关,护理上主要观察

患者有无咳出胸液(血清样液体),及时发现吻合口瘘。

③乳糜胸:发生的主要原因为术中操作问题,护理上应严密观察胸腔引流液,发现引流液为牛奶状即可确诊,应给予低脂饮食或禁食、静脉高营养等保守治疗或手术治疗。

二、多发伤救护

多发伤是指在同一致伤因素作用下,人体同时或相继有两个以上的解剖部位或器官受到创伤,且其中至少有一处可以危及生命的严重创伤,或并发创伤性休克者。

多发伤的特点:①各器官相互影响,加重损伤反应;②伤情较单一,损伤严重、复杂;③伤情变化快,病死率高;④休克发生率高;⑤低氧血症发生率高;⑥容易漏诊和误诊;⑦并发症发生率高;⑧抢救复杂且易发生矛盾。

要注意多发伤与多处伤、复合伤、联合伤在概念上的区别。多处伤是指同一解剖部位或脏器有两处以上的损伤;复合伤是指两种以上的致伤因素同时或相继作用于人体所造成的损伤;联合伤是指创伤造成膈肌破裂,胸部和腹部均造成损伤。

(一)护理评估

现场评估患者伤情时,主要是对危及生命的伤情进行评估,对呼吸、循环、意识等情况进行观察。对呼吸的观察主要是了解呼吸道是否通畅,观察呼吸的频率、节律,有无通气不良、鼻翼煽动,胸廓运动是否对称,听诊呼吸音是否减弱等;对循环的观察主要是血压、脉搏、皮肤黏膜的颜色,从而判断患者休克程度、组织灌注情况等;依据患者的反应、瞳孔大小、各种反射的情况等对意识进行判断。病情允许的情况下,可详细采集病史对伤情做全面评估,并进行各种特殊实验室检查和影像学诊断,如 X 线摄片、B 超、CT、MRI 等。根据评估的结果,确立损伤救治的先后顺序。

(二)病情判断

凡因同一致伤因素而致下列伤情两条以上者定为多发伤。①颅脑损伤:颅骨骨折、颅内血肿、脑挫伤或裂伤、颌面部骨折;②颈部损伤:大血管损伤或颈椎损伤;③胸部损伤:多发肋骨骨折,血气胸,心肺、气管、纵隔、横隔和大血管损伤;④腹部损伤:腹腔内脏损伤、出血、后腹膜血肿;⑤脊柱骨折伴有神经损伤;⑥骨盆骨折伴有休克;⑦上肢长骨干、肩胛骨骨折;⑧下肢长骨干骨折;⑨四肢广泛撕脱伤;⑩泌尿生殖系统损伤:肾、膀胱、尿道、子宫、阴道破裂。

(三)急救护理

1.现场救护

(1)脱离危险环境:救护人员到达现场后,应使伤员迅速安全地脱离危险环境,排除可能继续造成伤害的因素。搬运伤员时动作要轻稳,切忌将伤肢从重物下硬拉出来,以免造成继发性损伤。

(2)保持呼吸道通畅:呼吸道梗阻或窒息是伤员死亡的主要原因,应迅速解除呼吸道梗阻。

(3)迅速止血:控制明显的外出血是减少现场死亡的最重要措施。最有效的紧急止血法是加压于出血处,压住出血伤口或肢体近端的主要血管,加压包扎伤口,抬高患肢,控制出血。对出血不止的四肢大血管出血,可用止血带止血法,并严格按止血带止血要求处理。

（4）伤口处理：伤口用无菌敷料或干净织物覆盖,外用绷带或布条包扎。

（5）保存好断离肢体：伤员断离的肢体应用无菌包或干净布包好,外套塑料袋,周围置冰块低温保存,断肢应随伤员送往医院,以备再植手术。

（6）抗休克：现场抗休克的主要措施为迅速临时止血,输液扩容和应用抗休克裤。

（7）现场观察：目的是了解致伤因素以及伤员意识、脉搏、瞳孔、皮肤黏膜颜色、出血量等,帮助判断伤情并指导治疗。

2.途中监护

（1）用物准备：做好途中救护的抢救器材、药品等物品准备,保证途中抢救工作不中断。

（2）伤员体位：伤员在转送途中的体位,应根据不同的伤情选择。一般创伤伤员取仰卧位；颅脑创伤、颌面部创伤应侧卧位或头偏向一侧；胸部创伤取半卧位或患侧向下的低斜坡卧位；休克患者取仰卧中凹位。

（3）搬运方式：疑有脊椎损伤的患者,应3～4人一起搬动,保持头部、躯干成一直线,置于硬板上平卧,以防导致继发性脊髓损伤,尤其是颈椎损伤,造成突然死亡。

（4）转送要求：担架运送时,伤员头部在后,下肢在前,以便于观察；飞机转运时,体位应横放,以防飞机起落时头部缺血；车辆转运时,头部在后,注意控制车速,尽量减少颠簸及急刹车。

（5）病情观察：注意伤员的生命体征、意识、面色、瞳孔对光反应等情况,发现异常及时处理。

3.院内救护

（1）抗休克：尽快建立两条静脉输液通道,根据医嘱给予快速补液。

（2）控制出血：对已用敷料包扎过的出血部位,外面用绷带加压包扎,并抬高出血肢体；对活动性较大的出血应迅速钳夹止血；对内脏大出血应进行手术处理。

（3）胸部创伤的处理：对开放性创伤,应迅速将创口暂时封闭,张力性气胸应尽快穿刺并行胸腔闭式引流。

（4）颅脑创伤的处理：应注意防止脑水肿,防止呕吐物吸入,一旦明确颅内血肿,应迅速采取减压措施。

（5）腹部内脏创伤的处理：疑有腹腔内出血时,应立即行腹腔穿刺术、B超检查,并尽快输血,防止休克,做好术前准备,尽早剖腹探查。

（6）呼吸道烧伤的处理：保持呼吸道通畅,防止窒息,必要时行气管切开。

（7）骨折的处理：给予临时止血固定,待生命体征平稳后再处理骨折。

三、复合伤救护

复合伤是指人体同时或相继遭受两种或两种以上不同性质致伤因素作用而引起的损伤。复合伤有多种类型,常见的复合伤主要有放射复合伤、烧伤复合伤、化学复合伤。复合伤通常具有一伤为主、伤情可被掩盖、多有复合效应的特点。

（一）放射复合伤

人体同时或相继遭受放射和多种非放射损伤且以放射损伤为主的创伤称为放射复合伤。

1.护理评估

伤情程度、存活时间及病死率主要取决于辐射剂量的多少及合并其他损伤的程度。患者除具有造血功能障碍、感染、出血等特殊病变的临床症状外,还可能会出现休克、胃肠道系统功能障碍、组织坏死等损伤症状。特别是休克,其发生率和严重程度较单一伤为重,是早期死亡的重要原因之一。如创面伴有伤口,则伤口愈合延迟,且易发感染,导致组织坏死更加严重,甚至发生创面溃烂,最终导致创口肉芽组织形成不良,创口愈合延迟。伴有骨折的患者则骨痂形成慢,造成骨折不愈合或形成假关节。

2.急救护理

(1)紧急救护。

①去除致伤因素:防止再次损伤。

②保持呼吸道通畅:特别是昏迷患者,必要时给予吸氧。

③及时止血:及时进行包扎或采取相应止血措施。

(2)一般护理。

①抗休克:迅速开通多条静脉通道,按医嘱及时输液,补充血容量。

②预防感染:及早并彻底清创,加强对创面局部感染的控制,可适当应用抗生素。

③抗辐射处理:对局部进行清洗和消毒,胃肠道沾染毒物者可采取催吐、洗胃、导泻等措施,并尽早口服碘化钾。

④饮食护理:可根据伤情食用清淡、易消化,富含纤维素、维生素的食物,症状重者可暂时禁饮、禁食,必要时通过静脉和胃肠外营养补充足够能量。

⑤心理护理:伤情较重的患者,易出现紧张、焦虑甚至恐惧的情绪,应加强心理指导。

(二)烧伤复合伤

烧伤复合伤是指人体同时或相继受到热能和其他创伤所致的损伤,其中以烧伤为重。临床比较常见的是烧伤合并冲击伤。

1.护理评估

烧伤复合伤除因烧伤导致体表损伤,引起患者脱水、易感染等症状外,还可引起机体各器官功能的障碍,特别是合并有其他创伤的患者,还会表现为相应伤情的临床症状,出现相互加重的效应,致使休克、感染等的发生程度重且发生率较高、持续时间长。

(1)伴心脏创伤:早期出现心动过缓,以后出现心动过速,严重者会有各种类型的心律失常,甚至出现心力衰竭。

(2)伴肺创伤:会出现肺出血、水肿、破裂等,导致气胸、血胸、肺不张,患者可有胸闷、咯血、呼吸困难,严重者出现肺出血、肺水肿症状,是现场死亡的主要原因。

(3)伴肝创伤:可出现肝血肿、出血、破裂等,有肝功能障碍的表现,有肝区疼痛,丙氨酸氨基转移酶升高,出、凝血障碍等。

(4)伴肾创伤:可出现少尿、无尿、血尿、血尿素氮及肌酐升高等肾衰竭的表现。

(5)其他:造血功能可受到抑制,血白细胞、红细胞、血小板等可减少;可出现听力、语言、视力、运动等障碍,也可有昏迷等症状。

2.急救护理

(1)紧急救护。

①防治肺损伤:严重的肺出血、肺水肿是早期死亡的主要原因。应快速有效地保持呼吸道通畅,有呼吸困难、窒息者紧急行气管插管或气管切开,并给予高流量的氧气,若发生肺水肿,

给氧时通过 20%～30%乙醇湿化,必要时机械辅助呼吸。

②抗休克:初步估计烧伤的程度和面积,迅速建立多条静脉通道,根据相关要求进行及时有效的补液,维持血压稳定,防止患者发生休克。

③创面处理:对于烧伤创面应尽早进行冷疗,并做好包扎处理,争取在 6 小时内进行清创,对于深度创伤,应早期切痂进行自体植皮。对于有创口的患者,要及早进行清创并注意无菌操作;有骨折的患者要尽早对骨折进行固定,必要时手术处理。

(2)一般护理。

①抗感染:对于创面要尽早用无菌敷料进行包扎,注意无菌操作,防止感染。同时防止各种内源性感染,使用抗生素和破伤风抗毒素预防注射。

②病情观察:随时密切观察患者呼吸、血压、脉搏、心律、心率、意识及瞳孔的变化,一旦出现异常要尽早进行处理。

③对心、脑、肾的保护:除随时注意观察相应脏器出现的异常症状外,可进行预防性的治疗,防止心力衰竭、脑功能障碍及肾衰竭。

④疼痛护理:让患者采取合适的体位,除及时包扎、止血外,可按医嘱适当应用镇痛剂。

⑤心理护理:患者会出现焦虑、紧张、恐惧的心理表现,应随时加强心理指导。

(三)化学复合伤

化学复合伤是指一种或多种化学致伤因素与其他致伤因素同时或相继作用于人体引起的损伤。目前多见于专业人员使用的化学制剂或民用化学药物,如强酸、强碱、工业有害化学制剂与溶剂、农药等。

1.护理评估

化学毒物可经呼吸道、消化道、皮肤黏膜进入人体,引起中毒症状,严重者导致死亡。尤其是当合并有创伤伤口时,毒物可经伤口快速吸收,中毒程度明显加重。毒物的种类不同,其临床表现也各有差异,有些毒物会导致肺水肿,引起呼吸困难,严重的导致呼吸衰竭;有的毒物影响中枢神经系统,导致头痛、头晕、幻觉、狂躁、昏迷等症状;有些引起循环系统异常,导致心率增快、心律失常等,严重者可导致心力衰竭。

2.急救护理

(1)紧急救护。

①迅速撤离危险现场:施救者应迅速穿戴好防护服和防护面具,并携带相关防护用具,及时地将患者运送到安全通风的区域,为下一步抢救做好准备。

②清除毒物:尽早对沾染毒物的部位进行清洗,以便于消除有毒物质,并减少毒物经创口吸收,必要时可选用相应的中和剂、保护剂等进行清洗,然后用无菌敷料进行包扎。在毒物诊断明确的情况下,有条件时也可选用相应的抗毒剂或特效解毒剂。

(2)一般护理。

①病情观察:加强患者临床症状的观察,注意患者生命体征、意识、瞳孔、尿量、排泄物及分泌物等的变化,如有异常,及时处理。

②预防并发症:对患者可能出现的呼吸衰竭、心力衰竭、休克等并发症,可通过保持呼吸道通畅、防治肺水肿、应用洋地黄类强心药、迅速补充血容量等措施进行预防和治疗。

③心理护理:加强心理护理,解除患者焦虑、恐惧心理。

四、颅脑损伤

颅脑损伤指暴力作用于头颅引起的损伤。包括头部软组织损伤、颅骨骨折和脑损伤。其中脑损伤(包括脑膜、脑组织、脑血管以及脑神经)后果严重,应特别警惕。

(一)病因及发病机制

1.病因

常见于意外交通事故、工伤或火器操作。

2.发病机制

颅脑损伤的发生发展过程主要取决于致伤因素和损伤性质,前者包括暴力作用方式,力的大小、速度、方向和次数等,后者则为不同组织和结构在接受暴力后造成的病理损伤及病理生理变化。如果暴力可致头皮和(或)颅骨损伤,而脑部可以无损伤或损伤较轻微;而较大的暴力可致头皮、颅骨和脑组织同时受伤。此外,除了发生原发性损伤之外,在受损组织的周围,还将引起不同程度和不同范围的脑缺血、出血、水肿及变性等一系列继发性损伤。下面介绍几种类型颅脑外伤的损伤机制:

(1)颅骨骨折:颅腔近似球体,颅骨有一定的弹性,也有相当的抗压缩和抗牵张力。因此,当颅骨受到强大外力打击时,着力点有下陷的可能,整个颅腔也随之变形。如果暴力强度相当大、受力面积较小,多以颅骨局部变形为主,当受力点呈锥形内陷时,内板首先受到较大的牵张力而折裂,形成凹陷性骨折或粉碎性骨折。当外力引起颅骨整体变形严重,受力面积又较大时,可不发生凹陷性骨折,而在较为薄弱的颞骨鳞部或颅底引发线形骨折,局部骨折线往往沿暴力作用的方向和颅骨脆弱部分延伸。

(2)脑挫裂:脑挫裂伤可单发,也可多发,好发于额极、颞极及其基底。挫伤时软脑膜下有散在的点状或片状出血灶。脑挫裂伤后早期的脑水肿多属血管源性,随后因脑组织缺血、缺氧,脑组织直接受损,钙离子大量逆流进入细胞,造成膜磷脂代谢障碍,三磷酸腺苷生成减少及脑细胞膜脂质过氧化反应增强等,最终使脑细胞肿胀、崩解,引起细胞毒性脑水肿。外伤性脑水肿反应多在伤后 3～7 天,此期间易发生颅内压增高,甚至脑疝。伤情较轻者,脑水肿可逐渐消退,病灶区日后可影响脑脊液循环,有形成外伤性脑积水的可能;广泛的脑缺氧及脑挫裂伤可导致弥散性或局限性的外伤性脑萎缩。

(3)颅内压增高:当颅内压增加到一定程度时,其生理调节能力将逐渐消失,最终导致严重的颅内压增高。

颅内压增高的病理生理变化有以下几点。

①生理调节功能丧失:颅内病变如果直接破坏了颅内压的生理调节功能,脑组织遭受到严重的损伤或有严重的缺血缺氧时,血脑屏障破坏,脑血流量减少,脑脊液循环障碍,发生脑水肿,出现颅内压增高。另外,如病变发展迅速,虽有生理调节功能,但来不及发挥生理调节功能的有效作用时,颅内压即已上升;如当颅内发生急性大出血或出现急性脑水肿时,生理调节还未发挥作用时颅内压已经超过了收缩期动脉压。全身性疾病的影响也可导致颅内压生理调节功能的衰竭和血脑屏障的破坏,如在疾病过程中,原已取得平衡的颅内压力,可因患者出现酸

中毒、败血症和缺血缺氧等并发症,而使生理调节的平衡和血脑屏障破坏,出现颅内压增高。综合上述可以看出,生理调节的丧失和血脑屏障的破坏是造成颅内压增高的主要原因。

②脑脊液循环障碍:各种原因引起的脑室、脑池、导水管、中孔和侧孔及蛛网膜下隙阻塞和脑脊液的分泌吸收异常,均可导致脑脊液循环发生障碍,使脑脊液不能进行正常置换以缓冲颅内病变,造成脑脊液生理调节障碍,而导致颅内压增高;同时脑脊液不断地分泌,必然增加其所占据颅腔有限的容积,而造成颅内压增高。常见有各种原因造成的梗阻性脑积水或脑疝形成时造成脑移位性堵塞。

③脑血液循环障碍:脑的血液循环与动脉血压和颅内压的改变关系密切,当动脉血压骤然升高或降低,可影响脑的血流量,改变颅内血管床的容积,颅内压即随之升降。反之,当颅内压增高后又影响脑的血液循环,使脑血流量减少,引起血脑屏障的改变,导致脑血管通透性增加,使血清成分漏到周围的脑细胞间隙,造成脑水肿,颅内压进一步加重增高,形成恶性循环。

(4)脑疝:当颅内各腔压力不一致时可引起脑疝。根据移位的脑组织及其通过的硬膜间隙和孔道,脑疝可分为小脑幕切迹疝、枕骨大孔疝和大脑镰下疝。枕骨大孔疝压迫延髓引起中枢性呼吸循环衰竭,可有呼吸心搏骤停,昏迷及双侧瞳孔散大,光反应消失,短时间可致死亡。

3.脑损伤与意识障碍的关系

意识障碍在脑损伤患者中很常见,轻者伤后出现短暂可逆的意识丧失,严重时伤后持续昏迷直至死亡。导致意识障碍的最终原因是相当范围内大脑皮质功能的丧失,但其具体作用机制目前尚不清楚。受伤后即刻发生的意识障碍,与伤后一定时间后才发生的意识障碍,在发病机制上是不同的。前者与致伤外力在受伤时对脑组织的破坏有关,后者与伤后继发的颅内压升高、脑缺血和脑疝有关。

(二)临床表现

1.临床应用分类

该方法主要应用于临床诊断,以颅脑损伤部位和损伤的病理形态改变为基础。首先根据损伤部位分为颅损伤和脑损伤两部分。

(1)颅损伤:软组织损伤中头皮下血肿较多,不必特殊处理,经常可自愈。头皮裂伤出血甚多,应早期清创缝合。头盖部的线样骨折无需处理。较大的凹陷性骨折应早期整复。颅底骨折常引起脑脊液鼻漏或耳漏,应视为开放性颅脑损伤,极易逆行感染,因此脑脊液漏的处理是引流勿堵、消炎待自愈,少数不愈合者可择期外科修补。

(2)脑损伤

①按损伤原因分类:可分为原发性脑损伤和继发性脑损伤两类。

a.原发性脑损伤:常见为脑震荡,患者有外伤史,伤后立即意识丧失,短时间清醒,往往不能回忆受伤瞬间过程,对症处理可愈,脑挫伤和挫裂伤是枕顶部着地形成对冲伤,脑组织与前颅凹和中颅凹底摩擦,致脑组织挫伤或挫裂伤,可引起外伤性蛛网膜下隙出血(头痛、恶心、呕吐、颈部免疫和腰椎穿刺可有血性脑脊液),一般要严密观察,及时发现颅内血肿。

b.继发性脑损伤:常见的有脑水肿和颅内血肿。在脑损伤的基础上形成血管源性脑水肿,可为局部或全脑性;若挫伤较重,局部出血较多,则可形成硬膜下血肿或脑内血肿。若颞部颅骨骨折损伤硬脑膜中动脉,形成硬膜外血肿。以上病理改变均可继发颅内压增高,甚至形成脑疝,危及生命。脑水肿应保守治疗(如脱水、给予激素及限制入量)。颅内血肿原则上是行开颅血肿清除术,而且应早期手术,一旦形成脑疝,预后危险。

②按硬脑膜分类:脑损伤依据硬脑膜是否完整,二者又分为开放性和闭合性损伤。

a.开放性颅脑损伤:多由锐器或火器直接造成,常伴有硬脑膜破裂,脑脊液外流,颅腔与外界交通。颅底骨折合并脑脊液漏者又称之为大脑内开放性脑损伤。

b.闭合性颅脑损伤:为头部接触钝性物体或间接暴力所致,脑膜完整,无脑脊液漏。闭合性脑损伤又可以分为原发性和继发性两类。

2.根据病情轻重分类

临床应用分型只能对颅脑损伤患者进行受伤部位和病理类型做出诊断和分型,而无法对患者病情的轻重进行判断。我国制定了"急性闭合性颅脑损伤的分型"标准,按昏迷时间、阳性体征和生命体征将病情分为轻、中、重、特重 4 型。

(1)轻型:①伤后昏迷时间 0～30 分钟;②有轻微头痛和头晕等自觉症状;③神经系统和 CSF 检查无明显改变。主要包括单纯性脑震荡,可伴有或无颅骨骨折。

(2)中型:①伤后昏迷时间 12 小时以内;②有轻微的神经系统阳性体征;③体温、呼吸、血压和脉搏有轻微改变。主要包括轻度脑挫裂伤,伴有或无颅骨骨折及蛛网膜下隙出血,无脑受压者。

(3)重型:①伤后昏迷 12 小时以上,意识障碍逐渐加重或再次出现昏迷;②有明显神经系统阳性体征;③体温、呼吸、血压和脉搏有明显改变。主要包括广泛颅骨骨折、广泛脑挫裂伤及脑干损伤或颅内血肿。

(4)特重型:①脑原发损伤重,伤后深昏迷,有去大脑强直或伴有其他部位的脏器伤和休克等;②已有晚期脑疝,包括双侧瞳孔散大,生命体征严重紊乱或呼吸已近停止。

(三)急救护理

1.急救原则

急救中必须争分夺秒,解除呼吸道梗阻,及早清创防止感染,紧急开颅清除颅内血肿,及早防治急性脑水肿,纠正水电解质及酸碱平衡的紊乱。

2.急救措施

颅脑损伤的患者急救能否取得效果的关键,在于急救人员能否进行正确和及时的现场抢救,急救人员应在快速、简洁地了解患者的受伤时间、地点、原因及过程后,立即对头部和全身情况进行迅速认真的检查,在综合病史及初步检查情况做出病情判断后随即开始现场急救。

现场急救的重点是呼吸与循环功能的支持,及时纠正伤后发生的呼吸暂停与维持血压的稳定。现场急救顺序为:

(1)保持呼吸道通畅:急性颅脑损伤的患者由于出现意识障碍而失去主动清除分泌物的能力,可因呕吐物或血液、脑脊液吸入气管造成呼吸困难,甚至窒息。故应立且口清除口、鼻腔的分泌物,调整体位为侧卧位,必要时就地气管插管或气管切开,以保持呼吸道的通畅,若呼吸停止或通气不足,应连接简易呼吸器作辅助呼吸。

(2)制止活动性外出血:头皮血运极丰富,单纯头皮裂伤有时即可引起致死性外出血,开放性颅脑损伤可累及头皮的大小动脉,颅骨骨折可伤及颅内静脉窦,同时颅脑损伤往往合并有其他部位的复合伤,均可造成大出血引起失血性休克,而导致循环衰竭。因此制止活动性外出血,维持循环功能极为重要。现场急救处理包括:①对可见的较粗动脉的搏动性喷血可用止血钳将血管夹闭;②对头皮裂伤的广泛出血可用绷带加压包扎暂时减少出血。在条件不允许时,可用粗丝线将头皮全层紧密缝合,到达医院后需进一步处理时再拆开;③静脉窦出血现场处理比较困难,在情况许可时最好使伤员头高位或半坐位转送到医院再做进一步处理;④对已暴露脑组织的开放性创面出血可用明胶海绵贴敷再以干纱布覆盖,包扎不宜过紧,以免加重脑组织损伤。

(3)维持有效循环功能:单纯颅脑损伤的患者很少出现休克,往往是因为合并其他脏器的损伤、骨折和头皮裂伤等造成内出血或外出血而致失血性休克,引起循环衰竭。但在急性颅脑损伤时为防止加重脑水肿而不宜补充大量液体或氯化钠注射液,因此及时有效的止血,快速输血或血浆是防止休克,避免循环衰竭的最有效方法。

(4)局部创面的处理:以防止伤口再污染、预防感染、减少或制止出血为原则,可在简单清除创面的异物后用氯化钠注射液或凉开水冲洗后用无菌敷料覆盖包扎,并及早应用抗生素和破伤风抗毒素。

(5)防止和处理脑疝:当患者出现昏迷及瞳孔不等大,则是颅脑损伤严重的表现,瞳孔扩大侧通常是颅内血肿侧,应静推或快速静脉点滴(15～30分钟内)20%甘露醇250mL,同时用呋塞米40mg静推后立即转送,并注意在用药后患者意识和瞳孔的变化。

(6)明确有手术指征,立即做好术前准备:剃头、禁食、配血和皮试等。

(四)案例分析

1.护理评估

(1)一般情况。

既往病史:高血压病史

药物过敏史:无	意识状况:神志恍惚
消化:正常	排尿情况:留置导尿
饮食情况:禁食	皮肤情况:完整

引流情况:无

(2)症状:患者当日早晨发生车祸,头部受伤,当即昏迷,几分钟后醒来,但意识模糊,轻微恶心、呕吐,急送至就近医院。意识不清逐渐加重。

(3)体征:神经系统专科检查:意识模糊,GCS(格拉斯哥)评分10分,无言语,双侧瞳孔等大等圆,直径3mm,双侧肢体肌力、肌张力稍高,未检出神经系统阳性体征,颈软。目前术后一周,体温较高,达38.9℃。

(4)辅助检查:CT提示左颞叶挫裂伤,右颞叶极高密度影,左顶枕部、颅底多处骨折。

2.护理诊断/护理问题

(1)清理呼吸道无效:与脑损伤后意识不清有关。

(2)急性意识障碍:与颅脑外伤、颅内血肿和颅内压增高有关。

(3)脑水肿:与颅脑损伤导致颅内压增高有关。

(4)体温过高:与体温调节中枢受损或感染有关。

(5)有废用综合征的危险:与脑损伤后意识和肢体功能障碍及长期卧床有关。

(6)潜在并发症:脑脊液漏、颅内压增高、脑疝、颅内出血、感染、中枢性高热、癫痫、消化道出血、术后血肿复发和压疮。

3.护理措施

(1)一般护理。

①休息:患者绝对卧床休息,限制探视,对患者实行保护性隔离,切断外源性传播途径。患者出现谵妄、躁动和精神症状明显时,酌情进行冬眠和镇静治疗,保持患者安静.避免情绪激动。

②体位:脑脊液外漏者维持特定体位至停止漏液后 3～5 天,借重力作用使脑组织移至颅底硬脑膜裂缝处,促使局部粘连而封闭漏口。颅前窝骨折患者,神志清醒时,采用半坐位,昏迷时可抬高床头 30°,患侧卧位;颅中窝和颅后窝骨折患者采用患侧卧位。颅内血肿患者,头高卧位(血压平稳时),以利静脉回流,减轻脑水肿。

③呼吸道管理:快速清除口腔内血块、呕吐物和义齿等。对预计昏迷时间较长者应及时行气管切开,以确保呼吸道通畅。重型颅脑损伤的患者,呼吸道防御功能减弱,神经反应迟钝,肺的呼吸功能差,以致口腔分泌物滞留,易并发肺部感染。因此,应每 2 小时给患者翻身、叩背 1 次。根据情况,即时果断地使用呼吸机辅助呼吸,提高患者的生命质量。

④输液护理:维持水电解质平衡,控制脑水肿,防止脑疝的形成,保证适当的脑血流和组织氧化所需的供给,每日液体不应超过 2000mL(30mL/kg),控制水的入量,尤其是钠的摄入控制,主要是为了防止因钠水潴留而加重脑水肿,在输液时速度不宜过快,每日液体应均衡滴入,维持 24 小时。本病例中患者开颅手术后要立即应用脱水治疗,甘露醇快速滴注对脑水肿效果明显。应用时必须专人看护加压在 20～30 分钟内快速注射完,可迅速脱水,一般在 10～20 分钟起作用,30 分钟可达有效水平,可维持 4～8 小时。长期应用要监测肾功能。

⑤意识障碍护理:当患者突然由安静转入躁动或由躁动转为安静嗜睡状态时,应提高警惕。观察是否有伤情变化,特别是应该排除呼吸道梗阻和颅内高压所致的躁动,切勿轻率给予镇静剂,以免混淆病情观察,对于躁动患者不能捆绑四肢,以免造成患者过度挣扎使颅内压进一步增高,加重能量消耗。可以应用约束用具适当约束,加床栏防坠床,必要时由专人守护。清醒者做好心理沟通,在病情允许下镇静治疗。此患者的躁动是由于额叶脑挫裂伤所致,可以给予适当的镇静剂,同时加强保护措施,防抓伤和皮肤擦伤。

⑥病情监测:观察生命体征的变化,防止脑水肿的发生。

a.一般症状监测。

意识障碍:入院时即用 Glasgow 评分法评估患者的意识状态。本病例中患者 GCS 评分 10 分,从评分标准看是中型,但患者 CT 提示有左颞叶脑挫裂伤,左颞脑内血肿,右颞叶脑内血肿,右额叶脑挫裂伤,左额部硬膜下血肿,左顶枕部、颅底多发骨折,根据我国的闭合性颅脑损伤分类法,应该属于重型颅脑损伤。

头痛:颅内压增高引起明显头痛,咳嗽或用力使头痛加重,有蛛网膜下隙出血者头痛较剧烈。

恶心、呕吐:急性颅内压增高在剧烈头痛的同时伴有喷射状呕吐,是呕吐中枢受到刺激引起的反射性呕吐。后颅窝或迷路受损时呕吐较频繁。

抽搐:某一肢体抽搐常提示有硬膜下血肿。抽搐也见于皮质受到刺激或损伤、脑缺氧或脑水肿。

大小便失禁:颅脑损伤后可出现大小便失禁,重度颅脑损伤也可出现尿潴留,患者因尿潴留常伴有烦躁不安。

耳鼻溢液或溢血:颅底骨折伴硬脑膜破裂可出现脑脊液耳漏或鼻漏,如同时伴有血管破裂可出现耳鼻溢血。护理上应注意观察有无脑脊液漏,抬高头部,借重力作用使脑组织移向颅底,贴附在硬膜漏孔区,使局部粘连而封闭漏口及早闭合。注意外耳道及鼻腔的清洁,伤口置无菌敷料,及时更换。禁止填塞、冲洗和擤鼻,防止感冒和便秘。

呼吸:颅脑损伤颅内压增高的患者出现呕吐,易出现误吸,同时由于中枢性呼吸功能障碍,应密切监测患者呼吸功能,观察呼吸频率、节律和呼吸形态,观察胸廓运动情况,勤听肺部呼吸音。如患者呼吸困难、气短、呼吸频率30次/分以上,血氧饱和度下降,则行呼吸机辅助呼吸。定时进行血气分析,监测动脉血氧分压及动脉血氧饱和度,及时调整呼吸机各种参数。

b.神经系统定位体征监测。

瞳孔:瞳孔变化是早期发现小脑幕切迹疝的诊断依据之一,凡影响动眼神经、视神经、脑干及颈交感神经等的一些病变,均可造成两侧瞳孔大小不对称和对光反应的改变。伤后一侧瞳孔进行性散大,对侧肢体瘫痪和意识障碍,提示脑受压或脑疝;双侧瞳孔散大、对光反应消失、眼球固定伴深昏迷或去大脑强直,多为原发性脑干损伤或临终表现;双侧瞳孔大小形状改变、光反应消失,伴眼球分离或异位,多为中脑损伤;有无间接对光反射,可以鉴别视神经与动眼神经损伤。

肢体瘫痪:单瘫或偏瘫提示病变在对侧大脑半球运动区或内囊附近,两侧瘫提示病变在矢状窦两旁。

锥体束征:颅内血肿可出现,首先表现为一侧浅反射减弱,腹壁或提睾反射不对称,腱反射亢进,继而可有病理反射阳性。

脑膜刺激征:可见于蛛网膜下隙出血或颅内继发感染,包括剧烈头痛、恶心呕吐、颈项强直和 Kernig 征阳性。

下丘脑损伤:主要有昏迷、中枢性高热或低体温,也可引起糖尿、尿崩症和胃肠道出血。

脑干损伤:除深昏迷、呼吸和循环功能紊乱外,还可有双瞳时大时小、眼球固定、吞咽动作消失、四肢张力消失或去大脑强直。

c.辅助检查监测。

颅骨 X 线检查:可以显示颅骨骨折的部位、类型、范围、异物或骨片存留,颅内积气,骨折线是否经过血管沟或静脉窦而造成血管损伤。

颅脑 CT 检查:对于 CT 尚未发现病变者,应根据临床症状变化,决定是否再次检查。

颅内压监测:对重型脑损伤有意识障碍者应密切监测颅内压。颅内压为 2.0～2.7kPa 为轻度增高;颅内压为 2.7～5.3kPa 为中度升高,颅内压增高应在早期即开始治疗;颅内压高于 5.3kPa 为难控制性,预后较差,病死率高。

腰穿:适合于患者意识清楚,但头痛剧烈、有脑膜刺激征或疑有蛛网膜下隙出血者。如患者有明显颅内高压、脑疝前期症状及疑有后颅窝血肿,忌做腰椎穿刺,以免诱发脑疝。

⑦营养支持:颅脑损伤患者可以据伤情轻重,于伤后 24 小时开始经口全流、半流或鼻饲高

蛋白、高热量、高维生素的流质饮食,以提高机体免疫力。如患者昏迷不能由口进食可置胃管给予鼻饲肠内营养,鼻饲前抬高床头并吸痰 1 次,鼻饲后半小时内禁止吸痰。一旦咳嗽和吞咽反射恢复,拔除胃管,经口进食。

⑧基础护理:严重颅脑损伤的患者,一切生活护理均依靠他人,基础护理可减少并发症的发生。口腔护理每日 2 次以保持口腔清洁,操作时动作要轻柔,棉球不能过湿,严禁漱口,擦舌及软腭时勿触及咽部以免引恶心、误吸。皮肤护理上还应该做到"七勤"(勤翻身、勤擦洗、勤按摩、勤更换、勤整理、勤检查、勤交班),勤换衣裤,保持患者的清洁。有条件的给予气垫床,避免骨隆突处的长期受压。保持病室空气新鲜,每日通风 2 次,每次 15～20 分钟。对留置导尿管患者,要定期更换尿管和尿袋(每周更换 1 次),尿道口消毒每日 2 次,并保持尿管外端的清洁及尿管畅通。

(2)潜在并发症的护理:积极防治并发症,如高热、肺炎、癫痫、消化道出血、肾衰竭及水电解质酸碱失衡等。

①癫痫:癫痫是颅脑外伤常见的临床表现。对于癫痫大发作或癫痫持续状态的患者,除立即给予抗癫痫或镇静药物治疗外,立即取平卧位或侧卧位,帮患者松解衣扣和裤带,头偏向一侧,清除呼吸道分泌物,保持呼吸道通畅,防止抽搐过程中出现呼吸道堵塞。发作期守在患者身边,持续吸氧;毛巾或外裹纱布的压舌板塞入上下磨牙间,防止咬伤舌及颊部,同时必须避免舌后坠影响呼吸,发生窒息。注意保护患者,以免碰伤。抽搐时不可强压肢体,应该避免用力过大,防止患者肌肉撕裂、骨折或关节脱位。癫痫发作后,注意患者安全,让患者充分卧床休息,如果患者在床上,竖起床栏,减低床的高度,拿开尖锐物品。保持环境的安静,防止刺激引起再次复发。告知患者有前驱症状时立即平卧,避免摔伤。

②高热:颅脑损伤术后 1 周是应激反应,可能出现体温升高,急性期体温为 38～39℃,经过 5～7 天后逐渐下降。如体温持续不退或下降后又上升,就要考虑颅内、肺部或泌尿系统等继发感染及颅内出血,脑室内出血也常引起高热。高热可加速体内新陈代谢活动,加重脑缺氧和脑水肿,应做积极处理,将体温控制在 38℃ 以下。降温以物理降温为主,可用冰袋置于腋下、腹股沟等大血管处或用冰帽降温,注意避免发生局部冻伤。药物降温应注意出汗量,大量出汗可引起虚脱。高热时还需注意补液,并注意加强口腔和皮肤护理。尤其是老年患者,加强翻身叩背,促进排痰,必要时口鼻呼吸道吸痰 2～4 小时 1 次。增加雾化吸入的次数。治疗上根据细菌的培养选择敏感的抗生素。

第四节　重症监护病房的护理

一、ICU 的布局与设置

(一)概述

1.概念

重症监护病房(ICU)是集中各有关专业的知识和技术,利用先进的医疗设施对急危重患者和大手术后患者的生理功能进行严密监测,并根据病情变化随时实施相应的诊断、治疗、护理等措施,以挽救患者生命的专门单位。

2.ICU 的特点

ICU 与普通病房不同,它有自己的特点,首先,ICU 集中了必需的、先进的仪器和设备;集中了专业技术较强的医生和护士,集中了各科的急危重患者。其次,ICU 的建立大大提高了急危重患者抢救的成功率,成为衡量一个国家、一个医院的急危重症救治水平的重要标志。因此,凡具有一定资金、设备及接纳危重患者能力的医院都应设立 ICU,以促进医院急救医疗水平的发展和提高。

3.ICU 的分类

ICU 可分为综合性 ICU 和专科性 ICU 两大类。①综合性 ICU 主要收治不同专科的急危重症患者,其优点在于能合理使用卫生资源,因地制宜地处理各种情况及应急大规模抢救事件。②专科性 ICU 则负责诊治某一专科的急危重患者,如心脏病 ICU(CCU)、呼吸科 ICU(RCU)、神经外科 ICU(NICU)、外科 ICU(SICU)、儿科 ICU(PICU)、急诊 ICU(ECU)等。由于各专科 ICU 建立在专科病房之中,由本专科优秀的医生和护士负责管理,因此,其专业水平和连贯性比较好。国内有人认为,在较大规模的医院,ICU 可向专科方向发展。

4.ICU 的规模

可根据医院的大小、功能及专业特点的不同设置。ICU 的床位数,取决于医院患者的来源,包括患者的总数和需要接受加强监护的危重患者的比例。一般来说现代综合性医院 ICU床位应占全院总床位的 2%~8%;专科医院(神经外科、心脏外科等)的 ICU 床位比例可为10%~15%。根据医疗需求,每个 ICU 管理单元以 8~12 张床位为宜;床位使用率以 65%~75%为宜,超过 80%则认为 ICU 的床位数不能满足医院的临床需要,应该扩大规模。

(二)ICU 的布局及设置

ICU 的布局设置要合理,一方面要使患者有安全感、舒适感;另一方面要满足医护人员对危重患者进行监测、治疗和护理的需要,具体要求如下:

(1)ICU 应选择在空气流通,阳光充足,避免有较多人员流动的楼层,室内一定要设有空调和温度调节设备,使温度维持在 21℃左右,湿度维持在 70%左右,有条件的医院可安装空气层流装置,以达到空气净化和消毒目的。地面及墙壁的装饰材料应适宜液体清洁剂擦洗。

(2)ICU 入口处设缓冲间,备有更衣更鞋柜和手消毒设备。医护人员办公室门口最好有风淋设备,以去除衣物上附着的污染物。

(3)ICU 病房每张床的占地面积宜在 14~18m²,床间距不小于 1.5m。每床单位设置围帘,避免相互干扰及防止交叉感染,ICU 内必须设有 1~2 个单间,其占地面积应在 18~23m²,主要收治严重感染、免疫力低下和需要多种复杂精密仪器监测、治疗的患者。

(4)护理站设在所有病床的中央,要出入方便,以扇形设计为好,能直接观察到所有病床的。护理站设有电脑、各种办公用品、呼叫应答装置。现代化的 ICU 每张床设有计算机数字设备,与医生站和护理站的终端设备相连。

(5)ICU 病房内还设有治疗室、缓冲间、化验室、医生办公室,工作人员区有更衣室、淋浴间、配餐室、休息室、会议室、储藏室等。

(6)现代化的 ICU 每张床单位均设有吊塔装置,吊塔包括中心氧源和负压吸引管道、电源、仪器架、输液架等装置,功能灵活,使用安全,便于管理。

(7)ICU内照明的设计应以能正确判断患者的皮肤、巩膜及黏膜颜色为宜。每张病床配有床头灯、地灯,供夜间使用。床位上方吊灯尽量减少,以免使患者感到耀眼,但急救时要有足够亮度。

(8)每床单元均安置有多功能监护仪,呼吸机、除颤器、输液泵、中心静脉压测定装置、气管插管及气管切开所需急救器材。各种设置应尽量安装在吊塔仪器架上,使其能全方位地监护患者,同时便于抢救患者。

(9)目前大型综合医院的ICU还配备有血气分析仪、血液生化分析仪、血及尿常规分析仪、脑电图机、B超、床边X光机、动脉内气囊反搏器、床旁血液透析机、床边计算机系统等。其现代化多功能的设施为重症患者的抢救及治疗提供有效的保障。

(10)ICU的病床要求具有可移动、自动调节床体的高度和角度,有气垫,具有翻身、牵引、功能锻炼和传呼报警等功能。

(11)ICU内应有醒目的时钟,以便于日常工作和调整患者的心理适应状态,使患者有日夜、时间区分,防止个体生物钟紊乱而影响治疗和护理。

(12)ICU必需备好下列急救药物:升压药、降压药、强心药、镇静止痛药、抗胆碱酯酶药、止血及抗凝药、脱水及利尿药、中枢神经兴奋药以及平喘药等。专人管理,保证药品的安全性。

二、ICU 收治范围

(一)收治原则

ICU主要收治急危重症患者,对其实施抢救和延续性生命支持。但同时也要考虑是否有抢救价值及避免ICU资源的浪费。通常ICU收治的患者来源于三个方面:一是由事故现场转送到医院的危重症患者;二是急诊就诊的危重症患者;三是各科住院的危重症患者;为使可以从ICU获益的危重患者得到有效的救治,收治的患者要遵循以下三个原则:

(1)已经发生急性、危及生命的脏器功能障碍,经加强医疗有可能恢复的危重患者。此类患者若能在创伤及危重病发作时立即救治,则是抢救成功的首要因素。

(2)有可能发生重要脏器功能障碍或者衰竭,进行持续监测可以减少死亡风险的高危患者。

(3)在慢性器官或者系统功能不全的基础上,出现急性加重且危及生命,经过严密监护和治疗可能恢复到原来或接近原来状态的患者。

(二)收治对象

1.综合ICU收治对象

经过强化治疗和护理,能度过危险期而有望恢复的各类危重患者,包括:①创伤、休克和感染等引起多系统器官功能衰竭患者。②心肺脑复苏术后需要对其功能进行较长时间支持者。③严重的多发性复合伤患者。④有严重并发症的心肌梗死、严重的心律失常、急性心衰和不稳定性心绞痛者。⑤理化因素导致的急危重症,如中毒、溺水、触电、虫咬伤和中暑者。⑥术后危重患者或者年龄较大,术后易发生意外的高危患者。⑦严重的水、电解质、渗透压和酸碱失衡患者。⑧严重的代谢障碍性疾病,如甲状腺、肾上腺、胰腺体和垂体等内分泌器官功能障碍的危重患者。⑨各类大出血、昏迷、抽搐和呼吸衰竭等引起各系统器官功能不全的患者。⑩脏器移植术后需要加强护理者。

2.专科 ICU 的收治对象

(1)心肌梗死、急性冠脉综合征(ACS)、Ⅲ度房室传导阻滞、严重心律失常者。

(2)各种类型的休克、循环衰竭、弥散性血管内凝血(DIC)者。

(3)严重创伤、大手术、心肺脑复苏后的患者。

(4)各种脏器功能衰竭者:如急性心力衰竭、呼吸衰竭、肾衰竭和肝功能衰竭等。

(5)严重的水、电解质及酸碱紊乱者。

(6)各种中毒和意外伤害的患者。

3.不需要收入 ICU 的患者

(1)急性传染者。

(2)明确为脑死亡的患者。

(3)无急性恶化的慢性病患者。

(4)晚期恶性肿瘤患者。

(5)精神病患者及自然死亡过程中的老年人。

(三)转出指征

ICU 患者转出需经 ICU 医生确定,一般情况下经过严密监测、治疗和护理,达到以下条件时可转出:①急性器官或系统功能衰竭已基本纠正,需要其他专科进一步治疗。②病情转入慢性状态。③患者不能从继续加强监护治疗中获益。当 ICU 医生认为患者病情稳定,可以转出时,护理人员要做好充分的转运准备工作。转运中,最好保持持续的心电监护,保障良好的通气状态,注意维持某些与生命紧密相关的血管活性药物的应用。对于正在输入的液体以及妥善固定好的各种引流管应随患者一并转运,全过程力求稳、快。并与病房护士做好交接工作。如患者家属放弃 ICU 治疗,医生和护士也要做好相关的转出工作,保证患者的安全。护士在转运患者过程中要履行职责,严格执行各项工作流程,密切观察病情,与病区护士详细交接,无遗漏,并填写交接记录备查。

三、ICU 工作制度

(一)组织领导

专业化的 ICU 是完全独立的科室,实行院长领导下的科主任负责制,科主任负责科内的全面工作,定期组织查房、会诊和主持抢救。ICU 医师一方面全权负责患者的医疗工作,另一方面 ICU 又是高度开放的、与各专科病房联系最广泛和密切的科室。因此,专科医生应参与并协助 ICU 患者的治疗,特别是对专科问题,专科医生负有直接和主要的责任。一般要求专科医生每天至少一次巡视本专科的患者,并向 ICU 医师提出要求和建议,ICU 医生也有义务将病情和治疗计划详细向专科医生报告,以取得理解和支持。无论在任何时候,ICU 医师请求专科会诊时,专科医应及时到场。护士长负责管理工作,包括安排护理人员工作班次,检查护理质量,监督医嘱执行情况及护理文书书写情况等,以保证护理安全,防范差错事故。护士是 ICU 病房的主体,承担着患者的监测、治疗、护理和抢救等任务,进行 24 小时观察和最直接得到患者第一手临床资料的只有护士,因此 ICU 护士应训练有素,熟练掌握各种抢救技术,ICU 护士应接受专科培训,持证上岗,以达到工作中与医生密切配合,提高医疗护理质量。

(二)管理制度

1.人员管理

(1)人员编制:ICU 接收的是各类危重患者,医疗护理工作量大,各种治疗手段多,故 ICU 医护人员的配备要高于其他科室。

①医生:医生与患者之比为 1.5～2：1,ICU 医生应具备健康的身体,高尚的医德,有丰富临床工作经验,扎实的医学基础知识,对各种精密仪器能熟练应用,善于钻研,具有创新精神的内科、外科、急诊科等临床科室的中青年专业人员作为专科医生。

②护士:ICU 护士与患者的数量比例为 3：1 或 4：1(某些发达国家已达 5：1～7：1)。由于 ICU 患者病情变化较快,随时有危及生命的可能,其生命往往在分秒之内可能通过瞬间诊断和处理而被挽救,因此,要求 ICU 护士具有敏锐的判断力和果断的处理问题的能力,ICU 护士同时要有丰富的护理和急救基本知识,熟练掌握各种精密仪器的使用,须有 2 年以上相关科室临床工作经验,ICU 护士须实行准入制度。

③ICU 病房还应设化验员 1 名,负责常规化验检查;呼吸治疗师 1～2 名,负责呼吸机辅助呼吸患者的治疗、康复、评估等管理工作。技术员 1 名,负责贵重仪器的维护、保养。保洁员 1 名,负责科室的保洁及病室内部分消毒工作。上岗前需经过相关部门的培训。

(2)ICU 护士素质要求:ICU 护士应为本学科中技术最全面、工作能力最强,在临床实践及护理科研方面起重要作用的专职监护人员。要求具备如下标准:

①有较高的业务素质、较强的责任感和无私奉献的精神。

②有一定的医学基础知识。

③有较广泛的多专科护理知识及临床护理实践经验。

④善于创新和解决实际问题的能力,发现问题及时总结经验。

⑤有较强的实际工作能力和良好的心理素质,沉着冷静、操作敏捷、工作细致耐心。

⑥具有强健的体魄、能适应紧张工作的需要。

(3)人员培养:在许多国家,ICU 的医护人员要求在上岗前接受专业培训,并取得资格证书。如欧洲一些国家,护士从专科学校毕业后须继续进行 ICU 的专业训练,培训时间不尽相同,英国是 6～12 个月、瑞典是 1 年、奥地利是 9 个月、丹麦是 1 年半。结业者授予 ICU 护士证,待遇方面优于普通病室护士。目前,国内尚未有 ICU 护士的培训中心,但许多大型综合性医院已经实行了专科护士持证上岗的制度,进入 ICU 工作前护士要先进行专科护士核心能力培训,培训时间 3～12 个月,培训后颁发资格证书,保证护理工作的安全高效运行。

(4)ICU 护士岗位执业准入制度。

①有良好的职业道德,热爱护理事业和全心全意为患者服务的精神,具有护士执业资格。

②具有护理专业大专以上学历,2 年以上的临床护理经验。

③80% 以上固定层护士要求:a.完成规范化培训、考核合格。b.接受过监护室专业培训、

考核合格。

④在监护室指定带教老师的指导下,进行3个月一对一带教培训,经考核合格后方能独立负责危重患者的监护工作。

⑤独立工作应具备的能力:a.具有分析、判断、预测和对急危重症患者应急处理能力。b.具有较强的团队协作精神,能与相关工作人员同心协力,做好急救工作。c.掌握本专科相应的医学基础理论知识、病理生理学知识及多专科护理知识和实践经验。具有一定的病情综合分析能力。d.熟练掌握心脑肺复苏、血流动力学监测、人工气道的应用及管理、常用急救与监护仪器的使用和管理:包括心电监护仪、除颤仪、呼吸机、降温机、血气分析仪、各种微量输液泵等。e.掌握常见急危重症患者的抢救与护理、休克患者的观察及护理、器官移植术后监护、危重患者的营养支持。

2.ICU工作制度

ICU病房的高效运转依赖于科学的管理,完善的制度是科学管理的有效手段和保证,必须建立健全各项规章制度。

(1)ICU管理制度。

①护士在科主任领导下,由护士长负责管理。

②护士衣着统一规范,严格控制非本室人员的出入。

③护士严格遵守各项规章制度及执行各项医疗护理操作常规。

④护士对患者实行24小时连续动态监测,并详细记录生命体征及病情变化。急救护理措施准确及时。

⑤各种医疗护理文件书写规范,记录完整、整洁。

⑥严格执行查对制度,杜绝差错隐患,确保患者安全。

⑦做好病房的消毒隔离及清洁卫生工作,防止院内交叉感染。

⑧仪器、设备应指定专人负责管理、定期保养,处于完好备用状态。

⑨物品定位、定量、定人保管,未经护士长允许不得外借或移出ICU。

⑩及时向患者家属提供确切病情,并给予支持和安慰,创造条件鼓励他们亲近患者。

(2)ICU护理工作制度

①护理工作基本要求:a.严密观察病情变化,随时监测生命体征、保持呼吸道及各种管道的通畅,准确记录24小时出入液量。b.有完整的特护记录,详细记录患者的病情变化。c.重症患者的生活护理均由护士完成。d.随时做好各种应急准备工作。

②护理交接班基本要求:a.必须按时交接班。在接班者未接清楚之前,交班者不得离开岗位。b.严格执行床旁交接班制度。交班中发现疑问,应立即查证。c.交班内容及要求:交班内容要突出患者病情变化、诊疗护理措施的执行情况、管路及皮肤状况等;特殊情况(如:仪器故障等)需当面交接清楚;护士长可在晨会中安排讲评、提问及小讲课,布置当日工作重点及应注意改进的问题,一般不超过15分钟。

③护理查对制度包括:a.对无法有效沟通的患者应使用腕带作为患者的识别标志,腕带填入的识别信息必须经两人核对后方可使用,若损坏更新时同样需要经两人核对。b.严格执行查对制度。给药时查对药品质量,注意配伍禁忌,询问患者有无过敏史。如患者提出疑问应及

时查清方可执行。医嘱需由两人核对后方可执行,记录执行时间并签名。若有疑问必须问清后方可执行。认真查对医嘱,规范本科室医嘱查对时间及人员要求。抢救患者时,下达口头医嘱后,执行者需复述一遍,由两人核对后方可执行,并暂保留用过的空安瓿,以便查对。

(3)患者转科(院)制度。

①患者需要转科或转院继续治疗时,由医生向患者家属交代患者病情及途中风险,取得患者家属同意并签字后,方可进行转科(院)事宜。

②根据转科医嘱,进行转移前患者评估及各项护理准备,并通知接收科室的主班护士。a.检查患者护理记录齐全,记录内容完整。b.检查患者的个人卫生:转出时患者面部、手足、会阴、皮肤清洁,无压疮。c.检查各种管道应清洁通畅,固定合理、牢固,引流袋清洁。注明插管、换管日期、时间,伤口敷料保持干燥清洁。d.检查静脉穿刺部位。保持静脉输液通畅,所用药物标示清楚。e.备妥病历记录、各种检查胶片、有关药品和患者的物品准备移交。f.向接收科室护士介绍患者的情况:姓名、诊断、主要治疗、皮肤及各种管道情况。

③根据患者病情危重程度,安排医师、护士陪同。

④转科(院)途中备好必要的抢救药物及用物。认真观察患者病情变化,保证各种管路通畅。

⑤到达新科室(院)后,认真与该科(院)的主管医生、护士进行床旁交接班,由交、接双方填写交接记录。

(4)患者外出检查制度。

①根据下达医嘱,在检查前评估患者病情,并进行记录。

②检查全程须有医护人员陪同。

③根据检查项目要求,做好检查前各项准备工作(包括心理护理),必要时备好抢救药物及用物。

④在离开ICU前认真核对,包括核对医嘱、患者识别标志、检查项目及部位无误,与清醒患者进行有效沟通,安抚患者的紧张情绪。

⑤在检查过程中需认真观察患者病情变化、意识状态、生命体征等,注意保暖并保证各种管路通畅及仪器正常运行。

⑥如有特殊病情变化,及时进行处置后再行检查,或根据病情停止检查。

(5)仪器设备管理制度。

①所有仪器应分类妥善放置,专人管理,正确使用。

②保证各种仪器正常使用,定期检查、清点、保养,发现问题及时修理。

③保持各种仪器设备清洁,备用设备必须处于消毒后状态,有备用标志。

④仪器设备原则上不得随意外借,遇有特殊情况由医疗行政部门协调调配。

⑤科内应定期对员工进行仪器应用培训,包括消毒操作与流程、常见故障排除方法等,做到熟练掌握。

⑥医院设备科对ICU抢救用主要仪器应及时维修、定期检测并有相关记录。

(6)抢救物品管理制度。

①抢救物品专人管理,固定存放地点,定期清点并登记。

②抢救用品应保持随时即用状态,定期进行必要的维护检查并有记录。

③抢救用品使用后应及时清洁、清点、补充、检测、消毒,处理完毕后放回固定存放处。

④抢救用品出现问题及时送检维修,或及时领取。

⑤抢救用品在进行维护检查时、检查后或消毒时均有明显的标志。

⑥严格规范管理毒、麻、剧药品,对高危药品应单独存放、标志明确,使用的剂量及途径有规范。

(7)护理记录书写规范。

①护理记录描述要客观、真实、准确、完整、及时。

②文字工整,字迹清晰,表述准确。书写过程中出现错别字时,应当用双线划在错字之上,并签全名。不得采用刮、粘、涂等方法掩盖或去除原来的字迹。

③楣栏项目填写完整不空项,清楚、无涂改。

④记录内容:a.患者的生命体征、主诉及护理有关阳性体征、医嘱落实情况、护理措施和效果。b.手术患者要记录手术方式、麻醉方式和伤口敷料等情况。c.详细记录各种管道名称、引流方式、引流物性质和量等情况。

⑤生命体征至少每小时记录 1 次。重要治疗、护理记录时间应精确到分钟。

⑥记录特殊检查、特殊治疗结果及患者的反应情况。

⑦抢救后 6 小时内完成护理记录。

⑧专科观察记录按规定书写。

(8)告知制度

①主管医生及护士应将自己的姓名主动告知患者。

②特殊诊断方法、治疗措施,均应告知患者及其家属。未经患者及(或)其家属的理解和同意,医护人员不得私自进行相关特殊治疗。

③有关诊断、治疗措施可能出现问题,如不良反应、可能发生的意外、并发症及预后等应向患者及其家属做出通俗易懂的解释。

④从医疗角度不宜相告的或当时尚未明确诊断的,均应向患者家属解释清楚。

(9)护士紧急替换制度。

①科内备好护士通讯录,每名护士休息期间做好随时备班准备。

②科内护士因疾病等原因须休假时,应提前与护士长联系,以便进行班次调整。

③如遇重大抢救,护士需求超出科内人员安排范围,应立即上报护理部并请求人员支援。

④护理部及科内应有紧急人员替代预案。

(10)患者意外拔出气管插管应急预案。

①发现患者意外拔管,应立即通知医生。

②立即评估患者病情,密切观察生命体征和血氧饱和度的变化。

③如患者自主呼吸强,血氧饱和度良好,给予高流量吸氧,安慰患者,指导患者呼吸。

④如患者呼吸急促、血氧饱和度明显下降、情绪激动、烦躁不安,应立即给予简易呼吸器加

压给氧,并开放气道。重新置管,使用呼吸机或者使用无创呼吸机辅助通气。

⑤按医嘱进行处理,做好记录。

(11)ICU 呼吸机突然断电应急预案。

①迅速判断确认,立即断开呼吸机管路与患者气管插管的连接,并使用简易呼吸器对患者进行人工呼吸。

②通知医生,护士与医生合作进行必要处置。同时观察患者病情的变化。

③重新检查呼吸机电源是否连接好,必要时通知相关科室维修。

④重新启动或更换呼吸机。

⑤做好护理记录。

四、ICU 的感染管理与控制

(一)感染源

引起医院感染的病原微生物包括细菌、真菌、支原体、衣原体和病毒等。病原体以条件致病菌为主,为多重耐药菌株。危重患者常见感染部位依次是下呼吸道、泌尿道、血液、消化道和伤口感染。最常见的病原体是铜绿假单胞菌、金黄色葡萄球菌、凝固酶阴性葡萄球菌、念珠菌、肠杆菌属和肠球菌。不同感染部位病原体存在差异,血源性感染和外科伤口感染主要为革兰阳性球菌引起,下呼吸道感染主要为铜绿假单胞菌引起,泌尿道感染多为革兰阴性杆菌引起。

(二)感染途径

1.内源性感染途径

内源性感染又称自身感染,这种感染的微生物来自患者体内或体表的正常菌群。正常情况下不致病,只有当机体免疫力低下时才会发生感染。研究证实,重症患者胃肠道犹如"未经引流的脓肿",其间的细菌四处定位转移,是导致 ICU 患者多部位感染的储菌库。

2.外源性感染途径

外源性感染又称交叉感染,是指病原微生物来自患者体外,主要通过工作人员、其他患者、消毒灭菌不严格的器具(如呼吸机管道、呼吸囊、氧疗装置、吸引器、引流管、留置尿管等)和污染的环境传播给患者而引起的感染。卫生环境监测显示,医护人员手和鼻咽部定植菌是外源性感染途径的主要传播源。

(三)感染原因

ICU 是医院感染的高发区,导致这种情况的原因主要有以下几方面:①多数患者因危重疾病继发感染转入 ICU,其中包括耐药菌株的感染;②各种类型休克、严重的多发性创伤、多脏器功能衰竭、大出血等患者,其身心和全身营养状况均较差,抗感染能力很低。严重创伤、重大手术等常可导致全身应激反应,进而抗细菌定植能力下降及免疫功能下降;③危重患者多数较长时间使用各类抗菌药物,细菌对药物的耐药性增加;④强化监护所使用的各种介入性监护、治疗,如机械通气、动脉测压、血透、静脉营养、留置导尿、胃肠引流等都可能为细菌侵入机体和正常菌群移位提供有利条件;⑤危重患者自理能力缺乏或丧失,因而十分依赖护理人员,与护理人员频繁接触可能会引起交叉感染。

为做好 ICU 医院感染的预防工作,必须制定一系列的管理制度。此外,还应强调从业人员素质的提高,有高度责任心,才能做好 ICU 的工作,降低 ICU 患者医院感染率和病死率。为预防 ICU 患者医院感染,应提倡非介入性监护方法,减少介入性血流动力学监护的使用频率。对患者施行保护性医疗措施,提高患者机体免疫力。

(四)控制感染的管理与措施

1.ICU 的建筑布局及设备

ICU 位置布局应合理,建议分隔单元设置,或设置一定数量的单间。每张 ICU 床位面积宜在 $14\sim18m^2$,电源、负压吸引管和氧气设备能满足 ICU 抢救患者需要。病室内可采用自然通风和紫外线照射进行空气消毒,有条件的医院最好安装空气净化器或层流空气净化装置,以确保空气洁净。

应配置洗手池及脚踏式或感应式水龙头开关。每个床位均应备有快速手消毒液,以便在接触每位患者后洗搓双手。最好每个床单位设有一套流动水洗手装置,以避免患者间的交叉感染。

2.工作人员及探视人员的要求

(1)专职院内感染监控员每月对病室内空气、物体表面、医护人员手进行监测,监测工作要作为常规检查,要有详细具体的记录,对超标的项目应追踪直至监测指标达到正常为止。

(2)ICU 工作人员每年应接受一定学时的医院感染控制相关知识的培训,尤其要关注卫生保洁人员的消毒隔离知识和技能的培训、监督。

(3)医护人员手要严格消毒。正常人皮肤上都有细菌存在,其中有少数致病菌,如金黄色葡萄球菌和铜绿假单胞菌等,对正常人不至于引起感染,若一旦转移到人体易感部位,如伤口、肺部或泌尿生殖器等部位,尤其在重症患者极易引起感染。因此,为减少工作人员与患者交叉感染,洗手非常重要。在直接接触患者前后,手明显污染或被血液、体液或蛋白性物质污染后,接触不同患者间或从患者身体的污染部位移动到清洁部位时,无菌操作前后、处理清洁或无菌物品之前,处理污染物品后,穿脱隔离衣前后,摘手套后,接触患者的血液、体液、分泌物、排泄物、黏膜、破损皮肤或伤口敷料后,进入和离开病房前,接触伤口前后,护理特殊易感患者前后,均应认真按照七步洗手法洗手。

(4)医护人员进行操作前要求衣帽整洁、戴口罩。严格进行侵入性操作,严格执行无菌操作规程,尽量缩短侵入性操作时间,以免加重感染机会。

(5)限制探视人员和探视时间,探视时要求更衣、换鞋。除工作人员外,尽量减少在室内流动的其他人员。患有感冒、腹泻等可能会传播的感染性疾病时,应避免接触患者。

3.物品管理

(1)重症监护病房的一切物品,包括仪器和清洁工具(如拖把、抹布)必须固定专用;禁止同其他病房混用。从外面带入的物品,进入前应做适当的清洁及消毒处理。

(2)每个床位所用的血压计、听诊器、床头物品、供氧装置和简易呼吸器等,不可与别的床位交叉使用。患者转出后,这些用具必须经过清洗、消毒后才可转给别人使用。

(3)重症监护病房内应根据床位多少,设置一定数量的隔离室,专用于收治传染性危重患者和因接受器官移植等免疫力低下的患者。若发现高度传染病,如伤寒、白喉、鼠疫、霍乱、开放性肺结核等的患者,必须立即转送传染科处理。在患者离开隔离室后,按病原菌不同做好终末消毒;污染物品装于专用塑料袋内送去焚烧;排泄物、分泌物、血液等应先消毒,再倒入医院污水处理系统。该隔离室只有在经细菌学检测培养,证实消毒彻底(无致病菌)后方可收治别的患者。

(4)根据《消毒管理办法》,对介人人体组织、器官的无菌医疗器械、导管等必须达到灭菌标准;对接触皮肤、黏膜的器具应达到消毒要求,并定期进行消毒、灭菌质量检测。提倡使用一次性医疗、护理用品,尽力防止因物品重复使用而造成的感染。

(5)加强重症监护病房及床位的终末消毒,必要时进行卫生学监测,合格后方可再收治患者。

4.环境管理

(1)室内地面、家具应常用消毒剂擦洗。至少每日2次,若污染时,应随时擦洗消毒并做到:一床一毛巾,一桌一抹布,病房、厕所、治疗室和换药室分别使用,固定放置。定时通风,有条件的ICU设空气净化装置或紫外线空气消毒,并定期对空气、物体表面和工作人员的手进行细菌学监测,以保证ICU的各项细菌含量符合卫生要求:空气不超过200cfu/m³;物体表面不超过5cfu/cm²;医护人员手不超过5cfu/cm²。

(2)ICU内禁止养花。医护人员不得在病室内饮食。病床上不可放置治疗用具,如有必要,必须先铺上消毒或无菌治疗巾。

(3)设三种颜色的污物袋处置医疗废物。黑色袋装生活垃圾;黄色袋装感染性废物(如使用过的注射器、棉签等)、药物性废物(废弃的一般性药品,如抗生素、致癌性药物等)、化学性废物(如医学影像室、实验室废弃的化学试剂等);红色袋装病理性废物(如病理切片后废弃的人体组织等),能够刺伤或者割伤人体的废弃的医用锐器等损伤性废物一律装入无渗漏的锐器盒。凡医疗垃圾应严格分类收集并进行无害化处理。

5.呼吸机清洗与消毒

呼吸治疗器械特别是呼吸机的消毒是目前普遍存在的薄弱环节。螺纹管、湿化器、接头、呼吸机活瓣等可拆卸部分应定期更换消毒,更换时要防止冷凝水倒流,浸泡消毒后的晾干过程亦应避免污染,对精密仪器等可使用环氧乙烷气体消毒。

(1)气源过滤网:先将过滤网从压缩泵上取下,用清水冲净表面尘埃后,用力甩干,然后放回原位。呼吸机在使用过程中,一般24～72小时清洗1次。

(2)呼吸机管道:①清洁前要仔细检查管道内有无痰痂、血渍、油污及其他脏物残留;②先用清水将管壁内污物清除,然后将其浸入消毒液内浸泡消毒。常用消毒液有2%戊二醛、1000～2000mg/L有效氯制剂(浓度以能杀灭铜绿假单胞菌为宜)等。有条件的用环氧乙烷灭菌保存;③外部管道需定时(2次/周)更换,污染时及时更换。

(3)加温湿化器:①塑料部分的消毒与上述管道部分相同;②金属与电器加热部分,应先用清水冲洗干净,装有过滤纸者应更换内衬过滤纸;③使用中的呼吸机,湿化器内的液体需每天用无菌蒸馏水更换一次,以减少细菌繁殖;④每次使用后,应倒掉湿化器内的液体,避免病原微生物的生长繁殖及腐蚀呼吸机;⑤浸泡消毒,晾干备用。

(4)过滤器:①一般有一次性或重复使用两种,具体应按呼吸机说明书使用;②对可重复使用的过滤器,可酌情定期用气体消毒,如环氧乙烷等。

(5)呼吸机外壳:①可用温水纱布轻轻擦拭机壳,祛除表面的污物和尘埃;②如果呼吸机推至层流无菌病房时,还需用消毒液清洁表面,尤其是轮胎部分的污垢,需仔细清除。

(6)日常消毒:①长期使用呼吸机时,通常每日清洁呼吸机表面一次,与患者相接的呼出气管有污染时应及时更换消毒;②根据具体情况,定期拆卸消毒全部管道、湿化器,并更换备用管路继续工作;③更换管路后,登记备案;④呼吸机主机空气过滤网,需每日清洗,以防引起灰尘堆积,影响机器内部散热。

五、急危重症患者的心理护理

(一)急危重症患者的心理评估

ICU 是对危重患者实施集中监护的场所。患者起病急剧,来势凶猛,病情险恶,患者没有足够的心理准备,处于高度应激状态,心理反应激烈而复杂。尽管 ICU 的患者能获得全面的医疗及周到的护理,但仍有 50%患者发生不良心理反应,所以,在实施急救的同时,还需要做好心理护理,以减轻或消除患者的负性情绪,促进救治的成功。

1.引起急危重症患者不良心理反应的原因

(1)疾病因素:来自监护室的报告表明,相当一部分急危重症患者,伴有不同程度的心理活动异常或精神异常,尤其是心、脑血管疾病的患者,精神异常的发生率更高。这主要是由于患者的心功能代偿不良而导致继发性脑供血不足及脑缺氧或脑自身的病变所致,除临床上表现为不同程度的谵妄外,还会出现类似神经官能症的症状,如情绪不稳、莫名的恐惧、焦躁不安、易疲倦、萎靡不振、抑郁、睡眠障碍等。另外,某些躯体疾病的患者也会出现记忆力下降、判断力降低、依赖性增强等表现。颅脑、心脏及复杂大手术或手术时间过长的患者,术后易造成脑血流减少,低心排血量症候群及 ICU 综合征。

(2)认识因素:由于起病突然、病情变化快或病势凶险,大多数急危重症患者毫无心理准备,对严重的病痛、迅速的角色转变等难以接受和适应,会出现激烈的内心冲突、惶恐不安,丧失安全感。心搏骤停患者的心理反应是最典型的,据报道,心搏骤停患者在复苏后一个月内,常出现记忆力差、噩梦多、害怕再次发生心搏骤停或突然出现意外;独自一人时,恐惧或焦虑感加重;对医护人员和亲属的依赖性显著增强。

(3)意外伤害因素:少数意识清醒的患者,面对突发的意外伤害,可能会出现急性心理创伤后"情绪休克"。这是由于在疾病早期,患者主要关注的是生命的安全,所以,他们可能表现出:意外的镇静、表情淡漠、无主诉、不呻吟,对外界事物无动于衷、冷漠。在得知有生命危险后,患者可能表现出极度的恐惧、激动或悲伤等心理反应,并且希望得到立即、可靠的治疗,对预后及治疗效果十分关注,他们急需了解病情,迫切需要医护人员的重视和关注,如果治疗效果不佳,患者可表现为沮丧、绝望而不配合治疗;如果创伤导致肢体瘫痪、截肢、脏器摘除或头面部毁容等,患者会产生更严重的心理反应。

(4)治疗因素：在治疗过程中，某些药物的应用可能会影响患者的神经功能，而导致其出现不良反应。例如，使用利多卡因治疗心律失常，当静脉滴速达到 2mg/min 时，有些患者可能会出现认知功能的改变；达到 4mg/min 时，大部分患者会出现谵妄等精神症状。患者因监测需要连接着多根导联线或留置有多根导管，如吸氧管、气管插管、鼻饲管、尿管、持续性静脉通道，使患者有一种强迫静卧和捆绑感，严重时可产生无助感、绝望感、反应淡漠、沮丧、抑郁等不良情绪反应。呼吸功能衰竭的患者，由于气管切开、使用呼吸机等，常出现精神紧张，感觉喉头阻塞、胸部重压、"气"不够用；而且，此类患者由于语言表达和体位变动受限，影响了患者向他人表达自己意愿或与他人交往的需求，容易导致不安全感，表现出忧郁、焦虑和恐惧等反应。

(5)环境因素：ICU 与外界隔离，患者面对的是天花板、监护仪、除颤仪、输液瓶和吸氧用具等，看到的是医护人员紧张而严肃的表情，听到的是单调的仪器工作声、监护仪器的报警声、医护人员严肃的谈话声及其他患者的痛苦呻吟声。病室中极少有病友，即使有病友，也因各自病情严重或彼此陌生而几乎不相互交谈；患者家属探视受到病情和时间的限制；医护人员与之谈心的时间也不多。在这种环境里，患者自然会感到孤独、抑郁、度日如年、烦躁不安。ICU 内因治疗和监护的需要，24 小时照明，不利于保证充足的睡眠。ICU 噪声平均为 63～92dB（WHO 建议医院噪声白天不超过 48dB，晚上不超过 35dB），噪声可产生多种潜在性危害或生理影响；工作人员谈话是 ICU 噪声的主要来源。因 ICU 的特殊环境，持续 24 小时的治疗、监护及照明，可频繁干扰患者的睡眠，使患者没有完整的睡眠周期。调查显示，50%的 ICU 患者认为医护人员更关心他们身旁的机器，而不是患者本身，使患者常有受冷落之感，特别是全喉切除及气管切开等建立人工气道的患者，因失去语言功能，更影响到患者和医护人员之间的情感沟通。

ICU 里的医护人员因工作繁忙，往往忽视了患者亲属的心理需要。在一项对入住 ICU 患者的家属心理状况调查中发现，亲属中要求增加探视时间者占 100%，有紧张心理占 78%，有恐惧感者占 67%，有崩溃感者占 33%，患者家属的情绪好坏可直接影响患者的情绪。

2.急危重症患者的心理反应的特点

临床观察表明，急危重症患者心理活动十分复杂，多种多样，但由于处于病程的危重症阶段，其心理特点又有共性可循。ICU 患者的心理反应过程一般分为 4 个阶段。

(1)焦虑期：患者进入 ICU 的 1～2 天内，常常出现明显的恐惧与焦虑情绪反应、睡眠障碍，严重者可有惊恐发作或精神病性症状发生。这是一种合理的心理反应，是原始心理防御机制的反映。

(2)否认期：进入 ICU 后 3～4 天，约 50%的患者出现这种现象，由于患者对疾病缺乏心理准备，因而不承认自己的生命已危在旦夕、病入膏肓，不愿在抢救室继续住下去。这是一种保护性心理防御反应，可以避免过度焦虑。经耐心解释，多数患者可以接受现实。但是如果患者病前有心理缺陷，则可能出现长期持续的心理否认，甚至拒绝执行医嘱。

(3)抑郁期：常在患者进入 ICU 的 5 天之后开始出现，约 33%的患者有抑郁、沮丧、悲观的情绪反应。这是因患者认识到病势已成定局，身体状况、社会功能定会受损无疑，躯体与心理上的损失感导致了抑郁情绪的出现。

(4)撤离 ICU 病室的焦虑：当患者危险期已过，医生通知可能离开 ICU 时，有些患者对出去的心理准备不足,担心再次出现病危而得不到及时救助,表现为不安、烦恼、心慌、不愿轻易离开病室。

3.急危重症患者的心理护理措施

McKeyney 于 1966 年提出 ICU 综合征的概念。处于 ICU 特殊环境,加之疾病和治疗的影响,可使患者进入"意识的改变状态",从而引起认知缺陷(包括定向障碍、记忆和判断力受损、谵妄、不能集中注意力)和情绪波动等。这种意识的改变状态有时很像急性精神病状态,因为它可引起妄想和幻觉。患者可产生强烈的情绪反应,包括焦虑、恐惧和抑郁等,也可产生冲动行为;患者可能不服从治疗,从而加重病情。通常 ICU 综合征发生快、病程短,持续时间 24~48 小时,也有报道平均病程为 14.7 天。患者在 ICU 环境中所表现的精神方面的一系列症状,称为 ICU 综合征。为了预防、减轻或消除 ICU 综合征,须做好如下心理护理。

(1)在患者进入 ICU 前做好必要的解释工作,向患者提供有关入住 ICU 的相关信息,使其有充分的心理准备。对拟做大手术后转入 ICU 的患者,建立术前访视制度,主动向患者介绍 ICU 的基本情况,以及转入 ICU 的必要性和暂时性,说明各种监护仪使用的目的及使用中可能发出的响声,讲解术后注意事项,解除其恐惧、焦虑心理。

(2)改善环境。采用柔和的灯光,避免光线直射患者的眼睛,夜间将灯光调暗。在患者视野范围内安置一个时钟和日历,使其能保持时间观念,同时尽可能不用或少用影响患者定向力的药物。应注意使患者保持白天清醒夜间睡眠的习惯,尽量把一些干预性的操作安排在白天患者清醒时执行,减少因治疗的随机性而经常打搅患者。在进行治疗护理操作时,对于清醒患者应尽量给予解释,并做到走路轻、说话轻、操作轻、关门轻,将噪声降至最低。有学者报告,音乐疗法有助于减轻或预防 ICU 综合征。

(3)加强护患沟通,给予患者心理支持。护士在与患者交往中,要尊重和同情患者,应以亲切的语言、礼貌诚恳的态度与患者交谈,帮助患者正确认识和对待自己疾病,增强患者抗病的信心。对气管插管应用机械通气、气管切开及其他语言沟通有困难的患者,要认真观察其面部表情、手势及身体姿势,主动询问患者,了解患者的心态与需求。必要时,可使用护患交流本,通过书写与患者沟通,及时满足患者的需要。

值班护士要坚守岗位,与患者密切接触,以消除没有亲人陪伴而产生的不安感。对术后患者,在神志清楚后,即告知手术顺利完成,让其放心,对留置在身上的各种导管及导联线给予解释,说明其重要性,使患者能很好配合。观察患者情绪、精神状态,与患者谈心时应采用安慰性、劝说性及积极暗示性语言,给予心理支持。

(4)做好患者家属及亲友工作。在对急危重症患者实施救治的过程中,患者家属及亲友常常会表现出对亲人病情的担忧与焦虑、惶恐不安、行为失控、高声呼唤、急躁冲动,不但干扰了正常的抢救秩序和抢救过程,还会给患者的情绪带来负面影响,成为一种消极的心理暗示,使患者过分担忧自己的病情,增加心理负担和心理恐惧感,导致病情的进一步加重。因此,护士应主动向家属和亲友提供患者病情及治疗方案的相关信息,让他们认识到实施治疗的必要性及有效配合的重要性,建立对良好预后的期待和信心,保持积极乐观的心态。对丧失生活信心、病程长、预后差或可能致残的患者,应告知患者家属及时提供情感的支持和进行适时、适度的劝说,使患者能感受到来自家人的关怀、体贴和支持,这对患者心境的改善和调节也有着极其重要的作用。

(5)有些患者可能形成对 ICU 的依赖,担心离开 ICU 后不能继续得到精心治疗和照顾。医护人员应耐心倾听患者的述说,向患者说明普通病房也有良好的抢救条件,以消除其顾虑。必要时应逐渐减少患者在 ICU 中所受到的照料,为离开 ICU 做好准备。

六、急危重症患者的营养支持

合理的营养支持有利于急危重症患者机体蛋白、脂肪及肌肉消耗的减少,对水和电解质平衡、感染的防治和全身各器官功能的维护均有益处,并可减少患者的并发症、降低病死率等。因此,营养支持对急危重症患者的救治具有十分重要的意义。

(一)营养评估

实施营养支持前应先对患者的营养状况做一客观评价,并依此制订相应的治疗方案;治疗过程中应经常检测有关指标并加以评定,一般每1～2周检测1次。营养评定的常用指标有如下方面。

1.人体测量

(1)体重:衡量有无营养不良的浅显指标。营养不良分为轻、中、重度,即当体重低于标准体重的 10% 为轻度,20% 为中度,30% 为重度。标准体重可按下列简易公式算出:

$$标准体重(kg)=身高(cm)-105$$

(2)上臂中点肌肉周径(AMC)、肱三头肌皮褶厚度(TSF)及上臂肌围(AMMC):三者均为反映肌肉蛋白质含量的指标。AMC(cm)=上臂中点周径 AC(cm)-3.14×TSF(cm)。正常值,男性为 22.8～27.8cm,女性为 20.9～25.5cm。

(3)握力:成年人正常参考值男性 34kg,女性为 23kg。低于正常值 85% 可诊断为蛋白质缺乏。

2.生化指标

(1)血清蛋白:反映内脏蛋白是否充足的指标。目前常规检测的血清蛋白有血清白蛋白,正常值 40～60g/L,血清转铁蛋白,正常值 1.7～2.5g/L,血清前白蛋白,正常值 2.24mg/L,血清视黄醇结合蛋白,正常值 0.51mg/L。

(2)肌酐/身高值:24 小时尿肌酐(mg)除以身高(cm),其值低于 0.6 时提示可存在蛋白质缺乏。

(3)其他:餐后两小时血糖、血胆固醇、血三酰甘油、谷丙转氨酶(ALT)、谷草转氨酶(AST),血尿素氮(BUN)和肌酐等,均是反映肝肾功能状态的常用指标。

3.免疫指标

营养状况与机体免疫功能有相当密切的关系。

(1)淋巴细胞系数:正常值 $1.5×10^9$/L,$<1.2×10^9$/L 被认为免疫功能低下。

(2)免疫球蛋白:常检测 IgM、IgG 和 IgA 等。

(3)氮平衡:计算公式为 24 小时总氮量(g)-[24 小时尿 BUN(g)+3.5g],结果是正数为正氮平衡,结果是负数则是负氮平衡。负氮平衡说明患者可能存在营养不良,机体以分解代谢为主,也可能是患有某种高代谢疾病所致。

(二)营养支持方法

1.肠内营养

肠内营养(EN)是指采用口服或管饲等方式经胃肠道提供代谢需要的能量及营养基质的营养治疗方式。肠内营养对维持肠黏膜屏障、维持胃肠道正常的结构和生理功能、减少细菌易位,以及预防肝内胆汁淤积具有重要的意义。

(1)优点。

①有助于维持肠黏膜细胞的结构与功能完整,减少内毒素释放与细菌易位。

②刺激消化道激素等分泌,促进胃肠蠕动与胆囊收缩,恢复胃肠道功能。

③抑制代谢激素,降低肠源性高代谢反应。

④纠正肠黏膜缺血,增加内脏血流。

⑤降低炎症与感染性并发症的发生。

⑥支持效果优于肠外营养,并发症少,费用低。

(2)肠内营养途径:肠内营养的方式有口服和管饲。目前管饲的途径有:鼻胃管、鼻十二指肠/空肠管、胃造口管、空肠造口管。选择哪种途径需视患者的情况和喂养时间长短等因素而定,造口途径一般可持续4~6周。

(3)肠内营养制剂的种类:肠内营养制剂种类繁多,根据其组成分为要素膳、非要素膳、组件膳和特殊膳四类,其中前两种在临床上最为常见。

①要素膳:单体物质氨基酸或短肽、葡萄糖、脂肪、矿物质和维生素的混合物。其特点是营养全面、成分明确、不含乳糖,无须消化即可直接或间接吸收和利用。适用于消化吸收较弱的患者。

②非要素膳:以整蛋白或蛋白质游离物为氮源,主要是匀浆膳。其特点是渗透压接近等渗,口感较好,适用于胃肠功能较好的患者。

③组件膳:也称不完全膳食,仅以某种或某类营养为主,它可对完全膳食进行补充和强化,以弥补完全膳食在适应个体差异方面的不足。组件膳主要包括蛋白质组件、脂肪组件、糖类组件、维生素组件和矿物质组件。

④特殊膳:专为某些特殊疾病或特殊人群所配制的饮食,如婴儿用膳食,肝功能衰竭、肾衰竭患者用的膳食及用于某些酶缺乏而引起的遗传性疾病患者的膳食。

消化吸收功能正常或接近正常的患者,可选择整蛋白的制剂、含膳食纤维类制剂;炎性肠病、短肠综合征、胰腺炎等患者由于消化吸收功能差,可选用短肽类制剂;糖尿病患者可用低糖膳食。

(4)肠内营养的输注方式:有一次性投给、间隙性重力滴注和连续性输注三种方式。具体采用哪种方法取决于营养液的性质、喂养管的类型与大小、管端的位置及营养素的需要量。

①一次性投给:将营养液用注射器缓慢地注入胃内,每次200~400mL,每日4~6次,适用于有完整胃或胃肠功能良好者。该方法容易引起腹胀、腹泻、恶心、呕吐或误吸入呼吸道,多数患者不宜选用,更不宜用于鼻肠管或空肠造瘘的患者。

②间隙性重力滴注:将配制好的营养液经输液管缓慢滴入胃肠道内。每日4~6次,每次

250~500mL 在 30~60 分钟滴完。患者对此法的耐受较前者好,但只能用于鼻胃管或胃造瘘的患者。

③连续性输注:通过重力或输液泵连续 12~24 小时输注,除输注匀浆饮食外,目前多采用此法,尤其适用于危重患者及空肠造瘘的患者。

(5)肠内营养的实施。

①目的:对经口摄食不足或不能经口摄食者,保证摄入足够蛋白质与热量,供给细胞代谢所需要的能量与营养底物,维持组织器官结构与功能,调节免疫功能,增强机体抗病能力。

②操作流程:具体操作流程见表 5-4。

2.肠外营养

肠外营养(PN),是指营养物从肠外,如静脉、肌肉、皮下、腹腔内等途径供给。其中以静脉为主要途径,故肠外营养亦可狭义地称为静脉营养。如患者所需的营养物质全肠外供给,则称全肠外营养(TPN)。多年的临床实践证明,肠外营养能使危重患者的负氮平衡明显减轻,它已成为危重患者抢救工作中不可缺少的重要组成部分之一。

(1)肠外营养的途径。

①中心静脉营养(CPN):全部营养要素通过中心静脉补充的营养支持方法,适用于长时间肠外营养患者。常用静脉有锁骨下静脉、颈外静脉、颈内静脉和股静脉等。优点:中心静脉管径粗,血液流速快,血流量大,输入液体很快被血液稀释,不受输入液体、pH 值和输注速度的限制,对血管壁的刺激小,能在 24 小时内持续不断地进行液体输注。

表 5-4　肠内营养实施的操作流程

内容	注意事项
1.评估要点 (1)患者体重是否减轻及程度,营养摄入情况,疾病严重程度,胃肠道功能等,确定肠内营养途径、给予方式、制剂种类和剂量等 (2)胃肠营养管是否在位,有无滑脱,对胃营养管者要估计胃内残余量,对胃、空肠造瘘者,应评估瘘口周围皮肤情况	只要胃肠道解剖与功能允许,应首选肠内营养 危重病患者,营养支持只有在生命体征稳定的情况下才能进行 鼻胃管途径禁用于有胃排空障碍、食管反流或神志障碍等有误吸危险者。胃空肠造瘘管饲禁用于胃溃疡、胃肿瘤或机械性幽门梗阻者。空肠造瘘禁用于克罗恩病、放射性肠炎及腹腔积液等
2.准备 (1)患者:向患者介绍肠内营养的优点,以及在输注过程中可能发生的并发症,尤其对需要长期携带鼻肠管的患者,做好解释工作,消除顾虑 (2)护士:衣帽整洁,洗手,戴口罩 (3)用物:50mL 注射器、温开水或生理盐水适量、遵医嘱准备肠内营养液、输注管、加热器、输注泵。检查营养剂名称、体积、浓度、剂量、有效期、外观等 (4)环境:环境安静,光线充足,减少人员走动。酌情关闭门窗,屏风遮挡	目前市售肠内营养制剂多数为液体,一般开封即可使用,无须配制,使用方便,很少污染 应在无菌环境下配制,存于 4℃ 冰箱中备用,超过 24 小时不宜再用

内容	注意事项
3.步骤 (1)将用物携带至床边,核对姓名、住院号并进行腕带识别 (2)根据营养管位置及病情,置患者于合适的体位。伴有意识障碍、胃排空迟缓、经胃营养管输注营养液的患者应半卧位,床头抬高30°～40°。经鼻肠管或空肠造瘘滴注者可取随意卧位 (3)再次检查胃肠营养管是否在位,胃营养管要检查胃内残留量,若胃内残留量大于100～150mL,应暂停输注 (4)用注射器抽30～50mL温开水或生理盐水冲洗营养管,将备好的营养液接上输注器进行输注,在输注管近端自管外用加热器加热营养液(调节温度为37～40℃) (5)调整速度、浓度和量:速度由25～30mL/h开始,以后根据患者情况,每小时增加10～20mL不等,不超过100～120mL/h。如出现恶心、呕吐应停止12～24小时或减慢滴速。逐渐增加浓度和量,第1天先给予5%葡萄糖氯化钠注射液500mL;若无不适,第2天即给予8%～12%要素膳500mL;若无不适再逐天增加量和浓度,每天可增加500mL,但必须先增加量,后增加浓度,二者切不可同时增加 (6)交代注意事项,告知患者床上活动时应避免折叠、压迫或拉脱营养管。输注期间要加强观察 (7)保持输注通畅,每间隔4小时,用30mL温开水或生理盐水冲洗营养管。若为胃营养管,还应检查胃内残留量,若胃内残留量大于100～150mL时应暂停输注2～8小时,再输注时应减慢滴速、减少24小时总量 (8)输注完毕,拆去输注装置,再次用30mL温开水或生理盐水冲洗营养管,将管末端关闭,妥善固定 (9)整理床单位,协助患者取舒适的卧位 (10)整理用物,洗手并记录	床头抬高或取半卧位可以避免呛咳、呕吐等情况的发生。灌注完毕后维持体位30～60分钟,防止因体位过低食物反流发生误吸 检查管道位置的方法:X线透视;从喂养管中吸取液体,测定pH值;向喂养管中注入气体,在腹部听诊 按"浓度由低到高、容量由少到多、速度由慢到快"的原则输注 观察患者有无腹痛、呕吐等症状,患者不能耐受,可减慢速度或停止输注 体外连接管道每天更换1次 导管输注不畅时,用5mL小针筒加压冲洗,不能用力冲洗导管,以免导管破裂 若发生误吸,立即停止鼻饲,取右侧卧位,头部放低,吸出气道内吸入物,并抽吸胃内容物。防止进一步反流 尽量减少经导管给固体口服药,导管给药时药物一定要碾磨完全,给药后立即冲洗

目前肠外营养的中心静脉置管有3种类型:a.经皮非隧道式导管,可从锁骨下静脉、颈内静脉、颈外静脉、股静脉插入,其中以锁骨下静脉置管应用最为广泛,可放置数天至数周;股静脉置管因为导管感染率较高而使用少;b.隧道式导管,导管的后半部分在胸壁皮下潜行,可放置数月至数年,该方法可较好地预防中心静脉导管相关的感染,置管的初期有皮肤切口,要注意切口皮肤的护理;c.植入的输液管,可放置数月至数年。因为完全植入皮下,患者活动方便,可洗澡,护理也较为容易,但液体输注时针头的固定不易。

②外周静脉营养(PPN):经过外周静脉导管全面输送蛋白质和热量的方法。适宜于病情

较轻、营养支持不超过 2 周,或者肠外营养仅是作为肠内营养补充,所输注营养物和液体量均较少者。优点是任何可穿刺的周围静脉均可选用,能避免中央静脉置管的潜在并发症。其不利是需频繁穿刺,容易产生血管疼痛、静脉炎、血栓等,使外周静脉营养执行困难。

③经周围静脉插入中心静脉导管(PICC):多由上臂头静脉、贵要静脉等将导管插入中心静脉,置管成功率高、并发症少,克服了高渗液或化疗药物对外周血管的损害,同时具有可带管活动、液体流速不受体位影响的优点。如肠外营养支持时间预计超过 10～14 天,建议采用 CPN 或 PICC 置管。儿科患者长期输液推荐选用 PICC 置管。

(2)肠外营养液的种类。

①单瓶营养液:单瓶输注易浪费营养素,增加代谢负荷和并发症,因此,大多数配制成全合一营养液输注。如单瓶输注氨基酸导致高渗透压,过快或过量可加重代谢负担;单瓶输注葡萄糖可引起血糖升高及高渗透压;而单瓶输注脂肪乳,可导致肺栓塞,并造成肝脏脂肪蓄积。短期的外周静脉有分瓶输注的,也有使用三通或双腔的静脉导管进行氨基酸和脂肪乳同时输注,但这样导管的接头增多,操作增多,感染的可能性也随之增大。

②全营养混合液:将脂肪乳剂、氨基酸、碳水化合物、电解质、微量元素及维生素等各种营养液混合于密封的无菌 3L 输液袋中,称为全营养混合液(TNA)或全合一营养液(AIO)。TNA 能在同一时间提供各种营养素,降低代谢性并发症发生危险,总渗透压较低,提高周围静脉输注可能,而且简化操作,全封闭输注,减少污染。

(3)肠外营养液的输注方法。

①持续输入:将一天的营养液在 24 小时内均匀输入称为持续输注法。适用于开始接受 TPN 的患者及全天输液量>3500mL 的患者,患者血糖含量波动小。

②循环输注法:营养液在一天中的某段时间(12:00—18:00)内输入。适用于已稳定地接受持续 TPN 及需长期行 TPN 支持的患者,尤其是家庭应用 TPN 的患者。循环输注法能增加患者的活动范围,改善患者的心理状态,提高生活质量。

(4)肠外营养的实施。

①目的:对于不能使用经胃肠内营养又需要营养支持的患者,可保证摄入足够的蛋白质与热量。

②操作流程:具体操作流程见表 5－5。

表 5－5　肠外营养实施的操作流程

内容	注意事项
1.评估要点 (1)患者的病情、血管条件、营养支持时间的长短、有无肠外营养支持的禁忌 (2)患者营养状况,人体测量学指标(体重、皮褶厚度等)、血浆白蛋白、氮平衡等变化 (3)置管位置、方式,局部皮肤情况	中心静脉置管(包括 PICC)后应常规行影像学检查,确定导管尖端部位,并排除气胸。超声导引穿刺例外

内容	注意事项
2.准备 (1)护士:衣帽整洁,洗手,戴口罩。穿隔离衣,戴无菌手套,经风淋后方可进入消毒后的洁净间 (2)用物:根据医嘱准备各营养成分(如 5%、10%葡萄糖注射液,50%葡萄糖注射液,5%葡萄糖氯化钠注射液,0.9%氯化钠注射液,8.5%乐凡命(复方氨基酸注射液),20%英脱利匹特(脂肪乳注射液),水乐维他(注射用水溶性维生素),维他利匹特(脂溶性维生素注射液),安达美注射液,氯化钾、葡萄糖酸钙、硫酸镁等电解质,还可根据病情选择用药,3L 袋、输液架、超净台等。严格按顺序配制 按医嘱备好所有的药液并检查 3L 袋 将电解质、微量元素、水溶性维生素、胰岛素加入葡萄糖或氨基酸注射液中 将磷酸盐加入另一瓶葡萄糖或氨基酸注射液中 将脂溶性维生素加入脂肪乳剂中 用 3L 袋把加入添加剂的液体按葡萄糖、氨基酸、脂肪乳剂的顺序进行混合,并不断地摇动使之均匀混合 配制后记录配制营养液的时间,在营养液的标签上注明患者的科室、姓名、床号、剂量。配好的营养液如不立即输入,存于 4℃冰箱中备用,存放超过 24 小时不宜再用 (3)环境:配制 TAN 房间为层流房间或应具有空气消毒设施、层流工作台。每日工作前用紫外线消毒半小时,用专用纱布蘸 75%酒精擦净操作台及周围柜架。配制过程中不得走动。每次操作完毕打扫房间,擦层流罩玻璃及上下台面	静脉营养液中不要加入其他药物,除非已有资料报道或临床验证的可以配伍使用的药物 配制过程中避免电解质与脂肪乳剂直接接触,避免钙与磷直接接触 在向 3L 袋内灌入脂肪乳注射液时应进行充分的混合摇动,使之与 3L 袋内的药液混合均匀,没有油滴样悬浮物
3.步骤 (1)核对床号,姓名,认真核对标签上的信息(患者姓名、液体配制时间与过期时间)等,检查外观、质量 (2)确定插管位置在静脉内,检查管道是否正确连接 (3)抽肝素稀释液 5mL 注入静脉导管 (4)调节输注速度:起始速度应低于 40mL/h,以后按每天 20mL/h 递增,直到所需的速度,通常不超过 120mL/h (5)停止肠外营养液的输注时,需用生理盐水或肝素盐水冲洗静脉管路	肠外营养液的通道出于液体稳定性和防止感染的考虑,只输营养液,严禁输血、采血、静脉给药和测血压输注过程中观察患者的神志变化,有无脱水、发热、电解质紊乱及胃肠道反应,定时监测血糖、尿糖、血脂、肝肾功能。及时发现并处理与感染、代谢有关的并发症

内容	注意事项
4.做好导管护理	严格交接班制度
(1)每日观察穿刺部位有无肿胀及感染	更换时要轻柔地揭下敷贴,注意
(2)导管处 3M 敷贴,每 24～48 小时更换一次。若发现置管处有渗血及敷贴污染时,应及时用碘酊溶液消毒穿刺处皮肤,并更换敷贴	不要让导管滑出
(3)保证导管通畅在位,记录导管插入时的刻度,每日观察记录,看导管是否滑动。每天输液完毕,用 3～5mL 肝素盐水冲注封管。每班抽回血 1 次,以检查导管是否通畅及置管深度。导管的肝素帽应每周更换 1 次,更换时注意不要让空气进入	
(4)导管拔除后用力按压穿刺部位 5 分钟以上再覆盖常规敷料,导管尖端剪 1～2cm 送细菌培养	

(三)营养支持治疗的原则

危重患者营养支持治疗方案的选择一般根据患者的实际情况并遵循的原则:①肠内营养与肠外营养二者之间应首选肠内营养;②周围静脉营养和中心静脉营养二者之间应首选周围静脉营养;③当预计胃肠外营养需要较长时间时,宜首先选择中心静脉营养;④当患者存在肠内营养不足时,可适当增加肠外营养以补充其营养供应的不足;⑤当所需营养量较高或病情需要在较短时间内改善营养状况者可选用肠外营养支持;⑥肠外营养过程中患者胃肠功能一旦恢复应及时恢复肠内营养。

第六章　社区护理

第一节　社区健康管理

一、健康和影响健康的因素

（一）健康的概念

健康是一个相对的、动态的概念。随着时代的变迁、医学模式的演变,人们对健康的认识也在不断地提高、完善。传统的生物医学模式认为没有疾病就是健康。早在1948年世界卫生组织在《组织法》序言中将健康定义为:"健康不仅是没有疾病或虚弱,而是身体的、精神的健康和社会适应良好的总和。"WHO还对健康提出了十条准则,具体标准如下:①精力充沛,对担负日常生活的繁重工作不感到十分紧张和疲劳;②乐观、积极、乐于承担责任;③善于休息,睡眠好;④应变能力强,环境适应能力强;⑤能免疫一般性疾病;⑥体重适当,身体匀称;⑦眼睛明亮、反应敏锐;⑧牙齿清洁、无龋齿、无疼痛、牙龈颜色正常、无出血现象;⑨头发光泽、无头屑;⑩肌肉丰富,皮肤富有弹性。

1990年,世界卫生组织又对健康概念加以补充,将健康归纳为四个方面:即躯体健康、心理健康、社会适应良好和道德健康。

（二）影响健康的因素

人类的健康取决于多种因素的影响和制约。目前,人们认为影响健康的主要因素有四种,即:环境因素、生物遗传因素、行为和生活方式因素及医疗卫生服务因素。1976年,美国布卢姆根据这四种因素提出了一个决定个体或人群健康状态的公式:HS＝f。HS:健康状态;E:环境;B:生物学因素;LS:生活方式;AcHs:卫生保健设施获得性;f:自变函数。其中生活方式因素和医疗卫生服务因素均属于环境因素中的社会环境因素,但由于这两种因素对人类健康具有突出的影响,所以将其置于突出的位置并与环境因素和生物遗传因素相提并论。因此,在分析影响健康的因素时,可以从环境因素和生物遗传因素两大方面进行描述。

1.环境因素

环境是指围绕着人类空间及其直接或间接地影响人类生活的各种自然因素和社会因素之总和。因此,人类环境包括自然环境和社会环境。

（1）自然环境又称物质环境,是指围绕人类周围的客观物质世界,如水、空气、土壤及其他生物等。自然环境是人类生存的必要条件。在自然环境中,影响人类健康的因素主要有生物因素、物理因素和化学因素。

自然环境中的生物因素包括动物、植物及微生物。一些动物、植物及微生物为人类的生存提供了必要的保证,但另一些动物、植物及微生物却通过直接或间接的方式影响甚至危害人类的健康。

自然环境中的物理因素包括气流、气温、气压、噪声、电离辐射、电磁辐射等。在自然状况下,物理因素一般对人类无危害,但当某些物理因素的强度、剂量及作用于人体的时间超出一定限度时,会对人类健康造成危害。

自然环境中的化学因素包括天然的无机化学物质、人工合成的化学物质及动物和微生物体内的化学元素。一些化学元素是保证人类正常活动和健康的必要元素;一些化学元素及化学物质在正常接触和使用情况下对人体无害,但当它们的浓度、剂量及与人体接触的时间超出一定限度时,将对人体产生严重的危害。

(2)社会环境又称非物质环境,是指人类在生产、生活和社会交往活动中相互间形成的生产关系、阶级关系和社会关系等。在社会环境中,有诸多的因素与人类健康有关,如社会制度、经济状况、人口状况、文化教育水平等,但对人类健康影响最大的两个因素是行为和生活方式因素与医疗卫生服务因素。

行为是人类在其主观因素影响下产生的外部活动,而生活方式是指人们在长期的民族习俗、规范和家庭影响下所形成的一系列生活意识及习惯。随着社会的发展、人们健康观的转变以及人类疾病谱的改变,人类行为和生活方式对健康的影响越来越引起人们的重视。合理、卫生的行为和生活方式将促进、维护人类的健康,而不良的行为和生活方式将严重威胁人类的健康。特别是在我国,不良的行为和生活方式对人民健康的影响日益严重,吸烟、酗酒、吸毒、纵欲、赌博、滥用药物等不良行为和生活方式导致一系列身心疾病日益增多。

医疗卫生服务是指促进及维护人类健康的各类医疗、卫生活动。它既包括医疗机构所提供的诊断、治疗服务,也包括卫生保健机构提供的各种预防保健服务。一个国家医疗卫生服务资源的拥有、分布及利用将对该国人民的健康状况起重要的作用。

2.生物遗传因素

生物遗传因素是指人类在长期生物进化过程中所形成的遗传、成熟、老化及机体内部的复合因素。生物遗传因素直接影响人类健康,它对人类诸多疾病的发生、发展及分布具有决定性影响。

(三)健康行为

健康行为指人体在心理、身体、社会各方面都处于良好状态的行为表现。健康行为带有明显的理想色彩。实际上,伴随着时空的变化,人在新的环境中还会不断有新的心理冲突和社会适应问题产生,故健康行为的内涵亦发生变化。所以健康行为只能被当作是导航灯塔,人们也只能以渐进的方式接近它。

健康相关行为指个体或团体与疾病有关的行为。一般分两大类:促进健康行为和危害健康行为。

1.促进健康行为

促进健康行为是个人或群体表现出的客观上有利于自身和他人健康的一组行为。主要依据为以下五个基本特征：

(1)有利性行为表现有益于自己、他人和社会。如合理营养、平衡膳食、不吸烟、不酗酒等。

(2)规律性行为表现有恒常的规律。如定时定量进餐、定期检查、积极锻炼等。

(3)和谐性行为有自己鲜明的个性，又能根据整体环境随时调整自身行为。

(4)一致性行为本身的外显性与他内心的心理情绪是一致的，没有冲突，即表里一致。

(5)适宜性行为强度有理性控制，无明显冲突表现。如遵医行为。

2.危害健康行为

危害健康行为指个体和群体在偏离个人、他人、社会期望方向上表现的一组行为。主要行为特点是：①该行为对己、对人、对整个社会的健康有直接或间接的、明显或潜在的危害作用；②该行为对健康的危害有相对的稳定性，即对健康的影响具有一定的强度和持续时间；③该行为是个体在后天生活经历中习得，故又称"自我创造的危害因素"。通常有以下四类：

(1)日常危害健康行为：如吸烟、酗酒、吸毒、性乱等。

(2)致病性行为模式：是导致特异性疾病发生的行为模式。目前研究较多的有 A 型行为和 C 型行为。A 型行为：又称"冠心病易发性行为"。核心行为表现为不耐烦和敌意两种。常因别人微小的误会或无心得罪而大发雷霆。产生该行为的根本原因是过强的自尊心和严重的不安全感。有 A 型行为者的冠心病发病率、疾病复发率和致死率均比正常人高 2～4 倍。C 型行为：又称"肿瘤易发性行为"。核心行为表现是习惯情绪压抑，性格好自我控制，表面上处处依顺、谦和善忍，内心却是强压怒火，爱生闷气。C 型行为者肿瘤的发生率比正常人高 3 倍左右。

(3)不良生活习惯：主要导致各种成年期慢性退型性病变(肥胖病、糖尿病、心血管疾病、早衰)等。表现有：饮食过度、高脂高糖，低纤维饮食；偏食、挑食和过多吃零食；嗜好烟熏火烤食物；不良的进食习惯，如过快、过热、过硬等。

(4)不良疾病行为：疾病行为指个体从感知自身有病到疾病康复所表现出来的行为。不良疾病行为常表现为：与"求医行为"相对的有瞒病行为，自暴自弃行为等；与"遵医行为"相对的"角色行为超前""角色行为缺如"等，把身体疲劳和生理不适当为疾病或已肯定有病后，又有意拖延不入患者角色等。

二、健康教育与健康促进

(一)健康教育

健康教育是通过有计划、有组织、有系统的社会活动和教育活动，促使人们自觉地采纳有益于健康的行为和生活方式，消除或减轻影响健康的危险因素，预防疾病、促进健康和提高生活质量。健康教育是社区护理的重要组成部分，是社区卫生服务和社区护理的基本工作方法，是实现我国 21 世纪"以知识促进健康"卫生发展战略的重要保证。社区群体和个体健康教育的目的是发动和引导社区居民树立健康意识，关爱自身、家庭和社区的健康问题，积极参与健康教育与健康促进规划的制订和实施，养成良好卫生行为和生活方式，提高自我保健能力和群体健康水平，从而使人们达到最佳的健康状态。

1.社区健康教育的概念与目标

社区健康教育是以社区为基本单位,以社区人群为教育对象,以促进居民健康为目标,有目的、有计划、有组织、有评价的系统社会活动和教育活动。社区开展健康教育的目标:①引导和促进社区人群健康和自我保健意识。教育居民了解自我保健为什么重要,如果不做其后果是什么。②使居民学会基本的保健知识和技能。例如:如何坚持服药、运动和进行饮食疗法等。③促使居民养成有利于健康的行为和生活方式。不良生活习惯多数来自家庭和社会的影响,因此需要家庭成员和周围居民的配合,才能达到效果。④合理利用社区的保健服务资源。这一点我国居民的意识性较低,因此需要宣传和教育。⑤减低和消除社区健康危险因素。如食品卫生,空气、水和周围环境的污染,噪声等对健康有害的因素,需要居民共同关注和参与解决。

2.社区健康教育对象

社区中的健康教育对象是社区的个体和群体。对个体的健康教育主要通过家庭访视和居家护理的指导,以及在社区卫生服务中心(站)内的个别指导来实施。其特点是接受教育的是个人,花费的时间多,但针对性较强。群体健康教育是社区健康教育最常用的形式,教育对象是有同种健康问题的群体或某一特定团体中的人群,通过社区中健康知识讲座、孕妇学校、老年大学、相同健康问题的患者和其家属间的交流等多种形式对群体进行健康教育。其特点是同时对多个人进行教育,节省人力、物力、时间,普及面广,收效快。健康教育对象不同,其教育的侧重点不同,具体体现如下:

(1)健康人群:健康人群由各个年龄段的人群组成,在社区所占比例最大,但往往青中年人缺乏自我保健意识,认为疾病离他们太远,健康教育是多余的;家长则重视儿童的营养和生长发育,忽视其心理卫生。对这类人群的健康教育主要侧重卫生保健知识,提高对常见病的警惕,定期体检,帮助他们增进健康,保持健康,远离疾病。

(2)具有某些致病危险因素的高危人群:主要是目前健康但存在某些致病的生物因素或不良行为及生活习惯的人群。致病的生物因素包括个体遗传因素,如高血压病、糖尿病、乳腺癌等遗传病史,这类人群往往会由于有某种疾病的家族史而易恐惧、焦虑;不良行为及生活习惯有高盐、高糖、高脂饮食,吸烟、酗酒、生活或饮食不规律等,这类人群往往易采取不以为然的态度。对这类人群,健康教育应侧重预防性卫生教育,帮助他们了解一些疾病相关的知识,如疾病的发生发展给人体带来的危害,掌握一些自我保健的技能,学会一些疾病的自我检查与监测,纠正一些不良行为和生活习惯,积极消除隐患。

(3)患者群:社区中的患者群包括各种恢复期患者、慢性期患者和临终患者。恢复期患者普遍对健康教育感兴趣,他们渴望早日摆脱疾病的困扰,恢复健康,因此比较合作。健康教育应侧重于疾病康复知识的教育以帮助他们提高遵医行为,自觉进行康复锻炼,尽可能减少残障,促进康复。慢性期患者由于患病时间长,往往已具备一定的疾病和健康知识,应针对患者最急需解决的健康问题进行教育,尽可能阻止并发症的发生和疾病的重症化。临终患者健康教育的目的是帮助他们正确对待死亡,高质量、安详地度过最后的人生。

(4)患者家属及照顾者:患者家属及照顾者与患者接触时间最长,容易产生心理和躯体上的疲惫,甚至厌倦。应有针对性地对其进行疾病相关知识、自我监测方法及家庭护理技能的教育,帮助他们掌握科学的居家护理技能,坚定持续治疗和护理的信念,提高对居家护理重要性的认识。

3.社区健康教育内容

健康教育应根据教育对象的需求确定教育内容,根据对象的健康状态、对象所处的不同区域(城市或农村)等来确定。一般而言,可包括以下几个部分:

(1)一般性健康教育内容:包括社区的公共卫生与环境保护、室内环境保护、个人卫生知识、饮食卫生和营养知识、常见疾病防治知识、计划生育和优生优育知识、精神卫生知识、家庭常用药品和健康保健物品的使用和管理等。

(2)特殊性健康教育内容:包括妇女保健知识、儿童保健知识、中老年人保健知识、残疾人的自我功能保健和康复知识、某类疾病患者的治疗以及康复和护理知识等。

(3)卫生管理法规的教育:学习健康教育有关的政策法规,促使社区居民树立良好的道德观念,提高人们进行社区卫生管理的责任心和自觉性,自觉遵守卫生管理法规,维护社会健康。

总之,健康教育应根据教育对象的需求和特点确定教育内容,除了有针对性地传授以上知识以及进行保健技能培训外,还必须提高人们预防疾病、维持和促进健康的意识,并使人们掌握具体的方法,改变不良健康行为和养成良好的健康习惯。

4.社区健康教育的方法

健康教育可以针对个人、家庭或社区群体,应采取多种多样的方法进行,具体的教育方法有以下10种:

(1)专题讲座:专业人员就某一专题向社区的相关人群进行知识的传授,以讲课或讲座的形式对群体进行教育。如糖尿病患者的饮食治疗、高血压患者的家庭用药指导、交通法规的宣传和交通事故的预防等。

(2)印刷资料和照片、图画:如科普读物、健康教育手册、健康教育资料、患者出院指导等。有长久保留和随时查阅的特点。由于对学习效果反馈较差,所以应和其他教育方式配合使用。

(3)板报或宣传栏:特点是重点突出,文字简洁,通俗易懂,便于记忆。如简单的护理技术操作程序和操作方法,胰岛素注射的操作步骤,院外心肺复苏的基本步骤等。

(4)音像教材:特点是通过视觉感观的刺激,向教育对象传送信息。适用于用文字难以表达的知识的学习。如进食障碍者出现进食误咽的X线录像中,吞咽食物的动作和食物经过咽、喉误入气管的画面以及食物在食管内蠕动的动态画面,能给人们留下非常深刻的印象。

(5)演示:特点是学习者能真实地体会到操作内容的内在联系。如轮椅的操作,家庭氧疗方法的操作,鼻饲营养疗法的操作等。

(6)交谈:特点是交谈的内容易具体化、个性化。交谈过程中要注意掌握交谈的技巧。

(7)讨论:以小组的形式,对共同关注的健康问题展开专题讨论,达到互相取长补短。但要注意正确引导,避免出现少数人控制小组的局面。

(8)健康咨询:是对具体的健康疑问给予解答和指导。

(9)案例学习:将一个或几个案例提供给学习者,根据相关内容进行讨论和学习。

(10)其他教育方法:包括广播、录音、电视和科技电影的健康教育,计算机网络教育、幻灯片及CAI课件教育。常用于科普知识的传播、授课的形象化理解。

5.健康教育的形式

(1)按目标人群或场所分:①城市社区健康教育;②农村社区健康教育;③学校社区健康教育;④医院健康教育;⑤消费者健康教育;⑥餐饮服务、食品卫生等行业健康教育。

(2)按教育内容分:①疾病防治健康教育;②营养健康教育;③环境保护健康教育;④心理卫生健康教育;⑤人生不同阶段健康教育;⑥临终健康教育;⑦安全教育;⑧生殖健康教育。

(二)健康促进

健康促进是指促进人们维护和改善自身健康的过程,是协调人类与环境之间的战略,它规定了个人与社会对健康所负的责任。健康促进是在初级卫生保健的基础上发展起来的,是社区为达到2000年"人人享有卫生保健"战略目标的重要策略。

1986年,世界卫生组织在加拿大渥太华市召开第一届国际健康促进大会,发表了健康促进宣言,即《渥太华宣言》。其中提出,"健康促进是个人和社会加强对健康影响因素的控制能力和改善其整体健康的全过程,以达到身体的、精神的和社会适应的完整状态"。1995年世界卫生组织又指出:"健康促进是指个人与其家庭、社会一起采取措施,鼓励健康行为,增强人们改进和处理自身问题的能力。"

1997年7月,第四届健康促进国际大会发表《雅加达宣言》,指出21世纪健康促进的重点为:①提高社会对健康的责任感;②增强健康发展的投资;③增加社区的能力和给予个人的权利;④巩固和扩大有利于健康的伙伴关系;⑤保证健康促进的基础设施,鼓励影响政府、非政府组织、教育机构和私人部门的行动来确保健康促进资源的开发达到最大限度;⑥行动起来。健康促进主要有五项原则,即制定健康相关政策、营造支援健康的环境、强化社区活动、开发个人技术(要求进一步启发个人认识自身健康问题,并自己做出决策)、转换卫生服务方向。由此可见,健康促进的内涵包括个人和政府的行为改变,重视发挥个人、家庭和社会的健康潜能,它不仅是卫生部门的职责,还要求全体社会人员共同参与和多部门合作,是一项社会工程。

三、健康教育计划的制订

健康教育计划是社区卫生服务人员根据实际情况,通过科学的预测和决策,制定出的在未来一定时期内所要达到的健康教育目标以及实现这一目标的方法、途径的规划表。同时,健康教育计划也应当是质量控制的标尺和效果评价的依据。制订健康教育计划的步骤与护理程序的实施步骤相仿,包括需求评估、确认问题、制定目标、制订计划与评价标准。

(一)健康教育需求评估

社区健康教育需求评估是社区护士通过各种方式收集有关教育对象和教育环境的资料,并对此进行分析,了解教育对象对健康教育的需求,为健康教育诊断提供依据。当社区护士希望在一个社区开展健康教育工作之前,一般需要进行以下两方面的评估。

1.教育对象的评估

在社区中,健康教育的对象可以是人群、小组或个人。对教育对象进行评估的主要目的是掌握教育对象的一般状况、各种健康问题及相对应的各种危险因素的发生率、分布、频率、强度,并了解教育对象的学习能力、学习态度和动机等。教育对象的一般状况包括年龄分布、性别构成、职业状况、受教育程度、家庭经济条件以及一般的生活习惯等,这部分资料可以通过问卷调查的方式获得。健康问题与危险因素则可以通过健康体检和相关因素调查来获得。学习能力可以通过观察、测量、考核等方式确定,学习态度和动机可以通过访谈、问卷调查等方式进行考察。

除了上述常用指标外,在对社区人群进行评估时,还可以调查居民对健康知识的了解程度、对相关信息的信任程度以及健康相关行为实施情况。例如,社区护士希望将高血压的防治作为下一步的健康教育内容,则可以通过访谈或调查问卷的方式了解社区居民是否了解高血压防治的相关知识,他们是否相信自己可以控制高血压,他们是否愿意通过改变自己的生活方式来防治高血压,他们实际的生活方式是什么样的等问题。通过对居民健康知识、健康信念和健康行为现状的评估,还可以发现他们真正的健康教育需求,为进一步开展健康教育工作做好准备。

2.社区环境评估

主要是指对社区的社会环境进行评估,以此了解居民的生产生活环境及可能存在的健康风险。一般包括两方面内容:①社区物理环境:常用的有明确社区边界范围;医疗保健服务地点距离居民居住地的远近,提供的服务是否及时;自然环境是否适宜居住,有无污染源或危险环境;人工建筑是否与自然环境协调,是否会威胁社区安全等。②人文社会环境:主要包括各种社会系统,如保健系统、福利系统、教育系统、经济系统、宗教系统、娱乐系统、沟通系统、安全与运输系统等。

单独依靠社区护士一般难以进行全面详细的社区环境评估,此时就需要借助社区内的其他资源,如居委会、业主委员会等机构,通过它们的协助了解社区基本的生活设施、卫生条件、交通状况及周边单位的性质等。社区护士通过分析获得的信息,可以发现社区内的健康风险并提供相应的健康指导。例如,通过环境评估,社区护士发现某小区有大量建设年代久远的楼房,走廊内的照明条件较差而且楼梯较陡,而在其中又居住了大量离退休老人。通过分析,护士认为这些老人发生跌落伤的可能性高于其他地区的老人,因此,在对这些老人进行合理运动的健康教育时,可以适当增加一些改善关节灵活性的运动方法,以减少老人发生跌落伤的概率。

社区护士在进行健康教育需求评估时,需要注意的问题是,所谓的健康教育需求,并不仅仅指社区居民主动提出希望了解的健康知识,还包括一些隐性的健康教育需求,即通过调查分析所发现的健康问题或健康风险。

(二)确认优先进行健康教育的问题

社区护士通过社区健康教育需求评估,常常会发现社区的需求是多方面的,此时就需要明确优先进行健康教育的问题。它应当是社区居民最迫切需要的,并且教育效果最为明显的问题。确认优先问题的基本原则是:

1.依据对社区居民健康威胁的严重程度选择

优先选择致残致死率高者进行健康教育;优先选择发病率高者进行健康教育;优先选择相关危险因素影响面大者进行健康教育;优先选择与疾病转归结局有密切联系的内容进行健康教育。某社区经过评估,发现社区居民高血压患病率为 25%,冠心病为 13%,高血脂为 11%,

糖尿病为 10％,脑卒中为 3％。在这 5 类疾病中直接致残致死的疾病应当为糖尿病和脑卒中,但发病率最高者却是高血压,而且与另外几种疾病之间又有一定的联系,因此可以将高血压定为需要优先选择的健康教育问题。

2.依据危险因素的可干预性选择

优先选择明确的致病因素进行健康教育;优先选择可测量可定量评价的项目进行健康教育;优先选择可以预防控制、有明确健康效益的项目进行健康教育;优先选择社区居民能够接受、操作简便的项目进行健康教育。以我国老年人群常见的慢性病为例,高血压、冠心病、高血脂、糖尿病都与肥胖有密切联系,已有的大量研究资料都证实了肥胖与这些疾病的关系。此外,肥胖程度的变化可以通过测量身高体重和腰围等方法进行定量评价,因此,可以选择控制体重作为优先选择的健康教育内容。控制体重的方法有很多,最为简便易行的方法就是改变饮食习惯与适度运动,所以社区护士可以选择从这两方面内容开始进行健康教育活动。

3.按照成本-效益估计选择

优先选择能用最低成本达到最大的效果的项目进行健康教育。

4.分析主客观因素选择

优先选择居民最迫切希望了解而且外部客观环境较为理想的项目进行健康教育。如在 2003 年"非典"流行的时期,社区护士可以有针对性地对社区居民进行家庭消毒隔离知识的健康教育。

(三)制定健康教育目标

任何一个健康教育计划都必须有明确的目标,这是计划实施和效果评价的依据,如果目标制定不当,将直接影响健康教育计划的执行效果。

1.计划的总体目标

总体目标是计划希望达到的最终结果,是总体上的努力方向。如社区糖尿病管理的总体目标可以是"人人保持正常血糖"。这个目标一般较为宏观,需要长时间的努力才能达到,有时计划制订者本人并不能看到其实现,但正是因为总体目标的存在,可以使健康教育工作具有连续性和明确的方向。

2.计划的具体目标

具体目标是为实现总体目标而设计的具体、量化的指标。其基本要求是具体、可测量、可完成、可信并有时间限制。在实际工作中,经常出现的问题是目标不具体,如"通过健康教育使居民改变不良生活习惯",这个目标就过于笼统。目标不具体的直接表现就是目标的可测量性较差,如在上述目标中,不良生活习惯的改变就难以测量。此外,可完成和可信也是容易受到忽视的方面。以某社区糖尿病干预计划为例,其目标是"通过一年的健康教育,降低该社区糖尿病患者的病死率和并发症的发生率与致残率。"在这个目标中,降低糖尿病患者的病死率与致残率已经属于三级预防的目标,单纯依靠社区医疗力量已经无法达到。另一方面,降低并发症的发生率虽然属于二级预防目标,但也不是仅仅依靠安排十几次讲座就可以达到的,而是需要综合运用讲座、社区护士个体化咨询、患者同伴教育等手段来完成的。因此,一个良好的具体目标应当可以回答"对谁? 将实现什么变化? 在多长时间之内实现这种变化? 在什么范围内实现这种变化? 变化程度多大? 如何测量这种变化?"例如,"通过 1 年的健康教育,使社区内体质指数超过28的老年人中有30%体质指数下降到24以内"就是一个较好的具体目标的例子。在这个目标中明确回答了对谁(体质指数超过28的老年人),实现什么变化(体质指数控制在24以内),在多长时间之内实现这种变化(1年),在什么范围内实现这种变化(社区内),变化程度多大(30%的目标老人)等问题;对于如何测量的问题则可以在计划中详细阐述。

(四)制订健康教育计划

当健康教育目标确定以后,就需要制订健康教育计划了,其目的是准确地阐明健康教育的内容,即确定具体培训哪些内容,给予多少知识和技能以及如何培训这些技能。健康教育计划的制订主要是通过任务分析的方法来完成。

1.任务分析

设计健康教育的具体内容,首先应对教育对象所要完成的任务进行分解剖析,从分解后的每一部分任务中去寻找需要进行教育的具体内容。其基本原则就是把每一项工作看成是由一系列任务组成的,每一个任务包含不同的子任务,每个子任务的执行都需要一定的能力和技能,而这些能力与技能就是需要进行健康教育的内容。换而言之,健康教育的实质就是培训那些为完成任务所必须具备的知识、态度、交流技能、操作技能和决策技能,而后三者又可以看作为行为技能。

下面以对社区糖耐量受损人群进行健康教育为例,进行任务分析和确定健康教育内容的示例。

依据《中国糖尿病防治指南》中的要求,为减少糖耐量受损人群糖尿病的发生率,需要完成的任务包括重点人群筛查、生活方式干预和药物干预。其中,生活方式干预这一任务又包含下列子任务:使体质指数达到或接近24,或体重至少减少5%~7%;至少减少每日总热量400~500kcal;饱和脂肪酸摄入占总脂肪酸摄入的30%以下;体力活动增加到250~300分钟/周。根据任务分析可以确定培训内容。

(1)知识:体质指数的定义;食物的热量和饱和脂肪酸的含量;食物烹调方法对热量摄入的影响;有益于减少热量摄入和饱和脂肪酸摄入的食品;体力活动的定义。

(2)态度:相信减低体质指数可以降低糖尿病的发生率;认为可以通过调整饮食和适度运动来控制体重;相信自己可以改变以往的生活习惯。

(3)交流技能:能够向医护人员描述自己目前的生活习惯;能够与同伴交流改变不良健康行为的好处;能够正确寻求医护人员的协助。

(4)操作技能:学会/掌握正确的体重称量方法;正确的食物烹调方法;正确的运动方法。

(5)决策技能:正确选择低热量、低饱和脂肪酸的食品;正确选择适宜的运动;合理安排每日的运动时间以便长期坚持。

如果觉得这样的分析还是较为笼统,可以进一步分析子任务的子任务,如在上述例子中可以再进一步分析"饱和脂肪酸摄入占总脂肪酸摄入的30%以下"这个子任务所需要的能力因素和技能因素,以便使健康教育的内容更为具体化。

2.选择评价方法

通过任务分析得出教育内容之后,可以根据需要培训的内容选择评价方法。知识性的内容可以通过让社区居民复述、解释、判断正误及举例说明的方法来评价其对知识的掌握程度。

态度方面的内容可以通过访谈、观察等方法进行评价。交流技能可以通过实例示范或访谈的方法来评价。操作技能可以通过让居民实际操作演示的方法评价。决策技能则可以通过观察、示范、判断正误的方法来评价。

3.完成健康教育计划

明确的健康教育计划可以帮助社区护士准备教学内容、用具，同时还可以使不同的护士在进行相同的健康教育内容时保持一致。下面以一次糖尿病患者食品交换份的健康教育课程为例（表6-1），说明健康教育计划的具体形式（有关方法的选择详见常用健康教育方法）。

表6-1 糖尿病患者食品交换份的健康教育课程计划

内容	方法	教具	时间	评价
糖尿病的饮食原则	讲授	幻灯片	3分钟	提问
食品交换份法简介	讲授	幻灯片	2分钟	—
标准体重的计算	讲授、示教、反示教	幻灯片、身高体重计	10分钟	反示教
每日热量需求的计算	讲授、示教、反示教	幻灯片、计算器	10分钟	反示教
每日热量的三餐分配	讲授、示教、反示教	幻灯片	15分钟	反示教
不同食品的交换	讲授、示教、反示教	幻灯片、食品交换份表	15分钟	反示教
选择适于自己的食谱	案例分析	白纸、笔	20分钟	反示教

四、社区健康教育方法与技巧

所谓"工欲善其事，必先利其器"，要想获得良好的健康教育效果，必须合理选择教育方法。在社区中进行健康教育可以针对个人、家庭和群体，采取多种多样的方法。社区护士常用的健康教育方法有健康教育专题讲座、健康咨询、发放健康教育宣传材料等。社区护理人员掌握健康教育的基本方法和技能，将大大促进社区卫生服务中健康教育的开展，不断提高为社区居民健康服务的水平。

（一）健康教育专题讲座

健康教育专题讲座是专业人员就某一专题向社区的相关人群进行理念、知识、方法、技能等的传授。如糖尿病患者的饮食治疗、高血压患者的家庭用药指导等。在健康教育专题讲座中，可能用到的方法和技巧主要有讲授、提问与讨论、角色扮演与案例分析、示教与反示教等。在具体实践过程中，社区护士可以根据教育对象的特点和教育内容的不同，综合选择这些技巧和方法。

1.讲授

讲授适用于传授知识，是最常用的教育方法，常常用来传授机制、定义或概念性的知识等，用其他方法不容易表达清楚，必须使用讲解、逻辑推理等方法方能阐明的部分。社区健康教育中的讲授最好能满足短小精悍、重点突出、直观生动的特点。

（1）短小精悍：是指讲座规模与讲座时间不宜过大、过长。一般社区健康教育活动每次人数不超过30个，这样有利于护士和听课者之间的互动，能够提高居民听课的兴趣，也有利于护士观察居民的反应。每次讲授的时间也不要过长,最好不要超过 2 小时,一般以 30～60 分钟为宜。一般成年人注意力集中的时间大约在 1 小时,过长的时间容易引起听课者的疲劳,降低讲授效果。

(2)重点突出:在制订健康教育计划时,应当明确所讲的核心知识点是什么。所谓核心知识点,就是在任务分析中确定的为了达到目标所必须掌握的各种知识与技能。讲授时要给重点内容留出充分的讲授时间,以保证居民可以充分理解所讲的内容。需要的话还可以结合其他的方法反复强调或解释重点内容。

(3)直观生动:讲授时选用的教具以直观教具为宜,如挂图、模型等。直观的教具可以加深居民的理解,提高讲授效果。讲课的语言则应当生动鲜活。用居民可以理解的生活用语代替专业用词,用居民常见的病例代替枯燥的说教的方式可以起到提高讲授效果的作用。

以讲解高血压的监测为例,可以先用小区里高血压患者发生的危险情况作为开端,吸引居民关注高血压的危害性。接下来讲解什么是高血压,此时注意用"高压""低压"代替"收缩压""舒张压"这样的专业术语。接下来就是有关血压监测的意义和方法的讲解,这应当是这一次课的重点,至少要将一半以上的时间留给这部分内容。此外,还可以辅助以常用的血压监测的仪器的实物或照片,以便加深居民的印象。

讲授时容易出现的问题是护士单方面向居民灌输知识,此时教育效果不如启发居民学习的动机、与居民产生双向互动的效果好。在上面的例子里,讲授开始时使用的实际例子就是启发居民学习动机的方法,而在讲解血压测量的方法时,还可以向居民提问或请居民协助做示范,这种互动既可以提高居民的学习兴趣,又可以改善居民的注意力,提高讲课效果。

2.提问与讨论

提问和讨论是鼓励居民参与到健康教育互动中来的最常用的方法。一般由护士提出希望大家回答或讨论的问题,然后通过居民的反馈或讨论来了解其对相关内容的认知程度、态度或其他相关技能的掌握程度。提问既可以用于讲授或讨论前的评估,也可以用于健康教育后的评价手段。而讨论则可以通过居民之间的互相交流、互相启发,起到调动居民学习积极性、丰富教学内容、提高教学效果的作用。提问和讨论适用于培训知识、态度、交流技能、决策技能,是使用广泛的健康教育方法。

(1)提问的要点:①问题应当是经过精心准备的或者能够激发居民学习兴趣、或者可以开启居民思路或者用于评估或评价。②提问之后要给居民留有充分的时间进行思考和反馈,让居民有时间消化问题才能强化认识、加深思考,问题与答案连接过分紧密会降低提问的效果。③当居民对问题进行反馈或讨论时,不要急于评价正确与否,应当为居民提供充分发表自己意见的机会。过快地对居民的看法进行评价容易打消其思考和表达的积极性,对以后类似的活动造成阻碍。④不要过度使用提问。每一次提问都可以吸引居民的注意力,提高他们听课的兴奋性,但过度使用会导致居民疲劳,减弱教育效果。

(2)讨论的要点:①控制分组讨论的人数。如果希望讨论气氛热烈、每个人都能够发表看法,则应控制每组讨论人数,以 5～6 人为宜,最多不要超过 15～20 人。②明确需要讨论的内容。要提前充分准备,对需要讨论的内容和中间可能出现的问题要做到心中有数,以便控制讨论的节奏与方向。③讨论的时间要充分。根据讨论内容决定讨论时间,一般至少需要 5～

10 分钟。这样才能保证每个人都能有时间思考和表达。④护士在讨论中起到主持的作用。由护士根据讨论的内容和预期的目的来引导讨论的方向与节奏,同时可以做记录。注意在讨论过程中也不要评价居民反应正确与否,以防阻碍讨论的进行。⑤在讨论结束后要及时总结。每一次讨论都有其预期的目的。如果是评估,则在讨论后要将评估的结果予以小结;如果是评价,则在讨论后应当对居民的反应予以评判,说明其对知识或技能的掌握程度如何,应当如何保持或改进。

以促进母乳喂养的健康教育为例,在开始课程之前可以先提问,"请各位妈妈们都说说你们现在用的是哪种喂养方法呀?""为什么你们愿意使用这种方法喂养孩子呢?"这是对喂养现状的评估。根据评估结果,护士可以讲授母乳喂养与人工喂养相比所具有的优点。之后,可以组织妈妈们讨论:目前导致她们不愿意母乳喂养的原因是什么?那些选择了母乳喂养的妈妈是如何克服这些困难的?此时应当鼓励听众踊跃表达自己的看法,护士仅仅起到记录和鼓励所有人都发言的作用。在讨论之后,护士还应当总结大家的意见,针对干扰母乳喂养的因素提出一些解决的方法或建议。整体时间控制在 1 个小时左右,根据参加人数,保证讨论时间不少于 5～10 分钟。

3.角色扮演与案例分析

角色扮演是一种独特的教学方法,它主要用于改善态度和交流技能,培训决策技能时也可以使用这种方法。而案例分析主要用于培训决策技能和解决问题的方法。这两种方法有很多相似的地方,在实际工作中有时会混合使用。为完成一次角色扮演或案例分析,一般经过下列几个步骤:

(1)编写脚本或案例:编写的内容必须与教育内容密切相关,同时应当具有典型的背景、人物、人物关系。为提高教育效果,可以准备正反两个脚本,或者可以选择社区中实际发生的案例进行改编。

(2)组织角色扮演或案例分析:首先,确定角色时本着自愿的原则,决不能强迫。接下来护士需要给表演者解释剧情和各自扮演的角色的特点,保证其能够按照角色的特点表演。之后向观众解释他们需要观察的内容。整体表演时间以 5～10 分钟为宜,过于冗长会令人厌烦。表演结束后,护士可以向观众提问对表演的反应,或者请扮演者陈述自己的感受,最后进行小结。组织案例分析的过程一般包括介绍案例、讨论案例、汇报与总结三个步骤,与分组讨论的方法相似,在此不再加以赘述。

4.示教与反示教

要达到最好的教育效果,必须同时提供给受教育者听、看和动手实践的机会,示教与反示教就是这样一种教育方法。所谓示教与反示教是指由教育者为教育对象演示一个完整程序及正规的操作步骤,然后由教育对象在教育者的帮助指导下重复这一正确操作的全过程。示教与反示教是培训操作技能的最重要的方法。在进行示教与反示教时应当注意以下几个问题:

(1)充分准备:教育者在进行示教前必须对所示教的内容有充分了解。以示教血压测量为例,护士不但要能够正确进行血压测量的步骤,还要对血压测量过程中容易出现的问题和需要注意的地方有深刻认识,这样在示范的时候才能够既准确又有针对性。此外,在社区开展的健康教育活动一定要立足于居民实际生活情景。还以测量血压为例,护士不但要能够正确使用水银血压计,还要能够使用家庭中常见的电子血压计。因此在准备教具的时候,不能仅仅准备医院里常见的用具,更应当准备家庭中常见的用具。还要注意的是,为保证练习效果,需要准备数量充足的教具,以便每个受教育者都有机会练习。

(2)分解示范:对居民不太熟悉的各种操作,尤其是较为复杂的操作,或者教育对象是年纪较大的老人,应当把整个操作过程分解成一个个简单的步骤,让受教育者掌握每一个分解步骤之后,再连贯操作。护士可以先连贯地将操作过程示范一次,然后分解示范每一个步骤,并同时讲解每个步骤的操作要点,最后再连贯示范全过程一次。

(3)指导反示教:在护士讲解和示范完毕后,应当让居民进行反示教,即练习。当居民在反示教的过程中,护士需要仔细观察居民每一个步骤是否正确,及时给予指导或纠正。首先可以让居民对每一个步骤单独练习,当每一个步骤都正确无误之后,则开始连贯地进行全部操作的反示教,此时主要是增加受教育者的熟练度。

(二)健康咨询

咨询就是通过帮助咨询对象分析明确他们的问题和提供正确的信息,帮助咨询对象自己做出正确的决定。健康咨询则是围绕健康问题展开的咨询。作为健康教育的形式之一,社区护士进行的健康咨询常常是一对一、面对面的咨询,此时护士不但要有丰富的医学护理知识,还要能够正确运用人际交流技巧。

1.健康咨询的基本步骤

健康咨询有6个基本步骤,而每一步骤又都需要不同的交流技能,各步骤间要相互衔接并需要不断地反复循环使用。

(1)问候:咨询中的问候不是一般的寒暄,而是与咨询对象建立良好关系的关键性开始,特别是初次见面时的问候。护士不仅要衣着整洁、热情、大方,还要态度真诚。此时,要合理运用语言与非语言沟通技巧,尤其是非语言沟通技巧,让居民产生亲切和信任的感觉,这样居民才会将自己的真实问题告诉护士。需要注意的是,护士不要将自己的情绪带进咨询过程中,在整个咨询过程中都应该保持积极、宽容的心态,这样才能使健康咨询顺利进行。

(2)询问:询问先从一般性问题问起,逐渐深入到问题的本质。此时宜多使用开放性问题。如"今天感觉如何?""这两天血糖控制得如何?"在交谈中,护士要认真倾听,不要随便打断对方的讲话,以免导致其不能充分表达自己的问题。当居民提出问题之后,护士还要注意自己的反应,应当以正面、积极的反应为主,尽量不要简单评价对与错。例如,一名新近诊断为糖尿病的患者对护士倾诉:"自从诊断为糖尿病以后,我就什么都不敢吃了。以前我一顿可以吃四两米饭,现在最多吃一两,饿的我好难受!"护士适宜的反应可以是:"是呀,饭量从一顿四两一下子减到一顿一两,这样恐怕谁都难以适应。可是糖尿病患者也可以吃饱呀。您如果有时间的话,我就给您说说怎么才能吃得饱又不会影响血糖,好不好?"在这段话中,护士首先理解了患者的感受,让他感觉自己被接纳,之后又提出建议,进而引导患者学习食品交换份法。如果护士说的是:"谁让您什么都不吃的?糖尿病患者也不是什么都不能吃呀?来,我给您说说怎么吃。"与上一种方式相比,护士这样的表达会让对方感到自己的行为受到了否定,这种情况下,护士即便给患者讲解,也不容易引起对方的共鸣。

(3)讲解基本知识及方法:讲述和介绍一些基本知识与技能需要利用健康教育的手段。但由于此时教育对象比较单一,常常就只有1个居民在听,因而要针对前来咨询的人的具体情况给予讲解,做到有的放矢。例如,有位居民前来询问母乳喂养的方法,护士就可以不必从母乳喂养的优点谈起,而是直接介绍母乳喂养的具体方法。

(4)帮助咨询对象做出合理的选择:咨询是帮助咨询对象做出选择,而不是强迫和劝告。这是护士在进行健康咨询中需要注意的重要问题。作为专业人士,护士常常会下意识地认为自己的建议都是正确的,因而忽略了居民才是真正最了解自己生活的人。要知道,一个人如果不是自觉自愿地做出改变,那么即便是暂时发生的改变,也无法持续很久。在社区健康教育与咨询的内容中,改变生活方式的内容占了很大的比重。对这一类的知识,如果居民不是发自内心的认可接受的话,是很难真正持久地改变自己的习惯的。因而,护士此时要做的是,客观地从各个方面为居民分析利弊,最终让居民自己做出决定。当然,护士此时可以有一定的倾向性。例如,一名高血压患者对是否有必要每日监测血压有疑问,护士则可以向其介绍监测血压的重要性,同时询问是什么原因使他觉得不需要每日监测血压,然后针对这些原因提出解决的方法。如果最终居民还是没有接受建议,护士也不应该批评对方,而是可以通过主动为其测量血压的方法来完成血压监测。

(5)解释如何使用这些方法:如果希望知识真正转化为行为,则如何运用知识是很重要的问题。同样的,在健康咨询中,护士除了讲解基本知识以外,还需要教导居民如何运用这些知识。尤其需要注意的是,知识的运用方法一定要符合居民本身的实际情况。如介绍家庭消毒方法时,应当以家庭内已有的设施为基础,如蒸煮、微波消毒、阳光曝晒等,而不一定非要使用消毒柜。只有符合居民实际条件又简便易行的方法才最容易被居民接受。

(6)接受反馈:接受反馈实际上发生在咨询的每一个步骤当中,每当护士讲解时或讲解后应当注意倾听和观察居民的反应。根据对方的反馈调整下一步要咨询的内容。例如,某位老人因为血压一直不稳定前来咨询,经询问,他一直没有改善饮食习惯。于是,护士开始向其讲解高血压患者饮食调节的方法,可是老人表示对此已经很熟悉,并且能够准确说出具体方法。此时护士就应当及时调整咨询方向,转而询问究竟是什么原因使老人无法改善饮食习惯,进而提出相应的解决方案。此外,对咨询对象的随访与追踪也是接受反馈的方法之一,尤其是慢性病管理中,长期连续的追踪有利于调节咨询方案,以便更好地为居民服务。

2.健康咨询的特点

成功而有效的咨询往往具有以下特点,也是护士在健康咨询中需要遵循的。

(1)良好的人际关系:信任是良好人际关系的基础,成功的健康咨询也是以信任为基础的。为建立良好的人际关系,护士必须合理运用沟通技巧,从初次见面开始就发展出相互信任和接纳的关系。

(2)宽松的沟通氛围:在健康咨询中,应当允许居民充分地表达自己的意见,无论其问题如何,护士都应该保持着开放与接纳的态度,让对方感到无论自己有什么问题都不会被批评否定。此外,护士的咨询建议也不应该是强迫对方必须执行的,而是充分尊重居民的选择权,由居民自己做决定。开放宽松的沟通氛围有利于咨询的顺利进行。

(3)准确地发现问题:发现问题是解决问题的基础。社区护士在健康咨询中,要保持一颗敏感的心,要能对居民的情况感同身受,这样才能准确发现对方的问题。尤其是对于一些隐藏的问题,可能居民本人也说不清楚,这时就需要护士利用专业技能来帮助居民分析和确认问题了。如一位脑卒中患者的家属告诉护士该患者不配合康复。护士评估后发现,这名患者十分迫切地希望康复,却又总是不愿意进行训练。为找出问题所在,护士连续几天上门为患者进行康复训练,还亲自为其进行示范。最终发现,原来患者家属使用的一些辅助器械与患者的身体不相称,导致患者在使用过程中肢体疼痛,而患者本人语言表达又有困难,无法与家属沟通,最后只好选择抵制康复训练的方法来表达。在这个例子中,正是由于护士能够亲自尝试患者的训练过程,才发现了问题。因而,切实体验居民的感受是发现问题的关键。

(4)合理建议:健康咨询的建议应当是针对咨询对象的实际情况、能够确实解决其问题而又简便易行的方法。千篇一律、笼统模糊的建议是难以被接受的,只有结合实际情况、可操作性强的建议才会受到居民的欢迎。如在有关均衡膳食的咨询中,告知居民每日应当摄入多少热量、蛋白质、脂肪、碳水化合物不算好的建议,只有把这些数字转化成相当于多少菜、多少饭、几个鸡蛋、几两肉这样具体的食物时,才是真正解决问题的建议。

(5)保密:由于健康咨询与居民的生活密切相关,因而可能会涉及一些个人隐私问题,所以护士一定要注意遵守保密原则,不可以把居民的情况随便告诉给其他人。这是建立信任的基础。

(三)健康教育资料的设计制作

在进行健康教育时,如何选择和制定合适的教育资料是一项关键性的工作。在社区工作中,除了利用现有的健康教育资料以节省时间和经费外,很多情况下需要制作新的材料。制作健康教育资料应当注意以下的问题:

1.正确选择健康教育资料的媒介

按照媒介的特性不同,教育资料可以分成印刷类媒介和电子类媒介两大类型。基于制作简便、费用低廉的优点,印刷类媒介是最常见的类型。所谓印刷类媒介,就是一般所说的文字性资料,常见的有标语、宣传册或宣传单、宣传画等。其主要的优点是可以让居民享有阅读的主动权,不会产生强迫对方接受的感觉。此外便于保存也是印刷类媒介的一大优点。但由于阅读的主动权在居民手中,为提高阅读兴趣和效果,社区护士需要结合社区居民的特点及需求制作宣传资料,以保证受众的范围。相比较而言,电子媒介,也就是所谓的视听性资料,受众面就比较广,而且传播迅速、生动逼真,因而成为现代社会广为使用的传播手段。但其缺点是需要专业人员制作、费用高昂,因而在一般社区内的小型健康教育中并不经常使用。

2.合理安排健康教育资料的内容和形式

电子媒介的健康教育资料制作过程比较复杂,专业性强,因此通常不是由社区护士制作完成。此处仅介绍印刷类媒介的设计制作。

(1)标语:是最简练和最富有宣传性的一种健康教育形式。为吸引居民的注意,标语应当颜色鲜艳、字体醒目。而标语的内容则应当言简意赅而又具有鼓动性。例如,在小区门口张贴黄底红字的大标语"每天运动一小时,健康长寿过百岁"。要注意的是,由于字数有限,标语最主要的目的就是要告诉居民该做什么。如果还有空间,则可以说明为什么这么做以及如何去做。如"均衡饮食好"就说明了要求做什么。而"均衡饮食保健康"则说明了做什么和为什么这么做。"膳食宝塔为基础,均衡饮食保健康"中,则包含了全部的信息。

（2）宣传册或宣传单：是印刷类宣传品中最常用而效果较好的一种。一般适用于内容较多、文字较长的情况。宣传单（册）常常被作为讲座的辅助资料，因而内容应当与讲座密切相关，既可以是讲座重点内容的总结或再现，也可以是讲座内容的补充。例如，讲解糖尿病食品交换份法时，宣传册的内容可以是食品交换份法的具体操作步骤，也可以是常见食物的食品交换份值。在形式方面，图文并茂的宣传单（册）更容易吸引居民的学习兴趣。制作出的宣传单（册）文字与纸张的对比应当强烈，字体应当清晰、大小适中，方便居民，尤其是老年人阅读。

（3）宣传画：是利用直观形象的方式进行健康教育，而且不受文化水平的影响，突破文字和语言的限制，是社区居民喜闻乐见的宣传方式。好的宣传画应当主题突出、色彩鲜明、清晰易懂。如果要配以文字，则注意不可喧宾夺主。

第二节　社区护理程序

一、社区护理模式

模式是指一系列概念和陈述的综合体。护理模式是从护理角度陈述护理内涵的基本概念和理论框架。由于护理模式描述的是护理，所有的模式都应围绕护理这一核心来进行概括陈述。护理模式的选择为护理计划和决策提供了依据，因此它是护理实践的基础。

护理模式的主要作用有以下几个方面：作为护理实践的"地图"，提供评估方向，指导健康问题的分析和诊断，帮助制订护理计划，指导评价；为护理教育提供实际课程内容和指南；为护理研究提供理论框架；为发展护理学科理论提供依据和基础。

社区护理模式的作用就是为护士评估、分析社区健康问题，制订和实施护理计划，为评价社区护理实践提供概念性框架，使社区护士的工作更加有效和有针对性。

1877 年，France Root 成为美国纽约第一个受雇的职业家庭护士。1885—1886 年，家庭护士协会分别在水牛城、费城和波士顿成立。社区护理的效应很早就得到了美国社会的承认。纽约"都市人寿保险公司"认识到家访护理在预防疾病和降低病死率方面的成就，因此从 1909 年开始将家访护理纳入保险项目中，同时护士也领会到了护理专业与商业之间的联系。增进健康和预防疾病是社区护理的宗旨，这一概念是在社区护士家访大城市里的穷人时形成的并逐渐扩展和运用到其他人群，包括妇女、婴幼儿、学龄儿童、工人和边远农村的人群。1893 年 Lillian Wald 和 Mary Brewster 在纽约成立了亨利街护理中心。他们认为最有效的护理方法是护士生活和工作在贫穷的移民区里。护士不仅在亨利街从事家访和护理患者，同时也开展增进健康和预防疾病的宣传教育。

（一）欧美国家的护理模式

欧美国家在社区护理的发展过程中出现了五种典型模式，即南丁格尔护理模式、纽曼系统模式、与社区为伙伴的模式、公共卫生护理概念模式和社区健康促进模式。借鉴国外经验，我国也先后探索出社区护理的家庭病床模式、学院社区模式、特殊人群的社区护理模式及社区卫生服务模式。

1.南丁格尔护理模式

南丁格尔认为护理可通过对环境的直接或间接管理而达到提高和维持人的健康的目的。这是传统意义上的第一个社区护理模式的概念。该模式注重新鲜空气、阳光、适当的温度、清洁和正确的饮食习惯。该模式认为环境是影响人群健康最重要的因素,护士应从环境因素着手,达到维护健康的目的。但该模式只从宏观上阐述了环境对健康的影响,没有明确社区的概念,不能将社区作为有机的整体开展护理工作。

2.纽曼系统模式

Neuman认为,人是一个生理、心理、社会、文化发展与灵性结合的系统性整体,也是一个与环境互动的开放系统。本身具有防御及免疫外来压力,在环境中维持稳定的能力。健康就是个人系统的最佳稳定状态。社区护理的主要目的就是保持这一系统稳定。当压力过大,穿破防御线与免疫线时,则破坏了原有的平衡导致疾病。应用这种模式,护理人员可全面地对特殊人群的疾病进行护理,承担医院外的医疗、预防、保健、康复活动,协助维持原有的健康,通过治疗获得健康或改善生活习惯重新获得健康。社区是一个有边界的系统性整体,社区的界限通常是地理分界,想象中的边界包括社区风俗、教育、宗教、价值观、服务等。强调社区中社区组织和社区人员,包括健康保健人员和社区人群的相互作用、相互依赖及各子系统和相关因素的整合。这种模式是其他社区护理模式的基础,以它为核心,引申出许多具体的模式。在社区中开展社区流行病学调查、健康教育、健康促进等工作是社区护士的重要职责。

3.与社区为伙伴的模式

1986年,Anderson、Mcfarlane、Helto根据纽曼系统模式提出了"与社区为伙伴"的概念,该模式的护理对象是一个完整的社区,其护理目标是维持该社区的平衡健康。

此模式将压力、压力源所产生的反应、护理措施及三级预防的概念纳入护理程序中。首先,强调社区压力源及社区人口特征、物理环境、社会系统的评估。第二步,找出社区压力源和压力反应,确定护理诊断。第三步,在制订护理计划时应遵循三级预防护理措施。第四步,在执行时,需社区个人主动参与,加强社区对外界不良影响的正常防卫,提高社区自身免疫能力。第五步,进行评价。欧洲很多发达国家都是采用这种模式,在社区建立独立的社区护理中心、保健所或养老院,对整个社区居民特别是老年人、妇女、儿童等提供保健服务。

4.公共卫生护理概念模式

公共卫生护理概念模式又称为明尼苏达模式,于1982年由Marlas White提出。此模式整合了护理程序的步骤、公共卫生护理的范畴与优先次序及影响健康的因素。其目的是维护、促进人类健康。首先,该模式强调社区护士在进行社区护理时必须要了解影响个案或群体健康的因素。其次,护理人员在制订计划时应按照优先次序,即预防、促进和保护。最后,在执行护理措施时,White提出了公共卫生护理常用的3种措施:教育、工程、强制。此模式要求社区护士应从预防疾病、维护和促进健康的公共卫生角度,对社区群体、家庭、个案进行评估、诊断、计划执行及评价。在社区中开展社区流行病学调查、健康教育、健康促进等工作,是一个比较好的护理模式。北美及亚洲发达国家大多采用这种模式,特别是日本,日本的社区保健是根据《地域保健法》《保健疗法》的规定,至1994年,各都道府、政令府、特别行政区都设立了保健所,为日本国民健康实施全民保健工作。

5. 社区健康促进模式

Stanhope 和 Lancaster 在"与社区为伙伴的模式"基础上，发展了社区健康促进模式，即以社区为焦点的护理程序模式。此程序包括六个阶段，第一阶段开展护理程序前，与个人建立契约式的合作关系，使社区民众了解社区护士的作用与护理目标，第二至六阶段与护理程序的五个步骤基本相同。此模式强调社区护理的程序，是我国临床护士比较熟悉的整体护理模式。

（二）我国社区护理的模式特点

我国社区护理起步晚，学术界在理论上没有形成自身的模式。通过借鉴和引入发达国家的社区护理理论模式，在实践中也形成了一些具有中国特色的社区护理工作模式。概括起来主要有以下几种。

1. 家庭病床模式

20 世纪 50 年代，天津市最早开展家庭病床模式。随着我国人口的老龄化加重，慢性疾病的增加及医疗资源的紧张，家庭病床模式得到快速的普及。家庭病床模式的护理服务对象主要为出院后恢复期仍需治疗的患者、适合在家中治疗的慢性疾病患者、老弱病残到医院连续就诊有困难的患者。但存在服务对象局限，主要是患者而不是社区中的每个人或家庭，服务形式主要为医疗护理模式，且家庭病床模式存在服务缺乏规范化管理、药物不良反应严重等诸多问题。

2. 特殊人群的社区护理模式

社区护理的对象是整个社区及社区中的每个家庭及每个人，重点对象是老年人、妇女、儿童及患有慢性疾病的人群。

3. 社区卫生服务模式

2006 年，国务院发布了关于发展社区卫生服务的指导意见，以社区卫生服务中心（站）为基层医疗与护理的卫生服务网络逐步形成，社区卫生服务体系的建立为我国社区护理的发展提供了前所未有的机遇。

社区卫生服务模式下的社区护理具有以下优势。

（1）目标明确：社区护理针对整个社区及社区中的家庭、个人进行护理。

（2）便于管理：可在社区卫生服务中心（站）设置社区护理的独立部门，负责社区护理工作，由专人管理。

（3）服务便利：社区护士可很方便地进入社区开展家庭访视、健康调查、健康指导、疾病康复甚至生活料理等。由于社区人口集中也便于健康档案的建立。

（4）资源共享：可及时与大医院建立双向转诊，充分利用现有资源为社区居民减少医疗费用。

（5）效绩考核准确：可通过社区居民的满意度、社区护理工作内容、管理手段和效果，进行社区护理效绩考核，促进社区护理的发展。

2009 年 3 月，《中共中央国务院关于深化医药卫生体制改革的意见》提出了完善以社区卫生服务为基础的新型城市医疗卫生服务体系，加快建设以社区卫生服务中心为主体的城市社区卫生服务网络,完善服务功能,以维护社区居民健康为中心,到 2020 年,覆盖城乡居民的基本医疗卫生制度基本建立,普遍建立比较完善的公共卫生服务体系和医疗服务体系,达到人人享有基本医疗卫生保健服务。

2016 年 10 月,中共中央政治局审议通过《"健康中国 2030"规划纲要》。纲要指出要建立专业公共卫生机构、综合和专科医院、基层医疗卫生机构"三位一体"的重大疾病防控机制,建立信息共享、互联互通机制,推进慢性病防、治、管整体融合发展,实现医防结合。建立不同层级、不同类别、不同举办主体医疗卫生机构间目标明确和权责清晰的分工协作机制,不断完善服务网络、运行机制和激励机制,使基层普遍具备居民健康守门人的能力。完善家庭医师签约服务,全面建立成熟完善的分级诊疗制度,形成基层首诊、双向转诊、上下联动、急慢分治的合理就医秩序,健全治疗-康复-长期护理服务链。

二、社区护理程序

护理程序是一种科学的确认问题、解决问题的工作方法和思想方法,是以促进和恢复患者的健康为目标所进行的一系列有目的、有计划的护理活动,是一个综合的、动态的、具有决策和反馈功能的过程。一般可分为五个步骤,即护理评估、护理诊断、护理计划、护理实施、护理评价。护理程序包含四个基本要义,即人、环境、健康、护理。在不同的护理场所和不同的护理对象中,这四个基本要义的内涵可能表现出不完全相同的内容,但指导思想是一致的,最终目标是使护理对象达到最佳健康状态。

社区护理程序是指在社区护理工作中,以个人、家庭、社区人群为护理对象,评估护理对象的身心状况和社会适应能力,确认现存的或潜在的健康问题,制订适合社区护理对象的护理计划,采取适当的护理措施解决,使社区护理对象恢复健康或达到最佳健康状态的一个过程。它是一个持续的、循环的动态过程。

(一)社区护理评估

社区护理评估是一个帮助社区护士在实践中使专业能力得到不断提高的过程。

1.社区护理评估内容

社区护理评估内容主要包括社区人群状况、社区地理环境和居民居住状况、社区健康和社会服务资源状况、社区经济状况/就业情况、居民健康状况和社区教育状况等内容(表 6-2)。实际操作时,可根据社区的具体情况和评估目的有所侧重。

表 6-2　社区护理评估简表

序号	评估项目	基本情况描述
1	社区人群	社区现有常住人口,男女比例,民族,老年人,儿童,人口自然增长率 评估:
2	地理、居住环境	社区位于××,总面积,气候,居住环境,绿化带等 评估:
3	健康资源、服务	社区有无医疗服务中心(站),有无体育锻炼设施 评估:

序号	评估项目	基本情况描述
4	社区经济、就业	社区居民职业和就业率,居民收入
		评估:
5	安全交通	社区道路,安保,车辆管理
		评估:
6	社区教育	社区幼儿、儿童就读的学校,社区有无老年活动中心,是否设有宣传栏,组织多种社区活动,是否开展社区健康教育和健康促进
		评估:
7	社区人群健康	近3年来影响社区居民健康的主要慢性病及其病死率,按发病率高低排位依次为哪些疾病
		评估:
8	社区危险因素分析	包括交通安全等
		评估:
9	护理问题排序	

特殊情况说明:

评价人:	评价对象:	社区	评价时间:	年	月	日

(1)社区人群状况:社区的核心是人,社区护理评估的第一步就是了解社区里的人群。对于社区人群的了解主要包括以下内容:社区简要历史、社区人口数量(人口增长和减少比例)、人口的年龄和性别特征、民族分布、婚姻状况(独身,分居,鳏寡,离异)、价值观、信仰、宗教情况等。

(2)社区地理环境和居民居住状况:由于居住环境与人的健康有直接的关系,因此将它列入社区护理评估内容中。环境评估包括社区地理特点、居民居住条件、社区在城市中的地理位置、气候条件(最高、最低温度,相对湿度等)、开阔空间情况、绿化情况、邻居氛围、服务设施、商店分布、距离最近的医疗服务机构、影响社区人群健康的环境因素(包括自然环境和社会环境)等。

(3)社区健康和社会服务资源状况:首先对社区内、外的服务机构进行归类,列出社区内、外的服务设施。其次按服务类型、规模、大众或私营进行分类,对每个服务机构的主要服务内容也应进行评估,具体内容如下。

①健康服务机构:包括医院、诊所、家庭健康服务站、大众健康服务机构和急救站或中心。评估内容有:a.健康服务机构的数量和它们在社区内、外的地理位置。b.对每个机构评估以下内容:服务评估(服务范围、费用、时间、新服务计划),资源评估(人员、空间、经费、记录系统),就诊人员特征(地理分布、交通资源、人员概况),统计资料(每天、周、月就诊人数)。c.服务机构与护理对象比较情况:有无缺乏,用户接受性。

②社会服务机构:包括社会咨询服务,社会支持系统,衣、食、住服务及特殊需要。评估内容有:a.社会服务机构或组织、执业人员结构、财力资源、服务范围、服务费用和时间、服务对象

来源、服务对象结构、资源与服务对象的比例（即社区内是否有足够的资源对社区人群实行健康保健）。b.政府官员对大众健康的关心，对居民健康保健工作的支持及人群健康保健的规划、政策和具体的措施保障等。c.社区的通信服务设施是否完善。d.安全保护性服务机构，如消防、安全保护、社区卫生（包括水资源及处理、固定垃圾、空气质量）等。e.社区交通服务，如大众交通工具、道路、飞机服务、铁路运输为社区人群提供的便利及费用。f.社区娱乐场所和设施，如儿童活动场所、居民健身场所、社区内体育活动开展及运动场所、健身娱乐场所发展计划和管理机构、公园及上述所有场所对大众的开放程度和费用。

（4）社区经济状况/就业情况：一个社区的经济系统包括可能提供给社区的物资和服务及改善福利条件和可供分配的资源和经费。由于社会大环境的经济状况对社区经济有直接影响，评估时也应考虑。社区经济评估的建议内容包括以下几方面。

①居民收入：了解两个基本数据：a.家庭平均收入，评估低于贫困水平的比例、接受社会补助比例、由妇女养家的比例、每户的日住房消费。b.个人平均收入，与全国、全省、全市水平相比的情况。

②社区人群就业情况和职业特点：了解就业人员比例、无业人员比例、退休人员比例、管理人员比例、技术人员比例、服务行业人员比例、农业人员比例、工人比例和残疾人就业情况等。

（5）居民健康状况。

①人群健康：包括社区居民主要疾病谱，疾病的地理分布、时间分布、高危人群，影响居民健康的主要因素及社区的出生率和病死率（死亡年龄、死亡原因）的有关统计数字资料。

②职业健康：包括就业人员服药情况、就业人员患慢性病情况、就业人员安全保障设施；缺勤的前五位因素、缺勤持续时间；工作环境、工作空间、洗手设备、休息间、饮水设施、健康保健项目。

（6）社区教育状况：社区人群受教育状况，包括文盲、小学、中学、大专及以上人员占社区人口比例；教育资源（社区内、外）；社区儿童及适龄人口上学率；学校类型：幼儿园、小学、中学、大学；学校地理分布；师资情况；教育经费投入；教学空间；学校健康保健服务等。

2.社区护理评估方法

（1）实地考察社区：对社区进行实地调查，观察社区居民的生活形态、互动方式，了解不同的地理、人文、社会、环境、经济发展等情况。

（2）访谈重要人物：访谈对象必须是非常了解社区的人，做多层面的访谈，调查其对社区的看法及对健康、保健的期望，掌握情况以获得较完整的资料。

（3）问卷调查：从社区中随机抽取一部分居民，发放问卷进行调查。

（4）参与式观察：直接参与社区活动，此时的社区护士以社区成员的角色出现，通过直接或间接的观察，收集社区居民目前的健康状况资料，了解社区居民的行为方式和健康状况，获得可信的第一手资料。

（5）文献查证：查阅相关文献，如国家卫生统计、人口社会统计、户政数据、地方政府简报等，以统计资料来完整判断社区目前在社会体系中的状况，也可了解社区组织机构的种类、数量，家（居）委会数量，社区人口特征，人流流动等情况。

（6）社区讨论：利用社区居民聚会，向居民报告评估结果，征询意见，资料有无不足，是否需要再做深入的评估,或者共同讨论最适宜的健康护理方案,以达成共识。它是获得社区相应资料的一种定性研究方法。

(二)社区护理诊断

护理诊断是关于个人、家庭、集体、社区对现存或潜在健康问题及在生命过程中对健康问题反应的判断,问题必须是通过护理措施能解决的。社区由人群组成,是复杂的聚合体。社区护士认为迫切需要解决的问题,不一定是社区的共识。社区护理诊断是在社区护理评估与资料收集分析和整理的基础上,针对个人、家庭、集体、社区现存或潜在的健康问题及生命过程的反应所做出的判断。

1.社区护理诊断确认的标准

(1)能反映社区目前的健康状况,已考虑与社区健康需要有关的各种因素。

(2)诊断必须根据现有的各项资料做出。

(3)每个诊断合乎逻辑且正确。

(4)由于社区人群组成复杂,社区护士认为迫切需要解决的问题,不一定是社区的共识。因此,在诊断过程中,特别要强调社区居民的参与。

2.护理诊断的组成

护理诊断的组成包括名称、相关因素(或原因)及诊断依据。

(1)名称:即对护理对象健康状况的简洁描述,有四种类型:现存问题、高危问题、良好的健康状态和医护合作性问题。

①现存问题:指评估时社区、家庭或护理对象确实存在的问题。

②高危问题:指问题尚未发生,但有危险因素存在,如不采取措施就一定会发生的问题。提出此类护理诊断时应陈述为"有……的危险",如"有皮肤完整性受损的危险"。

③良好的健康状态:指护理对象表现出某一完好状态,并有潜力达到更高的健康状态,包括个人的、家庭的和社区的,如"家庭应对有效"。

④医护合作性问题:指护理对象存在的、需要医师与护士合作解决的问题,如"潜在并发症:电解质紊乱"。

(2)相关因素:是导致问题发生或影响问题发展的某些原因,用"与……有关"加以描述,包括病理生理、治疗、情境因素和成长发育方面的因素等。如提出诊断"儿童缺乏照顾与其父母缺乏育婴知识有关",描述相关因素,有助于明确如何促进或阻止某一状况的发生。

(3)诊断依据:即出现在护理对象身上的症状、体征及相关的检查结果。分为主要依据和次要依据。主要依据是指证实护理诊断成立的症状和体征,次要依据是可能出现的症状和体征。

3.护理诊断的陈述

护理诊断可以按照 PSE 公式陈述。P(problem)即护理问题,是对护理对象健康状况简洁清楚的描述;E(etiology)即原因,是与问题有关的生理、心理、社会、精神、环境等因素;S(sign/symptom)即症状或体征。

如"皮肤完整性受损:压疮,与长期卧床有关"是以 PSE 方式陈述;"活动无耐力,与大量失血有关"是以 PE 方式陈述;"胸痛,与心肌缺血有关"是以 SE 方式陈述;"角色紊乱"是以 P 方式陈述。社区护士除了应用已有的护理诊断外,还可提出更多与家庭、社区有关的护理诊断。如"家庭就医困难,与收入减少有关""不能有效利用医疗卫生资源,与社区居民缺乏了解卫生人员保健能力有关"等反映家庭、群体、社区健康状况的护理问题,以发展护理诊断。

(三)社区护理计划

社区护士在确定了护理诊断的排列顺序后,即可根据首选健康问题制订切实可行的护理计划。在护理计划中,应主要包括长期和短期目标、护理措施、评价方法、可利用的资源及经费等。

在选择护理措施时,社区护士应与护理对象共同协商。根据护理对象的特点,采取一级、二级、三级或综合性措施。

社区护理计划包括确定护理诊断的排列顺序、制订护理目标、拟定护理措施和书写护理计划四个组成部分。

1.确定护理诊断的排列顺序

护理诊断可以按照首优、中优和次优诊断进行排序。首优诊断涉及的问题是直接威胁生命并需要立即采取行动解决的,如"清理呼吸道无效,与无力排出呼吸道分泌物有关";中优诊断涉及的问题不直接威胁生命,但可能导致身心不健康,如"压疮,与局部皮肤长期受压有关";次优诊断涉及的问题一般不会导致身心障碍,可以最后考虑,如"角色紊乱"。

2.制定护理目标

计划的第二步是针对护理诊断制定护理目标,即期望的护理结果。护理目标的制定应以护理对象为中心,时间明确、陈述简单明了,选用能够进行观察和测量的动词。目标应被护士和护理对象共同认可。

(1)护理目标分类:护理目标包括长期目标和短期目标。长期护理目标是指需要在较长时间内实现的目标,通常为几周或几个月。短期护理目标是指需要在短时间内实现的目标,通常少于1周。

(2)护理目标陈述:包括主语,即护理对象或与护理对象有关的因素;谓语,指主语将要完成的动作,可以是功能的改进、行为的改变、知识的增加或情感的稳定等;行为标准,指行动应达到的标准或水平,可以是时间、速度、距离或数量等能够进行观察和测量的标准;状语,指加在动词上的条件或修饰,用来解释活动在什么时间内进行、何种情况下完成的。

3.拟定护理措施

护理措施的内容包括评估性措施、独立性措施、治疗性措施。

(1)评估性措施:是一特定的活动计划,用以发现护理对象的问题,是提供护理措施的基础。

(2)独立性措施:是护士能独立决定实施的措施。

(3)治疗性措施:是护士根据护理对象的身体状况,遵医嘱为其治疗和换药。

4.书写护理计划

当确定护理措施后,护士应将护理对象的具体情况记录下来,即将护理诊断、目标、措施归纳成文。

（四）社区护理计划的实施

社区护理计划的实施是社区护士将社区护理计划中的各项措施付诸实践的过程。在实施社区护理计划过程中,社区护士将扮演多种角色。社区护士不仅是护理计划的实施者,还是决策者、组织者、教育者和管理者。社区护士应与其他社区卫生服务人员、社区管理人员及相关人员密切合作,鼓励护理对象及家庭成员积极参与;随时注意收集各种与护理对象健康相关的资料;及时、准确地进行各种护理记录。

（五）社区护理评价

社区护理评价是社区护士将护理措施所产生的效果与预定护理目标进行比较的过程,其目的是确定社区护理目标是否实现或实现的程度,从而决定社区护理措施是否能继续、终止或修正。社区护理评价常用的形式包括过程评价和结果评价。

1.过程评价

过程评价即在实施护理措施过程中,对护理对象健康问题改善的程度进行评价。

2.结果评价

结果评价即在实施护理措施后,对护理对象的健康状态进行评价。

社区护士可通过观察、调查等方法进行评价。根据评价的结果,社区护士做出是否继续执行护理计划,是否停止采取护理措施,修正护理诊断、目标或措施的决定。

进行社区护理评价的关键是要建立一个科学合理的指标体系。为使社区护理评价指标体系更切合实际、富有可操作性,应综合考虑社区护理管理、人力资源、工作数量、工作质量和满意度等5个方面因素,并以此全面反映社区护理发展状况及现存的问题。

欧美国家社区护理开展时间较长,体系比较完善。社区护理多采用工作量化管理,根据不同工作的分类确定客观的分类标准。护理质量评价指标主要针对"结构—过程—结果"护理指标。以 Donabedian 等为代表的社区护理质量评价指标应用最多。它是 20 世纪 90 年代后期形成的,从护理人员要求、服务对象需求、健康教育及管理、服务效果等不同方面评价。但由于国情不同,不能完全适用于我国的社区护理评价。

近几年来,国内研究人员分别从质量、需求、量化等不同角度,建立了多个评价体系。各种相关研究设立的社区护理质量评价指标并不一致,有以结构质量、过程质量、结果质量为要素的评价指标;有以人才培养、技术水平、业务能力和满意度为要素的评价指标;有以社区绩效、人员配备、质量考核为要素的指标体系。如以"结构—过程—结果"护理指标为依据,并区分护理人员的工作场所和所承担的服务职能,结合相应的服务场所和功能,分别设置对应的结构指标、过程指标、结果指标,体现社区护理"六位一体"的功能,并增加"家庭护理""社区护理服务创新"等,使社区护理质量评价体系日趋完善。

三、社区健康档案的管理

健康档案是记录与社区居民健康有关的文件资料,它包括以问题为向导的病史记录和健康检查记录,以预防为主的保健卡,以及个体、家庭和社区与健康有关的各种记录。科学、完整和系统的居民健康档案,是全科医生和社区护士评估社区健康状况和掌握居民健康状况的基本工具,是为居民提供连续性、综合性、协调性社区卫生服务的重要依据。建立健康档案和动态管理健康档案是社区护士主要工作之一。

(一)建立社区健康档案的目的

1.掌握居民的基本情况和健康现状

健康档案中记载着居民个人和家庭的基本情况和健康状况,尤其注重记录健康问题的形成、发展和转归过程中健康危险因素和干预效果,从健康档案中可以获取居民的基本情况和健康现状。

2.为解决居民主要健康问题提供依据

分析健康档案资料中个人、家庭和社区的健康状况,找出存在的健康问题,为制定临床预防和诊断治疗、社区护理提供可靠的依据。

3.开展社区护理

相关机构可以定期对不同群体进行体检,发放健康服务卡,开通急救呼叫系统等服务,可以使居民享受 24 小时的居家护理照顾;老年人还可以享受多种优惠和优质服务,提供健康教育处方;还可以与医院合作,开展定向转诊、患者选择医护人员等服务,方便每位服务对象。

4.开展全科医疗服务,进行居民健康动态管理

建立健康档案可以将服务对象健康根据病种进行分类管理,提供优质、方便、快捷的医疗、保健和护理服务。每年一次或两次将健康检查的数据通过录入计算机,运用统计学指标,随时进行个人健康情况的前后对比,通过分析连续记录的资料,对居民健康进行动态监测和管理。

5.为全科医学和社区护理的教学与科研提供信息资料

健康档案是医学和护理学研究的基础。经过计算机管理的健康档案,不仅能动态管理和观察个人健康指标,也是医学及护理科研和教学的重要资料。

6.为评价社区卫生服务质量和技术水平提供依据

健全的健康档案能观察到居民连续动态的健康状况,在一定程度上反映社区卫生服务的质量和技术水平。

7.为司法工作提供依据

健康档案是一个服务记录的完整资料库,健康档案的原始记录具有全面、客观和公正的特点,可以为解决医疗护理纠纷或某些司法问题提供客观依据。

(二)居民健康档案的基本内容

居民健康档案包括个体健康档案、家庭健康档案和社区健康档案。个人健康档案和家庭健康档案采用以问题为导向的记录方式,社区健康档案则需要通过社区健康调查,将社区卫生服务状况、卫生资源以及居民健康状况进行统计分析后才得以建立。

1.个人健康档案

个人健康档案包括以问题为中心的个人健康问题记录、以预防为导向的周期性健康问题记录和保健记录(保健卡)。主要用于社区慢性病和残障者等居家护理或在社区卫生服务中心(站)治疗者。

(1)以问题为中心的个人健康问题记录:档案内容包括封面一(见表 6-3)、封面二(见表 6-4)、个人基本资料、健康问题目录、病情流程表、问题描述及进展记录。

表 6－3　个人健康档案封面一

□自费	□公费	□合作医疗	□基本医疗保险

个人健康档案

档案编号　2005－012－0015－04

身份证号　□□□□□□□□□□□□□□□□□□

姓　名		出生日期	
性　别		职　业	
婚　姻		民　族	
文化程度		联系电话	
详细地址			

社　区	
建档人员	
建档日期	

表 6－4　个人健康档案封面二

1.血型
2.变态反应史
3.药物过敏史
4.残疾
5.严重疾病
6.特殊病史
7.计划生育(手术)史
8.免疫接种
9.其他

①个人基本资料:a.既往健康状况,包括医疗、生活事件,如住院史、手术史、失恋、丧偶、失业等。b.个体特征,如气质类型、个性倾向、语言表达能力、记忆力、注意力、想象力和思维能力等。c.健康行为资料,如吸烟、饮酒、饮食习惯、运动、就医行为、健康信念、爱好、社区适应能力、精神状况评价等。d.家庭生活史,包括家族史、成员患某种遗传病史、家庭成员的主要疾病以及目前的健康状况、家庭生活主要事件等。e.临床资料,包括各种测量及检查结果、心理评估资料等。

②健康问题目录:所记录的问题是指过去影响、现在正在影响或将来还要影响患者健康的异常情况,可以是明确的或不明确的诊断,可以是无法解释的症状、体征或实验室检查结果,也可以是社会、经济、心理、行为问题,如失业、丧偶、异常行为等。

问题目录通常置于健康档案之首,以便使医生、护士对患者的情况一目了然。问题目录常以表格的形式记录,将确认后的问题按发生的年代顺序逐一编号记入表中,分主要问题目录和暂时性问题目录,前者多列入慢性问题及尚未解决的问题(见表 6－5),后者则列入急性问题表(见表 6－6)。

表 6-5　慢性问题

问题序号	发生日期	记录日期	问题名称	解决日期和内容	转归
1	2004.6	2004.6	脑出血		
2	2004.7	2004.7	进食自理缺陷		
3	2005.10	2005.10	丧偶		

表 6-6　急性问题

序号	问题名称	发生日期	就诊日期	处理及结果
1	关节扭伤	2004.6	2004.6	热敷并治愈
2	腹泻	2005.8	2005.8	抗菌素治愈

③病情流程表:病情流程表是某一主要问题在某一段时间内的摘要,它以列表的形式概括地描述了与该问题有关的一些重要指标的变化过程。包括症状、体征、生理生化指标和一些特殊检查结果,用药方法和药物不良反应、饮食治疗、行为与生活方式改变,以及心理检测结果等(见表 6-7)。

表 6-7　病情流程表

问题 1	高血压			
日期与时间	血压/mmHg	心率/(次/min)	用药及建议	备注
2004/05/20 9:00	170/110	98	硝苯地平 10mg,tid	
2004/05/27 9:00	150/100	94		
……	……	……		
……	……	……		
2005/06/15 10:00	140/80	80	硝苯地平 10mg,tid	
……	……	……		

流程表通常是在病情(或问题)进展一段时间后,将资料做表格进行的总结和回顾,可以概括出清晰的轮廓,以便及时掌握病情,修订治疗计划,制订患者教育计划等。病情流程表并非用于所有患者,它主要用于慢性病或某些特殊疾病的观察和处理记录。

④问题描述及进展记录:问题描述是将问题表中的每一问题依序号逐一以"S-O-A-P"的形式进行描述。SOAP 中的 S 代表患者的主观资料,O 代表客观资料,A 代表评估(包括做出诊断),P 代表计划,相当于医学中的收集病例资料、做出医学诊断、制订治疗方案,护理学中收集主客观资料、做出护理诊断/问题、制订护理计划(见表 6-8)。

表 6-8　POMR[※]健康问题记录方式 SOAP 书写范例

问题	高血压
S	头痛、头晕 1 月余
	饮酒史 20 年,近十年来每天 2 餐饮(白)酒,每次 2 盅(约 2 两)
	菜肴味咸

问题	高血压
	父亲 65 岁死于脑卒中。
O	面红体胖,性格开朗
	血压 180/110mmHg,心率 96 次/min
	眼底动脉节段性变细缩窄,反光增强
A	根据患者主诉资料和体格检查结果,初步印象:原发性高血压(Ⅱ期)
	结合其家族史和可能出现的并发症,应采取措施控制血压,并随访观察。
P	诊断计划:
	1.心电图检查、X 线胸片
	2.血糖、血脂测定、肾功能检查
	治疗计划:
	1.口服降压药物
	2.低盐饮食,逐步控制食盐量至不超过 6g/d
	3.低脂饮食,减少富含胆固醇的食物,增食膳食纤维
	4.控制饮酒
	5.控制体重,增加运动量
	健康教育计划:
	1.有关高血压知识指导、高血压危害因素评估
	2.生活方式和行为指导
	3.自我保健知识指导
	4.患者家属的教育

※POMR 是以问题为导向的健康档案记录方式,英文为 problem oriented medical record。

(2)以预防为导向的周期性健康问题记录:定期体检是运用格式化的健康检查表,针对不同年龄、性别和健康危险因素的个人而设计的健康检查,其目的是早期发现、早期诊断。记录内容包括健康普查,如测血压、乳房检查、胃镜检查、尿液检查;计划及预防接种和健康教育等。

(3)以预防为导向的保健记录(保健卡):它是国家卫生法规对某些特定人群实行的初级卫生保健记录,包括围生期保健、儿童保健、青少年保健以及各种计划免疫和预防接种记录卡。保健记录是根据建档对象,以附录活页的形式附在个人档案后。

2.家庭健康档案

家庭健康档案包括封面、家庭基本资料、家系图、家庭卫生保健记录、家庭健康相关资料、家庭主要健康问题目录和问题描述、家庭各成员健康资料(其形式与内容如前述个人健康档案),是全科医生和社区护士以家庭为单位实施医疗护理的重要参考资料。

(1)封面:包括档案号、户主姓名、社区、建档护士、家庭住址、电话等内容。

(2)家庭基本资料:包括家庭住址、人数及每个人的基本资料,建档医生和护士姓名,建档日期等。

(3)家系图:家系图以绘图的方式表示家庭结构及各成员的健康和社会资料,是简明的家庭综合资料,其使用符号有一定的格式。详见第四章家庭健康护理。

(4)家庭卫生保健记录:记录家庭环境的卫生状况、居住条件、生活起居方式,它是评价家庭功能、确定健康状况的参考资料。

(5)家庭健康相关资料:包括家庭结构、功能、家庭生活周期等资料。详见第四章家庭健康护理。

(6)家庭主要健康问题:目录中记载家庭生活压力事件及危机的发生日期、问题描述及结果等。家庭主要问题目录中所列的问题可依编号按 POMR 中的 SOAP 方式描述。

(7)家庭成员健康资料:同个人健康档案。

3.社区健康档案

社区健康档案是由全科医生和社区护士提供的、以社区为基础的、协调性的医疗保健服务的必备工具,是了解社区卫生工作状况、确定社区中主要健康问题及制订卫生保健计划的重要文献资料。社区档案内容主要包括社区基本资料、社区卫生服务资源、卫生服务状况、居民健康状况四个部分,它是全科医生和社区护士以社区为单位实施保健的重要参考资料。

(1)社区基本资料:包括社区地理及环境状况以及影响居民健康的危险因素,社区产业及经济现状以及影响居民的健康因素,社区动员潜力(指可以动员起来为居民健康服务的社区人力、财力和物力),社区组织的种类、配置及相互协调等情况。

(2)社区卫生服务资源。

①卫生服务机构包括:a.医疗保健机构,如医院、保健所、防疫站、社区卫生服务中心(站)、私人诊所等。b.福利机构,如福利院、敬老院、老年公寓等。c.医学教育机构,如医学院校和护理学校等。每个机构的服务范围、优势服务项目,地点等均有必要记录在社区档案中。医生可根据以上情况进行转诊、咨询等,从而充分利用卫生资源,为居民提供协调性保健服务。

②卫生人力资源包括:本社区卫生服务人员的数量、构成和结构等状况。

(3)社区卫生服务状况:①每年的门诊量、门诊服务内容种类。②家庭访视和居家护理的人次、转诊统计。转诊统计包括转诊率、患病种类及构成、转诊单位等。③住院统计包括住院患者数量(住院率)、患病种类及构成、住院起止时间等。

(4)居民健康状况:①社区人口资料。包括人口数量、年龄和性别构成(见表 6-9),各年龄组性别比,文化构成(见表 6-10),职业构成,家庭构成(见表 6-11),婚姻状况(见表 6-12),出生率,病死率,人口自然增长率。②患病资料。如社区疾病谱、疾病分布(包括年龄、性别分布与职业分布等)。③死亡资料。包括年龄、性别、职业和社区死因谱等。

表 6-9　社区人口年龄、性别构成表

年龄组	男性		女性		合计	
	人数	占比/%	人数	占比/%	人数	占比/%
0~1						
2~4						

年龄组	男性		女性		合计	
	人数	占比/%	人数	占比/%	人数	占比/%
5～9						
10～14						
……						
合计						

表 6－10 社区文化构成表

文化程度	男性		女性		合计	
	人数	占比/%	人数	占比/%	人数	占比/%
文盲						
小学						
初中						
高中						
中专						
大专及以上						
合计						

表 6－11 社区家庭结构构成表

家庭类型	户数	%
单亲家庭		
核心家庭		
主干家庭		
联合家庭		
其他		
合计		

表 6－12 社区婚姻状况构成表

婚姻状况	男性		女性		合计	
	人数	占比/%	人数	占比/%	人数	占比/%
未婚						
已婚、再婚						
离婚（单身）						
丧偶						
合计						

（三）社区健康档案管理

1.我国建档方式的现状

完整的社区居民健康档案包括个体健康档案、家庭健康档案和社区健康档案。其实实际工作中三种档案并不是完全独立分开的，许多社区在建立个体健康档案的同时，也收集了个人家庭的资料，个体健康档案又是社区健康档案的基础资料。

（1）个体和家庭健康档案的建档方式：建档方式有个别建档和普遍建档。

①个别建档：是居民来社区卫生服务中心（站）就诊或建立家庭病床时建档，然后通过诊疗接触、家庭访视和居家护理等方式，逐渐完善个体健康档案和家庭健康档案。这种建档对社区患者健康管理起到重要作用，但由于仅局限于对来就诊和申请居家护理者的健康管理，不能代表社区群体健康状况。

②普遍建档：是由全科医生和社区护士在一段时间内访问社区中的每一个家庭成员及家庭整体做一次全面评价而建立档案。这种建档方式能收集辖区所有家庭和家庭成员的基础资料，能针对普遍存在的健康问题及其危险因素开展健康教育、健康检查和增进健康等活动。但是需要大量的时间、人力和物力，目前社区卫生服务机构正努力开展这项工作。

（2）社区建档：社区卫生工作者，主要是社区护士每半年或一年将社区健康相关资料和数据定期输入计算机，对社区健康进行动态监测和管理。可以利用个人和家庭普遍建档的数据资料，进行统计分析获得社区群体健康相关资料，另外还可以利用居民委员会和街道办事处、派出所、区政府、卫生防疫站和妇幼保健院等相关资料。这样可以节省人力、物力和时间。

2.建立健全相关制度

为使健康档案完整、准确，全面地反映个人、家庭和社区的健康状况，有必要制定有关健康档案的建立、保管、使用及保密的制度，完善相应的设备，配备专职人员，妥善保管健康档案。

3.有效利用健康档案

健康档案建立后，要定期或不定期地分析有关内容，及时发现个人、家庭和社区的主要健康问题，有针对性地提出防治措施；做到物尽其用，充分发挥健康档案在提高居民健康水平中的作用。建档后，可以实现资源共享，合理使用，避免重复登记、重复检查造成的资源浪费。

4.健康档案的保管和使用

健康档案要统一编号，集中放在社区卫生服务中心（站）或门诊部，并由专人负责保管。档案在装订时，以户为单位，家庭健康档案在前，个人健康档案附后。

居民每次就诊时须凭就诊卡向档案室调取个人健康档案，就诊后迅速将档案归还档案室，换回就诊卡。如果建立微机化管理的单位，就诊卡使用的是IC卡，患者就诊时只需在打卡机上刷卡，就能调出患者的健康档案。社区健康档案由专人填写，档案的借用应有审批制度。

5.计算机在健康档案管理中的作用

随着信息科技的进步，计算机在医疗卫生领域的应用越来越普及，目前我国各大医院都建立了不同种类的医疗信息管理系统。社区卫生工作者利用计算机软硬件技术、网络通信和数据库等现代化手段，建立个人、家庭和社区的连续性、全方位计算机健康档案管理系统，并以此系统为基础，开展医疗、预防、保健、康复、健康教育和计划生育"六位一体"的社区卫生服务。同时对医疗活动各阶段产生的数据进行采集、存储、处理、提取、传送和分类，汇总成各种新的信息,不断丰富健康档案的内容,从而实现社区居民健康档案的有效管理和信息的综合利用。

(1)计算机健康档案管理系统的优点。

①操作更简便、快捷。

②灵活的输出功能,可随时按使用者要求获得所需资料。

③多职能团体使用达到资源共享,避免内容重复,提高工作效率。

④利用统计分析功能,方便地统计出居民就诊原因分类、居民健康问题分类、医生干预内容分类、社区的人口和家庭构成等资料。

⑤决策辅助功能可以依据个人、家庭和社区健康的相关资料,制定提供相关服务的内容。

⑥随访提醒功能可以从健康档案资料中自动查询出需要做预防保健服务、康复治疗的自我保健指导、慢性病的随访观察等项目的服务对象和时间安排。

(2)计算机健康档案管理中存在的问题。

①计算机健康档案尚处于开发阶段,目前软件类型没有统一。

②电子资料和传统人工资料并存,影响资料的利用和管理标准,给交流和资源共享带来不便。

③健康档案中包含个人隐私,记录内容涉及社会、心理和家庭等问题。电子资料内容管理不善容易造成泄密和修改。目前开发健康档案管理系统的软件,应多从技术上加强用户权限和密码管理设计,使所有操作和使用者在获得认可后,才能登录,以增加使用的安全性。

第三节　慢性非传染性疾病的社区护理

一、慢性病概述

(一)慢性病的现状

从 19 世纪开始,由于医学科学的发展和社会经济的进步,使疾病谱和生活方式发生了很大的变化。同时,社会老龄化现象也越来越严重,慢性病的发病率和病死率呈逐年上升的趋势。

根据国家统计局数据显示,2015 年,我国 60 岁以上人口升至 2.2 亿,占比 16.1%,其中慢性病患者占 80%,近年来,年轻人患慢性病的比例也呈逐年上升趋势。《中国居民营养与慢性病状况报告(2015)》中提到:"2012 年全国 18 岁及以上成年人高血压患病率为 25.2%,糖尿病患病率为 9.7%,与 2002 年相比,患病率呈上升趋势。40 岁及以上人群慢性阻塞性肺疾病患病率为 9.9%。""根据 2013 年全国肿瘤登记结果分析,我国癌症发病率为 235/10 万,肺癌和乳腺癌分别位居男、女性发病首位,十年来我国癌症发病率呈上升趋势。""2012 年全国居民慢性病病死率为 533/10 万,占总死亡人数的 86.6%。心脑血管病、癌症和慢性呼吸系统疾病为主要死因,占总死亡的 79.4%,其中心脑血管病病死率为 271.8/10 万,癌症病死率为 144.3/10 万(前 5 位分别是肺癌、肝癌、胃癌、食管癌、大肠癌),慢性呼吸系统疾病病死率为 68/10 万。经过标化处理后,除冠心病、肺癌等少数疾病病死率上升外,多数癌症、慢性阻塞性肺疾病、脑血管病等慢性病病死率呈下降趋势。"慢性病死亡人数占总死亡人数的比例在上升,主要是由于我国经济社会发展和医疗卫生服务水平的不断提高,特别是疾病防控和妇幼保健工作的加强,使得传染病、婴幼儿和孕产妇病死率持续下降,幅度较大,使得慢性病的死亡构成比呈上升趋势。慢性病的病死率呈下降趋势,主要是由于公共卫生和医疗服务水平不断提升,慢性病早期发现、早期诊断、早期治疗覆盖人群不断扩大,使得重点慢性病病死率不断下降。随着深化医药卫生体制改革不断推进,城乡居民健康意识不断提高,对医疗卫生服务需求也在不断增长,使得群众有病早就医、小病不拖成大病成为可能,慢性病患者的生存期得以不断延长。

(二)慢性病的概念及特征

1.慢性病的概念

慢性非传染性疾病又称慢性病,美国慢性病委员会的定义为:具有下列 1 种或 1 种以上的特征即为慢性病,其中包括患病时间是长期的,会成为残疾,起因于不可恢复的病理状态,根据病情需要进行不同的康复训练,需要长期的医疗指导。

2.慢性病的特征

和急性病不同,慢性病的起病缓慢,病因复杂,患病期间不固定,很少治愈,患者日常的生活管理对于疾病的转归有很大的影响,因此,医护工作者和慢性病患者间既是指导和被指导的关系,又是合作的关系。具体特征如下。

(1)隐蔽性强:慢性病发病初期的症状和体征不明显,常在体检时发现,或者症状反复迁延、逐渐加重,患者无法忍受时才去就医得以确诊,但此时多已伴有并发症或已进入晚期。

(2)致病因素复杂:慢性病的发病因素复杂,往往是多种因素相互影响而逐渐形成,有的甚至没有明确的致病因素。

(3)具有不可逆转的病理变化,缺乏特效的治愈手段:慢性病具有不可逆的病理过程,如原发性高血压、糖尿病等,不易治愈,只能通过长期用药和治疗及良好的自我健康管理和良好的护理照顾,达到缓解症状、控制疾病发展、延缓并发症的出现、降低残疾的发病率和疾病病死率的目的。

(4)病程长,需要长期的治疗和护理:慢性病的持续时间较长,可达数年或几十年,甚至终生。由于慢性病患者需要长时间的用药和康复治疗,同时,由于疾病本身或者长期卧床的影响,可导致患者出现不同程度的残障,使患者的自理能力下降,需要他人长时间的生活照顾,给个人、家庭及社会造成了沉重的负担。

(三)慢性病的分类

1.根据慢性病对个体产生的影响不同来分

(1)致命性:有些慢性病呈进行性进展,会威胁人的生命,如恶性肿瘤、肌萎缩侧索硬化(ALS)。

(2)非致命性:有些慢性病进展较慢,但对机体无致命危险,如帕金森病、偏头痛、关节炎等。

(3)可能威胁生命的:介于两者间,有些慢性病的结果难以预料,如阿尔茨海默病、脑卒中、慢性酒精中毒和心血管疾病等。

2.根据起病情况分

(1)急发性:指起病突然,但病理变化已有相当时间的疾病,如脑卒中、心肌梗死等。急发性慢性病对患者及其家庭造成的压力较大,因患者需要在短时间内接受患病的现实,进行家庭结构、个人角色和情绪的调整等。

(2)渐进性:指缓慢发病,临床症状出现后经或长或短的一段时间才能确诊的疾病,如风湿性关节炎或高血压等。渐进性慢性疾病因患病时间较长,患者和其家属有较长时间进行调整,但是患者及其家属需要较多的精力与耐心,尤其是病程长,患者的自理能力下降或消失的情况,如阿尔茨海默病等,给患者和其家属都带来很大的压力。

(四)慢性病的危险因素

1.年龄、遗传及家庭因素

(1)年龄:虽然慢性病可以发生于任何年龄段,但是发生比例却和年龄成正比。随着经济的不断发展,我国老龄人口也越来越多,慢性病的发病率也越来越高。

(2)遗传和家庭因素:很多慢性病的发生都和遗传因素有关,如原发性高血压、糖尿病、肿瘤等。

2.不良生活方式

(1)饮食因素:营养均衡的饮食是机体健康的基础和保障,而不合理的膳食往往是慢性病的致病因素之一。不合理的膳食主要有以下几种。

①高盐饮食:大量钠盐摄入可能是高血压发病的因素,尤其是对钠盐敏感的人群,不同地区人群血压水平和高血压患病率与钠盐平均摄入量显著呈正相关。对于预防和已经患高血压病的人群来说,适度限制钠盐非常重要。

②高糖饮食:这里的糖是指添加糖,是加工食品或预加工食品中额外添加的糖,如蔗糖(白砂糖、绵白糖、冰糖、红糖等)、葡萄糖和果糖等,是游离糖,并不包括新鲜完整水果中天然存在的糖,不包括奶类中的乳糖和粮食薯类中的淀粉。现在越来越多的证据表明,游离糖的摄入不仅会导致体重增长、龋齿,并有可能增加其他相关慢性疾病的风险,如肥胖、2 型糖尿病、血脂异常、高血压、心血管异常等。

③高胆固醇、高动物脂肪饮食:机体血液中的胆固醇与动脉硬化的发生有着密切的关系。喜食动物内脏、肉类、甜食及饮酒过量的人,其体内的胆固醇和脂肪含量会较高。当体内胆固醇的含量超过机体的需要量时,过量的胆固醇和中性脂肪在血管管壁中存积,使血管内膜增厚、血管管径变窄,造成血液流动受阻。当组织内血液无法流通时,可引起局部细胞死亡。

④不良饮食习惯:因烟熏和腌制的食物中含有较高的亚硝胺类致癌物质,长期食用烟熏食物和腌制的鱼肉、咸菜,易导致癌症的发生,尤其与胃癌的发病密切相关。每日进食时间无规律、暴饮暴食等,可破坏胃黏膜的保护屏障,导致胃炎、胃溃疡、胃癌的发生;食物摄入种类单一,可使营养缺乏;蔬菜、粗粮摄入过少,食物过于精细,易引起肠道疾病如痔疮、肠癌等。酒精能促使中性脂肪的合成旺盛,除引起动脉硬化外,还会大量沉积于肝中,降低肝的解毒功能,甚至造成肝硬化;长期大量饮酒也可使人出现酒精依赖或慢性酒精中毒。烟草燃烧时会产生大量的有害物质,如一氧化碳、尼古丁、多环芳香烃等,这些物质有的会直接产生毒性,有的会引起多种心血管疾病,有的是高致癌物,吸烟是多种慢性疾病的致病因素。

（2）运动因素：运动可以加快血液循环，促进机体新陈代谢；增强心肌收缩力，维持各器官的健康；促进脂肪代谢，有助于保持正常体重，使身体质量指数（BMI）在正常范围内；放松紧张的情绪，有助于维持健康的心理状态。正确合理的运动可以有效地预防各种慢性疾病的发生。现代人由于生活方式的改变，很多人久坐、运动量不足，更容易发生慢性疾病。

（3）情绪因素：现代人生活压力大，节奏快，常常会使个体产生各种不良情绪，如紧张、焦虑、忧郁等，长期处于这种不良情绪下，会给人体带来各种不良影响，如血压升高、心率加快等，甚至降低机体的免疫功能。

3.环境因素

（1）自然环境：自然环境中的空气、水、土壤的污染与各种慢性疾病的发生密切相关。

（2）社会环境：一方面，不同的社会文化、风俗习惯会对个体的生活方式产生很大的影响，从而影响慢性疾病的发病率及发病种类；另一方面，社会环境中，人群的受教育程度、对健康的重视程度及公共卫生体系的完善程度、医疗保障覆盖面的大小对慢性病的发病率及慢性病患者群的生活质量都有很大的影响。

二、慢性病对个人、家庭和社会的影响

（一）慢性病对个人的影响

1.对个人生理功能和自理能力的影响

慢性病由于病程长，并发症多，对患者多个系统的功能都有很大的影响。如很多慢性病会影响患者的消化功能，使患者食欲减退，进食减少，长期如此可能会导致营养不良；有的慢性病会影响中枢神经系统的功能，导致患者肢体功能障碍、排泄功能受影响等，患者出现压疮、关节僵硬、肌肉失用性萎缩、坠积性肺炎、血栓形成、便秘、尿失禁等一系列制动综合征；慢性病也会造成患者永久性的病理性损伤。

2.对个人心理状态的影响

慢性病不仅造成患者生理功能障碍，也会影响其心理状态。当慢性病造成患者生理功能障碍时，患者常有抑郁和无力感，由此也会衍生许多其他不良情绪反应和行为反应，如失落感、隔离感，依赖性增强或行为幼稚，情绪不稳定等。

3.对个人社会关系的影响

由于慢性病对生理功能和自理能力的影响，导致慢性病患者参与社交活动障碍，造成社交活动的隔离；有时，由于慢性病常会造成身体的残障或功能异常，慢性病患者常会拒绝参加社会活动，导致社会关系单调或紧张。同时，由于自理能力的下降和身体残障，常使患者正常的工作和学习受到影响，如无法完全承担工作职责，甚至导致提前退休等，使以往正常的社会关系受到破坏。

（二）慢性病对患者家庭的影响

1.影响家庭的收入和支出

一方面，慢性病对患者和家庭成员（要分出时间和精力照顾患者）的工作职业都有很大的影响，从而影响了整个家庭的经济收入；另一方面，慢性病患者需要长期的治疗和康复，加上患者的营养需要和医疗护理器械及药物的购入,家庭支出会大幅上升,给家庭带来沉重的经济负担。对于本身内外资源缺乏的家庭(如低收入家庭),有些慢性病甚至会使家庭陷入贫困。

2.增加家庭成员的心理压力

家庭中有慢性病患者时,通常其他家庭成员会先经历一个哀伤的过程,有时常会伴有罪恶感和歉疚感,随之会过度补偿患者,从而助长了患者的依赖行为,长期且过度的依赖行为可能会导致其他家庭成员无法正确识别患者的需要而产生厌烦情绪。患者的痛苦、家庭成员付出的精力及经济负担,常常会给家庭成员带来内疚、焦虑、否认、退缩、愤怒等不良情绪。

3.家庭角色及结构的重新调整

每个人在其家庭中都承担着一定角色,或者对其他家庭成员有一定的角色期待,当家庭成员中有慢性病患者时,势必会引起家庭角色的改变。急发性慢性病起病快,需要家庭成员在较短时间内适应角色变化,可能会出现角色冲突等角色适应问题;一些对患者生理功能影响较大的慢性病,使患者家属彼此间的角色期待发生了改变,需要家庭成员角色的重新适应和调整,以代替患者以往承担的家庭角色,否则就会破坏家庭原有的和谐关系,出现家庭角色适应困难和家庭问题。

(三)慢性病对社会的影响

慢性病患者工作能力和自理能力的下降,使工作成本增加,社会工作效率下降,也降低了社会人群的健康水平。同时,由于现代社会以核心家庭为主,患者照顾多依赖社会,增加了社会的负担。另外,由于慢性病需要长期的治疗和康复,慢性病患者对于社会医疗保健制度的完善和社会互助措施等福利保障体系的需求更为迫切。

三、慢性病的预防和社区护理干预

(一)慢性病的管理原则

1998 年,WHO 慢性非传染性疾病行动框架指出,强调个人在慢性非传染性疾病防治中的责任,建立伙伴关系等。任何地区和国家在制定慢性病防治策略和选择防治措施时,都要考虑以下的原则(简称"原则")。

(1)强调在社区及家庭水平上降低最常见慢性病的共同危险因素(如吸烟、不合理膳食、静坐生活方式等),进行生命全程预防。

(2)三级预防并重,采取以健康教育、健康促进为主要手段的综合措施,把慢性非传染性疾病作为一类疾病来进行共同的防治。

(3)全人群策略和高危人群策略并重。

(4)传统的卫生服务内容、方式向包括鼓励患者共同参与、促进和支持患者自我管理、加强对患者定期随访、加强患者与社区和家庭合作等内容的新型慢性非传染性疾病保健模式发展。

(5)加强社区慢性非传染性疾病防治的行动。

(6)改变行为危险因素预防慢性非传染性疾病时,应以生态健康促进模式及科学的行为改变理论为指导,建立以政策及环境改变为主要策略的综合性社区行为危险因素干预项目。

(二)慢性病危险因素的控制措施

1.控制吸烟

香烟中的尼古丁与咖啡因一样,刺激交感神经,使血压上升,心率加快,引起动脉硬化。尼古丁破坏呼吸道黏膜的上皮细胞,降低呼吸道的免疫力,引起慢性支气管炎、肺癌等疾病的发生。还使胃黏膜的血管收缩,减弱幽门括约肌的张力,引起胃炎、胃溃疡等。

(1)个体对抗烟瘾的策略:个体对抗烟瘾的方法因人而异,以下方法可做参考。

①宣告:多次重复地对自己大声说:"我选择不吸烟的生活方式,做一个不吸烟的人。"

②拖延:烟瘾发作时先等待 10 分钟。烟瘾发作最强烈的欲望最多也不过维持 3～5 分钟。

③深呼吸:烟瘾发作时做数次深呼吸,能帮助放松和提高人的警觉性,会减轻戒断症状。

④寻找替代食品:每次烟瘾起时,可多喝白水、绿茶、果汁等,减低对香烟的欲望。

⑤做其他事情:转移注意力,做一些散步、与人倾谈等松弛运动,保持脑和手部繁忙。

(2)戒烟的群体干预:实际生活中,控烟效果不理想的最主要原因是人们把吸烟当作是个体行为来进行干预,忽视了吸烟行为的出现与坚持深深植根于特定的文化、习俗、社会经济环境影响之中。戒烟的群体干预可采取以下措施:①营造控烟的支持性环境。如创建"无烟社区、无烟单位、无烟家庭"等。②加强健康教育,宣传烟草的危害。充分利用各种宣传媒体,通过各种方式,如"吸烟有害健康"知识讲座和知识竞赛,大力和广泛宣传吸烟和被动吸烟的危害,以及戒烟的好处,提高戒烟和拒绝吸烟的自觉性。医护人员是戒烟宣传的最合适人选。③提高个人戒烟技能。把一些比较系统、可行的个人戒烟技能或方法介绍给吸烟者,并指导戒烟,提高戒烟成功率。

2.合理膳食

所有的慢性病患者都应该掌握合理膳食的概念,并遵循膳食指南,合理选择六类不同的食物。

(1)合理膳食应满足以下基本要求:①能供给用膳者必需的热量和各种营养素,保证各种营养素间的比例均衡,以维持生理活动和适应机体需要,总脂肪<总热量的 30%,饱和脂肪<10%;蛋白质占总热量的 15% 左右,动物蛋白占总蛋白质 20%;碳水化合物占总热量 55% 以上。②食物的储存、加工烹调合理。③食物中各种营养素尽可能地减少损失,并提高其消化率和吸收率。④为促进食欲应注意有良好的色、香、味等感官性状。⑤食物应对人体无毒害。⑥膳食制度规律,一日三餐定时定量,一般三餐的能量分别占总能量的 30%、40%、30%。

(2)膳食指南:1997 年中国营养学会发表《中国居民膳食指南》,主要内容包括:①食物多样、谷类为主;②多吃蔬菜、水果和薯类;③常吃奶类、豆类或其他制品;④经常吃适量鱼、蛋、瘦肉,少吃肥肉和荤油;⑤食量与体力活动要平衡,保持适宜体重;⑥吃清淡少盐的食物;⑦饮酒应适量;⑧吃清洁、卫生、不变质的食物。其宗旨是平衡膳食,合理营养,促进健康。

(3)六类食物的选择。

①谷类:根据年龄、性别和体力活动的不同,食用量每天在 300～500g。应注意粗细搭配。以谷类为主,可以保证机体的能量主要来源于碳水化合物。此外,谷类食物还是膳食纤维、B族维生素的主要来源。鼓励进食全麦食品(杂粮)。糖果和糕点不宜多吃,避免食用过多的糖和脂肪。

②水果:水果 100～200g,以增加膳食中有益于心血管健康的维生素 C、胡萝卜素、膳食纤维、钾等营养素的摄入量。

③肉类:原则是减少膳食脂肪,补充适量优质蛋白质。建议改善动物性食物结构,以保证优质动物蛋白质的摄入量,减少摄入含脂肪高的猪肉,增加摄入含蛋白质较高而脂肪较少的禽类及鱼类。蛋白质质量依次为:奶、蛋、鱼、虾;鸡、鸭、牛、羊肉、猪肉。a.家畜和家禽每天食用50～100g。避免过多摄入胆固醇,不宜多吃动物内脏。b.鱼虾类每天 50g,或每周 1～2 次,每次食用 150～200g,含优质蛋白质和多不饱和脂肪,有益于心血管病的防治,可适当多吃。c.蛋类每天不宜超过 1 个,或每周 3～4 个,因其胆固醇的含量较高(1 个鸡蛋约含 300mg 胆固醇)。可提供优质蛋白质。具体措施有:少食富含脂肪食物;少食或不食肥肉;不食各种肉皮(鸡皮、鸭皮)。近年来,国际上逐渐认识反式脂肪酸及其危害,应减少其摄入,如人造奶油、含膨化剂的食品、烘烤食品等。

④豆乳类:a.豆类及豆制品。豆类是植物蛋白中最好的,可以提供优质蛋白质,并可补钙。平均每天可食用 50～100g。b.乳类。每天食用 1 袋(250 克)牛奶或 1 瓶酸奶,可以增加钙的摄入量。具体措施有:改食低脂或脱脂牛奶。我国人群钙普遍摄入不足,多数仅达到供给量(800mg/d)的一半。乳制品含钙较多(每 250g 牛奶含钙量在 250mg 以上),且易于吸收,是补钙的最佳食物。此外,豆类食物及豆制品中含钙也较多,多喝豆浆,多吃豆制品也可增加钙的摄入,并且符合我国传统饮食习惯。

⑤油脂类:每天 25g 左右,应选择含饱和脂肪较少的植物油,少用或不用动物油。具体措施有:减少做菜用油。

⑥蔬菜类:多吃新鲜蔬菜,要保证每天食用新鲜蔬菜 400～500g,应多选择一些营养丰富的深色蔬菜和绿叶蔬菜。素食者与肉食者相比血压较低。

(4)减盐。

①钠盐和食盐的概念:摄入钠盐的主要形式食盐(氯化钠),即烹调中的盐。还包括其他食物中所含钠折合成食盐的总量,如用盐腌制咸菜、咸蛋、咸鱼等食物,食物本身含有钠,加工时添加进去的味精、发酵粉、食用碱等也含有钠。

②食盐摄入量的标准以及计算:世界卫生组织建议每人每日食盐量不超过 6g,2007 年WHO 又提出更高的要求,每人每日食盐量不超过 5g。计量方法:普通啤酒瓶盖去掉胶垫后,1 平盖食盐约为 6g;中号牙膏盖 1 平盖食盐约为 2g。可以按人数计算出每日应控制的食盐总量,用勺衡量分配于三餐。简易的计算方法是 500g 盐一个人可食用 3 个月左右,或一家三口一个月用盐量不能超过 500g。

3.静坐生活方式的干预

(1)运动类型。

①不同类型的具体项目。a.有氧运动:有氧操、快走、慢跑、自行车、羽毛球、乒乓球、游泳、体操和舞蹈等;b.耐力性运动增强肌力:保持肌肉力量和体积的运动,如负重锻炼(哑铃等)、使用各种器械运动、上楼等;c.伸展:保持关节柔韧性和动作协调性的练习,如步行、伸展运动、舞蹈、太极拳、家务劳动等,老年人很适合。步行是保护心血管的最好运动之一,非常适合于老年人。

②运动类型选择原则。每位患者可根据自己的年龄、身体状况、爱好、社会、经济、文化背景来决定适宜的运动项目,如走楼梯而不是坐电梯、走路上班少坐车,耐力性运动如举重也很有效,但容易发生骨关节和心血管并发症,应慎重选择。

(2)运动持续时间和频度:①运动时间:一般的健身运动每次至少 10 分钟,一天累计达到 30 分钟以上。如持续运动 30 分钟有困难,可分多次进行,每次运动 10～15 分钟,一日内累计运动达 30 分钟即可;②运动频度:慢性病患者每周 5 天。

美国生理学会推荐"身体活动金字塔",塔的每层表示运动种类和时间,运动量从塔底到塔尖逐渐减少。

第一层(基石):内容为步行、爬楼梯、做家务劳动等,是运动的基础。适量的运动有助于降低心血管疾病、糖尿病的发病率,增加身体能量消耗,减少脂肪堆积,促进新陈代谢。时间为 30 分钟以上。

第二层:内容为有氧运动与娱乐活动,如有氧操、快走、慢跑、自行车、羽毛球、乒乓球和游泳等,能增加氧的吸入量改善心肺功能,提高机体免疫力。时间为每周 3～5 次,每次大于 30 分钟,中等强度。

第三层:内容为伸展运动、负重练习、健身操。能加强身体的柔韧性及肌肉适应能力,增加骨密度,预防骨质疏松及腰背疼痛,增大关节活动范围,提高肌肉功能。时间为每周 2～5 天,每次 20 分钟。

第四层(塔尖):内容为看电视、久坐、游戏上网。除了必要的休息与睡眠外,静坐少动的生活习惯应该减少,其强度低,所花的时间尽量要短。

慢性病患者不追求强度,而是靠运动的积累和长期坚持产生综合效应,运动后的心率以 170 减年龄较合适。根据年龄、健康状态、体能水平和是否为初次参加设定,并以运动后不出现疲劳或明显不适为度,因人而异地调整。

(3)运动原则。

①序:循序渐进,由节奏慢的、强度小的、时间短的逐渐加快节奏、增大强度、延长时间,使运动量在自己的承受能力之内,运动结束之后有轻松爽快的感觉。

②度:量力而行,效果和时间长短根据自己的感觉而定;根据年龄、性别、身体健康状况、自己的兴趣爱好以及气候条件等来选择运动的种类。如运动后自我感觉良好,且保持理想体重,则表明运动量和运动方式合适。对于年龄较大者,中、重度慢性病患者或有其他严重并发症者,应减少运动强度,避免运动中发生意外。

③恒:持之以恒,制订出适合自己的计划,长期坚持下去,建立良好的锻炼习惯。

(4)运动注意事项。

①避免在过冷或过热环境中运动。

②运动前热身:做 5～10 分钟的准备活动。

③运动后放松:要在结束时,至少有 5～10 分钟的放松运动,做舒展动作,如散步、缓慢游泳等,以减少运动后低血压和其他心血管、骨骼系统并发症。

④遵医嘱:慢性病患者应按照运动处方锻炼或在医生指导下进行。

⑤定期检查身体,以观察锻炼的效果或是否有不良影响。

⑥急性期或严重心脑血管疾病或严重微循环病变者,应慎重安排活动,或暂时不进行体育锻炼。

(5)运动锻炼中出现问题时的处理(见表6-13)。

表6-13　运动锻炼中出现的问题及处理方法

运动锻炼中出现的问题	处理方法
1.心律不齐和心动过速	1.停止运动,测量脉搏,记录脉搏和心率次数,判断是否正常。在下次运动前向医师汇报上次运动的情况,获得正确的指导
2.胸部、上肢、颈部和背部出现压榨感或紧迫感或疼痛	2.停止运动,去医院就诊。在未征得医生同意运动前,不能自行进行运动锻炼
3.运动后休息10分钟以上还有异常的呼吸困难	3.将此症状告知医师,在下次运动前要征得医师的同意
4.轻度头痛、眩晕、失神、冷汗、混乱	4.平卧位,下肢抬高,或取坐位,头放于两腿之间。如果出现1次以上这样的症状,要在下一次运动前与医师商谈
5.运动后异常的疲劳,尤其是运动24小时后疲劳仍然不减轻	5.下一次的运动不要过于激烈,要减量。如果异常的疲劳还没有解除,要去医院接受检查,得到医师的同意后,再做下次运动

4.控制体重

干预对象为全人群,尤其是肥胖者或有肥胖倾向的个体,除减重外,还应尽早发现和治疗高血压、血脂异常、冠心病和糖尿病等慢性病。控制体重的具体措施如下。

(1)加强对肥胖和超重的认识,明确其对慢性病的威胁。关键是"吃饭适量,活动适度"。

(2)膳食:①低热量,力争做到热卡摄入负平衡,即实际热卡摄入为理论需求量的80%左右为佳;②低脂肪,适量蛋白质和复杂碳水化合物膳食,增加新鲜蔬菜和水果的摄入。

(3)运动:①增加运动量:与控制热量摄入相结合,促进能量负平衡,是世界公认的减重良方;②提倡有氧运动:因有氧运动主要靠燃烧体内脂肪提供热量;③增加体力活动:有意识创造尽量多的活动机会,每天安排一定时间进行中等强度的体力活动,逐渐增加机体活动量;④老年人不必过分强调减重,但重要的是防止体重继续增长。

5.限制饮酒

(1)限酒的要求:对于一时难以戒酒者,也应限制饮酒量,男性每日饮酒的酒精量应少于20～30g(约合40度白酒1两);女性则减半量,应少于10～15g(约合40度白酒半两),以白酒1两/葡萄酒2两/啤酒(黄酒)小于5两为宜,每日不超过两份。妊娠期女性不宜饮酒。不提倡饮高度烈性酒。WHO对酒的新建议是:酒,越少越好。

(2)限酒的方法

①心理干预:在戒酒的初期、维持阶段和脱瘾后的康复过程等不同阶段给予不同内容的心理干预,增强抵制饮酒诱惑的能力。

②家庭干预:把戒酒者及其家庭作为一个整体进行干预,使他们认识到戒酒是一个长期、

渐进的过程,让家人给戒酒者温暖和信心。

③社会环境干预:立法限制饮酒法定年龄、禁止酒后驾车等,促使全社会饮酒风气的改善,培养无酒的文化氛围。

④临床干预:主要是对酒依赖者的康复治疗,缓解和控制戒断症状。

6.保持心理健康

慢性病患者应心胸开阔,避免紧张、急躁和焦虑状态,同时还要劳逸结合,心情放松。保持心理健康首先要培养乐观情绪,寻找欢乐情绪,战胜自己,安度"五关"(升学关、择业关、择偶关、退休关和丧偶关)。增加老年慢性病患者的社交机会,在社团活动中倾诉心中的困惑,得到同龄人的劝导和理解,提高生活质量。对于精神压力大、心情抑郁的慢性病患者,社区护士应尽量了解其紧张的原因,有针对性地对其进行心理调节,缓解精神紧张使之保持乐观积极的心态。在日常生活中,保持心理平衡,乐观豁达,注意调控自己的情绪,有利于自身心脑血管疾病的预防。通过宣教和咨询,提高人群自我防病能力。社区护士及患者家属应做耐心劝导,帮助患者参与社交活动,提倡选择适合个体的体育、绘画等文化活动,通过开展心理讲座、心理咨询、危机干预等形式,提高社区人群的精神卫生水平。

四、慢性病的自我管理模式

由于慢性病的危险因素及其患病特点,慢性病患者长期遭受疾病的困扰,其保健服务不是以治愈为目的,而应以稳定病情,帮助患者改善健康功能、提高生活质量、降低医疗保健费用为目的。在现有医疗护理资源有限的情况下,要达此目的,不能只依靠专业的医疗护理人员,患者本身必须积极参与,在专业医护人员的指导下,承担更多的疾病管理任务,提高自身的能力,学会自我管理,达到"照顾自己"的目的。目前有一种可促进患者参与自己的保健服务、医患共同合作、鼓励和支持患者在日常生活中对所患慢性病进行自我管理的创新性保健模式——慢性病自我管理模式。

(一)慢性病自我管理的概念及特点

慢性病自我管理(CDSM)是指在卫生保健专业人员的协助下,个人承担一些预防性或治疗性的卫生保健活动。这种自我管理并不是脱离了专业保健的自我保健活动,而是慢性病患者通过学习而获得的、连续的、有意识的行为。实质上是一种采用系列健康教育课程的方法对患者的教育项目,目的在于提高患者自我管理的知识、技能、信心及和医师交流的技巧,解决慢性病给日常生活带来的躯体和情绪方面的问题。

但要注意的是,自我管理模式并不是为了取代传统的社区慢性病管理模式,而是作为后者的一种有益的补充。一方面,它可以让患者增权,提高患者的自我效能,增加患者自我进行疾病管理的参与度,促进行为改变,而且能促进疾病管理所必需的伙伴式医患关系的建立;另一方面,有效的自我管理也可以优化医疗护理资源,达到降低医疗费用、节约医疗护理成本的目的。

(二)慢性病自我管理的内容

慢性病自我管理模式整合了患者、卫生专业人员、卫生系统及卫生机构的系统改变,社区资源与政策及更高层次的积极政策环境,包括 4 个层次的内容:①患者日常的自我管理。②社区对患者自我管理的支持,包括家人帮助、病友互助等。③医疗护理人员对患者自我管理的支持和随访。④卫生系统对医疗护理人员的支持,如培训如何支持患者进行自我管理、信息系统支持、服务方式的改变、循证医疗服务及决策等。

1.患者的自我管理

(1)自我管理任务:各种慢性病患者都必须完成 3 大自我管理任务,包括:a.所患疾病的医疗和行为管理。b.角色管理。c.情绪管理。

①所患疾病的医疗和行为管理。

a.服药:慢性病患者往往是服用 1 种以上的药物,且服药时间长,容易产生药物的毒副反应。因此,患者可能会出现难以坚持连续服药、漏服或不按时服药等现象;同时,慢性病患者服药的种类多,有很多药物可能含有相同的成分,患者如果自行购药,未注意药物成分,很有可能造成重复用药,引起严重的毒性反应,甚至会威胁患者的生命。社区护士应帮助患者认识这些问题,加强用药的自我管理指导,以达到患者能够正确按时服药的目的。

另外,慢性病患者服药时还应注意:口服药物在服药时和服药后要多饮水(不少于100mL),尤其是长期卧床的患者和老年人,以防止药物不易吸收,在消化道内形成高浓度药液而刺激黏膜,尤其是阿司匹林、维生素 C 等刺激性较强的药物。胃酸分泌过多者常服用的抗酸类药物,如碳酸氢钠、复方氧化铝片等,不能与氨基糖苷类抗生素、四环素族、多酶片、乳酶生、泼尼松、地高辛、普萘洛尔(心得安)、维生素 C、地西泮(安定)、铁剂等同时服用,否则可使药物疗效降低甚至丧失药效,有的还会增强药物的毒性反应。服药时必须注意合理的用药时间间隔,以保证药物在体内维持时间的连续性和有效的血药浓度。有的食物中的某些成分能与药物发生反应,影响药物的吸收和利用,应给予指导,如补充钙剂时不宜同时吃菠菜,因菠菜中大量的草酸,容易影响钙剂的吸收。

b.加强锻炼:研究和实践证明,慢性病患者参加适宜的体育锻炼,能促进血液循环、增强心肌活力、增加呼吸容量、促进机体新陈代谢。体育锻炼对促进疾病的康复,延缓衰老,改善心理和生理状况都有积极的作用,尤其对以下慢性病患者是一种重要的辅助治疗手段,如骨和关节损伤及功能障碍、颈椎病、肩关节周围炎、腰腿痛、高血压、动脉硬化、冠心病、慢性支气管炎、溃疡病、习惯性便秘、糖尿病、肥胖症、瘫痪、神经衰弱等患者。

但是由于机体的病理变化,慢性病患者对完成全负荷运动的能力和反应都较差,运动锻炼应视不同病情选择运动时间、运动量、运动方式。如果运动不当,会对身体造成负面影响,因而必须进行有效的指导。慢性病患者参加体育锻炼应掌握以下原则:在参加体育锻炼前,要进行体格检查,以了解身体健康情况,尤其是心血管系统、呼吸系统功能状况和组织器官情况。在制订体育锻炼计划时,必须根据自己的身体情况、体格检查结果、锻炼基础等区别对待,安排适当的运动量。必须遵守循序渐进的原则,运动量要由小到大,动作由易到难,使身体逐渐适应。坚持锻炼,持之以恒,才能使疗效逐渐积累,以恢复和提高自理能力。在医护人员的监督指导下进行锻炼,特别要注意自身疾病征象的变化,发现不良反应时要及时咨询医护人员,改变锻炼方法或调整运动量,还要定期检查,以了解和评定治疗效果。

慢性病患者的运动锻炼应侧重三方面。一是侧重于身体柔韧性的运动锻炼,如做体操、打太极拳等;二是侧重于增强肌力的运动锻炼,如举杠铃、仰卧起坐、腰背肌练习等;三是增强机体耐力的运动锻炼,如慢跑、快步行走、骑车、游泳等。

c.就诊指导:慢性病的治疗是一项系统性强的医疗"工程",必须在有经验的临床医师的指导下进行。同时,医师和患者间应密切合作,重视复查、随访,让医师能及时了解治疗效果,必要时调整治疗方案,重症患者需住院治疗。如果患者配合不当或不按医师的处方自行购药,甚至轻信虚假广告,最后易导致不良后果。

慢性病患者就诊应注意:患者应有一份当地各综合医院相关科室、专家门诊时间表及预约就诊电话,以了解各综合医院专家出诊的时间,有目的地进行咨询、电话预约。慢性病患者一般病情比较稳定,可以自主选择就诊时间,就诊时可避开门诊高峰时间。已在综合医院确诊的慢性病患者,可携带在综合医院专家诊治的相关资料,选择社区医院继续治疗、检查和复查。在平时诊疗过程中,向医师汇报自己的健康情况,如疾病的诊断、药物剂量、效果、饮食习惯等,以得到及时、正确的指导和帮助。

d.改变不良的饮食习惯:均衡合理的膳食是健康的基础,对于慢性病患者来说尤为重要,甚至改善营养和调整饮食结构已成为治疗慢性病的重要手段。慢性病患者日常饮食可参考中国居民膳食宝塔,还应结合自身疾病对饮食做出相应调整。同时,做到饮食多样化,戒烟限酒,避免慢性病发病的危险因素。

②角色管理。

a.维持日常生活:慢性病患者在病情稳定的情况下,应尽量维持日常角色,如上班工作或学习等,即使在家休养,也可适当承担家庭角色。

在维持日常生活时要注意:要科学地安排作息时间,可按生物钟规律安排自己的生活起居:一般情况下,以6:00时起床,起床后进行1小时户外活动,7:00时早餐,12:00时午餐,13:00时午睡30分钟,18:00时晚餐,21:00时就寝为宜。合理安排工作:慢性病患者应合理安排工作时间和量,生活放松,有充足的休息,减少工作量,减轻工作压力,使身心能愉快地承载工作负荷,若工作过于繁重,患者觉得精神和体力不堪重负,对身体有害无利,则应减轻工作压力。轻松安全做家务:慢性病患者承担的家务劳动量要适宜,患者能愉快胜任,感觉轻松,这样的家务劳动是有益于健康的,同时,做家务时要学会运用保护关节的方法及遵循节省体力的原则,减少意外发生,也可在处理日常家务工作前,事先制订工作时间表,设定工作的先后次序,将轻巧和繁重的家务交替进行。

b.社会交往:慢性病患者由于自身疾病的影响,社交范围明显缩小,对周围事物心有余而力不足。随着社会角色的改变,其在家庭、社会中的地位也随之改变。一方面,慢性病患者由于自卑不愿参与各种社交活动;另一方面,慢性病患者又担心自己被忽视,希望他人关注自己,导致慢性病患者在社交活动中往往会出现多疑、固执己见等心理活动,造成社会人际交往的困难和不适应。

指导患者要正确对待自己,对自己人生坐标的定位要准确、到位,不要越位、错位;要正确对待他人、对待社会,对社会有感激之心。另外,要指导患者正确表达自己的社交需求,并鼓励慢性病患者积极参加各种社会公益性活动和自助性病友团体,通过患者间的互助可以交流经验及资源。进一步改善社会环境和人际关系,加强社会支持和感情交流,从而体现他们的社会价值,满足自我实现愿望,全面促进身心健康。

③情绪管理:慢性病患者因为需要承受长期的疾病折磨,经历漫长的病程,所以往往产生极为复杂的心理活动。由于慢性病发病较隐秘,慢性病患者一开始大都有侥幸心理,迟迟不愿进入患者角色;一旦确诊,又易产生急躁情绪,希望有特效药根治,但目前许多慢性疾病还没有令人满意的特效治疗方法,导致慢性病患者无可奈何地去适应漫长的疾病过程,并给患者家庭带来各种压力,常使患者出现焦虑、失望、内疚、自责,甚至悲观、绝望、厌世心理。有时表现为抑郁寡言,有时表现为暴躁、怒气冲冲,遇到一些琐碎小事就大发雷霆。

因其疾病种类和严重程度、心理社会环境及个体的心理特征不同,可分为以下3种类型。

a.自怨自艾型:慢性病患者中,情绪忧郁沮丧者多见,这主要是心理内向投射的结果。这些患者由于患了慢性病,担心给家庭和他人带来负担,从而失去生活信念,过分关注机体感受,过分计较病情变化,一旦受到消极暗示,就迅速出现抑郁心理,有时还可产生悲观厌世之感。在这种情况下,家庭成员要善于发现患者的心理变化,要与患者促膝谈心,对患者给予最大程度上的支持和鼓励,帮助他们正视现实,使他们重新认识到人生的价值。让患者多了解现代医学的发展、进步及康复的可能性;也可以通过其他患者治疗成功的经验来帮助患者树立战胜疾病的信心,增强患者的心理承受能力。

b.怨天尤人型:在慢性病患者中也有些患者在遇到烦恼时,责人多,责己少,这在心理学上称为外向投射。外向投射的心理表现为将患病的原因或长期的治疗完全推诿于客观情况,经常怨天尤人。他们对躯体方面的微小变化颇为敏感,常提出过高的治疗和护理要求。有时患者会责怪医师没有精心治疗,责怪家人没有尽心照料,好挑剔,任性,容易冲动,因此造成家庭关系紧张。这种心理反应是患者对疾病治疗信心不足造成的,家庭成员应采取关心、同情的态度,耐心地照料患者,切勿感情用事,与患者争吵,造成对立局面。当患者疾病的部分症状有所缓解,病情有所控制时,应及时加以鼓励,帮助患者树立战胜疾病的信心。

c.服从依赖型:服从依赖是对慢性病习惯化的表现形式。患者对疾病应有一个适应过程,在心理学上称为"患者角色"的过程。起初,患者认为自己的疾病很快就能治愈,并不安心扮演"患者角色",但是在慢性病的演变和治疗过程中,患者慢慢地觉察到这是一个长期过程,逐渐明白他不得不在这一时期充当患者角色。这一心理适应过程对慢性病的治疗有好处,它能使患者面对现实,配合治疗,有利于疾病康复。但是,在这一过程中也产生了对疾病的习惯化行为,患者以为自己的疾病长期持续,在心理上要持续地依赖医师的治疗及家人的照顾,一丝不苟地执行医嘱,踏踏实实地卧床休息,整天以床为伴,看病、服药和休息成为生活的全部内容,这些对于康复行为显然是不利的。在对待慢性病患者的治疗过程中,始终要注意到有利于康复的措施,既要进入"患者角色",又要随时纠正"习惯化"对患者的影响,把握好他们的情绪变化,随时给予心理支持,调动患者的能动性,让患者主动地对情绪进行自我控制。

(2)自我管理的基本技能:要完成上述3大自我管理任务,患者必须掌握5种自我管理基本技能。

①解决问题的技能:在管理疾病的过程中,患者能够认识自身问题所在,能与他人一起找

到解决问题的方法,采用适合自己的方法,积极尝试解决自身问题并能够帮助他人,能评估用该方法是否有效。

②制定决策的技能:学会与医护人员一起制定适合自己的、切实可行的目标,实施措施和行动计划。

③获取和利用资源的技能:知道如何从医疗机构或社区卫生服务机构、图书馆、因特网、家人、朋友等渠道获取和利用有利于自我管理的支持和帮助。

④与卫生服务提供者建立伙伴关系:帮助建立良好的医患关系,学会与医师和护士交流沟通,相互理解和尊重,加强联系,最终建立起伙伴关系,共同管理疾病。

⑤目标设定与采取行动的技能:学习如何改变个人的行为,制订行动计划并付诸实施,确保对行动的信心和决心,对采取的行动进行评估,完善自己的行动计划,使其更易于实施。

慢性病患者自我管理的技能要在社区或专业人员的培训指导下获得。

2.社区对患者自我管理的支持

社区对患者自我管理的支持主要体现为在社区内持续开展慢性病自我管理健康教育项目(CDSMP),培养患者的自我管理能力。即通过充分利用社区资源,开展系列的健康教育课程来提高患者及其家人自我管理的基本知识、能力及信心,鼓励病友互助,提高患者与医护人员的交流技巧,帮助患者完成自我管理任务。这些系列的健康教育课程以患者需求为基础,针对患者关注的问题,以自我效能理论为指导,以提高患者的自信心及让患者掌握管理慢性病所必需的技能为重点。

我国自我管理教育项目多采用在社区内成立"慢性病自我管理小组"的方式来进行实践,实施步骤包括:①社区动员和项目宣传。②项目目标人群的发现和纳入,成立健康教育小组。③组长培训。④小组活动。⑤效果评估。

在传统的社区慢性病管理模式中,社区医师和护士进行的是个体随访,患者单个求医,在完成医疗服务的同时还要提供综合性的健康指导。患者多,医疗护理任务重,医师和护士对患者单向管理,患者参与度小,无法完全了解患者需求,都导致了医护服务覆盖面小,效果差,患者满意度不高。在自我管理模式中,社区卫生服务机构成立服务团队,在社区服务点为慢性病患者(慢性病自我管理小组)进行集中管理,可有效地整合社区资源,降低成本,增大服务覆盖面,患者参与程度高,效果好。

3.医疗护理人员对慢性病患者自我管理的支持

慢性病患者的自我管理模式必须在专业人员的指导下才能有效地进行,因此医院的医疗护理人员对于自我管理模式的支持非常重要。医疗护理人员对自我管理的支持主要包括以下几个方面。

(1)对患者日常自我管理活动的指导、评估,帮助患者解决问题、确定管理目标及记管理日记等。

(2)有效的临床管理。

(3)准确的诊疗计划。

(4)紧密的随访等。

另外,医疗护理人员也要善于组织所在医院内部及社区的资源来为患者提供持续的自我管理支持。

4.对慢性病患者自我管理支持的系统改变

这些系统改变包括:①创造行业文化及机制,促进服务质量的不断提高和创新,为支持患者自我管理提供政策、制度及激励机制。②调整服务的提供方式,如在服务团队中合理分工、确定定期随访安排、鼓励患者参与确定服务内容和形式等,以确保临床服务有效果、有效率。③促进卫生机构提供符合科学证据及患者选择的服务,如将循证医学的原则贯穿于日常诊疗服务,与患者共享有科学依据的指南及信息,鼓励患者参与,使用有效的培训方法等。④建立信息系统,利用患者及人群数据来帮助提高服务质量及效率。图6-1展示了以"慢性病自我管理小组"为例的慢性病自我管理工作网络。

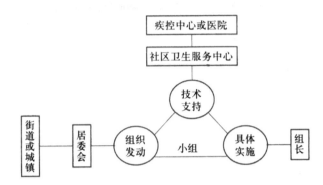

图6-1 慢性病自我管理小组工作网络

通过在社区持续开展自我管理教育项目,让每个患者学习到自我管理技能并获得自我效能(自信心),可以承担日常的疾病管理任务,加上来自医护专业人员及社区的自我管理支持和随访,能使慢性病患者主要依靠自己控制所患疾病,提高慢性病患者的生活质量。卫生保健系统在系统水平上的改变及社区资源的动员与利用,再加上外部政策环境的支持,能让患者的自我管理及一生的支持服务持续进行,最终提高慢性病保健服务的质量和效率,减少对卫生服务的利用。

五、高血压

高血压是以血压增高[收缩压(SBP)≥140mmHg和(或)舒张压(DBP)≥90mmHg]为主要临床表现的综合征。按血压升高水平可分为1、2、3级。按发生心血管危险度可分为四层。按发病原因分原发性和继发性高血压两种。不同心血管危险层的患者不管是否采用药物治疗和护理,都必须采用非药物治疗,即改变生活方式。采用规范的测量血压方法来筛查,对现患群体、高危人员和全人群实施三结合的社区高血压防治,从控制危险因素水平、早诊早治和患者的规范化管理三个环节入手,以改变我国人群高血压三高(患病率高、致残率高和致死率高)和三低(知晓率低、治疗率低和控制率低)的现状。

(一)危险因素

高血压病的病因未完全阐明,可能是遗传易感性和环境因素相互作用的结果,一般认为前者约占40%,后者占60%。通俗地讲,高血压危险因素可分不可改变因素、可改变因素以及伴随病变三个方面。

1.不可改变因素

(1)遗传:高血压的发病以多基因遗传为主,有较明显的家族聚集性。父母均为正常血压,其子女患高血压的概率低于父母一方有高血压的概率,明显低于父母均有高血压的概率。遗传性体现在血压升高发生率、血压高度、并发症发生以及其他有关因素方面(如肥胖)等。

(2)年龄:心血管发病随年龄而升高;老年心血管发病率高,绝对危险很高。

(3)性别:男性发病率高于女性,但60岁以后性别差异缩小。

2.可改变的行为危险因素

(1)超重——体重超重和肥胖或腹型肥胖:是高血压发病的重要危险因素,同时也是其他多种慢性病的独立危险因素。

标准1 身体质量指数:基线时身体重量指数每增加 $3kg/m^2$,其4年内发生高血压的危险女性增加57%,男性增加50%。

标准2 腰围腹型肥胖:男性腰围≥85cm、女性≥80cm者患高血压的危险为腰围低于此界限者的3.5倍。

(2)饮食。

①高盐。膳食高钠盐:WHO要求2007年每人每日食盐摄入量为5g以内。膳食食盐钠摄入量与血压水平呈显著相关性。高钠摄入可使血压升高、而低钠可降压。北方人群每人每天食盐摄入量(12～18g)高于南方(7～8g),北方人群血压水平也高于南方。在控制了总热量后,膳食钠与收缩压和舒张压的相关系数分别达到0.63和0.58。人群平均每人每天摄入食盐增加2g,收缩压和舒张压分别升高2.0mmHg和1.2mmHg。高钠是中国人群高血压发病的重要危险因素,但改变钠盐摄入并不能影响所有患者的血压水平。

②饮酒:饮酒量与血压呈线性相关,每天饮酒量超过50g乙醇者,高血压发病率明显增高。按每周至少饮酒一次以上为饮酒计算,我国中年男性人群饮酒率为30%～66%,女性为2%～7%。男性持续饮酒者比不饮酒者4年内发生高血压的危险增加40%。

③钙的摄入对血压的影响尚有争议,多数人认为低钙与高血压发生有关。

④高蛋白质,饱和脂肪酸或饱和脂肪酸/不饱和脂肪酸比值较高,属于升压因素。

(3)缺少体力活动:是造成超重/肥胖的重要原因之一。它可增加高血压患者心血管病的发生危险。

(4)吸烟:是公认的心脑血管疾病发生的重要危险因素。香烟中的尼古丁可使血压一过性升高、降低服药的依从性并增加降压药物的剂量。

(5)精神应激:体力活动少、精神紧张度高、长期受视觉和声觉刺激、焦虑或抑郁者易患高血压。

3.伴随病变

包括疾病、病史或辅助检查等,又称中间危险因素。

(1)血脂异常:血清总胆固醇(TC)和低密度脂蛋白胆固醇(LDL-C)升高是冠心病和缺血性脑卒中的危险因素。高密度脂蛋白胆固醇(HDL-C)均值与冠心病发病率呈显著负相关。

(2)血糖异常和胰岛素免疫:糖尿病是动脉粥样硬化性疾病的明确危险因素,也是冠心病的危险症状。血清胰岛素水平与心血管病的许多危险因素显著相关。

(3)心血管病病史：心血管病的家族史和个人史均可增加心血管病的发病危险。

(4)C-反应蛋白：可预测心血管事件的发生，其预测能力与 LDL-C 一样强。它还与"代谢综合征"密切相关。

(5)阻塞性睡眠呼吸暂停综合征（OSAS）：OSAS 是指睡眠期间反复发作性呼吸暂停。OSAS 患者有 50％有高血压，血压高度与 OSAS 病程有关。

(二)预防和社区护理干预

1.治疗目标和策略

(1)高血压治疗的目标。为了最大限度地降低心血管并发症的发病率、病残的总危险和病死率，高血压患者必须达到：①将血压恢复至 140/90mmHg 以下；②糖尿病患者应降压至 130/85mmHg；③老年人的收缩压降至 150mmHg 以下，或降至正常高值(140/90mmHg)。

(2)高血压治疗的原则。

①终身性：应当对患者进行终身治疗，并随病程进展不断调整治疗方案。

②个体化：治疗方案的制订应考虑患者的临床情况、危险程度、日常工作和生活条件，制订具体、全面的个体化治疗方案，监测患者的血压和各种危险因素，防止和降低高血压相关疾病的发生率，提高患者的生活质量。

③综合性：综合治疗措施包括饮食控制、运动、控制体重、戒烟等非药物治疗和药物治疗。所有患者，包括需要药物治疗的患者，都应以非药物治疗为基础治疗。

(3)不同心血管危险层的患者治疗策略。

①高危及极高危：无论经济条件如何，必须立即开始对高血压及并存的危险因素和临床情况进行药物治疗。

②中危：先观察患者的血压及其他危险因素数，进一步了解情况，然后决定是否开始药物治疗。

③低危：观察患者相当一段时间，然后决定是否开始药物治疗。

2.药物治疗和护理

(1)原则。

①采用较小的有效剂量以获得可能有的疗效而使不良反应减至最小。如效果不满意，可逐步增加剂量以获得最佳疗效。

②为了有效地防止靶器官损害，要求一天 24 小时内稳定降压，并能防止从夜间较低血压到清晨血压突然升高而导致猝死、脑卒中和心脏病发作。要达到此目的，最好使用一天一次给药而有持续 24 小时降压作用的药物。

③为使降压效果增大而不增加不良反应，用低剂量单药治疗疗效不够时，可以采用两种或两种以上药物联合治疗。2 级以上高血压要达到目标血压常需降压药联合治疗。

④避免频繁换药，患者耐受性差或用药 4～6 周疗效反应差，可换药。

⑤个体化治疗，长期用药。

(2)降压药物种类及其不良反应。

①利尿剂：不良反应为失钾、失镁，血尿酸、血糖、血胆固醇增高，糖耐量降低和低血钠等，

这些不良反应随剂量增大和应用时间延长而增多;过度作用可致低血压、低血钾;高血钾,老年人和肾功能不全者更易发生,不宜与血管紧张素转换酶抑制剂(ACEI)合用。

②β-受体阻滞剂:制剂有阿替洛尔、美托洛尔。不良反应为头晕、心动过缓、心肌收缩力减弱,血三酰甘油增加,高密度脂蛋白降低,末梢循环障碍加重,气管痉挛,胰岛素敏感性下降。

③钙通道阻滞剂:制剂有 a.维拉帕米;b.地尔硫䓬;c.二氢吡啶类:硝苯地平,长效制剂有硝苯地平、非洛地平、氨氯地平、拉西地平。不良反应为 A、B 组药抑制心肌收缩性、自律性及传导性较强,对心衰、病态窦房结综合征(SSS)和传导阻滞者不宜用;C 组短效制剂有心率增快、潮红、头痛等反射性交感激活作用,对冠心病事件的预防不利,不宜长期用;长效制剂使上述不良反应显著减少,可长期应用。

④血管紧张素转换酶抑制剂:制剂有卡托普利、依那普利、贝那普利、西拉普利。ACEI 有 6 种强适应征(冠心病、心肌梗死、心衰、糖尿病、慢性肾病和卒中)的唯一降压药物。不良反应为干咳,是该类药最突出的不良反应,还有味觉异常、皮疹、蛋白尿,可出现体位性低血压,所以肾功能不全者应慎用,高钾、妊娠者禁用。

⑤血管紧张素Ⅱ受体阻滞剂:制剂有氯沙坦。不良反应可出现体位性低血压,首次服药可出现"首次剂量现象",可有耐药性。

⑥α-受体阻滞剂:制剂有哌唑嗪。不良反应可出现体位性低血压,首次服药可出现"首次剂量现象",易出现耐药性。

⑦其他:制剂有可乐定、甲基多巴、胍乙啶、肼屈嗪(肼苯哒嗪)、米诺地尔(长压定)等。不良反应较多,缺乏心脏、代谢保护,不宜长期服用。

(3)药物治疗的护理。

①监测服药与血压的关系:指导患者及其家属如何测量血压,应注意在固定的时间、固定体位、固定部位、固定血压计条件下测量血压,并做血压与服药关系的记录。

②强调长期药物治疗的重要性:用降压药使血压降至理想水平后,应继续服用维持量,以保持血压相对稳定,对无症状者更应强调。

③要求患者必须遵医嘱按时按量服药:如果患者根据自己感觉血压高或低来增减药物、忘记服药或试着在下次吃药时补服上次忘记的剂量,都可导致血压波动,如血压长期过高会导致靶器官损害,出现心、脑、肾并发症;如血压下降过速、过快,会导致心、脑、肾等重要脏器供血不足,出现头晕,甚至发生休克、急性脑血管病、肾功能不全等。

④要求患者不能擅自突然停药:经治疗血压得到满意控制后,可以逐渐减少剂量,甚至可考虑停药。但如果突然停药,可导致血压突然升高,出现停药综合征,冠心病患者突然停用 β-受体阻滞剂可诱发心绞痛、心肌梗死等。

⑤体位性低血压的预防和处理:a.首先要告诉患者体位性低血压的表现为乏力、头晕、心悸、出汗、恶心、呕吐等,在联合用药、服首剂药物或加量时特别注意。b.指导患者预防方法:避免长时间站立,尤其在服药后最初几个小时;改变姿势,特别从卧、坐位起立时动作宜缓慢;服药时间可选在平静休息时,服药后继续休息一段时间再下床活动;如在睡前服药,夜间起床排尿时应注意;避免用过热的水洗澡,更不宜大量饮酒。c.指导患者在体位性低血压发生时应取头低足高位平卧,可抬高下肢超过头部,屈曲股部肌肉和摇动脚趾,以促进下肢血液回流。

（4）特殊人群高血压的治疗原则。

①老年高血压：老年人群降压治疗特别强调平缓降压，注意体位性低血压的发生；应给予长效制剂；对可耐受的患者可降至 140/90mmHg 以下，但舒张压不宜低于 70mmHg。

②高血压合并心力衰竭：早期可无明显的症状。治疗措施应积极降低血压，控制体重及限制盐量。出现症状时，治疗措施宜合并使用利尿剂、ACEI 和 β-阻滞剂。充血性心衰发生后，降压药物需按心衰治疗，对药物种类和剂量加以调整。

③高血压合并冠心病：该类患者发生再次梗死或猝死的机会要高于不合并高血压的冠心病患者。因此，合并冠心病的高血压患者更应积极进行降压治疗。

④高血压合并糖尿病：治疗目标为收缩压＜130mmHg，舒张压＜80mmHg。伴糖尿病肾病血压水平应控制在 125/75mmHg 以下。当血压在正常高限（130～139/85～89mmHg）时，即应在非药物治疗的同时开始药物治疗。糖尿病患者控制血糖的目标：空腹血糖：5.1～6.1mmol/L（91～110mg/dL）；餐后血糖：7.0～7.8mmol/L（126～140mg/dL）；糖化血红蛋白（HbA1c）：6.0％～7.0％。采用药物和非药物治疗。

⑤肾脏损害：血压应控制在 130/80mmHg 以下，24 小时蛋白尿＞1g 者，血压应＜125/75mmHg；停用 ACEI 等药物。

⑥脑血管病：血压水平应控制在 140/90mmHg 以下。急性期脑血管病患者按照脑卒中治疗原则处理。

⑦有相关的危险因素：降脂药，抗血小板治疗，血糖控制等。

（5）高血压急症的识别与处理：出现血压急剧升高，若舒张压＞130mmHg 和（或）收缩压＞220mmHg，以及心、脑、肾等主要靶器官的严重并发症，均应立即给予降压治疗，同时立即联系转院，在保证患者安全的情况下及时转诊。

3.高危人群健康指导与干预

（1）高危人群确定标准：具有以下 1 项及 1 项以上的危险因素，即可视为高危人群：①血压测量为正常高值范围［收缩压 120～139mmHg 和（或）舒张压 80～89mmHg］；②超重或肥胖（BMI≥24）；③高血压家族史（一、二级亲属）；④长期过量饮酒（每日饮白酒≥100mL 且每周在 4 次以上）；⑤长期高盐饮食；⑥经筛查发现的高血压现症患者的同胞和子女也应确定为高危人群。

（2）管理原则：以血压监测和危险因素控制为主。

（3）高危人群健康指导与干预方式及内容：①群体干预及内容：通过社区宣传和相关危险因素评价等活动，提高高危人群识别自身危险因素的能力；提高对高血压及危险因素的认知；改变不良行为和生活习惯。②个体干预及内容：利用社区卫生服务机构/乡镇卫生院的诊疗、家庭访视等途径，针对高危个体进行患病危险的评估，给予个体化的生活行为指导。有条件的应建立高危人群信息库，进行定期监测和管理。

（4）生活方式指导内容：对正常人群要进行健康生活方式指导，对高危个体、正常高值以及所有高血压患者，不论是否接受药物治疗者，均需针对危险因素接受改变不良行为、生活方式的指导。中国高血压防治指南指出，预防高血压发病的三个措施是减重、限酒和低盐。因此健康教育内容包括减重、限酒、低盐等，其次需合理膳食、戒烟、平衡心理、预防便秘等，并持之以恒,以达到预防和控制高血压及其他心血管疾病的发病危险。

4.高血压的筛查

(1)筛查途径:社区卫生服务中心(乡镇卫生院)可以根据高血压诊断标准,通过对 35 岁以上首诊患者测量血压、高血压患者就诊登记、建立居民健康档案和组织社区居民健康检查等方法检出社区高血压患者。

(2)筛查建议

①不同年龄测量血压频度的要求:3～19 岁儿童和青少年,应每 2 年测一次血压;20～34 岁成年人,至少每 2 年测一次血压并要求他们记住自己的血压数值(收缩压和舒张压)和所测时间,记忆不清楚时应及时补测。>35 岁人群:a.必须每 2 年测一次血压;b."对 35 岁以上首诊患者测量血压",所有医疗单位应执行卫生部的这项制度;c.每次无论任何原因就诊都必须测血压。

②发现血压升高者:a.收缩压 130mmHg 或舒张压 85mmHg 以上,应在不同日重新测量 3次,以进一步确诊;b.收缩压与舒张压与上述血压分类不一致,应较短时间随访,如 160/86mmHg,1 个月内随访或就诊;c.舒张压 86mmHg 者,应半年测一次血压;d.收缩压 136～140mmHg,舒张压 85～89mmHg,应 3 个月后测一次血压。

③高血压患者应在血压监测下使用药物治疗。

④高血压患者直系亲属和涉及其他高血压危险因素,血压正常且年龄在 35 岁以下者应至少每年测一次血压。

⑤根据最初血压基线提出进行随访的建议。

⑥血压常高值者:《指南》将正常高值血压定义为(120～139)/(80～89)mmHg,其范围与美国 JNC7 所定义的"高血压前期"相同。根据 2002 年中国居民营养与健康状况调查资料,中国成年人高血压患病率已达 18.8%,正常高值血压者约占 30%,其中(130～139)/(85～89)mmHg高值血压占 10%左右。应该警惕正常高值血压心血管病危险。虽然血压水平越高,心血管并发症发生率也越高,但心血管并发症大多数发生在血压高于 140/90mmHg的人群,包括正常高值血压人群。在靶器官损害方面,国内外学者通过大量研究发现,欧美国家与日本的研究发现,高血压前期人群微蛋白尿危险(可作为心血管病增加的生物标志物)、颈动脉内膜厚度和氧化低密度脂蛋白(ox-LDL)水平比血压较低者明显增加。因此,在中青年人群中筛查正常高值血压者,通过一级预防,有助于延缓或阻止动脉纤维性硬化进程,推迟或阻止进入高血压期。

六、糖尿病

糖尿病是一组以慢性血葡萄糖(简称血糖)水平增高为特征的代谢疾病群。糖尿病是由于胰岛素分泌缺陷和(或)作用缺陷而引起。除碳水化合物外,蛋白质、脂肪代谢也有异常。糖尿病久病可导致多系统损害,如眼、肾、神经、心脏、血管等组织的慢性进行性病变,引起功能缺陷及衰竭。重症或应激时可发生酮症酸中毒、高渗性昏迷等急性代谢紊乱。糖尿病的病因尚未完全阐明。本病使患者生活质量降低、寿命缩短、病死率增高,因此应积极开展社区防治。

（一）危险因素

1.不可改变危险因素

（1）遗传因素：国内外报道普遍认为糖尿病有遗传易感性，表现为糖尿病有明显的家族、种族集聚现象。有糖尿病家族史者的患病率比无糖尿病家族史者高。"节约基因型"学说认为，人类在进化、生存斗争中逐渐形成"节约基因"，使人在食物不足的环境下，节约能量，以适应恶劣环境。当食物充足时，该基因继续起作用，过多能量使人肥胖，致胰岛素分泌缺陷和胰岛素免疫，成为糖尿病的诱发因素。

（2）年龄：人口老龄化。

（3）先天的子宫内营养环境不良：子宫内营养不良可致胎儿体重不足，而低体重儿在成年后肥胖则发生糖尿病及胰岛素免疫的机会大增。

2.可改变危险因素

（1）后天的不良生活方式：不合理膳食，包括高热量、高脂肪、高胆固醇、高蛋白、高糖、低纤维素食物；静坐生活方式；肥胖，尤其是中心性肥胖，又称腹内型或内脏型肥胖，男性腰围$\geq$85cm，女性$\geq$80cm者患糖尿病的危险为腰围低于此界限者的 2.5 倍；酗酒；心境不良等。

（2）生物源和化学因素：病毒感染，如 1 型糖尿病与柯萨奇 B_4 病毒、腮腺炎病毒、风疹病毒、EB 病毒有关；有专家指出，持续性病毒感染可引起自身免疫反应，T 淋巴细胞亚群的改变与 2 型糖尿病自身免疫致病有关。化学毒物和某些药物，如噻嗪类利尿药、苯妥英钠可影响糖代谢并引起葡萄糖不耐受性，对这类药物敏感者可导致糖尿病。长期应用糖皮质激素可引起糖尿病。糖尿病发生也可能与避孕药有关。

3.中间危险因素

中间危险因素又称伴随疾病，如高血压、血脂异常、血黏度增高、胰岛素免疫等。

（二）预防和社区护理干预

1.治疗目标和原则

（1）治疗目标：纠正代谢紊乱，消除糖尿病及其相关问题的症状，防止或延缓并发症的发生，维持良好健康和劳动（学习）能力，保障儿童生长发育，延长寿命，降低病死率，提高患者生活质量。

（2）治疗原则：早期、长期、综合、个体化。国际糖尿病联盟（IDF）提出糖尿病现代综合治疗的 5 个要点，即①饮食控制；②运动疗法；③药物治疗；④血糖监测；⑤糖尿病知识教育。IDF 强调"多因素糖尿病治疗模式"，除了性别、年龄等无法更改的因素外，人们必须改变生活方式，如积极戒烟、运动、节食、减重等，还要纠正高血压、高血脂、高血糖等危险因素，以降低心血管疾病的发病率和病死率。

2.药物治疗和护理

药物治疗的目标 2007 年美国糖尿病学会（ADA）"糖尿病治疗建议"提出，糖尿病血糖控制的基础目标是 HbA1c$<$7％，最终目标是接近 6％；用不同的表述，前者是糖尿病患者整体达到的控制水平，后者是个体患者的控制目标。

糖尿病药物治疗的原则是：①充分考虑患者的病情、疗效、医疗保障情况、生活习惯及患者医院等情况,综合制订个体化治疗方案;②考虑控制血糖以及血压、血脂、并发症等情况,采取综合治疗;③药物应用遵循 1 型糖尿病规范使用胰岛素和 2 型糖尿病分别按照治疗流程实施,同时进行药物治疗与非药物治疗。

3.急性并发症的护理

(1)低血糖反应的处理原则和预防。

①怀疑患者发生低血糖反应时,应立即测定血糖以明确诊断。注意:如果无血糖检测条件时,所有怀疑为低血糖反应的患者应先按低血糖处理。

②清醒的患者:应尽快给予口服碳水化合物,如葡萄糖或蔗糖溶液或糖果等。

③意识不清的患者:可先静脉推注 50％葡萄糖 20～40mL,并观察到患者意识恢复,进行进一步处理。注意应用长效磺脲类药物或长效胰岛素引起的低血糖可能会持续很长时间(须至少监测 48～72 小时),应给予紧急处理后及时转诊。

④对应用胰岛素治疗的患者及其家庭护理者,应进行防治、识别、处理低血糖反应的基本知识教育、指导。

⑤低血糖反应的预防:a.防止胰岛素或磺脲类药物过量。在开始治疗时,医生应从小剂量开始,并逐渐加量,谨慎地调整剂量。b.减少、延迟或忘记进食。患者应定时、定量进食,如不能进食常规食量,应相应减少药物剂量。c.增加体力活动。活动前应额外进食复杂的碳水化合物类食物,避免过量运动。d.忌过量饮酒,尤其是空腹饮酒。患者应尽量减少饮酒。e.老年人低血糖常表现为行为异常及其他一些不典型的症状,如只进行饮食控制,服用糖苷酶抑制剂或双胍类药物时,不发生低血糖,而与其他降糖药或胰岛素合用时就有可能导致低血糖。不要盲目限制饮水。平时应随身携带糖果,以备应急。

(2)糖尿病酮症酸中毒的处理原则:怀疑糖尿病酮症酸中毒患者应立即检测血糖、尿酮体,呼叫"120",及时转送患者。

4.高危人群健康教育

(1)糖尿病高危人群确定标准:①年龄≥45 岁,BMI≥24 者;②以往有 IGT 或 IFG 者;③有糖尿病家族史者;④有高密度脂蛋白胆固醇降低(≤35mg/dL)和(或)高三酰甘油血症(>250mg/dL)者;⑤有高血压和(或)心脑血管病变者;⑥年龄>30 岁的妊娠期妇女,有妊娠糖尿病史者,曾有分娩大婴儿者,有不能解释的滞产者,有多囊卵巢综合征的妇女;⑦常年不参加体力活动者;⑧使用一些特殊药物,如糖皮质激素、利尿剂等的患者。

(2)社区高危人群健康教育的内容和形式。

①群体干预及内容:a.通过社区宣传和相关危险因素评价等活动,提高高危人群识别自身危险因素的能力;b.通过健康教育,提高高危人群对糖尿病及危险因素的认知;c.针对肥胖、缺乏体力活动、不合理膳食等危险因素,开展针对性的社区宣传和群体干预,改变不良行为和生活习惯。

②个体干预及内容:a.利用社区卫生服务机构/乡镇卫生院的诊疗、家庭访视等途径,针对高危个体进行糖尿病患病危险的评估,给予个体化的生活行为指导;b.有条件的应建立高危人

群信息库,进行定期监测和管理。

③健康指导与干预内容:a.通过社区健康教育活动,宣传糖尿病相关知识,了解危险因素和疾病的关系;b.普及早期发现的知识,让高危人群知晓自身存在的糖尿病危险因素;c.控制危险因素,结合高危人群特点给予有针对性的生活方式指导,如提供合理膳食、经常性体力活动、控制体重、戒烟限酒的指导,开展心理平衡的咨询、劝导等服务;d.建议高危人群应进行周期性体检,定期检测血糖。

5.糖尿病的筛查

(1)目的:早发现、早诊断是糖尿病综合防治的关键,是早治疗和规范管理的基础。

(2)发现渠道。

①机会性筛查:社区医生在诊疗过程中,通过检测血糖发现或诊断糖尿病。

②重点人群筛查:对以下人群进行血糖检测 a.年龄 45 岁以上人群;b.超重或肥胖者,BMI ≥24(28);男性腰围≥85cm,女性腰围≥80cm 者;c.高危人群筛查。

③健康体检:通过定期或不定期地组织从业人员体检、单位体检等检测血糖。

④其他:建立健康档案、进行基线调查、糖尿病筛查等进行血糖检测,发现患者。通过健康教育使患者或高危人群主动监测血糖。

(3)进一步确诊:通过各种方式检测发现的血糖异常者,应到综合医院明确诊断。

第四节　传染病的社区护理

一、概述

(一)传染病的定义

传染病是指由病原微生物,如朊毒体、病毒、衣原体、立克次体、支原体、细菌、真菌、螺旋体和寄生虫,如原虫、蠕虫、医学昆虫感染人体后产生的有传染性、在一定条件下可造成流行的疾病。

(二)传染病的基本特征

1.病原体

每一种传染病都有特异的病原体,包括微生物和寄生虫等。

2.传染性

这是传染病与其他疾病的区别,传染性意味着病原体能通过某种途径感染他人。

3.流行病学的特征

(1)流行性:按传染病流行过程的强度和广度,可分为:

①散发:某病在一定地区或国家其发病率维持在历年水平。各个病例在时间和空间上常无联系。

②流行:某病在某一地区或某一单位在某一时期内的发病率显著超过历年发病率的水平。

③大流行:某病在一个短时期内迅速传播、蔓延,超过一般的流行强度。大流行可超越国界、洲界而波及很多国家。

④暴发:指在某一局部地区或集体单位中,短时间内突然出现众多同一种疾病的患者。

(2)地方性:某些传染病或寄生虫病,其中间宿主受地理条件、气温条件变化的影响,常局限于某一地理范围内发生。如虫媒传染病、自然疫源性疾病。

(3)季节性:传染病的发病率在年度内有季节性升高,这与温度、湿度的改变有关。

4.有感染后免疫

人体感染病原体后,体内会产生针对病原体及其产物的特异性免疫。感染后免疫属于自然免疫,通过抗体转移而获得的免疫属于被动免疫。

(三)传染病的临床特点

1.病情发展的阶段性

按传染病的发生、发展及转归可分为四期。

(1)潜伏期:从病原体侵入人体起,至开始出现临床症状为止的时期,称为潜伏期。不同传染病其潜伏期长短各异,短至数小时,长至数月乃至数年;同一种传染病,各患者的潜伏期长短也不尽相同。通常细菌潜伏期短于蠕虫病;细菌性食物中毒潜伏期短,短至数小时;狂犬病、获得性免疫缺陷综合征其潜伏期可达数年。潜伏期是检疫工作观察、留验接触者的重要依据。

(2)前驱期:从起病起至症状明显开始为止的时期称为前驱期。一般1~3天,呈现乏力、头痛、微热、皮疹等表现。起病急骤者,可无前驱期。

(3)症状明显期:急性传染病患者度过前驱期后,某些传染病,如麻疹、水痘患者绝大多数转入症状明显期。在此期间该传染病所特有的症状和体征通常都获得充分的表现,如具有特征性的皮疹,黄疸,肝、脾大和脑膜刺激征等。

(4)恢复期:当机体的免疫力增长至一定程度,体内病理生理过程基本终止,患者的症状及体征基本消失,临床上称为恢复期。

2.常见的症状及体征

(1)发热:大多数传染病都可引起发热,发热的高低、持续时间长短和热型与疾病的性质有关。热型是传染病的重要特征之一,如伤寒为稽留热;疟疾可出现间歇热;败血症以及化脓性感染性疾病可鉴于弛张热;布氏杆菌病见于回归热;黑热病多为双峰热。

(2)皮疹:许多传染病在发热的同时伴有皮疹,为传染病特征之一。不同传染病有不同的疹形,包括斑疹、丘疹、斑丘疹、红斑疹、玫瑰疹、淤点、疱疹、脓疱疹、荨麻疹等。皮疹出现的日期、部位、出疹顺序、皮疹的数目等,各种传染病不完全相同。常见出疹性传染病有猩红热、麻疹、水痘、斑疹伤寒、伤寒、流行性脑脊髓膜炎、流行性出血热、败血症等(表6-14)。

表6-14 常见发疹性疾病的特点

	发热与出疹的关系	发疹特点
水痘	发热当日或次日出疹,呈向心性	先为斑疹,而后为丘疹、疱疹,最后结痂
麻疹	发热3~4天出疹,出现麻疹黏膜斑(koplik斑)	红色斑丘疹自耳后至面、颈、躯干、四肢手心足心,3天出齐

	发热与出疹的关系	发疹特点
猩红热	高热1~2天出疹,面部充血潮红,口鼻周围呈环口苍白圈	自耳后、颈、上胸部出疹,1天内遍及全身,皮肤弥散性潮红,其间有红点疹,有巴氏线,持续3~4天退疹,有片状脱皮
伤寒	病程第6~12天出疹	胸腹部皮肤可出现直径为2~4mm小丘疹,淡红色、充血性,稍隆起,一般在10个以下,分批出现,2~4日消退
幼儿急疹	发热短暂,发热当日出疹	出疹顺序:面部、躯干、四肢,1天内遍布全身。斑丘疹,稀少,手掌、足底无皮疹,疹间皮肤正常,2~3天退疹,无脱屑及色素沉着

(3)中毒症状:病原体及其毒素进入血液循环乃至扩散全身,可出现毒血症、菌血症、败血症以及脓毒血症的中毒症状。

二、传染病流行过程

(一)传染源

传染源是指体内有病原体生长、繁殖,并能排出病原体的人和动物。包括患者、病原携带者和受感染的动物。

1.患者

患者是重要传染源。通过咳嗽、呕吐、腹泻等促进病原体播散。包括急性期和慢性期患者,尤其是轻型患者数量较多、症状轻而不易被发现,故作为传染源意义更大。在不同传染病中其流行病学意义各异。

2.隐性感染者

隐性感染者在某些传染病中,如流行性脑脊髓膜炎、脊髓灰质炎等,虽然携带病原体,但并没有任何发病症状。隐性感染者是重要的传染源。

3.病原携带者

指没有任何临床症状,但能长期排出病原体的人。在某些传染病(如伤寒、细菌性痢疾)中有重要的流行病学意义。

病原携带者作为传染源的意义大小,不仅取决于排出病原体的数量和时间,更为重要的是与他们的职业、社会活动范围、个人卫生习惯及卫生防疫措施等因素关系密切。

4.受感染的动物

动物作为传染源的危险程度,主要取决于人与受感染动物接触机会和接触的密切程度,与动物种类和密度等因素有关。人感染以动物作为传染源的疾病称为人畜共患病。

(二)传播途径

病原体离开传染源后,到达另一个感染者所经历的途径称为传播途径。传播途径主要有以下几种:

1.经空气传播

包括下列3种方式:

(1)经飞沫传播:呼吸道传染病的病原体存在于呼吸道黏膜表面的黏液中或纤毛上皮细胞的碎片里,当患者呼气、大声说话、咳嗽、打喷嚏时,可从鼻咽部喷出大量含有病原体的黏液、飞沫。飞沫传播的范围仅限于患者或携带者周围的密切接触者。流行性脑脊髓膜炎、流行性感冒、百日咳等均可经此方式传播。拥挤的临时工棚、看守所或监狱、旅客众多的船舱、车站候车室是发生此类传播的常见场所。

(2)经尘埃传播:含有病原体的分泌物以较大的飞沫散落在地上,干燥后成为尘埃,落在衣服、床单、手帕或地板上。当整理衣服或清扫地面时,带有病原体的尘埃飞扬而造成呼吸道传播。凡耐干燥的病原体,皆可经此方式传播,如结核杆菌、炭疽芽孢等。

(3)经飞沫核传播:飞沫在空气悬浮过程中,由于失去水分而剩下的蛋白质和病原体组成的核称为飞沫核。飞沫核可以气溶胶的形式漂流至远处。结核杆菌等耐干燥的病原体可经飞沫核传播。

经空气传播的传染病流行特征为:①传播广泛,传播途径易实现,发病率高;②冬春季高发;③少年儿童多见;④在未免疫预防人群周期性升高;⑤受居住条件和人口密度的影响。

2.经水传播

包括经饮用水传播和疫水传播。

(1)经饮水传播:常呈暴发或流行,其流行特征:①病例分布与供水范围相一致,有饮用同一水源的历史;②除哺乳婴儿外,发病无年龄、性别、职业差别;③停止使用被污染的水源或经净化后,流行或暴发即可平息;④在水源经常被污染时,病例可终年不断,发病呈地方性特点。

(2)经疫水(感染水体)传播的疾病:如血吸虫病、钩端螺旋体病等,其病原体主要经皮肤黏膜侵入体内。其流行特征为:①患者有接触疫水史;②发病有季节性、职业性和地区性;③接触方式以游泳、洗澡、捕鱼及收割等多见。

3.经食物传播

所有肠道传染病、某些寄生虫病及个别呼吸道病(如结核病、白喉等)可经食物传播。引起食物传播有两种情况,一种是食物本身含有病原体,另一种是食物在不同条件下被污染。其流行特征:①发病者吃过污染的食物,不吃者不发病;②易形成暴发,累及人数与吃污染食物的人数有关;③停止供应污染食物后,暴发即可平息。

4.接触传播

(1)直接接触传播:指传染源与易感者接触而未经任何外界因素所造成的传播。如性传播疾病病、狂犬病等。

(2)间接接触传播:又称日常生活接触传播,是指易感者接触了被传染源的排泄物或分泌物污染的日常生活用品而造成的传播。被污染的手在此传播中起着特别重要的作用。

接触传播的传染病的流行特征:①病例多呈散发,亦可形成家庭或同室内传播;②无明显季节性;③流行较缓慢;④卫生习惯不良、卫生条件不佳的情况下病例较多。

5.经媒介节肢动物传播

指经节肢动物叮咬吸血或机械携带而传播的传染病。可分为机械性传播和生物性传播。经吸血节肢动物传播的疾病为数极多,其中除包括鼠疫、疟疾、丝虫病、流行性乙型脑炎、登革热等疾病外,还包括 200 多种虫媒病毒传染病。其流行特征:①地区性分布特点;②明显的职业性;③一定的季节性;④青壮年发病较多。

6.经土壤传播

土壤受污染的机会很多,如人粪施肥使肠道病病原体或寄生虫虫卵污染土壤,如钩虫卵、蛔虫卵等;某些细菌的芽孢可以长期在土壤中生存,如破伤风、炭疽、气性坏疽等,若遇皮肤破损,可以经土壤引起感染。经土壤传播的病原体的意义大小,取决于病原体在土壤中的存活力、人与土壤的接触机会及个人卫生习惯。

7.医源性传播

医源性传播是指在医疗、预防工作中,人为地造成某些传染病传播,称为医源性传播。医源性传播有两种类型,一类是指易感者在接受治疗、预防或检验(检查)措施时,由于所用器械、针筒、针头、针刺针、采血器、导尿管受医护人员或其他工作人员的手污染或消毒不严而引起的传播;另一类是药厂或生物制品生产单位所生产的药品或生物制品受污染而引起传播。

8.垂直传播

指在产前期内孕妇将病原体传给她的后代的传播。垂直传播可包括下列几种方式:

(1)妊娠期经胎盘传播:受感染的孕妇经胎盘血液使胎儿受感染,称为经胎盘传播。经胎盘传播的有风疹病毒、肝炎病毒、麻疹病毒、水痘病毒病。

(2)产后传播:产后母亲在护理婴儿(包括喂奶)过程中发生传播。如乙肝、艾滋病等。

(3)分娩引起的传播:胎儿从无菌的羊膜腔穿出而暴露于母亲严重污染的产道内,胎儿的皮肤、呼吸道、肠道均存在受病原体感染的机会。如乙肝病毒、艾滋病等。

9.多途径传播

传染病流行时,其传播途径可能是十分复杂的,一种传染病可同时通过几种途径传播。

(三)易感人群

对某种传染病缺乏特异性免疫力的人称为易感者。

1.导致人群易感性升高的因素

新生儿增加、易感人口的迁入、免疫人口免疫力自然消退、免疫人口死亡。

2.导致人群易感性降低的因素

计划免疫、流行后免疫人口的增加、隐性感染后免疫人口的增加。

三、病毒性肝炎的社区护理与管理

病毒性肝炎是由于各种肝炎病毒感染引起的以肝病变为主的传染性疾病。临床上常出现疲乏、食欲减退、皮肤黄疸、腹泻等症状表现,部分病毒性肝炎可慢性化,少数还可以发展成肝硬化、肝癌。常见的病毒性肝炎分为 5 型:甲型病毒性肝炎、乙型病毒性肝炎、丙型病毒性肝炎、丁型病毒性肝炎和戊型病毒性肝炎,我国是病毒性肝炎大国,2015 年全国共报告病毒性肝炎病例 121.9 万例,位居甲乙类法定报告传染病首位,其中以乙型病毒性肝炎流行最为严重,其次为丙型和甲型病毒性肝炎。

（一）传播过程

1.传染源

甲型病毒性肝炎的主要传染源是甲型病毒性肝炎患者和无症状感染者,甲型病毒性肝炎患者在潜伏期已出现病毒血症和粪便排毒,在发病前的 1～2 周粪便排毒达到高峰,传染性最强,粪便排毒期可持续至症状消失后 1～2 周。隐性感染的存在是造成甲型病毒性肝炎传播的重要原因,由于隐性感染者临床症状轻或不明显,粪便中有病毒排出,是重要的传染源。戊型病毒性肝炎的传染源与甲型病毒性肝炎类似。

乙型、丙型和丁型病毒性肝炎的传染源是急慢性病患者与病毒携带者,其传染性贯穿于整个病程。急性患者从发病前数周开始具有传染性,并持续整个急性期。慢性患者和病毒携带者是乙型病毒性肝炎最主要的传染源;由于丁型病毒性肝炎病毒是一种缺陷性病毒,它需要乙型病毒性肝炎病毒的外壳作为自己的外壳,才能形成完整的丁型病毒性肝炎病毒,因此丁型病毒性肝炎也以慢性患者和携带者为主要传染源。急性丙型病毒性肝炎 50% 以上可转变为慢性,故慢性患者是丙型病毒性肝炎的主要传染源。

2.传播途径

甲型病毒性肝炎和戊型病毒性肝炎属于肠道传染病,主要经粪-口途径传播,粪便中甲型病毒性肝炎和戊型肝炎病毒直接或间接污染饮用水、食物、蔬菜等均可引起感染、流行或暴发,也有报道甲型病毒性肝炎和戊型病毒性肝炎可以通过血液传播或通过垂直传播,但比较罕见。乙型、丙型及丁型病毒性肝炎以血液传播、母婴传播和性传播为主,如输入受污染血及血制品、注射、手术、剃刀、针刺、血液透析、共用牙刷、器官移植等都可能造成感染。

3.易感人群

人群对各类病毒性肝炎普遍易感。甲型病毒性肝炎发病者以儿童居多,多发于儿童及青少年,甲型病毒性肝炎感染后机体可产生较为稳固的免疫力。接受过输血及血制品者、注射(尤其是静脉注射)、吸毒者、血液透析及肾移植患者、密切接触者等是乙型、丙型病毒性肝炎的高危人群。此外,医护人员、实验室工作人员、处理血或血制品者,其乙型、丙型病毒性肝炎的发病率也较高。丁型病毒性肝炎感染是发生在乙型病毒性肝炎感染的基础上,所以丁型病毒性肝炎的易发人群多为乙型病毒性肝炎表面抗原阳性的急、慢性肝炎及乙型病毒性肝炎病毒携带者,静脉内注射毒品的人也极易感染。戊型病毒性肝炎感染后具有一定的免疫力。各型病毒性肝炎间无交叉免疫,可重叠感染、相互感染。

（二）临床表现和诊断治疗

急性病毒性肝炎临床上一般分 3 期:①黄疸前期:常急性起病,有食欲减退、恶心、厌油、发热、乏力、巩膜黄染或茶色尿、肝肿大、肝区痛等症状,本期持续 1 周左右;②黄疸期:患者在该期自觉症状减轻,发热减退,但巩膜和皮肤出现黄染,1～3 周内黄疸达高峰;③恢复期:黄疸等症状逐渐消退至消失,肝功能逐渐恢复正常,本期一般持续 1 个月左右。急性肝炎病程超过半年迁延不愈者称为慢性肝炎,慢性肝炎有轻、中、重等不同程度病情表现。

病毒性肝炎要结合患者的临床症状、流行病学史和血清病毒性肝炎抗原(抗体)检测结果来诊断。其中血清抗-HAV IgM 阳性者为甲型病毒性肝炎;血清 HBsAg 阳性机体表明感染了乙型病毒性肝炎病毒;血清抗-HCV 阳性为丙型病毒性肝炎病毒感染;血清抗-HDV 阳性表明丁型病毒性肝炎病毒感染;血清抗-HEV IgG 阳性为戊型病毒性肝炎病毒感染。

在治疗方面,对活动性病毒性肝炎患者要积极进行抗病毒治疗,以抑制病毒复制,减少传染性,减轻肝组织病变,提高患者的生活质量。对病毒性肝炎无症状携带者可根据临床检查结果和病毒载量情况决定是否进行抗病毒治疗。

(三)社区管理

1.管理传染源

做好病毒性肝炎的疫情报告及患者的消毒隔离工作。对各种类型的病毒性肝炎患者应做到隔离治疗,甲型、戊型病毒性肝炎患者要严禁从事餐饮、饮用水管理和托幼机构等工作;乙型、丙型和丁型病毒性肝炎及病毒携带者不得参与无偿献血。

2.切断传播途径

对社区人群应加强健康教育,让他们了解各种类型病毒性肝炎的传播途径,如把好"病从口入"关,养成注意卫生、饭前便后洗手的习惯,预防甲型和戊型病毒性肝炎感染。同时,要大力开展爱国卫生运动,消灭"四害",做好饮用水、食物及粪便的管理,防止污染,以减少甲型和戊型病毒性肝炎的传播。针对乙型、丙型和丁型病毒性肝炎,重点是防止其通过血液传播,加强血制品管理,提倡使用一次性医疗用品,指甲钳、剃须刀、牙刷等个人生活用品要专用,加强HBsAg(乙型病毒性肝炎表面抗原)阳性孕妇的母婴传播的阻断工作。

3.保护易感人群

(1)预防甲型病毒性肝炎:在甲型病毒性肝炎流行期间,对其密切接触者进行注射甲型病毒性肝炎减毒活疫苗(甲型病毒性肝炎活疫苗),接种此类疫苗后产生的抗体为中和抗体,有较好的保护作用。也可注射含有甲型病毒性肝炎特异性抗体的免疫球蛋白,既可预防或减少临床病例的发生,也能预防大部分亚临床感染,阻断甲型病毒性肝炎的传播。

(2)预防乙型病毒性肝炎:乙型病毒性肝炎疫苗是预防乙型病毒性肝炎病毒最有效的手段,对于密切接触者尤其是新生儿都应注射基因重组乙型病毒性肝炎疫苗,基因工程疫苗安全可靠,所用剂量低。乙型病毒性肝炎免疫球蛋白(HBIG)主要用于阻断母婴传播等的预防,越早注射越好,双阳性母亲的新生儿应在出生后6小时内注射。对肯定有明显感染者,可采用HBIG 及时接种,每次1针。第1次接种后,隔1个月第2次接种。

(四)社区护理

1.心理护理

急性病毒性肝炎患者由于起病急、病情重,患者会紧张、焦虑。慢性病毒性肝炎患者因病情反复、迁延不愈,而且容易受到别人的歧视,常伴有悲观等不良情绪,对肝炎康复极为不利,应指导患者正确对待疾病,给予精神支持和生活照顾,保持积极乐观的心态,树立治病的信心。

2.饮食指导

病毒性肝炎急性期应选择低脂肪、易消化的清淡食物;慢性病毒性肝炎患者应保证充足的优质蛋白质供给量,如鸡蛋、牛奶、大豆及豆制品等。伴有糖尿病、肥胖等慢性病的肝炎患者应限制高脂肪、高能量饮食,避免慢性病加重和形成脂肪肝。各种类型的病毒性肝炎均应杜绝饮酒,以防加重病情。

3.生活指导

病毒性肝炎急性期应卧床休息,症状减轻后要控制活动,最好在饭后能卧床休息 1～2 小时,使血归集于肝,促进肝的血液循环。肝功能正常后,要适当增加活动,如打太极拳、散步等,运动强度以不疲劳为原则。慢性病毒性肝炎患者应适当休息,采取劳逸结合的疗养措施,避免过度劳累。

4.用药指导

患者一定要按照医嘱治疗和服药,不相信各种虚假广告,更不能滥用药物,以免加重肝负担,不利于康复。

四、蚊媒传染病的社区护理与管理

蚊媒传染病是由携带病原体的蚊子为媒介传播的自然疫源性传染病,常见的有流行性乙型脑炎、疟疾、登革热、黄热病、寨卡病毒病等危害性较强的传染病。蚊媒传染病以热带、亚热带地区高发。近年来,随着经济全球化带来的人口流行性增强及气候的改变和生态环境的恶化,增大了蚊媒传染病在国家、地区间的传播风险,目前已成为世界性的公共卫生问题。

(一)传播过程

1.传染源

蚊媒传染病的传染源主要是感染了致病病原体的患者、病原携带者和受病原体感染的非灵长类动物。如疟疾的传染源是疟疾患者及携带疟原虫者,且只有末梢血中存在成熟的雌雄配子体时才具传染性。寨卡病毒病的传染源是寨卡病毒患者、隐性感染者和寨卡病毒感染的非灵长类动物。

2.传播途径

主要是蚊类叮咬传染源而感染病原体,病原体在蚊子体内储存或繁殖,蚊子通过叮咬人类将病原体传染给易感者。如寨卡病毒病、登革热等是通过伊蚊叮咬作为媒介传播的,中华按蚊是疟疾的主要传播媒介,三带缘库蚊是流行性乙型脑炎的传播媒介。蚊类作为重要传染病的媒介生物,其分布的密度与蚊媒传染病的流行强度紧密相关。

3.易感人群

人群对蚊媒传染病普遍易感。流行性乙型脑炎患者大多数为 10 岁以下儿童,以 2～6 岁发病率最高,感染后可获得较持久的免疫力,母亲传递的抗体对婴儿有一定的保护作用。登革热在新流行区以成年人发病为主,在地方性流行区以儿童发病为主,感染后有免疫力并维持多年。疟疾高发病区的初生儿可自母体经胎盘获得抗体 IgG,3 个月后抗体消失而易感,两岁以内发病率最高,此后由于自然感染后免疫力增强,故感染轻,发病少;一般高疟区 25 岁以上的居民,对疟疾有一定的免疫力。曾感染过寨卡病毒的人可能对再次感染具有免疫力。

(二)临床表现和诊断治疗

不同种类的蚊媒传染病有不同的临床表现,如流行性乙型脑炎绝大多数以隐性感染为主,病毒主要损害发病者的中枢神经系统,出现高热、惊厥、昏迷等症状,甚至痉挛性瘫痪,病死率高。疟疾患者主要以阵发性寒战、高热、出汗、脾肿大和贫血为主要症状和体征。登革热主要临床特征为高热,剧烈头痛,肌肉、骨关节痛,皮疹,浅表淋巴结肿大,白细胞减少等,病死率低。丝虫病患者常有反复发作的淋巴管炎及淋巴结炎,多次发作后因淋巴管阻塞引起鞘膜积液、乳糜尿以致象皮肿等。基孔肯雅热主要表现为发热、关节剧烈疼痛、皮疹和轻度出血等症状和体征。人感染寨卡病毒后,仅20%出现症状,且症状较轻,主要表现为发热(多为中低度发热)、皮疹(多为斑丘疹),并可伴有非化脓性结膜炎、肌肉和关节痛、全身乏力及头痛,少数患者可出现腹痛、恶心、腹泻、黏膜溃疡、皮肤瘙痒等,小儿感染病例还可出现神经系统、眼部和听力等改变;孕妇感染寨卡病毒可能导致新生儿小头畸形甚至胎儿死亡。

蚊媒传染病的诊断主要是依据患者的流行病学史,特别是发病前到过虫媒传染病流行的国家、地区更应引起注意,同时要结合患者的临床表现及实验室病原学检测结果来诊断。在治疗方面,寨卡病毒病通常症状较轻,不需要做出特别处理,以对症治疗为主,酌情服用解热镇痛药。针对登革热可使用利巴韦林、干扰素等抗病毒药物,应积极对症治疗,重点处理好高热、抽搐和呼吸衰竭等危重症状。疟疾治疗主要采用青蒿素和青蒿琥酯等药物。寨卡病毒病通常症状较轻,不需要做出特别处理,以对症治疗为主,酌情服用解热镇痛药。

(三)社区管理

1.管理传染源

传染源的管理主要是积极发现蚊媒传染病病例、疫情报告和病例治疗。强化口岸检疫和健康教育措施,要求来自蚊媒传染病疫区的人员应在入境时及时做好健康申报,并建议在入境后采取个人防蚊措施,降低蚊媒传染病的输入风险和在本地传播。对发现的病例,要及时规范地进行治疗,对气温较高的热带、亚热带地区病例要做到隔离治疗,防止通过蚊子对患者密切接触者的传染。

2.切断传播途径

由于流行性乙型脑炎、登革热等大多以隐性感染为主,因此通过控制传染源来阻止蚊媒传染病的效果不太好。最有效的措施就是切断传播途径。需要广泛开展清除蚊虫滋生地的群众性爱国卫生运动,在全面治理蚊类滋生地的基础上,合理使用各类生物及化学杀虫剂来灭蚊。

3.保护易感人群

可采用物理、化学和生物的保护方法来保护易感人群。如房间可安装纱门、纱窗以阻止蚊虫长驱直入,休息时使用蚊帐以减少人蚊接触。可使用蚊香,按使用说明驱蚊、灭蚊,将蚊香放在通风处上风向。还可使用杀虫气雾剂灭蚊,将驱蚊剂喷、涂抹在头部和四肢等裸露皮肤处,尽量避免外出活动,如需外出必须使用驱蚊剂,穿浅颜色的长袖衣裳和长裤。对流行性乙型脑炎、黄热病也可以接种相应的疫苗进行防护。

(四)社区护理

1.患者访视

社区护士要及时对来自蚊媒传染病疫区的人员进行排查登记,向这类人员开展蚊媒传染病防治知识宣教,督促他们做好防蚊措施,告知居民一旦出现可疑症状要主动及时就医,以免传染他人。对确诊的蚊媒传染病患者,社区护士要对其密切接触的周围人群进行观察,指导他们开展防蚊、灭蚊的工作,发现异常及时报告处置。

2.饮食护理

疟疾患者要要注意水分的补给,对食欲减退者给予流质或半流质饮食,至恢复期给予高蛋白饮食;吐泻不能进食者,则适当补液;有贫血者可辅以铁剂。对于登革热患者,在急性期应给予流质或半流质饮食,如牛奶、肉汤、鸡汤等。

3.心理疏导

蚊媒传染病患者在发病期一般要隔离治疗,患者会产生孤独感和恐惧感,要及时对患者进行心理疏导,告诉他们经休息、合理治疗后,蚊媒传染病在半个月内就可以治愈而恢复正常工作和生活,使患者放下心理包袱,积极配合治疗。

第五节　社区紧急救护

无论是在医院还是在社区,护士与患者的接触最为密切。尤其是在社区,护士需要经常进行家访,相比医院急诊更加了解社区状况。因此,作为一名社区护理人员,不但要掌握相关的急救知识,配合社区医生,而且要有独立处理急性事件的能力。同时,社区护士还应该把急救相关知识普及到社区居民中去。这样,一旦发现危急患者,在医护人员未到达之前,居民能够准确及时地进行自救、互救。

一、概述

社区急救又称社区紧急救护或院前急救,指急、危、重症伤病员进入医院前的医疗救护。院前急救不同于医院急诊科或病房的抢救,其特点是情况紧急,现场条件差,缺乏客观资料,病情程度各异,设备条件受限等。因此,进行社区急救知识的普及势在必行。

(一)社区紧急救护意义

1.医疗角度

社区(院前)急救是整个医疗体系中最前沿的阵地,加之社区医护人员比医院急诊科室医护人员更熟悉社区环境,距离短、到达出事现场的时间较早,在必要情况下还能调动社区其他人员协助工作。及时有效的社区急救,对维持患者的生命,防止再损伤,减轻患者痛苦,避免病情恶化,提高抢救成功率以及其远期预后都有重要的意义。

2.社会角度

社区(院前)急救是整个城市和地区应急预防功能的重要组成部分。一个协调的救援体系既能使灾难造成的损失和影响降到最低,又能使人员伤亡降到最少。

(二)社区紧急救护基本原则

社区急救在时间上必须强调"争分夺秒",其目的是强调"活着到医院"。社区急救的目的不是根治疾病,而是要给予急、危、重患者最基本的救护手段。其基本原则包括:立即使患者脱离危险区;先救命后治病;争分夺秒,就地取材;保留离断的肢体或器官;加强途中监护并记录。

（三）社区急性事件预防

1.深入社区，了解情况

这是一项相当重要而且极为细致的工作，应在社区行政部门的领导下，依靠基层骨干分子，广泛发动群众来进行。通过调查和收集、整理材料，社区卫生服务机构应该掌握社区的各种主要情况，包括交通情况、公共绿地、各种公共场所、饮食店、公安派出所、附近大医院以及各种可能与今后工作有联系的机构位置及电话。所有这些，均应有详细记录，随时可查找。尤其是社区的老年人、婴幼儿及慢性病患者是社区医护人员工作的重点对象，应有专门登记，熟知其居住地点及联系电话。需要时应上门访视，了解病情，进行健康指导。

2.善于观察，消除安全隐患

在外出工作过程中，社区医护人员应善于注意发生伤病的各种潜在的危险因素，包括车辆多而秩序较乱的地区容易发生交通事故，饮食卫生不佳易发生肠道感染和食物中毒，楼房阳台边上放置花盆等重物存在坠落伤人隐患等。如其中有些问题不便直接干预，应及时向有关部门反映。在充分了解这些情况后，社区医护人员应充分利用各种机会围绕疾病预防进行口头及书面形式的宣传教育工作。

3.加强健康教育，预防意外伤害

（1）针对各人群特征，制定有针对性的健康教育：如老年人反应较迟钝，腿脚不便，行动不便，容易跌倒或被碰撞，在家时也要注意安全，改变体位时最好手扶一牢固物；夜间上厕所时，通往厕所的通道应无任何障碍物；外出行走及跨越台阶时更要注意安全，到人多杂乱地区最好有人陪伴，尤其是高龄老人。

（2）根据不同季节进行健康教育：许多疾病有明显的季节性，如夏季的肠道感染、食物中毒及游泳溺水，冬季的呼吸道感染、煤气中毒以及心血管疾病的恶化等。除此之外，如北方春季多风和南方沿海夏秋间的台风季节，容易发生高楼阳台上花盆、杂物、广告标牌等被风吹落下坠伤人，暴雨水灾造成房屋倒塌等事件。这些问题虽非依靠社区医护人员自己单独解决，但应与社区领导协同进行防范，并做好相应的预防和应急准备。

（3）其他临时性健康教育：节假日防止暴饮暴食、酗酒，春节期间防止烟花爆竹伤人和引起火灾等。

4.定期家访，发现问题

社会-心理-行为因素是形成当今许多疾病的重要原因，家庭是社会的基本单位，对每个社会成员的生活"幸福度"起着重要作用。家庭生活中的各种问题都可能成为一种致病的因素，如离婚、丧偶、老人、儿童受虐待等严重事件。但也有许多尚未表现而实际上已存在的矛盾有时却很难被察觉。社区医护人员通过对一些重点人群的家庭访问，往往可发现某些潜在问题的苗头，如夫妻感情不和、老年人遭冷遇、患者得不到起码的照顾等。在一般情况下，医护人员从防病、治病角度出发，提出一些积极的建议，有助于调整这些关系，防止病情加重，防止进一步发展为家庭暴力、斗殴、虐待、自杀等严重事故。

二、昏迷患者的紧急救护

意识是机体对自身及外界环境感知并能做出正确反应的状态，是中枢神经活动的综合表现,这种综合表现的能力减退或消失称为意识障碍。昏迷是严重的意识障碍。其主要特征为随意运动丧失,对外界刺激失去正常反应并出现病理反射活动。昏迷是社区比较常见的急症,约占全部急诊患者的 3%。

(一)病因评估

昏迷是一种临床综合征,昏迷的病因按其病变部位分为全身性疾病和颅内病变两大类。

1.全身性疾病

①急性感染性疾病:各类病原微生物导致的感染,如病毒感染、细菌感染、立克次体感染和寄生虫感染等,病情严重者均可出现不同程度意识障碍,甚至昏迷;②内分泌与代谢障碍:如糖尿病酮症酸中毒、尿毒症、肺性脑病、肝性脑病等;③水、电解质平衡紊乱:如各种原因引起的酸中毒、碱中毒等;④外源性中毒:如有机磷农药中毒、一氧化碳中毒、乙醇中毒、安眠药中毒等;⑤物理因素及其他:如中暑、触电、溺水、高山病、妊娠高血压综合征等。

2.颅内病变

①脑血管疾病:脑出血、脑血栓形成、蛛网膜下腔出血等;②颅脑外伤:脑震荡、脑挫裂伤、颅内血肿、颅骨骨折等;③颅内感染:脑炎、脑膜炎、脑型疟疾等;④颅内占位:颅内肿瘤、脓肿等。

(二)病情判断

昏迷属于急危重症,因此必须迅速做出判断,争分夺秒地抢救,才能挽救昏迷患者的生命。应通过询问病史和体格检查,明确患者是否昏迷、昏迷程度及昏迷的原因。

1.收集病史

昏迷病史对于明确疾病的病因具有十分重要的意义。有些病例可根据病史得出可能的诊断,并为进一步诊治提供线索。如病史中提供卧室内用煤炉取暖、关闭门窗睡眠,提示可能为一氧化碳中毒所致昏迷;有高血压史者突发昏迷,应警惕血管意外等。昏迷病史是通过对患者亲属、单位同事或护送者的询问得出,并应从被询问者与患者的关系中估计其可靠程度。询问中应注意以下问题。

(1)昏迷的发病过程:必须了解起病的缓急,昏迷持续时间和被发现的过程。昏迷发生于疾病早期而持久者,常为脑血管意外、急性药物中毒、急性脑缺氧、急性一氧化碳中毒等;急性起病而历时短暂者,常提示轻度脑外伤、癫痫、高血压病等;昏迷比较缓慢者,常为某些慢性病如尿毒症、糖尿病酮症酸中毒、肝性脑病、肺性脑病、颅内占位性病变等。

(2)昏迷的伴随症状:昏迷伴有脑膜刺激征,常见于脑膜炎、蛛网膜下腔出血;伴抽搐,常见于高血压脑病、癫痫等;反复头痛、呕吐伴偏瘫,常见于脑出血、脑外伤、颅内血肿等。

(3)患者的年龄与发病季节:有高血压史的中老年患者,有脑出血的可能;青壮年发病则以脑血管畸形为多;年幼者,在春季以流行性脑膜炎多见,夏秋季则常见于中毒性菌痢、乙型脑炎等。

(4)既往史:患者有无心、脑、肝、肾等重要脏器的慢性病史,如高血压、癫痫、局部感染及既往发作史。脑出血者多有高血压病史和脑动脉硬化症,低血糖常有类似发作史。

(5)其他:昏迷现场有无安眠药、农药等遗留;患者的精神状态、私生活情况,如有无精神刺激及服用安眠药的习惯等;与体力活动或情绪激动的关系等。

2.判断意识障碍程度

昏迷是最严重的意识障碍,对于存在意识障碍的患者,必须判断其障碍程度,确定是否处于昏迷状态。

(1)临床分级:①嗜睡:是最轻的意识障碍,是一种病理性的倦睡,患者精神萎靡不振,睡眠过多,能够唤醒,基本能够正确回答和配合检查,但如果停止刺激后患者很快会入睡;②意识模糊:是意识水平的轻度下降,患者表现为对时间、地点、人物的定向能力发生障碍,思维混乱,语言表达无连贯性,应答错误,可有错觉、幻觉、兴奋躁动、精神错乱等表现;③昏睡:患者处于沉睡状态,仅能被较强的刺激如被压眼眶,用力摇动身体等唤醒。一旦刺激停止,患者立即进入熟睡状态;④浅昏迷:患者随意运动丧失,对外界的语言、呼唤或强光等刺激无反应,但对强烈刺激(如疼痛刺激)有反应,能引起肢体简单的防御性运动和痛苦表情,各种生理反射如吞咽、咳嗽、瞳孔对光反射、角膜反射等存在。呼吸、脉搏、血压一般无明显变化;⑤深昏迷:所有的自发动作均消失,对任何刺激均无反应,生理反射和病理反射均消失,出现生命体征异常,如呼吸不规则、血压下降,多有大小便失禁或尿潴留。

对于昏迷患者,特别是颅脑损伤者,发病过程中意识障碍的变化是判断伤情严重程度及预后的最有价值指标之一。脑震荡意识短暂丧失又恢复,一般不超过 30 分钟;如果意识障碍时间延长,则可能有脑挫裂伤;如果意识好转后又逐渐昏迷,则提示脑受压、颅内血肿可能。

(2)昏迷量表:使用昏迷量表评估意识状态比较简便易行,在临床上应用也十分普遍。其中格拉斯格昏迷分级(GCS)被世界许多国家采用。该方法是根据患者的睁眼反应、语言反应和运动反应三个方面对患者的意识状态进行评分,并以三者的积分表示意识障碍的程度。满分 15 分,表示患者的意识状态良好,8 分以下为昏迷,最低分为 3 分,表示患者有脑死亡的可能。

(三)紧急救护原则

昏迷一旦发生,无论是何原因,都提示病情危重,患者应尽快得到有效的现场救护,其主要内容有:

1.保持呼吸道通畅,及时清除气道异物

这是抢救危重患者的首要措施。患者一般取稳定仰卧位,尽量减少搬动,头偏向一侧,以防舌后坠阻塞气道,同时便于分泌物从口腔排出,以免吸入呼吸道;如有舌后坠,可用舌钳将舌拉出;痰液较多的患者应及时吸痰;根据患者病情,做好气管切开及使用呼吸机的准备工作。

2.支持及对症治疗

给予吸氧,建立静脉通道,维持血压及水、电解质及酸碱平衡。对呼吸异常者提供呼吸支持(面罩气囊人工呼吸、呼吸兴奋剂等),对于抽搐者给予地西泮类药物,对于高颅压患者给予脱水药物治疗等。

3.经初步处理,立即送医院

运送途中要密切观察病情变化,随时观察意识及生命体征的变化。注意昏迷程度、瞳孔的变化,有无瘫痪、脑膜刺激征、抽搐等伴随症状,并详细记录,以便及时通知医生并做出相应的救护。若出现体温骤升、脉搏渐弱转慢、呼吸不规则、血压波动、瞳孔散大、对光反射消失,均提示病情严重。

三、喉阻塞患者的紧急救护

喉阻塞亦称喉梗阻,是因喉部或其邻近组织的病变使喉腔变窄或发生阻塞而引起严重的呼吸困难,可导致患者窒息而死。

(一)病因评估

常见于:①急性炎症:如小儿急性喉炎,急性喉炎、气管支气管炎,急性会厌炎,白喉,咽后壁脓肿等;②外伤:喉部挫伤、烧伤、切割伤、火器伤以及腔镜检查引起的损伤;③肿瘤:喉癌、咽部肿瘤;④异物:如误吸、心肺疾病引起的痰液和血块阻塞;⑤喉水肿:血管神经性水肿、药物过敏等;⑥其他:如声带麻痹、畸形等。

(二)病情判断

1.存在引起喉阻塞的病因

如大咯血、昏迷、严重心肺疾病患者呼吸道分泌物较多、异物吸入、急性咽炎、喉头水肿或颈部外伤、肿瘤、过敏等。

2.症状和体征

表现为突发呼吸困难,以吸气困难明显,伴烦躁不安、多汗、全身发绀、吸气期喘鸣及三凹征,听诊肺部呼吸音减弱或消失。危重患者于短期内出现意识丧失、血压下降、脉搏细弱及呼吸停止。

(三)紧急救护原则

(1)立即将患者头部转向一侧,抬高下颌,避免因舌根及会厌后坠而加重呼吸困难。

(2)血块、痰液、呕吐物、异物等引起气道不完全性阻塞时,立即使患者处于头低脚高位,并轻拍其背部,鼓励患者将阻塞物咳出。

(3)情况紧急或上述处理无效时,立即进行气管插管,吸出或取出阻塞物。

(4)各种原因所致的喉部完全性阻塞,应立即行环甲膜穿刺术或环甲膜切开术。环甲膜穿刺术具体方法为:在颈部前正中环状软骨与甲状软骨之间的三角间隙处,以粗针头穿刺。当有落空感并有气体穿过针头时,提示针头已进入声门下区。通过粗针头通气,可暂时部分缓解呼吸困难。

(5)喉阻塞患者经初步处理后,应立即转院。转院途中应密切观察患者生命体征,并坚持以上处理不间断。

四、心博骤停患者的紧急救护

心博骤停指者的心脏在正常或无重大病变的情况下,受到严重打击,致使心脏突然停搏,有效泵血功能消失,引起全身严重缺血、缺氧。若能采取及时有效的心肺脑复苏(CPCR),则有可能恢复;否则可导致死亡。据统计,心脏停搏后4分钟内即开始初期复苏(现场急救),8分钟内进行后期复苏,成功率最高。

(一)病因评估

1.心源性心博骤停

①冠状动脉粥样硬化性心脏病:急性冠状动脉供血不足或急性心肌梗死常发生室颤或心

室停顿,是成年人猝死的主要原因。由冠心病所致的猝死,男女比例为 3~4∶1,大多数在急性症状发作一小时内发生;②心肌疾病:急性病毒性心肌炎、原发性心肌病常伴室速或严重的房室传导阻滞,易导致心搏骤停;③主动脉疾病:如主动脉瘤破裂、主动脉夹层及主动脉发育异常。

2.非心源性心搏骤停

①呼吸停止:气道阻塞(气管异物、窒息、烧伤等导致气道组织水肿)、脑卒中、巴比妥类药物过量及颅脑损伤等,均可致呼吸停止,继而心肌和全身器官组织严重缺氧,引起心搏骤停;②严重的电解质与酸碱平衡失调:如严重缺钾和严重高血钾、严重高血钙和高血镁、酸中毒等;③药物中毒或过敏:洋地黄类药、苯妥英钠、氨茶碱、氯化钙、利多卡因等药物中毒,或青霉素、链霉素、某些血清制剂所致的过敏反应;④电击、雷击、溺水、麻醉和手术意外等;⑤其他:如血管造影、心导管检查、急性胰腺炎、脑血管病变等。

(二)病情判断

1.临床表现

①意识突然丧失或伴有短暂抽搐;②呼吸突然停止;③大动脉(如颈动脉、股动脉)搏动消失;④心音消失、血压测不出、瞳孔散大、面色苍白兼有青紫。

2.判断方法

①有无意识和颈动脉搏动:救护者轻拍并呼喊患者,若无反应,即可判定为意识丧失;同时用手指触摸患者喉结再滑向一侧胸锁乳突肌前缘的凹陷处(此处为颈动脉搏动点),触摸颈动脉有无脉搏。②有无自主呼吸:在患者气道开放条件下,救护者将耳部贴近患者口鼻,观察有无胸廓起伏,聆听有无呼气声并感觉有无气流。若有意识丧失伴大动脉(颈动脉)搏动消失,即可判断为心脏骤停,应立即进行急救。

(三)紧急救护原则

针对心脏骤停的抢救措施称为心肺脑复苏。完整的心肺脑复苏包括 3 个阶段:初期复苏、后期复苏和复苏后治疗。

1.初期复苏(现场急救)

主要任务是迅速有效地恢复生命器官的血液灌流和供氧。初期复苏的步骤可归纳为 ABC:A(airway,开放气道);B(breathng,人工呼吸);C(circulation,人工循环)。

(1)开放气道:开放气道以保持呼吸道通畅,是进行人工呼吸的首要步骤。患者仰卧,衣领及裤带松解,取出口中污物、呕吐物及义齿等,然后救护者一手抬起患者颈部,另一手用小鱼际侧下按患者前额,使其头后仰,颈部抬起。对疑有头、颈部外伤者,不可抬颈(避免损伤脊髓),救护者可一手置于患者前额,手掌用力向后压,使其头后仰,另一手的手指放在下颌骨(靠近颏部)的下方,将颏部向前抬起,使患者牙齿几乎闭合。

(2)人工呼吸:现场复苏最适宜的方法是口对口(鼻)人工呼吸,救护者先将患者头后仰,一手将其下颌向上、后方抬起。另一手按压患者前额,使头部后仰以保持呼吸道通畅,同时用拇指和示指捏住患者鼻孔,深吸一口气后,对准患者口部吹气,使患者胸廓扩张,吹气完毕,救护者头部侧转换气,同时松开捏鼻孔的手。开始连续快速吹气 3~4 次,以后按每 5 秒钟 1 次的频率进行。每次吹气的同时,应注意观察胸廓起伏情况。通气适当的指征是:患者胸部起伏及呼气时听到并感到有气体逸出。

(3)建立有效循环:①心前区捶击:对心脏骤停无脉搏者而一时又无除颤器时,可进行心前区捶击。右手松握空心拳,小鱼肌侧垂直向下捶击胸骨下段,捶击1～2次,每次1～2秒。观察心电图变化,如果无变化,立即施行胸外心脏按压和人工呼吸。②胸外心脏按压:患者仰卧于硬板床上、地上或背部垫一木板。按压点在患者剑突以上4～5cm处,即胸骨体中、下1/3交接处。操作者双手重叠,掌根长轴置于胸骨长轴按压点上,两臂伸直,垂直下压,使胸骨下陷3.5～4cm,然后放松,使胸廓复原但双手不离开胸壁按压点。按压频率为80～100次/分。单人复苏时,先行口对口人工呼吸2次,然后做胸外心脏按压15次,如此反复进行;2人复苏时,一人先做口对口人工呼吸1次,另一人做胸外心脏按压5次,如此反复进行。2005年底美国心脏学会(AHA)发布了新版CPR急救指南,与旧版指南相比,主要就是按压与呼吸的频次由15∶2调整为30∶2。胸外心脏按压的有效指标:瞳孔由大变小;按压时可扪及大动脉搏动,肱动脉收缩压≥60mmHg;缺氧情况明显改善;有知觉反射、呻吟或出现自主呼吸。

2.妥善处理,立即转院

进行二、三阶段的复苏,后期复苏是初期复苏的继续,包括建立静脉输液通道、气管插管和机械呼吸、药物治疗、电除颤等一系列维持和监测心肺功能的措施。复苏后处理的主要内容是防治多器官功能衰竭和缺氧性脑损伤。

第七章 消毒供应

第一节 物品清洗

一、清洗、消毒仪器设备

（一）全自动清洗机

1.工作原理

全自动清洗、消毒设备主要是用于清洁、消毒与干燥外科器械（实体或管腔类的和管状的）、碗碟、手盆、婴儿奶瓶、容器、麻醉设备（重要的设备，如外科仪器和麻醉设备必须在使用前杀菌）、实验室玻璃器皿与手术鞋。通过加入酸液、碱液清洗物品表面，去除表面的污渍和附着物。通过大水流喷射冲洗，达到使物品表面洁净的目的，并以 90℃以上的热水循环冲洗，达到消毒效果，再用热空气对清洗物品进行干燥处理。

2.工作程序

程序主要分为预洗、洗涤、中和、漂洗、终末漂洗、消毒、干燥 7 个步骤。

（1）预洗：这个阶段主要是用不带任何添加剂的冷水来清除大块的污垢和形成泡沫的物质（如预处理剂的残留物）。其目的主要是初步将物品表面容易清洗的脏物去除，提升清洗剂的利用率，从而提高清洗效果。一般是针对没有经过手工清洗的或者比较脏的物品，清洗时间可以设置为 1～3 分钟（具体情况可以以清洗物品的污染程度而定）。该阶段的进水温度一定要低于 45℃，如果温度太高容易造成血液等污渍的干结；水质方面优先选择使用软化水或者纯水。

（2）洗涤：这个阶段主要是用含有化学添加剂的清洗剂，如酶清洗剂、碱性清洗剂、酸性清洗剂等。所用化学添加剂必须和该清洗机相容并且无泡沫，而且不同 pH 值的清洗剂需要根据其特性选择不同的水温及相应的清洗时间。①含酶清洗剂：温度在 40～60℃时，酶的活性高，清洗效果也就最好，持续清洗 3～5 分钟。②碱性清洗剂：温度在 60℃左右时清洗效果比较显著，持续清洗1～5 分钟。根据产品说明书，选择使用合适的中性或弱碱性的产品作为清洁剂。该阶段可以同时使用冷水和热水，优先选择使用软化水或者纯水。

（3）中和：这个阶段主要是针对前面使用的强碱性清洗剂，即需要中和阶段。主要是利用少量的酸能有效去除无机固体物品如铁锈、水垢等，并且同时有去除碱清洗剂残留的效果。

（4）漂洗：漂洗的目的主要是利用流动的水去除物品上的残留物和清洗剂的残留。漂洗时间一般为1分钟。

(5)终末漂洗:这个阶段除了最终的漂洗之外,还主要负责完成器械的润滑和消毒作用。按照我国卫生行业标准 WS 310—2016 的规定,润滑油需要选择水溶性润滑油,水质必须使用纯水,使用纯水的目的主要是可以避免在清洗物品上产生污垢、薄层和锈蚀。

(6)消毒:根据不同的物品使用需求进行选择。

①温度≥90℃,时间≥1分钟,A₀值≥600。

②温度≥90℃,时间≥5分钟,A₀值≥3000。

(7)干燥:干燥阶段时干燥温度不宜超过 90°,最终必须保证所清洗的物品完全干燥。

3.操作流程

(1)每天使用前先检查纯水和冷水压力(阀门保持常开),正常压力应该在 300～500kPa(3～5bar)。

(2)打开电源箱内各个设备的电源开关。

(3)根据清洗物品需要选择所需程序。打开清洗消毒器前门(去污侧门),拉出清洗架,检查旋转臂的灵活度,接口有无松动,将需要清洗的物品装入清洗架。摆放物品时,一些器械如剪刀、镊子等物品的关节一定要打开到底,盒子、敷料桶等一定要倒放,并保证物品摆放不超出清洗架范围。

(4)污染器械必须及时进入清洗消毒器进行消毒,等待处理的时间不宜超过 1 小时。污染器械在放进清洗消毒器前应先手工冲洗,取走棉球、纱布、刀片、塑料等杂物,去除明显的污物后再装入清洗架。

(5)关门,通过程序选择键 P₁～P₆ 调整出合适程序,屏幕上会显示相应的程序名;按"开始"键,指示灯黄灯闪烁,机器将自动运行。

(6)按"开始"键后,指示灯黄灯将闪烁 10 秒,如果需要,此时可以停止程序,方法为:再按一下"开始"键,等几秒钟即可打开前门,屏幕将显示初始状态。

(7)当所有程序结束后,指示灯绿灯亮,打开清洗消毒器后门(清洁侧门),卸载已清洗消毒物品后,关闭后门,等候下一次清洗消毒。

(8)一天工作完成后,需要依次关闭总电源。

使用时发现有问题(如程序选错、摇臂脱落、物品没有摆放好等),可关闭电源,1分钟后打开,设备就会报电源错误,按消音键,屏幕会自动显示要输入密码,输入密码后按回车键,清洗器会排水,前门解锁。大概 1 分钟后,即可打开前门,处理好有关问题后再关上前门,再次按开始键,重新开始运行。

如机器有故障,面板指示灯红灯亮,有报警音,屏幕有故障代码显示;抄下代码,按消音键,屏幕会自动显示要输入密码,输入后按回车键,清洗器会排水,前门解锁。大概 1 分钟后,即可打开前门。确认修正错误后,重新关前门并按键运行。如果该台清洗器不能使用,则将该台清洗架拉出,选择另外的清洗消毒器。

在待机状态时,清洗消毒器的后门(清洁侧门)常关,前门(去污侧门)可以打开。但是在使用状态时,前门、后门都不能打开,后门只有在程序结束,绿灯亮时可以打开一次。

出错后,该清洗消毒器腔体内物品一定要重新清洗消毒。

4.注意事项

(1)清洗消毒器只能处理可耐高温的物品、可重复处理的物品,并且此处理方法根据产品说明书以及厂商推荐的方法。

(2)推荐使用经过清洗消毒器厂家验证认可的、高效无泡的、并经认证对消毒和灭菌过程无影响的清洗剂、润滑油等化学添加剂,否则会对处理物品的清洗、消毒,甚至灭菌效果造成影响,也会造成该设备上主要部件如循环泵、管道等过早磨损或不当损坏。

(3)在操作前,须认真阅读使用手册,并接受正规的使用培训。

(4)每次程序运行前,要保证清洗物品与清洗架相对应;保证清洗物品与所选程序的对应;确保清洗架与水孔正确连接,在清洗时喷水臂能够正常转动;并经常检查清洗消毒器腔体内部有无杂物,确保水流通畅。

(5)每天或者定期清洗消毒器腔体底部过滤网及所有的摇臂(包括清洗消毒器清洗架上的和腔体内),将摇臂内杂物取出;过滤网要用清洗喷枪冲刷,并将脏物取走,清洗之后一定要将过滤网摆放到位。

(6)每天检查清洗剂和润滑油的用量,必要时及时更换。

(7)维修前,请认真阅读维修手册,同时需要接受维修培训,经过授权的人员才能维修本设备。

(8)使用时、维修时,注意相关的安全事项,如电气安全、介质安全、机械安全、感染防护、操作安全等。

(9)每次程序结束,检查有无物品掉到清洗消毒器腔体的底部,如有杂物应及时取走。

(二)超声清洗机

1.工作原理

超声清洗消毒器是利用电源将日常供电频率改变后,通过输出电缆线将其输送给连接在盛放清洗溶液的清洗槽底部的换能器(超声波发生器),由换能器将高频的电能转换成机械振动,并发射至清洗液中,当高频的机械振动传播到液体里后,清洗液内即产生"空化现象",达到清洗的目的。

空化现象是指存在液体中的微小气泡在超声场的作用下振动、生长并不断聚集声场能量,当能量达到某个阈值时,空化气泡急剧崩溃闭合的过程。

2.操作流程

(1)准备工作:将电源线接好,加水稍低于水位线,以确保物品放入后水位不高出水位线。

(2)开机:按电源键。

(3)按照产品说明书设置选择相应的清洗温度,按开始键给水加热。

(4)按照产品说明书设置除气时间和清洗时间。

(5)物品超声清洗结束后取出物品。

(6)排尽腔体内的酶溶液并且擦拭干净。

(7)关机:切断电源。

(8)严格根据国家卫生行业标准 WS 310—2016 的规定,设定相应的清洗时间、清洗温度及除气时间。

3.注意事项

(1)超声清洗机必须由专人操作,严禁使用易燃、易腐蚀的溶液。

(2)当超声清洗机放入水和器械后,整个水位必须加至水位线,但不能超过水位线。

(3)设定的超声清洗机温度不宜超过45°。

(4)超声清洗时,物品必须装载在清洗筐内进行清洗,不能将器械直接接触超声清洗机的底部。

(5)超声清洗机只能用于清洗物品和液体,不能清洗活的动植物。

(6)超声清洗前要先手工粗洗,不要将杂质带到清洗槽内。

(7)排水时应通过排水管自动流出,不要人为将设备倾斜倒水。

(8)每天工作结束,用清水清洁腔体,然后用布擦干待用。

(9)切勿在超声清洗和除气时直接切断电源,一定要先关闭超声清洗和除气的功能。

(三)蒸汽清洗机

1.工作原理

蒸汽清洗机是通过高温产生的蒸汽,加快污垢面分子的运动速度,通过破坏它们之间的结合力,来达到消除各种顽固污渍的目的,同时将附着在物体上的各种微生物和(或)病原体完全消除掉。附有喷嘴、毛刷等多种功能便捷的配件。无须任何清洁剂,具有快速除污杀菌的高效率。

2.操作流程

(1)加水:选择自来水或者蒸馏水。加水时需使用漏斗进行加注,加完水后旋紧螺帽。

(2)升温:当蒸汽压力达到800kPa(8bar)时,准备指示灯亮起,加热完成。

(3)旋转按钮至"stead on"(打开),蒸汽清洗机启动,按压手柄蒸汽激活键。

(4)将蒸汽出口对准需要清洗的部位进行清洗。

(5)清洗完将按钮旋转至"stand by"(待机)位置,机器处于待机状态等待下次的使用。

(6)每天工作完毕后,旋转按钮至"stead out"(排汽),排除多余的蒸汽。

(7)蒸汽排清后将按钮旋转至"off"(关闭)位置,排除多余的水,并且打开螺帽。

(8)切断总电源。

3.注意事项

(1)蒸汽清洗机需放置于干燥通风处,确保有足够的通风,机器后面切勿堆放杂物。

(2)确保工作场所和机器干燥,不要将蒸汽的喷嘴或热水直接接触机器。

(3)机器打开之前先降温,0kPa(0bar)以上不要打开机器,防止烫伤。

(4)使用时,水不要装得太满,因为盖子上有减压阀,水装太满会从减压阀的孔洞溢出。

(5)严禁加入洗涤剂等任何化学物品,只能使用自来水或者蒸馏水。

(6)使用过程中不能裸手拿取器械,以防烫伤。

(7)使用过程中加水和用完倒水,打开盖子时,一定等里面蒸汽放完,然后慢慢地开盖。

(8)蒸汽清洗时,注意将待清洗物品置蒸汽喷嘴至少1cm处。

(9)换蒸汽喷头时,不要用力硬拽,一定要先旋再下。

(10)使用结束后,应将清洁器放置一段时间,让其机身冷却后再倒出余水,有助于保护发热器。

（四）干燥柜

1.工作原理

医用干燥柜是根据医院需求开发的一种大容量医用干燥设备,用来对外科手术器械、玻璃器皿、呼吸治疗物品进行干燥处理。操作简单灵活。干燥温度设置范围为40～90℃,干燥时间设置范围为1～90分钟,使用时可根据需求,自由设置。

2.操作流程

(1)开启干燥柜电源开关。

(2)将需要烘干的器械、管道等物品摆放进干燥柜内的干燥架上。

(3)关上干燥柜一侧的门。

(4)根据国家卫生行业标准WS 310—2016的规定,选择适当的干燥温度。70℃建议干燥30分钟,90℃建议干燥20分钟。

(5)用上下箭头选择按键设置干燥时间(在显示屏上显示),按"开始"键即可。

(6)如果在短时间内需要停止干燥,再按一次"开始"键,显示2分钟,即2分钟后停止。

(7)显示板上显示干燥时间结束时,干燥加热丝和风机停止工作。

3.注意事项

(1)放置器械时轻放、轻拿,不能用力碰撞内腔。

(2)顶层不要放一些面积过大的器械,防止堵塞热风出风口,造成机器报警。

(3)定期清洁腔体,擦拭干净。

(4)烘干瓶类物品时,需将开口朝下。

(5)定期清洗过滤网和检修。

（五）高压水枪

1.工作原理

高压水枪是通过动力装置使管道里面的水压增大,产生的高压水通过水枪控制冲洗物体表面。利用高压水柱对管腔器械进行污垢清理,更能提高它的清洗率。因此高压清洗也是世界公认的科学、经济、环保的清洁方式之一。

2.操作流程

(1)初次安装好后需喷水2～3分钟,以排除系统内异物。

(2)按照器械管腔直径的大小选择相应的喷嘴。

(3)高压水枪的喷嘴对准管腔器械的一端,将管腔另一端的出口朝下,扣动扳机,直至喷出的水流保持流畅的水柱。

(4)高压水枪的压力保持在0.3～0.6MPa。

(5)高压水枪使用结束后要及时归位放置,保持高压水枪管道的通顺。

3.注意事项

(1)使用高压水枪时,需要做好个人防护,穿防护服、戴护目镜或者面罩、穿防护鞋、戴手套。

(2)按压扳机时,不可将喷嘴对着器械以外的物品及其他人员,以免对器械造成损害或对人员造成伤害。

(3)不可以将高压水枪的扳机固定在操作位置。

(4)每次使用高压水枪之前必须检查是否牢固以及有无零件损坏。

(5)在扣动高压水枪扳机之前,必须牢固地握住枪身。

(6)每次使用后必须保持水枪周围的干燥及整洁,严禁高压水枪软管弯曲、打折。

(六)高压气枪

1.工作原理

高压气枪是通过高压气体来吹扫物体表面和管道。高压气体的冲击力大于污垢与物体表面附着力时,高压气体能将污垢剥离、冲走,从而达到吹扫物体表面和管道污物的目的。

2.操作流程

(1)初次安装好后需喷气2~3分钟,以排除系统内异物。

(2)按照器械管腔直径的大小选择相应的喷嘴。

(3)高压气枪的喷嘴对准管腔器械的一端,将管腔另一端的出口朝下且固定好,扣动扳机。

(4)高压气枪的压力保持在0.3~0.6MPa。

(5)高压气枪使用结束后及时归位放置,保持高压气枪管道的顺畅。

3.注意事项

(1)使用高压气枪时需要做好个人防护,穿防护服,戴护目镜或者面罩,穿防护鞋,戴手套。

(2)按压扳机时不可将喷嘴对着器械以外的物品及其他人员,以免对器械造成损害或对人员造成伤害。

(3)不可以将高压气枪的扳机固定在操作位置。

(4)每次使用高压气枪之前必须检查是否牢固以及有无零件损坏。

(5)在扣动高压气枪扳机之前,必须牢固地握住枪身。

(6)每次使用完后必须保持气枪周围的干燥及整洁,严禁高压气枪软管弯曲、打折。

二、消毒

(一)器械消毒

器械消毒处理,包括污染器械清洗后,进行消毒的过程及方法。器械消毒应达到高水平消毒的标准,即污染器械上自然微生物数量减少90%以上,并不得检出病原微生物。根据《医疗机构卫生消毒标准》规定,中度危险性器械的菌落总数应≤20cfu/g 或 100cm²,不得检出致癌性微生物。低度危险性器材的菌落数应≤200cfu/g 或 100cm²,不得检出致病性微生物。

1.常用消毒方法

常用消毒方法为物理消毒方法和化学消毒方法,物理消毒是利用物理因子杀灭或清除病原微生物的方法。消毒供应中心采用物理消毒方法为湿热消毒法。湿热消毒是利用较高温度的热水(≥90℃)或蒸汽为消毒介质,在维持相应温度和时间的调整条件下,可使菌体蛋白变性或凝固。

湿热可使菌体蛋白质变性或凝固酶失去活性,代谢发生障碍,从而使微生物死亡。蛋白质的变形和凝固,需有水分子的存在。湿热处理时在热水或热蒸汽的环境下,湿度愈高,蛋白质的变形和凝固愈快,对微生物的杀灭效果亦愈好。细菌繁殖体、病毒和真菌等对湿热均较敏感。因此,湿热消毒是器械消毒首选的方法,《世界卫生组织医院感染控制指南》条款中推荐,"如果一种器械经受热力和湿度并且不要求灭菌,选择热力消毒是恰当的。通过热力和一定温度的热水就能杀灭致病性繁殖病因子,这是一种非常有效的消毒方法"。另外,湿热消毒采用高温蒸气和热水作为消毒介质,具有安全、无毒性残留、环保的优点。

WS310.2 规定 4.4 条款规定耐湿、耐热的器械、器具和物品,应首选物理消毒方法。湿热消毒的温度、时间要求:消毒后直接使用的诊疗器械、器具和物品,湿热消毒方法的温度、时间计算可参照温度、时间与 A_0 值换算(表 7-1)。

表 7-1　温度时间与 A_0 值换算

温度	消毒时间	A_0 值
90℃	≥1 分钟	600
80℃	≥10 分钟	600
75℃	≥30 分钟	600
70℃	≥100 分钟	600

依据 WS310.2 规定,消毒后直接使用的诊疗器械、器具和物品,湿热消毒温度应≥90℃,时间≥5 分钟或 A_0 值≥3000;消毒后继续灭菌处理的,其湿热消毒温度≥90℃,时间≥1 分钟或 A_0 值≥600。

对于不耐受湿热的器械材质,可采用化学消毒方法。化学消毒法是利用化学药物杀灭病原微生物的方法。

根据消毒剂的杀菌作用,可分为高效消毒剂、中效消毒剂、低效消毒剂。

由于化学消毒对器械具有一定的腐蚀性,因此器械消毒时需要谨慎选用。选用的消毒剂应取得国务院卫生行政部门卫生许可批件的消毒药械或酸性氧化电位水。

2.消毒的意义

器械消毒处理具有两个方面的作用。

(1)为临床提供合格的消毒物品,确保消毒后直接用于患者使用器械安全。

(2)有效切断传播途径,阻断传染病传播流行途径,提高器械处理流程质量、保证环境及操作人员的安全,防止交叉污染。

3.基本原则

(1)接触皮肤、黏膜的诊疗器械、器具和物品应进行消毒处理。

(2)耐湿、耐热的器械、器具和物品,应首选物理消毒方法。消毒后直接使用的诊疗器械、器具和物品,湿热消毒温度≥90℃,时间≥5 分钟或 A_0 值≥3000;消毒后继续灭菌处理的,其湿热消毒温度≥90℃,时间≥1 分钟或 A_0 值≥600。

(3)不能耐受湿热消毒的,可采用化学消毒方法。

(4)开展消毒质量的日常和定期的监测,监测及结果应符合 WS310.3 中消毒质量检测要求。

(5)应留存清洗消毒器运行参数打印资料或记录,消毒监测资料和记录的保存期应≥6个月。消毒记录内容应有可追溯性。符合 WS310.3 有关质量追溯的要求。

(二)消毒设备及方法

1.煮沸消毒器使用

(1)煮沸消毒器主要构造。

(2)使用范围:利用煮沸消毒器进行湿热消毒的方法。可用于耐高温、耐高湿材质的器械和物品消毒,包括不锈钢等金属类、玻璃类、一些耐高温的塑胶类材质的器械。

(3)主要原理:常用设备为电热消毒煮沸器。使用时,煮沸槽中加入纯水(或蒸馏水),通过电加热待水温达到 90℃或沸腾达到 100℃后,将清洗后的器械浸泡于热水中。开始记算消毒时间。消毒时间 1～5 分钟。具有简单、方便、实用、经济、效果可靠等优点。

(4)使用注意事项

①物品应先清洁后再煮沸消毒。

②煮沸物品需用蒸馏水或纯水煮沸,避免物品上有水碱。

③中途加入物品时,应按照最后放入的器械时间,重新计算消毒时间。

④煮沸器的盖应严密关闭,以保持沸水温度。

⑤煮沸消毒的物品应及时取出,以免生锈。

⑥玻璃类冷水时放入;橡皮类水沸后放入,以免橡胶变软。

⑦所有物品必须浸在水面以下。

⑧每次所放入消毒器物品的量不应超过消毒器容量的 3/4。

2.全自动清洗消毒器消毒方法

全自动清洗消毒器可以进行湿热消毒。利用热水进行喷淋冲洗,在保持一定温度和时间的条件下实现器械消毒。

3.酸化水消毒(氧化电位水生成机消毒)

(1)使用范围:适用于包装前手术器械的消毒,内镜的消毒等。

(2)主要原理:氧化电位水生成机是利用有隔膜式电解槽将混有一定比例氯化钠和经软化处理的自来水电解,在阳极侧生成具有低浓度有效氯、高氧化还原电位的酸性水溶液,同时,在阴极一侧生成负氧化还原电位的碱性水溶液的装置。由氧化电位水生成机生成的酸性氧化电位水是一种具有高氧化还原电位(ORP),低 pH、含低浓度的有效氯的无色透明液体。它的生成原理是将适量低浓度的氯化钠溶液加入到隔膜式电解槽内,通过电解,在阳极侧氯离子生成氯气,氯气与水反应生成次氯酸和盐酸。另外,水在阳极电解,生成氧气和氢离子,使阳极一侧产生液体的 pH 为 2.0～3.0,氧化还原电位≥1100mV,有效氯浓度为 50～70mg/L,残留氯离子＜1000mg/L。

酸性氧化电位水具有较强的氧化能力,对各种微生物有较强的杀灭作用,杀菌速度快、使用范围广、安全可靠、不留残毒、对环境无污染。但酸性氧化电位水对光敏感,稳定性不高,宜现生产现使用,对铜、铝和碳钢有轻度腐蚀性,杀灭微生物作用受有机物影响较大。

(3)使用方法:器械、器具和物品消毒:手工清洗后,用酸性氧化电位水流动冲洗浸泡消毒 2 分钟,净水冲洗 30 秒,取出干燥后进行包装、灭菌等处理。内镜的消毒遵循卫生部《内镜清洗、消毒技术规范》。物体和环境表面消毒、卫生手消毒、卫生洁具和织物的消毒遵循卫生部《医疗机构消毒技术规范》。

（4）注意事项

①由于酸性氧化电位水生成器在电解过程中会释放少量的氯气和氢气,故应将生成器和储水容器放置在干燥、通风良好且没有阳光直射的场所。

②酸性氧化电位水消毒时只能用原液,宜现用现制备,贮存时应选用避光、密闭、硬质聚氯乙烯材质制成的容器,室温不贮存超过 3 天。

③每次使用前,应在酸性氧化电位水出水口处,分别测定 pH 值、有效氯浓度、氧化还原电位（ORP）值。pH 为 2.0～3.0,有效氯浓度为 50～70mg/L,氧化还原电位值≥1100mV。

④对不锈钢以外的金属物品有一定的腐蚀作用,应慎用。

⑤使用酸性氧化电位水消毒前,应先清洗器械,彻底清除有机物。

⑥不得将酸性氧化电位水和其他药剂混合使用。

⑦酸性氧化电位水为外用消毒产品,不可直接饮用。

⑧碱性还原电位水不慎入眼内应立即用水冲洗。

⑨如仅排放酸性氧化电位水,长时间可造成排水管道腐蚀,故排放后应再排放少量碱性还原电位水或自来水。

⑩每半年应清理一次电解质箱和盐箱。

（5）有效指标的检测

①有效氯含量的检测方法:应使用精密有效氯检测试纸,其有效氯范围与酸性氧化电位水的有效氯含量接近,具体使用方法见试纸使用说明书。

②pH 检测方法:应使用精密 pH 检测试纸,其 pH 范围与酸性氧化电位水的 pH 接近。具体使用方法见 pH 试纸使用说明书。

③氧化还原电位（ORP）的检测方法:取样时开启酸性氧化电位水生成器,等到出水稳定后,用 100mL 小烧杯接取酸性氧化电位水,立即进行检测。氧化还原电位检测可采用铂电极,在酸度计"mV"挡上直接检测读数。具体使用方法见使用说明书。

④残留氯离子检测方法:取样时开启酸性氧化电位水生成器,等到出水稳定后,用 250mL 磨口瓶取酸性氧化电位水至瓶满后,立即盖好瓶盖,送实验室进行检测。采用硝酸银容量法或离子色谱法,详细方法见 GB/T 5750.5。

4.常用化学消毒剂及使用

（1）含氯消毒剂

①作用原理:含氯消毒剂是指在水中能产生具有杀菌活性的次氯酸的消毒剂,可分为无机化合物和有机化合物类。含氯消毒剂杀菌谱广、能有效杀灭多种微生物和原虫,对金属有腐蚀作用,器械消毒时不宜选用。

②使用方法

a.对气性坏疽、突发原因不明的传染病病原体污染的诊疗器械和器具的消毒。

b.对消毒供应中心物表和环境的消毒遵循卫生部《医疗机构消毒技术规范》。

③注意事项

a.粉剂应于阴凉处避光、防潮、密封保存;水剂应于阴凉处避光、密闭保存。所需溶液应现配现用。

b.配置溶液时,应戴口罩、手套。

（2）醇类（乙醇）

①作用原理:乙醇能够吸收细菌蛋白的水分,使其脱水变性凝固,从而达到杀灭细菌的目的。75％的乙醇与细菌的渗透压相近,可以在细菌表面蛋白未变性前逐渐地向菌体内部渗入,使细菌所有蛋白脱水、变性凝固,达到杀死细菌的目的。乙醇为中效消毒剂,能杀灭细菌繁殖体、结核杆菌及大多数真菌和病毒,但不能杀灭细菌芽孢,短时间不能灭活乙肝病毒。具有中效、速效的杀菌作用;无毒、无刺激,对金属无腐蚀性。但对病毒和真菌效果较差,不能杀死细菌芽孢;受有机物影响大;易挥发,易燃烧。

适用于皮肤、环境表面及医疗器械的消毒。可用于不耐湿热消毒器械的消毒处理。

②使用方法:用75％乙醇棉球擦拭器械表面。

③注意事项

a.乙醇易燃,忌明火。

b.盛装乙醇的容器,用后盖紧,密闭,置于阴凉处保存。

c.对乙醇过敏者勿用。

（三）消毒操作

1.基本程序及要求

（1）人员要求。

①操作人员须经过岗位培训。

②操作时,符合去污区人员的职业防护要求。

（2）基本方法。

①根据 WS310.2 中 5.4.1 规定,消毒处理方法首选机械热力消毒,消毒设备主要有清洗消毒器、煮沸消毒槽等。

②不耐湿热器材,可采用75％乙醇、酸性氧化电位水或其他消毒剂进行消毒。

③应建立消毒质量记录表,湿热消毒记录温度、时间、A_0 值等参数;化学消毒记录消毒剂的名称、浓度、作用时间等参数。

④对于不能水洗或耐受高温的器材,可采用75％乙醇擦拭消毒,并在制定的操作流程中加以规定。如带电源器械。

⑤如器械厂商特别说明的器械材质接触化学消毒剂或高温水会导致材质的变性,以及功能受损,这类器械在确保清洗质量的情况下,可直接进行检查、包装、灭菌。

（3）操作要点。

①有可遵循的技术操作规程。符合先清洗后消毒的原则。

②评估器械材质与所采用消毒方法的兼容性,正确使用消毒方法,避免器械的损坏。

③消毒时间、温度或浓度等指标符合要求。

④填写消毒记录表,复核消毒指标,确保消毒质量。

2.湿热(槽)消毒器操作

(1)操作前准备。

①环境准备:在消毒供应中心去污区,环境整洁、光线充足。

②物品准备:操作台、转运车、器械清洗篮筐、清洗架等,煮沸消毒槽、标识等物品,记录表或系统处于备用状态。

(2)操作步骤

①操作前评估:评估器械已完成清洗过程。有可遵循的消毒技术操作规程。评估器械属于耐湿热材质,可采用湿热消毒方法。

②消毒槽注水:使用软水或纯水进行湿热消毒。加水量不应超过最高水位线。

③配置润滑剂:按照产品说明书进行。

④开启设备:按照操作规程启动设备。

⑤器械消毒:消毒的器械须放在清洗篮筐内,再浸入热水中;橡胶类材质器械物品水沸后放入,以免长时间浸泡于热水中橡胶变软;玻璃类从冷水时放入。消毒的器械应全部浸没在水中;每次所放入量不应超过消毒器容量的3/4。

⑥将消毒后的器械放在清洁的台面上,及时传送到清洁区进行干燥等处理。清洁处理台面指专用于清洗消毒后器械的车或操作台面。

(3)操作注意事项。

①正确选择消毒方式。

②记录消毒方式及参数。

③消毒人员取出消毒器械时,建议使用防护手套,避免烫伤。

3.酸化水消毒操作

(1)操作前准备。

①环境准备:在消毒供应中心去污区,环境整洁、光线充足。

②物品准备:操作台、转运车、器械清洗篮筐、清洗架等,标识等物品,记录表或系统处于备用状态。

(2)操作前评估。

①评估准备消毒的器械已经过清洗处理。

②评估器械使用酸化水消毒,有可遵循的技术操作规程。

③评估酸性氧化电位水有效指标合格(pH、含氯浓度)。

(3)操作步骤。

①酸化水准备:开启酸化水阀门,并将酸化水接入消毒容器,容器放在清洗池中。

②器械消毒:待水液量完全浸没器械后,开始器械消毒计时,始终保持酸化水阀门开启,使新鲜的酸化水不断加入容器。消毒的器械须放在清洗篮筐内,再浸入酸化水液中浸泡或直接冲洗消毒器械,消毒时间为2分钟。

③消毒结束:将消毒后的器械放在专用清洁处的台面上,即刻传送到清洁区进行干燥等处理。

④酸化水用后处理:消毒结束后,关闭设备,倾倒容器内酸化水消毒液,清水冲洗清洗水池

或打开酸化水碱性阀门,用碱性水冲洗。

(4)操作注意事项。

①彻底清除器械、器具、物品上的有机物,再进行消毒处理。

②酸性氧化电位水对光敏感,有效氯浓度随时间延长而下降,消毒液宜现制备现用。

③对铜、铝等非不锈钢的金属器械和物品有一定的腐蚀作用,应慎用。

④酸性氧化电位水日常监测。

4.化学消毒剂使用及操作

(1)操作前准备。

①环境准备:在消毒供应中心去污区,环境整洁、光线充足。

②物品准备:消毒剂、消毒剂配制使用容器、量杯、清洁擦布数块、操作台、转运车、器械清洗篮筐、标识等物品,记录表或系统处于备用状态。

(2)操作步骤。

①操作前评估。

a.评估器械已经过清洗过程。

b.评估器械材质属于不耐湿热材质,符合消毒技术操作规程。

c.确认消毒剂使用效期和配比浓度。含氯消毒剂对清洗后器械、物品消毒可采用 500mg/L 的消毒剂消毒 10 分钟以上,污染严重时加大消毒剂浓度。

②配置消毒剂:容器或水槽上标注加水线,提示加水量。按照规定的消毒剂浓度和添加量,使用量杯配置。配置后,使用化学测试卡进行浓度测试,测试合格后方可使用。消毒剂配制量(放入器械后的水位)应在容器的 3/4 位置为宜;放入的器械量不超过容积的 3/4。

③器械消毒:浸泡消毒将器械放在清洗篮筐中,然后浸泡于消毒剂中,消毒剂应浸没全部消毒的器械,盖上消毒容器的盖子。达到消毒时间后,取出篮筐,不应直接用手拿取器械,避免损伤皮肤。浸泡消毒的器械使用清水漂洗或再用软水漂洗,彻底去除消毒剂的残留。

④消毒结束:将清洗后的器械放置于专用清洁台面,如转运平车或操作台。

(3)注意事项。

①严格掌握化学消毒方法的适用范围。

②准确配置消毒剂使用浓度和消毒时间。配置的含氯消毒剂应加盖保存,定时更换。

③消毒后应彻底清洗,去除化学消毒剂残留。

④记录消毒方式及参数。

三、干燥

干燥是指经过清洗、消毒的器械,进一步去除消毒后器械物品上残留水分的过程。

(一)干燥的原则

经过清洗消毒的器械表面仍有水,是潮湿的状态。水是细菌滋生的基本条件,最易发生真菌的生长。器械上可能残留的微生物或被环境中的微生物污染,在有水和适宜的室温条件下会使细菌繁殖,从而影响器械清洗消毒后的质量。器械关节或齿槽等缝隙部位,存有水分还可以引起器械锈蚀,增加清洗难度,影响使用功能,缩短器械的使用寿命,锈蚀也是器械损坏的主要原因。器械干燥处理的意义是能够防止细菌的污染,确保消毒后直接使用物品的质量;提高器械灭菌质量,如化学气体灭菌对干燥程度有较高的要求,器械表面过湿会降低消毒剂作用,影响灭菌效果。

WS310.2中规定器械的干燥方法,宜首选使用干燥设备。无干燥设备的或不耐热器械、器具和物品可使用低纤维絮擦布进行手工干燥处理。器械干燥操作原则应包括以下方面。

(1)清洗消毒后的器械及时进行干燥处理。

(2)不应采用晾干的自然干燥方式,避免器械和物品重新滋生细菌或被环境污染。

(3)应根据器械的材质选择适宜的干燥温度,金属类干燥温度为 70～90℃;塑胶类干燥温度为 65～75℃。

(4)穿刺针、手术吸引头等管腔类器械,可在干燥设备处理之后,再用压力气枪进行干燥处理。也可使用专用棉条进行干燥。

(5)应使用干燥设备对呼吸及麻醉管路进行干燥,保证消毒质量和使用安全。

(6)干燥设备应根据厂家说明进行维护和保养。应保持干燥柜或箱内的清洁,每天进行表面清洁擦拭;每月检查过滤器和密封圈;每季度进行加热装置的检测。

(二)干燥方法

1.手工干燥方法

手工干燥方法,适宜于无干燥设备的及不耐热器械、器具和物品。

(1)手工擦拭:操作中应使用低纤维絮类的擦布,特别注意和防止棉絮和微生物的污染因素,同时保持操作人员手的清洁。然而,手工擦布难以处理管腔器械和复杂的器械,如关节、齿牙。可在清洁区设压力气枪,专用于管腔类器械的干燥,如吸管、穿刺针、针头等。

(2)压力气枪。

①适用范围:吸管、穿刺针、针头等管腔器械辅助干燥的处理。

②使用方法。

a.设备的操作方法和步骤,必须依据产品操作手册和规程使用。

b.选择适宜的接头。

c.组合器械单件处理,防止混乱。

d.使用气枪干燥时,器械宜先烘干再吹干或先擦拭器械表面水渍再吹干,气枪吹气至少两次,每次维持 2 秒。

③注意事项。

a.操作时,避免压力气枪吹气口处朝向操作人员。

b.穿刺针等锐器进行处理时,应防止人员刺伤。

c.过长的管腔器械不宜采用压力气枪方法处理。

④保养与维护。

a.应遵循厂商的说明书进行保养和维护,并制定相应的技术规程。

b.每天使用后应悬挂在专用挂钩处。

c.保持压力气枪的清洁。

2.干燥设备(干燥柜)

干燥设备具有工作效率高的特点,是器械干燥首选方法。使用干燥设备可以避免手工操作或擦布脱屑等因素可能造成的器械污染,保证器械消毒质量安全。

(1)基本结构(图7-1,图7-2)

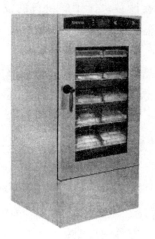
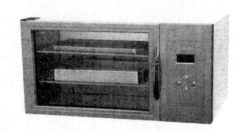

图7-1　柜式干燥设备　　　　图7-2　台式干燥设备

(2)工作原理:医用干燥箱以电阻丝、电热管为发热源,靠风机或水循环热量,保持箱内温度,采用机械触点控温温度,可设定在40～90℃。具有自动控制温度和时间,数字显示并提示超电压、超电流保护指示灯的功能,并配置器械标准的不锈钢网筛和管腔干燥架。

(3)使用范围:用于耐热材质的器械包括手术器械、内镜活检钳、注射针头、各式大小注射器、玻璃片、换药碗、各种盘子、呼吸机、麻醉管路等。

(4)基本使用方法。

①干燥设备的使用,应遵循产品说明书和操作规程。

②根据器械耐热材质的程度选择干燥温度和时间,以确保装载物不会过热(可能造成损坏)。根据 WS310.2 中 5.5.1 规定,金属类干燥温度为 70～90℃;塑胶类干燥温度为 65～75℃。

③器械放置在网篮中干燥,不要堆积,保持一定的空隙,利于干燥。管腔类器械,如呼吸管路等应使用专用管腔干燥架,悬垂在干燥柜内,使器械表面和内部彻底干燥。金属器械和橡胶类器械干燥所需的时间不同,因此宜分开进行干燥。

④干燥结束卸载器械物品时,操作人员应注意防止烫伤,避免用裸手直接接触器械篮筐。

⑤干燥设备运行结束后,及时关闭柜门,使柜门保持关闭状态。

(5)注意事项。

①根据器械的材质选择适宜干燥时间,一般金属器械 20 分钟,塑胶类 40 分钟。

②注意观察设备运行情况。

(6)设备保养与维护。

①遵循厂商的说明书进行保养和维护,并制定相应的技术规程。

②每天进行灭菌器门、仪表的表面擦拭。

③每天清理和擦拭柜内至少 1 次。

④每天运行前,检查柜门缝是否平整、完好,无脱出和破损。

⑤根据设备厂商维护手册的建议,定期更换或清理空气过滤器,保证进入柜内的循环空气符合消毒要求。

⑥每年至少一次检查过热保护装置。每年由专业工程人员进行一次维护。

⑦设备维护情况应记录。

(三)干燥技能及操作

1.干燥柜操作

(1)操作前准备。

①环境准备:在消毒供应中心清洁区保持,环境整洁、光线充足。

②物品准备:干燥柜、操作台、转运车、器械清洗篮筐、清洗架、标识等物品。

(2)操作步骤。

①操作前评估。

a.评估干燥方法是否适宜器械材质,有可遵循的技术操作规程。

b.评估器械是否经过清洗。

c.评估设备处于的备用状态。

②器械装载:使用篮筐装载器械;呼吸机管道、麻醉管道使用专用的干燥架。

③程序选择:根据标准和材料的适宜性选择干燥温度、时间。

④干燥结束:干燥后,卸载器械。

(3)操作注意事项。

①装载的器械不要超出器械篮筐,利于干燥彻底。

②装载和卸载均要防止烫伤。

2.手工干燥

(1)操作前准备。

①环境准备:在消毒供应中心清洁区,环境整洁、光线充足。

②物品准备:清洁低棉絮擦布、压力气枪、操作台、转运车、器械清洗篮筐、标识等物品。

(2)操作步骤。

①操作前评估。

a.有可遵循制定的技术操作规程。

b.评估干燥方法是否适宜器械材质。

c.评估器械清洗质量合格。

②操作台准备:擦布擦拭器械,台面应留有适当的擦湿操作的空间和摆放干燥器械的空间。

③干燥擦拭:擦拭动作柔和,宜单件处理。容器类物品的擦拭宜先擦拭外面而后擦拭里面。器械擦拭应首先擦拭器械的水迹,然后再擦拭关节、齿牙等局部的水迹。管腔器械可使用压力气枪清除腔内的水分如穿刺针、妇科刮宫吸管、手术吸引管等干燥。

④干燥器械放置:将干燥后的器械分类、有序摆放在台面上。避免再次接触水。

⑤操作后处理:操作结束后,整理台面,物品归位。

(3)操作注意事项。

①保持擦布的清洁,擦布过湿影响干燥效果,应及时更换。

②操作人员注意手卫生,在洗手或手消毒后进行器械的手工干燥操作。

四、清洗效果质量监测

清洗是消毒灭菌的基础,没有良好的清洗就不可能实现有效的消毒和灭菌,清洗彻底是保证医疗器械消毒或灭菌成功的关键。经过清洗、消毒、干燥处理的器械物品,进行包装前,应检查清洗质量。为了更好地保证清洗质量,成功灭菌,清洗质量监测就是清洗过程中的最后一道防线。

(一)清洗效果质量监测要求

应严格按照 WS 310.3—2016 清洗消毒及灭菌效果监测标准中 4.2.1 条关于对医疗器械物品清洗质量监测的要求内容进行监测。分析影响清洗效果的因素,进而采取相应的清洗效果质量的监测方法。

1.水

水是影响器械清洗效果的关键因素,新规范要求消毒供应中心必须配置水处理设施,"清洗用水应有自来水、热水、软水、经纯化的水供应。自来水水质应符合 GB 5749 的规定"。自来水中的钙、镁离子等会影响清洗效果,也会导致管路积垢,甚至堵塞清洗消毒机的管路,影响清洗效果,使用中要注意避免。

2.清洗机器

实现器械的集中处置离不开专业的清洗消毒设备,新规范要求消毒供应中心必须配置。清洗消毒机能清洗什么器械,取决于机器配置的清洗支架、喷水的力度、覆盖的范围等。机械清洗要选择合适的清洗支架,正确、规范的器械装载非常重要,同时根据器械和使用的医用清洗剂来选择正确的清洗程序,确保器械每个部位都能被水冲洗到,同时让清洗程序中的温度和时间能实现最佳的清洗效果。

3.其他因素

①物品结构的复杂性,如管腔和表面不光滑的物品很难清洗;②污染微生物的数量和类型,污染越重、黏附性越强的物品清洗难度越大;③物品上残留有机物的数量和状况,有机物越多、有机物干涸时间越久则越难清洗;④清洗的方式,应根据物品的材质结构选择合适的清洗方法和相适宜的清洗工具;⑤清洗剂选择,根据物品污染的种类选择适宜的清洗剂;⑥工作人员的规范操作和责任心。

(二)清洗效果质量监测方法

1.清洗机器的监测

每年采用清洗效果测试物对清洗消毒机进行效果监测,也可选择温度检测仪对清洗程序各阶段的温度、时间进行检测,应该和清洗程序设定的温度、时间一致。当清洗物品或清洗程序发生改变时,新规范建议可采用清洗效果测试指示物进行清洗效果监测。清洗消毒机新安装、更新、大修、更换清洗剂、改变消毒参数或装载方法等时,新规范要求遵循生产厂家的使用说明或指导手册进行检测,清洗消毒质量检测合格后,方可使用该清洗消毒机。

(1)STF 指示卡:原理是将模拟的污染物(包括两种来源的蛋白质、脂肪和多聚酶)加载于乙烯材质上,经过整个清洗消毒程序后,根据载体上模拟物颜色的残留判断清洗消毒效果。操作方法:将测试卡置于专用指示卡架子中,放入清洗机与器械一起清洗,执行日常使用程序,过程结束后目视检测结果,如果颜色全部被清除则为清洗合格。STF 模拟污染测试物清洗测试操作简便,且网状结构模拟表面阻挡关节连接处和其他阻挡物,对清洗机来说是一种挑战,因为互相阻挡的表面比较难清洗。网状结构的卡架模拟了这一环境,从而可有效地检测清洗机的能力。

(2)TOSI 清洗监测卡:TOSI 清洗监测卡主要是由近似血液特性的人造污染物、模拟手术器械的不锈钢板及透明的塑料支架构成,其原理是将模拟污染物置于不锈钢载体上,经过清洗消毒程序后,观察颜色的变化来判断清洗消毒效果。操作方法:将测试卡放置在器械篮上,放入清洗机与器械一起运行整个清洗消毒程序,过程结束后判断是否有残留印记,进行结果判断。TOSI 卡将模拟血液污染物涂抹在有刮痕凹槽的不锈钢片上,上端再覆盖透明塑料盖,并呈一边高一边低的斜面,使水和清洗液更难达到污染指示物上,从而有效地检测其清洗消毒的能力。

(3)生物膜测试法:模拟的人体体液、血液组成的生物膜测试片(块)与器械同时清洗,观察清洗后的生物膜残留情况,以判断清洗效果。

(4)物理监测:监测记录设备的程序参数及批次文件分析,是对清洗过程的监测。

2.器械的监测

手术器械清洗质量已经引起高度重视。在医院消毒和医院感染管理的相关规范或标准中明确规定,使用后的医疗器械必须彻底清洗干净后再进行灭菌,任何残留在医疗器械上的有机物都会阻碍消毒灭菌因子的穿透,从而影响灭菌质量。定期检测器械清洗质量,可以反映清洗消毒机器的清洗效果。器械质量应达到光洁、无残留物质和锈斑,生物负荷达到安全水平,不会对工作人员及环境造成危害。

(1)目测:是器械清洗效果评价的第一步。常光线下,肉眼直接观察。器械的表面及其关节、锯齿部、锁扣及管腔应光洁,无血渍、污渍、水垢等残留物质和锈斑;功能完好,无毛刺或缺口,无裂缝和损毁。清洗质量不合格的器械物品不得包装,须重新进行清洗。有锈迹器械应除锈,器械功能损毁或锈蚀严重者,应及时维修或报废。

(2)放大镜检查法:借助手持式放大镜或带光源放大镜进行质量检查。所有器械要求清洗后,正常或正常矫正视力下用 10 倍放大检查必须未见任何外部污染、污点或污膜,无明显的有机残留物。

(3)微生物学检测法:对清洗后的器械,将浸有无菌盐水采样液的棉拭子在被检器材各层面及轴节处反复涂抹,剪去手接触部位,将棉拭子放入装有 10mL 采样液的试管内送细菌室检测。

(4)ATP 生物荧光检测法:是利用荧光素酶在镁离子、ATP、氧的参与下,催化荧光素氧化脱羧,产生激活态的氧化荧光素,放出光子,产生 560nm 的荧光。在裂解液的作用下,细菌裂解后释放的 ATP 参与上述酶促反应,用荧光检测仪可定量测定相对光单位值(RLU),从而获知 ATP 的含量,进而得知细菌含量。

五、器械功能检查

(一)常规器械构造及功能

常见的器械类型是各种手持式器械如手术剪、止血钳、持针器和手术镊,基本的构造包括颚部、套接部、柄、锁扣部及指环组织剪、止血钳。

颚是起作用的部分,有夹取的功能,因此是功能检查的重要部分。颚表面光滑,咬合面有锯齿形设计,或沿着颚交叉、纵长、小十字形的沟槽,颚的长度不同,各种长度和设计有助于其功能及专名。由于锯齿和沟槽的存在,器械的咬合面较难进行清洁。套接的关节是器械的铰合点,这是器械最难清洁的地方也是器械最脆弱的部分,容易在此处积聚碎屑与污垢,固定栓周围的接头容易产生裂纹甚至裂缝,发生这种情况时,器械无法修理必须废弃。柄为颚提供闭合力。锁扣可将器械锁定在关闭的位置,器械的这部分也很难清洁,清洗、检查和保养时必须要解除锁定状态;指环通常是一个完整的椭圆圈,表面光滑,使用者通过指环控制颚的活动。

"组织"或"敷料"镊,其齿可以在远端打开。这类器械是通过手指的压力来打开和关闭的,前端和指压的部分是检查的重点部位。

通过区分器械颚的形状、咬合面齿纹以及长度,可以识别不同功能的器械及型号。测定器械长度的方法是从颚的顶端到指环的底部。

手术器械的贵重等级取决于所用材质和设计的精细程度。大部分的器械为不锈钢材质,不锈钢抗锈,但不完全耐腐蚀。器械制造中,对表面要进行"钝化"处理,以提高器械的耐腐性。若使用研磨剂类清洁用品、或使用破坏性化学品,都会损伤钝化层导致器械被腐蚀。碳化钨是一种非常硬的金属,一些手术器械由碳化钨制成刀刃,锋利耐磨。而有些镀银器械在使用中容易被刮伤或产生缺口。为此,手术器械只能用于其预期的用途。不要用止血钳抓握布类材料或硬物。若用器械的颚来撬物品更会使器械产生裂缝,或影响颚的闭合。要防止器械掉落,若掉落必须仔细检查看是否有毛刺、闭合不准、裂缝和弯曲等问题。若电子、光学器械如内镜等器械掉落损坏,必须由合格的维修人员对其进行维修检查。

(二)检查原则与质量要求

(1)包装前:必须仔细地检查每件器械功能性。

(2)检查止血钳类器械的颚,齿端咬合位置应适当,且闭合不错位;闭合止血钳尖端时,器械的整个颚应对合完全;持针器颚的设计易磨损,检查时若磨损明显,需厂商修理或报废;在指环上用最小的相对压力时,锁扣应顺畅打开;测试锁扣是否保持适当的张力,测试方法是将扣上第一个锁止扣,在手掌心或桌面上轻敲,观察器械是否"自动打开"锁扣,若锁扣打开,说明器械功能失灵,应停止使用;心血管持针器可能需要经常去磁,避免器械磁化影响手术操作。检查方法将针头放在持针器颚部,若器械磁化了,会将针头吸过去,器械检查处宜备有去磁器。

(3)多个元件组成的器械,确保其所有元件各就其位。滑动元件必须移动顺畅,锁扣上的螺丝钉不应有松动或螺纹错位。

（4）剪刀关节不能僵硬,打开和闭合顺畅,保持适当的张力测试检查刀刃锋利度,剪刀应能从顶端完全剪开测试物,且剪刀的开合顺畅。可用医用橡胶带测试,精密五官科剪刀、显微手术剪刀等可观察其功能部位的完好性。

（5）检查器皿表面及容器边缘的卷边,结构无缺损。

（6）检查管腔器械如套管针和针头是否有弯曲。针体及针栓部位应,针尖无钩;针套与针芯配套;结构完好无裂缝、变形。一旦针尖有毛刺或钩,可通过打磨处理修复。穿刺与针套与针芯不配套时应报废不能使用。

（7）绝缘器械需要进行仔细的检查,以确保其绝缘性。若有专门的绝缘测试器,可在每次处理器械后使用以鉴别器械绝缘体的完好性。

（8）内镜器械应检查窥镜,看视野是否清楚。若视野不清楚,应再次对窥镜进行清洗干燥,然后复查。若依然存在斑点,可使用放大镜来检查工作端上的盖玻片,看是否有裂痕或碎屑。有"弧影"但视野清楚,表明窥镜外鞘上有凹痕。若盖玻片上有"雾",表明密封端有泄漏,或镜片上有洗涤剂中的表面活化剂残留。若是表面活化剂引起的,用酒精擦拭镜头能解决这个问题。

（9）导光束即光缆是由数以百计的、导光性非常好的极细特殊玻璃丝成束组成的。应每次检查光缆。若有大量黑点表明很多纤维都破碎了,透光就会减少。若透光已经减少到妨碍医师查看内部结构,就必须进行维修或更换。

（三）常见问题

（1）器械点蚀即不锈钢器械上的腐蚀小孔,四周有红褐色或其他颜色锈迹,是器械已出现腐蚀的表现,可引起微生物滋生引起生物膜;腐蚀严重的器械应停止使用;氯化物等离子的污染,有机物污渍残留是造成点蚀的主要原因。可根据厂家建议使用酸性清洁剂溶解锈蚀,严重锈蚀的器械需更换。

（2）表面摩擦腐蚀可以削弱或影响器械功能。其原因可能是关节处润滑不足;湿气和残留污渍对器械的腐蚀。因此,器械关节处应确保干燥、必要时关节处采用人工润滑法。如果摩擦腐蚀严重的器械应废弃。贵重手术器械酌情交由有资质的厂商修理。

（3）不锈钢器械表面有锈色斑点,无腐蚀孔,表面仍然光滑。其原因可能是与有大面积锈迹的器械接触;或不锈钢器械和有色金属器械混合清洗、灭菌,如铜质材料的器械等;器械相互碰撞、摩擦可引起表面保护层损坏。对于有锈色斑点的器械应重新清洗并除锈,锈蚀严重的器械应废弃。

（4）橡胶老化可影响器械使用功能。橡胶老化包括膨胀、橡胶表面硬化、有黏性、脆性增强或软化等现象,发生以上变化应停止使用。造成变化的原因可能是清洗去污温度过高、干热,紫外线照射,氧化或臭氧的影响,使用石蜡油或不适合的消毒剂引起。

（四）新购器械的处理

新器械使用前应进行清洗和钝化处理。工厂生产中,沉积的工业污渍较难去除,清洗的方法是在自来水中加入碱性清洗剂,注意水温应符合清洗液使用说明书的要求,温度一般为60～85℃,根据不锈钢的级别选择器械浸泡时间,一般为10～20分钟,之后用自来水漂洗干净。采用机械清洗时,漂洗时间为2分钟。

进行表面钝化处理可以保护器械,防止器械腐蚀、生锈。对新器械进行表面钝化处理是非常必要的。方法是在去离子水中加入除锈除垢剂,水温应符合清洗液使用说明书的要求,一般水温为 60～85℃,根据不锈钢的级别,浸泡 30 或 60 分钟,再经过 2 次去离子水漂洗,1 次 85℃水温的纯化水漂洗,每次漂洗时间为 2 分钟。最后进行器械干燥。

随时补充的备用器械在贮存前必须彻底干燥。有锁扣的器械应将锁扣打开贮存或不完全锁紧。扣上锁扣会使颚、柄及套接处于持续的张力下,可能会导致器械损坏。

(五)技能操作

1.止血钳类

(1)操作准备。

①人员准备:着清洁区工作服、戴圆帽(须遮盖全部头发)、清洁双手。

②环境准备:清洁、无尘、光线明亮。

③用物准备:操作台、灯源、放大镜。

(2)操作步骤。

①评估方法及要求。

a.器械经过清洗、消毒处理。

b.有可遵循的操作规程。

②检查器械清洁度:器械表面,咬合面、关节面、锁扣、组合连接部干净无污迹、血渍、锈迹、蚀损斑,无清洗剂、消毒剂等化学剂残留。若不合格应退回去污区重新清洗。

③根据规程进行润滑、保养和功能检查:外观完整无缺损、扭曲或变形;咬合面锯齿完整,对合整齐;关节活动顺畅,若关节较紧,可在关节处喷洒润滑剂,再活动关节,直至其顺畅;锁扣固定良好,张力适当。

④无损伤阻断钳测试方法:用单层薄棉纸剪片做测试,器械闭合时夹口锯齿必须在薄棉纸上留下完整的齿痕,但不能穿透棉纸。如果夹钳不能留下完整的齿压痕,则表明夹钳没有完全闭合。

(3)操作注意事项。

①润滑部位止血钳的关节套接处。

②有腐蚀现象和功能损坏的器械及时处理。

(4)记录。

①有污渍、腐蚀等问题器械应记录在清洗质量检查表中。

②报废器械应记录。

2.锐利器械

主要为组织剪、线剪等器械的操作。

(1)操作准备。

①人员准备:着清洁区工作服、戴圆帽(须遮盖全部头发)、清洁双手。

②环境准备:清洁、无尘、光线明亮。

③用物准备:操作台、灯源、放大镜。

（2）操作步骤。

①评估方法及要求。

a.器械经过清洗、消毒处理。

b.有可遵循的操作规程。

②检查器械清洁度：器械表面，关节部位干净无污迹、血渍、锈迹、蚀损斑，无清洗剂、消毒剂等化学剂残留。若不合格应退回去污区重新清洗；表面微量残留污渍可用75％乙醇擦除。

③根据规程进行润滑、保养和功能检查：外观完整无缺损、扭曲或变形；刀刃无卷曲、缺口、毛刺；剪刀在闭合时应无空隙；螺丝无松脱；关节应保持适当的张力以便能平滑的切割，测试刀刃的锋利度。

④剪刀测试方法：剪刀不能卡住测试材料，必须被光滑地剪开，为剪刀刀片长度2/3。

（3）操作注意事项。

①润滑部位主要是套和活动处关节。

②有腐蚀现象和功能损害的器械及时处理。

③精密贵重器械一般采用目测方式进行功能检查。

（4）记录。

①有污渍、腐蚀等问题器械应记录在清洗质量检查表中。

②报废器械应记录。

3.穿刺针

（1）操作准备。

①人员准备：着清洁区工作服、戴圆帽（须遮盖全部头发）、清洁双手。

②环境准备：清洁、无尘、光线明亮。

③用物准备：操作台、灯源、放大镜、锐器收集盒。

（2）操作步骤。

①评估方法及要求。

a.器械经过清洗、消毒处理。

b.有可遵循的操作规程。

②检查器械清洁度：器械表面及管腔内、针梗部位，干净无污迹、血渍、锈迹、蚀损斑，无清洗剂、消毒剂等化学剂残留。若不合格应退回去污区重新清洗。

③检查器械功能状态：外观完整无缺损、扭曲或变形；针芯无弯曲，针头无钩；针套、针芯配套，穿刺针应斜面平整，外套管无卷边；管腔通畅。

（3）操作注意事项。

①操作人员注意防止锐器伤。

②丢弃的穿刺针应放入锐器收集盒内。

（4）记录：报废器械应记录。

4.电源器械

主要指电笔刀等器械操作。

（1）操作准备。

①人员准备：着清洁区工作服、戴圆帽（须遮盖全部头发）、清洁双手。

②环境准备:清洁、无尘、光线明亮。

③用物准备:操作台、灯源、放大镜、

(2)操作步骤。

①评估方法及要求。

a.器械经过清洗、消毒处理。

b.有可遵循的操作规程。

②检查器械清洁度:器械及电源连接线干燥无污迹、血迹、锈迹、水垢、蚀损痕迹。

③检查器械功能状态:须仔细检查,以确保其绝缘性,可根据器械厂家的建议使用专门的绝缘测试器。

(3)操作注意事项。

①按照器械厂家维护保养方法处理。

②有腐蚀现象和功能损害的器械应及时更换。

(4)记录:报废器械应记录。

六、器械的保养

(一)保养原则

(1)装有铰链或移动元件的器械都必须在每次使用后进行保养。

(2)应使用医用润滑剂进行器械保养,可使器械的铰链和套接灵活。减少器械关节之间的金属摩擦,减少起斑并帮助器械耐氧化。

(3)器械的润滑保养应在前进行。

(二)保养方法

润滑剂应选择适用于不锈钢手术器械的,并与灭菌处理兼容的水溶性润滑剂,不应使用石蜡油等非水溶性的产品作为润滑剂。因为非水溶性的润滑剂可阻碍灭菌蒸汽充分接触器械表面,从而影响灭菌效果。不是所有的器械润滑剂都适用于蒸汽、等离子气体和 EO 灭菌。在使用前一定要仔细阅读产品标签说明并遵循厂家建议的浓度稀释,在有效期内使用。可采用机械润滑或手工润滑的方法。

1.机械润滑

(1)方法及原则:机械润滑是通过清洗消毒器完成器械润滑的方法。清洗消毒器在终末漂洗阶段中,由机械泵自动加入润滑剂。机械润滑的方法效率高,可以降低器械在润滑操作中的污染。须按照产品说明书的稀释比例,设定润滑剂用量。

(2)机械润滑步骤:清洗消毒器—预洗—洗涤—漂洗—终末漂洗—(消毒—润滑)—干燥。

(3)注意事项。

①根据器械材质选用润滑剂,塑胶类(如呼吸管路、电源器械电线等),玻璃类(吸引瓶、湿化罐等)不需要使用润滑剂润滑,不锈钢容器(盘、盆、碗等)不需要使用润滑剂润滑。

②特殊器械如牙钻等电动器械遵循厂家建议的润滑方法和润滑剂。

③经过机械润滑的器械、器械的关节、铰链根据功能检查时的状况,酌情进行手工润滑。

2.手工润滑

(1)方法及原则:采用手工进行器械润滑,可针对性的进行器械关节、铰链、移动部件的保养,如牙钻、手术电钻等手术器械。手工润滑可选用喷涂或浸泡的操作方法。

①浸泡方法:清洗后的器械,使用有孔的容器装载浸泡于配制好的润滑剂中。浸泡时间根据润滑剂使用说明书的建议;至少应每天更换润滑剂。

②手工喷涂方法:针对器械关节、铰链和移动等部位进行润滑。宜使用专用的气雾喷涂润滑剂,具有速干的效果。

器械经手工润滑保养之后,如果器械表面有过多的液体。需手工擦拭干燥。干燥时应注意使用清洁的、低棉絮的擦布。

(2)操作步骤:在器械清洗、消毒、干燥之后进行手工润滑一般步骤:

手工清洗—消毒—机械干燥—手工润滑。

手工清洗—消毒—手工干燥—手工润滑。

(3)注意事项:

①应按照产品说明的稀释比例配置润滑剂,稀释剂应使用纯化水或蒸馏水。

②盛装润滑剂的容器必需是清洁的,防止润滑剂的污染。

③容器装载器械,避免工作人员将手伸入溶液中摸索器械造成皮肤损伤。

第二节　包　装

一、包装材料及仪器

中国国家标准 GB/T4122.1—2008 中规定,包装是:"为在流通过程中保护产品,方便贮运,促进销售,按一定技术方法而采用的容器、材料及辅助物等的总体名称。也指为了达到上述目的而采用容器、材料和辅助物的过程中施加一定方法等的操作活动。"包装的目的在于建立无菌屏障,确保器械物品在灭菌后预期的使用、运输和贮存等条件中保持无菌性,提供物理保护,并能无菌取用。包装具体包括装配、包装、封包、注明标识等步骤。医疗器械的具体性、预期的灭菌方法、预期的使用、有效期限、运输和贮存都对包装方法和材料选择带来影响。

包装材料指用于制造或密封无菌屏障系统或初包装的任何材料,必须能保证灭菌剂接触到器械,可提供微生物屏障。任何待灭菌的器械物品必须加以包装,以保证器械在灭菌后至使用前的贮存期内保持无菌。包装材料性质对保持无菌期限有直接影响,应选择尺寸合适的包装材料,以能将器械物品完全包裹为度,不能包裹太紧,以免影响空气的排出和灭菌剂的渗透。

医用包装材料应符合 GB/T 19633—2015 或 YY/T 0698—2011 要求的相关技术指标。医院选择包装材料时,制造厂家应提供检测合格证书,医院感染管理部门和使用管理部门应进行审核。消毒供应中心对购进的每批包装材料,应在入库前进行检查,并索要产品检测报告。包装材料在功能性方面必须满足包装完整性、保护性便捷、洁净开启性 3 个条件,另外还要满足因灭菌方式不同的相适应性、材料的微生物阻隔性和无菌性的要求。

常用的包装材料有纺织材料、医用包装纸、无纺布、纸塑复合袋、硬质容器等。

（一）纺织品

纺织布是最传统、最简单的包装材料，目前在我国主要是棉布。医院普遍用于使用频率高、周转快的手术器械的包装。多年来的标准灭菌棉布均为每平方英寸（6.45cm²）140根纱的、未漂白的、双层厚度的棉布，新棉布使用前应清洗。重复使用的纺织包装材料每次使用后应清洗、消毒，使用前应在有灯的桌上检查，有破损的包装应禁止使用，不可以缝补后使用；使用前应去除棉绒。国外有些棉布用特殊化学物来处理纤维，使之防水，这种多层组合、更紧密的纺织处理使得现代织物适用于无菌包装。在使用此类棉布时须注意厂家提示的化学涂层的使用次数，也就是通常所说的棉布使用次数。

纺织布有抗牵拉、利于穿透等优点，但同时因其结构疏松，反复洗涤、使用后其阻菌能力逐步降低，又无防水性，包装时释放棉尘造成空气污染，不利于医院感染的控制。纺织品灭菌保存时间对保存环境较敏感，《医院消毒供应中心管理规范》中要求：环境的温度、湿度达到 WS 310.1—2016 的规定要求时，使用纺织品材料包装的无菌物品有效期为14天；未达到环境标准时，有效期为7天。器械重复灭菌，增加器械的损耗和医疗成本，因此现在纺织布正逐渐地被其他的包装材料所替代。

（二）无纺布

无纺布是一种新型的包装材料，又具有阻燃、无静电、无毒性、无刺激性等特点。无纺布的纤维间隙很小且随机排列，显著减少了微生物或尘粒被转移的可能性。灭菌包使用无纺布的标准应遵循 YY/T 0698 的行业标准。无纺布质量中最关键的是微生物屏障性能是否良好。使用无纺布包装时不是越厚越好，在保证阻菌性能和拉伸强度的前提下，透气性好的材料湿包少。

无纺布作为包装材料有以下优点：①因由特殊结构的多孔排列形成其独特隔离细菌屏障，灭菌后有效期长，有效期为180天，减少反复灭菌对物品、器械的损害；其防水性强、耐磨、价格适宜，是目前较理想的包装材料之一。②包装器械时不会产生棉尘，故不造成环境污染。③疏水性好，灭菌时不易引起湿包，适合多种灭菌方式，如压力蒸汽灭菌、过氧化氢等离子灭菌、环氧乙烷灭菌。故无纺布比纺织布经济、实用，有利于控制医院感染，也减轻了工作人员的工作量。

（三）纸塑复合袋

纸塑复合袋由一层纸和一层 PET 与 PP 塑料复合膜组合而成。形成预成型无菌屏障系统，有良好的阻菌性和防潮性，但需采用专用的封口机密封。目前医院广泛采用，但因其单面透气，一些金属类器械在灭菌过程中易产生冷凝水，须验证效果后使用，不能用于下排气式灭菌器。

纸塑包装袋是由医学级纸与高分子塑料膜经热合作用制成的专用包装袋，其密封性、阻菌性能好，有良好的穿透性好、排水性好、灭菌彻底的特点。纸塑袋包装灭菌有效期为180天，因而有效地减轻了护理工作量；另外，由于其有效期长，可有效地避免周转慢的器械反复灭菌，从而降低了器械耗损和医疗成本。塑料面可以直接观察包内器械、物品。但纸塑复合袋抗张力差,易被锐利器械刺破,常被用来包装重量轻的单个物品;纸塑袋不适用于重型或较大的物品,且容易产生湿包或破损。在包装锐利器械时套上保护套,轻拿轻放,放置时勿相互重叠受压,以防包装袋刺破,破坏灭菌包的无菌屏障。若物品需要双层包装,即物品在一个较小的包装袋中,然后再放入第二个较大的包装袋中,两个包装袋的尺寸应匹配;包装袋不能折叠,开口方向要一致,且必须是纸面对纸面、塑面对塑面,以便灭菌剂的渗透。

1.类别

(1)纸塑卷袋:又分为平面卷袋和立体卷袋。平面卷袋一般用于厚度不大物品(建议),而立体卷袋可用于厚度大的物品。纸塑卷袋存储方便,规格齐全。

(2)纸塑单袋:只需一次封口,操作方便一些,且存储卫生性好,依长短不同分不同规格。可对长期大量灭菌的相同规格物品采用单袋。

(3)纸塑自封袋:自封袋是靠压敏胶密封的无菌屏障系统,不需配备封口机,因其在封口处自带粘胶条,密封时只需折叠袋子末端进行密封即可。封口时必须小心折叠粘贴,以免出现间隙或皱褶,避免微生物从间隙或皱褶处进入并污染其中物品。

2.医用纸塑复合袋的质量检查要求

(1)纸袋的结构质量:背面为有纵向接缝的一面,正面为无纵向接缝的一面。如无错边,两面的长度相同,正面有一个深 9±3mm、宽≥15mm 的拇指切;如有错边,背面比正面长10~25mm。

(2)底封结构:底部应折叠 2 次,每次折叠的整个范围内用"结构胶"粘接,或密封(宽度≥6.5mm),然后再折叠一次或多次。

(3)背封结构:袋的背面采用两行纵向"结构胶"密封。采用染色的黏合剂,以便检查结构胶线的连续性。

(4)过程指示物:如纸袋上印有一个或多个一类指示物。指示物的性能应符合 GB18282.1的要求。

(5)密封条:采用密封胶的袋子,密封胶应连续施加在正面、背面和折边处(如果有)。袋宽≤200mm 时,密封条的宽度宜是 25±3mm;袋宽>200mm 时,密封条的宽度宜是 40±3mm。密封条的上边缘宜离开下错边或拇指切口的底部≥2mm,但不超过 10mm。

(6)标志:纸袋应明显地标出"包装破损禁止使用"或其他等效文字、过程指示物、制造商(或供应商)的名称和商标、批号(用于追溯产品生产史的编号)、物品名称、有效期。

(7)制造商应向医院提供推荐的密封条的数据,这些参数包括温度范围、压力和时间等内容。

(8)一次性使用的包装材料出库时,应检查有效期,不应使用过期的材料。

(四)特卫强(Tyvek)纸塑袋

特卫强纸塑袋是一种以 100% 高密度聚乙烯为基材经纺织而成,为直径 0.5~10μm 不等的超细纤维长丝蛛网结构,是高物理机械强度、耐化学稳定性的综合性能极佳的特殊材料,符合 YY/T 0698.9—2011 标准。它具有均衡的物理特性,高透气性、质薄、轻且不易变形;对比于医用纸有高至 8 倍的抗撕裂强度,又能防潮、抗污渍,表面光滑。它结合了纸、布和薄膜所具有的特点,阻菌性好,剥离时无尘屑或纤维脱落,降低灭菌包被二次污染的风险。主要用于过氧化氢低温等离子体灭菌器械的包装,须采用专用的封口机密封。

特卫强纸塑袋包装注意点:

(1)灭菌袋包装灭菌后有效期为180天。

(2)对于小型器械如螺帽及锐利器械建议双层包装,方便拿取及保护灭菌器械。

(3)包装密封宽度≥6mm,包内器械距封口处≥2.5cm。

(五)硬质灭菌容器

硬质灭菌容器是可反复使用的钢性无菌屏障系统。硬质容器可重复使用15～20年,约合5000次;在国外已经使用了将近40年,其安全性和有效性得到广泛的验证。

1.硬质灭菌容器的组成

硬质容器由盖子、底座、手柄、灭菌标识卡槽、垫圈和灭菌剂孔组成,盖子有双层的也有单层的。只能用于预真空蒸汽灭菌器。灭菌剂孔可以是阀门系统,也可以是过滤系统。每一种硬质容器都应有安全锁闭装置,以防意外打开而使包内无菌器械受污染。常见的锁闭装置有热敏锁或外加一次性安全锁扣等。硬质容器使用与操作,应遵循生产厂家的使用说明或指导手册。但由于硬质容器购置成本较高,国内在大医院使用较多。

灭菌盒本身作为密闭的硬质容器,具有良好的密闭性能,且双盖能够作为保护性包装对无菌屏障进行保护。根据标准EN868-8对于硬质包装的要求,硬质包装需要良好的阻菌性能,甚至密闭,因此通过压力差打开进入蒸汽的不锈钢阀门比滤纸进入蒸汽的灭菌盒使用更为广泛。由于灭菌盒盒体重量偏重,故在使用过程中防止湿包的产生尤为重要,可以通过盒体底部的疏水装置,将多余的冷凝水排出盒体外。

在使用过程中,灭菌盒的操作简便,节约了大量的人力和时间,对医院消毒灭菌工作的效率有很大的提高。使用灭菌盒进行包装的复用器械,可以保存较长时间,并可保证不被污染,保存时间远远长于其他闭合式包装,更适合不常用的手术器械。灭菌盒不会有任何耗材的产生,相比一次性用品更为环保,长远来看,能够大大节约医院的成本。由于盒体为长方形,尺寸更贴近标准灭菌单元,在灭菌时候能够更合理地利用灭菌器腔体的空间。

灭菌盒还可以配备相关的附件,如篮筐可以盛放各类器械,方便在手术中铺台时的取用;也可以配备内镜支架等,可以保护内镜器械不被人为碰伤。

综合以上优点,灭菌盒硬质包装的概念已在各规范标准中被提到并有相应的规定,能够保证更好的无菌屏障系统。

2.硬质容器的使用方法

(1)硬质容器清洗消毒应符合医院消毒供应中心清洗消毒及灭菌技术操作规范的流程。必须一用一洗,清洗方式与器械清洗相同。

(2)应检查盒盖、底座的边缘有无变形,闭锁装置等是否完好。

(3)检查垫圈平整、无脱落,若有破裂或不再柔软的话,应进行更换。

(4)若通气系统使用滤纸和固定架,应检查固定架的稳定性,以防止使用过程移动而影响灭菌效果;一次性滤纸应每次更换。

(5)若通气系统使用的是阀门,应检查阀门的开合功能。

（6）将准备好的器械放入与容器相匹配的网篮中。

（7）将网篮放在容器底部。

（8）盖上盒盖,并确保盒盖与底座没有错位,对合紧密妥帖。依据 EN 868—8 中硬质容器的装载量(标准容器 10kg,3/4 容器 7kg,1/2 容器 5kg),进行装载包装。

（9）贴上灭菌标识和灭菌指示带,安装安全锁闭装置。

（六）包装仪器设备工作原理、操作流程及注意事项

1.医用封口机

医用封口机适用于密封包装,有脉冲型和连续型两种。医用封口机的关键功能标准是热密封温度、接触压力和时间。

医用封口机的基本结构包括加热元件、压力辊、传递滚轴等。有些封口机还有温度设定、打印、计数、密码、计算机连接互联网等功能。

（1）医用封口机包装操作方法。

①脉冲型封口机的使用方法:将纸塑包装袋开口端放在密封机封口处,当密封口热了就压下去,然后放开,等封口冷却,使塑料粘在纸上。

②连续型封口机的使用方法。

a.将纸塑包装袋开口端放入封口处,打印面朝下。

b.开启封口机设备,自动启动位于顶部和底部的加热装置,将封口接缝处的温度加热到预先设定的封口温度,封口温度是可调控的。

c.封口接缝处被加热后,通过封口滚轮压合两层密封材料,封口速度通常为 9.8m/分。

d.有打印功能的将数据打印在密封包装袋上。

e.从另一端取出完成封口的纸塑包装袋。

③密封完成之后应进行检查,确保其完整(无皱褶)且紧闭。整个密封条宽度≥6mm,纸塑包装材料未受损,没有通道或者开口,没有刺破或者裂开,没有分层或材料分离。

（2）医用封口机包装注意事项。

①封口温度:应根据每一种包装材料,设置正确密封温度。通常密封温度为 120～200℃,如果温度过低,封口会不完整或不牢固;如果温度过高,则将很难拆开包装甚至将塑料面融化导致无菌屏障破坏,纸纤维可能会散落污染灭菌物品。

②封口压力:压力辊压力设定不正确,封口就不能确保密封性。通常封口压力设置由设备工程师进行设定,设定后进行检测,检测合格了方可使用。

（3）设备维护。

①医用封口机应根据厂商的说明书和指导手册使用和维护。

②在每日使用前应检查参数的准确性。

③使用时检查包装密封完好性,观察封口处是否平整、紧密和连续,封口处的密封宽度≥6mm;包内器械距包装袋封口处≥2.5cm,封口处与袋子的边缘应≥2cm。若密封封口太近,袋子或封口在灭菌过程中可能会破裂。袋子太大可能会使其中的物品移动,导致器械损坏纸塑袋的纸面,破坏包装的无菌屏障。

④定期清洁热封部件,清除包装材料残留痕迹。

2.放大镜

根据卫生部行业规范 WS 310.1.2.3—2016 中对放大镜的使用及配备要求,医院消毒供应中心应配有带光源放大镜的器械检查台,应采用目测或使用带光源放大镜对干燥后的每件器械、器具和物品进行检查。

(1)手持式放大镜:手持式放大镜种类多,从形状上分有圆形的、方形的;从结构上分有手柄式、折叠式和内置光源式等。

手持式放大镜主要特点:

①放大率有弹性,放大倍数可以根据读物与放大镜之间的距离改变而改变,使用者可以十分方便地随意进行有限调节。

②放大镜的放大倍数越高,能看清的范围就越小。为了获得更大的视野,眼睛与镜片的距离就要靠得越近。

③手持式放大镜小巧轻便、价格便宜、携带方便、适用性强。

(2)带光源放大镜:用于器械检查,固定于消毒供应中心检查包装区器械打包台使用。将放大镜上体末端插入产品自带的另一部件(夹式底座)中,将夹式底座夹在指定的桌子上,插上电源,打开开关即可使用。其特点:三节式机械臂,坚固耐用,可自由伸展,带环状检查灯,放大倍数为 5～10 倍。

二、包装技术的应用

包装技术包括装配、摆放、装量、核对、包装、注明标识等步骤。器械经过清洗、消毒和检查保养处理后可遵循包装操作规程进行打包。

(一)包装技术操作流程

1.装配

灭菌包内器械的组合应由使用部门决定,每套器械都应规范统一且均应建立器械配置单,每次器械组合时都应严格按照器械单配置器械的种类、规格和数量,已拆卸的器械应按操作技术规程或图示进行组装,以确保其完整性。

2.摆放

(1)手术器械应放置在篮筐或有孔的托盘中进行配套包装,器械的摆放应平整有序,通常按照使用的先后顺序摆放,有助于使用人员操作。

(2)盘、盆、碗等器皿,宜单独包装,有盖的器皿应开盖,摆放器皿时,小器皿摆放在大器皿里面。嵌套摆放的器皿尺寸应至少相差 3cm 左右,同尺寸器皿重叠负压时会使两个平面吸附,影响蒸汽渗透。所有的器皿都应朝同一个方向,用吸水布或吸水纸隔开。

(3)同类的器械放在一起;剪刀和血管钳等轴节类器械不宜完全闭合,锁扣处应打开,使蒸汽可以穿透;可以使用 U 形器械整理架。

(4)多元件组合器械应进行组装,小零件应妥善保存以免丢失;带阀门的器械应将阀门打开;管腔类物品应盘绕放置,保持管腔通畅,有利于灭菌介质充分接触器械的所有表面包括管腔内面;较重器械应放置于篮筐底部或一端,以免损坏其他器械。摆放器械,符合先用后放的顺序,利于无菌操作。

(5)器械的尖锐点比较脆弱,应使用保护套,防止搬动过程中损伤器械的锐尖或锐利处损坏包装屏障。器械保护套应能够使器械充分接触灭菌介质,利于灭菌。专用纸夹、套管、泡沫、器械袋等都可以使用,根据器械的尺寸进行选择。

(6)精细器械应使用有固定架的特殊托盘,在灭菌和搬运过程中不致损坏。

(7)放置包内化学指示卡。

3.重量与体积

灭菌包重量要求:器械包重量不宜超过 7kg,敷料包重量不宜超过 5kg。灭菌包体积要求:下排气压力蒸汽灭菌器不宜超过 30cm×30cm×25cm;脉动预真空压力蒸汽灭菌器不宜超过 30cm×30cm×50cm。

灭菌包体积过大会影响蒸汽的穿透和包内冷空气的排出,器械摆放较密集则需要更长的灭菌周期和干燥时间。器械间应留有空隙,以防止器械间碰撞损坏,延长灭菌时间将会缩短器械的使用寿命。因此,规范灭菌包装的体积和重量非常重要。如果灭菌包过大、过重,如骨科外来器械超重,灭菌包须拆分,同时厂家必须提供灭菌参数,消毒供应中心对外来器械的灭菌参数进行检验,以确保灭菌质量的安全和有效。

4.核对

器械配置的正确性与完整性直接影响临床和手术的顺利进行,因此器械配置准备者应在器械清单上签名,然后再由另一人核对器械的种类、规格和数量,再次确认化学指示卡,签全名。

5.包装

包装操作前应检查包装材料的完好性以及包装材料的尺寸与被包装物的匹配度。灭菌物品包装分为闭合式包装和密封式包装。手术器械通常采用闭合式包装方法。密闭式包装如使用纸袋、纸塑袋等材料,可使用一层,适用于单独包装重量较轻的器械。

所有包装材料,无论是纺织布还是纸塑复合袋等,每次都应检查是否有缺损和异物。包装材料在使用前,应将其置于 20～23℃下、相对湿度为 30％～60％的环境中至少放置 2 小时,以达到温度和湿度平衡,灭菌时才能有足够蒸汽渗透率并避免过热。经验表明,如果包装材料及物品太干,会导致灭菌失败和生物监测阳性等问题出现。

(二)包装方法及要求

1.包装分类

灭菌物品包装方式分为闭合式包装和密封式包装。使用棉布、无纺布、皱纹纸包装材料时采用闭合式包装,使用预成型的纸袋、纸塑复合袋包装材料时采用密封式包装。

(1)闭合式包装:闭合式包装方法通常是将器械物品包好之后,将开口反复折叠以形成一弯曲路径,并采用专用配件封闭。封闭包装的配件推荐使用灭菌指示带,不但可以安全地使包装闭合,而且通过颜色变化提供可见的外部灭菌指示。封包胶带的长度应与灭菌包体积、重量适宜。胶带封包应松紧适度,封包应严密,保持闭合完好性,可采用两条平行、"井"字形或"十"字形封包方式。

(2)密封式包装:密封封包法通常采用热封的方法。应使用医用封口机,使用前应检查温度是否适当(温度设置参照厂商的建议),密封后应检查封口处,确认密封是均匀完整(无皱褶)且紧闭,以确保完全密封。封口处的密封宽度≥6mm;封口处与袋子的边缘应≥2cm,方便使用者撕开包装。应选择合适的包装材料尺寸,使包内器械距包装袋封口处≥2.5cm。若物品离封口太近,袋子或封口在灭菌过程中可能会破裂。袋子太大可能会使其中的物品移动而造成包装破裂。袋子常被用来包装重量轻的单个物品,袋子不得用于包装重型或大件物品,因容易产生湿包或破损。物品放入袋内,使器械的指环一端朝包装开启方向,在使用打开时,使其可抓握住的一端(如器械的指环)首先露出来。

使用硬质灭菌容器包装时,将准备好的放在网篮中的成套器械放入容器底部,盖上盖子,检查盖子与底是否吻合紧密妥帖。依据硬质容器的装载量标准装载物品。每一种硬质容器都应有安全锁闭装置。硬质容器具体使用与操作,应遵循生产厂家的使用说明或指导手册。开放式的储槽不属于硬质容器,不能作为灭菌物品的包装。

通常情况下密闭包装方法的闭合完好性优于闭合包装方式,具有更好的无菌屏障作用。

2.常用包装方法

棉布、无纺布、皱纹纸作为包装材料通常使用闭合式包装,用于配套器械与敷料的包装,方法有两种:信封折叠、方形折叠。手术器械通常采用闭合式包装方法,应由两层包装材料分二次连续包装,包装时两次包装可使用相同的包装方法,也可以将两种包装方法混合使用,如第一层采用方形折叠法,第二层采用信封折叠法包装。若使用两层无纺布边缘黏合在一起的方法包装时,也可采用两层同时包装法,这种方法常用于常规诊疗包的包装,如静脉切开穿刺包等。

纸袋、纸塑袋包装材料主要用于重量较轻的单件器械包装。包装操作前应检查包装材料的完好性以及包装材料的尺寸与被包装物的匹配性。手术器械物品包装需要创造一个无菌区(用于放置手术器械的铺台)时,包装材料尺寸至少要超过操作台边 30cm。

(1)信封折叠包装法:将方形包装材料按对角线放在操作台上,使其一角指向操作台前方。将被包装的物品放在包装材料的中央,将底角顺时针向前折盖住物品,然后折回形成一个折翼;将包装的左角向右折盖住物品,然后折回形成一个折翼;再将包装的右角向左折盖住物品,与先前的折叠交错,然后折回形成一个折翼。将包装的顶角逆时针向后折盖住物品,将折翼卷进先前的左右折缝里,留下一个可见的小折翼,以便在无菌环境中打开使用。以同样的方式包装第二层,用两条灭菌指示带封住包裹。

(2)方形折叠包装法:将包装材料按长方形放于操作台上。将要包装的物品正放于包装材料的中心,将底部的包装边折上,盖住物品后折回形成折翼;将顶部的包装材料边折下,盖住物品后折回形成一个折翼,与先前的折翼重叠。将左边包装平整地折盖过包裹,然后折回形成折翼;再将右边包装折盖住包裹,与先前的折叠重合,形成一个平整的包裹。以同样的方式包装第二层,用灭菌指示带封住包裹。

包外应设有灭菌化学指示物,高度危险性物品灭菌包内还应放置包内化学指示物;如果透过包装可直接观察包内灭菌化学指示物的颜色变化,则不放置包外灭菌化学指示物。

(3)纸塑自封袋:因其在封口处自带粘胶条,密封时只需折叠袋子末端,将粘胶条盖住开口进行密封即可。封口时必须小心折叠粘贴,以免出现间隙或皱褶,避免微生物从间隙或皱褶处进入并污染其中物品。

（4）硬质容器:通常应用于成套手术器械的包装。硬质容器应根据生产厂家的操作说明,只能用于预真空蒸汽灭菌器。

闭合式包装封包应选择专用胶带,不能使用别针、绳子封包。使用专用胶带封包符合WS310.2相关规定,包外具有可见的指示是否灭菌的化学指示胶带,而且通过颜色变化提供可见的外部灭菌指示。封包胶带的长度应与灭菌包体积、重量相适宜;胶带封包应松紧适度,封包应严密,保持闭合完好性,可采用两条平行、"井"字形或"十"字形方式。

包装完成后应在器械包醒目部位贴上包装标识,灭菌物品包装的标识内容应包括:物品名称、包装者、灭菌器编号、灭菌批次、日期、失效日期。标识应具有追溯性。

3.包装效果的评定及关键要求

（1）必须利于灭菌因子(如蒸汽、环氧乙烷、过氧化氢等)的穿透,以保证达到灭菌效果。

（2）必须与灭菌过程中参数(如温度、压力等)相适应。

（3）必须能阻隔细菌等微生物,具有无菌屏障作用。

（4）维持物品无菌状态。包装不能够增加被空气污染、纤维破损、灰尘、薄片侵入的机会,这些会再度污染器械。

（6）洁净的剥离效果。打开包装时,应具有连续、均匀的特性,不能产生影响无菌打开的材料分层或撕屑。

（7）必须保持封口的完整性,必须保证无空白处和无缝隙。

（8）包装易开封,必须有开启的证明。

4.包装的注意事项

（1）工作人员应着清洁区工作服、戴圆帽(须遮盖全部头发)、清洁双手。环境应清洁、无尘、光线明亮。物品准备如包装材料、封包胶带、包内化学指示卡、包装标识、器械、器械网篮、器械清单等要备齐。

（2）器械与敷料应分室包装,容器宜单个包装。

（3）无纺布、纸塑复合袋是一次性使用的包装材料,不得重复使用。

（4）根据器械、物品的特点及周转快慢来选择适宜包装材料,既达到节约成本,又满足临床工作的需要,提高临床满意度。

（5）开放式的储槽不属于硬质容器,不能作为灭菌物品的包装。

（6）带电源器械应进行绝缘性能等安全性检查。

（7）应使用润滑剂进行器械保养。不应使用石蜡油等非水溶性的产品作为润滑剂。

（三）器械检查

1.常规器械构造及功能

常见的器械类型是各种手持式器械如手术剪、止血钳、持针器和手术镊,基本的构造包括颚部、套接部、柄、锁扣部及指环。这几项结构决定器械的功能性,因此是功能检查的重要部分。颚表面光滑,咬合面有锯齿形设计,或为沿着颚交叉、纵长、小"十"字形的沟槽;颚的长度不同,各种长度和设计有助于其功能及专名。由于锯齿或沟槽的存在,器械的咬合面较难进行清洁。套接的关节是器械最难清洁的地方,也是器械最脆弱的部分,容易在此处积聚碎屑与污垢;固定栓周围的接头容易产生裂纹甚至裂缝,发生这种情况时,器械无法修理必须废弃。柄为颚提供闭合力。锁扣可将器械锁定在关闭的位置,器械的这部分也很难清洁,清洗、检查和保养时必须要解除锁定状态。指环通常是一个完整的椭圆圈,表面光滑,使用者通过指环控制颚的活动。

"组织"或"敷料"镊,其齿可以在远端打开。这类器械是通过手指的压力来打开和关闭的,前端和指压的部分是检查的重点部位。通过区分器械颚的形状、咬合面齿纹以及长度,可以识别不同功能的器械及型号。测定器械长度的方法是从颚的顶端到指环的底部。

手术器械的贵重等级取决于所用材质和设计的精细程度。大部分的器械为不锈钢材质,不锈钢材质抗锈,但不完全耐腐蚀。器械制造中,对表面要进行"钝化"处理以提高器械的耐腐性。若使用研磨剂类清洁用品,或使用破坏性化学品都会损伤钝化层导致器械被腐蚀。碳化钨是一种非常硬的金属,一些手术器械由碳化钨制成刀刃,锋利耐磨。而有些镀银器械在使用中容易被刮伤或产生缺口。为此,手术器械只能用于其预期的用途。不要用止血钳抓握布类材料或硬物。若用器械的颚来撬物品更会使器械产生裂缝,或影响颚的闭合。要防止器械掉落,若发生掉落,必须仔细检查看其是否有毛刺、闭合不准、裂缝和弯曲等问题。若为电子、光学器械如内镜等器械掉落损坏,必须由合格的维修人员对其进行维修检查。

2.检查原则与质量要求

(1)包装前必须仔细检查每件器械的功能性。

(2)检查止血钳类器械的颚。齿端咬合位置应适当,且闭合不错位;闭合止血钳尖端时,器械的整个颚应对合完全。持针器颚部的设计易磨损,检查时若磨损明显,需厂商修理或报废。在指环上用最小的相对压力时,锁扣应顺畅打开。测试锁扣是否保持适当的张力,方法是扣上第一个锁止扣,在手掌心或桌面上轻敲,观察器械能否"自动打开"锁扣,若锁扣打开,说明器械功能失灵,应停止使用。心血管持针器可能需要经常去磁,避免器械磁化影响手术操作。判定方法是将针头放在持针器颚部,若器械磁化了,会将针头吸过去。器械检查处宜备有去磁器。

(3)多个元件组成的器械,确保其所有元件各就其位。滑动元件必须移动顺畅,锁扣上的零部件完整。

(4)剪刀关节不能僵硬,打开和闭合顺畅,保持适当的张力。测试检查刀刃锋利度,剪刀应能从顶端完全剪开测试物,且剪刀的开合顺畅。可用医用橡胶带测试。精密五官科剪刀、显微手术剪刀等可观察其功能部位的完好性。

(5)检查器皿表面及容器边缘的卷边,结构无缺损。

(6)检查管腔器械如套管针和针头是否有弯曲。针体及针栓部位应连接紧密无裂痕,针尖无钩;针套与针芯配套,结构完好无裂缝、变形。一旦针尖有毛刺或钩,可通过打磨处理修复。针套与枕芯不配套时应报废。

(7)绝缘器械需要进行仔细的检查,以确保其绝缘性。应配有专门的绝缘测试器,可在每次处理器械后使用以鉴别器械绝缘体的完好性。

(8)内镜器械应检查窥镜,看视野是否清楚。若视野不清楚,应再次对窥镜进行清洗、干燥,然后复查。若依然存在斑点,可使用放大镜检查工作端上的玻片,看是否有裂痕或碎屑。有"弧影"但视野清楚,表明窥镜外鞘上有凹痕。若盖玻片上有"雾",表明密封端有泄漏,或镜片上有洗涤剂中的表面活化剂残留。若是表面活化剂引起的,用酒精擦拭镜头能解决这个问题。

(9)导光束即光缆是由数以百计的、导光性非常好的极细特殊玻璃丝成束组成的。应每次检查光缆。若有大量黑点表明很多纤维都破碎了,透光就会减少。若透光已经减少到妨碍医生查看内部结构时,就必须进行维修或更换。

3.常见问题

(1)器械点蚀,即不锈钢器械上的腐蚀小孔,四周有红褐色或其他颜色锈迹,是器械已出现腐蚀的表现,可引起微生物滋生产生生物膜,腐蚀严重的器械应停止使用。氯化物等离子的污染、有机物污渍残留是造成点蚀的主要原因。可根据厂家建议,使用酸性清洁剂溶解锈蚀。严重锈蚀的器械需更换。

(2)表面摩擦腐蚀可以削弱或影响器械功能。其原因可能是关节处润滑不足;湿气和残留污染对器械的腐蚀。因此,器械关节处应确保干燥,必要时关节处采用人工润滑法,摩擦腐蚀严重的器械应废弃,贵重手术器械酌情交由有资质的厂商修理。

(3)不锈钢器械表面有锈色斑点,无腐蚀孔,表面仍然光滑。其原因可能是与有大面积锈迹的器械接触;或不锈钢器械和有色金属器械如铜质材料器械等混合清洗、灭菌;器械相互碰撞、摩擦可引起表面保护层损坏。对于有锈色斑点的器械应重新清洗并除锈,锈蚀严重的器械应废弃。

(4)橡胶老化可影响器械使用功能。橡胶老化包括膨胀、橡胶表面硬化、有黏性、脆性增强或软化等现象,发生以上变化应停止使用。造成变化的原因可能是清洗去污温度过高、干热,紫外线照射,氧化或臭氧的影响,使用石蜡油或不适合的消毒剂等。

三、包装技术及方法

包装技术包括装配、核对、包装、封包、注明标识等步骤。所有包装材料,无论是织物、无纺布或纸塑复合袋等,都应每次检查是否有缺损和异物。包装材料在使用前,应将其置于室温为20～23℃下,相对湿度为30％～60％的环境中,至少放置2小时。以达到温度和湿度平衡,在灭菌时才能有足够蒸汽渗透率并避免过热。有经验表明,如果包装材料及物品太干,会导致过高热和生物监测阳性等问题出现。

(一)包装前的准备

1.装配

灭菌包内器械的组合应由使用部门决定,每套器械都应规范统一且均应建立器械配置单,每次器械组合时都应严格按照器械单配置器械的种类、规格和数量,已拆卸的器械应按照装配技术规程或图示进行组装,以确保其完整性。

2.摆放

手术器械应放置在篮筐或有孔的托盘中进行配套包装,器械的摆放应平整有序,通常会按照使用的先后顺序摆放,有助于使用人员操作。盘、盆、碗等器皿,宜单独包装,有盖的器皿应开盖,摆放器皿时小器皿放在大器皿里面,嵌套摆放的器皿尺寸应至少相差3cm左右,因相同尺寸器皿重叠负压时会使两个平面吸附,影响蒸汽渗透。所有的器皿都应朝同一个方向,并用吸水布或吸水纸隔开(图7-3);同类的器械放在一起;剪刀和血管钳等轴节类器械不宜完全锁扣,可使用U形器械整理架(图7-4);多元件组合器械应拆开;带阀门的器械应将阀门打开;软性管腔类物品应盘绕放置,保持管腔通畅,有利于灭菌介质充分接触器械的所有表面(图7-5,图7-6);较重器械应放置于篮框底部或一端,以免损坏其他器械。

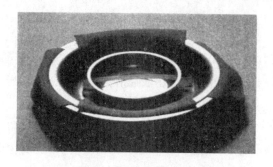

图7-3 器皿包装摆放

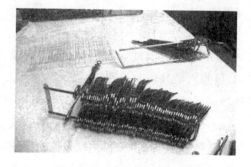

图7-4 U卡器械整理

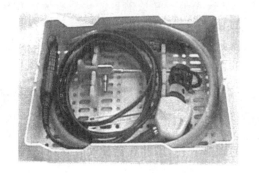

图7-5 软管类器械

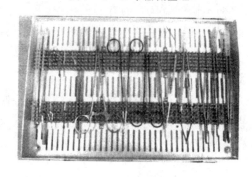

图7-6 专科器械摆放

3.器械保护

锐利器械的尖锐点比较脆弱应使用保护套,防止搬动过程中损伤器械的锐尖或锐利处损坏无菌包装屏障。保护套,如专用纸夹、套管、泡沫、器械袋等(图7-7~图7-10)。器械保护用品应能够充分接触灭菌介质,利于灭菌;精细器械应使用有固定架的特殊托盘,在灭菌和搬运过程中不致损坏。

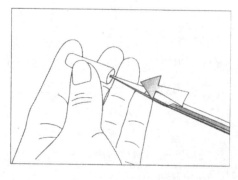

图7-7 器械保护套

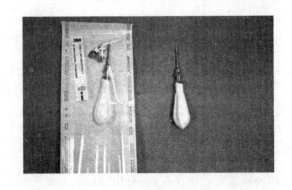

图7-8 穿刺针器械保护套

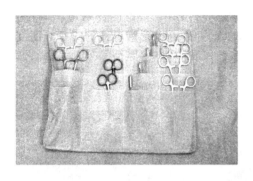

图7-9　器械保护套

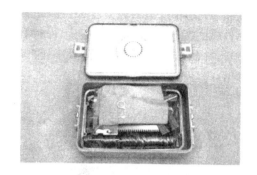

图7-10　器械保护套

4.装量

灭菌包重量要求:器械包重量不宜超过7kg,敷料包重量不宜超过5kg。灭菌包体积要求:下排气压力蒸汽灭菌器不宜超过30cm×30cm×25cm;脉动预真空压力蒸汽灭菌器不宜超过30cm×30cm×50cm。灭菌包体积过大会影响蒸汽的穿透和包内冷空气的排除,包装过重和器械摆放较密集则需要更长的灭菌周期和干燥时间。延长灭菌时间将会加快器械老化,减短器械的使用寿命,因此,规范灭菌包装的体积和重量非常重要。如果灭菌包体积超大、超重,如:骨科外来器械超重,厂家必须提供灭菌参数,消毒供应中心对设定的灭菌参数进行验证,以确保灭菌质量的安全和有效。

5.核对

器械配置的正确性与完整性直接影响临床和手术的顺利进行,因此在器械配置完成后,器械准备者应在器械清单上签名,然后再由另一人核对器械的种类、规格和数量,确认无误后签名。

6.包外标识及有效期的规定

灭菌物品包装的标识内容应包括:物品名称、包装者、灭菌器编号、灭菌批次、灭菌日期和失效日期。标识应具有追溯性。

包装标识应选择不会损坏包装材料;不会影响所使用的灭菌过程;不会因所用的灭菌过程而导致难以辨认;不会引起墨迹向医疗器械迁移;其粘接应能经得起灭菌过程和制造者规定的贮存和运输条件。标识可采用多种方法,如:直接打印或书写在包装材料或系统上,用黏合方法将标识贴于包装材料或系统上。对于纸塑袋,标识须贴在透明的材料一面。不宜用笔标记,写在纸上可能会损坏材料,墨水也会渗入,污染包内物品。

(二)包装

1.包装设备(医用封口机)

医用封口机适用于密封包装。医用封口机有脉冲型和连续型两种(图7-11,图7-12)。

(1)基本结构:医用封口机的基本结构包括加热元件、压力辊、传递滚轴等组成。有些封口机还设有温度设定、打印、计数、密码、计算机连接互联网等功能。

(2)功能标准:医用封口机的关键功能标准是热密封温度、接触压力和时间。

①封口温度:应根据每一种包装材料,设置正确密封温度。通常密封温度120～200℃,如果温度过低,封口会不完整或不牢固。如果温度过高,则将很难拆开包装。纸纤维可能会散落

并污染灭菌物品。

②封口压力:压力辊压力设定不正确,则封口就不能确保密封性。通常封口压力设置在 65N。

③封口时间:通常为 9.8m/分。

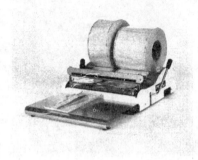

图 7－11　脉冲型封口机

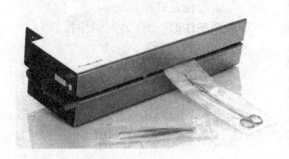

图 7－12　连续型封口机

(3)设备维护。

①医用封口机应根据厂商的说明书和指导手册使用和维护。

②在每日使用前应检查参数的准确性。

③使用时检查包装密封完好性,观察封口处是否平整、紧密和连续。

④定期清洁热封部件,清除包装材料残留痕迹。

2.包装的方式及封包

灭菌物品包装方式分为闭合式包装和密封式包装。使用棉布、无纺布、皱纹纸包装材料时采用闭合式包装,使用预成型的纸袋、纸塑复合袋包装材料时采用密封式包装。包外应设有灭菌化学指示物。高度危险性物品灭菌包内还应放置包内化学指示物;如果透过包装材料可直接观察包内灭菌化学指示物的颜色变化,则不放置包外灭菌化学指示物。

(1)闭合式包装:闭合式包装方法通常是将器械物品包好之后,将开口反复折叠以形成一弯曲路径,并采用专用配件封闭。封闭包装的配件推荐使用灭菌指示带,不但可以安全地使包装闭合,而且通过颜色变化提供可见的外部灭菌指示。封包胶带的长度应与灭菌包体积、重量相适宜。胶带封包应松紧适度,封包应严密,保持闭合完好性,可采用两条平行、"井"字形或"十"字形封包方式。不能使用别针、绳子封包,因为用别针、回形针或其他锐利物品会刺破包装材料,造成微生物污染。绳子封包,因其缺乏弹性和延展性,若包扎过紧容易影响灭菌介质穿透,过松则容易在贮存运输中松脱。

(2)密封式包装:密封封包法通常采用热封的方法。应使用医用封口机,使用前应检查温度是否适当(温度设置参照厂商的建议),密封后应检查封口处,确认密封是均匀完整(无皱褶)且紧闭,以确保完全密封。封口处的密封宽度≥6mm;封口处与袋子的边缘应≥2cm,方便使用者撕开包装;应选择合适的包装材料尺寸,包内器械距包装袋封口处≥2.5cm,若物品离封口太近,袋子或封口在灭菌过程中可能会破裂。袋子太大可能会使其中的物品移动而造成包装破裂。袋子常被用来包装重量轻的单个物品,袋子不得用于重型或大件物品,容易产生湿包或破损。物品放入袋内,使器械的指环一端朝包装开启方向,在使用打开时,使其可抓握住的一端(如器械的指环)首先露出来(图7-13,图7-14)。

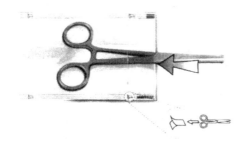

图7-13　纸塑包装正确装放

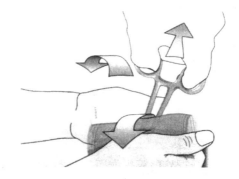

图7-14　纸塑包装正确打开

密封式包装如使用纸袋、纸塑袋等材料,可使用一层。若物品需要双层包装,即物品先放在一个较小的包装袋中,然后再放在第二个较大的包装袋中,两个包装袋的尺寸应匹配,内层包装袋不能折叠,开口方向要一致,且必须是纸面对纸面,塑面对塑面,以便灭菌剂的渗入(图7-15,图7-16)。

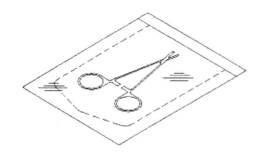

图7-15　单层纸塑包装

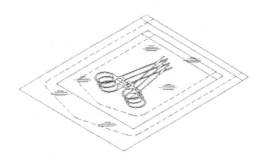

图7-16　双层纸塑包装

(3)硬质容器:硬质容器由盖子、底座、手柄、灭菌标识卡槽、垫圈和灭菌剂孔组成。盖子有双层的也有单层的;灭菌剂孔可以是阀门系统,也可以是过滤系统。将准备好的放在网篮中的成套器械放入容器底部,盖上盖子,检查盖子与底座是否吻合紧密妥帖。依据EN868—8硬质容器的装载量为:标准容器10kg,3/4容器7kg,1/2容器5kg(图7-17)。

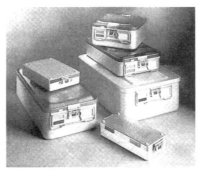

图7-17　手术器械盒

每一种硬质容器都应有安全锁闭装置,可提示无菌物品是否被意外地打开而污染其中的物品。常见的锁闭装置有热敏锁或外加一次性安全锁扣(图7-18,图7-19)等,硬质容器具体使用与操作,应遵循生产厂家的使用说明或指导手册。开放式的储槽不属于硬质容器,不能作为灭菌物品的包装。

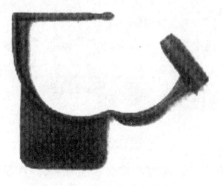

图7-18 一次性安全锁扣

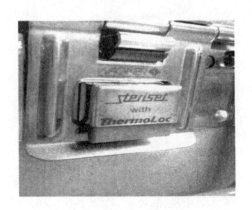

图7-19 热敏锁

3.常用包装操作及要求

棉布、无纺布、皱纹纸做包装通常使用闭合式包装,用于配套器械与敷料的包装,方法有两种:信封折叠、方形折叠。手术器械通常采用闭合式包装方法应由两层包装材料分二次连续包装,包装时两次包装可使用相同的包装方法,也可以将两种包装方法混合使用,(如第一层采用方形折叠法,第二层采用信封折叠法包装)。若使用两层无纺布边缘黏合在一起的包装产品时,也可采用两层同时包装法,这种方法常用于常规诊疗包的包装,如静脉切开穿刺包等。

纸袋、纸塑袋包装材料主要用于重量较轻的单件器械包装。

包装操作前应检查包装材料的完好性以及包装材料的尺寸与被包装物的匹配性。手术器械物品包装需要创造一个无菌区(用于放置手术器械的铺台)时,包装材料尺寸至少要超过操作台边30cm。

(1)信封折叠。

①将方形包装材料按对角线放在操作台上,使其一角指向操作台前方。将被包装的物品与包装的顶角和底角的一条线成直角,放在包装的中央。

②将底角折盖住物品,然后折回形成一个折翼。

③将包装的左角折盖住物品,然后折回形成一个折翼。

④将包装的右角折盖住物品,与先前的折叠交错,然后折回形成一个折翼。

⑤将包装的顶角折盖住物品,将折翼卷进先前的左右折缝里,留下一个可见的小垂片,以便在无菌环境中打开。

⑥以同样的方式包装第二层,用两条灭菌指示带封住包裹(图7-20)。

(2)方形折叠

①将包装材料按长方形放于操作台上。将要包装的物品正放于包装材料的中心。

②将顶部的包装材料边折下,盖住物品的下半部,然后折回形成一个折翼。

③将底部的包装边折上,盖住物品的上半部,然后折回形成折翼,与先前的重叠。

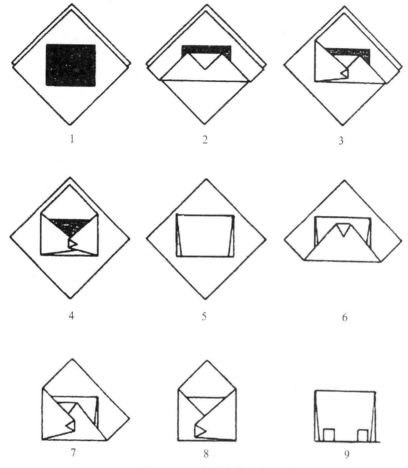

图7-20 信封折叠包装

④将左边包装平整地折盖过包裹,然后折回形成折翼。

⑤将右边包装折盖住包裹,与先前的折叠重合,形成一个平整的包裹。

⑥以同样的方式包装第二层,用灭菌指示带封住包裹(图7-21)。

(3)同时包装法:将两层无纺布边缘黏合在一起的包装产品包装法(图7-22,图7-23)。

(4)密封式包装。

①脉冲型封口机的密封法。

a.将纸塑包装袋开口端放在密封机封口处。

b.当密封口热了就压下去。

c.然后放开,等封口冷却,使塑料粘在纸上。

②连续型封口机的密封法

a.将纸塑包装袋开口端放入封口处,打印面朝下。

b.当纸塑包装袋放入之后,开启封口机设备自动启动。

c.位于顶部和底部的加热装置将封口接缝处的温度加热到预先设定的封口温度,进行密封过程封口温度是可监控的。

d.封口接缝处被加热后,通过封口滚轮压合两层密封材料。

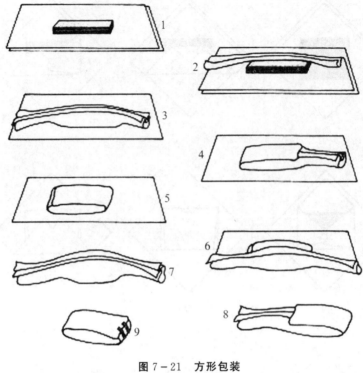

图 7-21　方形包装

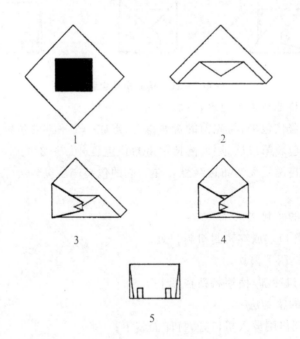

图 7-22　信封包装

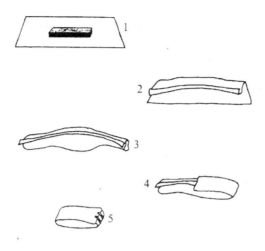

图 7 – 23 方形折叠

e.若有打印功能的将数据打印在密封包装袋上。

f.完成封口的纸塑包装袋将从另一端取出。

密封完成之后,应进行检查,确保其完整(无皱褶)且紧闭。整个密封条宽度范围内都没有受损、没有通道或者开口、没有刺破或者裂开,没有分层或材料分离。

③纸塑自封袋:因其在封口处自带粘胶条,密封时只需折叠袋子末端,将粘胶条盖住开口进行密封即可。封口时必须小心折叠粘贴,以免出现间隙或皱褶,避免微生物从间隙或皱褶进入并污染其中物品。

(5)硬质容器:通常应用于成套手术器械的包装,硬质容器应根据生产厂家的操作说明,只能用于预真空蒸汽灭菌器。

①硬质容器必须一用一洗,清洗方式与器械清洗相同。

②应检查盒盖、底座的边缘有无变形,闭锁装置等是否完好。

③检查垫圈平整、无脱落,若有破裂或不再柔软的话,应进行更换。

④若通气系统使用滤纸和固定架,应检查固定架的稳定性,以防止使用过程中滤纸发生移动而影响灭菌效果,一次性滤纸应每次更换。

⑤若通气系统使用的是阀门,应检查阀门的开合功能。

⑥将准备好器械放入与容器相匹配的网篮中。

⑦将网篮放在容器底部。

⑧盖上盒盖,并确保盖与底座没有错位,对合紧密妥帖。

⑨贴上灭菌标识和灭菌指示带。

⑩若硬质容器没有自带的热敏锁则需扣上外置一次性锁扣。

4.操作技能

(1)诊疗器械包装

①操作准备。

a.人员准备:着清洁区工作服、戴圆帽(须遮盖全部头发)、清洁双手。

b.环境准备:清洁、无尘、光线明亮。

c.用物准备:包装材料、封包胶带、包内化学指示卡、包装标识、诊疗器械、器械网篮、灭菌篮筐等。

②操作步骤。

a.评估方法及要求:器械经过清洗、消毒和检查保养处理。有可遵循的操作规程。

b.按照器械配置单或卡片摆放器械,符合先用后放的顺序,利于无菌操作。

c.核对器械的名称、规格、数量等,放置包内化学指示卡。

d.器械放置在包装材料的中心位置;两层包装材料;选择采用信封折叠法或方形折叠法。符合 WS310.2 相关规定。

e.使用专用胶带封包。包装符合 WS310.2 相关规定。

f.在器械包醒目部位贴上包装标识,内容包括:名称、包装者、灭菌日期、失效日期、灭菌器编号、灭菌批次。符合 WS310.2 相关规定。

③操作注意事项。

a.应根据手术器械的数量与重量选择合适的包装材料。

b.成套器械应选择棉布、无纺布、皱纹纸或硬质容器,单件器械可选择纸塑袋或纸袋。

c.包装松紧适当,大小规格及重量不应超过标准要求。

d.不能使用别针、绳子封包。

e.密封包装时应使用医用封口机。

④记录:可使用器械配置单进行核对并签名。

(2)手术器械。

①操作准备。

a.人员准备:着清洁区工作服、戴圆帽(须遮盖全部头发)、清洁双手。

b.环境准备:清洁、无尘、光线明亮。

c.用物准备:包装材料、封包胶带、包内化学指示卡、无菌标识、手术器械、器械网篮、灭菌篮筐等。

②操作步骤。

a.评估方法及要求:器械经过清洗、消毒和检查保养处理。遵循操作规程。

b.按照器械配置单或卡片摆放器械,符合先用后放的顺序,利于无菌操作;器械摆放整齐,可使用 U 形器械整理架固定器械,减少器械摩擦碰撞受损;应使用器械网篮放置器械,并在底部铺垫吸湿的布巾,利于器械灭菌后的干燥;器械装放量不应超过网篮的高度,防止积压造成的器械损坏;放置包内化学指示卡,操作符合 WS310.3 相关规定。

c.核对器械的名称、规格、数量等,放置包内化学指示卡。

d.器械放置在包装材料的中心位置;使用两层包装材料;选择采用信封折叠法或方形折叠法。符合 WS310.2 相关规定。

e.使用专用胶带封包,符合 WS310.2 相关规定。

f.在器械包醒目部位贴上包装标识,内容包括:器械包名称、包装者、灭菌日期、失效日期、灭菌器编号、灭菌批次。符合 WS310.2 相关规定。

③操作注意事项。

a.应根据手术器械的数量与重量选择合适的包装材料。

b.成套器械应选择棉布、无纺布、皱纹纸或硬质容器,单件器械可选择纸塑袋或纸袋。

c.包装松紧适当,大小规格及重量不宜超过标准要求。

d.不能使用别针、绳子封包。

e.封包方式可采用两条平行、"井"字形或"十"字形等。

f.密封包装时应使用医用封口机。

④记录:使用器械配置单并签名。

(3)容器:敷料罐、盆等。

①操作准备。

a.人员准备:着清洁区工作服、戴圆帽(须遮盖全部头发)、清洁双手。

b.环境准备:清洁、无尘、光线明亮。

c.物准备:包装材料、封包胶带、包内化学指示卡、包装标识、器械、器械网篮、灭菌篮筐等。

②操作步骤。

a.评估方法及要求:器械经过清洗、消毒和检查保养处理。有可遵循的操作规程。

b.器械包装。器械放置在包装的中心位置;可使用两层包装材料。选择采用信封折叠法或方形折叠法。符合 WS310.2 相关规定,包装时应打开容器盖子。盆包装时盆与盆之间应垫布巾,避免产生湿包(图 7-24~图 7-26)包内放化学指示卡。

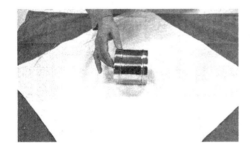

图 7-24　容器摆放

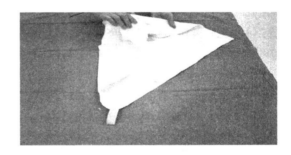

图 7-25　容器包装

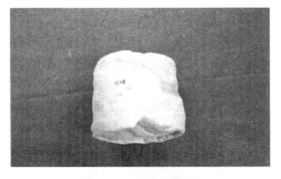

图 7-26　容器包装封口

c.使用专用胶带封包,封包方法同诊疗器械包装。符合 WS310.2 相关规定。

d.在器械包醒目部位贴上包装标识,内容包括:名称、包装者、灭菌日期、失效日期、灭菌器编号、灭菌批次。符合 WS310.2 相关规定。

③操作注意事项。

a.容器宜单个包装。

b.根据被包装容器的大小选择包装材料的尺寸。

c.封包应选择专用胶带,不能使用别针、绳子封包。

④记录:记录包装物品名称、数量。

(4)精密器械:心脏手术器械等。

①操作准备。

a.人员准备:着清洁区工作服、戴圆帽(须遮盖全部头发)、清洁双手。

b.环境准备:清洁、无尘、光线明亮。

c.用物准备:包装材料、封包胶带、包内化学指示卡、无菌标识、手术器械、器械网篮、灭菌篮筐等。

②操作步骤。

a.评估方法及要求:器械经过清洗、消毒和检查保养处理。有可遵循的操作规程。

b.按照器械配置单或卡片,摆放器械,符合先用后放的顺序,利于无菌操作。精密器械应放置在设有固定保护装置的专用托盘或容器内,摆放整齐,器械间应留有空隙,装放量不应超过容器的高度,以防止器械间碰撞损坏,放置包内化学指示卡,操作符合 WS310.3 相关规定。

c.器械核对。核对器械的名称、规格、数量等。

d.器械包装。器械放置在包装的中心位置;使用两层包装材料;选择采用信封折叠法或方形折叠法。符合 WS310.2 相关规定。

e.使用专用胶带封包,符合 WS310.2 相关规定。常用封包方法(图 7-27～图 7-29)。

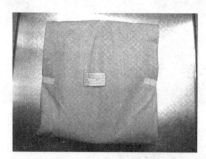

图 7-27 容器包装封包

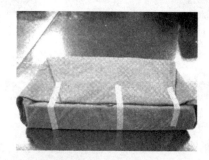

图 7-28 手术器械封包

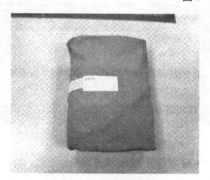

图 7-29 诊疗包封包

f.在器械包醒目部位贴上包装标识,内容包括:器械包名称、包装者、灭菌日期、失效日期、灭菌器编号、灭菌批次,符合 WS310.2 相关规定。

③操作注意事项。

a.应根据手术器械的数量与重量选择合适的包装材料。

b.不能使用别针、绳子封包。

c.封包方式可采用两条平行、"井"字形或"十"字形。

④记录:使用器械配置单,进行手术器械交接、清点、核查。

第三节 灭 菌

一、灭菌的定义

灭菌是指杀灭或清除传播媒介上一切微生物,包括细菌芽孢和非致病微生物的处理。灭菌的概念是绝对的。然而,一些微生物总是以有限的机会得以保留,因此遵循概率函数的要求,灭菌是将微生物存活概率降到最低限度。这一概率定义为灭菌保证水平(SAL)即灭菌处理后单位产品上存在活微生物的概率。SAL 通常表示为 10^{-n}。如设定 SAL 为 10^{-6},即经灭菌处理后在 100 万件物品中最多只允许 1 件以下物品存在活的微生物。

因此,应严格执行 WS310.3 的规定,应用物理、化学、生物的监测技术对清洗、消毒和灭菌等进行过程评价和终末质量的评定,以确保无菌质量标准。

二、灭菌方法及设备

无菌是灭菌处理的结果,消毒供应中心常规灭菌方法包括热力灭菌和低温灭菌方法。

(一)热力灭菌方法

热力灭菌是利用物理因子作为灭菌介质,如高温蒸汽、辐射热或传导热等。故又称热力灭菌为物理灭菌方法。

1.热力灭菌的作用

热力灭菌的原理主要是利用高温使菌体蛋白质变性或凝固,酶失去活性,代谢发生障碍,致细菌死亡。热力灭菌方法包括湿热灭菌法和干热灭菌法。湿热可使菌体蛋白凝固,变性;干热可使菌体蛋白氧化、变性、碳化和使电解质浓缩引起细胞的死亡。热力灭菌方便、效果好、无毒,因此,是目前医院消毒供应中心使用主要的灭菌方法。金属、纺织品、橡胶、玻璃等耐湿、耐热的医疗器械、器具和物品主要依靠湿热灭菌法处理。油、膏、粉剂类,采用干热灭菌方法处理。常用设备包括压力蒸汽灭菌器、干热灭菌器等。

2.湿热与干热灭菌比较

湿热与干热灭菌各有特点,主要区别(表 7-2)。

表 7 - 2　湿热与干热灭菌特点

对比项目	湿热	干热
加热介质	蒸汽	热空气
对物品影响	耐湿	高温
适用对象	耐热耐湿物品	金属、玻璃等耐高温物品
作用温度	121~135℃	高 160~180℃
作用时间	短	长

湿热与干热各具特点相互不能取代,但是,湿热消毒的效果比较干热更好,因此使用更为普遍。湿热较干热消毒效果好的原因:

①蛋白质含水愈多,凝固所需温度愈低。蛋白质在水分存在时易于凝固,其主要原因之一是水分子在高温下易使氨基酸的肽键断开,一次产生变性。以细菌试验比较,也可以看出湿热较干热的杀菌作用更强。

②湿热的穿透性较干热好。湿热比干热的穿透速度快,湿热比干热穿透性强的原因,一是水或蒸汽传导热能的效率较空气高。水的比热为1,空气的比热仅为0.24。此外,每克蒸汽冷凝为液体时还可释放出540cal的潜伏热;二是蒸汽冷凝时体积缩小的比例大于空气。当100℃水蒸气冷凝为水时,即使仍为100℃,其体积可缩小至1∶1870,即缩小至原体积的0.05%;而空气由100℃降至20℃,体积只缩小至29.3%。由于体积的突然缩小,可产生负压,有利于蒸汽的穿透。

(二)低温灭菌方法

利用化学灭菌剂药物杀灭病原微生物的方法,由于化学药剂所需灭菌处理温度较低,因此通常称为低温灭菌,或称化学灭菌方法。低温灭菌使用的化学消毒剂应能够杀灭所有微生物,达到灭菌保证水平,这类化学药剂称为灭菌剂,如甲醛、戊二醛、环氧乙烷、过氧乙酸等。

化学灭菌用于不能够耐受高温、湿热材质类的器械、器具和物品的灭菌。

目前,主要使用的设备包括低温环氧乙烷灭菌器、过氧化氢等离子灭菌器、低温甲醛灭菌器等。浸泡灭菌方法不适宜进行器械灭菌处理。

三、灭菌原则

目前,各种灭菌方法在医院应用较多,灭菌设备更加趋于自动控制、具有安全连锁、适时显示运行参数的特点。但是,正确选择灭菌方法和规范操作仍然十分重要。因此,灭菌设备操作人员必须经过岗位培训,并取得国家质量监督检验检疫总局发放的《中华人民共和国特种设备作业人员证》。

(一)灭菌方法选择

(1)进入人体无菌组织、器官、腔隙或接触人体破损的皮肤、黏膜、组织的诊疗器械、器具和物品应进行灭菌。

(2)耐湿、耐热的器械、器具和物品,应首选压力蒸汽灭菌。

(3)耐热的油剂类和干粉类应采用干热灭菌。

（4）不耐热、不耐湿的物品宜采用低温灭菌方法,如环氧乙烷灭菌、过氧化氢低温等离子灭菌或低温甲醛蒸汽灭菌。

（5）灭菌方法的选择符合《医疗机构消毒技术规范》的要求,灭菌操作符合 WS310.2 - 2009 的相关要求。

（二）各类灭菌设备操作原则

各类灭菌设备的灭菌原理和设备技术水平虽然有所不同,但是设备使用中有共性的操作程序、规则,包括设备运行前准备;灭菌物品装载;灭菌设备运行操作;无菌物品卸载;灭菌效果检测;灭菌器运行结束停机等。

1.设备运行前准备

每天设备运行前应进行安全检查,保证设备使用安全。

（1）确认设备仪表、显示器、打印装置处于完好备用状态。

（2）灭菌器柜门密封圈平整无损坏,柜门安全锁扣灵活、安全有效。

（3）已具备灭菌设备运行条件,如电源、水源、蒸汽、压缩空气等。

（4）检查灭菌器柜内清洁,冷凝水排出口清洁。

（5）根据灭菌设备需要进行预热。

（6）根据 WS 310.3—2009 相关规定进行设备运行前测试。如预真空压力蒸气灭菌器应在每日开始灭菌运行前空载进行 B－D 试验。

2.灭菌物品装载

将灭菌物品摆放在灭菌架上的操作。

（1）应使用专用灭菌架或篮筐装载灭菌物品。装载的物品不应触及腔壁和门。

（2）灭菌包之间应留间隙,利于空气、水蒸汽等灭菌介质循环以及排出和干燥,不应超载。

（3）宜将同类材质的器械、器具和物品,同批次进行灭菌。因为不同材质的器械和物品灭菌程序有所不同,如橡胶制品类器械物品灭菌温度低于金属器械和敷料。又如环氧乙烷气体灭菌后,金属、玻璃类器械化学残的时间较短,塑胶类材质的器械较长。所以,将同类材质的器械物品装载在一起,利于选择灭菌程序、提高灭菌工作效率、降低器械的损耗和老化。如果必须将不同的材质放在一起灭菌,选择灭菌程序时应以灭菌时间和程序最长的器械材质为基准。

（4）压力蒸汽灭菌时纺织类物品应放置于上层、竖放;硬质容器的手术器械盒包装放在下层防止冷凝水对其他物品包装的影响;手术器械包,硬质容器应平放,防止器械堆积、磨损;盆、碗类物品应斜放,容器开口朝向一侧;玻璃瓶等底部无孔的器皿类物品应倒立或侧方。

（5）纸袋、纸塑包装应侧放在灭菌篮筐中,包之间应留有间隙,利于蒸汽进入和冷空气排出。

3.灭菌设备运行操作

指装载物品后,启动灭菌器至运行结束的全过程。这一过程的操作重点是进行物理监测、记录,观察设备运行的安全。

（1）操作人员应在运行阶段巡视和观察灭菌器显示屏、仪表的参数、曲线图等,掌握灭菌设备运行状况。

（2）灭菌设备每次运行都要进行物理检测，观察仪表和打印等适时显示的数据，并确认参数的一致性。

（3）应及时处理报警故障等问题，保证灭菌设备运行安全。

4.无菌物品卸载

灭菌后物品卸载过程的操作。

（1）压力蒸汽灭菌的物品应冷却后卸载，冷却时间应＞30分钟，待温度降至室温时方可移动，因为，灭菌后的物品温度较高，接触冷空气或冷的物体会产生冷凝水造成湿包而被污染。低温灭菌（化学灭菌）的卸载，应注意化学药物排残通风的要求和时间以及个人防护措施。

（2）应避免卸载搬运中无菌物品包装损坏。

5.灭菌效果检测

灭菌结束后，灭菌操作人员和质检员进行灭菌质量记录和确认。

6.灭菌器运行结束停机

（1）灭菌设备程序完成后，应观察仪表归位情况，观察指示灯显示的功能位置，确认设备处于待机或停机状态。

（2）当日灭菌工作结束，遵循设备厂商提供的停机操作程序和制定的操作规程，关闭电源、关闭蒸汽、关闭水源、关闭设备柜门。

（3）根据日常维护制度，清理灭菌器柜内的杂物等工作。

四、高温高压蒸汽灭菌

湿热灭菌法是指用饱和蒸汽、过热水或流通蒸汽进行灭菌的方法。由于蒸汽潜热大，穿透力强，容易使蛋白质变性或凝固，所以该法的灭菌效率比干热灭菌法高，是药物制剂生产过程中最常用的灭菌方法。湿热灭菌法可分为：煮沸灭菌法、巴氏消毒法、高压蒸汽灭菌法、流通蒸汽灭菌法、间歇蒸汽灭菌法。

湿热灭菌法比干热灭菌法优越得多，因而使用更为广泛，效果更为可靠。湿热杀菌作用强，主要是因为水分有利于蛋白质凝固，水分越多，凝固蛋白质所需温度越低。蛋白质含水率在25％时，凝固蛋白质所需温度仅为80℃，而不含水的蛋白质需在170℃才能凝固。另外，湿热的穿透性比干热强，因为水或蒸汽传导热能的效率比空气高；其次，蒸汽中含有大量潜伏热，冷凝时即可将其放出使物体迅速加热。所以，用湿热灭菌不仅能缩短时间，而且降低了温度。

随着压力蒸汽灭菌的发展，目前最普及、最有效的压力蒸汽灭菌为脉动预真空饱和蒸汽灭菌。

压力蒸汽灭菌法的应用已有100多年历史，因其是将蒸汽输入到专用灭菌器内并处于很高的压力之下，所以可使蒸汽穿透力增强、温度提高，极大地提高了杀菌效果。到目前为止，尚无任何一种灭菌方法能完全代替压力蒸汽灭菌方法。

压力蒸杀杀菌的基本要素是作用时间、作用温度及蒸汽质量等。饱和蒸汽必须满足干燥（含湿气＜10％）和纯净（含不可凝气体＜3.5％）、不可过热。压力蒸汽之所以有强大的杀菌作用，主要是蒸汽处于一定压力之下和冷凝成水时体积缩小至原体积的 1/1673，使其能迅速穿透到物品内部;另外,蒸汽冷凝成水时能释放潜伏热。常压下把 1g 水从 0℃加热到 100℃需消耗 418.68J 热能,而再把 1g 的 100℃水继续加热成蒸汽则需要消耗 2250J 热能,这种用温度计测不出的热能称作潜伏热。这种潜伏热在蒸汽接触冷的物体时冷凝成水时就释放热量传递给物体,使物体温度迅速升高。其主要优点是无毒、无害、无污染,投资少,效果可靠;缺点是不适合不耐高温物品的灭菌。

(一)压力蒸汽灭菌器的基础结构

灭菌器一般分为 3 个部分:材料部分、控制部分、电气和机械控制部分。

1.材料部分

含压力容器、配套部件、配套管线。压力容器是指腔体、夹套、门构成的一个整体,一般由 304 不锈钢和 316L 不锈钢制成。使用 316L 不锈钢材质的灭菌器,寿命更长,更耐腐蚀,不易生锈。配套管线一般应为 304 或 316L 不锈钢材质。腔体表面经过抛光处理,不残留污迹,防止有死角。

无夹套型灭菌器,一般为小型、简易的灭菌器;卧式灭菌器一般都有夹套,用以避免腔体内出现温度不均匀的情况。

最早的卧式灭菌器是采用内胆式夹套,但是由于焊接点多、进汽口少,会出现焊接点过多后的焊接变形、耐压性能下降、夹套加热不均匀等。腰带式夹套,是目前使用最多、最新式的设计。其特点是进汽点多,热分布均匀。

门是灭菌器上的重要部件。灭菌器出现爆炸事故,一般都是门最先被炸飞出来。其原因是,相比腔体,门是活动部件,需要经常打开和关闭,比如,在 121℃时,每平方米承受的压力为 10t;在 134℃时,每平方米承受的压力为 20t,而这些力量都由榫头来支撑,强度相对薄弱。

同时由于门的内侧属于腔体的一部分,所以门的内侧是很烫的,设计时门内侧应该一直朝内,避免操作人员触碰到,以防烫伤。

2.控制器部分

包括主控制硬件、显示屏、软件等。

灭菌器的控制器应该为工业上的可编程逻辑控制器(PLC),能够实现对灭菌器的自动化控制。灭菌程序和控制方式更是不同灭菌器厂家的核心部分。不同厂家使用的软件控制原理和灭菌程序不尽相同,如不同的脉冲方式就各有优缺点。

3.电气和机械控制部分

一般包含以下部件:

(1)水环式真空泵:利用机械原理,抽取腔体内的空气和蒸汽。需要使用软化水,同时水温尽量不大于 15℃,水温越低,冷却效果越好,则真空度越高。

(2)热交换器:用于冷却夹套和腔体内排出的蒸汽。一是大幅缩短抽真空时间,也保护真空泵;二是让灭菌器排出的为水而不是直接排出蒸汽,这也是目前脉动预真空灭菌器安装不再受限制的原因。目前最先进的热交换器为板式热交换器,特点是体积小、换热快、寿命长,但是由于是波纹式换热,所以对水质要求高,至少应为软化水。

(3)温度传感器:用来控制夹套温度、腔体温度。

(4)压力传感器:用来控制腔体压力。

(5)运行数据记录器:用来记录运行数据。这个记录器的压力传感器和温度传感器应该是采用独立的传感器,不能使用控制系统的压力和温度传感器。

(6)电磁阀:控制器直接用来自动控制注入蒸汽。但是由于电磁阀的口径小、易发热、易被杂质造成泄漏,故灭菌器一般是使用电磁阀来控制气动阀,以间接控制蒸汽。

(7)气动阀:由电磁阀自动控制压缩空气,再由压缩空气控制气动阀,其内部为气动活塞执行机构。由于为机械结构,所以其耐热好、口径大、密封性好、灵敏度高、寿命长。

(8)疏水器:负责蒸汽进灭菌器前,夹套蒸汽的冷凝水的排放。

(9)无菌空气过滤器:在压力平衡阶段,空气必须经过无菌级空气过滤器才能进入腔体,以保证灭菌有效性。其对直径 $0.3\mu m$ 以上颗粒的滤除效率应不低于 99.5%。

(10)快开门的压力连锁装置:保证压力容器的安全。

(11)门关闭保护装置:防止门关闭时,遇到人员或者物品时,即能停止,防止夹伤。

(12)蒸汽发生器:必要时,会有蒸汽发生器,用来给灭菌器提供蒸汽。为了保证蒸汽品质,蒸汽发生器、关联管路、关联阀门都为 316L 不锈钢材质。同时需要保证蒸汽供应量与灭菌器耗汽量相匹配。

(13)其他:有门驱动的马达或者活塞汽缸、压力表、安全阀、各类行程开关等。

(二)压力灭菌器灭菌适用对象

从广义上讲,压力蒸汽灭菌器中处理物品必须在灭菌后不会改变其化学和物理特性,同时不影响其安全性和功能性。

压力蒸汽灭菌器广泛适用于医疗卫生事业、科研、食品等单位,对医疗器械、敷料、玻璃器皿、溶液培养基等进行灭菌。

对于医疗领域,压力蒸汽灭菌器可以处理固体的、复用的耐热器材,如不锈钢手术器械、其他适合的医疗器械、耐热塑料制品、棉布敷料等;水基液体,如开口的、闭口的液体药品或者培养基。

处理固定和液体物品时,注意选择合适的灭菌温度和对应的灭菌程序。

(三)压力蒸汽灭菌器的种类

1.按照排除空气的方式区分

根据冷空气排放方式的不同,压力蒸汽灭菌器分为下排气式压力蒸汽灭菌器和预真空压力蒸汽灭菌器两大类。

(1)下排气式压力蒸汽灭菌器:也称为重力置换式压力蒸汽灭菌器,其灭菌是利用重力置换的原理,使热蒸汽在灭菌器中从上而下,将冷空气由下排气孔排出,排出的冷空气由饱和蒸汽取代,利用蒸汽释放的潜热使物品达到灭菌。

(2)预真空压力蒸汽灭菌器:其灭菌原理是利用机械抽真空的方法,使灭菌柜室内形成负压,蒸汽得以迅速穿透到物品内部进行灭菌。抽真空方式最早为射流阀,后由于耗水量大、效率低,逐渐被水环式机械真空泵替代。

根据抽真空次数的多少,分为预真空和脉动预真空两种。①预真空,是指先抽真空,然后注入蒸汽,再开始灭菌。②脉动预真空,是指先抽真空,注入蒸汽,然后重复上述过程 3 次或多次。脉动预真空好处就在于通过这样反复抽真空、反复注入蒸汽的过程,使残余空气和蒸汽反复混合,逐渐增加真空度,一般真空度达到99.9%,从而使灭菌器内的残留空气最少化,从而充分保证灭菌效果。

目前使用最广泛、最主流的压力蒸汽灭菌器为脉动预真空蒸汽灭菌器,其结构也最为复杂。

2.按照腔体体积区分

1个灭菌单元为300mm×300mm×600mm,容积为60L。

(1)小型灭菌器:是指灭菌器腔体容积<60L,装载量不大于1个灭菌单元。

(2)大型灭菌器:是指灭菌器腔体容积≥60L,能装载1个或者多个灭菌单元。

3.按照控制方式区分

采用手动方式设定与调节灭菌参数变量以及进行灭菌周期的运行,以实现灭菌的灭菌器,为手动控制型灭菌器,包括纯手动控制型、半自动控制型。带有自动控制器,根据预设定的参数,按照程序自动运行的灭菌器,为自动控制型灭菌器。

4.按照外形区分

分为台式、立式和卧式。

5.按照门的特点区分

(1)根据门的数量,分为单门式、双门式。传统的压力蒸汽灭菌器为单门。随着对无菌操作的要求越来越严,双侧开门的压力蒸汽灭菌器越来越多。医院、药厂的一些灭菌物品在生产过程中也常使用双门压力蒸汽灭菌器。

(2)根据门的开门方向,分为上开门、侧开门、垂直升降门、侧移门。考虑到安全因素、避免烫伤工作人员,欧洲普遍采用的原则是:1m³以下灭菌器采用垂直升降门,再大型的灭菌器采用侧移门。

(3)根据门的固定方式,分为合页式和榫头式。

(4)根据门的开启方式,分为手轮式和自动式。

6.按照移动性区分

分为手提式、固定式。

7.按照灭菌物品区分

分为固体灭菌、液体灭菌。

(1)固定物品灭菌:根据物品的气动流程速度限制,控制空气排除、蒸汽注入的速率。如用纸塑袋包装灭菌,如果空气排除速度太快,会造成纸塑袋的封口处破裂;如用过滤器灭菌,如果空气排除、蒸汽注入时不考虑过滤器的特点,会造成过滤器被击穿。

(2)液体灭菌:有专门的程序和硬件支持,同时还分为开口容器液体灭菌和闭口容器液体灭菌,即使用不同的灭菌程序。液体容器需要耐温和耐压。液体灭菌时,必须将专门的负载温度传感器放置在液体内,而且应该放在最大的容器内。温度传感器温感部分应该摆放在液体的冷点,即近底部或者中心,不能触碰到容器壁。

8.按照蒸汽供应方式区分

分为外供蒸汽型、自带电加热蒸汽发生器型、自带工业蒸汽换清洁蒸汽发生器型。

外供蒸汽型,即由外部提供蒸汽。按照最新国家标准,医院内、实验室内灭菌器需要提供清洁蒸汽。药厂内,部分特定要求时,需要供应纯蒸汽。

9.按照夹套特点区分

分为无夹套型、内胆式夹套型、腰带式夹套型。

10.按照腔体形状区分

分为圆形腔体、椭圆形腔体、方形腔体。方形腔体由于装载时利用率高,故为主流产品。

11.按照物品的用途区别

分为无菌物品生产用、垃圾物品用。

无菌物品生产,是指灭菌完的物品需要再次使用。垃圾物品灭菌,是指保护环境的需要,一些特殊医疗垃圾,在抛弃前,需要做灭菌的无害化处理。

12.按照装载式腔体的高低区分

部分腔体大于 $1m^3$ 的灭菌器,由于腔体太大,如果地面有条件做下沉处理,考虑到装载的便捷性,会有地坑安装式,即灭菌器腔体跟装载区和卸载区的水平一致,这样操作人员可以将装载车直接推进腔体,避免了二次搬运。

直接安装在地面上,腔体最低端比装载区高的,为地面安装式。

13.按照灭菌程序的特点区分

分为普通下排气、下排气正压脉冲、负压脉冲、跨压脉冲、正负压脉冲。随着对灭菌有效性的重视,正负压脉冲正成为主流。

(四)压力蒸汽灭菌器操作方法

(1)检查冷水阀(软化水),确保打开,正常压力在 300kPa 以上,水温尽量低。如果自带蒸汽发生器,应检查纯水阀门,确保打开,正常压力在 300kPa 以上。

(2)检查压缩空气压力,正常压力范围为 600～800kPa。

(3)打开电源箱上开关,并且把灭菌器的电源开关由"0"旋至"1"的位置。

将待灭菌的物品装进灭菌器腔内,关上前门。等关门指示灯亮后,按 ◯ 键,即自动运行。

(4)前处理:含有多次预真空和多次正脉冲,反复排出空气(包括腔体、包裹间隙、器械腔孔),多次注入蒸汽,保证空气排除充分,同时充分加热、加湿物品。加热阶段,蒸汽持续缓慢进入,蒸汽冷凝成水,释放热量,温度上升到灭菌温度。要保证腔体内蒸汽冷凝水排出通畅。

(5)灭菌:注意观察压力、温度,需要同时维持在合理范围内。对于 134℃,灭菌时间保持4 分钟以上;对于 121℃,灭菌时间保持 16 分钟以上。具体灭菌器温度和时间取决于物品的产品说明书。

(6)选择程序时,一定要跟物品对应,既要保证灭菌效果,又要防止温度太高,损坏物品。

(7)干燥处理:缓慢抽真空,排空蒸汽,腔体内水挥发成蒸汽排出,使物品干燥。

对于不同物品,为了保证良好的干燥效果,可以选择延长干燥时间、增加特定的蒸汽干燥脉冲或者特定的空气干燥脉冲。

(8)程序完成后,后门会自动打开,应立即卸载无菌物品,并关上后门(无菌区)。由于灭菌器夹套持续高温,所以应避免无菌物品长时间摆放在灭菌器腔体内,以防止无菌物品的高温氧化和物品温度升高后的二次吸湿。

（五）压力蒸汽灭菌注意事项

（1）每天使用前需对灭菌设备进行安全检查及清洁记录,检查内容包括:①灭菌器压力表处在"零"位;②记录打印装置处于备用状态;③灭菌器柜门密封圈平整无损坏,灭菌器柜门安全锁扣灵活,安全有效;④灭菌器冷凝水排出口通畅;⑤柜内壁清洁;⑥压缩空气符合设备运行要求。

（2）早晨缓慢打开蒸汽总阀门,再手动打开排冷凝水阀门,尽量排除冷凝水。每天早上第一锅做B-D测试,定期更换门封圈和无菌空气过滤器,定期校验压力表和安全阀,每年校准一次压力传感器和温度传感器;液体灭菌,必须有专门的程序。

（3）在操作前认真阅读使用手册,并接受正规的使用培训。必需持有上岗证方可进行操作。

（4）根据灭菌器的产品说明书熟知它有哪些禁忌证。脉动真空压力蒸汽灭菌器正常灭菌程序,只针对固体、耐温、非密闭物品;所有粉状、膏状、油状东西不能在此灭菌。

（5）在维修前,请认真阅读维修手册,同时需要接受维修培训,经过授权的人员才能维修灭菌器。

（6）使用或维修时,注意相关的安全事项,如电气安全、介质安全、机械安全、感染防护、操作安全等。

（7）灭菌器新安装、移位和大修后的监测应进行物理监测、化学监测和生物监测。物理监测、化学监测通过后,生物监测应空载连续监测3次,合格后灭菌器方可使用。监测方法应符合GB/T 20367的有关要求。对于小型压力蒸汽灭菌器,生物监测应满载连续监测3次,合格后灭菌器方可使用。预真空(包括脉动真空)压力蒸汽灭菌器应进行B-D测试并重复3次,连续监测合格后,灭菌器方可使用。

（8）开口液体灭菌前,液体温度尽量为室温或者说小于40℃。所有过程中防止液体爆沸。液体灭菌,整个运行时间会很长,2~5小时不等;必须使用液体专用程序。液体容器需要耐高温和耐压;建议为水基溶液。不能灭菌易燃和易挥发液体。开口液体只能使用开口液体程序,哪怕有盖子,亦应尽量打开多点,防止盖子粘连。

（9）闭口液体只能使用闭口液体程序,每锅次灭菌,应该尽量是同一类型的液体,同样体积、同样形状的容器。容器体积越小,整个运行时间越短;尽量使用更小容量的容器,液体量为容器容积一半。

（10）玻璃瓶比塑料瓶传导快;瓶子放在不锈钢装载架上比放在塑料托盘上升温快。液体灭菌时一定要放置LOAD温度传感器(负载传感器),且一定放在液体内,应该放在最大的容器内,温感部分应该摆放在液体的冷点——底部或者中心部位,不能触碰到容器壁;日常工作注意保护探头。

（11）液体灭菌结束开门时,一定要站在门的侧面,防止蒸汽和水雾烫伤,同时防止液体沸腾、容器炸裂;出现问题,千万不能强制开门,只能等待冷却结束或者隔天处理。任何情况下,需要开门时,一定要确认液体内部的腔体压力表、压力传感器和负载温度传感器在安全值之内。

（12）产品灭菌和垃圾灭菌,必须使用不同的灭菌器。

（六）压力蒸汽灭菌器的常见故障与处理

1.维修灭菌器须注意的原则

(1)首先要接受培训。

(2)遇到问题,先断电、关闭蒸汽总阀门、关闭压缩空气阀门、断水。

(3)灭菌器冷却后再维修,避免烫伤。

(4)不能随意修改参数。

(5)不要尝试强制开门。

(6)做维修工作前,应该了解和学习灭菌器的结构。

2.压力蒸汽灭菌器常见故障处理

(1)漏蒸汽、漏水:断水、断电、断蒸汽,寻找泄漏点,紧固管线或者更换部件。

(2)泄漏测试不合格:寻找泄漏点,常见的是门封问题、管线松动、阀门泄漏。

(3)B-D测试不合格:①做泄漏测试,判断是否有泄漏;②更换另外一个批次B-D包。

(4)灭菌器抽真空达不到设定值:管线漏气、热交换器泄漏、水压不足或者过热、真空泵故障、压力传感器不准。

(5)生物监测阳性:①首先确认泄漏测试结果、B-D测试结果;②确认是否是假阳性;③阅读器误判。

(6)湿包:①包裹是否过大;②器械是否使用了吸水巾;③器械是否过多;④是否为蒸汽含水量过大;⑤是否为水倒灌。

(7)打印记录压力温度超出范围:①主要检查压力传感器、温度传感器是否不准确;②蒸汽质量不达标。

（七）压力蒸汽灭菌器的日常维护

(1)每次程序结束,检查有无物品掉到腔体内,如有须及时取走。

(2)每周一次清洁灭菌器腔体内过滤器。

(3)每周一次移开导轨,清洁腔体内部,用不含氯的清洁剂,不能用铁丝刷。

(4)每周一次用不含腐蚀剂的不锈钢清洁剂或石蜡油清洁外部的不锈钢。

(5)每周一次对蒸汽发生器进行手动排污,为间歇打开,持续时间1～2分钟。

(6)每周一次检查门在关门时遇阻力后停止关门的功能。

(7)每周一次检查空气过滤器是否连接可靠。

(8)注意定期更换无菌空气过滤器。建议在1年内。

(9)定期润滑门封,必要时更换门封。建议在1年内。

(10)注意定期校验和维修保养。

(11)注意压力容器、压力表、安全阀的报验。

(12)详细的维修及保养说明参阅说明书。

五、干热灭菌

干热的灭菌能力差,因此灭菌所需要的温度高,时间长。干热灭菌周期所需要的时间包括:①升温时间:烤箱升温时间与物品升温时间,直到物品全部达到要求温度;②持续时间(即杀菌时间);③冷却时间。灭菌时间是从灭菌升温时间结束后开始计算。

干热灭菌器有两种基本类型,为重力对流灭菌器和机械对流灭菌器。在重力对流灭菌器中,空气按腔内温度的差异被动循环。热空气从腔底的加热元件上升,遇装填物和腔壁损失部分热量,然后因冷却而下沉。从腔顶排气口排出的空气被从腔底入气口进入的新鲜空气所替代。由于这一空气流通方法相对较慢且被动,所以重力对流干热灭菌器使灭菌物品达到预期温度需要较长的时间(与机械对流灭菌器相比),才能达到腔内温度分布均匀。因此,重力对流干热灭菌器只用于不需精确温度控制的物品。机械对流灭菌器提供强制性空气流动。它对空气速度、流动方向及加热强度的控制更精确,使其中的灭菌物品温度分布更一致。

(一)作用原理

干热灭菌是通过高温氧化作用致细菌死亡,并能够灭活热原。

(二)适用范围

由于干热可对大部分医疗器械、物品造成损坏,所以干热灭菌只用于特定目的物品灭菌。例如,在高温下不损坏、不变质、不蒸发的物品,不能被水分渗透或会被水分损坏又不能进行压力蒸汽或低温灭菌的器械、器具和物品。总之,干热灭菌适用于耐热、不耐湿、蒸汽或气体不能穿透物品的灭菌,如玻璃、油脂、粉剂等物品的灭菌。

(三)灭菌操作(灭菌程序的选择)

1.灭菌前准备

(1)干热灭菌器操作因其设备设计模式不同而各异。必须依据产品操作手册和规程使用。

(2)使用时应调整及监测所有干热灭菌器的温度,以确保装载物既不会过热(可能造成损坏),也不会不够热(可能造成灭菌失败)。干热灭菌器灭菌参数表(表7-3);有机物品灭菌时,温度应≤170℃,如凡士林纱布条等。

表7-3 干热灭菌参数

灭菌温度	所需最短灭菌时间
160℃	2小时
170℃	1小时
180℃	30分钟

2.灭菌装载

(1)摆放的灭菌物品与腔壁相隔一定距离,使空气能自由流动。

(2)灭菌物品包体积不应超过10cm×10cm×20cm。

(3)油剂、粉剂的厚度≤0.6cm,凡士林纱布条厚度≤1.3cm。

(4)装载高度不应超过灭菌器内腔高度的2/3,物品间应留有空隙。

3.灭菌

(1)将装填物放入灭菌器后,检查温度计,使其正确地插在腔顶。将调整气流调节器到中间位置,打开部分进气口和排气口。将温度调节装置设定为预期灭菌温度范围,然后开始加热。

（2）灭菌器达到设定灭菌温度时，开始灭菌时间的计算。在灭菌暴露期不要打开门，因为腔内会迅速冷却。

（3）灭菌质量监测应符合 CSSDWS310.3 有关灭菌质量监测和追溯的要求。

（4）灭菌周期结束，温度降到 40℃ 以下再打开灭菌器的门。卸载时操作人员应带防护手套，避免烫伤。

4.注意事项

（1）设置灭菌温度应充分考虑灭菌物品对温度的耐受力。有机物品灭菌时，温度应≤170℃。

（2）遵循厂商说明书使用灭菌器。

（3）由于干热穿透性差，灭菌物品包装不宜过大，保证灭菌的有效性。

（4）棉织品、合成纤维、塑料制品、橡胶制品、导热性差的物品、不锈钢器械等不能使用干热灭菌器灭菌。

5.灭菌器保养与维护

按厂商的说明保养干热灭菌器。

6.表格记录及使用

记录项目主要包括设定的灭菌温度和时间，以及灭菌运行中测试的灭菌温度和时间。其他监测项目可借鉴热力灭菌记录方法。

六、环氧乙烷灭菌

医疗机构中最常用的环氧乙烷（EO）灭菌器有两种：通常使用 100% EO "单次剂量"药筒的设备，或使用混合 EO 罐或缸的设备。EO 灭菌器最好安在单独房间，隔离灭菌器的目的是尽量减少人员暴露的风险。

（一）环氧乙烷灭菌的原理

环氧乙烷（EO）是一种无色气体，气味（浓度＞500ppm）与乙醚相似，但浓度低时无味。EO 气体通过对微生物的蛋白质、DNA、和 RNA 产生非特异性的烷基化作用，使微生物（包括细菌芽胞）失去了新陈代谢所需的基本反应基，而对微生物进行杀灭。

EO 灭菌的优点是：气体易于渗透常用包装材料，且能迅速扩散，能穿透并灭菌形状不规则物品，接触到物品的所有表面。EO 对塑料和橡胶无腐蚀性也不会造成损坏。EO 灭菌是一种非常有效的灭菌剂，具有成熟的监测手段，用于证实灭菌是否有效。

EO 灭菌也有一些缺点：需通风时间；和其他低温灭菌器一样，灭菌成本比蒸汽灭菌成本高，这也是提倡日常灭菌首选压力蒸汽灭菌方法的因素之一。纯 EO 易燃易爆。正因如此，医疗机构中选用小筒装的 100% EO，并配合设备自身安全特性，减少易燃易爆的风险；EO 有毒，若长期接触超过急慢性损伤的阈值时间和浓度，可能对人体有害。

（二）适用范围

EO 灭菌适用于不耐热、不耐湿的诊疗器械、器具和物品的灭菌，如电子仪器、光学仪器、纸质制品、棉纤和化纤制品、塑料制品、木制品、陶瓷及金属制品等诊疗用品。不适用于食品、液体、油脂类、滑石粉等的灭菌。以及器械厂商特别说明要用 EO 灭菌的物品。

(三)灭菌操作(灭菌程序的选择)

消毒供应中心所用的 EO 灭菌器,必须严格遵守厂商的特定操作说明,以确保灭菌有效性和工作人员的安全。

1.灭菌器运行前检查

(1)检查灭菌设备电源保持在接通状态。检查压缩空气源的压力值,应达到厂商要求的技术标准。

(2)根据所用设备进行特定的设备检查。

2.灭菌物品装载检查

(1)灭菌物品需彻底清洁和漂洗,清除黏膜、血渍和其他有机物。并烘干物品、去除水滴。选用适合环氧乙烷灭菌的包装材料对灭菌物品进行打包。

(2)待灭菌物品应放在灭菌器金属网篮中灭菌。金属不吸收 EO,使用金属架或篮能够更安全。

(3)装载的灭菌物品应留有间隙,物品装载量应依照厂商的推荐进行操作。较重的物品不能叠放;纸塑包装袋子应竖放。

3.运行程序(周期)

环氧乙烷灭菌器的特定周期大多是由以下阶段组成,准备阶段(预热、预真空、预湿);灭菌阶段(刺破气罐、灭菌、排气);通气阶段;灭菌过程完成、通气(图 7 - 30)。

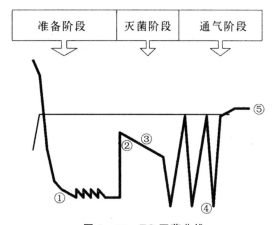

图 7 - 30　EO 灭菌曲线

①抽真空;②灭菌剂进入腔内;③灭菌阶段暴露;④通气阶段;⑤运行结束

(1)准备阶段。

①真空:在短期内抽部分真空,从腔内和装填物品包装内去除大部分残留空气,达到真空时,将水蒸汽注入腔内,扩散到整个装填物中,开始一段时间的调节期,此期间装填物达到的相对湿度和预设温度。

②充气:EO 气体或气体混合物作为灭菌剂进入腔内,并达到灭菌浓度等条件。

(2)灭菌阶段暴露:灭菌器维持预定时间的暴露期。在此期间,腔内装填物保持灭菌浓度、相对湿度、温度及适当压力。暴露期结束后,进行最终的抽真空(被称为清除周期),从腔内去除气体或气体混合物,并将其排到外部大气中,或排到设备中将 EO 转化为无毒化学品。

(3)通气阶段:EO 排空后,灭菌器将新鲜空气经可滤除细菌的空气滤器,抽入灭菌室内,置换 EO 的残留气体并重复进行。空气置换持续至少 10 分钟。这时一些机器开始腔内通风换气阶段,不用移动灭菌包到单独的通风腔就可完成通风。

(4)运行结束:在空气清洗或腔内通风期结束时,机器回到大气压。可听见或可看见的指示物发出周期结束的信号。有些灭菌器会在门打开之前一直继续过滤空气清除的过程。

4.卸载

(1)EO 灭菌的物品都必须通风解析后使用。典型的通风时间及温度是 50℃时 12 小时、55℃时 10 小时、60℃时 8 小时。解析时设备输入的空气应经过高效过滤(滤除≥0.3μm 粒子 99.6％以上)。大部分由 EO 灭菌的物质都会不同程度地吸收 EO 气体(除金属及玻璃以外),有些物质会比其他物质吸收和残留更多的 EO。一般来说,通风时间是在给定温度下根据最难通风的物品及包装材料来设定的。即使金属和玻璃材质的器械本身不吸收 EO,因为包装会有残留也需确认 EO 排除通风时间。紧急状态(危及患者生命和肢体),金属和玻璃材质的器械可采用设备厂商推荐的最短通风时间和程序,经通风排残后即可使用。若在灭菌失败时,必须对器械重新灭菌;重新包装时,必须在处理前通风。

(2)每个周期结束时,必须检查灭菌运行打印记录的所有灭菌参数,包括时间、温度、湿度以及通风时间等,并由检查者记录。100％纯环氧乙烷的灭菌器,灭菌参数(表 7 - 4)。其他类型环氧乙烷灭菌器灭菌参数符合《医疗机构消毒技术规范》的规定。

表 7 - 4　环氧乙烷灭菌器灭菌参数

环氧乙烷作用浓度	灭菌温度	相对湿度	灭菌时间
450～1200mg/L	37～63℃	40％～80％	1～6 小时

(3)操作人员应始终依据设备及灭菌器/通风装置厂商的说明。许多较新型的 EO 灭菌器都可进行腔内通风,解析过程可在环氧乙烷灭菌柜内继续进行,这一步骤是在灭菌周期结束后立即发生的。

(4)使用通风设备不要超载,物品之间和物品与灭菌器内壁之间都要留出 2.5cm 的空间,利于空气自由循环。操作者应将通风周期的日期及完成时间记录下来。在整个周期完成前不能打开通风装置。

(5)对于使用 100％ EO 气筒的灭菌器,每次周期用过的气筒都必须从灭菌器中取出并在处理前通风。若灭菌物品是在灭菌器室内通风的,则将其留在腔中。通气结束后,气罐可作为非易燃废弃物丢弃。

(6)全部卸载工作完成后,操作人员应洗手,以去除可能残留的 EO。

5.监测

(1)环氧乙烷灭菌质量监测包括物理监测、化学监测、生物监测。有关物理监测、化学监测、生物监测,并符合 CSSD310.3 的规定。

(2)灭菌器运行过程中均受到设备自动系统的监控,每次循环结束打印出记录的过程参数及运行状况。打印记录的参数可满足物理监测的要求,以及证明灭菌装置提供的灭菌保证水平的稳定性。

6.注意事项

(1)金属和玻璃材质的器械,灭菌后可立即使用。

(2)残留环氧乙烷排放应遵循生产厂家的使用说明或指导手册,设置专用的排气系统,并保证足够的时间进行灭菌后的通风换气。

(3)应根据厂商建议定期进行工作环境等残留物测试。在每日 8 小时工作中,环氧乙烷浓度应不超过 $1.82mg/m^3$(1ppm)。灭菌后应经过解析物品残留环氧乙烷应≤$10\mu g/g$。不应采用自然通风法进行解析,防止医疗工作者过度暴露于 EO 气体。

(4)环氧乙烷灭菌器及气瓶或气罐应远离火源和静电。气罐不应存放在冰箱中。

(5)环氧乙烷灭菌设备应安装排气管道系统。灭菌器必须连接在独立的排气管路上;排气管材料应为环氧乙烷不能通透如铜管等;排气管应导至室外,并于出口处反转向下;距排气口 7.6m 范围内不应有任何易燃、易爆物和建筑物的入风口如门或窗;排气管的垂直部分长度超过 3m 时应加装集水器。

(6)职业者吸入 EO 气体超过暴露时间和浓度会有导致健康危害的危险,其中包括可能致癌,致畸,致突变。此外,急性的过度暴露可导致眩晕、呼吸窘迫、恶心、呕吐及头痛。

(7)使用环氧乙烷气体灭菌应在密闭的环氧乙烷灭菌器内进行,灭菌器应取得卫生部卫生许可批件。应符合 WS.310—1,2,3 和《医院消毒技术规范》等规定。

(8)应对环氧乙烷工作人员进行专业知识和紧急事故处理的培训。

7.表格记录及使用

环氧乙烷灭菌监测记录主要包括灭菌器设定的温度和灭菌时间;记录生物监测、(标准测试包)包内卡监测结果;记录灭菌结束后记录仪打印结果中复核灭菌开始时间和灭菌结束时间;记录内容和监测结果存档。

8.设备维护及故障排除

(1)设备维护及故障排除参考设备厂商操作、维护手册。

(2)每天进行灭菌设备灭菌室内壁、灭菌室出口处边缘、灭菌器门的内面、灭菌器的外面、门封条的清洁擦拭和清理。

(3)压缩空气管道的过滤器每天工作开始之前,排去积存在过滤器集液瓶中的水和油。根据厂商建议更换油水分离器的粗滤芯和细滤芯。不洁净的压缩空气,将导致过滤器的滤芯早期失效,并有可能导致灭菌器故障,严重的将有可能造成 EO 泄漏,使操作人员接触到环氧乙烷气体。

(4)100% EO 气体的新型灭菌器,使用一套报警故障显示系统和代码检索表,为操作人员提供灭菌器的状态信息。如果出现报警代码,灭菌器不会中断运行,只是警示操作人员灭菌器处于特殊的状态。如果出现故障代码,灭菌器将中断灭菌过程。

第四节　回收与分类

一、回收

回收是指收集污染的可重复使用的诊疗器械、器具和物品的工作过程,包括器械用后的预处理、封闭后暂存、消毒供应中心进行收集运送等。

(一)回收原则

回收工作是器械处理流程中的起始点,开展及时、高效的回收工作,利于提高工作效率,加快器械处理和器械使用周转效率。

重复医疗器械、器具和物品使用频率高,使用范围广,器械使用后到回收处理需要一定时间。因此,严格控制污染的扩散,加强污染器械回收中消毒隔离措施尤为重要。

回收工作原则包括以下方面:

(1)使用者应对用后的污染器械、器具和物品进行封闭存放,防止污染扩散,对污染较多的器械进行擦拭或简单冲洗的预处理。因为各类污染物质对器械表面具有一定的腐蚀性,如果污染干固会增加清洗难度,引起加快器械表面磨损和器械功能改变的问题。一般污染量较大的器械包括手术器械、妇产科诊疗器械、管腔类器械、精密器械、结构复杂的专科器械等。

(2)一般由消毒供应中心负责污染器械集中收集和运送。应本着及时回收原则,定时定点的开展回收工作。

(3)回收操作人员应严格执行感染预防措施,着工装,戴圆帽、口罩,应视所有回收的诊疗器械、器具和物品都具有感染性,接触污染器械时应戴手套,并备手消毒剂,便于操作过程中进行卫生手消毒;回收、运输中应用清洁手接触公共设施。

(4)采用封闭方式进行器械收集运送,使用封闭回收用具,包括污染回收车、箱、盒等;不应在诊疗场所对污染的诊疗器械、器具和物品进行清点和交换。应将已封闭放置于盒或箱中的污染器械直接运送到消毒供应中心去污区清点、核查,以减少污染器械反复接触,防止职业暴露,提高回收工作效率;区域化的消毒供应中心或距离 CSSD 较远的回收和供应工作时,可配置机动车。

(5)回收污染器械的用具,每次用后应清洗、消毒、干燥备用。

(二)回收用具

1.用具种类

消毒供应中心回收用具包括推车、箱、盒或其他密闭容器等。

2.用具质量

(1)回收用具材质应防液体渗漏,不易刺破,易清洗、消毒。

(2)回收箱(盒)体与盖能扣紧;有门的推车,车门宜有封条和闭锁装置,利于车门关闭牢固。

(3)使用机动车运输,宜具备装载搬运的升降辅助设备和设施。利于推车和人员搬运操作在水平位置上进行,保证装载工作的安全。

3.使用方法

(1)回收用具使用方式应符合消毒隔离的原则,防止交叉污染。通常回收用具有两种使用方式。

①回收、运送用具(车、箱)分开使用:即污染物品回收容器和无菌物品运送用具分开固定使用。回收、运送用具分开使用,可共用洗车间和清洗设施。清洗操作时宜先处理无菌物品运送用具,再处理污染回收用具。

②回收、运送用具共用:即污染物品回收用具使用后,经过清洗、消毒,达到低水平以上消毒质量要求,可以用于无菌物品的运送容器。共用的优点是可以减少运输用具的配置,提高运输用具的使用率和回收与运送工作效率。

(2)回收和下送的用具可集中由消毒供应中心清洗、消毒。其回收用具(封闭车、箱等)每次使用后应清洗、消毒,干燥备用。

(3)回收用具消毒应遵循卫生部《医院消毒技术规范》。按照低度危险物品的要求,采用低水平消毒方法;遇有病原微生物污染时,针对所污染病原微生物的种类选择有效的消毒方法。消毒方法及操作见该节回收操作技能中的回收用具清洗消毒有关内容。

(三)器械回收程序及方法

1.基本程序

回收程序一般包括器械使用后的预处理、封闭后暂存、收集运送等。

2.基本要求

回收程序步骤的具体操作及要求分两部分叙述。

(1)由临床使用者负责的回收处理工作。

①器械用后处理。

a.使用后的器械,首先由临床使用者负责进行一次性使用物品与重复使用物品分类处理。将用后的一次性使用物品如纱布、棉球、胶布、缝线、引流管或针头、缝合针、刀片等锐器按照医疗废弃物处理规定放置,由医疗机构的卫生部门统一回收;重复使用器械、物品放入专用的回收容器中。

b.通常情况下,重复使用医疗器械、用具和物品不需要在临床进行清洗去污处理。可直接使用原有的包装材料,包裹污染物品,放入专用容器具中。也可将裸露的器械直接放入专用容器中封闭。当器械沾染较多血液和污染物时,应进行预处理,在封闭之前擦拭去除污物,有条件在污染处理专用水池中进行冲洗去污。德国器械工作小组在《器械的正确维护和保养》方案中推荐,污染器械处理时间不宜超过6小时。如果污染物干固,会增加清洗难度,使清洗操作投入更多的时间、材料等成本,并会加快器械磨损程度,缩短使用寿命。预处理能够提高清洗质量。因此,手术器械、妇产科诊疗器械、管腔类器械、精密器械、结构复杂的专科器械等用后建议进行及时预处理。

c.精密、贵重器械使用后,使用者应进行预处理。去污处理宜采用清水冲洗的方法,也可以采用保湿的方法处理,即在器械、物品表面喷洒专用的保湿剂等。用后的处理可参考卫生部内镜清洗消毒规范和口腔器械清洗消毒规范的要求,并根据器械厂商建议,采取的保湿措施。

d.被朊毒体、气性坏疽及突发原因不明的传染病病原体污染的重复使用诊疗器械、器具和物品,应使用双层封闭包装并标明感染性疾病名称,由 CSSD 及时回收后做全过程的清洗、消毒、灭菌处理。

②封闭暂存。

a.重复使用诊疗器械、器具和物品经过预处理后,封闭在专用容器中,暂存于临床使用部门。所使用的容器应有明确的标示(文字或颜色),放置在固定的地点,保持封闭状态。

b.封闭暂存的污染器械、物品需要填写表格,表明数量、品名和使用部门名称。也可在容器上标明使用部门的名称,利于开展回收后物品清点和处理工作,避免专科器械混乱或丢失。

c.需要特殊处理的专科器械、精密器械或急用器械等物品,宜设特殊标识加以注明。便于消毒供应中心开展针对性的处理,避免发生器械损坏,满足临床对器械使用需求。

d.过期物品应视为污染物品,按照污染物品要求进行封闭暂存。

(2)消毒供应中心负责的回收处理工作。

①消毒供应中心应本着及时回收原则,按规定时间,在规定地点开展集中回收工作。

②不应在诊疗场所对污染诊疗器械、器具和物品进行清点。采用封闭方式直接将封闭容器放入回收车,集中运送到消毒供应中心进行清点、核查等处理,尽量减少反复接触、装卸污染的器械。

③禁止将无菌物品、清洁物品与污染物品混放在同一回收用具中。

④运送中密封箱等容器,盖子应盖紧封闭,使用污染袋时开口处应扎紧封闭,运送车内的物品放置稳固,车门应保持关闭。

⑤使用机动车辆(汽车等)运送时,不能将污染物品直接裸露的放置在机动运输车厢内。应先将回收物品放入封闭的箱(盒)或手推回收车内,再装放于机动运输车中。应采取必要的固定措施,将手推车车轮锁定,封闭箱(盒)应稳妥放置,防止机动车晃动,避免发生器械损坏或安全风险。

(四)回收操作技能

1.污染器械回收操作方法

用于消毒供应中心到各诊疗区、病区或手术室进行回收的操作。

(1)操作准备。

①人员准备:着装符合回收工作要求、戴圆帽(须遮盖全部头发)、戴手套。

②物品准备:污染回收车、(干)手消毒剂,根据回收品种、类别、数量选择与之匹配的密闭箱、盒。

(2)操作步骤。

①回收:按照规定时间、路线和回收区域进行污染器械收集。

②回收前评估。

a.确认回收封闭箱所属科室。

b.确认有无特殊回收器械标识(急用、易碎等)。

c.根据精密器械回收制度及要求,初步检查器械完好性、部件完整性,填写专项回收记录表。

③封闭运送:将回收物品放置妥善。

a.密封箱等容器的盖子应盖紧封闭。

b.污染袋开口处应扎紧封闭。

c.车内的物品放置稳固,车门应保持关闭状态。

d.污染物品回收后按照规定入口送至消毒供应中心污染区,集中清点、核查、记录。

(3)标识及表格应用。

①手术室器械应有配置清单,便于清点、核查和后续制作流程。

②诊疗区、病区器械使用回收物品清单,用于清点、统计回收物品名称、数量。

(4)操作注意事项。

①精密贵重器械、易碎器械应放在回收车内明显宜拿取的位置。避免回收中的挤压、晃动。

②回收人员应与去污区人员共同清点器械或交接回收器械情况,包括精密贵重器械、急用器械、易碎器械等。

2.手术污染器械及外来器械的回收操作

用于 CSSD 与手术室设专用污染电梯、通路或外来手术器械专用接收入口进行的回收操作。

(1)操作准备。

①人员准备:着装符合回收工作要求、戴圆帽(须遮盖全部头发)、戴手套。

②环境准备:在消毒供应中心去污区环境整洁、光线充足。

③物品准备:操作台、转运车、器械清洗篮筐、清洗架等,标识等物品,电脑记录系统处于备用状态。专用污染电梯门口和外来器械接收入口处设置备用清洁手套。

(2)操作步骤。

①器械通过污染专用入口送至消毒供应中心去污区,及时接收污染器械并清点核查。

②操作评估。

a.回收污染器械的回收车、箱、盒等专用用具,处于封闭状态。

b.回收器械有归属部门的标识、器械标识、器械配置单、表格填写清晰、项目完整。

c.察看有无特殊标识,如感染、急用、易碎等。

d.依照专项管理制度进行外来器械、移植物回收。

③清点器械数量:以组合器械包为单位,逐一清点、核查。

④按照技术规程检查回收器械完好性、部件完整性。

⑤填写器械清点核查记录。项目应填写完整、字迹清楚、操作人员签名。

(3)标识及表格应用。

①手术室器械应有配置清单,便于清点、核查。

②使用手术器械回收记录。

③使用外来器械、移植物专项回收记录。

④根据需要使用精密贵重器械专项回收记录。

（4）操作注意事项。

①及时接收并清点、核查回收的手术器械。

②发现器械清点缺失等问题及时反馈，协调沟通。

③外来器械、移植物由专人负责进行回收，即刻当面清点交接器械。

④回收器械物品标识明确，注明器械归属部门、物品名称或编号等信息，防止混乱。

3.回收用具清洗、消毒

（1）操作准备。

①人员准备：着装符合工作要求、戴圆帽（须遮盖全部头发）、戴口罩、穿隔离衣、戴手套、穿去污区专用鞋或水靴。

②环境准备：去污区洗车间整洁、地漏排水通畅、无杂物堆放，室内光线明亮。应设清洗浸泡水槽，用于回收箱（盒）等容器的清洗；配置洗车冲洗水枪或大型自动化清洗消毒器；有回收车（箱、盒）的储物架。

③物品准备：清洁擦布、清洗设备、清洗水枪、清洗水池、化学消毒剂等。

（2）操作步骤。

①操作前评估。

a.根据密闭盒、箱、车等用具品种、数量、材质类别，选择机械清洗或手工清洗。

b.清洗消毒设备或酸性氧化电位水等已在备用状态。

c.根据需要配置化学消毒剂并测试合格。含氯消毒剂 500ppm；使用酸性氧化电位水其有效成分指标达到有效氯含量为$(60\pm10)mg/L$；pH 范围 2.0～3.0；氧化还原电位（ORP）$\geqslant$ 1100mV；残留氯离子<1000mg/L。

②手工处理清洗、消毒、干燥。

a.运送车（无菌物品）箱等用具：采用擦拭或冲洗（洗车水枪）方法。

b.污染回收车的清洗：从污染较轻的部位开始处理，再处理污染较重部位。顺序为车体外部（由上至下、车门扶手处重点清洗）→车轮→车内（由上至下）；消毒：用消毒剂擦拭消毒，再用清水彻底冲洗或擦拭。干燥：清洁布擦拭柜内（由上至下）→擦拭车体外部（由上至下）→车轮自然沥干或擦拭。存放于清洁区域或洗车间。

c.污染器械盒等容器清洗：在清洗槽中冲洗。消毒：浸泡于消毒液中或用消毒液进行擦拭，再用清水彻底冲洗。干燥：用清洁的布擦拭干燥，操作顺序由内向外。存放于清洁区域或洗车间处储物架上。

③自动清洗消毒器处理。

a.清洗消毒器自动完成清洗、消毒、干燥处理。清洗前应打开封闭盒、箱的盖子、将箱、盖分别放在清洗架上，车应打开门并加以固定，防止冲洗时关闭。将回收用具推进清洗消毒器舱内清洗消毒。采用清洗消毒器进行机械清洗方法处理，其热力消毒 90℃，1 分钟，AO 值为 600。

b.具体操作应遵循所用产品制造商指导手册和操作规程。

（3）操作注意事项。

①回收运送车、箱等工具使用后及时清洗或消毒。

②含有小量血液或体液等物质的溅污，可先清洁再进行消毒；对于大量的溅污，应先用吸

湿材料去除可见的污染物,然后再清洁和消毒。

③一般选用含氯消毒剂消毒,有效氯 500mg/L 的消毒液浸泡＞10 分钟或选用中效以上的消毒剂。擦拭消毒方法的消毒时间按浸泡消毒时间,具体规定见 WS/T367—2012《医疗机构消毒技术规范》有关内容。

④采用酸性氧化电位水消毒,应在清洗步骤之后,再用酸化水冲洗消毒。

⑤使用酸性氧化电位水的方法,参照行业标准《酸性氧化电位水应用指标与方法》。使用清洁的擦布进行干燥处理。

⑥擦拭布巾用后应清洗干净,用 250mg/L 有效氯消毒剂(或其他有效消毒剂)中浸泡 30 分钟,冲净消毒液,干燥备用。

二、分类(清点、核查、分类装载)

分类程序是指污染器械、器具及物品运送到消毒供应中心去污区,进行清洗前准备至清洗工作开始的操作过程。分类操作包括清点、核查和分类装载程序。

(一)分类原则

分类装载操作是清洗前必要的准备工作。通过器械评估,根据器械材质、结构、污染等状况分类装载。便于选择适宜清洗、消毒程序和方法,避免因清洗方法不当造成器械损伤或损坏。在分类操作中应掌握以下方面原则。

(1)应在消毒供应中心去污区进行污染器械分类操作,包括清点、核查和清洗装载等操作步骤。

(2)去污区环境整洁、光线充足。应备有器械分类操作台、器械清洗篮筐、U 形卡、清洗架等、转运车,分类标识、记录表格等物品,有电子网络系统,应处于备用状态;污染敷料收集袋或容器、锐器收集容器、消毒剂等。

(3)需双人进行清点核查操作,并填写各类统计记录,满足质量追溯管理要求。发现问题及时处理或报告,与器械归属部门沟通、反馈。

(4)使用清洗篮筐、清洗架等用具进行分类。分类的器械应摆放有序,应充分打开关节;可拆卸的部分应在指导手册的规定下拆开清洗;确保器械表面、管腔、缝隙和小孔等处,能够充分的接触清洗介质(水和清洗剂)的浸泡或冲洗。

(5)采用机械清洗方法时,器械盛载量和装载方法应经过验证。避免清洗装载超量,影响清洗效果。

(6)酌情使用分类标识,以满足清洗质量追溯的管理要求,利于后续操作。

(7)应严格执行手卫生消毒和职业防护要求。着装符合器械清点工作要求、戴圆帽(须遮盖全部头发)、戴口罩、穿隔离衣、戴手套、污染区专用鞋。操作人员防护用具的使用应符合 WS310.2。附录 A(规范性附录)CSSD 不同区域人员防护着装要求。严格遵循标准预防的原则,禁止裸手接触污染器械,防止发生职业暴露。分类结束后,对分类台及用具及时进行清洁,必要时进行消毒。

(8)操作人员应掌握发生职业暴露时的紧急处理方法。

（二）分类用具及使用

1.U 形卡等用具使用

用于各类手术钳的整理,可在器械分类时选择使用。起到撑开器械关节,固定器械,防止扭结,避免器械损坏的作用。

2.清洗篮筐及使用

清洗篮筐可用于装载各类器械,是器械清洗、分类,无菌包装的主要用具。具有保护器械,利于清洗操作,便于器械组合等功能。使用时可将 U 形卡串联的器械摆放在器械篮筐中;也可直接摆放在清洗篮筐中,器械宜充分打开 90°。

3.带盖、精密篮筐及使用

用于装载较小的器械或零部件,防止清洗等操作中的丢失。

4.清洗架及使用

清洗架是清洗消毒器的辅助部件。常用的清洗架有:①专用精密器械清洗架,有的设有管腔冲洗接头和固定夹,用于冲洗管腔类器械;②呼吸机管路清洗架;③换药碗清洗架;④换药盘清洗架。

5.分类标识及使用

分类标识用于区分器械的所属科室、拆开清洗的器械、成套器械分篮筐装放等情况下使用的标志。避免在操作程序中发生器械混乱,便于进行器械的组合,如专科器械标识。标识还可以标明被清洗器械所使用的设备、程序等状况,满足质量追溯的管理要求。具体应用于以下情况。

(1)标明清洗方法:标识放置在清洗篮筐中,标识对应清洗所用方法(手工清洗方法或清洗设备序号),便于清洗后的质量记录。

(2)标明组合分拆器械:用于套装器械拆分。使用相同符合的标识,分别放置在分装器械清洗篮筐中。便于器械组装配套,提高操作效率,防止器械混乱。

(3)标明器械归属部门:用于不同使用部门使用相同器械的分类。满足临床器械使用及管理需求。

(4)标明需紧急或其他特殊需求的处理:便于优先处理,满足临床使用需求。

（三）分类程序及要求

分类程序包括操作前的分类评估,清点、核查器械,器械分类后清洗装载,设分类标识等操作步骤。

(1)分类评估:卸载后的器械,除去外包装及敷料,进行污染器械分类评估。

①操作可行性评估:回收诊疗器械、器具及物品,外来手术器械符合器械管理要求,有可遵循的规章制度,技术操作规程、质量要求。

②感染风险评估。

a.评估微生物感染风险,确认回收器械是否设置感染分类标识。被朊毒体、气性坏疽、不明原因感染的诊疗器械、器具和物品,应执行 WS310.2 第 6 项操作程序;其他感染性疾病和致病微生物污染的诊疗器械、器具和物品,应执行 WS310.2 第 5 项操作程序。

b.评估器械交叉污染的风险。消毒后直接使用与消毒后需要继续灭菌器械物品应分类,分别进行处理。

③器械材质结构评估

a.评估器械材质,选择清洗消毒方法。通常分为两大类,耐湿热或不耐湿热器材。耐湿热器材主要包括不锈钢等金属类、器械。这类器械按照机械清洗和热力消毒的方法及要求准备;不耐湿热的精密、有电源类器械材等,按照手工清洗方法及要求准备。

b.评估精密、贵重器械程度,按照专项操作规程要求准备,如硬式内镜、牙钻手机、显微手术器械等。

④污染状况评估

a.评估器械污染的性质(湿性或干性),确认操作程序。湿性污染按照常规处理程序准备。污渍干固时(干性),应进行清洗预处理准备。即先采用人工清洗和(或)超声清洗等方法清洗,清除表面污染物后再进行常规程序处理。

b.评估可见污染量。污染量少易于清除,按照常规处理程序准备。污染量较多时应进行预处理准备。方法同干固污渍处理程序。

(2)清点、核查器械。

①评估器械功能的基本完好性,有无变形、螺钉和附件缺失等情况。

②评估器械功能的基本完整性,器械数量准确,并记录。

(3)分类装载:分类后的器械即装载于清洗篮筐或清洗架上。篮筐装载时,器械应充分打开关节,摆放有序。可使用 U 形卡,防止器械扭结。器械可拆卸的部分应按照指导手册的规定拆开清洗,具体分类方法如下。

①分类。

a.根据材质分类装载:金属材质和玻璃器皿不应放在同一个清洗篮筐中,避免清洗中损坏;软管道或电源线应单独使用清洗篮筐;精密器械宜单独使用清洗篮筐。

b.根据结构分类装载:需要拆卸后清洗的复杂器械,放置在同一个清洗篮筐中,利于器械配套组装的操作,避免器械装配时发生混乱;组合成套的手术器械量过多时,分开装载。

c.根据精密程度分类装载:按其专项操作方法和生产厂家提供的使用说明或指导手册分类、装载。可选用专用架或专用器械防滑垫,如呼吸机管路、硬式内镜等较小的附件应使用带盖的清洗网盒,避免清洗时失落。

d.根据临床使用需求分类装载:按其器械归属部门、使用需求的急缓程度归类。

e.根据污染情况进行分类装载:需进行预处理器械应单独分类放置。

f.根据器械处理程序进行分类装载:使用不同清洗程序的器械应分开装载,如消毒后直接使用的器械与灭菌后使用的器械分开装载;塑胶材质等管腔类器械不使用润滑剂,且干燥程序时间较长,因此应与金属器械分开装载。

②装载方法举例。

a.钳、剪类装载:应打开器械 90°。

b.鼻钳类无锁扣闭合器械不能打开清洗,可借助用品放置在器械颚部开启闭合处,使器械充分接触水流,保证清洗质量。

c.管腔类器械装载:应使用专用清洗架清洗,通过清洗架可以使管腔内、外得到水流冲洗。

举例金属管腔器械、管路清洗。

d.各类容器的装载:盆类、盘类、罐类、盒类容器,开口处朝下或倾斜摆放,避免容器内积水,可直接装载于清洗架上清洗,罐类容器可装载清洗篮筐中清洗。手术器械盒装载应注意调整清洗层架的高度,利于喷淋清洗臂转动正常。

(4)设分类标识:根据器械分类酌情使用标识,标识使用见该节分类用具及使用相关内容。

(5)操作注意事项。

①遵循产品说明书装载清洗器械。机械清洗的器械盛载量和装载方法应经过验证,符合WS310.3 的有关规定。

②器械装载量不应超过清洗篮筐的高度,易摆放为一层。

③每次装载清洗架的物品后测试清洗臂旋转状况。用手转动每一层架的清洗臂,观察清洗臂转动有无阻碍或发出碰撞器械的声音。

(四)分类操作技能

1.清点、核查操作

适用于消毒供应中心去污区进行的污染器械分类(清点核查)操作。

(1)操作准备:在去污区清洗操作间进行准备工作。

①人员准备:着装符合器械清点工作要求,戴圆帽(须遮盖全部头发)、戴口罩、穿隔离衣、戴手套、去污区专用鞋。

②环境准备:消毒供应中心去污区,环境整洁、光线充足。

③物品准备:器械分类操作台、U 形卡等、器械清洗篮筐、清洗架等、转运车,分类标识、分类记录表格等物品,电子网络系统,应处于备用状态;污染敷料收集袋或容器、锐器收集容器等。

(2)操作步骤。

①回收器械卸载:将回收器械按照器械包名称分类,逐一码放在分类操作台上并留有分类操作的空间。

②器械清点、核查

a.确认回收物品归属部门标识。

b.确认使用部门回收物品记录单或手术器械配置单。

c.根据器械回收次序分批清点、核查。确认特殊标识(急用、易碎等),标注急用的器械优先清点并处理。精密器械稳妥放置,单独核查器械完好性、完整性。

③记录:记录项目完整,字迹清晰。包括日期、科室、器械包名称、器械型号、数量等,清点人、核对人签名。

(3)操作注意事项。

①临床回收器械清点,应经两人复核,并在记录单上签字。

②器械清点缺失等问题应记录,及时反馈临床,协调沟通。

③灭菌和消毒器械分别清点,防止交叉污染。

④手术器械按照器械配置单进行清点。移植物及手术器和外来器械由专职人员清点、执行专项清点制度。

⑤清点器械后及时进行台面的整理,有血渍污染应及时擦拭消毒。

(4)标识及表格应用。根据清点器械种类可选择使用以下清点记录单。

①污染器械清点核查记录单。

②器械检查问题记录单。

③精密贵重器械回收记录单。

④外来手术器械单回收记录单。

⑤手术器械配置单和回收记录单。

2.手工清洗装载操作

用于手工清洗器械装载操作。例如,不能采用机械清洗方法的精密器械类、电源器械类的清洗处理。黏附较多血液、体液和干固污渍器械的清洗预处理。结构复杂如穿刺针、手术吸引头等器械的清洗预处理。

(1)操作准备。

①人员准备:操作人员个人防护符合 WS310.2—2009 附录 A 要求。

②环境准备:在消毒供应中心去污区,环境整洁、光线充足。

③物品准备:器械分类操作台、U 形卡等、器械清洗篮筐、清洗架等、转运车,分类标识、各类分类记录表格等物品,有电子网络系统,应处于备用状态;污染敷料收集袋或容器、锐器收集容器等。

(2)操作步骤。

①器械评估。

a.评估器械材质和结构。

b.进行精密、贵重器械功能完好性和附件完整性评估。

②分类装载。

a.将待清洗器械放入清洗篮筐中。

b.精密贵重器械按类别或单套器械放入清洗篮筐中。

③设标识:拆分的器械根据需要设置分类标识。

④进入手工清洗流程(略)。

(3)操作注意事项:装载操作结束,及时清洗、消毒回收用具,整理环境,需要时对操作台面进行消毒。污染器械操作台有明显血液、体液污染时及时擦拭消毒。

3.超声波清洗器分类、装载(台式)

用于超声波清洗器的装载操作。

(1)操作准备。

①人员准备:操作人员个人防护符合 WS310.2—2009 附录 A 要求。

②环境准备:在消毒供应中心去污区,环境整洁、光线充足。

③物品准备:超声波清洗设备、操作台、U 形卡、器械清洗篮筐、清洗架等,锐器收集合、污染敷料收集用具等。清点、核查记录单等物品或电脑记录系统处于备用状态。

(2)操作步骤。

①器械评估。

a.评估污染性质和污染量,是否需要预清洗。

b.进一步评估器械材质和结构,是否适宜超声清洗方法。

②分类装载。

a.根据以上综合评估的结果将器械放入清洗篮筐中。

b.精密贵重器械按类别或单套放入清洗篮筐中。

c.将盛器械的清洗篮筐置于超声波清洗器中。

d.按开启键,进入清洗程序(略)。

(3)操作注意事项。

①污染量较多或有干固污渍的器械,经手工清洗预处理后,再进行超声清洗装载操作。

②拆开、分解的器械单独放置或设标识牌。

4.自动清洗消毒器分类装载

用于自动清洗消毒器的器械装载操作。

(1)操作前准备。

①人员准备:操作人员个人防护符合 WS310.2—2009 附录 A 要求。

②环境准备:在消毒供应中心去污区,环境整洁、光线充足。

③物品准备:自动清洗消毒器、操作台、U 形卡、器械清洗篮筐、清洗架等,锐器收集合、污染敷料收集用具等。清点、核查记录单等物品或电脑记录系统处于备用状态。

(2)操作步骤。

①器械评估。

a.评估器械材质和结构,是否适宜自动清洗消毒器清洗方法。

b.评估污染性质污染量,污渍较多的器械经预清洗处理,再进行机械清洗的装载。

②分类装载

a.根据以上综合评估结果进行清洗装载操作。

b.分层摆放清洗篮筐,不能摞放篮筐;直接放在清洗架上的换药盘等容器,应按照规定的数量和方式摆放;管腔类器械应使用专用清洗架,并将管腔器械牢固插入冲洗口。

c.贵重器械,如电钻、内镜等分类后,单件放置在清洗篮筐中。

(3)标识及表格应用:设标识,追溯器械清洗时所用的清洗设备、清洗程序等。满足 WS310.3—2009 有关清洗质量监测和追溯要求。

(4)操作注意事项。

①清洗装载充分考虑器械物品材质、精密度,选用适宜的装载方法。

②清洗架装载清洗篮筐后,应转动清洗臂,发现清洗臂被器械阻碍旋转及时调整。

第八章　静脉输液和输血

第一节　静脉输液

静脉输液是利用大气压和液体静压的原理,将一定量的无菌溶液或药物通过静脉输入机体的方法。

一、静脉输液的目的

(1)补充水分及电解质,纠正水、电解质和酸碱平衡紊乱,常用于脱水、酸碱代谢紊乱等患者。

(2)补充血容量,改善微循环,维持血压。用于各种原因引起的大出血、休克、大面积烧伤等患者。

(3)补充营养,供给热量。用于慢性消耗性疾病,胃肠道吸收障碍及不能经口进食,如昏迷、口腔疾病等患者。

(4)输入药物,治疗疾病。常用于治疗各种感染、中毒及水肿患者,也可用于需经静脉输入药物治疗疾病的各种患者。

二、常用的溶液及作用

临床上常用液体的种类很多,应根据患者病情的需要选择不同种类的液体。常用的液体有以下几种。

(一)晶体溶液

晶体溶液的优点是分子量小,在血液内停留的时间短,对维持细胞内、外水分的相对平衡起重要作用,对纠正体内水、电解质失衡的疗效显著。临床常用的晶体溶液如下。

1.葡萄糖溶液

用于补充水分和热能,防止酮体产生,减少蛋白质的消耗,促进钠、钾进入细胞内,也常用作静脉给药的载体和稀释剂,但糖尿病患者慎用。常用溶液有5％葡萄糖溶液和10％葡萄糖溶液。

2.等渗电解质溶液

用于补充水分和电解质,维持体液容量和渗透压平衡。常用溶液有0.9％氯化钠溶液(也称生理盐水)、5％葡萄糖氯化钠溶液、复方氯化钠溶液(即林格液,内含氯化钠、氯化钾和氯化钙)等。

3.碱性溶液

用于纠正酸中毒,调节酸碱平衡。常用溶液有 5% 碳酸氢钠溶液、1.4% 碳酸氢钠溶液、11.2% 乳酸钠溶液和 1.84% 乳酸钠溶液。

(二)胶体溶液

胶体溶液的优点是分子量大,溶液在血液内停留时间长,对维持血浆胶体渗透压、增加血容量、改善微循环及提升血压效果显著。临床常用的胶体溶液如下。

1.右旋糖酐

右旋糖酐为水溶性多糖类高分子聚合物。常用溶液有中分子右旋糖酐和低分子右旋糖酐两种:中分子右旋糖酐(平均分子量为 7 万~8 万)有提高胶体渗透压、扩充血容量的作用;低分子右旋糖酐(平均分子量为 2 万~3 万)有降低血液黏稠度、改善微循环、提升血压和抗血栓形成的作用。

2.代血浆

代血浆作用与低分子右旋糖酐相似,扩容效果很好,输入后循环血量和心输出量均增加,急性大出血时可与全血共用。常用溶液有羟乙基淀粉(706 代血浆)、氧化聚明胶、聚乙烯吡咯酮等。

3.血液制品

①输入后能提高胶体渗透压,扩充循环血量,补充蛋白质和抗体,有助于组织修复和增强机体免疫力。例如,5% 白蛋白和血浆蛋白,用于治疗失血性休克、严重烧伤、低蛋白血症。②为酪蛋白水解后制成,含有机体合成代谢所必需的氨基酸。输入后能补充蛋白质以纠正低蛋白血症,促进组织修复。如水解蛋白注射液,用于治疗营养不良和低蛋白血症。

(三)脱水利尿剂

脱水利尿剂属于晶体溶液。临床常用的脱水利尿剂如下。

1.25%~50% 葡萄糖

静脉输入 50% 葡萄糖溶液 50~100mL,可在血管内形成一过性的高渗透压,并产生利尿作用。由于 50% 葡萄糖溶液在体内迅速氧化,而影响利尿效果,因此一般不单独使用,常与其他利尿脱水剂一起使用。

2.20% 甘露醇溶液、25% 山梨醇溶液

20% 甘露醇溶液、25% 山梨醇溶液为高渗溶液。注射后能使组织间液大量转移到血管内,同时药液在肾小管管腔中形成高渗透压,携带大量水分自肾脏排出而利尿。

(四)静脉高价营养液

静脉高价营养液能供给患者热能,维持正氮平衡,补充各种维生素和矿物质。其主要成分有氨基酸、脂肪、维生素、矿物质、右旋糖酐或高浓度葡萄糖以及水分。常用溶液有氨基酸、脂肪乳剂等。

三、常用的静脉输液法

(一)周围静脉输液法

常用周围静脉输液法如下:密闭式输液法:即使用原装密封瓶(袋)口插入输液器进行输液的方法。本法适用于危重、抢救、病情变化快、手术患者等,但此法易被污染,应严格执行无菌操作。

1.目的

(1)补充水和电解质,纠正和维持酸碱平衡:常用于脱水、酸碱平衡紊乱患者,如剧烈呕吐、腹泻、大手术后。

(2)补充营养,供给热量,促进组织修复:常用于慢性消耗性疾病,胃肠道吸收障碍及不能经口进食如昏迷、口腔疾病等患者。

(3)输入药物,治疗疾病:常用于中毒、各种感染、脑及组织水肿,以及各种需经静脉输入药物的治疗。

(4)增加机体循环血量,改善机体微循环,维持血压:常用于产重烧伤、大出血、休克等患者。

2.评估

(1)患者的年龄、病情、意识状态及营养状况等。

(2)患者对输液的认识、心理反应及合作程度。

(3)患者穿刺部位的皮肤、血管状况及肢体活动度。

3.准备

(1)护士准备:着装整洁,洗手、戴口罩。

(2)用物准备:①无菌物品:输液器一套(插瓶针→短管→莫非氏滴管→长管→调速器→穿刺针和通气管)。静脉留置输液者,另备静脉留置针一套。②注射盘一套:注射器、瓶套、砂轮、开瓶器、小垫枕、止血带、输液胶贴、输液卡、标签、胶水、输液架,必要时备小夹板和绷带。③液体及药物:按医嘱备药液。④输液架或输液天轨。

(3)患者准备:嘱患者排空大、小便,取舒适卧位。向患者解释输液目的及注意事项。

(4)环境准备:清洁、宽敞、安静,必要时调节至适宜的室温。

4.实施

(1)周围静脉密闭式输液操作程序。

①准备:备齐用物,放置合理。

②核对:核对输液卡,根据医嘱准备药物。

③检查药物:检查药品有无变色、混浊、沉淀及絮状物,有效期及配伍禁忌,套上瓶套。

④消毒加药:a.打开铝盖中心部分,用2%碘酊和70%乙醇消毒瓶塞。b.根据医嘱配药,严格执行无菌操作。c.注意药物的配伍禁忌。d.在瓶签上注明患者床号和添加药液的名称、剂量、加入药物时间,签全名。e.将瓶签倒贴在输液瓶上。

⑤查输液器:检查输液器生产日期、有效期,外包装是否严密。

⑥插输液器：打开输液器的外包装，将插瓶针自瓶盖中心部插入溶液瓶至插瓶针根部，关闭调速器。

⑦准备胶贴：准备好输液胶贴，贴在注射盘边缘易取处。

⑧再次核对：a.再次核对患者床号、姓名、药名。b.解释输液的目的及注意事项，以消除患者的顾虑，取得合作。

⑨挂瓶排气：a.夹紧滴管下端输液管并抬高，挤压莫非氏滴管，使液体迅速充满 1/3～1/2 液体，稍松调速器让液体流出。手持针栓部，使液体顺输液管缓慢下降直到排净输液管和针头内空气。b.关闭调速器待用。

⑩选择静脉：a.选择粗直、光滑的周围静脉，避开静脉瓣及关节处。b.注意保护静脉，从远心端开始向近心端。c.垫上小垫枕，扎止血带，松紧以能阻断静脉血流又不至于影响动脉血流为宜。

⑪皮肤消毒：用 2％碘酊和 70％乙醇或安尔碘两次消毒穿刺部位皮肤，嘱患者握拳。

⑫再次排气：a.排净针头内空气，关闭调速器。b.再次核对患者姓名及药物，检查空气是否排净，确保滴管下端输液管内无气泡。

⑬静脉穿刺：取下护帽针，按静脉注射法穿刺，见回血后，将针头平行送入血管少许，使针头斜面全部进入血管。

⑭固定针柄：一手固定针柄，一手松止血带及调速器，嘱患者松拳（"三松"），待液体通畅、患者无不适后，用胶布固定针头。必要时用夹板绷带固定。

⑮调节滴速：a.根据患者的病情、年龄及药物性质调节输液速度，一般成年人为 40～60ivgtt/分，儿童为 20～40ivgtt/分。b.对年老、体弱，心、肺、肾功能不良患者及婴幼儿或输入刺激性较强的药物，速度宜慢。c.对严重脱水，血容量不足，心、肺功能良好者速度可适当加快。

⑯协助卧位：取出止血带和小垫枕，协助患者取舒适卧位，整理床单位。

⑰记录签名：在输液卡上记录输入药物的名称、时间、滴速并签全名。

⑱整理用物：用物经浸泡消毒后再做处理。

⑲交代注意事项：告知患者及其家属不可随意调节滴速，注意保护输液部位，如有异常请按呼叫器。

⑳加强巡视：输液过程中密切观察有无输液反应，耐心听取患者主诉，观察输液部位状况，及时处理输液故障，保证输液通畅。

㉑更换液体：a.及时更换液体：常规消毒瓶塞后，从上一输液瓶中拔出输液管及通气管插入待输液体瓶中，观察输液通畅后方可离去。b.持续输液患者应及时更换输液瓶，以防空气进入。更换输液瓶时应注意无菌操作技术，以防液体污染。c.对需 24 小时连续输液患者，应每日更换输液器。

㉒拔针按压：a.输液完毕，及时拔针，以防空气进入机体形成空气栓塞。除去胶布，关闭调节器，用消毒干棉签或小纱布轻压穿刺点上方，快速拔针，按压止血片刻，以免局部渗血引起皮下淤血或血肿。b.拔针时按压用力不可过大，以免引起患者疼痛和血管损伤。按压部位紧靠皮肤穿刺部位，以压迫静脉进针点，防止皮下出血。c.整理患者及床单位，感谢其配合，助患者

取舒适体位。

㉓整理记录:清理用物,做好记录。

(2)周围静脉开放式输液操作程序。

①准备:用物备齐,放置合理,其他准备同前。

②核对、检查:a.核对输液卡,根据医嘱准备药物。b.检查药品有无变色、混浊、沉淀及絮状物,有效期及配伍禁忌。c.检查开放式输液装置是否完好。

③开瓶检查:一次性输液瓶还应检查生产日期、有效期及包装的密闭性。

④冲瓶:一手持输液瓶,并折叠输液管,按取用无菌溶液法倒入 30～50mL 溶液,冲洗输液瓶和输液管,以减少输液反应。

⑤倒液:倒入所需溶液量,盖好瓶盖。溶液瓶勿触及输液瓶口,以免污染输液瓶。

⑥排气:使液体流入莫菲氏滴管 1/3 处时,排尽管内空气,接针头备用。

⑦加药:a.在输液瓶中加药,应用注射器抽吸药液,取下针头(避免针头脱落至输液瓶内污染药液),在距输液瓶口约 1cm 处注入,并轻轻摇匀。b.其余步骤同密闭式输液法。

5.注意事项

(1)严格执行无菌操作原则和查对制度,杜绝差错事故发生。

(2)严格执行医嘱,根据病情、用药原则、药物的性质及配伍禁忌,合理安排输液顺序。

(3)长期输液者,要注意保护和合理选用静脉。一般从远端小静脉开始,避开静脉瓣及关节进行穿刺。连续输液 24 小时以上者应每日更换输液器。

(4)输液前应排尽输液管及针头内空气,输液过程中注意及时更换输液瓶。输液结束及时拔针,严防空气栓塞发生。

(5)输液过程中要加强巡视,严防针头脱出静脉,及时处理输液故障,掌握输入药物的速度,耐心听取患者主诉,解答患者的疑问,配合医生处理各种输液反应,保证输液顺利进行。

(6)如发现留置管有回血,须立即用稀释肝素液冲注,以免管腔被堵塞。

(7)开放式静脉输液过程中如需添加溶液,溶液瓶不得触及输液瓶口,以免污染输液瓶;如需在输液瓶中加药,应用注射器抽吸药液,取下针头,在距输液瓶口约 1cm 处注入,并轻轻摇匀药液。

6.评价

(1)患者理解输液目的,接受此项操作,并主动配合。

(2)患者病情好转,无不良反应发生。

(二)静脉留置输液法

1.目的

(1)保护静脉,减少因反复穿刺而造成的血管损伤和患者痛苦。

(2)静脉留置针,可保留在患者静脉内 72 小时,以减少穿刺的次数,保护血管。

(3)保持静脉管道通畅,利于抢救和治疗,适用于需长期输液,静脉穿刺困难者。

2.评估

同周围密闭式静脉输液。

3.准备

(1)静脉留置针与静脉帽:静脉留置针内径由粗到细可分为 16、18、20、22、24 号五个型号。16、18 号可供成年患者快速输入大量血液和液体;24 号适用于新生儿、婴幼儿和细小静脉患者;20、22 号适用于成年患者常规输液。静脉留置针,可保留在患者静脉内 72 小时,同时便于给药和抢救。

(2)其他准备及用物,同密闭式静脉输液法。

4.实施

静脉留置输液法操作程序。

(1)核对解释:同密闭式输液。

(2)检查药物:同密闭式输液。

(3)准备卧位:帮患者取舒适卧位。

(4)选择血管。

①选择弹性好、走向直、清晰的血管,便于穿刺置管。

②对能下床活动的患者,避免在下肢留置。

(5)消毒皮肤:在穿刺点上方 10cm 处扎止血带,常规消毒皮肤,消毒直径为 6～8cm。

(6)准备留置针:检查静脉留置针的包装有无破损,生产日期、有效期,针头斜面有无倒钩,导管边缘是否粗糙。

(7)穿刺血管。

①嘱患者握拳。

②戴好无菌手套,取留置针,去除针套,旋转松动外套管,以防套管与针芯粘连。

③左手固定静脉,绷紧皮肤。右手持留置针针翼,针尖斜面和皮肤成 15°～30°进针,见回血,平推 0.5cm。

④固定针芯,以针芯为支撑,将外套管送入静脉内,确保外套管在血管内。

(8)松止血带。

①止血带,嘱患者松拳,左手无名指按压套管顶端处静脉,以防血液溢出,右手撤出针芯,迅速将静脉帽插入针座内。

②动作轻柔、稳定、熟练,避免穿刺口出血。

(9)胶贴固定。

①用无菌透明胶贴做密闭式固定导管。用注明置管时间的小胶贴再次固定留置针。

②脱下手套,常规消毒静脉帽胶塞,将以备好的输液器针头插入静脉帽内。

(10)调速并核对:调节输液速度,并再次核对患者,协助患者取舒适卧位。

(11)整理用物:整理床单位,清理用物,做记录。

(12)封管:输液完毕,边推注封管液边退针,直至针头完全退出。

(13)再次输液:常规消毒静脉帽胶塞,再将静脉输液针头插入静脉帽内完成输液。

(14)拔管:先撕下小胶布,再揭开胶贴,拔管,用无菌棉签按压。

(15)整理、记录:整理患者及用物,洗手,记录。

5.注意事项

(1)使用静脉留置针时,应严格按照无菌技术操作。

(2)固定松紧适宜,避免过松或过紧。

(3)注意保护置静脉留置针的肢体。不输液时,尽量避免肢体下垂,以免重力作用导致静脉回流凝结形成血块,阻塞留置针。

(4)每次输液前、后均应检查穿刺部位及静脉走行有无红肿,同时询问患者有无疼痛、不适的感觉,如有异常情况,可及时拔除留置针进行局部处理。对仍需输液患者可更换肢体穿刺置管。

6.评价

同密闭式静脉输液法。

在输液过程中,每毫升溶液的滴数称为该输液器的滴系数(gtt/mL)。目前常用静脉输液器的滴系数有10、15、20三种型号。静脉输液的速度和时间可按下列公式计算。

(1)已知输入液体总量与计划所用输液时间,计算每分钟滴数:

$$每分钟滴数 = \frac{液体总量(mL) \times 滴系数}{输液时间(min)}$$

(2)已知每分钟滴数与输液总量,计算输液所需的时间:

$$输液时间(h) = \frac{液体总量(mL) \times 滴系数}{每分钟滴数数 \times 60(min)}$$

(三)头皮静脉输液法

小儿头皮静脉非常丰富,分支极多且有互相沟通交错成网、浅表不易滑动的特点。进行头皮静脉输液既不影响患儿保暖,又不影响患儿肢体活动。临床常选择颞浅静脉、额静脉、耳后静脉、枕静脉。

1.用物

小儿用头皮静脉针1～2个、5mL注射器1副(内盛生理盐水注射液或需补液体)、纱布、剃刀,必要时备沙袋及约束带。其他用物与成年人静脉输液相同。

2.实施

头皮静脉输液法操作程序。

(1)准备:常规准备工作同周围静脉输液法。

(2)核对解释。

①核对床号、姓名、药名。

②备齐用物至床边,备胶布3～4条,输液瓶挂于输液架上排气备用,盛有灭菌生理盐水的注射器接上头皮针排净空气备用。

(3)安置体位。

①使患儿仰卧或侧卧,头垫小枕。

②助手站在患儿一侧或脚端,固定其躯干、肢体及头部,必要时用全身约束法或沙袋固定头部。操作者立于患儿头端。

(4)选择静脉:操作者站在患儿头端,选择较粗、直的头皮静脉。如静脉在发际内应剃净局部毛发。

（5）穿刺固定。

①用70％乙醇消毒局部皮肤，以左手拇指、示指分别固定静脉两端皮肤，右手持针向心方向，在距静脉最清晰点向后移0.3cm处将针头近似平行刺入头皮，然后沿血管慢慢进针，当针头刺入静脉时阻力减少，有滑空感，同时有回血，再将针头推进少许。

②若无回血，可用注射器轻轻抽吸，如因血管细小或充盈部全无回血者可推注少量液体，局部无隆起，周围组织部变白，并推注通畅，即可证实穿刺成功。③用胶布固定针头。

（6）调节滴速。

①分离注射器，连接输液器，根据病情、年龄、药物性质调节滴速。

②再次检查空气是否排净，确保输液导管内无空气。加强巡视，观察输液是否通畅。

（7）整理记录：安置患儿至舒适体位，整理床单位，清理用物，并记录。

3.注意事项

（1）对危重患儿的操作过程中，应密切观察患儿病情变化，如呼吸和脸色，切不可只集中注意寻找静脉穿刺而忽略了病情变化。

（2）长期输液的患儿应经常更换体位，以防发生坠积性肺炎和压疮。

（3）其余同密闭式输液法。

4.评价

患儿在输液过程中安全，无不良反应。

（四）颈外静脉输液法

颈外静脉是颈部最大的浅静脉，由下颌后静脉的后支和耳后静脉合成，沿胸锁乳突肌表面斜行向下，至该肌后缘汇入锁骨下静脉。其行径表浅且位置恒定，易于穿刺，可用于静脉输液，但不可多次穿刺。选取医用人体硅胶管插入颈外静脉内，该管具有质软、光滑、无毒、不易老化等优点。如使用得当，能在颈外静脉内置留较长时间，可减少反复穿刺给患者带来的痛苦，又可避免发生静脉炎与静脉栓塞。

1.目的

（1）需长期输液而周围静脉不宜穿刺者。

（2）循环衰竭需测中心静脉压的危重患者。

（3）长期静脉滴注高浓度、刺激性强的药物或静脉高价营养液者。

2.用物

（1）注射盘：内置1％普鲁卡因注射液、无菌手套、火柴、弯盘、酒精灯、静脉帽、透明敷贴。

（2）无菌穿刺包：内置穿刺针2根（长约6.5cm，内径2mm，外径2.6mm）、硅胶管2根（长25～30cm，内径为1.2mm，外径为1.6mm）、5mL、10mL注射器各1副、6号针头、镊子、尖头刀片、纱布、洞巾、弯盘。

（3）余同密闭式静脉输液法。

3.实施

颈外静脉输液法操作程序。

(1)准备:常规准备工作同周围静脉输液法。

(2)备物排气:挂于输液架上排气,输液头皮针插入静脉帽后置治疗盘内备用,撕开透明敷贴包装纸备用。

(3)安置体位。

①协助患者去枕平卧,头偏向对侧后仰,必要时肩下垫以小枕,使颈部伸展平直,充分暴露穿刺部位,便于穿刺。

②术者立于缓缓床头,选择穿刺点并定位,即下颌角与锁骨上缘中点连线上 1/3 处,颈外静脉外侧缘为进针点。

(4)准确定位:不可过高或过低,过高接近下颌角,会妨碍穿刺操作;过低易损伤锁骨下胸膜及肺尖,形成气胸。

(5)消毒皮肤。

①常规消毒皮肤,消毒范围 8cm×8cm,打开无菌穿刺包,戴无菌手套,铺有孔巾。

②由助手协助,术者用 5mL 注射器吸 1‰普鲁卡因注射液在穿刺部位行局部麻醉;用 10mL 注射器吸取生理盐水,以平针头连接硅胶管,排尽空气备用。

(6)穿刺准备。

①助手以示指按压颈静脉三角处使静脉充盈,以利于穿刺。

②术者用 1‰普鲁卡因在穿刺点旁 2mm 处行局部麻醉,然后用刀尖在穿刺点处刺破皮肤,以减少进针时皮肤阻力。

(7)穿刺进针:术者持穿刺针以 45°向心方向穿刺,入皮后呈 25°沿静脉方向穿刺,见回血后再改为 10°进针 0.2cm,一手按住针栓孔,另一手持硅胶管快速从针孔插入,见回血后再改为 10°进针 0.2cm,一手按住针栓孔,另一手持硅胶管快速从针孔插入 10～11cm,见硅胶管有回血再进入少许,即退出穿刺针,安上肝素锁及输液器,用透明敷贴稳妥固定针栓及静脉帽、输液器,用透明敷贴固定针栓及静脉帽。

(8)调节滴速:接上输液器,打开调节器调节输液速度。

(9)输毕封管。

①输液结束,关闭调节器,拔出输液器头皮针,从肝素锁内注入生理盐水稀释的肝素 2～5mL 封管。

②停止置管时,硅胶管末端接上盛有生理盐水的注射器。边吸边拔管,防止空气及残留血块进入静脉,造成血栓。

(10)停止置管:拔管动作轻柔而稳定,以免折断硅胶管。拔管后加压数分钟,消毒穿刺点皮肤,覆盖无菌敷料。

4.注意事项

(1)严格执行无菌操作和查对制度。

(2)每天用 70‰乙醇棉球消毒穿刺点周围皮肤,用无菌敷料覆盖。

(3)其余同密闭式输液法。

四、常见的输液反应及护理

（一）发热反应

1.原因

发热反应是输液反应中最常见的一种反应,因输入致热物质(致热源、死菌、游离菌体蛋白、蛋白质和非蛋白质的有机或无机物质)引起。多由于输液瓶清洁灭菌不彻底或被污染;输入溶液或药品质量不合格、消毒保存不良;输液器消毒不合格或被污染;输液环境不洁;输液过程中未严格执行无菌技术操作等导致致热物质进入机体内所致。

2.症状

发热反应多发生于输液后数分钟至1小时,表现为发冷、寒战和发热。轻者体温在38℃左右,停止输液数小时内体温自行恢复正常;严重者初起寒战,继之体温可达41℃,伴恶心、呕吐、头痛、脉速等症状。

3.护理措施

(1)症状轻者,减慢滴注速度或停止输液,及时与医生联系,同时密切观察患者体温变化。

(2)症状重者,立即停止输液,对症处理:寒战时适当增加盖被或用热水袋保暖;高热时给予物理降温,严密观察其生命体征。必要时遵医嘱给予抗过敏药物或激素治疗。

(3)保留余液和输液器,必要时送检验室做细菌培养。

4.预防

输液前严格检查药液质量、检查输液器的包装及灭菌日期、有效期等,防止致热物质进入体内。操作过程中严格执行无菌技术操作。

5.评价

(1)患者发热症状消失,体温恢复正常。

(2)治疗性沟通有效,患者感到安全,能够配合。

（二）循环负荷过重（急性肺水肿）

1.原因

(1)输液速度过快,短时间内输入过量液体,使机体循环血量急剧增加,心脏负荷过重而引起的。

(2)患者原有心、肺功能不良,多见于急性左心功能不全者。

2.症状

输液过程中,患者突然出现呼吸困难、胸闷、气促、咳嗽、咯粉红色泡沫样痰,严重时泡沫痰液从口、鼻涌出,两肺闻及湿啰音,心率增快且节律不齐。

3.护理措施

(1)若出现上述症状,立即停止输液,及时与医生联系,安慰患者,使患者配合抢救。

(2)如病情允许,协助患者取端坐位,两腿下垂,以减少静脉回流,减轻心脏负担。必要时用止血带或血压计袖带适当加压轮流结扎四肢,以阻断静脉回流,有效减少静脉血回流心脏,从而减轻心脏负荷。但每5~10分钟需轮流放松一侧肢体。症状缓解后,逐渐松解止血带。

(3)清除呼吸道分泌物,保持呼吸道通畅。

(4)加压给氧,一般氧流量为 6～8L/min。一方面可提高肺泡内氧分压,增加氧的弥散,改善缺氧症状;另一方面可使肺泡内压力增高,减少肺泡内毛细血管渗出液的产生。如同时给予 20％～30％乙醇湿化吸氧,可使泡沫表面张力降低而破裂消散,从而改善肺部气体交换,迅速缓解缺氧症状。

(5)按医嘱给予镇静剂、扩血管药物和强心剂(如洋地黄)、平喘药物、利尿药物,以舒张周围血管,加快液体排出体外,减少回心血量,减轻心脏负荷。

(6)安慰患者,解除患者的紧张情绪。

4.预防

输液过程中,加强巡视。严格控制输液速度和输液量,对有心、肺疾患的患者以及老年、儿童尤应慎重。

5.评价

(1)患者能够平静地呼吸,情绪稳定。

(2)治疗性沟通有效,患者感到安全,能够配合。

(三)静脉炎

1.原因

长期输入高浓度和刺激性较强的药液;输液导管长时间留置在血管内,引起局部静脉壁发生化学炎性反应;输液过程中未严格执行无菌技术操作。

2.症状

患者输液部位沿静脉走向出现条索状红线,局部组织发红、肿胀、灼热、疼痛,有时伴有畏寒、发热等全身症状。

3.护理措施

(1)停止在此部位输液,患肢抬高制动,局部用 95％乙醇或 50％硫酸镁进行热敷,每日 2 次,每次 20 分钟。

(2)进行超短波理疗或红外线照射,每日 2 次,每次 20～30 秒。

(3)使用中药如意金黄散外敷,用醋将如意金黄散调成糊状,局部外敷,每日 2 次。本方有清热、除湿、疏通气血、止痛、消肿等作用。外敷后患者感觉清凉、舒适,可起到止痛、消炎的作用。

(4)合并感染时,遵医嘱给予患者全身或局部抗生素治疗。

4.预防

以避免感染、减少对血管壁的刺激为原则。操作过程中,严格执行无菌操作,对血管壁有刺激性的药物应充分稀释后应用,输液速度应减慢,并防止药液溢出血管外。同时要有计划地更换注射部位,以保护静脉。

5.评价

(1)患者静脉炎症的症状缓解或痊愈。

(2)治疗性沟通有效,患者感到安全,能够配合。

（四）空气栓塞

1.原因

(1)输液时,输液管内空气未排尽或连接不紧密,大量空气经输液管进入血液循环。

(2)加压输液、输血时,液体输完未及时更换药液或拔针。

少量空气进入静脉,首先随血流被带到右心房,然后进入右心室。如空气量少,则被右心室随血液压入肺动脉并分散到肺小动脉,最后经毛细血管吸收,对机体的损害较小。如大量空气进入静脉,进入右心室内阻塞肺动脉入口,使血液不能进入肺内,机体发生气体交换障碍,患者引起严重缺氧而立即死亡。

2.症状

输液过程中,患者突然感到胸部异常不适或胸骨后疼痛、呼吸困难、严重发绀、有濒死感。听诊患者心前区可闻及响亮、持续的水泡声。

3.护理措施

(1)立即停止输液,及时通知医生、积极配合抢救,并安慰患者。

(2)立即为患者置左侧头低足高位,该体位可增加胸内压力,并使肺动脉位置低于右心室,使阻塞肺动脉入口的气泡向上飘移,避开肺动脉入口,随心脏搏动将空气混成泡沫,分次小量进入肺动脉内,逐渐被吸收。

(3)给予高流量氧气吸入,提高患者的血氧饱和度,纠正机体的严重缺氧状态。

(4)每隔 15 分钟观察患者神志,检测其生命体征,直至平稳。

(5)有条件者可通过中心静脉导管抽出空气。

(6)严密观察患者病情变化,如有异常及时对症处理并记录。

(7)在行锁骨下静脉穿刺更换水枪时,应在患者呼气时或嘱患者屏气时进行,以防空气吸入,保留硅胶管或换液体时的任何操作环节,均不能让硅胶管腔与大气相通。

4.预防

(1)输液前仔细检查输液器质量,排气时排尽管内空气。

(2)输液过程中加强巡视,及时更换输液瓶,输液完毕及时拔针。加压输液或输血时应专人看护。

(3)拔除较粗、近胸腔的静脉导管时,必须严密封闭穿刺点。

5.评价

(1)通过及时发现及抢救,患者的生命得到挽救,严重缺氧状态得到缓解。

(2)治疗性沟通有效,患者感到安全,能够配合。

五、输液微粒污染及预防

输液微粒是指输入含有非代谢性颗粒杂质的液体,其直径一般为 $1\sim15\mu m$,少数可为 $50\sim300\mu m$。这种小颗粒在溶液中存在的多少决定着液体的透明度,并可判断液体的质量。输液微粒污染是指在输液过程中,将输液微粒带入人体,对人体造成严重危害的过程。

（一）输液微粒的来源

输液微粒主要来源于药液生产的环境,生产过程中的各环节、包装容器、输液器具、配液与输液技术欠缺、环境不洁等。

(1)药物制作过程中混入异物与微粒,如水、空气、原材料及工艺过程中的污染。

(2)盛装药液容器不洁净或液体存放过久,玻璃瓶内壁或橡胶塞在药液中浸泡时间过长,腐蚀剥脱形成微粒。

(3)输液容器与加药注射器被污染或质量不过关。

(4)输液过程中的污染,例如,切割安瓿、开瓶塞,反复穿刺溶液瓶、橡胶塞及输液环境不洁等,均可造成输液微粒的污染。

(二)输液微粒污染的危害

输液微粒污染的危害主要取决于微粒的大小、形状、化学性质以及堵塞血管的部位,血流阻断的程度和人体对微粒的反应,最易受损的脏器有肺、脑、肝、肾等部位。主要有以下几种情况。

(1)液体中微粒过多,直接堵塞血管,引起局部血管堵塞,造成供血不足,组织缺血、缺氧,甚至坏死。

(2)由于红细胞聚集在微粒上,形成血栓,引起血管栓塞和静脉炎。

(3)微粒作为异物进入肺毛细血管,可引起巨噬细胞增殖,包围微粒形成肺内肉芽肿。

(4)微粒是抗原,可引起机体出现血小板减少症和过敏反应。

(5)刺激组织而发生炎症或形成肿块。

(三)防护措施

1.制剂生产方面

控制生产过程中的各个环节。如:生产药厂要选用优质原材料,采用先进工艺;改善车间环境卫生条件、安装空气净化装置,防止空气中悬浮尘粒与细菌污染;工作人员要穿工作服、工作鞋,戴帽子、口罩,必要时戴手套;同时提高检验技术,确保药液质量。

2.输液操作方面

(1)采用密闭式一次性医用塑料输液(血)器,减少污染机会。

(2)注意输液操作中的空气净化。净化操作室空气,可在超净工作台进行输液前准备;在通气针头或通气管内放置滤膜,阻止空气中微粒进入液体中;对监护病房、手术室、产房、婴儿室应定期进行空气消毒或安装空气净化装置,有条件的医院在一般病室内也应安装空气净化装置,减少病原微生物和尘埃的数量,使输液环境洁净。

(3)操作前认真检查输入液体的质量、透明度、溶液瓶有无裂痕、瓶盖有无松动,标签字迹是否清晰、生产日期和有效期等。

(4)操作过程中严格执行无菌技术操作,输液过程中的每一步都应按操作规程执行,杜绝对工作不负责任的态度。输入药液要现用现配,避免污染。

第二节　静脉输血

静脉输血是将血液通过静脉输入体内的方法,是急救和疾病治疗的重要措施之一。随着输血理论和输血技术的大力发展,使血液的保存、管理、血液成分的分离、对献血员的检查、输血用品的改进取得了显著的成效,从而保证了输血的安全。

一、静脉输血的目的

(一)补充血容量

增加有效循环血量、心输出量,提高血压、促进血液循环,用于失血、失液引起的血容量减少或休克的患者。

(二)纠正贫血

增加血红蛋白,促进携氧功能,用于血液系统疾病引起的严重贫血和某些慢性消耗性疾病的患者。

(三)供给血小板或各种凝血因子

有助于止血,用于凝血功能障碍的患者。

(四)增加白蛋白

维持胶体渗透压,减轻组织渗出和水肿,用于低蛋白血症的患者。

(五)输入抗体、补体

增强机体免疫力,用于严重感染的患者。

(六)排除机体有毒物质

提高血红蛋白运输氧能力,用于一氧化碳、苯酚等化学物质中毒的患者,以改善组织器官的缺氧状况。

二、血液制品的种类及适应证

(一)全血

全血是指血液在采集后未经任何加工而在保存液中保存待用的血液,可分为新鲜血和库存血两种。

1.新鲜血

新鲜血是指在 4℃ 的常用抗凝保养液中,保存一周内的全血。其基本保留了血液原有的各种成分,可以补充各种血细胞、凝血因子和血小板,对血液病患者尤为适用。

2.库存血

库存血是指 4℃ 冷藏,保存 2~3 周的全血。其成分以红细胞和血浆蛋白为主,而血小板、白细胞、凝血因子等成分则随储存期的延长逐渐减少。库存血保存时间越长,血液成分变化越大,即酸性增加,钾离子浓度增高,故大量输库存血时,要防止酸中毒和高血钾。库存血适用于各种原因引起的大出血。

3.自体血

(1)术中失血回输法:对手术过程中出血量较多者,例如,宫外孕、脾切除等手术,可事先做好回收自体血的准备,经过滤后回输给患者。

(2)自身储备回输法:选择体质好的患者,估计手术范围大、失血量多,如体外循环等,手术前抽血存于血库,待本人手术时使用。其优点是节省血源、节省资金、防止输血反应。

(二)成分输血

将血液中的各种有效成分分离加工,分别制成高浓度、高纯度、高效能的血液制品,根据患者的病情和治疗需要输入相应的血液成分,称为成分输血。成分输血具有针对性强、效果好、不良反应少、节约血源、一血多用、减轻患者的经济负担等优点。成分输血是输血技术发展的总趋势,也是输血现代化的重要标志,近年来已广泛应用于临床,常用的血液成分制品如下。

1.红细胞制剂

红细胞制剂是指经沉淀、离心、洗涤等方法分离血浆后提取的红细胞。

(1)浓缩红细胞:新鲜全血分离血浆后的部分,但仍含白细胞、血小板及少量血浆。保存温度为2~6℃,保存期为21天。适用于血容量正常的贫血患者和携氧功能缺陷的患者。

(2)洗涤红细胞:红细胞经生理盐水洗涤三次后,去除约90%的白细胞、99%血浆及大部分血小板,再加入适量生理盐水。保存温度为2~6℃,保存期为24小时。适用于免疫性溶血性贫血、一氧化碳中毒、输全血或血浆发生过敏者等。

(3)红细胞悬液:提取血浆后的红细胞加入等量红细胞保养液制成。保存温度为4±2℃,保存期为24小时。适用于战地急救及中、小手术患者。

2.血浆

血浆是指全血经过分离后所得的液体部分,主要成分是不含血细胞、无凝集原的血浆蛋白,可分以下几种。

(1)新鲜液体血浆:新鲜全血6小时内分离而成的血浆,保存了正常量的全部凝血因子。保存温度为2~6℃,保存期为24小时。适用于轻型血友病、肝病等凝血功能障碍的患者。

(2)保存血浆:用于血容量和血浆蛋白较低的患者。

(3)新鲜冰冻血浆:保存温度为-20℃,有效期为1年,用时放在37℃温水中融化。

(4)普通冰冻血浆:普通冰冻血浆放在真空装置下加以干燥而成,保存温度为-20℃,保存期为4年,用时加适量的生理盐水或0.1%枸橼酸钠溶液溶解。

(5)冷沉淀血浆:为新鲜血浆4℃溶化浓缩而成,可静脉滴注,也可局部创面应用,具有使创面愈合快,感染率低的特点。

3.血小板浓缩悬液

血小板浓缩悬液是全血离心所得,22℃保存,24小时内有效,适用于血小板减少或血小板功能异常引起的严重出血患者。

4.白细胞浓缩悬液

白细胞浓缩悬液是指新鲜全血离心后取白膜层的白细胞。4℃保存,48小时内有效,适用于粒细胞减少合并严重感染的患者。

(三)其他血液制品

(1)白蛋白液是指从血浆中提取而得,能提高机体血浆蛋白和胶体渗透压,适用于低蛋白血症患者。

(2)抗血友病球蛋白浓缩液,适用于血友病患者。

(3)纤维蛋白原,适用于纤维蛋白缺乏和弥散性血管内凝血(DIC)患者。

三、血型和交叉相容配血试验

（一）血型

依据红细胞膜上特异抗原的类型,把人类的血液区分为若干型,称为血型。血型是一种染色体特征,是人体的一种遗传性状,狭义来说是指红细胞抗原的差异,广义来说包括白细胞、血小板等血液各成分抗原的不同。由于相继发现的血型较多,又把多种血型分别归类为血型系统。1995年国际输血协会认可的红细胞血型系统有23个,201种抗原。临床上主要应用的是ABO血型系统和Rh血型系统。

1.ABO血型系统

根据红细胞膜上是否存在特异抗原A与特异抗原B而将血液分为A、B、AB、O四种血型。另外,在人体的血清中还含与特异抗原相对抗的抗体,分别称抗A抗体和抗B抗体。

2.Rh血型系统

人类红细胞除含A、B抗原外,还有C、c、D、d、E、e六种抗原,其中D抗原的抗原性最强。Rh血型是以D抗原存在与否来表示Rh阳性或阴性,即红细胞上有D抗原者称为Rh阳性,反之称为Rh阴性。汉族人中99%的人为Rh阳性,Rh阴性者不足1%,但在我国一些少数民族中Rh阴性者占1%～7%不等,白种人占比更高。Rh阴性者输入Rh阳性者血液或Rh阳性胎儿的红细胞从胎盘进入Rh阴性的母体,就会使Rh阴性者产生抗Rh抗体,当再次输入Rh阳性血液时,就会出现不同程度的溶血反应。

（二）交叉配血试验

交叉配血试验的目的在于检查受血者与献血者之间有无不相合抗体。输血前虽已验明供血者与受血者的ABO血型相同,为确保输血安全,在确定输血前仍需再做交叉相容配血试验以检查受血者血清中有无破坏供血者红细胞的抗体。

1.直接交叉相容配血试验

用受血者血清和供血者红细胞进行配合试验,检查受血者血清中有无破坏供血者红细胞的抗体,其结果绝对不可有凝集或溶血现象。

2.间接交叉相容配血试验

用供血者血清和受血者红细胞交叉配合,检查输入血液的血浆中有无能破坏受血者红细胞的抗体。其结果绝对不可有凝集或溶血现象。

四、静脉输血法

（一）准备

1.间接输血法

一次性输血器一套(莫非氏滴管内有过滤网,以过滤凝血块)、生理盐水、血液制品,其他同静脉输液法。

2.直接输血法

无菌治疗盘内置50mL注射器数副、9号针头、4%枸橼酸钠生理盐水,其他同静脉注射用物。

（二）实施

1.输血前血液的准备

（1）备血：根据医嘱抽取血标本，与已填写好的输血申请单一起送血库做血型鉴定和交叉配血试验。输入全血、红细胞、白细胞、血小板制品均须做血型鉴定和交叉配血试验。输入血浆只需做血型鉴定。

（2）取血：间接输血法凭取血单到血库取血，与血库人员共同进行"三查""八对"："三查"即检查血液制品的有效期、血制品的质量及输血装置是否完好；"八对"即核对患者的床号、姓名、住院号、血袋（瓶）号、血型、交叉配血试验结果、血液制品种类和剂量。核对无误后，在交叉配血试验单上签名。

（3）取血后：为保证血液制品质量，取血后血液制品勿剧烈震荡，以免红细胞被大量破坏引起溶血。血液制品应在室温中放置15～20分钟后再输入，但不能加温，以防血浆蛋白凝固变性；输血液制品时，血液制品中不可加任何药物，以防其变质。

正常库存血液：静置后分两层，上层为血浆呈半透明、淡黄色；下层为红细胞呈均匀的暗红色。两者之间界限清晰，无血凝块。若血液质量发生改变，如血浆变红或混浊、红细胞呈紫红色、两者之间界限不清晰或有明显凝血块时，这种血液不能用。

（4）输血前：输血前须与另一名护士再次进行核对，确定无误后方可输入。

2.操作步骤及要点

（1）间接输血法：间接输血法将已备好的血液制品按静脉输液法输入，目前常采用密闭式输血法。

（2）直接输血法：供血员的血液抽出后立即输入受血者体内。常用于婴幼儿少量输血或急需输血而又无血库时。

①每副50mL注射器抽吸4%枸橼酸钠生理盐水5mL备用。

②供血者和患者分别平卧于床上，暴露一侧手臂，并做好解释工作。

③常规消毒两者皮肤，从供血者静脉内抽出血液，用静脉注射法直接输给患者。此过程由三位护士协同操作，即一人抽血，一人传递，一人输注给患者。如连续进行注射，在更换注射器时不需拔出针头，仅用手指压患者穿刺静脉部位前端，以减少出血。

④输血结束，拔出针头，用无菌纱布按压穿刺点止血。

（3）自体输血：自体输血通常是指收集患者自身血液或在手术中收集患者自体失去的未被污染的血液，再回输给同一患者体内的方法，即输回自己的血液。

自体输血有三种形式，包括术前预存自体血、术前稀释血液和术中自身回输。

①术前预存自体血。术前预存自体血即手术前抽取患者的血液，在血库低温下保存，待手术时再输还给患者。符合条件的择期手术患者，在术前2～3周内，每周或隔周采血一次，最后一次采血应在手术前3天，以利于机体恢复正常的血浆蛋白水平，在手术时或急需时再输给患者。一次采血量不超过总血量的12%，采血量为总血量的10%以下时，如患者无脱水，不需补充任何液体，如达到12%，可补充晶体溶液。血液保存时间不宜超过10天。

②术前血液稀释采血法。手术前自体采血后，再输入晶体或胶体溶液，使患者血容量保持

不变,但血液处于稀释状态,减少术中红细胞损失,采取的血液可在术中或术后输给患者。其目的是稀释血液,使术中失血时实际丢失的红细胞及其他成分相应减少。

③术中自身输血法。在手术中收集血液,采用自体输血装置,抗凝和过滤后再将血液回输给患者。多用于脾脏破裂、输卵管破裂,血液流入腹腔 16 小时内,无污染或无凝血者。自体失血回输的总量应限制在 3500mL 以内,大量回输自体血时,应适当补充新鲜血浆和血小板。

3.输血的注意事项

(1)根据输血申请单采集血标本,一次只为一位患者采集。禁止同时采集两位以上患者的血标本,以避免差错。

(2)充分认识安全输血的重要性,严格执行查对制度和操作程序,输血前须经两人核对无误后方可输入。

(3)若用库存血,必须认真检查库存血的质量。

(4)输入血液内不得随意加入其他药品,如钙剂、酸性或碱性药物、高渗或低渗溶液,以防血液变质。

(5)加强输血过程中的观察,特别是输血开始后 10～15 分钟内,耐心听取患者主诉,如发现输血反应立即报告医生配合处理,并保留余血以供检查分析原因。

(三)评价

(1)严格执行无菌操作和查对制度。

(2)操作规范,静脉穿刺一次成功,局部无肿胀、疼痛,未出现输血反应。

(3)治疗性沟通有效,患者有安全感,能够配合。

五、常见的输血反应及护理

输血具有一定的危险性,会引起输血反应或并发症,严重时可危及患者生命,必须尽力防治。因此在输血过程中,护理人员必须密切观察患者病情,掌握各种输血反应的临床表现和防治措施,及时提供正确的护理措施。常见的输血反应有以下几种。

(一)发热反应

发热反应是输血中最常见的反应。

1.原因

发热反应是由输入致热源引起的。如:血液保养液或输血用具被致热源污染;违反无菌操作原则,血液制品被污染;多次输血受血者体内产生白细胞抗体、血小板抗体而致免疫反应等因素有关。

2.症状

症状常在输血过程中或输血后 1～2 小时内发生。初起畏寒、寒战,继之体温升高至 39℃以上,持续时间不等,可伴有头痛、恶心、呕吐等症状,但全身麻醉患者反应可不明显。症状持续 1～2 小时后缓解。

3.护理措施

(1)反应轻者,减慢滴数,可减轻症状;反应重者,暂停输血,给予生理盐水输入,保持静脉通路,密切观察生命体征,每半小时测量一次体温,直至病情平稳。

(2)通知医生,对症处理,寒战者给予保暖,高热者给予物理降温并给予相应生活护理。

(3)必要时按医嘱给予解热镇痛药或抗过敏药,如盐酸异丙嗪或盐酸肾上腺素等。

4.预防

有效清除致热源,严格管理血液保养液和输血用具,输血过程中严格执行无菌技术操作,防止污染。

5.评价

(1)患者症状消失,体温恢复正常。

(2)治疗性沟通有效,患者感到安全,能够配合。

(二)过敏反应

1.原因

患者是过敏体质,输入的血液中含有使患者致敏的物质(蛋白质、药物),使患者过敏;多次输血使患者机体产生过敏性抗体,当再次输血时,抗原、抗体互相作用产生过敏反应;供血者变态反应性抗体随血液输入受血者体内,患者一旦与相应的抗原接触,即发生过敏反应。

2.症状

大多数患者在输血后期或即将结束时发生。表现轻重不一,轻者为皮肤瘙痒、荨麻疹、轻度血管神经性水肿(主要表现为眼睑、口唇水肿);重者可有喉头水肿、支气管痉挛、呼吸困难,甚至过敏性休克。

3.护理措施

(1)发生过敏反应时,反应轻者减慢输血速度,继续观察;反应重者立即停止输血,保留静脉通路,通知医生。

(2)遵医嘱皮下注射 0.1%盐酸肾上腺素 0.5~1mL,抗过敏药物和激素等,如异丙嗪、氢化可的松和地塞米松等。

(3)呼吸困难者给予氧气吸入,严重喉头水肿时配合医生进行气管切开术;循环衰竭患者应给予抗休克治疗。

(4)保留剩余血液送检。

4.预防

勿选用有过敏史的供血者,供血者献血前 4 小时不宜进食高蛋白质和高脂肪食物,宜用清淡饮食或糖水;有过敏史的患者在输血前给予抗过敏药物。

5.评价

(1)患者的过敏反应症状缓解或消失。

(2)治疗性沟通有效,患者感到安全,能够配合。

(三)溶血反应

溶血反应是指输入的红细胞和受血者的红细胞发生异常破坏而引起的一系列临床反应,是最严重的一种输血反应,可分为血管内溶血和血管外溶血。

1.原因

(1)输入异型血:供血者和受血者 ABO 血型不符,造成血管内溶血,一般输入 10~15mL

异型血,即可发生溶血反应症状。

(2)输入变质血液:输血前红细胞已变质溶解,如血液储存过久,保存温度不当,过度震荡或加热,加入高渗或低渗药物,血液受细菌污染等而致红细胞大量破坏。

(3)Rh因子所致溶血(血管外溶血):大多数是由Rh血型系统中的D抗原与其相应的抗体所致,使红细胞破裂,释放出游离血红蛋白转化为胆红素,循环至肝脏后分解,通过消化道排出体外。Rh因子不合引起的溶血反应发生较慢,一般在输血后1~2小时发生,也可延迟至6~7天后出现症状。症状较轻者,有轻度发热伴乏力、血胆红素升高,对此种病人应查明原因,尽量避免再次输入Rh血型不合的血液。

2.症状

患者溶血反应症状表现有轻有重,反应轻者与发热反应相似;反应重者可以输入异型血10~15mL,约5分钟后产生症状,病死率极高,其临产床表现分为以下三个阶段。

(1)第一阶段:由于患者血浆中的抗体和输入血中红细胞的抗原产生变态反应使红细胞凝集成团,阻塞部分小血管,从而引起头部胀痛、四肢麻木、腰背部剧烈疼痛和心前区压迫感等症状。

(2)第二阶段:由于凝集的红细胞发生溶解,大量血红蛋白散布到血浆中所致。可产生黄疸和血红蛋白尿,即尿呈酱油色,同时伴以寒战、高热、呼吸急促和血压下降等休克症状。

(3)第三阶段:由于大量溶解的血红蛋白从血浆进入肾小管,遇酸性物质变成结晶体,使肾小管阻塞;血红蛋白的分解产物,又引起肾小管内皮细胞缺血、缺氧、坏死脱落而造成肾小管阻塞。患者可出现少尿、无尿等急性肾功能衰竭症状,严重时可导致患者死亡。

(4)可伴有出血倾向:红细胞被破坏后,可释放凝血物质,从而引起弥散性血管内凝血,消耗血小板和凝血因子所致。

3.护理措施

(1)出现症状立即停止输血、维持静脉通路,迅速通知医生进行紧急抢救,保留剩余血液和患者血标本送化验室重新做血型鉴定和交叉配血实验。

(2)对休克患者,给予抗休克治疗,如给予氧气吸入、遵医嘱输入升压药物和其他抗休克药物。

(3)保护肾脏,双侧腰部封闭,并用热水袋敷双侧肾区,以解除肾小管痉挛。碱化尿液,遵医嘱给予5%碳酸氢钠溶液静脉滴入,以减少血红蛋白在肾小管形成结晶。

(4)密切监测患者生命体征及尿量,并及时记录。

(5)对尿少、无尿者,按急性肾功能衰竭护理,控制入水量,纠正水、电解质紊乱,必要时进行血液透析或腹膜透析治疗。

(6)换血疗法,去除循环血液内不合的红细胞、有害物质和抗原-抗体复合物。

(7)给予抗生素以控制感染。

4.预防

加强工作责任心,认真做好输血前的血型鉴定和交叉配血实验,输血前严格执行查对制度和操作规程,杜绝差错事故的发生。按规定要求保存血液,以防血液变质。

5.评价

(1)患者得到有效治疗,症状缓解,情绪稳定。

(2)治疗性沟通有效,患者感到安全,能够配合。

(四)大量输血后反应

一般在24小时内紧急输血量大于或相当于患者总血容量,常见有循环负荷过重(肺水肿)、出血倾向、枸橼酸钠中毒反应等。

1.循环负荷过重(肺水肿)

原因、症状、护理措施、预防同静脉输液反应。

2.出血倾向

(1)原因:出血倾向常与长期反复输入库存血液或短时间内大量输入库存血液有关。因为库存血液中血小板已基本破坏,凝血因子减少而引起出血。

(2)症状:表现为皮肤、黏膜淤点或淤斑,穿刺部位可见大块淤血斑或手术伤口渗血等。

(3)护理措施:①应密切观察患者意识、血压、脉搏变化,注意皮肤、黏膜或手术伤口有无出血。②根据医嘱每输3~5个单位的库存血后,补充输入新鲜血或血小板悬液1个单位,以补充足够的血小板和凝血因子。

3.枸橼酸钠中毒反应

(1)原因:枸橼酸钠中毒反应常与大量输血后血钙下降有关,由于大量输血随之输入大量枸橼酸钠,如肝功能不全患者,枸橼酸钠尚未氧化时即和血中游离钙结合而使血钙下降,以致凝血功能障碍,毛细血管张力减低,血管收缩不良和心肌收缩无力等。

(2)症状:表现为手足搐搦、出血倾向、血压下降、心率缓慢,甚至心跳骤停。

(3)护理措施:①严密观察患者反应。②输库血1000mL以上时,须按医嘱静脉注射10%葡萄糖酸钙溶液或氯化钙溶液10mL,以补充钙离子。

4.评价

(1)患者的出血症状、低血钙症状能及时缓解、消失。

(2)治疗性沟通有效,患者感到安全,能够配合。

(五)其他

输血反应还有空气栓塞、细菌污染反应以及因输血传染的疾病(如病毒性肝炎、疟疾、艾滋病及梅毒等)。严格地把握采血、储血和输血操作的各个环节,是预防上述输血反应的关键措施。

第九章　护理管理

第一节　控　制

一、控制概述

（一）控制的基本含义

控制是管理者监督和规范组织及成员,使他们有效地实现组织目标所必要的行动过程,包括监督各项活动是否按计划、标准和方法进行,在出现偏差时及时采取纠正措施。从上述概念中可以看出:①控制是一个过程;②控制是通过监督和纠偏来实现的;③控制的目的是保证组织实现目标。

控制与其他管理职能既有区别又有联系。控制与其他管理职能的联系表现在控制有助于评价计划、组织及领导的好坏以及控制系统的效率。控制与计划的关系最为密切,计划目标决定控制方向,控制工作为实现目标服务,控制要时时刻刻以实现目标为中心。控制本身需要组织机构做保证,控制活动是按一定的组织层次进行的,各层次都有不同的责任要求,这样才能保证控制系统正常运转。控制为领导决策提供必要的信息,领导依据控制系统所反馈的信息做出修改或更正计划、目标的决策。

（二）控制的理论基础

系统论、信息论、控制论是控制的理论基础。这是因为系统论、信息论、控制论都是从第二次世界大战后诞生并发展起来的综合性学科。实际上,它们是从不同侧面处理同一个问题——系统中的信息问题。信息论主要处理信息的传输和变换问题;控制论研究用信息进行控制,涉及信息产生、存贮、显示和利用等问题;信息作为系统的一个重要特征是系统内部和系统之间联系必不可少的重要因素,它使物质系统以最为经济的方式进行调节和控制。

1.系统论

系统论是研究系统的一般模式、结构和规律的学问,它研究各种系统的共同特征,用数学方法定量地描述其功能,寻求并确立适用于一切系统的原理、原则和数学模型,是具有逻辑和数学性质的一门新兴的科学。它是美籍奥地利人、理论生物学家 L·V·贝塔朗菲创立的。

系统论的核心思想是系统的整体观念。任何系统都是一个有机的整体,它不是各个部分的机械组合或简单相加,系统的整体功能是各要素在孤立状态下所没有的新质。它同时认为,系统中各要素不是孤立的存在,每个要素在系统中都处于一定的位置,起着特定的作用。要素之间相互关联,构成了一个不可分割的整体。要素是整体中的要素,如果将要素从系统整体中割离出来,它将失去要素的作用。正如人手在人体中是劳动的器官,一旦人手从人体中分离出来,将不再是劳动的器官了一样。

系统论的基本思想方法,就是把所研究和处理的对象,当作一个系统,分析系统的结构和功能,研究系统、要素、环境三者的相互关系和变动的规律性,并从优化系统观点角度看问题,世界上任何事物都可以看成是一个系统,系统是普遍存在的。大至渺茫的宇宙,小至微观的原子,一粒种子、一群蜜蜂、一台机器、一所医院、一个学会团体等都是系统,整个世界就是系统的集合。

2.信息论

信息论是一门起源于通信理论、研究信息传输和信息处理一般规律的学科,是由美国科学家申农在1948年提出的。信息论的基本思想和方法完全撇开了物质、能量的具体运动形态,而把任何通信和控制系统都看作是一个信息的传输和加工处理系统,把系统有目的的运动抽象为信息变换过程,通过系统内部的信息交流使系统维持正常的有目的的运动。事实上,任何实践活动都可以简化为各种流:人员流、物质流、资金流和信息流等,其中信息流起着支配作用,它调节着其他流的数量、方向、速度和目标,通过系统内部信息流的作用,才能使系统维持正常的和有目的的运动。

3.控制论

控制论是研究系统各个部分如何进行组织,以便实现系统的稳定和有目的的行为,是一门跨学科的具有方法论性质的交叉学科。控制论是由美国数学家、生理学家维纳在20世纪40年代创立的。现在,控制论已形成以理论控制论为中心的四大分支:工程控制论、生物控制论、社会控制论(包括管理控制论、经济控制论)和智能控制论。它横跨工程技术领域、生物领域、社会领域和思维领域,并不断向各门学科渗透,促进了自然科学和社会科学的紧密结合。

(三)控制的功能

任何组织都需要控制。控制的功能主要是限制偏差的累积和使组织适应环境的变化。

1.限制偏差累积

一般来说,小的偏差和失误并不会立即给组织带来严重的损害,然而时间一长,小的偏差就会得以积累、放大,并最终变得非常严重,即从量变到质变。比如,人们常说的"蝴蝶效应":一只蝴蝶在巴西扇动翅膀,有可能会在美国引起一场龙卷风。从科学的角度看,"蝴蝶效应"反映了混沌运动的重要特征即系统长期行为对初始条件的敏感依赖性。在混沌系统中,初始条件的十分微小的变化经过不断放大,对其未来状态会造成极其巨大的影响。

工作中出现偏差在很大程度上是不可避免的,关键是要及时地获取偏差信息,及时地采取有效的纠正措施,减少偏差的累积。这就要求有效地控制系统予以保证。

2.适应环境变化

如果建立目标并能立刻实现,那么就不需要进行控制。但事实上,制定目标之后到目标实现之前,总是有一段时间。在这段时间之内,组织内部和周围环境会发生许多变化:竞争对手可能会推出新产品和新的服务项目,新材料和新技术可能会出现,政府可能会制定新的政策和法规或对原有政策进行修订,服务对象可能会有新的需求,组织内部人员会发生大的变动等。

这些变化会对组织实现目标产生影响。因此,需要建立有效的控制系统帮助管理者预测和识别这些变化,并对由此带来的机会和威胁做出反应。这种监测越有效,持续时间越长,组织对外环境的适应能力就越强,组织在激烈变化的环境中生存和发展的可能性就越大。

(四)控制类型

控制类型依据分类原则不同包括以下几种:①根据控制的性质可以分为预防性控制、检查性控制及矫正性控制;②根据控制点位于整个活动过程中的位置可以分为事先控制、过程控制和事后控制;③根据实施控制的来源可以分为内部控制和外部控制;④根据控制信息的性质可以分为反馈控制和前馈控制;⑤根据控制的方式分为正式组织控制、群体控制和自我控制;⑥根据控制采用的手段可以分为直接控制和间接控制。

上述分类不是绝对的,有时一种控制可能同时属于几种类型,如医院对医护人员严格实行准入制度,杜绝无资质人员上岗,这一控制措施既是正式组织控制,也是事先控制,更是预防性控制。大多数组织兼用预防控制、同步控制和反馈控制。

由于任何系统的运行过程均表现为输入-转换-输出的过程,故将根据控制点位于整个活动过程中的位置不同而分事先、过程和事后三种控制类型。

1.事先控制

事先控制是在系统运行的输入阶段进行的控制,也叫前馈控制,有时也称预防控制,由于控制早于行动,又称面向未来的控制。这种方法是最为经济的一种方法,它能防止由于与绩效标准不符而产生偏差的发生。例如,医院在购买大型医疗仪器设备前,就先建立一定的质量标准,既能保证购买到高质量医疗仪器设备,也能降低因医疗仪器设备出现故障而导致的损失。再比如,医院制定重大医疗过失行为和医疗事故防范预案时,做好医院安全管理工作,是属于预防控制。预防控制也用于人力资源管理:制定雇员标准就是预防控制。例如,某三甲医院只招聘有护士职业证书且身体健康的护士作为新员工,这种预防控制有助于减少在岗护士因无资质或疾病导致的生产力低下和一些不必要的损失。

2.过程控制

过程控制是在计划执行中进行的同步控制,也称同步控制。在发现错误时,立即提出建设性建议并采取纠正措施。过程控制又分现场控制和遥控控制,在护理管理中,遥控控制极少应用。

现场控制适应于基层管理人员,尤其是需要做出快速反应的工作如顾客投诉、产品服务(包括售前、售中、售后)等,这类问题复杂多变,预先控制防不胜防,只有做好现场控制,随机应变,才能达到目标,现场控制需要充分的授权。例如,各级护理管理人员的现场检查、督导,尤其是科室护士长一日五查房、护理部组织的午间、夜间及节假日查房均属于现场控制,其目的是保证一日护理工作,尤其是薄弱时段的护理工作的顺利进行。

现场控制也适应于员工的自我控制。例如,护士在为患者输血时,发现输血袋有破损漏血现象,应立即与血库联系,沟通退换有关事宜,就属于现场控制。

3.事后控制

事后控制是在计划完成后进行的评价性控制,也称反馈控制。通过指出过去的错误来对历史做出评价,以此来指导改进未来工作,但损失已经发生。财务报表就是一种反馈控制。在护理管理中,护理部每月的护理质量检查结果反馈,护理差错、事故的分析均属于事后控制。事后控制有滞后性的弱点,增加了控制的难度,因而要求反馈的速度必须大于控制对象的变化速度,否则,控制难以发挥作用。

以上三种控制虽然各有特点,但在实际工作中往往是交叉使用的。预防控制虽然可以事先做好准备,防患于未然,但有些突发事件是防不胜防的,这时必须辅以现场控制,否则,将前功尽弃。同样,不论是事先控制还是现场控制,都需要事后控制来检验。另外,在系统发展过程中,虽对前一个阶段来说是事后控制,但对后一阶段往往是事先控制。

(五)控制的基本原则

1.目的性原则

管理控制的目的一方面是使组织的实际工作按预期的计划进行并取得预期成果,另一方面,是使组织的活动有所创新、有所进步,以达到一个新的高度,即持续改进,追求卓越。为此,控制工作应紧紧围绕上述目的展开,采用的各种手段和措施也应有助于上述目的的实现。

2.客观性原则

控制活动是通过人来实现的,就是再好的管理者也难免受到主观、客观因素的影响,为了能客观地、准确地评价工作成果,须依据相应的定量或定性的标准进行控制,只有这样,才能避免主观因素的干扰。

3.重点性原则

对组织的整体控制做到面面俱到是不可能的,也是没有必要的。这是因为各部分、各环节、各种因素,在实现控制目标中的地位和所起的作用不同,因此,要选择那些对全局影响大的重点因素、重点部分或关键环节进行控制。

4.灵活性原则

通常情况下控制须按计划目标去实现,只有当事先制订的计划出现错误或环境发生重大改变时,才需要管理者灵活去控制。否则,事先设计的控制系统仍如期运转的话,会造成更大的损失和严重的后果。

5.及时性原则

控制的及时性体现在及时发现偏差和及时纠正偏差两个方面,其目的是减少时滞,避免更大的失误,保证控制的有效性。及时发现偏差须及时收集信息和及时传递信息,只有这样,才能及时掌握实时的信息,提高控制时效;及时发现偏差是实行有效控制的第一步,如果仅仅停留在这个阶段,控制也不可能达到其目的,只有通过适当的计划调整、组织安排、人员配备、现场指导等办法来纠正偏差,才能保证组织的目标实现。

二、控制的基本方式

(一)控制系统

1.概念

管理控制系统是指构成管理行为的计划、策略及奖惩的管理体系。合理的管理控制系统能够优化员工行为,促进组织目标的实现。每个控制系统至少具备4个主要要素。①探测器:

测量实际绩效的装置。②鉴定器:将绩效与目标和标准比较的装置。③效应器:评价绩效与标准有无差异、是否需要改变的装置。④与以上 3 个要素相关的信息传输装置。

2.护理管理控制系统

医院的护理管理控制系统多采取院、科、病区三级(护理部-总护士长-护士长)或院、病区二级(护理部或总护士长-护士长)护理管理组织形式,完成人力、财力、物力、信息和组织绩效等的控制管理。各级护理管理控制组织形成质控-评价-反馈全程质量管理网络,持续改进护理质量。医院护理质量管理控制系统人员组成及职责包括:①护士自我控制。护士对个人的护理活动实际绩效与护理质量标准对照,进行自查、自评、自我纠正等。②病区护理质量管理。病区护士长和其他质量控制人员定期对病区进行检查、评价、分析和反馈。③科级护理质量管理。总护士长和各护理单元护士长对所管辖护士长及护士进行护理质量检查和评价。④院级护理质量管理小组。由护理部成员、学科带头人或护士长等组成,对全院护理工作质量检查,护理部每月、每季度进行考评,并提出改进措施。

(二)控制对象

控制对象也称控制的内容,包括人员、财务、作业、信息和组织绩效 5 个方面。

1.对人员的控制

组织必须依靠组织成员的努力工作才能实现组织目标,控制促使组织成员的活动符合管理者制订的计划要求。直接巡视是最常用的方法,管理者在工作现场发现员工的问题并及时纠正。其次是对员工绩效进行评估,根据绩效结果的好坏给予奖励和业务培训,这样鼓励了良好员工的表现,也使较差的员工符合要求。

护理管理者的控制对象主要包括:①各级护理管理者,包括护士长,总护士长,护理部正、副主任及护理副院长等。②各级各类护理人员,包括护理员、护士、护师、主管护师、副主任护师和主任护师。③护理专业的学生,包括见习生、实习生、进修生。④卫生保洁人员。

2.对财务的控制

财务控制是对医院的资金投入及收益过程和结果进行衡量与校正,以确保组织目标和预定财务计划的实现。财务部门完成的工作主要包括审核各期的财务报表,以保证一定的现金存量,保证债务的负担不致过重和各项资产得到有效的利用等。护理管理者主要的工作是进行护理预算和护理成本控制。

3.对作业的控制

作业是指劳动力、原材料等物质资源转换为最终产品和服务的过程。作业控制重视提供的生产产品或服务的效率和效果。护理领域的作业是指护士为患者提供护理服务的过程。控制护理服务过程,对护理服务的效率和效果进行评价,最终提高医院医疗服务的质量,实现作业控制。护理工作中常用的作业控制手段包括护理技术控制、护理质量控制、原材料和药品购买控制、库存控制等。

4.对信息的控制

现在是知识经济时代,其特征是知识爆炸、知识共享、即时通信、即时查询。信息的全面、准确、及时能够提高组织效率。护理信息系统包括护理业务管理、行政管理、科研教学 3 个信息系统。护理活动中,要加强对护理业务管理系统中的患者信息系统、医嘱管理系统和护理病例管理系统的控制。

5.对组织绩效的控制

组织目标要求用最小成本的投入,换取最大限度的产出,组织绩效能够反映出组织目标是否实现。一个指标很难衡量组织成效,患者满意度、护士辞职率和缺勤率等都,可以成为衡量的标准。

(三)控制过程

控制过程包括确立标准、衡量工作绩效、评价并纠正偏差3个关键步骤。确立标准是控制工作的前提,衡量绩效是找出偏差信息进行控制,评价及纠正偏差是控制工作的关键。控制过程是通过事先控制、同步控制和反馈控制等控制类型完成的。

1.确立标准

标准是人们检查工作及其结果的规范,标准选择错误可能会导致控制功能失调。确立标准包括确定控制对象、选择控制关键点、分解计划目标。

(1)确定控制对象:在确立标准之前,首先要解决"控制什么"的问题。影响组织目标实现的因素都是控制对象,通常管理者选择那些对实现组织目标有重大影响的因素进行重点控制,而非全部影响因素。如在高层管理活动中,因为其工作成果和工作过程均较难衡量时,主要的控制对象是工作者的素质和技能。

(2)选择控制的关键点:关键点的控制能起到"以一棋而制全局"的效果,因此,要抓住内部控制中的重点、关键部位和容易出现偏差的环节。护理管理控制的关键点:①制度,如抢救、给药、查对等护理核心制度。②护士,如护理骨干、新入职的护士和实习护士等。③患者,如疑难危重患者、术后患者、情绪波动大的患者等。④器材设备和药品,如特殊耗材、监护仪器设备、急救药品等。⑤部门,如急诊科、产房、新生儿病房等。⑥时间,如交接班时间、节假日期间、工作繁忙的时间段。

(3)分解目标并确立控制标准:将计划中的目标分解为具体可操作的控制标准,是确立标准的关键环节。控制标准分定量标准和定性标准。定量标准包括实物标准(合格产品和废品数量)、价值标准(成本、收益、利润)和时间标准。有些活动的绩效很难用数量指标衡量,但大多数活动可以被分解为可被测量的客观部分,管理者根据不同个体、部门的对组织价值转变为衡量标准。如用无菌物品合格率、护士离职率、患者满意度等指标间接衡量质量。

2.衡量工作绩效

对照标准衡量实际工作绩效,是了解下属在工作中是否按照上级要求,是否保持与计划一致的过程。为了确定实际绩效,管理者必须得到有关的信息。衡量工作绩效的前提是建立有效的信息反馈系统。

(1)确定适宜的衡量方式。

①衡量项目:是衡量工作最为重要的方面,衡量什么比怎么衡量更为重要,这会让组织的成员把大部分精力放在衡量的项目上,有利于确保工作效率。

②衡量方法:a.亲自观察。b.统计报告,通过书面资料了解工作情况。c.抽样调查,从整批调查对象中抽取部分调查样本进行调查。d.口头报告。e.通过现象推断。

③衡量频度:衡量的次数或频率。衡量频度过高可导致成本增高和相关员工不满,衡量频度过低会造成偏差不能被及时发现和处理。有效控制要求确定适宜的衡量频度,如护理质量的控制需要以日、周、月为单位。

④衡量主体:包括工作者个体、下属、同事、上级领导或职能部门的人员等。不同的控制类型适用于不同的衡量主体,其控制效果和控制方法也有差异。

(2)建立有效的信息反馈系统。衡量实际绩效是寻找偏差的信息,为纠正偏差提供依据,实施有效控制。实际上衡量绩效、制定纠正偏差措施和执行纠正偏差措施是由不同人员完成的。因此,必须建立信息反馈系统,将实际工作情况的信息实时地传递给相关的管理者,进行及时纠偏。

(3)检验标准的客观性和有效性。衡量工作绩效是以预定的标准为依据来进行的,出现与标准不符的偏差有两种可能:一是执行中出现问题,需要纠正;二是标准本身存在问题,要及时修正或更新标准。

3.评价并纠正偏差

评价偏差并采取纠正措施是控制工作的关键。纠正偏差,使组织正常运作,从而实现组织预定的目标。

(1)评价偏差及其严重程度:偏差是绩效标准与实际绩效之间存在的差距。管理者应预先对偏差达到多大时应当进行调整做出规定。在实际绩效与绩效标准的比较之后,得出偏差信息,判断偏差的严重程度。对偏差严重程度的判断,要重视偏差对组织构成危险的程度。

(2)采取措施纠正偏差:根据偏差评价结果,管理者可以采取不同的行动:一是如果没有偏差,就不采取任何行动;二是如果有偏差,则要分析造成偏差的原因并采取纠正措施。偏差的原因是标准不切实际,则修订标准;若标准合理,则要解决管理出现的实际问题。对于导致差异的不良业绩,采取培训、惩罚、降薪等纠正偏差行动。

(四)控制过程中应注意的问题

1.及时获取实时信息,提高控制时效

实时信息是指事件一发生就被管理人员掌握的信息。实时信息能够为有效控制提供依据,争取时间,减少损失。有些管理者为了本人或团体的利益,有意隐瞒问题,上级管理者在信息缺失的情况下很难实行有效控制。因此,需要在正确时间获得正确信息。

2.控制工作应具有全局观念

加强部门管理人员的全局观念,将各个局部目标与总目标协调起来。护理管理组织结构中的各部门、科室等是一个整体,虽然各部门都有各自的分目标,但是分目标也是为整体目标服务的,所以必须注重组织的总体目标。

3.控制工作应面向未来

真正有效的控制系统能够预测可能出现的风险,并预先采取防范措施。另外,随着时代的发展,技术进步给组织管理带来便利,同时也提供了复杂先进的控制手段。因此,控制要做到先进性和科学性。

三、护理成本控制

在护理管理中,对护理绩效、护理成本和护理安全等的全方位控制十分重要。

(一)护理成本控制的概念

1.成本

成本是生产过程中所消耗的物化劳动和活劳动价值的货币表现。在医疗卫生领域,成本是指在提供医疗服务过程中所消耗的直接成本(材料费、人工费和设备费)和间接成本(管理费、教育训练经费和其他护理费用)的总和。

2.护理成本

护理成本是指在给患者提供诊疗、监护、防治、基础护理技术及服务的过程中的物化劳动和活劳动消耗。其中物化劳动是指物质资料的消耗;活劳动是指护士脑力和体力劳动的消耗。

3.成本管理

成本管理是以降低成本,提高经济效益,增加社会财富为目标而进行各项管理工作的总称。在医疗卫生领域,成本管理包括对医疗服务成本投入的计划、实施、反馈、评价、调整和控制等各环节和全过程。成本管理对医院经济效益起决定性的作用。

4.成本控制

成本控制是根据一定时期预先建立的成本管理目标,由成本控制主体在其职权范围内,在生产耗费发生以前和成本控制过程中,对各种影响成本的因素和条件采取的一系列预防和调节措施,以保证成本管理目标实现的管理行为。在医疗卫生领域成本控制过程是对医院运营过程中发生的各种耗费进行计算、调节和监督的过程,也是一个发现薄弱环节,挖掘内部潜力,寻找一切可能降低成本途径的过程。

5.护理成本控制

护理成本控制是按照既定的成本目标,对构成护理成本的一切耗费进行严格的计算、考核和监督,及时揭示偏差,并采取有效措施,纠正偏差,使成本被限制在预定的目标范围之内的管理行为。

(二)护理成本控制的方法

开展成本控制的目的就是防止资源的浪费,使成本降低到尽可能低的水平,并保持成本低水平运营。成本控制应用在保证质量的基础之上,科学地组织实施,使医院在市场竞争的环境中生存,并不断发展和壮大,不能以牺牲质量为代价进行成本过度控制。护理成本控制是按照成本控制流程,对护理成本构成和护理活动进行分析和财务管理的过程。因此,明确成本控制的程序,了解护理成本构成是掌握护理成本控制方法的基础。

1.成本控制的程序

(1)确定控制标准:成本标准是对各项费用开支和资源消耗规定的数量界限,是评定工作绩效的尺度,也是成本控制和成本考核的依据。

(2)衡量偏差信息:对成本的形成过程进行计算和监督,即通过管理信息系统采集实际工作的数据,与已制定的控制标准中所对应的要素进行比较,了解和掌握工作的实际情况,核算实际消耗脱离成本指标的差异。在这一过程中，要特别注意获取信息的质量问题，做到信息的准确性、及时性、可靠性、适用性。

（3）评价衡量的结果：即将实际工作结果与标准进行对照，分析成本发生差异的程度和性质，确定造成差异的原因和责任归属，为进一步采取管理行动做好准备。

（4）纠正偏差：纠正偏差的方法有两种：一是降低护理成本，改进护理工作绩效；二是修订成本标准。

2.护理成本构成分析

（1）工资：医院的人力资源成本中，工资通常占40％～50％，而护士分布在医院75％以上的科室，占医院卫生技术人员的50％以上，故而是人力成本控制的重点。大量研究表明，护士人力不足是导致护理不安全的重要因素，且专科护士及有经验的护士能够提供高品质的照护，减少患者住院天数，降低患者再住院率、并发症及病死率，有效降低成本。因此，控制人力成本并不能以裁减护士或是聘用低薪资浅的护士，更不能雇用无执照的护士。在实际工作中，常常采用以下几种方法来控制护理人力成本。

①成立支援护士库：在护理部层面，培养全科护士队伍，建立支援护士库，使其能够应对各种临床护理情景，在某些科室出现大量季节性疾病患者、有突发的公共卫生事件、开展新技术和新业务等情况下发挥重要的应急作用。在科室层面，促进人员的合理流动和相互增援，以缓解相同专科之间的护理人力不足问题。

②实施兼职制或部分工时制：多岗兼职或部分工时制能够整合已有的护理人力资源，其工作时间可以根据病房的需要实行弹性排班，来缓解护理人力资源不足的问题。

③聘用辅助人员：聘用辅助人员，经过培训考核合格后，承担部分患者日常生活照顾，如患者日常生活活动、翻身、沐浴等，或者承担送标本、送患者检查、送物以及文书工作等。

④应用患者分类系统：应用患者分类系统，实施患者分类管理，根据患者自理状况和病情严重程度，计算护理工作量、护理时数、工作绩效和护理费用等，也以此作为排班、分析与调派护理人力的依据，从而改善护理人力配置及护理服务品质。

⑤简化工作，优化流程：可以从三个方面入手：一是引入现代化手段，应用计算机信息管理系统，节省人工工作的时间及人力成本；二是改进医院建设及设施，使用更高效的医疗护理设备，更便捷的医疗环境，能够方便护士开展相关工作，如医院物流传输系统的使用；三是调整工作流程和操作程序，提高工作效率。

（2）仪器与设备：护理服务工作的开展和推进，有赖于良好的医疗设备、设施和仪器，做好医疗设备、设施和仪器的维修、保养和管理，不仅可以确保它们正常运转并处于完好状态，为治疗、抢救患者提供物质保证，还可以延长它们的使用寿命，减少资源浪费，节约成本。因此，对仪器和设备等固定资产，需要着重从以下几个方面加强管理。

①实施仪器设备分类管理，使用人员应认真填写仪器设备使用情况记录，认真填写仪器设备的更新年限。

②建立仪器设备档案，记载机器的购进、安装时间，使用年限，故障及维修保养情况等。

③制定仪器设备操作程序卡，将其悬挂在仪器设备上。使用时，必须先进行相关培训，了解器械的性能，熟悉故障的排除，严格遵守操作规程；使用后，及时进行清洁、消毒、妥善保管。

④制定仪器设备维护保养卡,将其悬挂在仪器设备上,由专人负责进行日常自我检查、维护与保养,各级管理人员定期抽查是否落实。

⑤检修和维护仪器设备性能,器材科或生产商根据仪器设备的性能定期检查、保养、维修,保持性能良好。

⑥建立仪器设备清点登记本,对仪器设备做到专管共用,借出物品必须办理登记手续。

(3)供应物品:供应物品指各护理单元从设备处、总务处或供应室领出的所有消耗性物品,如床单、被套、输液器和注射器等。护理管理者应实施信息化管理,记录所有物品领用、使用的量,核查领取和使用是否相符;每月清库,对所有耗材的使用做到心中有数,防止丢失;减少库存成本,提高库存周转效率,杜绝供应物品的过期和浪费。

(4)其他人力成本:有些成本既非经常支出性成本(如耗材),也非资本性成本,而是预期发生的支出成本,如奖金、在职进修培训费用、护理学术交流费用、健康保险、慰问金等。虽然这类成本不完全是由护理管理者来制定的,但护理管理者应该了解它们的支付方式,这样有利于有效调派人员,培养护理专业人员,促进护理学术交流,降低护士的离职率。

3.护理成本控制方法

护理成本控制包括编制护理预算,将有限的资源适当地分配给预期的或计划中的各项活动;开展护理服务的成本核算;进行护理成本分析,实施实时动态监测和管理,利用有限资源提高护理服务质量。成本预算是计划,也是前馈控制,是成本控制的最常用的方法;成本核算是过程控制,即对医疗护理服务过程中所花费的各种开支,依照计划进行严格的控制和监督,并正确计算实际的成本;成本分析是反馈控制,即通过实际成本和计划成本的比较,检查成本计划的落实情况并提出改进措施。

(1)编制护理预算:实现成本控制的起点是预算,它既是成本控制的目标,又是成本分析与考核的依据,对挖掘降低成本的潜力,提高成本控制能力和财务管理水平都具有重要意义。编制护理预算需要管理者超前计划并建立明确的目标和期望值。编制预算的过程可包括以下程序:

①收集信息:包括环境评估,目标、任务评估,项目的优先性等。

②进行各部分预算:包括营业预算、资本预算、现金预算。目前,护理的预算主要是护理人力资源的预算、护理培训经费的预算、护理学术交流经费的预算、护理奖励经费的预算、护理仪器设备购置的预算等。

③协商和修订。

④评估:包括反馈并进行差异分析,通过反馈,可将某一项目中的实际表现与预期预算的正或负的差异进行长远分析,以得到消除差异的结果。

(2)进行成本核算:成本核算是对生产过程中各种费用进行汇集、计算、分配和控制的过程,并为未来的成本预测、编制下期成本计划提供可靠资料。护理成本核算是对护理服务过程的人力、物力和财力进行控制,有效配置有限护理资源的过程。护理服务实行成本核算的目的是实现护理服务社会效益和经济效益最大化,为大众提供优质、高效、低耗的护理服务产品。护理成本核算方法包括以下几种:

①项目法:是以护理项目为对象,归集与分配费用来核算成本的方法。

②床日成本核算：是护理费用的核算包含在平均的床日成本中，护理成本与住院时间直接相关的一种护理成本核算方法。

③相对严重度测算法：是将患者的病情严重程度与护理资源的利用情况相联系的成本核算方法。

④患者分类法：是以患者分类系统为基础，测算护理需求或工作量的成本核算方法，根据患者的病情程度判定护理需要，计算护理点数及护理时数，确定护理成本和收费标准。

⑤病种分类法：是以病种为成本计算对象，归集与分配费用，计算出每一病种所需护理照顾成本的方法。

⑥综合法：是指结合患者分类法及病种分类法，应用计算机技术建立相应护理需求的标准并实施护理，来决定患者的护理成本，也称计算机辅助法。

（3）开展成本分析：成本分析是成本控制反馈的主要内容和关键步骤，通过成本分析，可以为下一期的成本预测和决策提供必需的资料。成本分析任务是依据成本核算资料，对照成本计划和历史同期成本指标，了解成本计划的完成情况和成本变动趋势，查找影响成本变动的原因，测定其影响程度，为改进成本管理工作、降低成本提供依据和建议。

①成本与收费的比较分析：成本与收费的比较研究可以为评价医院护理服务的效益、制定合理收费标准、理顺护理补偿机制提供可靠的依据。

②实际成本与标准成本的比较分析：通过标准成本与实际成本的比较研究，一方面可以帮助护理管理人员找出差距，提高其管理水平；另一方面，由于实际成本其实是包含了部分资源浪费（或不足）的成本，标准成本较之更具有合理性。

③成本内部构成分析：可以将成本按不同的方法分解成不同的组成部分。分析成本内部各组成部分的特点、比例及其对总成本的影响等。

④量本利分析：服务量、成本与收益之间存在着一定的内在联系，运用经济学方法，可以分析既定产量下的最低成本组合、既定成本曲线下的保本服务量和最佳服务量。

⑤护理成本的效益分析：目前常用的指标包括贴现率、内部收益率、成本效率概率等。其特点是用货币表示护理干预的效果，以完成护理资源配置经济效益、护理技术经济效益、护理管理经济效益的分析。

⑥护理成本的效果分析：一般用于评价不宜用货币来表示的护理服务结果，其评价指标包括三种：中间健康问题临床效果指标；最终健康问题临床效果指标；生命数量指标。

⑦护理成本的效用分析：目前常用的指标有质量调整生命年和失能调整生命年。其特点是选用人工指标评价护理效用，不仅重视生命时间的延长，更重视生命质量的效果。

当实际支出超过预算支出时，叫负差异，反之叫正差异。当差异发生时，首先要明确哪些项目偏离了预算和计划；其次要找出哪些是连续性正差异或是连续性负差异。如果长期呈负差异倾向，表明可能存在经常性的浪费，如水费增加，很可能是存在长流水和管理不善的问题；或者可能是原标准不切实际。对正负差异超过限额都应警惕，不能仅仅关注负差异，正差异有时揭示本该支出的没有支出，如设备仪器的维修保养费，如果平时不做维修保养，会加速仪器设备的损坏，造成护理过程的不安全因素。检查差异，进行深入分析，找出真正的原因所在，才能对症下药，药到病除。

（4）进行成本监督和管理：成本监督是指对支出的监督，即知道钱花在何时、何处。成本管理就是要明确成本控制的主体，建立成本控制的组织机构，进行成本预测、成本计划、成本核算、成本控制、成本分析、成本考核等内容。护理成本监督和管理可采用多种方法。

①厉行节约，从小事做起，如胶布、注射器、棉签、纱布等，看似极小、极普通的用物，日积月累的浪费，会造成很大的损失。

②灵活机动调整护理人力，做到科学编配、合理排班。

③建立耗材的请领单，定期清点、使用登记、交接制度，减少其库存，每月或每周进行评价。

④对仪器设备做到专管共用，定期检查、维修。

⑤鼓励护士提出节约成本的建议。

⑥实行零缺陷管理，提倡一次把事情做对、做好，减少护理缺陷、差错、事故的发生，防范护理纠纷，减少意外赔偿费用。

四、护理安全管理

（一）护理安全相关概念

1.安全

安全是指不受威胁、没有危险、危害、损失。人类的整体与生存环境资源的和谐相处，互相不伤害，不存在危险、危害的隐患，是免除了不可接受的损害风险的状态。

2.护理安全

护理安全是指在实施护理服务全过程中，不发生法律和法定的规章制度允许范围以外的心理、机体结构或功能上的损害、障碍、缺陷或死亡。它包括护理主体的安全和护理对象的安全。前者是指护理活动过程中护士的安全，后者是指护理活动过程中患者的安全。

3.护士安全

护士安全是指将护士遭受不幸或损失的可能性最小化的过程，属于医疗机构职业健康与安全的范畴，主要涉及护理工作场所中的各类安全问题。

4.患者安全

患者安全是指患者避免遭受事故性损伤，规避、预防和改善健康服务导致患者不良结果或损伤的过程。

5.护理安全管理

护理安全管理是指以创建安全的工作场所为目的，主动实施一系列与安全相关以及职业健康的各种行动措施与工作程序。它包括患者安全管理和护士职业防护，是护理质量管理的重要内容，也是医院安全管理的一个重要内容。

（二）患者安全管理

患者安全源于希波克拉底的箴言"最重要的是不要带来伤害"，是医院管理永恒的主题，也是一个备受全球关注的大众健康议题。患者安全管理的目标就是要通过构建一种能使临床失误发生率最小、临床失误拦截率最大的健康服务系统，可在最大程度上规避、预防和改善健康服务导致的患者不良结果或损伤。从国际患者安全运动的最新经验和医疗机构的管理实践来看,患者安全已经不仅仅局限于具体医疗机构组织范围内,而是一个国家层面的管理问题。患者安全概念的外延广泛,可涉及护理工作中的患者安全、医疗工作中的患者安全和医院管理中的患者安全。

1.患者的常见安全问题

(1)医院感染控制问题:医院感染在广义上来讲,是指患者在入院时和入院前不存在,而在住院期间遭受病原体侵袭引起的感染或是出院后出现的症状,是患者安全的严重威胁。在医院内,最易感染的部位分别为消化道、呼吸道、切口感染、泌尿道。

(2)环境安全问题:环境安全是保障患者健康与康复的基础。环境安全包括患者床单位的安全,安全用水、用气、用电,消防安全,医院内患者的活动安全,医院内公共设施安全,医院辐射环境安全,不可控突发事件如地震等。环境安全问题需要管理者用标准化程序应对,也需要临床护士在其工作中的维护。

(3)用药安全问题:合理规范用药、正确实施给药、关注药物配伍禁忌、药品质量及效期管理、用药观察等各个环节都与患者安全密切相关。作为临床用药的主要实施者,临床护士和护理管理者应高度重视用药安全的管理工作。

(4)设备器具的安全问题:作为直接为患者进行检查和治疗的医疗设备,如果其使用安全发生了任何问题.轻者导致财产损失,重者可能会威胁患者生命,将会导致严重的医疗纠纷。常见的设备器具的安全问题有质量问题、违法、违规重复使用,缺乏有效监管,人为恣意扩大使用的适应证、医疗设备缺乏维护和定期保养等。

(5)违背法律和护理规程问题:医疗护理的相关法律法规、护理技术规范和操作流程以及医院内的各项规章制度都是每一位护士开展护理服务的标准和指南,必须不折不扣严格执行。恣意、人为地更改、超越或违背临床护理诊疗技术规范;违反《护理条例》,无执照从事护理工作等都是非法行护的行为。

2.患者安全管理的策略

(1)营造患者安全文化:患者安全的管理不仅是一个管理方法和形式,而且应该是一种意识,是深入人心的一种用来指导工作实践的思维模式和工作态度。因此,它不仅仅涉及护士和护理管理者,还涉及医院中所有的部门,包括最高管理层。通过领导的重视和支持,各个部门共同的努力以及长期的灌输和培养,患者安全才能成为一种自觉和主动的文化意识。

营造患者安全的文化需要管理者转变安全管理的理念,从责备犯错误的个体到把错误作为促进安全的教材。作为护理管理者,要不断提高自己科学分析问题和解决问题的能力,从学习和责任两个系统来分析,其中,学习系统主要针对事件而言,关注发生什么、发生原因以及如何防范;责任系统则针对个人,关注这些人是否关注系统的安全问题,能否胜任安全工作,能够通过系统分析,寻求护理安全管理的改进,如增加人员配置、改变排班方式、加强护理安全关键点的控制、悬挂警示牌等。

(2)健全护理安全管理体系:对一切不安全事件如护理差错事故、护理投诉事件、护理意外事件、并发症等进行分析、评估和预警,对护理服务全过程的动态监测,对纠偏措施的制定、落实和跟进等,这一过程涉及信息收集、信息报告、信息公示、预警信息发布等一系列环节和方面,需要有健全的护理安全管理体系做保障。

健全护理安全管理体系,首先需要成立护理部-科护士长-护士长三级护理质量安全管理结构:护理部成立护理质量安全管理委员会,负责全院患者安全管理及质量标准的制定、实施和监督,负责各个部门之间的协调和沟通等;科护士长成立分管片区内的护理质量安全控制小组;各病区成立科内护理质量安全控制小组。明确制定"部-科-区"的职责和工作标准;护理部每季度组织护理质量控制和安全护理不良事件分析讨论会,利用根本原因分析法对护理不良事件进行深入分析,剖析产生不良事件的个人原因及系统原因,并进行有效改进;科护士长每月组织护士长对所分管科室的护理质量和安全进行分析、评估,制定防范措施;病区每周对护理质量进行自我控制,组织护理风险分析会,对本科内的风险进行分析、评估,查看各项质量标准落实情况。其次,各级管理者需要采取科学的质量管理方法,如 PDCA 循环、质量管理圈活动等,从而持续改善患者的质量安全问题。最后,还要建立和完善医护团队的沟通机制,加强护患沟通管理,严格落实各项患者安全的规章制度,使患者安全管理工作落到实处。

(3)进行护理风险预警评估:护理活动犹如一把双刃剑,为患者治疗疾病,改善健康状况的同时,也可能遭受各种损伤。患者安全管理就是将护理行为导致患者遭受不幸或损伤的可能性,即护理风险降低到最小。而识别风险是这一管理工作的前提和基础,即采用系统化的方法,对人员、设备、材料、药品、环境、流程、规章和制度等因素进行判断、归类,鉴定,掌握护理工作各个环节的风险所在。护理风险识别的主要方法:①呈报护理风险事件,正确收集相关的信息;②积累临床护理资料,全面掌握风险控制规律;③分析护理工作流程,科学预测护理风险防范。由于护理服务过程中患者流动、设备运转和疾病护理等都是一个动态的过程,所以识别护理风险的实质是对护理风险的一个动态监测过程。

护理风险明确后,各级管理者从各自的角度、各自的职责任务出发,对人员、物品、器械、环境、制度流程等各方面的风险进行具体分析,评估其风险的严重程度和发生频率,确定风险级别,做好预警,并制定有效地防范措施,如建立护理规章制度和护理质量标准,组织护士相关学习和培训,制定风险应急预案及演练,进行护理巡查和督导,加强信息沟通交流等。此外,管理者还要对风险防范措施的执行情况进行检查,对高风险项目定期进行结果分析,评价和改进护理风险防范措施。这样才能使护理安全管理模式逐渐向预警防范与积极干预的前馈控制管理模式转变。

(4)加强安全教育和培训:护理安全管理的对象是护理风险,而护理风险作为一种职业风险,意味着任何护士在工作中都可能会遇到,因此护理安全管理是一个持续不断地教育和干预过程。除了护士的学习和培训外,我们还需要针对患者及其家属开展不同形式的安全教育,鼓励他们也参与安全管理。护士教育和培训的重点除了安全意识、敬业精神、制度规范、法律法规等外,还应该将重点放在以下四个方面(又称 4C)。

①同情:护士必须对患者、对同事乃至对自己都具有同情之心。对患者持同情之心,有利于建立良好的护患关系。

②沟通:除了与患者及其家属沟通外,护士还应与医生及其他有关人员进行充分沟通,良好的沟通机制是确保患者安全的重要因素。

③能力:过硬的护理业务能力和沟通交流能力能够赢得患者及其他相关人员的尊重和信赖;风险的预知能力和应对能力能够防范风险和减少损失。

④表格化:护理记录是患者病案的重要组成部分,许多医疗纠纷都与缺乏适宜的护理记录有关。护理记录主要反映患者的病情和生命体征变化以及护理措施落实等情况,为了记录的规范、完整和省时,应提倡记录的表格化。

(5)应用患者安全技术:患者安全技术是指用来帮助医护人员减少临床失误和增进患者安全的各类技术的总称。目前,护理工作中应用的最多的患者安全技术包括:

①个人数字化辅助设备:如 PDA 移动护士工作站、医师移动查房等,实现床边生命体征录入、护理评估和护理记录等。

②条形码系统:如二维条码腕带识别系统、口服药、输液、检验、治疗等二维码扫描系统、检验条形码管理系统等。

③全自动口服药品摆药机:实现口服药自动摆药、自动分装、独立包装、自动打印及二维条码识别等综合功能于一体。

④计算机医生工作站和护士工作站:实现医嘱的开具、转抄、打印、执行、核对、校正等功能综合电子处理化;医疗及护理病历实时电子化书写,并实现与影像、检验系统的联网操作。

⑤各类报警技术:如检验危急值在医生、护士工作站实时报警;护理病历生命体征预警报警技术。

⑥患者监护系统:电子监护系统的集束化管理、全智能电子监护系统的管理等,可随时接收每个患者的生理信号,如脉搏、体温、血压、心电图等,定时记录患者情况构成患者日志。

(6)进行护理安全事件分析:护理安全事件分析的目的是预防或杜绝类似错误问题的再次发生。常用的方法如下。

①根本原因分析:根本原因分析(RCA)是指由多学科的专业人员,针对选定的安全事件进行详尽地回溯性调查的一种分析技术,以揭示患者安全事故或严重的临床接近失误的深层原因,并提出改进和防范措施。RCA 的工作要点主要包括:a.问题(发生了什么):按照时间顺序排列护理过程中的各种活动和现象,通过还原现场,识别发生了什么事、事件发生的过程等;b.原因(为什么发生):针对已发生的事件,运用科学的方法识别为什么会发生患者安全事故,通过分析造成问题的可能原因,直至确定根本原因;c.措施(什么办法能阻止再次发生):多学科的专业人员从不同的专业角度提出意见和建议,识别什么方法能够阻止问题再次发生,什么经验教训可以吸取,或者一旦发生医疗机构可以做什么。

②重大事件稽查:重大事件稽查(SEA)是指医疗团队中的人员定期对不良/优良的医疗或护理事件进行系统的、详细的分析,以寻求改进和提高的过程。SEA 和 RCA 之间不是一种相互排斥的关系,SEA 的结果可能提示存在于组织水平上的安全隐患,然后决定是否进行RCA。SEA 的工作要点主要包括:a.确定将要稽查的重大医疗或护理事件,并收集相关信息;b.举行 SEA 事件讨论会,讨论并做出相关事件的决定;c.系统化记录事件的前因后果和发生发展过程;d.采取措施。

(三)护士安全管理

护士安全属于医疗机构职业健康与安全范畴,主要涉及到护理工作场所中的各类安全问题。近十年来,由于社会发展过程中逐步积累起来的各种矛盾和医疗环境中的各种困难,导致医患关系过度紧张,医疗纠纷事件屡有发生。加之护士每天需做大量的护理和治疗操作,时常暴露在各种传播疾病的风险中,且大量高密度、高强度的护理工作对护士身心健康也造成一定损害,因此我国护理界在护士安全管理方面作了大量的研究和探索。

1.护士安全的威胁因素

(1)生物危险因素:如接触各种耐药菌、病毒。

(2)化学危险因素:如抗癌药物的配制过程中液体渗漏。

(3)物理危险因素:如针刺伤和各种锐器刺伤。

(4)环境与设备危险因素:如医院暴力、设备对人体的放射性损伤。

(5)身心危险因素:如工作量大导致压力过大、作息紊乱等。

护士安全和患者安全两者密切相关,相互影响。例如,护士人员配备不足,导致护士身心疲惫,造成护士不安全,很容易引起护理失误,进而威胁患者安全;反之,如果发生了护理不安全事件使患者安全受损,极易导致患者对护士不信任,对护患关系的存疑,从而威胁护士安全。

2.护士安全管理的策略

(1)营造以人为本的医院文化:护士由于其职业的特殊性,每天不得不暴露于各种各样的高危因素之中。各级管理者必须明确人是护理管理中最重要的资源,明确护士和患者安全之间的关系,牢固树立以人为本的思想,正确处理成本控制与护士职业安全防护的关系,合理配置护士,积极采取各种有效的预防措施,努力提供符合职业安全要求的设备、器材和工作环境,使护士健康安全地工作,只有这样才能为患者提供优质、高效、安全的护理服务。

(2)建立护士安全健康指引:建立护士安全健康指引,如预防呼吸道感染指引、预防消化道感染指引、预防血液和体液感染指引、预防化学药物损伤和锐器伤安全指引和处理流程、医疗废物处理安全指引和处理流程等,指导护士减少不安全职业暴露,进行职业安全防护和科学应对。职业健康和安全是医护人员的个人权利,医护人员也肩负着增进职业健康和安全的个人责任。每一位护士在临床工作中不能图工作方便而置职业安全与健康不顾,要严格落实各项安全健康指引。

(3)加强职业安全防护相关培训:随着护理工作范围不断拓展,护理工作的风险相应增加,通过对各级护理人员的相关培训,既可以使其充分认识职业暴露防范的重要性,提升职业暴露防范意识;又可以加强其对专业知识的掌握,使其善于利用各种防护器具对自身进行职业防护;还可以使其学习医院暴力自我保护方法,提升自身应对压力和处理风险事件的能力。

(4)建立护理职业防护管理机制:把职业防护作为护理管理的一项重要内容,建立职业防范管理制度,通过护理部、科室和病区的三级管理结构,从护理工作规划、资源供给、实施、监督检查和评价等各个环节入手,建立护理职业防护管理机制,保护护士的职业安全。

第二节 护理质量管理

一、质量管理概述

(一)质量管理的相关概念

1.质量

质量称为"品质"。这个词常用于两个不同范畴:一方面是指"度量物体惯性大小的物理质量"或"物体中所含物质的量";另一方面是指产品或服务的优劣程度,管理学中是指第二种含义。国际标准化组织对质量的定义是:"反映实体满足明确和隐含需要的能力的特性总和"。

质量一般包含3层含义:规定质量、要求质量和魅力质量。规定质量是指产品或服务达到了预定的标准;要求质量是指产品或服务的特性满足了顾客的要求;魅力质量是指产品或服务的特性超出了顾客的期望。

2.质量管理

质量管理是组织为使产品、过程或服务满足质量要求,达到顾客满意而开展的策划、组织、实施、控制、检查、审核及改进等有关活动的总和。质量管理的核心是制订、实施和实现质量方针与目标,质量管理的主要形式是质量策划、质量控制、质量保证和质量改进。它是全面质量管理的一个中心环节。

3.质量体系

质量体系指为保证产品、过程或服务质量满足规定(或潜在)的要求,由组织机构、职责、程序、活动、能力和资源等构成的有机整体。按体系目的可分为质量管理体系和质量保证体系两类。

4.质量控制

质量控制是对影响服务质量的各环节、各因素制定相应的监控计划和程序,对发现的问题和不合格情况进行及时处理,并采取有效纠正措施的过程。质量控制强调满足质量要求,着眼消除偶发性问题,使服务体系保持在既定的质量水平。

5.质量改进

质量改进是为了向本组织及其顾客提供增值效益,在组织范围内采取措施提高质量效果和效率的活动过程。质量改进的目的是对某一特定的质量水平进行变革,使其在更高水平下处于相对平衡的状态。如护理质量持续改进,其目的就是使护理质量不断提高和改进。

(二)质量观的演变

质量观是人们对质量的认识与看法。人们对质量的认知是一个发展变化的过程,它经历了四个不同的阶段。

1."符合性质量"阶段

该理念始于20世纪40年代,其基本观点是:质量以符合现行标准的程度作为衡量依据。"符合标准"就是合格的产品,符合的程度反映了产品质量的水平。当确定的产品规格标准可以被有效地检查时,才能确定其产品的符合度;因此,使用"符合性质量"概念更适合于描述产品的标准化程度。

2."适用性质量"阶段

该理念始于20世纪60年代,其基本观点是:质量应该以适合顾客需要的程度作为衡量的依据,就是从使用产品的角度来定义产品质量。从"符合性"到"适用性",反映了人们在对质量的认识过程中,已经开始把顾客需求放在首要位置。两者根本的区别是:前者是以明确的规格作为生产过程中的检查标准;而后者则认为衡量产品最终的质量标准不仅是产品的规格,还应该包括客户"隐含"的期望。

3."满意性质量"阶段

该理念产生于20世纪80年代。这一时期提出的"全面顾客满意"概念将质量管理带入一个新的阶段,即全面质量管理阶段。全面质量管理的理念是组织应该以"全面顾客满意"为核心,它涉及组织运行的全部过程,组织的全体员工都应具有质量的责任。全面顾客满意不仅体现在产品整个生命周期中所有用户的满意,还应包括组织本身的满意,以及与自然、社会环境相适应。

某种程度上,质量管理已经不再局限于质量职能领域,而演变为一套以质量为中心,综合的、全面的管理方式和理念。全面质量管理活动的兴起使质量管理更加完善,并成为一种新的科学化管理技术,目前举世瞩目的ISO 9000族质量管理标准、美国波多里奇奖、日本戴明奖等各种质量奖等,都是以全面质量管理的理论和方法为基础的。

4."卓越性质量"阶段

"卓越性质量"的核心是"零缺陷"。"零缺陷"管理的主旨是采取预防控制和过程控制,通过流程设计、优化与持续改进,达到零缺陷生产、降低成本、提高生产率和市场占有率以及顾客满意度和忠诚度的目的。六西格玛管理是"零缺陷"质量管理思想在实践中的具体应用。20世纪90年代,摩托罗拉、通用电气等世界顶级企业相继推行六西格玛管理,逐步确立了全新的卓越性质量观念。六西格玛的质量标准中,它的合格率达到99.999 66%,即每100万次操作或服务机会中仅有3.4次错误,这几乎趋近到人类能够达到的最为完美的境界,因此称为卓越性质量。

纵观人类质量观的演变史,如果说"符合性质量"和"适用性质量"是为了防止顾客不满意,那么"满意性质量"和"卓越性质量"则是为了创造顾客的满意度和忠诚度。

二、护理质量管理概述

护理质量管理是护理管理的核心,也是护理管理的重要职能,直接反映护理工作的内涵和特点。护理质量不仅取决于护士的综合素质和技术水平,而且与护理管理方法和管理水平密切相关。科学、有效、严谨、完善的管理不仅是促进护理质量不断提高的重要保证,更是为患者提供安全护理的重要保障。因此,如何为患者提供全面、系统、高质量的护理服务,满足他们的需求,是护理管理者面临的主要任务。

(一)护理质量管理的概念

护理质量管理是指按照护理质量形成的过程和规律,对构成护理质量的各要素进行计划、组织、协调和控制,以保证护理工作达到规定的标准和满足服务对象需要的活动过程。开展护理质量管理,应注意以下要点:第一,必须建立完善的护理质量管理体系,并使之有效运行;第二,要制定合理的护理质量标准,使得管理有据可循;第三,要对护理过程中构成护理质量的各要素,按标准进行质量控制;第四,在护理质量管理过程中,各个环节相互制约、相互促进、不断循环、周而复始,质量逐步提高,形成一套质量管理体系和技术方法。

(二)护理质量管理基本原则

1.以患者为中心原则

患者是医疗护理服务的中心,是医院赖以存在和发展的基础。以患者为中心的原则强调:无论是临床护理工作流程设计、优化,护理标准制定,还是日常服务活动的评价等管理活动中都必须打破以工作为中心的模式,建立以尊重患者人格,满足患者需求,提供专业化服务,保障患者安全为核心的文化与制度。

2.预防为主原则

在护理质量管理中树立"第一次把事情做对"的观念,对形成护理质量的要素、过程和结果的风险进行识别,建立应急预案,采取预防措施,降低护理质量缺陷的发生。应尽量采用事前控制的方式,防微杜渐,要知道质量是做出来的而不是检查出来的。

3.全员参与原则

护理服务的每个环节和每个过程都是护士辛勤劳动的结果,各级护理管理者和临床一线护士的态度和行为直接影响着护理质量。因此,护理管理者必须重视人的作用,对护士进行培训和引导,增强护士的质量意识,使每一位护士能自觉参与护理质量管理工作,充分发挥全体护士的主观能动性和创造性,不断提高护理质量。如品管圈管理,就是发挥全体护士,特别是临床一线护士的积极性,进行质量管理。

4.基于事实的决策方法原则

有效的决策必须以充分的数据和真实的信息为基础。护理管理者要运用统计技术,对护理质量要素、过程及结果进行测量和监控,分析各种数据和信息之间的逻辑关系,寻找内在规律,比较不同质量控制方案的优劣,结合过去的经验和直觉判断,做出质量管理决策并采取行动,这是避免决策失误的重要原则。近年来,护理管理者通过不良事件的采集、分析,获得护理质量管理的基本数据,并针对性的提出解决方案,就是基于事实的决策方法。

5.持续改进原则

持续改进是指在现有服务水平上不断提高服务质量及管理体系有效性和效率的循环活动。护理质量没有最好,只有更好,要强化各层次护士,特别是管理层护士追求卓越的质量意识,以追求更高的过程效率和有效性为目标,主动寻求改进机会,确定改进项目,而不是等出现了问题再考虑改进。

(三)护理质量管理基本标准

1.标准及标准化的概念

(1)标准:是指为在一定范围内获得最佳秩序,对活动或其结果规定共同的和重复使用的规则、导则或特性的文件。它以科学技术和实践经验为基础,经有关方面协商同意,由公认的机构批准,以特定的形式发布,具有一定的权威性。我国的标准分国家标准、行业标准、地方标准和企业标准4级。

(2)标准化:是为在一定范围内获得最佳秩序,对实际的或潜在的问题制定共同和重复使用规则的活动,包括制定、发布、实施和改进标准的过程。标准化过程不是一次完结,而是不断循环螺旋式上升的;每完成一次循环,标准水平就提高一步。标准化的基本形式包括:简化、统一化、系列化、通用化和组合化。

2.护理质量标准的概念及分类

(1)护理质量标准:是依据护理工作内容、特点、流程、管理要求、护士及服务对象的需求和特点制定的护士应遵守的准则、规定、程序和方法。护理质量标准由一系列具体标准组成,如在医院工作中,各种条例、制度、岗位职责、医疗护理技术操作常规均属于广义的标准。《中华人民共和国护士条例》《病历书写规范》《综合医院分级护理指导原则》《常用临床护理技术服务规范》等,均是正式颁布的国家标准。

(2)护理质量标准分类:护理质量标准目前没有固定的分类方法。依据使用范围分为护理业务质量标准、护理管理质量标准;根据使用目的分为方法性标准和衡量性标准,其中方法性标准包括质量计划标准(如工作计划、技术发展规划)、质量控制标准(如患者满意率、不良事件上报率)、工作实施标准(如护士工作职责、技术操作规范),衡量性标准即质量检查评价标准(如病区管理标准、基础护理合格标准);根据管理过程结构分为要素质量标准、过程质量标准和终末质量标准。要素质量、环节质量和终末质量标准是不可分割的标准体系,下面具体阐述:

①要素质量标准:要素质量是指构成护理工作质量的基本元素。要素质量标准既可以是护理技术操作的要素质量标准,也可以是管理的要素质量标准,每一项要素质量标准都应有具体的要求。如原卫生部三级综合医院评审标准中对临床护理质量管理与改进的具体要求是:根据分级护理的原则和要求建立分级护理制度质量控制流程,落实岗位责任制,明确临床护理内涵及工作规范;有护理质量评价标准和考核指标,建立质量可追溯机制等。

②过程质量标准:过程质量是各种要素通过组织管理所形成的各项工作能力、服务项目及其工作程序或工序质量,它们是一环套一环的,所以又称为环节质量。在过程质量中强调协调的护理服务体系能保障提供高效、连贯的护理服务。在临床护理工作中,入出院流程、检查流程、手术患者交接、诊断与治疗的衔接,甚至是某项具体的护理技术操作,都涉及过程质量标准的建立。

③结果质量标准:护理工作的终末质量是指患者所得到护理效果的综合质量。它是通过某种质量评价方法形成的质量指标体系。例如住院患者是以重返率(再住院与再手术)、病死率(住院死亡与术后死亡)、安全指标(并发症与患者安全)三个结果质量为重点。这类指标还包括患者及社会对医疗护理工作满意率等。

3.护理质量标准化管理

护理质量标准化管理,就是制定护理质量标准,执行护理质量标准,并不断进行护理标准化建设的工作过程。

(1)制定护理质量标准的原则。

①客观性原则:没有数据就没有质量的概念,因此在制定护理质量标准时,要用数据来表达,对一些定性标准也尽量将其转化为可计量的指标。

②科学性原则:制定护理质量标准既要符合法律法规和规章制度要求,又要满足患者的需要;护理工作对象是人,任何疏忽、失误或处理不当,都会给患者造成不良影响或严重后果。因此,要以科学证据为准绳,在循证的基础上按照质量标准形成的规律结合护理工作特点制定标准。

③可行性原则:从临床护理实践出发,掌握医院目前护理质量水平与国内外护理质量水平的差距,根据现有的护士、技术、设备、物资、时间、任务等条件,制定切实可行的护理质量标准和具体指标。制定标准值时应基于事实又略高于事实,即标准应是经过努力才能达到的。

④严肃性和相对稳定性原则:在制定各项护理质量标准时要有科学的依据和群众基础,一

经审定,必须严肃认真地执行。凡强制性、指令性标准应真正成为质量管理的法规;其他规范性标准,也应发挥其规范指导作用。因此,需要保持各项标准的相对稳定性,不可朝令夕改。

(2)制定护理质量标准的方法和过程:制定护理标准的方法和过程可以分为四个步骤。

①调查研究,收集资料:调查内容包括国内外有关护理质量标准资料、相关科研成果、实践经验、技术数据的统计资料及有关方面的意见和要求等。调查方法要实行收集资料与现场考察相结合,典型调查与普查相结合,本单位与外单位相结合。

②拟定标准,进行验证:在调查研究的基础上,对各类资料、数据进行深入分析、归纳和总结,然后初步形成护理质量管理标准。初稿完成后应与护理质量管理专家及临床一线护士进行讨论,征求意见、建议,论证其科学性及可行性等,形成试行稿。然后在小范围内进行试验,进行护理质量标准的可操作性测试,测试后根据结果再次修订,形成最终的质量标准。

③审定、公布、实行:根据不同质量标准的类别,对拟定的护理质量标准报相关卫生行政主管部门或医院进行审批,公布后在一定范围内实行。

④标准的修订:随着护理质量管理实践的不断发展,原有的标准不能适应新形势的要求,此时就应该对原有质量标准进行修订或废止,制定新的标准,以保证护理质量的不断提升。护理管理人员应定期开展对标准的复审及修订工作。

总之,护理质量标准是护理管理的重要依据,它不仅是衡量护理工作优劣的准则,也是护士工作的指南。建立系统的、科学的和先进的护理质量标准与评价体系,有利于提高临床护理质量,保证患者安全。

(四)护理质量管理过程

1.建立质量管理体系

健全的质量管理体系是保证护理质量持续改进的前提和关键。护理质量管理体系是医院质量管理体系的一部分,应与医院质量管理体系同步建立。一般来说,根据医院规模和护理部的管理模式,应建立护理部-科护士长-护士长三级护理质量管理体系或护理部-护士长两级护理质量管理体系,并根据需求设立护理质量管理办公室负责日常工作,明确规定每一位护士在质量工作中的具体任务、职责和权限,充分发挥各级护理管理人员的职能。只有这样,才能有效地实施护理管理活动,保证服务质量的不断提高。

2.制定质量标准

护理质量标准是规范护士行为和评价护理质量的依据。护理管理者的一个重要任务就是建立护理质量标准,并根据实际情况的变化不断更新护理质量标准。应以患者需求为导向,以科学发展观为指导,依据国家、部门或行业标准,结合各医院的实际情况制定一系列护理质量标准。制定标准的原则和步骤上文已陈述,但需注意:单位、地区标准要服从于国家和行业标准,可以高于但不能低于国家和行业标准。

3.进行质量教育

护士的质量意识和观念将直接影响护理行为活动及结果,因此,要做好护理质量管理工作,关键在于提高护士的质量意识。护理管理人员要在各个层面加强质量教育:一方面,要不断增强全体护士的质量意识,使护士的质量观念与医学模式的发展相适应,认识到自己在提高质量中的责任,明确提高质量对整个社会和医院的重要作用;另一方面,要有步骤地开展护理质量标准和质量管理方法的教育,提升护士对质量标准的执行能力,促使护士掌握和运用质量管理的方法和技术,并帮助她们应用于临床实践,不断地提高护理工作质量。

4.实施全面质量管理

通过质量教育环节,各级护理管理者和护士已经认真学习并充分了解了质量标准的内容,掌握了质量标准的要求,就应实施全面护理质量管理。首先,要促使大家自觉执行标准,保证质量标准的落实;其次,建立质量可追溯机制,利用标签、标识、记录等对服务进行唯一标识,以防物质误用和出现问题时能追查原因,如灭菌物品的追溯系统;再次,建立监督检查机制,各级护理管理者应按质量标准要求进行监控,随时纠正偏差,可采用定期与不定期检查相结合的方式;最后,对于质量管理的方法和技术难题、临床突发事件等,开展质量管理的指导工作。

5.评价与持续改进

评价是不断改进护理质量管理,增强管理效果的重要途径。评价一般指衡量所定标准或目标是否实现或实现的程度如何,即对一项工作成效大小、工作好坏、进度快慢、对策正确与否等方面做出判断的过程。评价贯穿工作的全过程,不应仅在工作结束之后。质量评价结果要通过向上反馈、平行反馈、向下反馈等形式告知相关的单位、部门和个人,有利于质量工作的改进,也为护理质量持续改进奠定基础。

(五)护理服务与质量管理

马克思阐明了服务是作为商品提供的劳动本身,而劳动本身与支付报酬者关系的直接性,则是服务使用价值的真实体现;因此,服务质量比产品质量与消费者联系的更紧密,服务质量管理也尤为重要。

1.护理服务概述

护理服务是指护士借助各种资源向护理服务对象提供的各种服务。其目标是在确保患者安全的前提下,提供及时、有效、让患者满意的服务。根据护理工作范围,护理服务可分为门诊护理服务和住院护理服务;根据服务的迫切程度,护理服务可分为维护生命的护理服务、一般性护理服务、预防和保健性护理服务。

随着护理服务理念从"以疾病为中心"转变为"以患者为中心",护理服务意识不断增强,护理服务呈现出以下发展趋势:①从生理服务转向综合服务;②从被动服务转向主动服务;③从粗放式服务转向精细化服务;④从普遍化服务转向个性化服务等。护士在临床实践中不断创新服务理念和服务方式,为患者提供人性化服务、温馨服务、便捷服务等。

护理质量是在护理服务活动过程中逐步形成的,要使护理服务过程中影响质量的因素都处于受控状态,必须进行护理质量管理;要使护理服务对象的需求得到满足,提供优质护理服务,也必须进行护理质量管理,并针对性地开展满意度测评、投诉处理等。

2.护理服务对象分析

"患者"是对医疗护理服务对象的传统称谓,但就医人群不仅指患者,还包括健康人群;因此,"就诊者""就医顾客"的概念正在逐渐取代传统认识。这些转变也带来了护士角色心理、服务职能的转变,如护士由心理上位转变为心理等位,以更加尊敬和平等的心态对待患者。

护理服务对象的心理特点及需求一般包括:

(1)求愈心理:是对恢复健康的心理渴求,因此预防和治疗疾病的良好效果是其对医疗护理质量的核心需求。

(2)求快心理:时间意味着痛苦和成本,希望药到病除是就诊者的普遍心理特点,其需求延伸为检查、治疗、护理服务的便利、快捷。

(3)求廉心理:所有就诊者都希望物美价廉,即享受优质护理服务的同时支付的费用低、透明度高。

(4)求名、求新心理:是追求名院、名医及新业务、新技术的心理,因此就诊者在医疗护理服务中有对知名医院、优势学科等的品牌需求。

除此之外,就诊者还具有熟人心理、求优心理、求安全心理等特点,深入地分析和了解其心理特点和相应的服务需求,有助于针对性的制定改进护理服务的措施,提供就诊者满意的护理服务。

3.满意度测评

(1)满意度的概念:满意是一种心理状态。是否满意取决于地点、时间、事件、个人价值观和期望值等。顾客在接受服务的过程中,当现实情况与期望一致时,产生满意的心理反应,表现为忠诚于该组织和服务;当现实情况小于期望值时,则产生不满意心理,表现为抱怨甚至投诉。如果抱怨没有得到及时有效的处理,顾客就会放弃该组织和服务,组织也就失掉了顾客;如果大部分顾客产生不满意心理,则组织就会失掉市场。

满意度是服务达到顾客期望值的程度。医疗服务的满意度包括就诊者满意度、员工满意度和社会满意度三个方面,三者互相联系、互相影响。通常情况下,护理服务满意度主要指就诊者对护理服务的满意度,即护理服务对象满意度。

(2)护理服务对象满意度测评:护理服务对象满意度测评主要分满意度调查、满意度分析、改进服务三部分进行。

①满意度调查:包括确定调查内容,选择调查指标,设计调查表,运用适当的调查方法,实施调查。满意度调查可采用定期调查与不定期抽查的形式,一般医疗机构都是按月进行调查。

根据满意度调查对象的范围,一般分为住院患者、门诊患者、社区满意度调查等。针对不同的调查对象,应设计相应的调查表。调查表的形式、内容繁多,各类满意度调查表从不同程度满足调查内容的要求,但设计时应注意以下几点:a.引言要充分表达对护理服务质量改进的愿望,取得填写者的配合;b.就诊者群体文化参差不齐,文字描述要简单明了,不宜有专业术语;c.条目应有针对性,不宜过多;d.预留就诊者表达主观意愿的空间,便于填写条目中未提及内容;e.一般情况下,满意度应进行匿名调查。表9-1是某三级甲等综合医院的护理服务对象满意度调查表。

如表9-1所示,满意度测量的等级可以直接用文字描述,也可以采用11等级评分表(图9-1)。

表9-1 住院患者满意度调查表

调查内容	非常满意	满意	基本满意	不满意	非常不满意
入院后护士向您或您的家人介绍住院须知、主管医生、责任护士及病区环境等,您是否满意?					

续表

调查内容	非常满意	满意	基本满意	不满意	非常不满意
您对护士的服务态度是否满意?					
您对护士的操作技术是否满意?					
护士主动向您介绍用药、输液、饮食、检查和疾病的相关知识方面,您是否满意?					
您对护士及时巡回病房,为您解决问题方面,是否满意?					

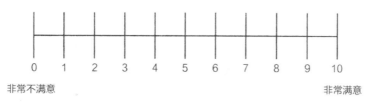

图 9-1　11 等级评分表

4.投诉处理

随着人们对医疗护理服务认识的深入,越来越多的患者开始注重保护自身权益,投诉也随之增多,有些医院甚至专门成立了投诉接待部门,处理患者及其家属的投诉。事实上,正确对待及处理客户投诉,增加患者的客户价值,将不满的患者变成忠诚的患者,也有助于提升护理服务水平,提升医院的形象。

处理投诉的具体步骤如下:

(1)用心倾听抱怨:用心倾听有助于了解投诉者的真正需求,获得处理投诉的重要信息。在倾听时应注意:保持足够的耐心,并对他们的感受表示理解,但不要急于辩解甚至反驳,否则只会让投诉者更加坚持自己的观点,使事情更加难以处理。

(2)允许投诉者发泄情绪:当投诉者发泄不满情绪时,不宜中途打断;只要没有过激行为,就应该让他们把要说的话以及要表达的情绪都充分地发泄出来。不良情绪发泄后,投诉者心情会逐渐平静,利于事情的处理。

(3)确认问题:倾听过程中认真了解事情的所有细节,确认问题的症结所在,并做好记录。必要时引导投诉者说出问题的关键点,但应注意不使对方产生被质问的感觉,而是以关心和解决问题的角度请对方提供情况。

(4)真诚的道歉:如果发现护理服务存在问题,应真诚地向投诉者道歉。护理投诉多见于服务态度问题或者沟通问题,有些投诉没有得到良好的解决,主要在于护士漠不关心或者据理力争,从而导致矛盾愈演愈烈,适时的道歉往往能取得患者的谅解。

(5)切实解决问题:解决问题是最关键的一步。问题解决得好,患者感到满意,不仅为医院培养了忠诚的客户,还提升医院护理队伍的整体形象。一般来说,应主动了解投诉者的诉求,尽量提出让其满意的解决方案,并积极落实。解决问题时要注意把握尺度,不能超越基本原则,但应让投诉者感受到护理管理者一直在积极主动地解决问题。

(6)礼貌的结束:投诉的问题解决以后,还应询问投诉者是否满意? 是否还有别的问题? 最后,应真诚地对其表示感谢。

在投诉的处理过程中,还应注意以下几点:第一,护理管理者应积极的对待投诉,意识到投诉对提升护理服务的意义;第二,任何护士都有接待、处理投诉的义务,不应推诿患者,如自身不具备处理投诉的能力,也应在第一时间转至护士长或护理部处理;第三,及时发现服务缺陷和患者的潜在抱怨情绪,应注意加强沟通、避免投诉的发生;第四,应建立投诉处理制度和流程,投诉反映的问题要及时解决,强化投诉处理的科学管理。

三、护理质量管理方法

质量管理需要一套科学合理的工作方法,即按照科学的程序和步骤进行质量管理活动,才能达到提高质量的良好效果。护理质量管理的方法有 PDCA 循环、品管圈、5S 法、根因分析法、失效模型与效应分析、以患者满意度为导向的护理质量管理方法等,其中 PDCA 循环是临床护理质量管理最基本的方法之一。

(一)PDCA 循环

1.PDCA 循环的概念

PDCA 循环管理,又称"戴明环",是美国质量管理专家爱德华戴明于 20 世纪 50 年代初提出。PDCA 是英语 Plan(计划)、Do(实施)、Check(检查)和 Action(处理)4 个词的缩写。它是在全面质量管理中反映质量管理客观规律和运用反馈原理的系统工作方法。

2.PDCA 循环的步骤

每一次 PDCA 循环都要经过 4 个阶段、8 个步骤,如图 9-2 和表 9-2 所示。一个 PDCA 循环解决一部分问题,尚未解决的问题或新出现的问题进入下一个循环。它是一个多次重复的过程,只有起点,没有终点。

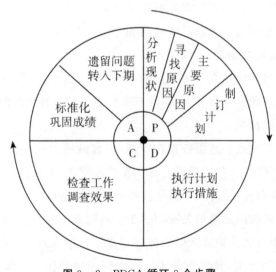

图 9-2　PDCA 循环 8 个步骤

表9-2 PDCA循环4个阶段、8个步骤

阶段	步骤
(1)计划阶段	第1步,分析质量现状,找出存在的质量问题
	第2步,分析产生质量问题的原因或影响因素
	第3步,找出影响质量的主要因素
	第4步,针对影响质量的主要原因研究对策,制定相应的管理制度或具体的改进措施
(2)实施阶段	第5步,组织有关护理人员根据第一阶段制订的计划付诸实际行动
(3)检查阶段	第6步,根据计划的要求,对实施情况进行检查,将实际结果与预期目标相对比分析,寻找和发现计划执行中的问题并进行改进
(4)处理阶段	第7步,对检查结果进行分析、评价和总结,将成果纳入标准和规范中,防止不良结果的再次发生
	第8步,把尚未解决的问题或新发现的问题转入下一个PDCA循环,为制订下一轮循环计划提供资料

3.PDCA循环的特点

(1)完整性、统一性和连续性。PDCA循环作为科学的工作程序,其4个阶段的工作具有完整性、统一性和连续性的特点。在实际应用中缺少任何一环节,该循环都不可能取得预期的效果,只能在较低水平重复。如无计划或计划不周、有实施无检查、有问题未转入下一个PDCA循环,工作质量就难以提高。

(2)大环套小环,小环保大环,相互联系,相互促进。整个医院质量体系是一个大的PDCA循环,大循环所套着的层层小循环即为各部门、各科室及病区的质量体系。护理质量管理体系是医院质量体系中的一个小的PDCA循环,而每个护理单元的质量控制小组又是护理质量管理体系中的小循环。医院运转的绩效,取决于各部门、各环节的工作质量,而各部门、各环节必须围绕医院的方针目标协调行动。因此,大循环是小循环的依据,小循环是大循环的基础,如图9-3。

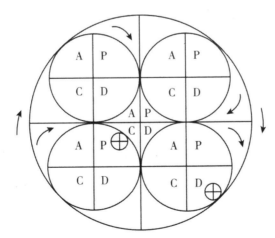

图9-3 大循环套小循环示意

（3）不断循环,不断提高。PDCA 循环不是简单在同一水平上的重复循环,每次循环都能解决一些问题,都能使质量提高一步;接着确定新的目标和计划,进入新的循环,使质量呈螺旋式上升,使管理工作从前一个水平上升到更高一个水平,如图 9－4 所示。

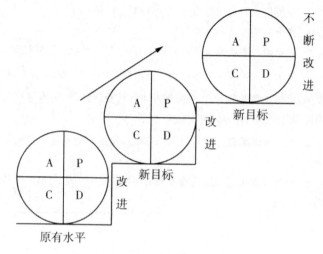

图 9－4　PDCA 循环螺旋式上升示意

4.运用 PDCA 循环的基本要求

（1）PDCA 循环周期制度化:循环管理要达到制度化,首先应明确规定循环周期,周期时间不宜过长或过短,一般以月周期为宜;其次必须按循环周期作为管理制度运转,不可随意搁置、停顿。

（2）PDCA 循环管理责任制:PDCA 循环能否有效转动,关键在于责任到人。首先是确定循环管理的主持人,其次是组织有关人员参加。

（3）PDCA 循环管理标准规范化:制定循环管理的有关标准、制度,定期进行循环管理成绩考核,实现 PDCA 循环运作的程序化。

5.PDCA 循环在护理管理中的运用举例

表 9－3　PDCA 循环在护理管理中的运用举例

质量检查情况:

　　某医院老年科某月 3 名老年性痴呆、长期卧床的患者,臀部皮肤呈暗红色。

运用:

A

　　3 名患者小便失禁的护理和 2 名患者肌力、关节功能恢复的训练将转入下一个 PDCA 循环。

P

　　护士长召集患者的责任护士,分析问题出现的原因:

　　①患者长期卧床并伴小便失禁。

　　②患者变换体位困难。

　　③皮肤清洁不彻底,局部长期受压(3 名患者臀部皮肤发红的主要原因)。

④责任护士针对分析得出的原因制订相应的护理计划。

C

护士长在几次查房中发现：

①所有护理措施均按计划实施。

②3名患者臀部皮肤的颜色已经恢复正常，局部清洁干燥。

③1名患者经过理疗师的康复训练，已能独立起床并下地行走，另外2名患者仍需协助。

④3名患者的小便失禁状态仍未改善，需要继续行保留导尿。

D

责任护士要按照制订的护理计划实施：

①遵医嘱行保留导尿。

②清洁局部皮肤，每日2次。

③协助患者翻身，每2小时1次。

④向患者陪护人员讲解避免患者长期卧床的重要性，教会患者陪护人员协助患者起床的方法，鼓励其协助患者下地行走。

⑤与主管医生协商，请康复理疗师协助康复理疗，促进患者肌力及关节功能的改善和恢复。

(二)品管圈法

1.品管圈的含义

品管圈(QCC)，又称质量控制圈、质量小组、QC小组等，是由同一工作现场的人员自动自发地进行品质管理活动所组成的小组。它以PDCA循环为基础，强调领导、技术人员和员工三者相结合，实现个人与组织共同成长的活动。

2.品管圈活动的基本步骤

品管圈活动方法依序以组圈(工作岗位上的伙伴)、主题选定、活动计划拟定、现况把握、目标设定、解析、对策拟定、对策实施与检讨、效果确认、标准化(修订和增订标准)、检讨与改进步骤进行(图9-5)。

3.品管圈的活动原则

(1)圈成员来自同一单位或同一科室，是自愿的，且可以轮换。

(2)品管圈每周开会1次或每月开会2次，如遇有特殊问题则随时开会，每次30分钟。圈长要注意主持会议定书技巧，引导全体成员发言。

(3)圈成员应学习掌握发现问题、解决问题的技巧，不断提高品质管理的能力和水平。

(4)品管圈的活动要得到护理管理者的支持，管理者要重视品管圈质量管理的成果。

四、护理质量评价与持续改进

护理质量评价是护理质量管理的重要手段，贯穿于护理过程的始终，是一项系统工程。护理质量评价可以客观地反映护理质量和效果，分析发生问题的原因，寻找改进的机会，进行持续改进,不断提高护理质量。

评价一般指衡量所定标准或目标是否实现或实现的程度如何,即对一项工作成效大小、工作好坏、进展快慢、对策正确与否等方面做出判断的过程。评价的主体是内部评价和外部评价,评价的客体是护理结构、过程和结果。根据评价时间分定期评价和不定期评价,前者按月、季度、半年或一年进行,后者根据需要进行;根据内容分为综合性和目标性专题评价;根据评价主体分为:医院外部评价、上级评价、同级评价、自我评价和服务对象评价。

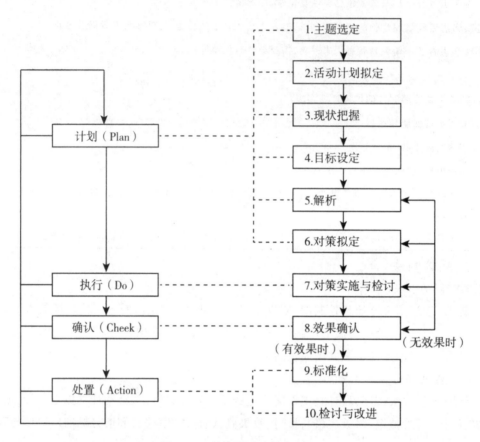

图 9-5　品管圈活动基本步骤

(一)护理质量评价方法

1.以要素质量为导向的评价

以要素质量为导向的评价是以构成护理服务要素质量基本内容的各个方面为导向所进行的评价。护理质量评价的基本内容包括与护理活动相关的组织结构、物质设施、资源和仪器设备及护士的素质等。

具体表现为:①环境,病房结构布局是否合理,患者所处环境的质量是否安全、清洁、舒适、温度、湿度等情况;②护士的工作安排、人员素质和业务技术水平是否合乎标准,是否选择恰当的护理工作方法,管理者的组织协调是否合理等;③与护理工作相关的器械、设备的使用和维护,器械、设备是否处于正常的工作状态,包括药品、物品基数及保持情况;④患者情况,护士是否掌握患者的病情,制订的护理计划和采取的护理措施是否有效,患者的生理、心理、社会的健康是否得到照顾;⑤护理文书是否完整,医院规章制度是否落实,后勤保障工作是否到位等。

以要素质量为导向的评价方法有现场检查、考核,问卷调查,查阅资料等。

2.以过程质量为导向的评价

以过程质量为导向的评价,本质就是以护理流程的设计、实施和改进为导向对护理质量进行评价。护理流程优化是对现有护理工作流程的梳理、完善和改进的一项策略,不仅仅要求护士做正确的事,还包括正确地做事。护理流程优化内容涉及管理优化、服务优化、成本优化、技术优化、质量优化、效率优化等优化指标。医院护理单元正是通过不断发展、完善、优化护理流程,最终提高护理质量。

具体表现为:①护理管理方面,护士配置是否可以发挥最大价值的护理工作效益;排班是否既能满足患者的需求,又有利于护士的健康和护理工作的安全有效执行;护理操作流程是否简化且使得患者、护士、部门和医院均受益。②护理服务方面,接待患者是否热情;患者安置是否妥当及时;入院及出院介绍是否详细;住院过程中是否能做到主动沟通。③护理技术方面,急救流程、操作流程、药品配制流程、健康教育流程等是否合理。④成本方面,病房固定物资耗损情况、水电消耗、一次性物品等护理耗材使用情况等。

以过程质量为导向的评价方法主要为现场检查、考核和资料分析。包括定性的评价内容和各种用于定量分析的相关经济指标、护理管理过程评测指标及其指标值。

3.以结果质量为导向的评价

以结果质量为导向的评价是对患者最终的护理效果的评价,主要是从患者角度进行评价。以结果质量为导向的评价常采用以下指标:健康教育普及率、静脉输液穿刺成功率、护理不良事件发生数、抢救成功率、患者对护理工作满意度、患者投诉数、护患纠纷发生次数等。其中,绝大部分评价属于事后评价或后馈控制,由护理管理部门进行评价;而患者满意度指标,则是对护理质量最直接的,也是较为客观的评价。满意度评价的内容可以包括:护士医德医风、工作态度、服务态度、技术水平、护患沟通、满足患者生活需要、健康教育(即入院宣教、检查和手术前后宣教、疾病知识、药物知识宣教、出院指导)、病区环境管理、护士长管理水平等各方面。上文已经对满意度测评做了阐述,此处不再赘述。

以结果质量为导向的评价方法主要为现场检查、考核、问卷调查和资料分析;也可以通过医院信息系统(HIS)系统、新媒体形式提取相关数据。

(二)护理质量评价结果分析

护理质量评价结果的直接表现形式主要是各种数据,但这些数据必须经过统计分析后,才能用于护理质量评价结果的判断。护理质量评价结果分析方法较多,可根据收集数据的特性采用不同的方法进行分析。常用的方法有定性分析法和定量分析法两种。定性分析法包括调查表法、分层法、水平对比法、流程图法、亲和图法、头脑风暴法、因果分析图法、树图法和对策图法等。定量分析法包括排列图法、直方图法和散点图的相关分析等。

1.调查表法

调查表法是用于系统收集、整理分析数据的统计表。通常有检查表、数据表和统计分析表等。表9-4是导入案例中的老年患者口服药物不良问题的检查表。表9-5则是统计表。

表 9-4　老年患者口服药物不良问题检查表

检查日期 检查项目	1/11	2/11	3/11	4/11	5/11	6/11	合计
漏服药							
未按时服药							
错服药							
药品遗失							
擅自服药							
合计							

表 9-5　老年患者口服药不良问题统计表

不良问题项目	频数	百分比%	累计百分比%
漏服药	13	59.09	59.09
未按时服药	5	22.73	81.82
错服药	2	9.09	90.91
药品遗失	1	4.55	95.46
擅自服药	1	4.55	100.01
合计	22	100.01	—

2.排列图法

排列图法又称主次因素分析法、帕洛特图法。它是找出影响产品质量主要因素的一种简单而有效的图表方法。排列图是根据"关键的少数和次要的多数"的原理而制作的,也就是将影响产品质量的众多影响因素按其对质量影响程度的大小,用直方图形顺序排列,从而找出主要因素。

其结构是由两个纵坐标和一个横坐标,若干个直方形和一条曲线构成。左侧纵坐标表示不合格项目出现的频数,右侧纵坐标表示不合格项目出现的百分比,横坐标表示影响质量的各种因素,按影响大小顺序排列,直方形高度表示相应的因素的影响程度,曲线表示累计频率(也称帕洛特曲线)。

排列图的作用:①确定影响质量的主要因素。通常按累计百分比将影响因素分为3类:累计百分比在80%以内为A类因素,即主要因素;累计百分比在80%~90%为B类因素,即次要因素;累计百分比在90%~100%为C类因素,即一般因素。由于A类因素已包含80%存在的问题,此问题解决了,大部分质量问题就得到了解决。②确定采取措施的顺序。③动态排列图可评价采取措施的效果。例:导入案例中对某综合医院心内科老年患者口服药不良问题进行的统计(表9-5)。

根据表9-5中的数据,制作了排列图(图9-6)。

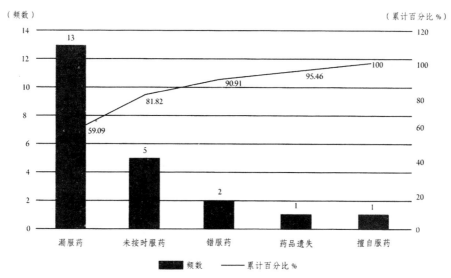

图 9-6　老年患者口服药不良问题排列图

3.因果图法

因果图法是分析和表示某一结果(或现象)与其原因之间关系的一种工具。通过分层次列出各种可能的原因,帮助人们识别与某种结果有关的真正原因,特别是关键原因,进而寻找解决问题的措施。

因果图因其形状像鱼刺,故又称鱼骨图,包括"原因"和"结果"两个部分,原因部分又根据对质量问题造成影响的大小分大原因、中原因、小原因。

其制作步骤是:①明确要解决的质量问题;②召开专家及有关人员的质量分析会,针对要解决的问题找出各种影响因素;③管理人员将影响质量的因素按大、中、小分类,依次用大小箭头标出;④判断真正影响质量的主要原因。

4.直方图

直方图又称频数直方图,是用来整理数据,将质量管理中收集的一大部分数据,按一定要求进行处理,逐一构成一个直方图,然后对其排列,从中找出质量变化规律,直方图是预测质量好坏的一种常用的质量统计方法。

绘图步骤:①先画纵坐标,表示频率;②横坐标表示质量特性;③以组距为底,画出各组的直方图;④标上图名及必要数据。

5.控制图

控制图又称管理图,是一种带有控制界限的图表,用于区分质量波动,是由于偶然因素还是系统因素引起的统计工具。

控制图的结构,纵坐标表示目标值,横坐标表示时间,画出 3~5 条线,即中心线、上下控制线,上下警戒线。当质量数据呈正态分布时,统计量中心线(以均值 Mean 表示)、上下控制线(Mean±2S,S 表示标准差),上下警戒线(Mean±S)。

应用控制图的注意事项:当本图用于治愈率、合格率时,指标在 Mean±S 以上说明计划完成良好,但在床位使用率时超过上控制线时,说明工作负荷过重,应查找原因予以控制。当用于护理缺陷发生率时，指标在 Mean±S 以下表明控制良好，一旦靠近警戒线时应引起高度重视。

（三）护理质量持续改进

护理质量评价的目的是为了确定问题发生的原因，寻找改进的机会，不断提高护理质量。护理质量改进包括寻找机会和对象，确定质量改进项目和方法，制定改进目标、质量计划、质量改进措施，实施改进活动，检查改进效果和不断总结提高。

护理质量改进机会，主要包含两个层面：一是出现护理质量问题后的改进，是及时针对护理服务过程进行检查，体系审核，收集顾客投诉中呈现出来的问题，组织力量分析原因予以改进；二是没有发现质量问题时的改进，主要是指针对护理服务过程主动寻求改进机会，主动识别顾客新的期望和要求，在与国内外同行比较中明确方向和目标，寻求改进措施并予以落实。

参考文献

[1]吴欣娟.外科护理学[M].6版.北京:人民卫生出版社,2017.

[2]申海燕,罗迎霞.泌尿外科护理健康教育[M].北京:科学出版社,2019.

[3]胡慧.中医临床护理学[M].北京:人民卫生出版社,2016.

[4]丁淑贞,姜秋红.泌尿外科临床护理学[M].北京:中国协和医科大学出版社,2016.

[5]王慧,梁亚琴.现代临床疾病护理学[M].青岛:中国海洋大学出版社,2019.

[6]彭晓玲.外科护理学[M].2版.北京:人民卫生出版社,2016.

[7]徐其林.外科护理学[M].合肥:中国科学技术大学出版社,2017.

[8]徐红.外科护理学[M].北京:科学出版社,2019.

[9]冯丽华,史铁英.内科护理学[M].4版.北京:人民卫生出版社,2018.

[10]魏秀红,张彩虹.内科护理学[M].北京:中国医药科技出版社,2016.

[11]胡艺.内科护理学[M].北京:科学出版社,2019.

[12]黄人健,李秀华.内科护理学高级教程[M].北京:科学出版社,2018.

[13]田姣,李哲.实用普外科护理手册[M].北京:化学工业出版社,2017.

[14]魏革,刘苏君,王方.手术室护理学[M].北京:化学工业出版社.2020.

[15]孙育红.手术室护理操作指南[M].2版.北京:科学出版社,2019.

[16]郭莉.手术室护理实践指南[M].北京:人民卫生出版社,2020.

[17]赵伟波,苏勇.实用急诊科护理手册[M].北京:化学工业出版社,2019.

[18]金静芬,刘颖青.急诊专科护理[M].北京:人民卫生出版社,2018.

[19]皮红英,何丽,孙建荷.手术室护理指南[M].北京:科学出版社,2017.

[20]缪景霞,蔡娇芝,张甫婷.肿瘤内科护理健康教育[M].北京:科学出版社,2019.

[21]刘书哲,卢红梅.肿瘤内科护理[M].郑州:河南科学技术出版社,2017.

[22]郭庆忠.图解实用中医科临床护理[M].北京:化学工业出版社,2017.

[23]邓曼丽,常丹丹.实用麻醉护理技术操作规范30项[M].北京:科学出版社,2019.

[24]马涛洪,韩文军.麻醉护理工作手册[M].北京:人民卫生出版社,2017.

[25]刘素霞,马悦霞.实用神经内科护理手册[M].北京:化学工业出版社,2019.

[26]杨蓉,冯灵.神经内科护理手册[M].2版.北京:科学出版社,2019.

[27]洪洋,谢晋东.医用放射防护学[M].2版.北京:人民卫生出版社,2018.

[28]李玉翠,任辉.护理管理学[M].北京:中国医药科技出版社,2016.

[29]李伟,穆贤.护理管理学[M].北京:科学出版社,2019.

[30]孙建萍,张先庚.老年护理学[M].4版.北京:人民卫生出版社,2018.

[31]王芳.老年护理学基础[M].北京:化学工业出版社,2018.